吕仁和

国医大师，主任医师，博士研究生导师，国家中医药管理局重点学科建设单位中医内分泌学科和国家中医肾病重点专科学术带头人，世界中医药学会联合会糖尿病专业委员会名誉会长，中华中医药学会糖尿病分会名誉主任委员、肾病专业委员会顾问，原卫生部新药审评委员。1934年9月生于山西原平市，1962年毕业于北京中医学院（现北京中医药大学），为新中国首届中医大学生。师从著名中医施今墨、秦伯未、祝谌予诸大家，并曾随西医名家张乃峥教授等临床工作。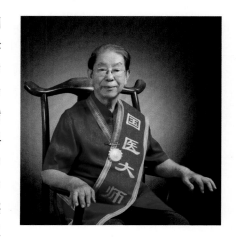曾任原北京中医学院东直门医院内科副主任、副院长等职。现任北京中医药大学东直门医院首席教授，肾病内分泌科主任医师，中医传承博士后指导老师，中央保健局专家，国务院政府特殊津贴专家。学术主张"古为今用，洋为中用"，强调对糖尿病及糖尿病肾病、糖尿病足等多种神经血管并发症与肾脏病进行分期辨证、综合治疗，提出了糖尿病及其并发症防治"二、五、八"方案、临床辨证用药"六对论治"和糖尿病患者"三自如意表"，针对肾脏病治疗主张"从风论治"。曾任国家"七五""九五""十五"科技攻关计划项目负责人，国家中医药管理局、国家教委博士学科点、国家科委生命科学技术发展中心等多项课题负责人。研究成果《慢性肾炎辨治规范和肾炎防衰液治疗的临床和实验研究》获北京中医药大学科技进步奖一等奖、北京市科技进步奖二等奖、国家中医药管理局科技进步奖三等奖;《止消通脉饮治疗糖尿病微血管病变的临床和实验研究》获北京中医药大学科技进步奖二等奖、北京市科技进步奖二等奖。《止消通脉宁治疗糖尿病肾病的研究》获北京中医药大学科技进步奖一等奖、教育部2001年度中国高校科学技术奖二等奖,《糖尿病肾病肾功能不全防治优化方案研究》获中华中医药学会科技进步奖二等奖。主编《糖尿病及其并发症中西医诊治学》《中医药治疗糖尿病新进展》等著作8部，发表或指导学生发表论文300余篇。其中《糖尿病及其并发症中西医诊治学》获中华中医药学会2001年度"康莱特杯"科技著作一等奖。曾多次应邀到德国、日本、韩国等地进行讲学和医疗。1989年应邀出访阿联酋，圆满完成为其国家元首诊病的任务。2017年荣获"国医大师"称号。

南征

国医大师，首届全国名中医。朝鲜族，博士研究生导师，主任医师，长春中医药大学终身教授医师。国务院政府特殊津贴获得者，吉林英才奖章获得者，原卫生部、国家中医药管理局糖尿病重点学科学术带头人，中国代谢病防治创新联盟专家委员会副主任委员，吉林省名中医，全国中医名词审定委员会专家，全国民族医药文献整理项目专家，国家科学技术奖励审评专家，第三、四、五、六批全国老中医药专家学术经验继承工作学术指导老师，中华中医药学会理事、世界中医药联合会糖尿病学会名誉会长、中国民族医药学会朝医药分会名

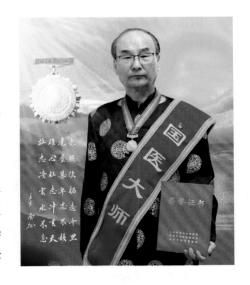

誉会长、国家新药评审委员会委员，吉林省中医学会高级顾问、长春市中医学会名誉理事长、吉林省中医糖尿病专业委员会名誉主任委员、吉林省中医药防治艾滋病专家组组长。1942 年生于吉林省龙井，1959 年考入长春中医学院（今长春中医药大学），师从国医大师任继学教授等，提出糖尿病及其并发症"散膏""膜原""毒损络脉"等理论，创立经验方消渴安汤等系列方药。首创"毒损肾络"的病因病机学说，首立"调散膏，达膜原，解毒通络，保肾导邪"法，自拟"榛花消肾安汤"疗效卓著。曾应邀到苏联、美国、日本、朝鲜、韩国、马来西亚等国讲学。2016 年获"十二五"吉林省中医药师承教育工作优秀指导老师称号。著有《中西医综合治疗糖尿病》《南征医学文集》《南征用药心得十讲》《任继学医学全集》等著作 40 余部，核心期刊文章 100 余篇，发表文章共计 300 余篇。主编《韩、中、英、东洋医学常用大辞典》，获 2002 年 APPA（亚太地区出版商协会）学术著作图书金奖；《消渴肾病研究》获 2004 年中华中医药学会学术著作优秀奖；《中医老年养生保健学》被评为 2015 年全国老年十大学优秀教材。"国家公共卫生专项朝鲜民族医药文献整理项目"获中国民族医药学会科学技术三等奖。"《格致藁》校勘注释"获 2018 年度吉林省中医药学术著作二等奖。2019 年 7 月 8 日获中国民族医药学会突出贡献奖。2017 年荣获"首届全国名中医"称号。2022 年荣获"国医大师"称号。

赵进喜

主任医师、教授、博士研究生导师，首席专家，北京中医药大学东直门医院大内科副主任，内科教研室主任，国家中医药管理局内分泌重点学科带头人，国家中医药管理局糖尿病肾病微型癥瘕重点研究室主任，北京中医药大学第一临床医学院学位委员会副主席，国医大师吕仁和教授学术继承人，首届全国优秀中医临床人才，中华中医药学会薪火传承高徒奖获得者，全国百名杰出青年中医，全国优秀科技工作者，教育部霍英东高校青年教师奖获得者，北京市高校教学名师。全国第七批名老中医药专家学术继承指导老师。2016 年荣获"人民好医生"称号。兼任世界中医药学会联合会糖尿病专业委员会会长、内分泌专业委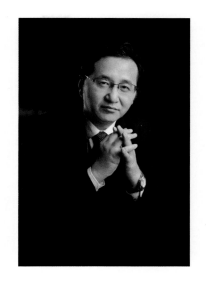
员会副会长、中华中医药学会糖尿病学会名誉副主任委员、北京中医药学会糖尿病专业委员会副主任委员，《世界中医药》《北京中医药大学学报》《北京中医药》等期刊编委，《环球中医药》副总编，《中华糖友》主编。1965 年生于河北省肥乡。1982 年考入河北中医学院中医系。1989 年考入天津中医药大学，师从全国名中医黄文政教授攻读中医内科学硕士学位，1992 年考入北京中医药大学，师从王永炎院士、吕仁和教授，攻读中医内科学博士学位。学崇仲景而师百氏，倡导三阴三阳辨证方法，提出辨体质、辨病、辨证"三位一体"诊疗模式，强调辨体质、守病机、识腹证、辨方证、选效药。临床长于治疗糖尿病及其并发症、肾病、妇女围绝经期综合征、盆腔淤血综合征，青少年多动症、抽动症、遗尿等疑难杂病。曾主持国家"十五""十一五"科技攻关与支撑重大疾病项目、国家自然科学基金项目等十余项课题。成果获国家科技进步奖二等奖 1 项；中国高校科学技术奖二等奖 1 项；中华中医药学会科技进步奖一等奖 1 项、二等奖 2 项，中医药学术著作一等奖、二等奖、三等奖各 1 项，优秀奖 1 项，科普著作一等奖 1 项；北京市科技进步奖二等奖 1 项、三等奖 1 项；天津市科技进步奖三等奖 1 项。发表论文 180 余篇，著有《古方妙用》《四大经典与中医现代临床》(丛书)、《糖尿病及其并发症中西医诊治学》《赵进喜临证心悟》等著作 28 部。主编全国中医药高等教育"十三五"创新教材《中医内科学实用新教程》等。主持"铿锵中医行"学术论坛，主编《铿锵中医行——名医汇讲》一书荣获 2018 年"医界好书"第五名。2021 年荣获"首都名中医"称号。

中医临床必备参考书系

现代中医
糖尿病学

主　审　吕仁和

主　编　赵进喜　南　征

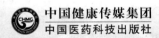

中国健康传媒集团
中国医药科技出版社

内 容 提 要

本书由世界中医药学会联合会糖尿病专业委员会众多专家集体编写而成，内容包含糖尿病前期、糖尿病临床期、糖尿病急慢性合并症以及糖尿病相关疾病，融汇传承经典与古今百家之学，立足临床实际，融汇中西，针对糖尿病及其多种并发症以及相关病症的病因病机、诊断与鉴别诊断、辨证选方、中西医协同治疗、当代医家临床经验以及研究进展进行了系统而翔实的介绍。尤其是对祝谌予、任继学、周仲瑛、吕仁和、廖品正、丁学屏、张发荣、南征、林兰、魏执真、程益春、栗德林、仝小林、高思华、赵进喜、范冠杰等当代众多医家的学术思想与临床经验进行了总结，并附有大量典型案例。基本反映出目前中医和中西医结合防治糖尿病及其并发症以及相关病症的研究现状与整体水平。本书适合医学院校师生、科研工作者、临床医师阅读。

图书在版编目（CIP）数据

现代中医糖尿病学 / 赵进喜，南征主编 . — 北京：中国医药科技出版社，2023.7
（中医临床必备参考书系）
ISBN 978-7-5214-3927-4

Ⅰ．①现…　Ⅱ．①赵…②南…　Ⅲ．①糖尿病—中医治疗法　Ⅳ．① R259.871

中国国家版本馆 CIP 数据核字（2023）第 100636 号

美术编辑　陈君杞
版式设计　也　在

出版　**中国健康传媒集团** | 中国医药科技出版社
地址　北京市海淀区文慧园北路甲 22 号
邮编　100082
电话　发行：010-62227427　邮购：010-62236938
网址　www.cmstp.com
规格　787 × 1092mm $\frac{1}{16}$
印张　38 $\frac{3}{4}$
字数　936 千字
版次　2023 年 7 月第 1 版
印次　2023 年 7 月第 1 次印刷
印刷　三河市万龙印装有限公司
经销　全国各地新华书店
书号　ISBN 978-7-5214-3927-4
定价　**198.00 元**

获取新书信息、投稿、为图书纠错，请扫码联系我们。

编　委　会

前　言

随着社会经济的发展、人口老龄化、生活方式改变，近年来，肥胖症、高脂血症、糖尿病、高血压病等代谢相关疾病发病率日益升高。其中，糖尿病在我国成年人中发病率已经高达 11.2%，糖尿病前期患者发病率更是高达 52%。我国已经成为世界糖尿病第一大国。随之而来的糖尿病心脑血管病变、糖尿病肾病、糖尿病足、糖尿病视网膜病变等多种并发症，已经成为患者致死、致盲、致残的主要原因，严重威胁人民生命与健康。所以，糖尿病及其并发症以及相关病症的研究，已经成为医学界热点问题。

实际上，早在《黄帝内经》时代，中医学对糖尿病就有深刻认识。《内经》论"脾瘅""消渴""消瘅"，很类似于糖尿病前期、临床期与并发症期。汉代张仲景《金匮要略》中更有消渴病专篇，论病机涉及脾胃肝肾，并提出了系列方药。其后，唐代《备急千金要方》《外台秘要》收载了大量治疗有效方剂。金元以后，刘河间、李东垣等在理论方面多有发挥。明清医家医论、医方，更是精彩纷呈。近代，中西医汇通医家张锡纯提出消渴病"起于中焦"，重视益气养阴。北京四大名医之一的施今墨先生也提出应该把健脾助运与滋肾养阴放到同等重要的位置。可以说，历代医家在糖尿病及其并发症中医药治疗方面，积累了丰富经验。

进入当代，随着中医和中西医结合工作的不断深化，许多医家又提出了一些新观点，积累了许多新经验。祝谌予教授提出糖尿病分型辨证治疗思路，创造性地提出了活血化瘀治疗糖尿病及其并发症的思路。吕仁和教授基于《内经》有关"脾瘅""消渴""消瘅"之论，更提出了糖尿病分期辨证论治的思路，倡导糖尿病微血管并发症"微型癥瘕"病机与化瘀散结治法。"八五"以来，中医药防治糖尿病及其并发症受到特别重视，科技部多次把糖尿病及其并发症中医药防治作为国家科技攻关和支撑计划项目以及中医药创新重大专项，取得了一系列新成果。国家中医药管理局先后设立中医内分泌重点学科与重点专科，重点学科与专科建设都取得了一系列新成果。中华中医药学会分支机构中，糖尿病学会最早从内科学科独立出来。而世界中医药学会联合会成立伊始，就首先设置糖尿病专业委员会。中医糖尿病学科体系，实际上已经形成。所以，对古今医家学术与经验进行系统整理，特别是对当代医家应用中医药、中西医结合方法诊治糖尿病及其并发症以及相关病症的新成果、新经验进行全面总结，具有重要价值。

基于此，由国医大师南征教授提议，在国医大师吕仁和教授指导下，我们组织世界中医药学会联合会糖尿病专业委员会众多专家，集体编写了《现代中医糖尿病学》一书。本书传承经典与古今百家之学，立足临床实际，融汇中西，针对糖尿病及其多种并发症以及相关病症的病因病机、诊断与鉴别诊断、辨证选方、中西医协同治疗、当代医家临床经验以及研究进展进行了系统而翔实的介绍。尤其是对祝谌予、任继学、周仲瑛、吕仁和、廖品正、丁学屏、张发荣、南征、林兰、魏执真、程益春、栗德林、仝小林、高思华、冯建华、石岩、赵进喜、范冠杰等当代众多医家的学术思想与临床经验进行了总结，并附有大量典型案例。基本反映出目前中医和中西医结合防治糖尿病及其并发症以及相关病症的研究现状与整体水平，充分展示了近年中医糖尿病学科建设工作的最新成果。

此书历经多次修改，春秋三度，终于完稿，即将付梓。在此，我们谨向长期支持中医糖尿病事业的各位领导、各位老前辈、各位海内外同道，并向为本书出版付出辛苦的中国医药科技出版社编辑同志以及本书引用到的中西医资料的所有研究者，致以衷心的感谢！书中可能存在不妥之处，还请广大读者和中西医同道指正！

赵进喜

2023 年 3 月 16 日

于北京尊仁居

目　录

第一章　总论

第一节　中医糖尿病学概述

糖尿病（Diabetes Mellitus，DM）属于内分泌代谢病的范畴，是因胰岛素分泌缺陷或胰岛素作用缺陷导致的以血浆葡萄糖升高为特征的代谢性疾病。在我国，糖尿病的患病率增长迅速，总患者数巨大，死亡率逐年攀升。糖尿病患者血糖长期控制不满意，可导致多种组织器官的损害，出现多种慢性血管神经并发症。如糖尿病视网膜病变可导致视力下降甚至失明，糖尿病肾病可导致肾衰竭，糖尿病足可导致足部感染、溃疡，甚至引发糖尿病坏疽而截肢。多种糖尿病慢性并发症，已经是患者致死、致盲、致残的主要原因。寻求包括中医药在内的有效防治糖尿病及其并发症的手段，已经成为医学界研究热点。

中国是对糖尿病认识最早的国家之一。糖尿病在中医文献中被称为消渴病。中医古典文献中，还有"消证""渴证""消瘅""消瘅"等相关名称。古老的中医经典著作《内经》就对消渴病的表现、病因病机以及预后转归等，有比较系统的论述。《素问·奇病论》论"脾瘅"指出："此肥美之所发也。此人必数食甘美而多，肥也。肥者令人内热，甘者令人中满，故其气上溢，转为消渴。"《内经》有关"脾瘅""消渴""消瘅"的论述，实际上非常类似于糖尿病的自然病程，即糖尿病前期、临床糖尿病期、糖尿病并发症期。东汉医圣张

仲景《金匮要略》更设"消渴病"专篇，在强调消渴病胃热病机的同时，更补充厥阴消渴、肾虚消渴，奠定了从脾胃肝肾论治消渴病的基础。其后，历代医家在继承《内经》与《金匮要略》经典论述的基础上，更对消渴病的病因病机理论多有发挥，或重视火热病机，或重视脾虚，或重视肾虚，或强调辨方证，或强调三消辨证，总的说，在消渴病辨证治疗、选方用药、食疗调护等方面，都积累了丰富经验。

近代以来，西学东渐，中医在遭受巨大冲击的情况下，开始寻求自我生存与发展之路。河北盐山张锡纯著《医学衷中参西录》，参考当时西医对糖尿病的认识，提出消渴病古人虽分三消，但实际上皆起源于中焦脾胃，治疗重视从脾胃论治，创立玉液汤等方，强调益气养阴。20世纪30年代，施今墨先生则倡导中西医病名统一，主张在明确西医疾病分类学的基础上，针对糖尿病进行"西医辨病、中医辨证"，强调把中医辨证的灵活性加上西医诊断的标准化相统一，旨在寻求一条能够融合中西医各自优势的临床治疗糖尿病及其并发症的新途径。

1975年，祝谌予教授首次在北京协和医院建立"糖尿病专科门诊"，是第一针对糖尿病这一西医疾病设立中医专科门诊，开辟了中医与中西医结合治疗糖尿病的一

个新领域。祝谌予教授积极推动糖尿病证候标准及治疗规范制定，总结出了糖尿病的辨证分型和施治方药，主张把糖尿病分为气阴两虚证、阴虚火旺证、燥热入血证、气虚血瘀证、阴阳俱虚证等，在中医药防治糖尿病研究领域影响极大。而近数十年，随着中医和中西医结合治疗糖尿病及并发症研究的深入开展，中医药防治糖尿病及其并发症，又取得了不少新进展。如三型辨证（阴虚热盛、气阴两虚、阴阳俱虚）、分期分型辨证方法、郁热虚损分阶段辨证、标本虚实辨证以及三阴三阳辨证以及肝脾肾同治 2 型糖尿病等。中医学术界已经开始关注无典型三多一少症状的糖尿病，并逐渐突破了"三消辨证"的局限。尤其是国家从"九五"期间，就开始把中医药防治糖尿病及其并发症研究，作为国家科技攻关与支撑项目，更取得了一系列新成果。如世界中医药学会联合会糖尿病专业委员会创会会长和中华中医药学会糖尿病分会创会主委，国医大师吕仁和教授提出的糖尿病及其并发症防治"二五八"方案，病、证、症并重的"六对论治"临床思维以及指导患者自查血糖、自找原因、自调干预措施的"三自如意表"，体现着中医学整体观认识疾病与综合治疗以及中医药"个体化"治疗的特色优势，受到国内外中医与中西医结合糖尿病领域专家认可。着眼于糖尿病患者"健康加长寿"这两个防治目标，重视监测血糖、血脂、血压、体重以及临床症状五项观察指标，针对性采用饮食、运动、心理调理以及中医药、针灸推拿、口服降糖药、胰岛素、气功锻炼等综合治疗措施，对有效防治糖尿病及其并发症，减少糖尿病及其并发症患者致死、致盲、致残率，具有重要的临床价值。

而中医糖尿病学，是基于中医学理论与临床思维方法，系统研究糖尿病及其相关病症的病因病机、诊断与鉴别诊断、辨证治疗、选方用药与预防、调护的一门临床医学分支学科。一般认为应属于中医内科内分泌代谢病学范畴。首先，中医糖尿病学作为一门临床医学中医内科内分泌代谢病学分支学科，研究对象应该是糖尿病及其并发症、合并症等相关病症。其次，中医糖尿病学又必须以中医学理论为指导，通过中医临床思维方式，研究糖尿病及其相关病症的病因病机、诊断与鉴别诊断、辨证治疗、选方用药与预防、调护等。如基于中医病因学"审症求因"的思想认识糖尿病及其并发症病因，基于中医学"整体观念"认识糖尿病病位，基于中医学"司外揣内"的思维特色认识糖尿病中医辨证方法的多样性，基于中医治病"谨守病机"与重视体质的"个体化"治疗思想，认识糖尿病热伤气阴病机与三阴三阳辨证辨体质、辨病、辨证"三位一体"诊疗模式，基于中医辨证思想，认识糖尿病及其并发症先辨病，再辨证，辨病与辨证相结合的诊疗思路，基于中医学"治未病"思想认识糖尿病及其并发症三级预防等。中医临床思维应该贯穿于中医诊疗糖尿病及其并发症从四诊到辨病、辨证、选方用药以及制定调护措施的全过程。如果背离了中医基本理论，脱离了中医临床思维特点，中医糖尿病学就失去了作为一个中医临床医学分支的基础。同时，由于糖尿病常常是心、脑、肾、眼底、胃肠与糖尿病足等多种疾病发生发展的基础，糖尿病及其并发症和相关病症的诊治与心血管科、神经内科、消化内科、肾内科、男科、周围血管外科、骨科、眼科甚至妇科、儿科、老年病科等都存在密切联系，因此，中医糖尿病学又不应该仅仅属于中医内科内分泌代谢学的分支学科，同时还应当关系到中医心血管内科、神经内科、肾病内科、周围血管外科、眼科、妇科、儿科等多个临床学科。综合多学科优势，发挥中医与中西医结合治疗糖尿病及其并发症的特色优势，对提高糖尿病及其并发症临床疗效，促进中医学术进步，具有十分重要的意义。

参考文献

[1] 吕仁和，赵进喜. 糖尿病及并发症中西医诊治学（第二版）[M]. 北京：人民卫生出版社. 1997.

[2] 赵进喜. 内分泌代谢病中西医诊治 [M]. 长春：吉林科学技术出版社. 2004.

[3] 庞博，赵进喜，王世东，等. 施今墨诊疗糖尿病学术思想与临证经验 [J]. 世界中医药，2013，（01）：60–63.

[4] 李介鸣，施如雪. 施今墨先生学术思想及临床经验简介 [J]. 中医杂志，1981，（10）：14–17.

[5] 庞博，赵进喜，王世东，等. 祝谌予诊疗糖尿病学术思想与临证经验 [J]. 世界中医药，2013，（02）：174–178.

（赵进喜　岳虹　傅强）

第二节　中医糖尿病学学术发展史

中医学认识糖尿病最早可追溯到春秋战国到两汉时代。《内经》更对消渴病及其继发病证的临床表现、病因病机等进行了系统论述。历史记载西汉文学家司马相如就患有消渴病。《史记·扁鹊仓公列传》所记载的淳于意《诊籍》25则，其中有肺消瘅误治案，被称作是世界上最早的有关糖尿病的医案。医圣张仲景《金匮要略》则对消渴病有专篇论述，强调消渴病从脾胃肝肾论治，收载了白虎加人参汤、肾气丸等名方。其后历代医家，在理论方面更是多有发挥，在应用中药以及多种技术防治消渴病及其继发病证方面，更积累丰富的经验。糖尿病中医学术发展史，虽然历经曲折，但总的说还是在曲折中前进，相关理论日趋完善。

一、《黄帝内经》有关消渴病的认识

消渴病病名最早见于《黄帝内经素问》。《内经》所论消渴病，从症状特点及发生发展情况以及常见病因来看，基本上与糖尿病一致。所谓"二阳结谓之消"，"胃热则消谷"，提示《内经》重视消渴病胃肠结热病机，强调胃热。

《素问·奇病论》云："有病口甘者，病名为何？何以得之？岐伯曰：此五气之溢也，名曰脾瘅。夫五味入口，藏于胃，脾为之行其精气，津液在脾，故令人口甘也。此肥美之所发也。此人必数食甘美而多肥也。肥者令人内热，甘者令人中满，故其气上溢，转为消渴。治之以兰，除陈气也。"在此《内经》论述了脾瘅形成的病因与"数食甘美而多肥"有关，认为脾瘅发病与脾胃有关，进一步发展可以转为消渴。

《素问·通评虚实论》云："凡治消瘅，仆击、偏枯、痿厥、气满发逆，肥贵人则膏粱之疾也。隔塞，闭绝，上下不通，则暴忧之疾也。"把消瘅与消渴病常见并发症"仆击""偏枯""痿厥"等并称，明确指出消瘅之类的疾病，多为肥贵人多食膏粱厚味有关。此消瘅可以理解为糖尿病并发症，仆击、偏枯、痿厥、气满发逆等皆为消渴病继发病症,相当于西医的糖尿病并发症如脑血管病、周围神经病变、心脏病等。《灵枢·邪气脏腑病形》篇所谓"心脉微小为消瘅,滑甚为善渴",即指出消瘅心脉微小,而脉滑突出者,口渴症状就突出。

《灵枢·五变》云:"黄帝曰:人之善病消瘅者,何以候之?少俞答曰:五脏皆柔弱者,善病消瘅。黄帝曰:何以知五脏之柔弱也?少俞答曰:夫柔弱者,必有刚强,刚强多怒,柔者易伤也。黄帝曰:何以候柔弱之与刚强?少俞答曰:此人薄皮肤,而目坚固以深者,长冲直扬,其心刚,刚则多怒,怒则气上逆,胸中蓄积,血气逆留,臗皮充肌,血脉不行,转而为热,热则消肌肤,故为消瘅,此言其人暴刚而肌肉弱者也。"《内经》在此重点阐述消瘅发生的病因病机,消瘅发生的基础是"五脏柔弱",而常以情绪过激为诱因。《灵枢·本脏》云:"心脆则善病消瘅热中,肺脆则苦病消瘅易伤,肝脆则善病消瘅易伤,脾脆则善病消瘅易伤,肾脆则善病消瘅易伤。"指出消渴病所以会发生不同的并发症与素体心、肺、脾、肝、肾何脏脆弱有关,提示《内经》非常重视体质在糖尿病及其并发症发生发展中的重要地位。

二、东汉《金匮要略》消渴病相关论述

东汉医圣张仲景《金匮要略》就有关于消渴病的专篇论述。《金匮要略·消渴小便不利淋病脉证并治篇》曰:"趺阳脉浮而数,浮即为气,数即为消谷而大坚;气盛则溲数,溲数即坚,坚数相搏,即为消渴。"又云:"胃中有热,即消谷引食,大便必坚,小便即数。"可见,《金匮要略》继承了《内经》"二阳结谓之消"的理论,重视消渴病的胃热病机,并论述了消渴病消谷引食、小便数等临床特征性症状形成的机制。治疗方面,《金匮要略》针对因内

热炽盛伤津耗气,而见口干舌燥、渴欲饮水的患者,提出当以白虎加人参汤治疗。同时更指出:"男子消渴,小便反多,以饮一斗,小便一斗,肾气丸主之。"强调肾虚在消渴病治疗中的重要性。此外,《金匮要略》中治疗"渴欲饮水不止"的文蛤散中的文蛤,在现代药理研究中证实有降糖、降脂、抗衰老等多种作用。而且,张仲景在《金匮要略·消渴小便不利淋病脉证并治篇》开宗明义,还指出:"厥阴之为病,消渴,气上撞心,心中疼热,饥而不欲食,食则吐,下之不肯止(或作利不止)。"此论厥阴肝旺、阴虚热盛、肝气横逆克伐脾胃,即可发生消渴病重症,从临床表现看类似于西医学糖尿病酮症酸中毒等。指出用下法,难以解决这种消渴病重症。

《金匮要略》上承《内经》之学,已经认识到消渴病病位涉及脾胃肝肾,而且也认识到消渴病存在多种急性、慢性并发症,其中对于"小便不利,有水气"者,还明确提出可以用栝楼瞿麦丸治疗。至今为临床习用。

三、晋代《小品方》消渴病相关论述

《小品方》为晋·陈延之所著。本已散轶。今高文柱先生辑校出版,已相对完善。《小品方》不仅有消渴病名,同时还收载了"消利""内消""渴利""强中"等消渴病相关病名。《小品方·卷第三·治渴利诸方》云:"消渴者,原其发动,此则肾虚所致,每发即小便至甜……以物理推之,淋饧醋酒作脯法,须臾即皆能甜也。足明人食之后,滋味皆甜,流在膀胱,若腰肾气盛,则上蒸精气,气则下入骨髓,其次以为脂膏,其次为血肉也。其余别为小便,故小便色黄,血之余也。"首次记载了"小便甜"这一糖尿病表现,并提出小便甜的病机为"腰肾虚冷,不能蒸于上",可用八

味肾气丸治疗。另外，《小品方》除了收载一些有效方药外，还提出可以用灸法和食疗等治疗消渴病及其相关病证。

四、唐代《千金》《外台》有关消渴病的论述

唐代著名医家孙思邈在《备急千金要方》对消渴病有专篇论述，总结了唐代以前关于消渴病的理论研究和临床经验，收载了大量有效方剂。《备急千金要方》云："凡积久饮酒，未有不成消渴，然则大寒凝海而酒不冻，明其酒性酷热物无以加，脯炙盐咸，酒客耽嗜，不离其口……方书医药实多有效，其如不慎者何？其所慎有三：一饮酒，二房室，三咸食及面。"在此，孙思邈明确提出消渴病的病因与饮食不节，尤其是长期饮酒有关，认为消渴病患者需要节制房事、饮酒和饮食，并提出患消渴之人，会出现"大骨节间发痈疽"的并发症，需要"预备痈药以防之"。《备急千金要方》收载有消渴53首，包括黄连丸、酸枣丸、地黄丸、枸杞汤、黄芪汤、三黄丸等。黄芪、生地、麦冬、黄连、天花粉等药物皆为当今临床常用。此外，《备急千金要方》还提出了针灸禁忌，强调"凡消渴病经百日以上，不得灸刺，灸刺则于疮上漏脓水不歇，遂至痈疽羸瘦而死"，提示消渴病患者病久，灸刺则易造成感染，符合临床实际。而对于初得病的患者，病情稳定者，"可如方灸刺之"。

唐·王焘的《外台秘要》则全面地总结了唐中期以前有关消渴病的理论和临床研究，论述了消渴病的病因病机、辨证用药、饮食宜忌等相内容。其中，《外台秘要·消中消渴肾消方》引用了隋代甄立言的《古今录验》，影响很大。《古今录验》云："消渴，病有三：一渴而饮水多，小便数，无脂似麸片甜者，皆是消渴病也；二吃食多，不甚渴，小便少，似有油而数者，

此是消中病也；三渴饮水不能多，但腿肿脚先瘦小，阴痿弱，数小便者，此是肾消病也，特忌房劳。"在此《古今录验》不仅指出了消渴病尿有甜味，而且对消渴病、消中病和肾消病进行了鉴别。其中，消渴病为口渴而饮食多，小便数而甜，相当于西医学的糖尿病；消中临床表现为易饥，不甚渴，小便有油，相当于西医学的乳糜尿；肾消病表现为渴而饮水不能多，阴痿弱，腿肿，小便数，是糖尿病后期多种血管神经并发症并存的表现。

五、宋代《太平圣惠方》消渴病相关论述

宋《太平圣惠方》是宋代的医方大成，首先明确提出了"三消"的分类方法。明确指出："三消者，本起肾虚，或食肥美之所发也。肾为少阴，膀胱为太阳，膀胱者，津液之府……少年服乳石热药，耽嗜酒肉荤辛，热面炙煿，荒淫色欲，不能将理，致使津液耗竭，元气衰虚，热毒积聚于心肺，腥膻并伤于胃腑，脾中受热……精神恍惚，口苦舌干，日加燥渴。一则饮水多而小便少者，消渴也。二则吃食多而饮水少，小便少而赤黄者，消中也。三则饮水随饮便下，小便味甘而白浊，腰腿消瘦者，消肾也。斯皆五脏精液枯竭，经络血涩，荣卫不行，热气留滞，遂成斯疾也。"该书共收载消渴证方剂177首，所用药物主要集中于麦冬、天花粉、甘草、黄连、茯苓、人参、黄芪、知母、竹叶和地骨皮等11味药，《太平圣惠方》所载"治消渴饮水腹胀诸方"篇及"治消渴后成水病诸方"篇，针对不同并发症的不同临床表现也分别列出了相应的方药。《太平圣惠方》所论"三消"和《古今录验》中的"消渴""消中""肾消"有本质的区别，是后世三消辨证方法的导源。其后，宋代更有大型方书《圣济总录》，收载消渴病相关方药更多，

反映了宋代医家对消渴病及其相关病证的治疗，内容已经相当丰富。

六、金元医家消渴病相关论述

金元医家，被后人誉为"金元四大家"的刘完素、张从正、李杲、朱丹溪是最有代表性的人物。四大家在消渴病论治方面均有独到见解。

刘完素《三消论》云："燥热太甚，而三焦肠胃之腠理，怫郁结滞，致密壅塞，而水液不能泄，浸润于外，荣养百骸，故肠胃之外，燥热太甚，虽复多饮于中，终不能浸润于外，故渴不止。"提出腠理怫郁，水液不能浸润于外是消渴病的病机。在治疗上，刘完素提出"补肾水阴寒之虚，而泻心火阳热之实，除肠胃燥热之甚，济一身津液之衰，使道路散而不结，津液生而不枯，气血利而不涩"，通过补肾阴、泻心火、除胃肠之燥热而滋养阴津的方法治疗消渴，选用人参白术散、人参散、麦门冬饮子、三黄丸等方，刘完素以辛润法为治疗消渴病的基本方法，用药方面，多使用滑石、黄连、大黄、黄芩等辛苦寒凉药物，以泻火保阴。

张从正以火而论消渴病，认为"消之证不同，归之火则一也"，并以此对消渴病进行分类。《儒门事亲·三消之说当从火断·二十七》云："夫一身之心火，甚于上为膈膜之消；甚于中，则为肠胃之消；甚于下，为膏液之消；甚于外为肌肉之消。上甚不已，则消及于肺；中甚而不已，则消及于脾；下甚而不已，则消及于肝肾；外甚而不已，则消及于筋骨。四脏皆消尽，则心始自焚而死矣。"治疗方面，张从正指出："消渴一证，调之而不下，则小润小濡，固不能杀炎上之势；下之而不调，亦旋饮旋消，终不能沃膈膜之干。下之调之，而不减滋味，不戒嗜欲，不节喜怒，病已而复作。能从此三者，消渴亦不足忧矣！"

润燥与泻火并用的同时，强调节制饮食，调畅情志，戒嗜欲，节喜怒，配合药物治疗。用药方面，认为八味丸治消渴病为"水未能生而火反助也"，而盛赞神芎丸乃"真得黄庭之秘旨也"。

李杲重视脾胃，创立了"阴火"理论，而"阴火"理论也是其认识消渴病的基础。李杲继承其师易水学派开山张洁古重视脾胃应用白虎加人参汤、七味白术散治疗消渴病的经验，更重视应用辛散升举之药，去血中伏火。《兰室秘藏·消渴门》云："夫二阳者，阳明也。手阳明大肠主津，病消则目黄口干，是津不足也；足阳明胃主血，热则消谷善饥，血中伏火，乃血不足也。"认为血中伏火、津血不足是消渴病的主要病机，而伏火即为伏于血中的阴火，治疗以升脾阳与益元气为主。《兰室秘藏》收载了和血益气汤、当归润燥汤、生津甘露汤、辛润缓肌汤、甘草石膏汤、甘露膏、生津甘露饮子七首治疗消渴病的方剂，组方用药颇具特色。

朱丹溪是滋阴派的代表人物，强调人常处在"阳常有余，阴常不足，气常有余，血常不足"的状态，而消渴病的发病也是以此为基础。朱丹溪《丹溪心法·卷三·消渴四十六》提出消渴病为"三焦受病"，消渴病的治疗为"分上、中、下治"，"养肺，降火生血"，治疗除了清热，强调不可过用燥药耗伤津液。治疗消渴泄泻，主张用白术、白芍炒为末调服；内伤病退后燥渴不解，则以人参、黄芩、甘草少许同煎，加姜汁冷服；消渴而小便频数者，则用生津甘露饮、琼玉膏。同时，还指出天花粉、芦根汁、淡竹茹、麦门冬、知母、牛乳都是消渴病要药。

七、明清医家消渴病相关论述

明清医家在金元时期学术思想的影响下，结合各自临床经验，又提出了不少新见解。尤其是对三消的内涵及其治疗，多有发挥。如秦景明按照病机又将消渴病分别分为燥火三消、湿火三消、积热三消、精虚三消。王肯堂《证治准绳》则进一步规范上消、中消、下消的病位、症状、治则、方药及随症加减情况。明确指出："渴而多饮为上消（《经》谓膈消），消谷善饥为中消（《经》谓消中），渴而便数有膏为下消（《经》谓肾消）。"总的说，强调热邪伤阴，肺胃肾论治，对后世产生了巨大影响。程钟龄、叶天士等强调"阴虚燥热"，治疗重视滋阴清热，可见三消辨证影响很大。当然，明清时期，也有重视温补治法者。如赵献可《医贯》强调命门与温补学说，提倡治疗消渴温补肾阳，主张用加味肾气丸。张景岳更将消渴病分为阴消和阳消，提出"阴虚之消，治宜壮水""阳虚之消，谓宜补火"。亦为临床有得之言。在消渴病的调护方面，明朝方隅特别提出"饮水多不禁"的观点，是最早提出消渴病患者不应禁饮水的医家。

八、近现代医家糖尿病相关论述

近代以来，西学东渐，张锡纯是中西医汇通学派的代表人物之一，著有《医学衷中参西录》，其中治消渴方载有玉液汤、滋膵饮两方，明确指出："消渴一证，古有上中下三消之分。谓其证皆起于中焦而极于上下……因中焦膵病，而累及于脾也。"强调从脾论治，益气养阴。名方玉液汤组成为生山药（一两）、生黄芪（五钱）、知母（六钱）、生鸡内金（二钱）、葛根（钱半）、五味子（三钱）、天花粉（三钱），张氏提出"消渴之证，多由于元气不升"，玉液汤可"升元气以止渴"，方中以黄芪为主，得葛根能升元气。又佐以山药、知母、天花粉以大滋真阴。使之阳升而阴应，自有云行雨施之妙也。滋膵饮组成为生黄芪（五钱），大生地（一两），生怀山药（一

两），山茱萸（五钱），生猪胰子（三钱）。滋膵饮"以黄芪为主药，为其能助脾气上升，还其散精达肺之旧也。《金匮》有肾气丸，善治消渴。其方以干地黄（即生地黄）为主，取其能助肾中之真阴，上潮以润肺，又能协同山萸肉以封固肾关也"。山药"能补脾固肾，以止小便频数，而所含之蛋白质，又能滋补脏，使其散膏充足，且又色白入肺，能润肺生水，即以止渴也"。猪胰子即猪胰脏，"是人之病，而可补以物之也"。

早在20世纪30年代，施今墨先生就开始倡导中西医病名统一，用西医疾病分类学的方法作为诊断标准，施今墨先生倡导中西医结合辨病辨证，认为用中医辨证的灵活性加上西医诊断的标准化，能在临床中创出一条结合中西医各自优势的新方法。《祝选施今墨医案》一书就突破常规，按照西医疾病分门别类，彰显施今墨先生"西医辨病、中医辨证"的学术特色，在该书"血液及物质代谢"一章中就有糖尿病的医案，并指出："古人所谓之消渴病，即近世之糖尿病也。"施今墨先生强调脏腑虚损理论，认为糖尿病多食而瘦、多饮、多尿等主要症状均与脾胃有关，"肾为先天之本，脾胃为后天之本"，在临床中非常强调对脾肾的培补，施今墨先生主张滋肾阴则可降安炎之火，补脾气则可助运化之功，水升火降，中焦健旺，气复阴回，则糖代谢自可复常。施今墨先生善于两药合用，世称"施氏药对"。施今墨先生治疗糖尿病常以黄芪配山药，苍术配玄参，一阴一阳，一脾一肾，可有降血糖、尿糖之功。其中苍术虽性燥，但又可益脾阴，伍玄参滋阴润燥，制苍术之偏燥，展其益脾之功，用以之治糖尿病，常收到较好效果。

祝谌予教授早年师从于施今墨先生，继承了施今墨先生的思想，同样提倡中西医结合，在临床诊治糖尿病时，会把西医

的病因病理、诊断方法、化验指标及药理研究有机地结合到中医治疗中。祝谌予教授强调辨证与辨病相结合，并在全国率先建立了糖尿病专科，将糖尿病患者归纳为气阴两虚、燥热入血、阴虚火旺、阴阳两虚和瘀血阻络五型，该分型方法一直沿用至今，影响深远。祝谌予教授发现糖尿病发展到一定程度，常会伴有瘀血表现，提出以活血化瘀法治疗血瘀证糖尿病患者，开创了糖尿病的治疗新思路。祝谌予教授亦十分重视药物的配伍，他在继承施今墨先生用药经验的基础上，在临床实践中又增加了许多药对，如著名的葛根、丹参药对，活血化瘀、生津止渴，结合施今墨先生的药对，组成了包括生黄芪、生地黄、苍术、玄参、葛根、丹参3组对药的降糖对药方。此外，祝谌予教授对糖尿病患者的饮食宜忌和健康教育也十分注重，强调饮食定量、定质、定时，要少吃含糖量较多的水果及部分蔬菜。

吕仁和教授基于《内经》理论，结合临床实际，提出消渴病的发生、发展和演变与《内经》中所述的脾瘅、消渴、消瘅三个时期十分相似。《内经》中记载："此五气之溢也，名曰脾瘅。夫五味入口，藏于胃，脾为之行其精气，津液在脾，故令人口甘也。此肥美之所发也。此人必数食甘美而多肥也。肥者令人内热，甘者令人中满，故其气上溢，转为消渴。治之以兰，除陈气也。"论述了脾瘅转为消渴的病机，脾瘅即为西医的糖尿病前期，患者可见空腹血糖损害和糖耐量异常。脾瘅进一步可发展成消渴，消渴则相当于糖尿病发病期。而《内经》"凡治消瘅仆击偏枯、痿厥、气满发逆，甘肥贵人，则膏粱之疾也"的消瘅，则相当于西医的糖尿病并发症。据此，吕仁和教授提出了糖尿病及其并发症分期辨证论治思路，与对病辨证论治、对病论治、对症论治、对症辨证论治、对症辨病

与辨证相结合论治并称为糖尿病及其并发症的"六对论治"。针对糖尿病的防治，吕仁和教授提出了"二、五、八"方案，通过观察五项指标，采取八项综合措施，达到使患者长寿、健康的目的。对于糖尿病并发症中存在的血瘀，吕仁和教授提出了糖尿病微血管并发症"微型癥瘕学说"，在重视活血化瘀的基础上，要强调软坚散结治法，阻止"微型癥瘕"的形成。

南征教授传承国医大师任继学教授糖尿病病位"散膏"理论，认为消渴总病机为先天禀赋不足，过食肥甘厚味，导致脾胃、散膏功能失调。诸多病因化生燥热，损伤散膏，浸蚀三焦，脾气不能散精于肺，造成水液代谢失调，气化升降出入不利，从而使湿浊、痰瘀内生，中满内热，脏真受伤，募原受损，由损生逆，由逆致变，变而为消渴。针对糖尿病并发症，南征教授习称之为"消渴并证"，依据叶天士"久病入络"理论，指出消渴日久不愈，湿浊、郁火、痰瘀、燥热、外毒等互结为毒邪，日久毒邪损伤络脉，形成并证。其毒邪上犯损伤心、脑、肺，消肺、膈消，即消渴心动悸、消渴卒中、消渴肺痿等；毒邪中溢损伤肝胆脾胃，发为消中，即消渴胃病、消渴胆胀、消渴肝病等；毒邪下侵发为消肾，即消渴肾病。针对糖尿病及其并发症的具体诊疗，南征教授提出了"滋阴清热、益气养阴、活血化瘀"综合疗法，总之重视调理脾胃、以提升散膏的生理功能，合理控制饮食，适当锻炼。

赵进喜教授传承国医大师吕仁和教授之学，认为热伤气阴是糖尿病贯穿始终的基本病机，络脉瘀结，是糖尿病多种并发症发病的主要基础。所以治疗糖尿病及其并发症，重视清热治法，强调针对胃肠结热、脾胃湿热、肝经郁热以及痰火、瘀热等，针对性选用清泄结热、清化湿热、清解郁热以及清热化痰、清热活血等法。其

治学崇仲景而师百氏，在继承《伤寒论》三阴三阳辨证思想基础上，结合临床，提出了三阴三阳系统论、三阴三阳体质论、三阴三阳辨证方证论，并建立了人群三阴三阳体质分类方法，即太阳体质、阳明体质、少阳体质、太阴体质、少阴体质、厥阴体质。赵进喜教授提出体质是糖尿病及其并发症发生、发展的基础。不同体质的人患病会表现出不同系统病变的证候，进而发生不同的并发症。临床调查发现，容易发生糖尿病的体质类型为阳明胃热体质、少阴阴虚体质、少阳气郁体质、厥阴肝旺体质、太阴脾虚体质，针对不同体质所要采取不同的养生防病、调养治疗手段。阳明体质之人，患病易表现为阳明系统病变，多食、大便难，进一步发展可发生糖尿病胃肠病变如便秘，糖尿病脑病，糖尿病肾病等，常表现为增液承气汤证、大黄黄连泻心汤证、升降散证等，治疗重在"清泄"二字。少阴体质之人，患病易表现为少阴系统病变，心烦失眠、小便异常、性功能障碍，进一步发展可发生糖尿病性心脏病、糖尿病肾病、糖尿病阳痿等，常表现为六味地黄汤证、麦味地黄丸、参芪地黄汤、肾气丸证、清心莲子饮、真武汤证等。少阳体质之人，患病易表现为少阳系统病变，情志抑郁、胸胁苦满、口苦咽干，进一步发展可发生糖尿病视网膜病变、糖尿病性胃轻瘫、月经不调等，常表现为小柴胡汤证、大柴胡汤、加味逍遥丸证、四逆散证等。治疗重在于"和"：或疏肝解郁，或清解、清泄郁热。厥阴体质之人，患病易表现为厥阴系统病变，急躁易怒、头晕头痛，甚至呕血、飧泄，易合并高血压，进一步发展可发生糖尿病视网膜病变、糖尿病性脑血管病变、糖尿病肾病等，常表现为建瓴汤证、杞菊地黄丸证、白术芍药散证等。治疗重在于"降"：或平肝潜阳，或凉肝，或柔肝，清降为上。太阴体质之人，患病易表现为太阴系统病变，脘腹胀满、食少纳呆、腹痛腹泻，倦怠乏力，进一步发展可发生糖尿病胃肠自主神经紊乱、糖尿病心脏病、糖尿病性腹泻等，常表现为参苓白术散证、补中益气汤证、人参汤证等。治疗重在调补，或清补，或清化，补气健脾药常与清热化湿药同用。总的说，三阴三阳辨证方法，重视体质，最能体现中医"治病求本"的精神；重视辨病，强调"谨守病机"；重视辨方证，强调"有是证用是方"，最能突显中医个体化治疗的优势。所以被称为辨体质、辨病、辨证"三位一体"诊疗模式，临床用于糖尿病及其并发症临床，常有卓效。

参考文献

[1] 孙孝忠.《黄帝内经》对糖尿病的认识 [J]. 光明中医，2011，(07)：1313~1314.

[2] 梁金燕，章红英.《小品方》对消渴的认识 [J]. 湖北中医药大学学报，2013，(06)：41-43.

[3] 赵进喜，王世东，张丽芬. 糖尿病相关中医病名考辨 [J]. 辽宁中医杂志，2005，(09)：889-890.

[4] 张山广，王金荣.《太平圣惠方》消渴证方药分析 [J]. 河南中医，1994，(04)：238.

[5] 项磊，刘菊妍. 金元四大家论治消渴思想探析 [J]. 江苏中医药，2009，(08)：7-8.

[6] 张晶，孙丰雷. 金元四大家论治消渴病思想浅析 [J]. 山东中医杂志，2011，(09)：605-607.

[7] 张世超，石岩，杨宇峰. 金元四大家论消渴之治疗理论框架 [J]. 中医药导报，2015，(21)：3-5.

[8] 庄乾竹. 古代消渴病学术史研究 [D]. 中国中医科学院，2006.130.

[9] 庞博，赵进喜，王世东，等. 施今墨诊

疗糖尿病学术思想与临证经验［J］. 世界中医药，2013，（01）：60-63.

［10］施小墨，张秀琴. 卓越的医学教育家施今墨先生［J］. 国医论坛，1986，（04）：12~15.

［11］李介鸣，施如雪. 施今墨先生学术思想及临床经验简介［J］. 中医杂志，1981，（10）：14-17.

［12］庞博，赵进喜，王世东，等. 祝谌予诊疗糖尿病学术思想与临证经验［J］. 世界中医药，2013，（02）：174-178.

［13］吕仁和. 消渴病（糖尿病）的分期［J］. 中国中医药现代远程教育，2006，（02）：18-19.

［14］吕仁和，赵进喜，王世东. 糖尿病及其并发症的临床研究［J］. 新中医，2001，（03）：3-5.

［15］刘斐，南红梅，文吉莲. 南征教授治疗消渴病之气阴两虚夹瘀证经验举隅［J］. 吉林中医药杂志，2005，25（01）：42.

［16］赵进喜，丁英钧，王颖辉，等. 辨体质、辨病、辨证"三位一体"诊疗模式与糖尿病临床实践［J］. 中华中医药杂志，2009，（08）：994-998.

（赵进喜　王世东　肖永华）

第三节　糖尿病的自然病程与诊断

糖尿病是进行性发展的疾病，病程可达数年至数十年，患者从血糖正常到餐后、空腹高血糖，从症状不明显到出现轻重不等的症状，再到出现各种慢性并发症，通常是一个漫长的过程，在病程上可分为糖尿病前期、临床糖尿病期和糖尿病慢性并发症期。针对糖尿病自然病程不同阶段患者，积极进行预防和干预，就可能减少糖尿病发病率，延长糖尿病患者寿命，改善糖尿病患者生活质量。

一、糖尿病前期

糖尿病前期，包括空腹血糖受损（IFG）或糖耐量减低（IGT），统称为糖调节受损，是指血糖超过正常值，但尚未达到糖尿病诊断标准的状态，也是由正常糖耐量向糖尿病转化的过渡阶段。糖尿病前期状态，在很大程度上增加了患者罹患糖尿病的风险。糖尿病前期患者人数也远高于糖尿病患者。2007~2008 年中华医学会糖尿病学分会在我国部分地区的糖尿病流行病学调查显示，20 岁以上的人群中，糖尿病患病率为 9.7%，而糖尿病前期的比例为 15.5%。宁光院士等针对 2010 年的一个包括了 98658 名成年中国人的具有全国代表性的样本展开了一个横断面调查。研究人员发现，中国成年人群的糖尿病总体发病率估计为 11.6%；男性为 12.1%，女性为 11.0%，新检测到的糖尿病发病率估计为 8.1%。而中国成年人的糖尿病前期发病率为 50.1%：男性为 52.1%，女性为 48.1%。这些数据提示，就中国人口总体而言，糖尿病可能已经达到了一个应该警觉的水平。

糖代谢状态分类标准：正常血糖（NGR）：空腹血糖 < 6.1mmol/L，糖耐量试验服糖后 2 小时血糖 < 7.8mmol/L。

空腹血糖受损（IFG）：空腹血糖 > 6.1mmol/L 且 < 7.0mmol/L，糖耐量试验服糖后 2 小时血糖 < 7.8mmol/L。

糖耐量减低（IGT）：空腹血糖 < 7.0mmol/L，

糖耐量试验服糖后 2 小时血糖 ≥ 7.8mmol/L 且 < 11.1mmol/L。

糖尿病（DM）：空腹血糖 ≥ 7.0mmol/L，糖耐量试验服糖后 2 小时血糖 ≥ 11.1mmol/L。

葡萄糖耐量试验（OGTT）试验要求早晨空腹取血（12~14 小时），先空腹抽血查血糖，然后将 75g 无水葡萄糖溶入 250~300ml 水中，于 5 分钟内喝完，喝第一口开始计时，服糖后 30 分钟、1 小时、2 小时、3 小时后抽血查血糖，试验过程中不喝饮料，不进食含热量食品，不吸烟，不做剧烈运动，试验前应停用影响 OGTT 的药物。

二、糖尿病临床期

根据《中国 2 型糖尿病防治指南》（2017 版），我国目前仍然采用 WHO（1999 年）糖尿病诊断标准，以静脉血浆葡萄糖水平诊断糖尿病，检测空腹血糖（空腹状态指至少 8 小时没有进食热量）、随机血糖（指不考虑上次用餐时间，一天中任意时间的血糖）和 75g 口服葡萄糖耐量试验（OGTT）的 2 小时后血糖，糖尿病的诊断标准为：①糖尿病症状（典型症状包括多饮、多尿和不明原因的体重下降）加随机血糖 ≥ 11.1mmol/L 或加上；②空腹血糖 ≥ 7.0mmol/L 或加上；③糖耐量试验服糖后 2 小时血糖 ≥ 11.1mmol/L。注意无糖尿病症状者，需要改日重复检查明确诊断。

糖尿病的血糖控制不良，可能导致严重危及生命的急性并发症，如酮症酸中毒、非酮症高渗性昏迷等。其中酮症酸中毒是最严重最常见的急性并发症。患者可表现出尿多、乏力、呕吐、烦躁、口渴，严重可见昏迷，呼气有烂苹果味道。非酮症高渗性昏迷相对较少见，患者可表现为低血钠、脱水、意识障碍和昏迷。而糖尿病乳酸性酸中毒也是糖尿病急性并发症，是由血液中乳酸增高，血 pH 值减低所致，致

死率高。另外，糖尿病患者血糖控制不当，也常可发生低血糖。低血糖反应，临床可见饥饿、出汗、头晕、心悸、颤抖、面色苍白等，一般预后较好。但是长时间低血糖，可造成昏迷甚至可导致死亡。

三、糖尿病慢性并发症期

糖尿病患者长期血糖升高，可引起各种组织器官损害，引发各种慢性并发症，目前已经成为糖尿病致残、致盲、致死的主要原因。糖尿病的血管并发症包括微血管并发症和大血管并发症。有学者在 1991~2000 年对 3469 例 2 型糖尿病患者的糖尿病慢性并发症及相关大血管疾病分析显示，患病率从高到低依次为：糖尿病视网膜病变（DR），糖尿病肾脏病（DKD），糖尿病神经病变（DPN），高血压，冠状动脉粥样硬化性心脏病，脑血管疾病以及下肢血管疾病。

糖尿病肾病是糖尿病最主要的慢性并发症之一，是糖尿病患者肾功能衰竭的主要原因。糖尿病肾脏病在临床早期可见微量蛋白尿，后期表现为大量蛋白尿、血肌酐及尿素氮升高，终末期发展到少尿甚至无尿。现在糖尿病肾病已成为全球慢性肾衰竭透析或肾移植最主要的病因。糖尿病视网膜病变是成年人低视力和致盲的主要病因，患者病程越长，血糖控制水平越差，其发病率越高。此外，2 型糖尿病患者也很容易罹患其他眼部疾病如白内障、青光眼、缺血性视神经病变等。而糖尿病足会导致足部溃疡、感染以至于发生足坏疽导致截肢，是糖尿病患者致残的主要原因。糖尿病神经病变可累及中枢神经和周围神经。观察发现以周围神经最为常见。临床常表现为手足感觉异常、麻木、疼痛等。有研究显示，30%~50% 的糖尿病患者会合并有周围神经病变。糖尿病合并心脏病包括糖尿病心脏微血管病变、大血管病变及心肌

病变等，还包括糖尿病自主神经功能紊乱造成的心律失常、心功能不全、高血压等。

目前，糖尿病根治仍属困难。血糖控制不满意，引发糖尿病多种慢性并发症。在我国这种情况已经十分严重。严重威胁着患者的生命健康，也成为患者家庭与社会的极大的经济负担。因此，糖尿病的防治，不仅要着眼于减轻临床症状、防止急性并发症，更要通过中西医多种防治手段积极预防慢性并发症发生和发展。如此才能提高患者生活质量、延长患者寿命，达到糖尿病及其并发症防治"健康加长寿"的目标。

四、《内经》论消渴病分期——脾瘅、消渴、消瘅与糖尿病自然病程

吕仁和教授认为：糖尿病自然病程，实际上很像《内经》所述的"脾瘅""消渴""消瘅"3个阶段。"脾瘅"也就是糖尿病前期，"消渴"就是临床糖尿病期，"消瘅"即糖尿病慢性并发症期。

《素问·奇病论》云："有病口甘者，病名为何？何以得之？岐伯曰：此五气之溢也，名曰脾瘅。夫五味入口，藏于胃，脾为之行其精气，津液在脾，故令人口甘也。此肥美之所发也。此人必数食甘美而多，肥也。肥者令人内热，甘者令人中满，故其气上溢，转为消渴。治之以兰，除陈气也。"吕仁和教授认为，此条论述了脾瘅转为消渴的过程及消渴的成因，明确提出了"脾瘅"和"消渴"之间的联系。瘅者，热也，"脾瘅"即脾热，病因是"肥美之所发"，是由于饮食过盛造成脾热，使得脾运化五谷精气的能力失调，因而"五气之溢"，造成肥胖，出现"口甘"。脾热又可导致胃热，胃热则多食、多饮，肥胖不断加重，形成了恶性循环。此期与糖尿病前期十分相似。此时患者血糖调节受损、血糖水平已经超过正常值，但还未达到诊断

糖尿病的诊断标准。"此人必数食甘美而多肥也"，吕仁和教授认为应句读为"此人必数食甘美而多肥也"，进食多是脾瘅的主要病因。此类人因多食而肥胖。因此，脾瘅期还常见脂肪肝、高脂血症、肥胖、代谢综合征等。

"消渴"是糖尿病的发病期，"脾瘅"进一步发展，可转为"消渴"。《内经》云："肥者令人内热，甘者令人中满，故其气上溢，转为消渴。"患者由"口甘"导致"中满"，转为"消渴"，此期患者可见多食，多饮，多尿，疲乏和体重减轻等症状。相当于西医的糖尿病临床期。这个阶段如果血糖控制不好，就可能出现糖尿病酮症、糖尿病非酮症高渗性昏迷等急性并发症。古人的治疗方法为"治之以兰"，现代则采用药物、饮食、运动、心理调摄等多种手段综合治疗。

"消瘅"为糖尿病慢性并发症出现期，为"脾瘅""消渴"进一步发展而成。《灵枢·本脏》云："心脆则善病消瘅热中""肺脆则苦病消瘅易伤""肝脆则善病消瘅易伤""脾脆则善病消瘅易伤""肾脆则善病消瘅易伤"。意思是说糖尿病并发症的发生具有体质基础，何脏脆弱，就容易发生何脏并发症。《素问·通评虚实论》云："凡治消瘅、仆击、偏枯、痿厥、气满发逆，肥贵人则膏粱之疾也。隔塞，闭绝，上下不通，则暴忧之疾也。"揭示了"消瘅"不仅存在"五脏柔弱"的基础，情绪过激又常是消瘅发生的诱因。消瘅期的患者，常会出现偏枯、仆击（脑血管病变）、痿厥（周围神经病变）、气满发逆（心衰等）等多种并发症。

参考文献

[1] 宁光. 中国糖尿病防治的现状及展望 [J]. 中国科学：生命科学，2018，48 (08)：810-811.

［2］宁光. 肥胖与糖尿病：挑战与希望［J］. 诊断学理论与实践，2016，15（04）：337-338.

［3］宁光. 中国成人糖尿病流行与控制现状［A］. 中国疾病预防控制中心达能营养中心. 营养与糖尿病并发症——达能营养中心第十六届学术会议论文集［C］. 中国疾病预防控制中心达能营养中心：中国疾病预防控制中心达能营养中心，2013：5.

［4］徐瑜，毕宇芳，王卫庆，等. 中国成人糖尿病流行与控制现状——2010年中国慢病监测暨糖尿病专题调查报告解读［J］. 中华内分泌代谢杂志，2014，30（3）：184-186.

［5］杨文英. 糖尿病和糖尿病前期的诊断［J］. 中华内分泌代谢杂志，2005，21（4）：401-404.

［6］中华医学会糖尿病学分会微血管并发症学组. 中国糖尿病肾脏疾病防治临床指南［J］. 中华糖尿病杂志，2019，11（1）：15-28.

［7］薛耀明，邹梦晨. 中国糖尿病足防治指南（2019版）解读［J］. 中华糖尿病杂志，2019，11（2）：88-91.

［8］贾伟平，陆菊明. 中国2型糖尿病防治指南（2017年版）编写说明［J］. 中华糖尿病杂志，2018，10（1）：2-3.

（赵进喜　孙瑞茜　张华）

第四节　糖尿病及其并发症中医临床思维

糖尿病及其相关代谢疾病的中医临床思维，应该包括代谢病四诊的临床思维、辨病辨证的临床、选方用药的临床思维等，应该贯穿于糖尿病及其相关疾病临床诊疗的全过程。我们遵照国医大师吕仁和教授提出的"承古求用，纳新求好"的精神，在此谨对糖尿病及其相关代谢疾病的中医临床思维给予重点讨论，同时也将涉及中西医结合诊治代谢病继发继发病证的临床思维，以就正高明。

一、诊法中医临床思维

糖尿病及其相关代谢疾病的诊察方法，即望、闻、问、切四诊，应该体现中医临床思维的特色。尽量做到客观、全面、系统，以为进一步辨病辨证提供依据。

（一）望诊

包括望神、望形体、望面色、望舌等，对代谢病辨病、辨证以及判断预后，都有重要价值。

1. 望神

包括得神、少神、失神、假神等。消渴病重症如糖尿病酮症酸中毒、高渗性综合征等，消渴病肾病关格危候，还有临床常见的低血糖症，皆可表现为失神甚至神志错乱症状，如精神恍惚等，或烦躁不宁、兴奋、行为异常，甚至出现嗜睡、神昏谵语以致深度昏迷，提示病情危重。

2. 望形体

代谢病患者的形体外观也很有特点。2型糖尿病、高尿酸血症患者，形体多肥胖，而且常表现为纵腹垂腴，腹型肥胖；而消渴久病或病情控制不满意者，则可见体重减轻，甚至形体日渐消瘦。而1型糖尿病、甲状腺功能亢进症患者多表现为消瘦。具体望肢体，肢体拘挛或半侧瘫软者，可见于糖尿病合并脑血管病后遗症。肢体抽搐甚至神昏痉厥者，可见于消渴病重症，如糖尿病酮症酸中毒等急性并发症以及严重低血糖症患者。肢体软弱无力，肢体肌肉萎缩，尤其是双下肢肌肉萎缩，可见于消渴病继发的痿证，也就是糖尿病周围神经病变。而表现为下肢尤其是胫前肌肤甲错，出现皮肤黑斑，则多提示血瘀，可见于消渴病久病不愈"久病入络"的糖尿病血管神经并发症患者。

3. 望面色

总当以光彩润泽含蓄为佳。其中，面色苍白、面色无华，多为阳虚，也可见于气血亏虚；面色黧黑，则多提示存在肾虚，尤其肾阳不足；面色萎黄，多提示脾胃气虚，或存在湿邪、湿热困脾。若颜面潮红，甚至表现为面红目赤，则多见于心火、胃火炽盛，或肝火上炎、肝阳上亢等。两颧红赤，多提示是阴虚火旺。而颜面虚浮，面红如妆，则提示心肾阳虚、虚阳浮越，可见于消渴病继发病证如糖尿病心脏病心衰等重症患者。望目不仅可以分辨有神、无神，对辨病、辨证也有价值。若双目红赤，提示肝火上炎。若白睛昏黄，胬肉攀睛，提示存在湿热，或有心火、肝火，可继发内障眼病。而望瞳神大小不等，则多见于消渴病继发脑病中风病者。双眼睑浮肿，则见于消渴病继发病症如糖尿病肾脏病、糖尿病并发心脏病心衰者。

4. 望舌

望舌是中医望诊最有特色的诊法之一。若舌体胖而淡者，多提示气虚、阳虚；舌体瘦而红者，多提示阴虚。舌歪、舌强者，多见于消渴病继发脑病者。五脏在舌各有分部。若舌尖红，多为心火，或有肺热，或存在外感风热。若舌苔边多有浊沫，多为肝气郁结。若舌中心苔腻，多为湿热中阻，或存在食滞胃脘。若舌中心少苔，甚至表现为鸡心舌，则提示胃阴大伤。若舌苔根腻，舌根舌苔黄腻，多为湿热下注，或存在湿热留恋，肾与膀胱气化不利。而

舌质暗，或见青紫斑点，或舌下脉络迂曲青紫，则提示存在血瘀、络脉瘀结病机，多见于消渴病及其继发病证。

（二）闻诊

闻诊包括听声音、嗅气味，嗅气味又包括嗅体气、排泄物气味等，对临床辨证以及判断预后，也有价值。听声音：语声高亢者，多提示实证、热证；语声低微，时断时续者，多提示气虚、气陷；而语言謇涩，甚至失语者，则主要见于消渴病继发脑病。嗅气味：若口臭者，多提示胃火盛，或为肝胃郁热，或湿热中阻；若口中有烂苹果气味，则为消渴病重症糖尿病酮症酸中毒等；而口中尿臭，甚至体气有尿臊气者，则可见于消渴病肾病关格危候，也就是肾衰竭晚期尿毒症患者。

（三）问诊

一般要求围绕主诉问诊，但临床上确有许多代谢病如糖尿病、高尿酸血症等，常缺少典型症状，所以应予特别重视。问诊内容包括一般情况、主诉、现病史、既往史、个人史、婚育史、月经史、家族史等。应该尽量做到客观、全面、系统，而且要求重点突出。

从采集病史到刻下症，可以围绕主症及其特点，结合中医"十问歌"所列各项，认真询问。消渴病、痛风等，许多代谢病有家族史，与不良生活习惯有关，所以也要认真询问。只有通过系统问诊，全面了解病史，才有利于进一步诊断疾病，准确判断病位、病性、病势等。

（四）切诊

包括切脉、切胸腹等。

1. 切脉

作为中医诊法最有特色的诊法之一，切脉对判断代谢病虚实寒热具有重要价值。

一般说，我们可在明辨浮沉、迟数、虚实基础上，进一步体察弦滑涩芤以及促、结、代脉等。《伤寒论·辨脉法》所谓"脉有阴阳者"，有提纲挈领之意。临床所见，代谢病常见沉脉、弱脉等阴脉，但弦脉、滑脉、数脉等阳脉也不少见。脉数者多热，或兼疾脉者，可见于消渴病继发心悸者。脉迟者多寒，或缓，或涩，可见于消渴病继发胸痹心痛者。脉弦者，多提示肝气郁结，或气滞血瘀、或肝经湿热、郁热、或存在肝火上炎、肝阳上亢之证。脉滑者，多提示痰湿阻滞，或为痰火，或夹食滞。而脉涩者，多提示血瘀，尤其是趺阳脉沉涩，或沉伏不见者，则可见于消渴病继发病证脉痹，即肢体动脉硬化闭塞症者。临床上，更有脉见促脉、结脉、代脉甚至脉象参伍不调者，多见于消渴病继发心悸等，也就是糖尿病合并心脏病心律失常患者。平脉辨证，在代谢病临床具有重要意义。

2. 按胸腹

包括按虚里与腹诊。若虚里搏动太快、太慢，或搏动节律不整，皆可见于消渴病继发的心脉病证。而虚里搏动，其动应衣，《内经》强调是宗气虚泄，也主要见于消渴病继发心悸、心痛、心衰等。对于腹诊，《伤寒杂病论》所论甚多，而且主张把腹诊所得，也就是腹证作为选方用药的重要依据。比如，小柴胡汤腹证特点是"胸胁苦满"，小陷胸汤腹证特点是"正在心下，按之则痛"，大黄黄连泻心汤腹证特点是"心下痞，其脉关上浮"，栀子豉汤腹证特点是"按之濡，为虚烦"，枳实薤白桂枝汤、人参汤腹证特点是"心下痞，胁下逆抢心"等。腹证乃张仲景选方的重要根据。

二、辨病临床思维与"谨守病机"

中医自古重视辨病，乃是因为每一个特定病证，都有其贯穿始终的核心病机。《内经》论"脾瘅""消渴""消瘅"以及"风消""女子不月"等，《金匮要略》更对"消渴"设专篇论述，首先提出了消渴病先辨病后辨证、辨病与辨证相结合的诊疗模式。

如消渴病，《内经》相关病名包括"脾瘅""消渴""消瘅"等，其中脾瘅的病机是过嗜甘肥醇酒，脾胃失于健运，湿邪内蕴，并有化热之势，所以是消渴病发病的基础。所以治法为"治之以兰，除陈气也"，意思是说应该用芳香化湿、醒脾和胃的药物，宣通气机，祛除因过嗜醇酒所产生的湿邪郁陈之气。当然，今天看来，此湿邪也应该包括痰湿。而消渴病的病机，《内经》指出："二阳结谓之消"，强调阳明胃肠结热是导致消渴病的主要原因。在今天看来，主要是强调热，应该重视"热伤气阴"病机。此即张子和《儒门事亲》所谓"消者，烧也"，也是强调热的病机。所以我们治疗消渴病不能仅仅着眼于益气养阴，重点放在清热方面才是治本之计。消瘅可继发于消渴，按照《灵枢·五变》的说法，发病有体质基础，存在"血脉不行"的病机。所以血瘀才是消瘅发生的基础。结合现代认识，我们看糖尿病并发症，多存在络脉瘀结病机，所以治疗在强调益气养阴扶正的同时，应该特别重视活血通络或化瘀散结治法。

如痛风病基本病机为醇酒厚味等导致湿热内生，阻痹经络气血，损伤脾肾。所以治法急性期应该重视解决湿热之邪，或清化、清利，或清利、清泄结合，旨在使湿热之邪前后分消。湿热阻痹经络者，通经络、调气血、消肿止痛；湿热煎熬成石者，散结化石、调气机、利尿排石。久病不愈，湿热留恋，损伤脾肾者，则以健脾护肾为要。

如肥满为病，多脾胃肝肾功能失调，痰湿积滞，体内脂膏积聚所致。所以治疗就应该健脾补肾、清胃调肝、化痰除湿消积导滞。虚证重点健脾补肾，兼以化痰除湿；实证重点清胃调肝，兼以行气导滞。

针对代谢疾病，临床上常有确立所谓专病专方，一方为主，随症加减者。此专方的提出往往就是以此专病的核心病机为基础，然后再根据具体证候表现，适当进行加减。实际上也是重视核心病机的意思。

三、辨病分型辨证治疗临床思维

辨病分型辨证治疗方法代谢病，包括针对中医病证的分型辨证治疗与明确西医学疾病诊断的分型辨证治疗方法，是现代中医临床最常用的辨证方法。

比如《中医内科学》教材常把消渴分为肺热津伤、胃热阴虚、气阴两虚、肾阴亏虚、阴阳俱虚等证型，把瘿病分为气郁痰结、痰结血瘀、肝胃火旺、阴虚火旺、气阴两虚等证型，都是分型辨证的思路。

而针对糖尿病，祝谌予教授最先提出了分型辨证的思路，早年祝老分七型，晚年则简化为五个证型，影响很大。主要包括气阴两虚证，应用降糖基本方即黄芪、生地、苍术、玄参、葛根、丹参；阴虚火旺型，应用白虎加人参汤合一贯煎；燥热入血型，应用温清饮，即芩连四物汤；气虚血瘀型，应用补阳还五汤、生脉散；阴阳俱虚型，应用肾气丸加味。总的说，治疗重视脾肾，重视活血化瘀，常用方如增液汤、生脉散、玉锁丹、调气活血方（木香、当归、益母草、赤芍、川芎）、五香散、血府逐瘀汤、补阳还五汤等，常用黄芪、生地，苍术、玄参两个对药以及葛根、丹参对药即活血对药，广为临床应用。

国家卫生部《中药新药临床研究指导原则》第一版把糖尿病分为阴虚热盛、气阴两虚、阴阳俱虚证三个证型，是林兰教授的分型辨证思路。第二版把糖尿病分为阴虚热盛、湿热困脾、气阴两虚、血瘀脉络以及阴阳两虚、血瘀水停证五个证型，

实际上融合了糖尿病并发症的病机，而近期中华中医药学会糖尿病分会组织专家编写的《糖尿病中医防治指南》采用的思路基本上也是分型辨证的诊疗方案。说明代谢病分型辨证思路影响之大。

四、分期分型辨证治疗临床思维

应该指出的是许多代谢病作为现代难治病，病程绵长，在其病程的不同阶段，无论是证候分布，还是病机特点，都常常存在很大区别。所以在明确分期的基础上，分阶段、分层次进行辨证论治，具有临床实用价值。

国医大师吕仁和教授传承施今墨、祝谌予先生之学，重视经典，扎根临床，基于《内经》有关"脾瘅""消渴""消瘅"相关论述，提出了糖尿病分期分型辨证的思路。针对糖尿病前期（脾瘅期）主张分阴虚肝旺、阴虚阳亢、气阴两虚证，临床期糖尿病（消渴期）主张分阴虚燥热、肝郁化热、二阳结热（胃肠结热）、肺胃实热、湿热困脾、肺热化毒、气阴虚损证，分别进行辨证论治。糖尿病并发症期（消瘅期）可出现心、脑、肾、眼底、足等多种并发症并存的局面，临床当根据具体情况，进一步进行分期分型辨证治疗。针对络脉病变"微型癥瘕"病机，重视化瘀消聚治法。针对糖尿病肾病，也是分为早、中、晚三期，早期糖尿病肾病即微量白蛋白增多期，中期即临床糖尿病肾病肾功能正常阶段，晚期糖尿病肾病即肾功能不全期。强调在明确分期的基础上，可进一步分为阴虚型（气虚阴虚）、阳虚型（气虚阳虚）、阴阳俱虚型（气虚、阴虚、阳虚），早中期重视脉络瘀结病机，重视益气化瘀散结消聚，晚期以其虚损劳衰不断加重，存在肾元虚衰，湿浊邪毒内生，治疗则应当重视和胃泄浊解毒。该糖尿病分期辨证方案曾被作为中华中医药学会糖尿病分会

标准，糖尿病肾病分期辨证方案曾被作为与世界中医药学会联合会糖尿病专业委员会标准。后者还被国家中医药管理局作为临床路径与诊疗方案推广应用全国。

林兰教授主张将糖尿病辨证分型为阴虚热盛型、气阴两虚型、阴阳两虚型三个基本证候类型，但同时又强调指出糖尿病的三个证型的顺序，实际上代表了糖尿病早、中、晚三个不同发展阶段。所以治疗应以清热养阴、益气滋阴、滋阴温阳为大法。临床上可以视具体病情，配合健脾化湿、补益气血、疏肝解郁、活血化瘀、通络止痛等治疗。实际上分型辨证中也有分期辨证的内涵。

而针对西医学代谢综合征，即中医"脾瘅""肥满"等。仝小林院士也提出了郁、热、虚、损分期辨证的思路。认为代谢综合征早期为郁、热阶段：郁者，当以开郁清热为主，方剂可用越鞠丸等，解决气郁、痰郁、食郁、热郁、湿郁等；热者，可分为肝胃郁热证、瘀热互结，肝胃郁热证，治当用大柴胡汤，瘀热互结，可用加味三黄汤（生大黄、黄芩、黄连、水蛭、赤芍）。中期开始有虚，多虚实夹杂，后期诸虚渐重，脉损络瘀日显。虚的阶段，可用参芪地黄汤、杞菊地黄丸、地黄饮子、四君子汤合肾气丸等加减。损的阶段，则应该在前一阶段治法基础上加用抵当汤等，重视活血通络治法。特色鲜明。

至于痛风，急性发作期与缓解期以及并发症期，证候特点与病机本身就有区别，当然就更强调分期辨证论治。急性痛风发作期，辨证可分为风湿热痹、湿热痹阻、风寒湿痹、湿热痹阻，气血瘀痹、痰湿痹阻，分别可选用宣痹汤合四妙丸，当归拈痛汤合上中下通用痛风方，身痛逐瘀汤合指迷茯苓丸。稳定期辨证可分为肝肾亏虚、湿浊痰瘀，脾肾亏虚、湿热留恋，分别可选用杜仲寄生汤合身痛逐瘀汤，四妙丸合

五子衍宗丸。而并发症期，湿热下注、砂石阻结者，治当用四逆散合三金二石汤；湿热内伤、脾肾虚损者，治当用芩连平胃散合五子衍宗丸，或配合升降散泄浊解毒。总的说当重视湿热之邪。

五、辨标本虚实临床思维

临床所见，代谢病的初期虽然也有表现为单纯实证者，但总的说是以虚实夹杂、本虚标实为特点，所以明辨标本虚实，分清本虚证是什么虚？何脏虚？标实证是什么实？何处实？对于准确辨证、针对性治疗，具有重要价值。

以下是世界中医药学会联合会糖尿病专业委员会针对糖尿病证候要素判断的标准。其中，本虚证候要素包括阴虚、气虚、血虚、阳虚等，标实证候要素包括结热、湿热、郁热、痰火、痰湿、气滞、血瘀等。

（一）本虚证——证候要素

（1）气虚证：乏力，气短，动则尤甚，自汗易感，食少纳呆，腹胀，或大便稀溏，舌体胖，脉弱。

（2）血虚证：面色无华，或唇甲色淡，或经少色淡，头晕目眩，或心悸，或失眠健忘，舌质淡，脉细。

（3）阴虚证：咽干，或双目干涩，手足心热，或五心烦热，或腰膝酸软，盗汗，或怕热汗出，大便干，舌体瘦，舌质红，舌苔少，脉细，或细数。

（4）阳虚证：畏寒肢冷，或腰膝酸冷，或腰膝冷痛，小便清长，或夜尿频多，或大便稀，男子阳痿，女子性欲淡漠，舌体胖，舌苔白，脉沉细。

（二）标实证——证候要素

（1）结热证：大便干结，甚至数日一行，多食易饥，或口干，或口臭，或牙龈红肿、疼痛，畏热喜凉饮，舌质红，舌苔

黄，或黄干，脉滑或滑数。

（2）湿热证：头晕沉重，或腰腿酸困，或肢体沉重，或脘腹痞闷，或胀满，或恶心食少，口中黏腻，或口甜，大便黏滞不爽，或小便黄赤、涩痛，或妇女白带多、味重，舌质红，舌苔黄腻，脉濡滑或滑数。

（3）郁热证：头晕目眩，或耳鸣、耳聋，或胸胁、脘腹满闷，或少腹胀满，或乳房胀痛，或善太息，或嗳气，或恶心，或妇女月经不调，心情忧郁、心烦，或多梦、睡眠差，口苦，或伴咽干，舌质红，舌苔黄，边多浊沫，脉弦或弦数。

（4）痰热证：胸闷，或伴脘腹痞闷，或咽中窒闷，或咳痰不利，或呕恶痰多，或形体肥胖，或头晕目眩，或头痛头沉，或肢体困重，心烦失眠，或多梦，或如狂发狂，舌尖红，舌苔黄腻，脉滑数。

（5）肝阳证：头晕目眩，或头痛头胀，或耳鸣、耳聋，面红目赤，性急易怒，舌质红，舌苔黄，脉弦或弦大而长。

（6）气滞证：善太息，或胸胁、脘腹满闷，或少腹胀满，或乳房胀痛，或善太息，或嗳气，或恶心食少，或咽中窒闷不舒，或妇女月经不调，心情忧郁，舌苔薄白，边多浊沫，脉弦或弦细。

（7）痰湿证：胸闷，或伴脘腹痞闷，或咽中窒闷，或咳痰不利，或呕恶痰多，形体肥胖，头晕头沉，或肢体困重，舌苔白腻，脉滑或濡滑。

（8）血瘀证：定位刺痛，夜间加重，肢体麻痛，或偏瘫，肌肤甲错，或口唇紫暗，舌质紫暗，或有瘀斑，或舌下络脉色紫怒张。

（9）水湿证：眼睑、足踝、颜面、肢体甚至全身浮肿，或伴胸水、腹水，少尿无尿，舌苔水滑，脉沉。

（10）饮停证：头晕目眩，伴心下痞满，呕吐痰涎，或胸胁满闷、疼痛，咳嗽引痛，或咳逆倚息不得平卧，伴尿少、轻度浮肿，舌苔水滑，脉弦或沉紧。

（11）湿浊证：食少纳呆，或伴恶心呕吐，或伴脘腹痞满，或表情淡漠，或烦躁不安，或皮肤瘙痒，口中黏腻，口有尿味，大便不畅，甚或数日不行，伴夜尿频多，或尿少，舌苔腻。

实际上，以上本虚标实证候要素中，主要见于糖尿病性心脏病、肾病中晚期等。针对糖尿病及其并发症如此复杂的证候表现，临床上，一般在病情稳定期，应该标本同治，标本兼顾；病情急变期，则应该治标为主，兼以治本，甚至先治标，后治本。实践证明：目标标本缓急，解决好治本与治标的关系，就能取得良好疗效，突显中医药治疗代谢病的圆机活法与丰富多彩。

而针对肥满患者，临床所见，本虚多表现为气虚、阳虚等，标实多表现为痰湿、痰火、湿热以及气滞、血瘀等。再如痛风，本虚证常表现为气虚、阴虚、阳虚。久病及肾，肾劳关格者，还可气血两虚，标实证则常表现为湿热、痰湿、气郁、血瘀。久病肾衰关格者，还常兼有湿浊之证。所有这些，实际上与消渴病常见本虚标实证候基本相同。只是临床上，我们还应该结合具体脏腑定位，是在脾、在胃，还是在肝、在肾。一切都应该以患者的具体临床表现为基准。

六、辨体质、辨病、辨证"三位一体"诊疗模式

所谓辨体质、辨病、辨证"三位一体"诊疗模式，实际上就是三阴三阳辨证方法。三阴三阳辨证，俗称六经辨证，虽然出自《伤寒论》，一般认为主要适合于外感病即所谓"伤寒"，但实际上也同样适合于多种代谢病临床。因为三阴三阳不是伤寒之三阴三阳。三阴三阳不仅是人体生理六系统，同时又是人群六体质。代谢病发病，也常存在三阴三阳六系统病变，而且常存在体

质基础。

如肥满患者，观察发现发生于阳明胃热体质、太阴脾虚湿盛体质、少阳气郁体质以及少阴肾阳虚体质。阳明胃热体质，食欲好，饮食失节，特别容易发生肥胖，可表现为大黄黄连泻心汤证、枳实导滞丸证、升降散证、防风通圣散证等。太阴脾虚湿盛体质，体力差，多虚胖，可表现为胃苓汤证、参苓白术散证、六君子汤证、苍术难名丹以及《石室秘录》补气消痰饮证等。少阳气郁体质，爱生闷气，气郁痰阻，可为肥胖，常表现为逍遥散、柴苓汤、柴陷汤、温胆汤证、血府逐瘀汤证等。少阴阳虚体质，水气不化，而为肥胖者，常表现为肾气丸证以及《石室秘录》火土两益丹证。肥胖有实胖与虚胖之分，实则阳明，虚则太阴，或补或泻，应在辨体质、辨病的基础上，明辨方证。

而糖尿病患者，以阳明胃热体质者最多。其他如少阴阴虚体质、厥阴肝旺体质、太阴脾虚体质、少阳气郁体质等，均可发病。临床也可以在辨体质、辨病的基础上，辨证选方。阳明胃热体质者，能吃能睡能干，有大便干倾向，发生糖尿病，多表现为调胃承气汤证、大黄黄连泻心汤证、黄连解毒汤证、麻子仁丸证、白虎加人参汤、增液汤证等，进一步发展容易发生糖尿病便秘、糖尿病脑病、糖尿病肾病等并发症。少阴阴虚体质，思维敏捷，有失眠倾向，发生糖尿病多表现为六味地黄丸、麦味地黄丸、知柏地黄丸、参芪地黄汤、生脉散、玉泉丸、消渴方等方证，进一步发展容易发生糖尿病肾病、心脏病、周围神经病变等并发症。厥阴肝旺体质，性格暴躁，暴怒伤肝，发生糖尿病，常表现为建瓴汤证、天麻钩藤饮证、潜阳丸证，容易伴发高血压病，进一步发展容易发生糖尿病脑病、眼底病变、肾病等。少阳气郁体质，爱生闷气，郁热伤阴耗气，可以发生

糖尿病，常表现为加味逍遥散证、小柴胡汤证、柴胡陷胸汤证、大柴胡汤证、滋水清肝饮证等。太阴脾虚体质，多见虚胖，发生糖尿病，常表现为参苓白术散证、七味白术散证、人参汤证等。进一步发展容易发生糖尿病胃肠病变，出现腹泻等。不同体质的人，患糖尿病后表现不同，进一步发展容易发生的并发症也不同。所以临床上应该在明辨体质的基础上，辨病守病机，辨证选对方。此即所谓辨体质、辨病、辨证"三位一体"诊疗模式。

至于痛风，临床观察发现阳明胃热体质和太阴脾虚体质比较多。痛风急性发作期，表现为阳明胃肠壅实者，可用宣痹汤、升降散加减；太阴脾虚湿热蕴结者，可用四妙丸、九味拈痛汤加减。此即"实则阳明，虚则太阴"的思想。

其实，朝鲜四象医学也是在辨体质基础上，结合辨病辨证的临床思维。四象体质医学是韩国古代医家李济马先生创立的体质医学理论。"四象"即少阳之人（阳中之阴）、太阳之人（阳中之阳）、少阴之人（阴中之阳）、太阴之人（阴中之阴）。虽也是根据阴阳多少把人群体质分为四大类，但与《内经》阴阳五分与《伤寒论》三阴三阳六分不是一个概念。其中，四象医学的少阳、太阳之人是神有余而行不足，而少阴、太阴之人是神不足而形有余，从面相、体形到性格特点，各有不同，形神俱备。四象医学体系，强调先辨体质，其后就可以根据体质选择与之相应的处方，可以说简明扼要，切合实用，所以受到重视。如针对肥胖患者，按照四象医学的说法，认为太阴体质比较多，症见胃痛、舌苔薄白、脉沉细者，主张用《东医寿世保元》太阴调胃汤。药用薏苡仁15g，干栗15g，炒莱菔子10g，五味子5g，麦冬5g，石菖蒲5g，桔梗5g，麻黄5g。组方用药很有特色。

七、从脾论治临床思维

脾主运化，主输布津液，脾与胃为表里，共为气血生化之源，气机升降之司。饮食入口，首先需要通过胃的受纳、腐熟与脾的运化，才能化为水谷精微，输布全身，营养四体百骸。可以说是代谢系统生理功能的基础。病理情况下，脾胃失于健运，不能化生水谷精微、输布津液，就会引发肥满、消渴病、痛风等代谢疾病。

《素问·奇病论》云："有病口甘者，病名为何？何以得之？岐伯曰：此五气之溢也，名曰脾瘅。夫五味入口，藏于胃，脾为之行其精气，津液在脾，故令口甘也。此肥美之所发也。此人必数食甘美而多肥也。肥者令人内热，甘者令人中满，故其气上溢，转为消渴。"此论从脾瘅病名到病机阐述，都是以脾为中心。强调经常性地过嗜甘美肥厚食物，可以导致肥满，并可成为消渴病发病的基础。清代陈士铎《石室秘录·肥治法》云："肥治者，治肥人之病也。肥人多痰，乃气虚也。虚则气不能营运，故痰生之。则治痰焉可仅治痰哉？必须补其气，而后带消其痰为得耳。然而气之补法，又不可纯补脾胃之土，而当兼补其命门之火。盖火能生土，而土自生气，气足而痰自消，不治痰，正所以治痰也。方用人参三两，白术五两，茯苓二两，薏仁五两，芡实五两，熟地八两，山茱萸四两，北五味一两，杜仲三两，肉桂二两，砂仁五钱，益智仁一两，白芥子三两，桔红一两，各为末，蜜为丸。每日白滚水送下五钱（火土两培丹）……此方之佳，全在肉桂之妙，妙在补命门、心包之火。心包之火足，自能开胃以去痰；命门之火足，始能健脾以去湿。况方中纯是补心补肾之味，肉桂于补药之中，行其地天之泰，水自归经，痰从何积。此肥人之治法有如此。"在此陈远公明确指出肥人的减肥法，

当行补法，除了应重视补肾以外，尤其强调健脾益气治法。

减肥需要重视脾，治疗肥满基础上形成的消渴病当然也需要重视脾。《素问·脏气法时论》云："脾病，身重善饥"，指出脾失健运可致身重善饥。金元名家张洁古则把消渴病分为胃热与脾虚两类，主张口渴欲饮水者，用白虎加人参汤；口不渴者，用七味白术散。李东垣传承易水之学，强调"内伤脾胃，百病由生"，在其名著《脾胃论》更把"善食而瘦"病机理解为脾虚胃热，主张"扶正必先补脾土"，反对滥用苦寒。经验方甘露饮子、兰香饮子重视健脾益气，兼以清热化湿，升阳开郁，别具一格。明代周慎斋《慎斋遗书》强调治疗消渴病须重视养脾阴，认为"五脏皆通乎脾，养脾则津液自生"。明代李梴《医学入门》强调治疗消渴病应重视脾肾，主张把肾气丸、参苓白术散作为消渴病主方。而名医戴元礼、喻昌等也都很强调健脾。清代陈士铎《辨证录》重视脾肾两治；陈修园《医学实在易》更明确提出消渴病应"以燥脾之药治之"，主张方用理中汤倍白术加栝楼根。李用粹《证治汇补》强调"五脏之精华，悉运乎脾，脾旺则心肾相交，脾健而津液自化，故参苓白术散为收功之神药也"，特别推崇采用参苓白术散治疗消渴病。近代医家张锡纯《医学衷中参西录》认为"膵为脾之副脏"，"消渴一证，古有上中下之分，谓皆起于中焦而及于上下"，创立名方玉液汤，强调从脾论治，重视益气养阴。北京四大名医施今墨先生也认为应该把健脾助运与滋肾养阴放到同等重要的地位，重视脾肾两治。总的说，古今医家一方面强调从脾论治，一方面也都注意到不能单纯治脾，应该兼以治胃，或兼以补肾。

至于代谢病从脾论治的具体治法，应该包括健脾益气、健脾温阳、健脾化痰除

湿或健脾除湿清热等法。其中，益气健脾法具有益气健脾助运的作用，适合于太阴脾虚体质，或久病伤气，误用苦寒伤脾者。就见于消渴病及其继发病证痞满、泄泻等。常用方如七味白术散、参苓白术散、补中益气汤等。以脾主土，为后天之本，土不生金，后天不能养先天，临床表现肺脾气虚、脾肾气虚者，治疗则应兼以健脾益肺，或健脾益肾。健脾温阳法具有益气扶阳、温阳散寒的作用，可以纠正代谢病脾阳不足证。适合于太阴脾阳虚，或久病伤阳，误用苦寒伤脾，导致脾阳虚者。可见于消渴病及其继发痞满、泄泻等。常用方如理中汤等。当然如果兼有阴虚、血虚者，也可相应采用健脾益气养阴或健脾益气养血治法。常用方如玉液汤、归脾汤等。脾肾阳虚，或脾肾阴阳俱虚者，则可配合肾气丸、右归丸等兼以补肾。至于脾虚兼痰湿、湿热者，可兼行化痰除湿法与清热除湿治法。化痰除湿法，有利于减肥，尤其适用于太阴脾虚湿盛体质或过嗜醇酒厚味，体形肥胖，表现为纵腹垂腴者。可见于肥胖症、痛风、消渴病及其继发痞满等，辨证存在痰湿阻滞证者。方可用六君子汤、温胆汤、指迷茯苓丸等。若痰湿中阻兼脾虚，治当化痰除湿与益气健脾法并行。若兼气郁者，治当化痰除湿与理气解郁法同用。清化湿热法有利于恢复脾胃升降功能，尤其适用于太阴脾虚湿盛体质，或过嗜醇酒厚味，湿热中阻者。可见于消渴病及其继发痞满、泄泻以及痛风病患者。方药可采用芩连平胃散、葛根芩连汤、二妙散等。另外，还有脾虚兼气郁者，则可用逍遥散类方加减。脾弱胃强者，更可师麻子仁丸、启脾丸方意，清胃热、益脾阴，或泄胃滞、补脾气。

另外，代谢疾病还有一个常见病就是痛风，其发病也与脾密切相关。此病可发生于太阴脾虚湿盛体质之人，过嗜醇酒厚味，损伤脾胃，导致湿热内蕴，湿热之邪，阻痹经络尤其是足太阴脾经脉，则可见肢节红肿热痛尤其足第一跖趾关节肿痛。所以治疗在强调清热除湿、分消湿热之邪的同时，尤其应该重视健脾，以治理湿热形成之本源。临床常用的二妙散、三妙散、四妙散、上中下通用痛风方，都体现了这种精神。

八、从胃论治临床思维

胃主受纳，能腐熟水谷，与脾相表里，共为气机升降之枢，与大肠小肠相连属，与大肠同属阳明，共主通降。生理情况下，胃实则肠虚，肠实则胃虚，更虚更实，病理情况下，胃肠不能更虚更实，即可发生所谓阳明病。阳明胃肠在多种代谢病发生发展过程中，居于重要地位。

其实，早在《内经》时代就非常重视胃在代谢疾病相关病症发病中的重要地位。《素问·奇病论》论"脾瘅"，就强调其发病与过食甘肥、脾胃失调有关。《素问·阴阳别论》云："二阳结谓之消。"此二阳就是阳明，阳明就是胃肠，《内经》于此明确提出胃肠结热可以导致消渴病。王冰注曰："胃热则消谷"，明确把消渴病多食易饥的原因解释为胃热。东汉张仲景《金匮要略·辨消渴小便不利病脉证并治篇》云："趺阳脉浮而数，浮即为气，数即为消谷而大坚。气盛则溲数，溲数即坚，坚数相搏，即为消渴。"此趺阳脉最可候胃气，此论趺阳脉浮而数也是在强调胃热、胃气强而脾相对弱以致不能为胃行其津液是消渴病的重要发病基础。从行文看非常类似于《伤寒论》麻子仁丸脾约证的脉证。提示张仲景也很重视消渴病胃热病机。仲景之后，其后历代医家各有发挥，总的说都比较重视胃，尤其是胃热，重视从胃论治。

至于从胃论治的具体方法，清法最为

常用。其中，清泄结热法有清热泻火、通大便的作用，尤其是适用于阳明胃热体质，或久病阴虚胃肠热结者，可见肥胖、消渴病以及消渴病继发胃肠病变便秘者。常用方包括大承气汤、调胃承气汤、大黄黄连泻心汤、黄连解毒汤等。熟大黄、决明子、番泻叶等，常被作为减肥药，也体现了这种精神。只是泻药最容易产生依赖性，一般不主张长期大量应用。而胃肠有湿热，腹泻，或大便不爽者，则当以清化湿热、清理胃肠为主，方药可用葛根芩连汤加味。若肝胃郁热，则当与清解郁热法同用，方药可用大柴胡汤或柴胡加芒硝汤加味。至于胃肠热结伤阴耗气，兼见阴虚、气阴两虚者，则治当清泄结热与滋阴增液法或益气养阴法结合，方药可用增液承气汤、麻子仁丸、新加黄龙汤等治疗。而消渴病烦渴多饮，多尿，舌红苔黄，脉滑数者，一般认为是肺胃热盛，方药可用白虎加人参汤治疗。若消渴病伴发牙痛，为肾阴不足，胃火炽盛，方药可用玉女煎加味。消渴病伴见口腔溃疡，烦热，便干者，方药可用清胃散治疗。更有消渴病重症，胃阴大伤，舌红少苔，或花剥苔，脉细数者，则可用益胃汤、增液汤等方养阴增液。

九、从肝论治临床思维

肝主疏泄，主情志，主司气机，体阴而用阳，肝胆相表里，肝胆的疏泄功能，与脾胃受纳、运化以及升清降浊功能密切相关。在肥胖、消渴病等代谢疾病发生发展中具有重要地位。如果情志失调，或突然暴怒，或长期郁怒不解，即可致肝气郁结，或气机逆乱，或肝阳上亢，肝风内动，就会导致一系列病症。气郁可以生痰，导致气郁痰阻。气郁可以化火，导致肝经郁热，或夹痰而为气郁痰火。另外，气滞日久，又可引起血瘀。肝郁气滞，还可导致脾虚，表现为肝脾不和，或成肝胃气滞，

表现为肝胃不和等。所以，治疗代谢病及其继发病症，应该重视从肝论治。

中医学自古就非常重视肝在代谢病相关辨证发病中的重要作用。《灵枢·五变》就有"刚者多怒，怒则气上逆……故为消瘅"之论，认为消瘅发病与情绪波动有关。《金匮要略·辨消渴小便不利病脉证并治篇》云："厥阴之为病，消渴，气上撞心，心中疼热，饥而不欲食，食则吐。"此论消渴病重症所见，病机重点与阴虚、肝气横逆犯脾、肝胃气逆有关。金刘完素《河间六书·三消论》云："消渴者……耗乱精神过违其度，而燥热郁盛之所成也……此乃五志过极，皆从火化，热盛伤阴，致令消渴。"强调消渴病发生有关情志。清代黄元御《素灵微蕴·消渴解》云："消渴之病，则独责肝木，而不责肺。"《四圣心源·消渴根源》云："消渴者，足厥阴之病也，厥阴风木与少阳相火，相为表里，风木之性专欲疏泄，土湿脾陷，乙木遏抑，疏泄不遂，而强欲疏泄，则相火失其蛰藏……足少阳逆于胸膈，故上病消渴，缘风火合邪，津血耗伤，是以燥渴也。"重视消渴病为厥阴肝病。郑钦安《医理真传·杂问》云："消渴生于厥阴，风木主气，盖以厥阴下水而上风，风火相煽，故生消渴诸症。"认为治疗消渴病除了可用白虎加人参汤、麦味地黄丸等方以外，更有当用潜阳丹、封髓丹等方者。丰富了从肝论治的内容。至于代谢疾病究竟应该如何从肝论治？具体当包括疏肝、清肝、养肝、柔肝、敛肝、镇肝等多个方面。理气解郁法有理气、疏肝、解郁的作用，尤其是适用于少阳气郁体质，或情志久郁，肝气郁结，或久病气机阻滞者，常见于消渴病及其继发胸痹心痛、痞满、月经不调等。方剂可选用四逆散、柴胡疏肝散、四磨汤、木香顺气丸等。若气郁生痰，即可致气郁痰阻，治疗可配合化痰除湿治法，方剂可配合半夏厚朴汤、温

胆汤等。气滞血瘀者，兼以活血化瘀，方剂可用选用血府逐瘀汤等。而清解郁热法有疏肝、解郁、清热的作用，尤其是适用于少阳气郁、郁热体质，或久病气郁化热者，可见于消渴病继发多种继发病证如视瞻昏渺等，方药可用加味逍遥散、小柴胡汤、大柴胡汤、柴胡加龙骨牡蛎汤等。若郁热夹痰者，治当清解郁热配合清热化痰治法，方药可用柴胡陷胸汤、柴芩温胆汤等。若郁热进一步热伤气阴，兼有阴虚，治当清解郁热与滋阴增液法结合。若气阴两虚者，清解郁热法可与益气养阴治法并行。清肝潜阳法具有清肝、降逆、平肝、潜阳的作用，尤其是适用于厥阴肝旺或阴虚肝旺体质，久病肝肾阴虚，阴虚阳亢者。可见于消渴病伴发风阳眩晕或继发脑病等，方药可用镇肝熄风汤、天麻钩藤饮、建瓴汤、三甲复脉汤等。若阴虚肝阳上亢者，治当平肝潜阳与滋阴补肾法结合，建瓴汤可配合杞菊地黄丸等。阳亢风动者，则应该重用镇肝息风药物。而对于阳虚风动，虚阳浮越者，则可用潜阳丹、封髓丹、驯龙汤等，滋阴助阳与平肝潜阳、柔肝敛肝之药并用。另外，从肝论治还应该包括清肝火、养肝阴、补肝血等法，方剂可用龙胆泻肝汤、泻青丸、补肝汤、酸枣仁汤等方。

十、从肾论治临床思维

肾为先天之本，主水，司开合，主一身之气化，与后天脾胃关系密切。肾阴可以滋养胃阴，而肾阳可以温煦脾阳。代谢疾病发生发展过程中，肾具有重要作用。《内经》重视消渴病发病的体质因素，而体质因素是以先天禀赋为基础，并受后天环境因素所影响。东汉张仲景《金匮要略》更明确提出以肾气丸治疗男子消渴，提示张仲景已经开始补肾法治疗消渴病的实践。《金匮要略·辨消渴小便不利病脉证并治篇》云："男子消渴，小便反多，以饮一斗，小便一斗，肾气丸主之。"在此张仲景指出肾虚消渴病临床特点是多饮多尿。晋代陈延之《小品方》认为消渴病尿有甜味，是肾虚，水谷精微下流，重视消渴病肾虚病机。而隋代巢元方《诸病源候论·消渴病诸候》云："此谓服药石之人，房事过度，肾气虚耗故也。下焦生热，热则肾燥，肾燥则渴。然肾虚不能制水，故小便利。"重视房劳与药石燥热伤肾的病因。唐代孙思邈《备急千金要方·消渴淋闭方》云："凡人生放恣者众，盛壮之时，不自慎惜，快情纵欲，极意房中，稍至年长，肾气虚竭，百病滋生，又年少惧不能房，多服石散，真气既尽，石气孤立，惟有虚耗，唇口干焦，精液自泄，或小便赤黄，大便干实，或渴而且利……皆由房事不节之所致也。"同样是强调肾虚病机。明代张介宾《景岳全书》与赵献可《医贯》更是强调消渴病肾虚病机，张介宾认为消渴病是消耗的意思，有阴消、阳消之分；赵献可主张治以"壮其少火，灶底加薪"，强调"治消之法，无分上中下，先治肾为急，惟六味、八味及加减八味丸，随证而服。降其心火，滋其肾水，则渴自止矣"。清代陈士铎《石室秘录》则提出所谓"消渴之证，虽分上、中、下，而肾虚以致渴，则无不同。故治消渴之法，以治肾为主，不必问其上中下"。治疗重视滋补肾阴。可见古人治疗消渴病等代谢疾病相关病证，确实非常重视补肾。

应该指出的是，肾虚有阴虚、阳虚之分以及肾气不足、肾精亏虚之别。临床所见有表现为单纯肾阴虚者，但更多表现为气阴两虚，或阴阳俱虚者。具体治法自然也就包括了滋肾养阴、益气养阴、滋阴助阳等多种治法。其中，滋阴补肾法具有滋阴补肾、生津增液的作用，尤其是适用于少阴阴虚体质，或久病邪热伤阴者。可见于消渴病、瘿气病等病，常用方如六味地黄丸、增液汤等。临床上若见肝肾阴虚者，方可用杞菊地黄丸。肺肾阴虚者，可用麦味地黄丸。心肾阴虚者，方可用天王补心丹等。益气养阴法具有益气养阴、扶正补虚的作用。尤其是多用于少阴阴虚体质，或失治误治，久病伤阴耗气者。可见于消渴病及其继发病证、瘿气病继发胸痹心痛、心悸者，常用方药如生脉散、玉液汤、玉泉丸等。临床上根据其脏腑病位，针对脾肾气阴两虚、心肾气阴两虚、肺肾气阴两虚、肝脾肾气阴两虚等复杂证候，进一步可采用健脾补肾、益气养阴，养心补肾、益气养阴，养肺补肾、益气养阴，养肝健脾补肾、益气养阴等法。益气补肾温阳法具有益气扶阳、温阳散寒的作用，尤其适用于少阴肾阳虚体质，或久病伤阳，导致肾阳虚，以致脾肾阳虚、心肾阳虚者。可见于消渴病及其继发泄泻、心悸、心痛、阳痿等病。常用方药如保元汤、参附龙牡汤等。补肾阴壮阳法具有滋阴壮阳、补肾培元的作用，尤其适用于少阴肾虚体质，或久病及肾、阴损及阳者。可见于消渴病及其继发肾病、阳痿、痿痹等病者。常用方药如加味肾气丸、右归丸、肾沥汤等。另外，消渴病日久继发肾病，晚期肾劳关格者，还常表现为肾不藏精，精不生髓，髓不生血病机，有时还需要给予补肾填精补髓之法，方可选用龟鹿二仙胶以及紫河车、冬虫夏草等血肉有情之品。

《石室秘录·肥治法》云："然而气之补法，又不可纯补脾胃之土，而当兼补其命门之火。盖火能生土，而土自生气，气足而痰自消，不治痰，正所以治痰也。"明确指出治疗肥胖不但要化痰，还应该补气健脾，不但应该补气健脾，还应该同时重视温补命门之火。温补脾肾，则痰自消。其通过健脾温肾减肥的思路，值得深思。

十一、从火论治临床思维

火热作为最常见的致病因素，在代谢疾病发生发展过程中，也居于重要地位。《内经》所谓"二阳结谓之消"，王冰注所谓"胃热则消谷"，都是强调热尤其是胃热的病机。而《素问·奇病论》所谓"肥者令人内热，甘者令人中满，故其气上溢，转为消渴"。《灵枢·五变》所谓："怒则气上逆，胸中蓄积，血气逆流，髋皮充肌，血脉不行，转而为热，热则消肌肤，故为消瘅。"就是在强调脾瘅发展到消渴，消渴进一步发展到消瘅，病程中始终贯穿着热的病机。东汉张仲景《金匮要略》论厥阴消渴以及白虎加人参汤治疗口干舌燥，也很重视热的重要地位。唐代孙思邈《备急千金要方·消渴淋闭方》云："凡积之饮酒，未有不成消渴，然大寒凝海而酒不冻，明其酒性酷热……遂使三焦猛热，五脏干燥，木石尤且焦枯，在人何能不渴？"明确提出过嗜酒浆，内生积热，可导致消渴病，所以主张用三黄丸清热止消。金代名医寒凉派开山医家刘完素《河间六书·三消论》云："虽有五脏之部分不同，而病之所遇各异，其归燥热一也。"强调消渴病火热病机，认为"消渴之病，本湿寒之阴气极衰，内热之阳气太盛"。张从正《儒门事亲》更是明确提出"三消皆当从火断"，认为消渴之消，就是烧的意思。消渴病病机关键在心火内炽。朱丹溪《丹溪心法·消渴》云："酒面无节，酷嗜炙煿糟藏，咸酸酢醢，甘肥腥膻之属……于是炎火上熏，脏腑生热，燥炽盛，津液干焦，渴饮水浆而不能自禁。"此论重视消渴病内热伤阴病机，影响后世。明代楼英《医学纲目》论治消渴病，强调"于脾胃中泄心火之亢盛，是治其本"。李梴《医学入门》认同"消者，烧也"，强调热伏三焦为消渴发病之本。孙文胤《丹台玉案·三消门》更指出："惟肾水一虚，则无以制余火，火旺不能扑灭，煎熬脏腑。火因水竭而益烈，水因火烈而干。"明确指出阴虚火旺可互相影响而成恶性循环。清代叶天士《临证指南医案·三消》云："三消一证，虽有上中下之分，其实不越阴亏阳亢、津涸、热淫而已。"总结消渴病病机是"阴亏阳亢、津涸、热淫"，为消渴病从火论治，奠定了理论基础。

临床观察发现：火热在消渴病发生发展过程中确实具有重要作用，内热伤阴耗气才是贯穿糖尿病病程始终的基本病机。我们临床常见的气虚、阴虚、气阴两虚甚至阴阳俱虚，实际上都是"壮火食气"热伤气阴的结果。仅仅着眼于益气养阴等，等于没有真正抓住消渴病病机的关键。当然，内热伤阴耗气作为糖尿病的基本病机，确实在糖尿病发生发展中，居于特殊重要的作用。但在今天看来，所谓"内热"绝不应该仅仅理解为燥热，脾胃湿热、肝经郁热、胃肠结热以及痰火、瘀热、热毒蕴结，还有心火、胃火、肝火、肺热、肠道湿热等，都应该是其不同表现形式。而且，强调消渴病基本病机是内热伤阴耗气，并不是指气阴两虚挟热证候最为多见，更强调病机可贯穿于糖尿病及其并发症病程始终。《内经》所谓"有则求之，无则求之"即是强调病机的重要和把握病机之难。所以清热治法的具体应用，应该以下多个方面。清泄结热法，可应用调胃承气汤、大黄黄连泻心汤等。清化湿热法，可应用芩连平胃散、二妙丸等。清解郁热法，可应用小柴胡汤、大柴胡汤等。清化痰热法，可应用小陷胸汤、黄连温胆汤等。化瘀清热法，可应用芩连四物汤、桃核承气汤等。热毒蕴结者，可应用银翘散、五味消毒饮等。心火者，可应用导赤散；胃火者，可用清胃散；肺热者，可用泻白散；肠道湿热者，可用葛根芩连汤等。中医临床清

热治法，可以说是丰富多彩。

十二、从痰论治临床思维

肥胖、消渴病、痛风等代谢疾病相关病证，多发生于肥胖人群。而中医有"肥人多痰"的说法，提示痰湿很可能是代谢疾病发病重要机制之一。金元名医朱丹溪《丹溪心法》曾强调"肥白人多湿""肥人多是痰饮"等，陈修园《医学实在易》也曾经指出"大抵素禀之盛，从无所居，惟是痰湿颇多"。提示肥胖之人常存在痰阻湿滞。可见代谢疾病从痰论治并非虚语。至于如何通过治痰湿而减肥？《石室秘录·肥治法》云："予定一方，用人参三钱，白术五钱，茯苓三钱，熟地一两，山茱萸四钱，肉桂一钱，砂仁一钱，益智仁一钱，半夏一钱，陈皮五分，神曲一钱，水煎服。（补气消痰饮。）此方治气虚而兼补肾水、肾火者也。肾中水火足，而脾胃之气自健，痰亦渐消矣。此方肥人可常用也。"陈远公此补气消痰饮在应用二陈化痰的同时，更配合健脾补肾治法，以杜绝生痰之源。

而对于糖尿病痰湿病机，其实《素问·通评虚实论》就曾有论及。《景岳全书·杂证谟·消渴》云："消渴病，其为病之肇端，皆膏粱肥甘之变，酒色劳伤之过，皆富贵人病之而贫贱者少有也。"在此张景岳已经发现了糖尿病的好发人群。至于其治疗，金元名医李东垣有所谓生津甘露饮子、兰香饮子等，非常重视消渴病湿热病机，在强调益气益阴清热等同时，常用苍术、白术、藿香、佩兰、豆蔻、荆芥、防风、升麻、柴胡等，辛润升提、芳香化湿之品，可以理解为李东垣对《内经》"治之以兰，除陈气"的具体应用。其中，《玉揪药解》谓之"燥土行水，泄饮治痰，行瘀开郁"，最能燥湿健脾，与玄参同用，即施今墨先生常用之降糖对药。清代费伯雄在《医醇賸义·三消》云："上消者……当于

大队清润药中，佐以渗湿化痰之品；盖火盛则痰燥，其消灼之力，皆痰为之助虐也，逢原饮主之；中消者，痰入胃中与火相乘，为力更猛，食入即腐，易于消烁，清阳明之热，润燥化痰，除烦养胃汤主之；下消者，肾病也，急宜培养真阴，少参以清利，乌龙汤主之。"强调三消治法始终应该重视化痰。可见古人确实重视消渴病等代谢疾病从痰论治思路。北京中医药大学东直门医院对2809例2型糖尿病患者统计，体型偏胖占67%，而偏瘦者仅占8%，糖尿病患者78%~80%病前有肥胖史。基于中医学"肥人多痰"的认识，我们诊治糖尿病确实应该重视解决痰湿。

应该指出的是，痰湿的形成最少有两个途径。一是脾虚，过嗜醇酒厚味，脾失健运，痰湿内生，一是气郁生痰，或气郁化热进一步灼液为痰。所以从痰论治也应该包括健脾、疏肝侧重点不同。而痰进一步又有痰湿、痰热之分，所以具体治法又当有化痰除湿、清热化痰之分。化痰除湿法有化痰、除湿的作用，尤其是适用于太阴脾虚湿盛体质，过嗜醇酒厚味，体形肥胖，表现为纵腹垂腴，气郁痰阻者。可见于肥胖症、痛风、消渴病及其继发痞满等，常用方药可用二陈汤、温胆汤、指迷茯苓丸等。若脾虚痰湿中阻者，治当化痰除湿与益气健脾法结合，方可用香砂六君子汤。若兼有气郁者，可配合理气解郁治法，方可用半夏厚朴汤加味。而清化痰热法主要治疗热痰，尤其是适用于少阳气郁、郁热体质，或气郁生痰，痰热内郁者。可见于消渴病以及继发胸痹心痛、痞满者，等等，常用方药如黄连温胆汤、小陷胸汤、涤痰汤、礞石滚痰丸等。该法可以清热化痰，有利于顺升降，清心安神，可防止痰热伤阴耗气，进一步导致阴虚、气阴两虚之证。若痰热中阻兼阴虚者，治当清化痰热与滋阴增液法同用。若兼气阴两虚者，当配合

益气养阴治法。更有肝阳化风，风痰扰动者，治当镇肝息风化痰，方药可用半夏白术天麻汤加减。

十三、从瘀论治临床思维

代谢病多慢性病，以"久病多瘀"，所以血瘀在多种代谢病发生发展过程中普遍存在。就病因而言，代谢病多与饮食失节有关，过嗜醇酒厚味，可以内生痰湿、痰热、湿热等，痰湿、痰火、湿热阻痹气血，可以导致血瘀。代谢病发病常与情志失调有关，情志不舒，气郁气滞，进一步可引起血瘀。就病机而言，肥胖症多痰湿，痰阻可阻滞气血，导致血瘀。消渴病热伤气阴，气虚不能帅血，可导致血瘀，阴虚液竭，可导致血瘀，阳虚血脉失于温通，也可导致血瘀，所以血瘀证普遍存在。加之久病入络，故而常见络脉瘀结。治疗代谢疾病及其继发病证，确实应该特别重视从瘀论治。

实际上，消渴病血瘀病机，早在《内经》就有论及。《灵枢·五变》篇云："怒则气上逆，胸中蓄积，血气逆留……血脉不行，转而为热，热则消肌肤，故为消瘅。"明确指出消瘅有血脉不行的病理机转。近代唐容川《血证论·血瘀》云："瘀血在里则渴，所以然者，血与气本不相离，内有瘀血，故气不得通，不能载水津上升，是以为渴。"指出瘀血可以导致口渴。周学海《读医随笔》更有所谓"血如象舟，津如象水，水津充沛，舟始能行，若津液为火所灼竭，则血液为之瘀滞"，即论津亏血瘀。当代名老中医祝谌予教授最先提出糖尿病血瘀病机，糖尿病气阴两虚可成血瘀，所以提出了活血化瘀治疗糖尿病及其并发症的思路。国医大师吕仁和教授传承祝谌予先生学术，针对糖尿病微血管病变提出了"微型癥瘕"形成学说，认为糖尿病肾病等乃是消渴病，失治误治，热伤气阴，气虚、阴虚、气阴两虚甚至阴阳俱虚基础

上，久病入络，痰、热、郁、瘀诸种病理产物，形成微型癥瘕，使肾体受损，肾用失司所致。所以治疗强调化瘀散结消聚，可以理解为是对祝谌予教授活血化瘀治法的继承与发展。所以糖尿病及其并发症的活血化瘀治疗，可以分为三个层次。一是普通活血化瘀治法，主要针对普通血瘀证，方药可用祝谌予先生降糖活血方（广木香、当归、益母草、赤芍、川芎、葛根、丹参）、血府逐瘀汤等。一是活血通络治法，主要针对糖尿病痿痹、脱疽、中风偏瘫等，方药可用抵当汤、补阳还五汤、止痉散以及祝谌予先生四藤一仙汤等。一是化瘀散结治法，主要针对糖尿病肾病等存在"微型癥瘕形成"病机者，方药可用吕仁和教授止消通脉宁（黄芪、生地、鬼箭羽、夏枯草、三七粉、大黄）、三甲散、消瘰丸等。若气虚血瘀者，则当治以益气活血法。若气滞血瘀者，则当治以行气活血法。若阳虚血瘀者，治当治以温阳活血法。若气滞血瘀者，治当行气活血化瘀。痰湿阻痹血瘀者，治当化痰除湿活血化瘀。瘀热互结者，治当清热逐瘀。实践证明：活血化瘀治疗糖尿病及其继发心痛、中风病、肾病、痿痹、脱疽等病证等，皆有重要意义。

十四、从浊毒论治临床思维

当代医家重视代谢疾病发生发展过程中的毒邪因素，还有学者甚至提出浊毒致病的观点。如糖尿病的致病因素可归纳为二：一是机体在代谢过程中产生的各种代谢废物；二是那些本为人体正常所需的生理物质，因代谢障碍超出其生理需要量也可转化为致病物质形成毒。吴深涛教授则提出糖尿病由浊转毒病机，强调脾瘅是脾不散精而生浊，消瘅是由浊而转毒，从而变生百病。糖尿病由浊转毒有关糖毒，浊毒更与脂毒性有关。实际上也有中西汇通之意趣。冯兴中教授认为糖尿病毒邪，包括热毒、湿毒、痰毒、瘀毒、风毒等，内陷脏腑，导致病情缠绵，可诸多引发变证、坏证。陆付耳教授认为"毒"在糖尿病的发病过程中起重要作用，核心机制是"热毒"消灼。其"毒源"一是过食肥甘致胃肠积热成毒；一是七情不畅，气滞血瘀转为热毒；一是外感六淫入里化为热毒。南征教授论针对糖尿病肾病，提出毒损肾络病机，认为毒邪贯穿于糖尿病肾病的始终，虚、郁、痰、瘀等是其致病特点。脏腑和气血运行失常，则机体的生理或病理产物不能及时排除，于是就会形成气滞、痰凝、血瘀、湿阻、水停等病理产物，既是病理产物，又是致病因素，日久蕴结为毒。所以临床上针对糖尿病及其并发症不同阶段患者，应该明辨热毒、湿毒、浊毒等，分别采用清热解毒、利湿解毒、化浊解毒、泄浊解毒之异。

但应该指出的是，中医"毒"的概念异常复杂，近年来在学术界"毒""浊""浊毒"等概念都有被泛化的倾向。我们应该明确"毒为邪之极"，除了疮疡、痈疽、癣、痤的"热毒""湿毒"以外，不能轻易把邪等同于毒。而浊尤其是浊毒，应该具备脏腑功能虚衰的基础，以"浊邪害清"，浊邪常可蒙闭清窍，导致神志异常，并可进一步败坏脏腑，耗伤气血，阻滞气机升降出入，所以胶固难愈，预后险恶。比如，糖尿病酮症酸中毒患者，血糖居高不下，邪极而成毒，燥热化生浊毒，进一步蒙闭清窍，阻滞气机升降，所以常见消渴多饮多尿、腹痛、恶心呕吐、烦躁不安甚至神昏谵语等，就存在浊毒病机。治疗除了应用小剂量胰岛素静脉输注以外，中医可给予养阴增液、清热泻火、和胃降逆、泄浊解毒治法，方药可用白虎加人参汤、增液汤、生脉散、竹叶石膏汤、升降散等方化裁，或用百合丹参饮加味（百合、乌药、丹参、赤白芍、甘草、麦冬、沙参、枳壳、陈皮、厚朴、黄连、芦根、竹茹）。而糖尿病肾病肾衰患者，也常常存在气化不行，湿浊邪毒内生，所以治疗应该特别重视泄浊解毒，常用升降散、大黄附子汤等。如果把痰湿说成痰浊，把湿邪说成湿浊，把湿热之邪说成湿热浊毒，实际上并没有实际临床价值。

十五、中西汇通临床思维

近年来，中西医结合治疗代谢疾病尤其是糖尿病及其并发症，已经成为医学热点。有学者针对肥胖人痰湿型体质开展研究，结果发现肥胖者TC、TG、LDL、血糖及胰岛素等，均显著高于非痰湿型体质患者，旨在揭示"痰湿"与"肥胖"物质基础。

而糖尿病胰岛素抵抗者，常表现为痰湿阻滞，提示痰湿阻滞可能是糖尿病胰岛素抵抗的发病基础。而针对血瘀，更多学者通过检测糖尿病患者血流动力学、血液流变学、甲皱微循环的变化等进行研究。结果发现许多糖尿病患者舌质暗、舌下静脉青紫、怒张，存在高血黏、高凝、高聚状态和微循环障碍。提示此血流变改变与微循环障碍，可能是糖尿病血瘀证的物质基础。糖尿病及其并发症患者，普遍存在高血黏与微循环障碍，所以临床上对活血化瘀治法应该给予特别重视。更有学者观察了糖尿病患者血小板活化程度与内皮细胞功能，结果发现：血小板活化程度增强和内皮细胞功能受损与糖尿病血瘀证存在密切联系。另外，还有学者针对170例2型糖尿病血瘀证、虚证进行了临床观察，结果表明：血瘀证发生率为61.77%，虚证发生率为79.41%，伴有气虚、心虚、肝虚、肾虚时，血瘀证发生率提高。研究发现血瘀证的形成，常与气虚等密切相关，提示中医益气活血治法存在证候学基础。这些研究，都是基于中西汇通的思路，所开展的研究工作。

另外，西医学认识，也有利于我们加深对代谢疾病中医病因病机的理解。早在张锡纯《医学衷中参西录》就基于西医当时对糖尿病的理解，认为脺（即胰脏）为脾之副脏，提出了益气养阴从脾论治的思路。当代学者基于中医脾的运化功能和西医学的胰脏分泌功能包括糖脂代谢功能的密切关系，也普遍重视脾虚。西医学认为：长期紧张刺激可致内分泌失调，引起肾上腺素、去甲肾上腺素分泌亢进，使甲状腺素分泌增多，胰岛素含量明显减少而发生糖尿病。这个机制在中医学中属于肝主情志、主气机功能的异常。所以为我们理解糖尿病从肝论治创造了条件。

临床上参考现代药理研究成果选用中药降糖，积极防治糖尿病多种并发症也体现了中西汇通的思想。如人参、玄参、葛根、桑叶、桑白皮、蚕丝、生地、栝楼、天花粉、枸杞、地骨皮、麦冬、天冬、玉竹、黄精、黄连、黄柏、苍术、白术、山药、山茱萸、何首乌、玉米须、茯苓、泽泻、黄芪、知母、木瓜、乌梅、苦瓜、夏枯草、鬼箭羽等，许多中药对糖尿病糖脂代谢异常及其并发症防治都有一定作用。我们临床辨证用药，可以参考应用。用之得宜，确可提高降糖疗效。

比如，小檗碱可以改善胰岛素、降糖、调节血脂，所以为当代医家习用。更有学者应用大剂量黄连30~120g以及葛根芩连汤、大黄黄连泻心汤等含黄连的处方，治疗糖尿病，实际上是受到了现代药理研究成果的影响。只是中医治病强调辨证论治，临床上还是应该注意在辨证的基础上，参考现代药理研究结果，针对性选方用药。再如桑叶、桑枝、桑寄生等，含有6-脱氧野尻霉素，具有类似于葡萄糖苷酶抑制剂的作用，所以对降低餐后血糖有一定作用。但临床应用时，还是应该结合着中医药性的认识用药。如肝火盛，眼干涩、双目昏花者，可重用桑叶。若肾虚腰痛者，可重用桑寄生。若经络痹阻，上肢麻木疼痛者，可重用桑枝。完全抛开中医辨证，按照现代药理研究结果用药，就背离了中医治病的原则。

参考文献

[1] 赵勇，徐文华，陈继东，等. 陈如泉教授治疗甲状腺结节的用药经验 [J]. 世界中西医结合杂志，2014，9（1）：20-23.

[2] 邝秀英. 廖世煌辨治甲亢性甲状腺肿肿大的经验 [J]. 辽宁中医杂志，2010，28（7）：7-8.

[3] 赵进喜，王世东，李靖，等. 糖尿病肾病分期辨证规范与疗效评价及其研究 [J]. 世界中医药，2017，12（1）：1-4.

[4] 吕仁和. 消渴病（糖尿病）的分期 [J]. 中国中医药现代远程教育，2006，（02）：18-19.

[5] 吕仁和，赵进喜. 糖尿病及并发症中西医诊治学（第二版）[M]. 北京，人民卫生出版社. 1997：1-90.

[6] 赵进喜. 内分泌代谢病中西医诊治 [M]. 长春，吉林科学技术出版社. 2004：267-270.

[7] 赵进喜，王世东，张丽芬. 糖尿病相关中医病名考辨 [J]. 辽宁中医杂志，2005，（09）：889-890.

[8] 庞博，赵进喜，王世东，等. 施今墨诊疗糖尿病学术思想与临证经验 [J]. 世界中医药，2013，（01）：60-63.

[9] 吕仁和，赵进喜，王世东. 糖尿病及其并发症的临床研究 [J]. 新中医，2001，（03）：3-5.

[10] 赵进喜，丁英钧，王颖辉，等. 辨体质、辨病、辨证"三位一体"诊疗模式与糖尿病临床实践 [J]. 中华中医药杂志，2009，（08）：994-998.

（赵进喜　岳虹　李潇然）

第五节　糖尿病及其并发症中医特色疗法

中医药治疗糖尿病及其并发症，除了口服中药汤剂治疗之外，长期以来，还形成了一系列特色疗法，如针灸、推拿、康复功法、中药穴位贴敷等。临床上，口服中药汤剂与中医特色疗法相结合，实践证明可以明显提高临床疗效。

一、中医外治疗法

中医外治疗法包括溻渍疗法、中药外敷等，多种多样，在糖尿病及其并发症尤其是糖尿病足治疗中被广泛应用。《理瀹骈文》云："所以与内治并行，而能补内治之不及者此也。"认为外治法可以弥补内治法

的不足，不仅可以通过中医外治起到整体调节作用，更能直接作用于局部，所以更长于改善局部症状。

比如，糖尿病足的中医外治法，清创法就是局部治疗最直接的方法。清创法，一般采用蚕食清创的方法，即逐步清除坏死组织，而不是一次性全部清除，以免新鲜组织过多外露而出现局部感染。清创治疗前，应首先判断有无血管闭塞，如坏疽属于筋疽型，即无明显缺血改变，清创就应尽早进行，尽快行祛腐清筋手术。如果坏疽属于脱疽型，即以血管病变为主，则清创应延后进行，应首先缓解患者的疼痛，

待坏死处逐渐分界，侧支循环建立后，才可行手术治疗。属于湿性坏疽（筋疽）或以湿性坏疽为主者可采用奚氏祛腐清筋术；属于干性坏疽者可采用趾（指）切除缝合术或半足切除缝合术。而针对感染性糖尿病足的局部用药选择，则应当根据创面的深浅、局部分泌物的多寡、创面愈合的不同阶段，分别应用不同的剂型。常用的剂型有洗剂、酊剂、膏剂等。

1. 洗剂

①属于寒湿阻络证者表现为患肢冷痛，肿胀，肤色苍白，跗阳脉弱，应以温阳散寒、活血祛湿中药外洗。方药：肉桂、细辛、炮附子、干姜、苍术、土茯苓、威灵仙。②属于热毒炽盛证者表现为局部红、肿、热、痛，溃破流脓，脓液黏稠，恶臭明显，应选用清热化湿、活血解毒中药外洗。方药：大黄、黄连、黄柏、苦参、明矾、重楼、牡丹皮、蒲公英、紫花地丁。③属于气血两虚兼有瘀血征象，局部脓液渗出较少，质清稀，淋漓不尽，臭味较轻，下肢麻木刺痛，皮肤苍白者以益气养血、活血通经中药外洗。方药：生黄芪、当归、生地、赤芍、白芍、桃仁、红花、地龙、牛膝、鸡血藤、路路通。每日熏洗 1~2 次，每次 20~30 分钟，疗程 2 个月，熏洗时应注意药液温度以免烫伤，熏洗后常规换药。

2. 酊剂

酊剂是将新鲜药浸泡在酒精中制成。由于酒精有一定的刺激性，酊剂一般用于未溃破的皮肤。可将乳香、没药、黄连、马钱子等活血化瘀、祛风除湿药物浸泡于酒精中制成酊剂，用无菌纱布浸润湿敷。

3. 膏剂

膏剂常用于皮肤褶皱，大面积溃疡，溃疡面干燥者。一般而言，病变未溃期，红肿明显可选金黄散箍围，无明显红肿者可选用冲和膏、红灵丹油膏外敷或红灵酒少许擦患肢、患足。创面破溃流脓，脓液恶臭者，在局部清创后用中药洗液或抗生素药液冲洗创面，并用九一丹或者生肌玉红膏外敷。已无脓液及腐肉者可用生肌白玉膏外敷。

至于糖尿病足常用的外治方法，具体又包括箍围法、渍渍法、贴敷法、祛腐提线法等。

4. 箍围法

箍围法是将药物制成散剂，用油、醋等液体调成糊状敷于创面周围，达到围箍集聚、消肿或促进脓液形成的目的。此法可应用于脓未成、脓已成、脓尽肌生等各个不同阶段。箍围法能够使溃疡周围的水肿消退、感染范围缩小。在外敷药物的选择方面，也可以用清热解毒药物如鱼腥草、马齿苋、野菊花、大黄、黄柏等洗净，捣烂为泥，箍于创面周围，创面不敷药，每日换药。

5. 渍渍法

渍渍法是将渍有药液的纱布敷于患处，渍法是将患处浸泡于药液中，两法往往同时进行，故合称为渍渍法。该法无论患处有无破溃均可使用。使用时应注意药液无菌，水温不宜过高。

6. 贴敷法

贴敷能够形成一隔离层来保护患处，控制感染，所用的药物又能活血止痛，改善局部循环。可以用膏剂、散剂等外敷患处。无论皮肤是否破溃，膏剂均可应用；而散剂多用于已破溃且浓水较多者。

7. 祛腐提线法

当形成窦道或溃疡面的腐烂组织不易清除时，可应用具有提脓祛腐作用的药物，如九一丹、八二丹、七三丹、五五丹等，但因其中含有汞，因此在应用时应中病即止。

临床上，不同外治法还常常需要联合应用。具体可以根据疾病的不同时期，不同的外治法联合应用，各种方法相互补充，取得最好的治疗效果。

箍围法和祛腐药线法联合应用：箍围药物应用于创面周围，对于深部的窦道作用较小，此时配合九一丹等祛腐药线，能够将深部的腐肉腐蚀，使脓液排出体外。两种方法联合应用，可以使深部与皮表的感染都得到控制，缩短治疗疗程。

箍围法与外敷法联合应用：不同患者的糖尿病足创面形状、深浅、大小、部位各不相同，有时在一个创面上可以看到多种情况存在，有些部位已经在生长新的组织，有些部位还有感染存在，有些部位虽然已经没有感染，但创面新生组织生长缓慢，此时可在局部应用生肌药物外敷，而感染严重的部位则应用箍围药物。

箍围法、祛腐药线法、外敷法同时应用：对于创面局部情况复杂、愈合状态不一致，应用一种或两种药物难以达到治疗目的者，可以采用联合用药的方法。例如以清热解毒药物箍围以控制局部创面的扩大，以祛腐药线应用于窦道，以生肌玉红膏等油膏外敷于溃疡表面达到祛腐生肌的目的。

外用药物与局部清创相结合：在疮痈成脓阶段，虽然已形成脓液，但部位较深，此时切开，可能会使感染范围扩大。应用箍围药物箍围，使脓液形成加快，从而能够缩小痈肿的范围，使脓液从深部移向浅部，在皮表出现脓头。箍围法和局部切开清创引流方法相互配合，可减少切开范围，对创面的愈合有利，而切开又有助于脓液的排出，减少箍围药物应用时间，且不至于因为单纯依靠箍围方法，当脓液积聚到一定程度，局部张力较高，而脓无出处，导致患者局部剧烈疼痛。切开之后，可以应用提脓祛腐药线加速脓液排出。

当然，应该指出的是，以上内容虽然重点介绍了糖尿病足相关外治技术，实际上中医外治并不仅限于糖尿病足。如糖尿病合并高血压病见头痛、眩晕、失眠等，均可以采用中药吴茱萸等复方水煎足浴，或配合搓足底涌泉穴等，常有较好疗效。再如糖尿病胃肠病变、脘腹痞满、大便不通等，采用大黄粉等外敷神阙穴，也常有卓效。糖尿病性神经源性膀胱表现为尿潴留者，还可取中药沉香粉等外敷关元穴，也有一定疗效。另外，中药穴位贴敷还常被用于减肥等，也受到患者欢迎。

二、针灸疗法

针灸治疗消渴病，早在《史记·扁鹊仓公列传》就有"灸其足少阴脉口……又灸其少阴脉"相关医案……长沙马王堆出土的《帛书经脉》也有记载："多溺，嗜饮……灸厥阴脉。"他如晋代皇甫谧的《针灸甲乙经》、唐代孙思邈的《备急千金要方》均有丰富的针灸治疗消渴病的记录。此后，宋、元、明、清，历代医家《针灸资生经》《扁鹊心书》《针经摘英集》《扁鹊神应针灸玉龙经》《针灸大成》《医学纲目》《普济方》《针灸集成》《神灸经论》等针灸著作，都对针灸治疗消渴病有所发挥。清代以前针灸治疗消渴病以辨证取穴为多，有记载的经穴和奇穴共计65个。杨继洲《针灸大成》还提出消渴"皆为肾水枯竭，水火不济，脾肾俱败"之故。此外，《针灸集成》还提出消渴因"三焦不和，五脏津液焦渴，水火不能交济之致也"，故后世多用三焦俞、内关等穴。总结历代医家经验，可知针灸论治消渴病取穴主要集中在脾经、肾经、肝经及三焦经等。

近几十年，针灸治疗糖尿病及其并发症的疗效得到普遍认可，而且涌现出了多种新技术新疗法。例如，穴位注射疗法、耳针疗法、磁疗法、刺激神经干疗法、梅花针疗法等。现代研究证实：针灸有很好的双向调节空腹及餐后血糖的作用。针灸可调节胰岛细胞的结构和功能，降低高胰岛素血症同时又能刺激胰岛素分泌，提高胰岛素受体数目，从而提高身体对胰岛素的利用度。针刺还可引起中枢及外周性阿片肽类的变化，而阿片肽水平变化可能与非胰岛素依赖性糖尿病的发病及糖代谢紊乱有关。此外，针灸还能改善脂质代谢紊乱、降低血黏度、改善血管弹性和微循环，防止血栓形成，增强抗氧化能力，抑制体内活性氧损伤。

现代医家应用针灸治疗糖尿病的选穴范围较广泛，但常用的经脉和穴位较集中。选穴一般集中在与水谷精微代谢有关的脏腑经络和穴位，如经脉常选胃经、脾经、膀胱经、肾经、大肠经，选穴常选足三里、三阴交、太溪、脾俞、肾俞等。在糖尿病并发症的治疗方面，针灸则多用于糖尿病周围神经病变、糖尿病周围血管病变、糖尿病胃肠病变、糖尿病眼病等。

应当注意的是，针灸治疗糖尿病及其并发症必须与药物治疗相结合，一般说不可单独应用针灸疗法。同时，由于糖尿病患者免疫力低下，易发生感染，所以在进行针灸治疗时应注意局部严格消毒。

三、推拿疗法

推拿又称"按摩"，是以中医的脏腑经络学说为理论基础，并结合西医学的解剖学知识，运用手法作用于人体体表的特定部位，以达到疏通经络、推行气血、扶伤止痛、祛邪扶正、调和阴阳的疗效。《素问·血气形志》云："形数惊恐，经络不通，病生于不仁，治之以按摩醪药。"明代罗洪《万寿仙书》云："按摩法能疏通毛窍，能运旋荣卫。"说明按摩有疏通经络，调畅气血的作用。西医学认为，推拿通过刺激末梢神经，促进血液、淋巴循环及组织间的代谢过程，以协调各组织、器官间的功能。因此推拿可能是通过改善微循环来改善胰岛功能，缓解胰岛素抵抗，纠正

糖脂代谢紊乱，增强免疫力，促进肌肉组织对葡萄糖的利用，从而达到降低血糖、治疗糖尿病的目的。目前常用的方法是循经按摩加重点穴位点压的方法，具体包括主穴主经配合随症加穴按摩疗法、经穴按摩结合胰神经反射区按摩法、辨证取穴按摩法、腹部按摩法结合辨证选穴法、自我腹部按摩法等。

四、穴位贴敷疗法

穴位贴敷疗法是将中药制成软膏或药饼贴于相应穴位上，通过穴位对药物的吸收而产生治疗的作用。穴位贴敷应选择皮肤、角质层较薄的部位，以及对脏腑气血阴阳的调节作用较强的穴位，以利于尽快取效。贴敷疗法有着极为悠久的历史。春秋时期，贴敷药的运用多是以治疗外伤及疮痈肿痛等为主，至宋代贴敷疗法配合腧穴的运用更为广泛，且治疗疾病不仅仅局限于外科范围，也用于治疗内伤杂病。选择药物或去腐排脓、止痛生肌，或驱风寒、和气血、消痰痞，随症加减。现代医者多运用贴敷疗法治疗糖尿病胃肠疾病，如糖尿病胃轻瘫、糖尿病性腹泻、糖尿病性便秘等，所选穴位以神阙、天枢、中脘、足三里等为主。现代研究认为，穴位贴敷疗法除了能够避免"首过消除效应"外，穴位本身还具有对药物的敏感性及放大药效的作用，因此穴位贴敷利用经络及药物的协同作用，使药效循经直达病所，作用直接且疗效确切。

五、耳穴压豆法

从经络学角度讲，耳是人体脏腑器官的一个全息图。《灵枢·邪气脏腑病形》云："十二经脉，三百六十五络，其血气皆上于面而走空窍……其别气走于耳而为听。"人体脏腑通过十二经络均直接或间接与耳联系。耳穴贴压法通过对耳穴的刺激，

达到平衡阴阳、调理脏腑、疏通经络之目的。从西医学观点来看，耳郭有丰富的神经分布，尤其迷走神经单独分布于耳郭专门支配内脏活动，这为耳穴刺激调节内脏功能提供了客观的理论依据。现代医家运用耳穴压豆辅助治疗糖尿病、糖尿病胃肠并发症等均取得较好疗效。临床常用穴位有大肠、直肠、交感、皮质下、内分泌、肺、脾、肾、胃等。

六、糖尿病康复功法

中医认为，气功疗法可以调节气血津液，疏通经络，调和脏腑，调整阴阳平衡，使形神合一。气功疗法作为我国古老的心身锻炼方法历史悠久，它强调呼吸、姿势、意念的结合，发挥人的主观能动性，调动人体的潜能，调整机体内部的功能，增强体质，提高抗病能力，从而达到防病、治病、强身的目的。早在《内经》中就有"导引吐纳"治疗"肾有久病"的气功疗法。汉代华佗倡导"引导法"；李时珍所著《奇经八脉考》、孙思邈的《备急千金要方》、巢元方的《诸病源候论》等经典著作中均有气功养生的专门论述。明代名医徐春圃所著《古今医统大全》曾专门总结了古代气功养生的经验。

现代研究发现中医传统功法能够促进胰岛细胞分泌，增加机体组织对胰岛素的敏感性，提高胰岛素和细胞膜上受体的结合率，促进葡萄糖在肌肉组织中的利用及分解，从而减少胰岛素抵抗；能够改善血液流变学指标，降低血黏度，调节脂代谢。目前常用的气功疗法有内养功法、强壮功法、服日精月华功法、巢氏消渴之气功宣导法、真气运行五步功法、辅助功法等。除此之外，国医大师吕仁和教授吸取了古代"八段锦""太极拳"及近代一些健身运动方法，编制了一套"十八段锦"。十八段锦共分为初级、中级、高级，每级为六段。每段都有着各自的治疗和健身作用，因此可以整体练习或分级、分段练习。十八段锦通过全身各部位轻缓而有力度的活动，可起到健身防病的作用，尤其适合体质较弱、难以承受重体力活动的人，或没有条件进行锻炼的脑力劳动者练习，对糖尿病患者尤其适用。

七、穴位注射疗法

穴位注射又叫水针疗法，是以传统经络理论为基础，将小剂量中药注射液注射到穴位中，通过药物对穴位的刺激来达到治疗目的。其治病机制与中药穴位贴敷有相似之处，是对中医传统疗法的创新应用。因此通过穴位注射来治疗糖尿病胃肠病、糖尿病周围神经病变、糖尿病足等并发症可增强药物疗效，临床应用安全有效。常用中药注射液包括当归注射液、丹参注射液、柴胡注射液、川芎嗪注射液、鱼腥草注射液、清开灵注射液等。一般多选择经气较强的常用降糖穴位如胰俞、脾俞、肾俞、夹脊穴、足三里、三阴交等。

八、中药灌肠疗法

中药保留灌肠治疗，可使药物直达病所，提高药物利用率，减少副作用，缩短病程。临床多用来治疗糖尿病肾脏病、糖尿病性腹泻等。糖尿病肾脏病所致慢性肾功能衰竭，临床常用灌肠药物有大黄、附子、丹参、白花蛇舌草、蒲公英、龙骨、牡蛎等，主要是取其通腑泄浊、祛除湿毒之用。糖尿病性腹泻的常用药物，则包括附子、干姜、诃子、吴茱萸、五味子、黄连、乌梅、五倍子等以温补脾肾、涩肠止泻。

另外，还有医者将理气活血、温阳通络、除痹止痛作用的中药制成手足药套或采用药巾湿敷的方法，治疗糖尿病周围神经病变，也可取得较好疗效。作用机制与中药足浴相同，但作用持续时间更长。

总之，在糖尿病的治疗方面，各种中医特色疗法，各有优缺点，因此在临床应用时应根据患者的不同情况选择不同的疗法，制定不同的个体化治疗方案，以取得最佳治疗效果。

参考文献

［1］吕仁和，于秀辰. 糖尿病及其并发症中西医诊治学［M］. 北京：人民卫生出版社，2017：499-500.

［2］于秀辰，娄树静，赵溥. 内治法与外治法联合应用治疗感染性糖尿病足［J］. 北京中医药大学学报（中医临床版），2011，18（1）：40.

［3］杨婷，杨晓晖. 糖尿病的中医特色疗法［J］. 中华全科医学，2017，15（10）：1643.

［4］王聪扬. 针灸治疗糖尿病的文献研究［D］. 广州中医药大学. 2011.

［5］薛耀明，邹梦晨. 中国糖尿病足防治指南（2019版）解读［J］. 中华糖尿病杂志，2019，11（2）：88-91.

［6］冯兴中. 糖尿病及并发症中医特色治疗［M］. 人民军医出版社，2012.

［7］陆姿嬴，王丽翔，柳国斌. 中医外科特色技术治疗糖尿病足临床综述［J］. 浙江中医药大学学报，2014（5）.

［8］王海珍，王丽娟，杨殿福，等. 近5年中医特色疗法治疗糖尿病足综述［J］. 光明中医，2017（16）.

［9］朴耕希，徐玉东，刘艳艳，等. 近20年糖尿病针灸治疗处方特点分析［J］. 上海针灸杂志，2010，29（4）：262-264.

［10］王栋才. 针灸辅助治疗糖尿病周围神经病变对神经功能恢复及预后的影响［J］. 上海针灸杂志，2017（12）：1439-1442.

（赵进喜　于秀辰　王若溪）

第六节　现代中医糖尿病学前景展望

近年来，随着社会经济发展、人口老龄化或生活方式西方化，糖尿病发病率日益提高。流行病学调查结果显示，我国已经成为全世界糖尿病第一大国，成年人口发病率达11.6%，糖尿病前期患者更是高达50.1%。随着心、脑、肾、眼底病变以及糖尿病足等多种并发症已经成为患者致死、致盲、致残的主要原因。因此，需求包括中医药在内的有效防治糖尿病及其并发症的手段，已经成为医学热点问题。

一、全面继承传统医学精粹

糖尿病是一个古老的病症，《内经》《伤寒杂病论》以及历代医家相关论述特别多，研读经典，深入开展相关文献研究，仍然具有重要意义。吕仁和教授分期分型辨证方案就是传承《内经》"脾瘅""消渴""消瘅"论述的成果，我们提出了糖尿病及其并发症三阴三阳辨证临床思维，则是对张仲景《伤寒杂病论》理法的继承与临床发挥。应该指出的是，随着读经典、用经方容易受到重视，经方治疗糖尿病已经取得了不少成果。但实际上，历代医家针对消渴病本病更积累了众多针对性更强的方剂。其中，很有可能有类似《肘后方》"青蒿一把绞汁服"之类的启发屠呦呦发现青蒿素那样的好东西，所以更需要我们进一步去深入挖掘。全面继承传统医学的精粹，就是要求我们系统全面研究历代文献，真正做到"勤求古训"。当然，如果能够建立古代文献数据库，引入数理统计技术等，对文献进行挖掘，则可能有事半功倍之效。

二、系统总结名老中医经验

名老中医或承家技，或秉师传，加之多年临床实践，积累了丰富经验，弥足珍贵。国家"十五""十一五""十二五"科技攻关与支撑计划把老中医药专家经验继承作为重点工作之一，有重大意义。吕仁和教授曾被作为继承对象，我们通过医案数据库，引入现代数理技术，系统总结其治疗糖尿病、肾脏病临床经验，取得了中华中医药学会科技二等奖1项。另外，我们还承担首都医学基金项目，开展基于同一流派的专家施今墨、祝谌予、吕仁和教授治疗糖尿病的经验进行总结。其实，糖尿病专业方面，如吕仁和、魏执真、丁学屏、张发荣、林兰、南征、栗德林、魏子孝等名老中医，学术特色鲜明，系统总结名老中医经验，传承中医特色临床思维，挖掘治疗糖尿病及其并发症有效方药，不仅可传承中医学术与临床经验，甚至对建立糖尿病及其并发症中医药防治规范，都具有重要意义。

三、全程干预糖尿病及其并发症，突出中医药特色优势

糖尿病有一个自然病程，糖尿病前期，糖尿病临床期，糖尿病并发症期，是一个不断进展的过程。中医药防治糖尿病及其并发症，必须具有全局观念，应该立足于早期防治，突出"防治结合，寓防于治，分期辨证，综合治疗"的思想，建立中医药全程干预的理念，致力于使糖尿病前期患者，能够不进展到临床糖尿病，糖尿病患者能够不发生并发症。应该明确中医药优势领域，选好攻关点。如糖尿病前期与初发2型糖尿病，以胰岛素抵抗为主，胰岛细胞功能减退尚不严重，化学药物治疗可能存在副作用，或引起低血糖等，此时发挥中医药改善胰岛素抵抗、保护胰岛素分泌功能的优势，就很值得研究。临床糖尿病阶段，单纯化学药物或胰岛素具体疗效不满意者，配合中药常可取得良好疗效，体现出中西药降糖的协同作用。而对于中医药独具优势的糖尿病肾病、眼病、糖尿病足等多种并发症，在西医降糖降压基础上，采用中医药早期干预、辨证治疗、综合干预手段，以延缓并发症的发生及发展，降低致死、致盲、致残率，也具有重要意义。

四、发挥中医药整体调节与综合治疗的特色

中医学是基于天人相应整体观，采用可外揣内基本思维模式，应用自然药物与天然手段，对人体各科疾病进行个体化防治的一门知识体系。其防治疾病手段，除了服用中药以外，中药食疗、八段锦、太极拳、气功锻炼等，同样是很有特色的传统疗法。针灸、推拿等，扶正祛邪、疏通气血和调节内分泌、调节免疫、改善微循环等作用，对糖尿病多种血管神经并发症有一定治疗作用。中药外治包括药浴、中药外敷、箍围等，可改善糖尿病足临床症状，促进顽固性皮肤溃疡愈合。所以发挥中医药整体调节与综合防治优势非常重要。其实，即使中药疗法本身，包括单味中药，实际上也是通过整体调节、多靶点作用而取得疗效。中药复方甚至单味中药，往往既有减低胰岛素抵抗作用，又有保护胰岛β细胞功能的作用，更有一定的促胰岛素分泌作用和类葡萄糖苷酶抑制剂作用，有的还常常兼有调节血脂、抗凝、改善微循

环、保护肝肾功能的作用。发挥中医药整体调节糖脂代谢优势，有利于糖尿病及其并发症的防治。

五、重视突出中医药因人制宜"个体化"治疗的特色

中医学重视辨证论治，实际上就是强调"个体化"。因为中医认为：人群体质不同，病因复杂，患病后临床证候表现必然千差万别，进一步发生何种并发症，也存在很大不同。所以治则治法和选方用药，当然也应有所区别。此即所谓"辨证论治"，实际上就是个体化治疗的思想。临床上非常有必要，研究糖尿病体质发病的规律性，以期提前了解患者体质特点，以给予针对性的防治措施。至于体质分类方法，早在《内经》多种分类方法。如基于五行学说的木火土金水分类法，基于阴阳多少分类法，包括太阳之人、少阳之人、太阴之人、少阴之人、阴阳和平之人，还有勇怯、刚柔、膏粱之人与藜藿之人以及肉人、脂人、膏人等。王琦教授更提出九分类法，影响深远。我们临床习用《伤寒论》三阴三阳体质分类法，临床行之，切合实用。若能结合现代分子遗传学以及肠道菌群检测技术等，开展深入研究，必然有利于揭示中医体质学科学内涵。

六、重视科学评价中医药临床优势

众所周知，中医药在糖尿病防治领域，有独特优势。具体说有改善糖尿病临床症状的优势，有综合调节糖脂代谢的优势，有有效防治并发症的优势。但如何在临床充分发挥这些优势？科研工作中，如何科学评价其优势？非常值得深思。糖尿病临床症状复杂，包括主观症状与客观症状，直接影响糖尿病患者生存质量。引入生存质量评价量表等，对科学评价中医药改善

临床症状的优势，具有重要意义。而糖尿病心、脑、肾并发症和糖尿病视网膜病变、糖尿病足等，目前已成为糖尿病患者致死、致盲和致残的主要原因。由于国际上尚缺少有效的防治措施。所以，开展中医药防治糖尿病多种并发症的研究，以寻求有效防治措施，具有重要意义。问题是如何进行严格的科研设计，并做好临床试验质控，提高中医药临床试验整体水平，直接会影响到研究结论的科学性，影响中医药国际传播。因此，加大研究经费的投入，重视科研设计，优化研究方案，包括开展多中心随机对照临床试验，参照国外临床试验设计思路，引入终点事件评价疗效，必然有利于中医药防治糖尿病并发症研究水平的提高。

七、重视中医理论创新与中医药作用机制研究

创新是科研工作的灵魂。中医学术发展史，实际上就是在继承基础上不断创新的过程。《内经》论消渴病重视脾胃，尤其是重视胃肠结热；《金匮要略》除了重视胃肠结热外，更提出厥阴消渴与肾虚消渴。宋代提出三消辨证，明清重视肺胃肾，尤其是重视肾，强调阴虚燥热。近现代施今墨先生则提出应该把健脾助运与滋肾养阴放到同等重要的地位；祝谌予教授也重视脾肾，更提出分型辨证，重视活血化瘀；吕仁和教授提出分期分型辨证，针对糖尿病微血管病变更重视化瘀散结治法，就是在继承基础上的理论创新。当今，疾病谱改变，临床证候学基础，实际上也发生了巨大变化。时代迫切需要更多的理论创新。至于采用动物实验与分子生物学方法，或借鉴系统生物学方法等，都可以理解为中医科研手段的进步。但应用这些科研手段与新技术，也应该重视我主人从，应该重视中医学原创思维特色的发挥。研究中医

理论，揭示中医药作用机制，不能仅仅停留在验证的层次。只有着眼于中医学理论创新，才能促进中医学术进步，提高中医临床疗效。

参考文献

[1] 吕仁和，赵进喜. 糖尿病及并发症中西医诊治学（第二版）[M]. 北京：人民卫生出版社. 1997.

[2] 赵进喜. 内分泌代谢病中西医诊治[M]. 长春：吉林科学技术出版社. 2004.

[3] 孙秀颖，王东. 糖尿病前期的中医治疗进展[J]. 云南中医中药杂志，2019，40（03）：91-92.

[4] 孙晓娟，方朝晖. 中医传统方法干预糖尿病前期的研究进展[J]. 中医药临床杂志，2018，30（12）：2315-2318.

[5] 赵炳瑞，韩大为. 糖尿病足中医外治法治疗进展[J]. 世界最新医学信息文摘，2018，18（98）：139-140.

[5] 宁鲁宁，张芳，刘晓红，等. 中医膏方治疗糖尿病临床研究进展[J]. 云南中医中药杂志，2018，39（09）：82-84.

[6] 范婷婷，李新华. 2型糖尿病中医诊疗研究进展[J]. 湖南中医杂志，2018，34（08）：217-220.

[7] 白云. 糖尿病慢性并发症的中医治疗进展[J]. 中外医学研究，2018，16（08）：185-186.

[8] 肖智慧，曹刚，黄强，等. 糖尿病足的中医研究进展[J]. 中医药信息，2018，35（02）：100-103.

[9] 杜旭勤，石立鹏，李新华，等. 糖尿病中医体质的研究进展[J]. 湖南中医杂志，2018，34（02）：160-161.

[10] 赵进喜，丁英钧，王颖辉，等. 辨体质、辨病、辨证"三位一体"诊疗模式与糖尿病临床实践[J]. 中华中医药杂志，2009，（08）：994-998.

（赵进喜　岳虹　宫晴　南赫）

第二章 糖尿病前期

第一节 肥胖症

肥胖是指过多的脂肪，尤其是腹内脂肪的堆积或异位沉积。常可导致胰岛素抵抗，并伴随发生高血糖。糖尿病前期（pre-diabetes）是指由正常血糖调节发展为糖调节受损（Impaired glucose regulation，IGR），血糖升高但尚未达到糖尿病诊断标准。包括空腹血糖受损（IFG，impaired fasting glucose）、葡萄糖耐量受损（Impaired glucose tolerance，IGT），两者可单独或合并出现。根据2010年宁光教授团队及中华医学会糖尿病学分会的调查显示，中国成年人群糖尿病总体患病率约为11.6%，而糖尿病前期患病率已达50.1%，说明我国半数成年人已经成了"准糖人"。大量研究显示，糖调节受损的最根本原因就是肥胖。贾伟平教授团队根据2007~2008年中国糖尿病和代谢紊乱研究（CNDMDS）数据库对43698例患者研究资料显示，超过1/3的中国成人糖尿病及糖尿病前期患者可归因于肥胖及其相关的代谢紊乱。《2010年国民体质监测公报》显示，我国成人超重率为32.1%，肥胖率9.9%。遏制肥胖，对预防糖尿病及糖尿病前期的发生至关重要。

中医对肥胖的认识源远流长，对本病的最早记载见于《内经》。《素问·异法方宜论》曰："其民华食而脂肥。"《素问·通评虚实论》曰："甘肥贵人，则膏粱之疾

也。"《素问·奇病论》曰："此人必数食甘美而多肥也。"说明肥胖的发生与过食肥甘、先天禀赋等多种因素有关。吕仁和教授根据《内经》"脾瘅""消渴""消瘅"相关论述，主张将消渴病分为脾瘅期、消渴期、消瘅期三期（见表2-1-1），进行辨证论治。吕仁和教授提出：脾瘅期除包括糖尿病前期外，还包括代谢综合征等具有类似症状的疾病；消渴期指临床糖尿病期，患者血糖异常达到糖尿病标准；消瘅期则包括糖尿病并发症阶段和糖尿病伴发疾病状态。吕仁和教授认为，脾瘅即脾热，由于"津液在脾"，复因"五气之溢"而出现"口甘"。脾运失健，脾转输五谷之气能力下降，津液停滞在脾，促使脾热转输加快，使胃纳增加，食欲更加增多，导致肥胖也不断加重。脾胃有热，转输纳入加快，从而出现易饥多食、肥胖的恶性循环。这种现象，类似高胰岛素血症出现肥胖，肥胖又加重高胰岛素血症的恶性循环状态，即糖尿病前期的特征。脾瘅期常见脂肪肝、高脂血症、肥胖、高血压、高尿酸血症、葡萄糖耐量异常、空腹血糖受损及代谢综合征等。赵进喜教授主编《中医内科学实用新教程》把肥胖症称为"肥满"，意在突出腹型肥胖对人体健康的危害。

表 2-1-1 消渴病中医分期辨证论治方案

	脾瘅期（糖尿病前期）	消渴期（糖尿病期）	消瘅期（糖尿病并发症期）
《内经》原文	《素问·奇病论》："帝曰：有病口甘者，病名为何？何以得之？岐伯曰：此五气之溢也，名曰脾瘅。夫五味入口，藏于胃，脾为之行其精气，津液在脾，故令人口甘也；此肥美之所发也，此人必数食甘美而多，肥也。"	《素问·奇病论》："肥者令人内热，甘者令人中满，故其气上溢，转为消渴。治之以兰，除陈气也。"	《灵枢·五变》："五脏皆柔弱者，善病消瘅。""夫柔弱者，必有刚强，刚强多怒，柔者易伤也。""刚则怒，怒则气上逆，胸中蓄积，血气逆留，腝皮充肌，血脉不行，转而为热，热则消肌肤，故为消瘅。"
病因	食多	甘满＋内热＋陈气	脏腑柔弱＋陈气＋怒气
病机	五气之溢→肥胖	甘气上溢→陈气	怒气上逆→血脉不行→热消肌肤
病位	脾	心、脾	肌肤、血脉
病状	以"肥"为主引发的诸多病症：脂肪肝、高血脂、肥胖症、高血压、早期糖尿病及代谢综合征等	因病中产生的陈气所引发的各种病症：重症糖尿病酮症酸中毒、糖尿病高渗性昏迷等	因血管和神经病变引发的心、肝、肾及奇恒之腑的病变，损伤宗气致血脉不行，化生热毒，消铄肌肤产生的诸种病症
治则	少食加活动，以助健康、减肥	减甘满，清内热，除陈气	调补气血阴阳，通经络，活血脉，清热毒，保脏腑，调体重，使阴阳逐渐平衡
治疗方案	①自己寻找合理饮食、科学运动、调整心态的有效办法和规律。②找到办法和规律后，持之以恒，坚持下去	①"二五八"方案。②积极对症治疗时，血糖、血脂、血压等指标达标	①"二五八"方案。②六对论治。③自如意表（自己查、自己找、自己调的方法）

一、病因病机

（一）中医病因病机

肥胖病因包括体质因素、年老体弱、过食肥甘、过逸少动等多个方面。

1. 体质因素

早在《内经》中便将肥胖之人分为"膏人""脂人""肉人"三种类型，《灵枢·卫气失常》中描述肥人即脂人，皮肉结实且紧绷完好；膏人肌肉不坚实，皮肤弛缓；肉人的皮肉紧密相连不可分离。"膏者其肉淖，而粗理者身寒，细理者身热。脂者其肉坚，细理者热，粗理者寒。""膏者，多气而皮纵缓，故能纵腹垂腴。肉者，身体容大。脂者，其身收小。"指出

同为体形宽大之人，有脂肪丰富者，有皮肉松弛者，亦有脂肪少而肌肉坚实者。其中第三种人躯体腠理紧密，身强力壮，不属于病态。前二者体质常有失调和，素体可有寒热喜恶，并非因外感或内伤而出现的症状。《灵枢·阴阳二十五人》篇形容肥胖之人为："土形之人……其人黄色、圆面、大头、美肩背、大腹、美股胫、小手足、多肉……水形之人……大头、小肩、大腹……"提示躯体四肢的外形与体质明显相关。

2. 年老衰弱

关于肥胖和年龄的关系，《素问·阴阳应象大论》有载："年四十而阴气自半也，起居衰矣。年五十，体重、耳目不聪矣。"《素问·上古天真论》也指出：女

子"五七,阳明脉衰,面始焦,发始堕;六七,三阳脉衰于上,面皆焦,发始白;七七任脉虚,太冲脉衰少,天癸竭",丈夫"五八,肾气衰,发堕齿槁;六八,阳气衰竭于上,面焦,发鬓颁白;七八肝气衰,筋不能动;八八,天癸竭,精少肾脏衰,形体皆极"。即女性在49岁左右,男性在56岁左右的时候,肾中精气明显减少,推动脏腑运行的力量减弱,脏腑的生理功能开始衰退。肾为先天之本,贮藏元阴元阳。当人至老年,肾不藏精,肾中精气逐渐耗损,同时阳明经所系的脾胃和厥阴经所系的肝的脏腑功能也在减弱。肾气虚和脾气虚互相影响,导致脾胃难以运化水谷和蒸腾水液,精微和津液不得正常输布,积存日久化为痰湿脂浊,可逐渐形成肥胖。因"乙癸同源",肾水不足,水不涵木,可导致肝阴虚而阳亢,并且肝脏疏泄气机功能减弱,影响脾胃运化和升清降浊的能力,使气滞、食积、痰湿停于体内,无法代谢排出而导致肥胖。

3. 饮食不节

无论年老与年轻,凡嗜食肥甘者,脾胃运化多受困遏,食物易滞留胃中难以消解,久则损伤脾之运化功能。肥胖者仍习惯于过量饮食,但脾胃运化功能已经受损,大量水谷不能化为精微,反而聚湿生痰,痰湿膏脂淤结于腠理肌体,发为肥胖。《素问·奇病论》论"脾瘅"曰:"必数食甘美而多肥也。"《素问·通评虚实论》有"肥贵人,则膏粱之疾也"的描述。金元时期的李东垣《脾胃论》说:"阴之所生本在五味……至于五味,口嗜而欲食之,必自裁制,勿使过焉,过则伤其正也。……油腻厚味,滋生痰涎。"《针灸大成》也指出:"极滋味之美,穷饮食之乐,虽肌体充腴,而酷烈之气,内蚀脏腑矣。"不同医书中均谈到了饮食与痰湿的关系,体现了饮食习惯对肥胖的形成有重要影响。

4. 过逸少动

《望诊遵经》指出:"富贵者,身体柔脆,肌肤肥白,缘处深闺广厦之间,此居养不齐,作息无度者易致脂肥停积而成肥人。"《素问·宣明五气》早有"久卧伤气,久坐伤肉"之说,表明长久坐卧少动可使气血运行迟缓,气机郁滞不能周转,导致脾气虚弱无力运化水液和精微物质,精微化为膏脂聚积于腠理肌肉,发为肥胖。

若论肥胖的中医病机,传统认为肥胖病机总属脾气虚弱、痰湿偏盛。由于饮食不节,损伤脾胃,脾气虚弱则运化转输无力,水谷精微失于输布,化为膏脂和水湿,津聚成痰,留滞体内而致肥胖。故古人有"肥人多痰湿"的理论。病位主要在脾与肌肉,与肾虚关系密切,亦与心肺的功能失调及肝失疏泄有关。

林兰教授提出"三型辨证"理论,即将糖尿病辨证分型为阴虚热盛型、气阴两虚型、阴阳两虚型,分别代表糖尿病早、中、晚三个不同发展阶段。阴虚热盛型即糖尿病早期,胰岛功能尚属正常。由于饮食不节,久坐少动等,致形体肥胖,即"此人必数食甘美而多肥也",此时脾胃运化功能尚正常,饮食水谷精微正常布散,故血糖、血脂等指标尚可维持正常。

吕仁和教授根据现代人的生活、工作习惯特点,提出"肥胖"是脾瘅的一个主症,依据脾瘅发生发展的规律,分为初、中、后三期。初期,身体常在不知不觉中"很健壮"地肥胖起来,胖得结实、有劲,胃口好、吃的多;经过长期过量饮食,加之生活工作繁忙,运动不充分,反而逐渐出现疲乏懒动、劳累、心烦易怒的症状,体检往往出现代谢综合征,此组患者中医辨证可以是阴虚肝热、阴虚阳亢、气阴两虚,或临证出现气滞、湿热、痰湿、瘀血的证候。但此时脏器尚无明显损伤,若防治得法身体尚可恢复健康;若不认真防治,则发展到后期。后期因代谢和内分泌功能紊乱，逐渐地、不知不觉地使血管变性、微小斑块形成，可能发生糖尿病、血脂紊乱、高尿酸血症、心脏病、脑梗死、肾损坏、脂肪肝、大血管栓塞、肺栓塞、胆结石、眼底病变等。这个是脾瘅进展的过程，从糖尿病前期进展到显性糖尿病阶段，再到糖尿病并发症阶段。吕仁和教授认为，脾瘅的主症是"多食、少动、肥胖"，可见"肥胖"既是脾瘅的一个主症，又是致病因素。

（二）西医肥胖症发病机制的认识

西医学认为肥胖的病理生理学机制相当复杂，与饮食、运动、遗传等因素的关系密不可分。近年来肠道菌群失调、维生素 D 缺乏也被认为是肥胖发生的重要因素。

（1）遗传因素：肥胖的发生存在遗传异质性。近年来又发现了数种单基因突变所致肥胖症，如瘦素基因、瘦素受体基因、阿片 – 促黑素细胞可的松原基因突变。

（2）环境因素：包括饮食因素，能量和脂肪摄入过多、体力活动减少等饮食因素是目前为止单纯性肥胖最为常见，也是被广泛认可的一种影响因素。西医学通过对肥胖因素的流行病学调查，发现与肥胖相关密切的因素包括多食、贪食、暴饮暴食、饮食结构不良以及进食能量过高的食物等。这与古代医家的阐述基本相同。除此之外，西医学更为细致地提出了进食方式对于肥胖的影响。有调查显示：进食速度快、咀嚼少、食物块大、睡前进食等可能会导致肥胖发生增高。缺乏运动也是公认的与肥胖密切相关的因素。研究发现：文化程度低的人易发生超重和肥胖。而胎儿期母体营养不良，或出生时低体重婴儿，在成年后饮食结构发生变化时，也容易发生肥胖症。另外，现代研究还发现，肠道菌群失调、维生素 D 缺乏、睡眠时间等，也与肥胖的发生有密切关系。

若论肥胖症形成的机制，主要还是因为能量摄入与消耗的平衡被打破。能量平衡调节是由外周和中枢信号相互作用的复杂生理过程，有赖于脂肪组织、骨骼肌、肝脏、胃肠道、胰腺、中枢神经系统等共同参与。成人体重的异常增加是能量摄入和消耗失去平衡的结果。

体重受神经系统和内分泌系统双重调节。中枢神经系统控制饥饿感和食欲，影响能量消耗速率、调节与能量贮存有关激素的分泌，在能量平衡及体重调节中发挥重要作用。下丘脑弓状核分泌的神经肽 Y（NPY）和刺鼠相关蛋白（AERP）增加食欲，而阿黑皮素原（POMC）和可卡因苯丙胺调节转录肽（CART）抑制食欲。影响下丘脑食欲中枢的信号包括传入神经信号（以迷走神经最为重要，传入来自内脏的信息，如胃肠膨胀程度等）、激素信号（如瘦素、胰岛素、各种肠肽等）以及代谢产物（如葡萄糖）等。上述信号传入中枢神经系统，经过整合后通过神经体液途径传出信号到靶器官，通过调控胃酸分泌量、胃肠排空速率、产热等，以保持个体近期或长期能量平衡。

体内参与调节摄食行为的活性物质，包括如下。①减少摄食的因子：B 肾上腺素能受体、多巴胺、血清素、胰高血糖素样 –1（GLP-1）和瘦素等；②增加摄食的因子：α– 去甲肾上腺素能受体、神经肽 Y、胃生长激素释放激素（ghrelin）、增食因子（aexn）、甘丙肽（galanin）等；③代谢产物：如血糖水平等。内源性大麻素（endocannabinoid，CB）系统由内源性大麻素及其受体组成，可调节摄食行为激活后引起摄食增加，进而可影响到维持体重。

二、临床表现

轻度肥胖症多无症状；中、重度肥胖

者上楼时感觉气喘，行动困难，怕热多汗，下肢轻重不等的水肿，有的患者日常生活如弯腰、穿袜、提鞋均感困难。主要临床体征：身材胖、浑圆、脸部上窄下宽、双下颏圆、颈粗短、肋间隙变窄、乳房增大，站立时腹部向前凸出而高于胸部平面。手指、足趾粗短，手背掌指关节骨突处皮肤凹陷，骨突不明显。明显肥胖者在下腹部两侧、大腿内外侧、臀部外侧可见细紫纹或白纹。

三、实验室及其他辅助检查

（1）体质指数：俗称体重指数（BMI），BMI（kg/m^2）＝体重（kg）/身长（m^2）。BMI是诊断肥胖症最重要的指标，但不能区分肌肉型肥胖和脂肪型肥胖。

（2）理想体重（ideal body weight, IBW）：可测量身体肥胖程度，但主要用于计算饮食中热量和各种营养素供应量。IBW（kg）＝身高（cm）－105 或 IBW（kg）＝[身高（cm）－100]×0.9（男性）或 0.85（女性）。

（3）腰围或腰臀比（waist/hip ratio, WHR）：反映脂肪分布。受试者站立位，双足分开25~30cm，使体重均匀分配。腰围测量髂前上棘和第 12 肋下缘连线的中点水平，臀围测量环绕臀部的骨盆最突出点的周径。目前认为测定腰围更为简单可靠，是诊断腹部脂肪积聚最重要的临床指标。

（4）皮褶厚度测定：世界卫生组织（WHO）对于皮褶厚度的测量规定了三处不同部位的测量，分别为肩胛骨下方、上臂肱三头肌、肚脐旁边 2cm 处。指标是男性＜10mm 为偏瘦，10~40mm 之间为中等，＞40mm 为肥胖；女性＜20mm 为偏瘦，20~50mm 之间为中等，＞50mm 为肥胖。

（5）影像学诊断：借助 CT 或 MRI，较为直观地测量皮下脂肪及内脏脂肪量，扫描腹部第 4~5 腰椎间盘水平面，以腹内脂肪面积≥100cm^2 作为判断腹内脂肪增多的

切点。CT 或 MRI 是评估体内脂肪分布最准确的方法。

（6）其他：身体密度测量法、生物电阻抗测定法、双能 X 线（DEXA）吸收法测定体脂总量。

四、诊断与鉴别诊断

（一）诊断要点

1. 中医的辨证要点

辨标本虚实：本病多为标实本虚。本虚要辨明气虚、阴虚与阳虚；标实要辨明痰湿、湿热、水湿及气滞、瘀血等。

辨明脏腑病位：肥胖病有在脾、在肾之别，常可累及肝胃心肺。临证时需加详辨脏腑病位。肥胖病变与脾关系最为密切，临床症见身体重着，神疲乏力，腹大胀满，头沉胸闷，或有恶心，痰多者，病变主要在脾。病久累及于肾，症见腰膝酸软疼痛，动则气喘，嗜睡，形寒肢冷，下肢浮肿，夜尿频多者，病变主要在肾。病在心肺者，则见心悸气短，少气懒言，神疲自汗等。

2. 西医的诊断要点

（1）根据成人标准体质量诊断肥胖

中国单纯性肥胖病诊断标准如下。

成人标准体质量（kg）＝身高 –105。

超重：实测体质量超过标准体质量＜20%。

肥胖：轻度肥胖：20%≤实测体质量超过标准体质量＜30%；中度肥胖：30%≤实测体质量超过标准体质量＜50%；重度肥胖：50%≤实测体质量超过标准体质量。

（2）根据成人体质指数（BMI）诊断

①中国单纯性肥胖诊断标准：

超重 BMI（kg/m^2）：25≤BMI≤26；

肥胖 BMI（kg/m^2）：轻度肥胖 26＜BMI≤30；中度肥胖 30＜BMI≤40；重度肥胖 BMI＞40。

②2001年中国肥胖问题工作组（Working group on Obesity in China，WGOC）：

超重 BMI（kg/m²）：24 ≤ BMI < 28；

肥胖 BMI（kg/m²）：BMI ≥ 28。

③亚太标准：

超重 BMI（kg/m²）：23 ≤ BMI ≤ 24.9；

肥胖 BMI（kg/m²）：Ⅰ度肥胖 25 ≤ BMI ≤ 29.9；Ⅱ度肥胖 BMI ≥ 30。

④WHO 亚洲标准：

超重 BMI（kg/m²）25 ≤ BMI ≤ 27.49；

肥胖 BMI（kg/m²）BMI ≥ 27.5。

（3）中心性肥胖

①腰围（waist circumference，WC）：

"中国成人超重和肥胖症预防与控制指南"提出，女性腰围 ≥ 80cm 为中心性肥胖。

2007年"中国成人血脂异常防治指南"制订联合委员会（Guideline for Chinese Adult Diabetes Prevention，GCADP）标准，女性腰围 > 85cm 为中心性肥胖。

②腰围身高比（waist-to-height ratio，WHtR）：目前国际上趋于公认的诊断切点为 0.5。

③腰臀比（waist-to-hip ratio，WHR）：WHO 标准中女性 WHR > 0.85。

（二）鉴别诊断

本病临床应与常见继发性肥胖症，如皮质醇增多症、多囊卵巢综合征、胰岛素、甲状腺功能减退症、药物源性肥胖相鉴别。其各自的临床表现特点如下。见表 2-1-2。

表 2-1-2　常见继发性肥胖症的疾病与临床表现特点

疾病	临床表现
皮质醇增多症	向心性肥胖、满月脸、水牛背、皮肤紫纹、痤疮、多毛、多血质外貌，可出现高血压、水肿易发生皮肤、呼吸道、尿路感染，女性月经减少、闭经，男性阳痿等
多囊卵巢综合征	月经稀少或闭经、不孕、多毛、肥胖、痤疮、男性化
胰岛素瘤	发作性空腹低血糖，发作时感软弱无力、出汗、饥饿感、震颤、心悸或表现为精神症状等，因进食过多而有肥胖
甲状腺功能减退症	体重增加伴水肿，发病女多于男。有怕冷、睡眠增多、反应迟钝、表情淡漠、皮肤粗糙、声音嘶哑、月经过多等表现
药物源性肥胖	有使用特殊药物史，如抗精神分裂症药、糖皮质激素、胰岛素、雌激素等。肥胖由于药物刺激食欲，食量增加所致，多数患者停药后即自然缓解
下丘脑性肥胖	常伴有摄食、睡眠、体温异常及自主神经功能紊乱、女性月经紊乱或闭经、男性性功能减退

五、治疗

（一）中医治疗

1. 治疗原则

中华中医药学会糖尿病分会制定的《糖尿病前期中医诊疗标准》，将脾瘅分为气滞痰阻证、脾虚痰湿证、阴虚气滞证，其中肥胖或超重者多属痰浊，以气滞痰阻证、脾虚痰湿证为主，治疗当理气健脾化痰。在此主要根据周仲瑛教授编写的 2003 年版《中医内科学》肥胖病章节，针对肥胖本虚标实的特点，治疗当以补虚泻实为原则。补虚常用健脾益气、温补脾肾；脾病及肾，结合益气补肾。泻实常用祛湿化痰，结合清胃泻火、行气利水、消导通腑、化瘀等法，以祛除体内病理性痰浊、水湿、瘀血、膏脂等。其中祛湿化痰法是治疗本病的最常用方法，贯穿于本病治疗过程的始终。

2. 辨证论治

仝小林院士指出，脾瘅是由肥胖发展为消渴的中间阶段，为膏阻气机、壅滞脏腑，可分为三焦郁热、肝胃郁热、肺脾气虚、脾肾阳虚等证型。吕仁和教授指出五谷精微过剩，充溢肌体，导致肥胖，其病位在脾，即"脾瘅"，病机为"五气之溢"，分为阴虚肝旺证、阴虚阳亢证、气阴两虚证。吕仁和教授则倡导通过调理脏腑、疏通经络、行气解郁、健脾益气来治疗脾瘅。2003年版《中医内科学》，将肥胖证型分为胃热滞脾、痰湿内盛、脾虚不运、脾肾阳虚证型。根据该书内容及吕仁和教授观点总结肥胖病辨证如下。

（1）胃热滞脾证

临床表现：多食，消谷善饥，形体肥胖，脘腹胀满，面色红润，心烦头昏，口干口苦，胃脘灼痛，嘈杂，得食则缓。舌红苔黄腻，脉弦滑。

治法：清胃泻火，佐以消导。

方药：小承气汤（《伤寒论》）合保和丸（《丹溪心法》）加减。

参考处方：大黄、厚朴、枳实、山楂、神曲、半夏、茯苓、陈皮、连翘、莱菔子。

临床应用：前方通腑泄热、行气散结，用于胃肠有积热，热邪伤津而见肠中有燥屎者；后方重在消食导滞，用于食积于胃而见胃气不和者。两方合用，有清热泻火、导滞化积之功，使胃热除，脾湿化，水谷精微归于正化。大黄泻热通便；连翘、黄连清胃泻火；枳实、厚朴行气散结；山楂、神曲、莱菔子消食导滞；陈皮、半夏理气化痰和胃；茯苓健脾利湿。肝胃郁热，症见胸胁苦满、烦躁易怒、口苦舌燥、腹胀纳呆、月经不调、脉弦，可加柴胡、黄芩、栀子等。

中成药：枳实导滞丸、木香槟榔丸等。

专家经验方推介：清消饮（国医大师李振华经验方）：荷叶12g，泽泻15g，茯苓15g，决明子15g，薏苡仁15g，防己15g，生白术12g，陈皮10g，黄芪15g。

（2）痰湿内盛证

临床表现：形盛体胖，身体重着，肢体困倦，胸膈痞满，痰涎壅盛，头晕目眩，口干而不欲饮，嗜食肥甘醇酒，神疲嗜卧。舌苔白腻或白滑，脉滑。

治法：燥湿化痰，理气消痞。

方药：导痰汤（《校注妇人良方》卷六）。

参考处方：半夏、天南星、橘红、枳实、茯苓、甘草、生姜。

临床应用：本方燥湿化痰和胃、理气开郁消痞，适用于痰湿内盛，气机壅滞之肥胖。半夏、南星、生姜燥湿化痰和胃；橘红、枳实理气化痰；甘草调和诸药。湿邪偏盛者，可加苍术、薏苡仁、赤小豆、防己、车前子；痰湿化热，症见心烦少寐、纳少便秘、舌红苔黄、脉滑数，可酌加竹茹、浙贝母、黄芩、黄连、瓜蒌仁等，并以胆南星易制南星；痰湿郁久，壅阻气机，以致痰瘀交阻，伴见舌暗或有瘀斑者，可酌加当归、赤芍、川芎、桃仁、红花、丹参、泽兰等。

中成药：六君子丸、参苓白术丸等。

专家经验方推介：清消饮加减（国医大师李振华经验方），组成：荷叶12g，泽泻15g，茯苓15g，决明子15g，薏苡仁15g，防己15g，生白术12g，陈皮10g，黄芪15g。痰湿重者加杏仁10g，枇杷叶10g；小便不利者加车前草15g，猪苓12g。

（3）脾虚不运证

临床表现：肥胖臃肿，神疲乏力，身体困重，胸闷脘胀，四肢轻度浮肿，晨轻暮重，劳累后明显，饮食如常或偏少，既往多有暴饮暴食史，小便不利，便溏或便秘。舌淡胖，边有齿印，苔薄白或白腻，脉濡细。

治法：健脾益气，渗利水湿。

方药：参苓白术散（《太平惠民和剂局方》）合防己黄芪汤（《金匮要略》）。

参考处方：人参、白术、茯苓、炙甘草、陈皮、山药、炒扁豆、炒苡仁、莲子、砂仁、桔梗、大枣、黄芪、防己、白术、甘草、生姜、大枣。

临床应用：前方健脾益气渗湿，适用于脾虚不运之肥胖；后方益气健脾利水，适用于气虚水停之肥胖。两方相合，加强健脾益气作用，恢复脾的运化功能，以杜生湿之源。同时应用渗湿利水之品，祛除水湿以减肥；党参、黄芪、茯苓、白术、大枣健脾益气；桔梗性上浮，兼益肺气；山药、扁豆、薏苡仁、莲子肉渗湿健脾；陈皮、砂仁理气化滞，醒脾和胃；防己、猪苓、泽泻、车前子利水渗湿。若脾虚水停，肢体肿胀明显者，加大腹皮、桑白皮、木瓜，或加入五皮饮；腹胀便溏者，加厚朴、陈皮、广木香以理气消胀；腹中畏寒者，加肉桂、干姜等以温中散寒。若脾虚湿阻证肥胖症是目前临床最常见证候之一，与饮食不节、过食肥甘厚味损伤脾胃，失于运化，津液输布失常，湿浊内生有关。主方参苓白术散（《太平惠民和剂局方》）是在四君子汤的基础上加山药、莲子、白扁豆、薏苡仁、砂仁、桔梗而成，能益气健脾、渗湿止泻。

中成药：参苓白术丸、防己黄芪汤冲剂。

专家经验方推介：加味苓桂术甘汤（黄祥武经验方），组成：茯苓12g，桂枝9g，白术12g，党参12g，生山楂30g，法半夏12g，豨莶草15g，红花9g，川芎9g，制首乌15g，甘草6g。本方主要用于症见形体肥胖，身体肿胀，腹胀纳差，肢体困重，疲乏无力，恶心欲吐，小便不利，大便稀，舌质淡红，苔白腻，苔滑或厚腻，

脉沉细，或濡滑，或濡缓者。

（4）脾肾阳虚证

临床表现：形体肥胖，颜面虚浮，神疲嗜卧，气短乏力，腹胀便溏，自汗气短，动则更甚，畏寒肢冷，下肢浮肿，尿昼少夜频。舌淡胖，苔薄白，脉沉细。

治法：温补脾肾，利水化饮。

方药：真武汤（《伤寒论》）合苓桂术甘汤（《金匮要略》）。

参考处方：茯苓、芍药、生姜（切）、炮附子、白术、茯苓、桂枝、白术、甘草。

临床应用：前方温阳利水，适用于肾阳虚衰，水气内停之肥胖；后方健脾利湿，温阳化饮，适用于脾虚湿聚饮停之肥胖。两方合用，共奏温补脾肾，利水化饮之功。附子、桂枝补脾肾之阳，温阳化气；茯苓、白术健脾利水化饮；白芍敛阴；甘草和中；干姜温阳散寒。

加减：气虚明显，伴见气短，自汗者，加人参、黄芪；水湿内停明显，症见尿少浮肿，加五苓散，或泽泻、猪苓、大腹皮；若见畏寒肢冷者，加补骨脂、仙茅、淫羊藿、益智仁，并重用肉桂、附子以温肾祛寒。

中成药：参苓白术丸、金匮肾气丸。

专家经验方推介：半夏汤加减（张众经验方），组成：桂枝10g，制附子9g，人参10g，制半夏9g，茯苓15g，白术15g，生姜10g，甘草5g。本方主要用于症见形体肥胖，身胖虚浮，面色㿠白，畏寒肢冷，腹胀便溏，胸闷不舒，舌淡胖。

（5）阴虚肝旺证

临床表现：形体肥胖，精力充沛，超常工作，饮食旺盛，口苦口干，寐少不实，口唇樱红，目赤干涩，急躁易怒，爱自找烦恼，家不安宁。大便黏滞或干结。舌质暗红，苔黄厚腻，脉弦滑数。

治法：养阴清肝，活血凉血。

方药：大柴胡汤、白虎加人参汤（《伤

寒论》)。

参考处方：柴胡、黄芩、枳实、芍药、知母、石膏、葛根、麦冬、甘草、太子参、生地。

临床应用：该证多见于阴虚肝旺体质之人，加以情绪波动所致，多为糖尿病前期，兼有高血压病患者。大柴胡汤可清解肝胃郁热，石膏辛寒质重，善清透气热；知母苦寒滑润，善泻火滋阴。二药合用，既清且透，滋液润燥，为治阳明热邪之要药，加人参可益气生津。

中成药：牛黄降压片。

专家经验方推介（吕仁和教授经验方），组成：柴胡9g，赤白芍各15g，枳壳9g，甘草6g，知母9g，黄柏9g，肉桂1.5g，土茯苓30g，白花蛇舌草9g，石斛12g，竹叶1g，马鞭草12g，刘寄奴12g，生薏米30g，败酱草12g。

（6）阴虚阳亢证

临床表现：形体胖壮，食欲旺盛，精力减退，有时急躁，暴怒，头晕目眩，心烦失眠，口苦咽干，目赤干涩，甚则目胀，迟睡晚起，小便黄少，大便常干。舌胖暗红，苔黄粗厚，脉弦细数。

治法：滋阴潜阳，活血通脉。

方药：镇肝熄风汤《医学衷中参西录》。

参考处方：怀牛膝、生赭石、生牡蛎、生龟甲、生杭芍、玄参、天冬、川楝子、生麦芽、茵陈、甘草。

临床应用：《素问·调经论》所谓："血之与气，并走于上，则为大厥，厥则暴死。气复反则生，不反则死。"本证以肝肾阴虚为本，肝阳上亢，气血逆乱为标，但以标实为主。治以镇肝息风为主，佐以滋养肝肾。方中怀牛膝归肝肾经，入血分，性善下行，故重用以引血下行，并有补益肝肾之效为君。代赭石之质重沉降，镇肝降逆，合牛膝以引气血下行，急治其标；龙骨、牡蛎、龟甲、白芍益阴潜阳，镇肝息

风，共为臣药。玄参、天冬下走肾经，滋阴清热，合龟甲、白芍滋水以涵木，滋阴以柔肝；肝为刚脏，性喜条达而恶抑郁，过用重镇之品，势必影响其条达之性，故又以茵陈、川楝子、生麦芽清泄肝热，疏肝理气，以遂其性，以上俱为佐药。甘草调和诸药，合生麦芽能和胃安中，以防金石、介类药物碍胃为使。

中成药：天麻钩藤颗粒。

专家经验方推介：增液汤加减（何炎燊经验方），组成：川贝母15g，瓜蒌仁15g，丹参15g，三七5g，玄参20g，干地黄20g，麦冬15g，龙骨15g，桑叶15g，丝瓜络15g，生甘草5g，白芍20g。

（7）气阴两虚证

临床表现：形体虚胖，肤色少华，容易疲乏，不耐寒热，手脚常凉，手脚心热，纳食不香，口干口渴，不能多饮。经常吃药却不易见效。小便常黄，大便无常。舌胖暗红，苔薄黄白，脉沉弦细，两寸不足。

治法：益气养阴，行气活血。

方药：降糖方（祝谌予经验方）。

参考处方：生黄芪、生地、苍术、玄参、葛根、丹参。

临床应用：生黄芪配生地，是取生黄芪的补中、益气、升阳、固腠理之功与生地滋阴、固肾精的作用，防止饮食精微的漏泄，使尿糖转为阴性。黄芪、生地有降血糖作用，苍术配玄参降血糖。

中成药：肾气丸。

专家经验方推介（吕仁和教授经验方），组成：黄精30g，地骨皮30g，砂仁10g（后下），香橼10g，佛手10g，川芎15g，丹参30g，香附10g，乌药10g，枳实10g。每日1剂，水煎，分2次服。可加牛奶或自选以下几种食物煮粥。小米、黄米、花生、莲子、枸杞子、黏玉米、山药、大枣、芡实米、花豆、芸豆、南瓜、甘薯、高粱米、燕麦、大麦、黑米、白果（小孩

5 粒，成人 10 粒为宜）、葡萄干。

注意：以上 3 种情况均应少食鸡鸭鱼肉和海鲜，远离烟酒，忌辛辣饮食，适当活动，少生气，少着急。阴虚阳亢者活动宜轻缓，防止过猛、过暴、过力。

应该注意的是，临床上，辨证治疗还需要注意标实证。若存在以下标实证候，则应优先考虑解决这些证候。

（1）气滞证

临床表现：生气动怒或不顺心等不良情绪未能及时解除，出现胸胁胀满，口苦咽干，或脘腹痞胀，纳谷不香，大便不畅。舌红，苔黄，脉弦。

治法：行气化滞。

处方：醋柴胡、赤芍、白芍、枳实、枳壳、香附、乌药、青皮、陈皮、川芎、黄芩、山栀、生甘草。

（2）湿热证

临床表现：因贪食油腻，脾胃受伤，转枢不力，中焦阻滞，肝胆不能疏利，出现脘胁腹胀，大便黏滞，舌红，苔黄厚腻，脉弦滑数。

治法：清化湿热，行气导滞。

处方：茵陈、山栀、焦三仙、陈皮、法半夏、木香、黄连、生薏仁。

（3）痰湿证

临床表现：因暴饮贪食，或停食复受风寒，肺胃俱伤，痰湿不化，出现脘痞，便溏，纳谷不香，胸闷，咳嗽，痰黏。舌胖苔黄，脉弦滑数。

治法：健脾和胃，化痰除湿。

处方：茯苓、炒苍术、白术、陈皮、姜半夏、苏梗、苏子、香橼、佛手、桑白皮、桔梗、黄芩、桃仁、杏仁、生甘草。

（4）血瘀证

临床表现：因气滞不舒、湿热不除、痰湿不化而阻滞经络，致血脉不通，肢体出现刺痛，位置固定，夜间加重，目胞发暗。口唇舌暗，脉沉弦细，皆血瘀之早期表现。

治法：行气活血，通经活络。

处方：桔梗、枳壳、香附、乌药、柴胡、赤芍、桃仁、红花、川芎、生甘草。若苔黄厚腻，小便黄少，提示有湿热，可加清利湿热之茵陈、山栀、佩兰、生薏仁；若胸脘痞满，咳嗽有痰，提示有痰湿，可加宽胸化痰利湿之桑白皮、杏仁、茯苓、陈皮、姜半夏。

（二）饮食疗法

1. 分期用膳

（1）早期

早期患者的饮食，常表现为日摄入热量总量超标，所以导致身体逐渐发胖。热量构成不合理，蛋白质、饱和脂肪酸所占比例过大，不饱和脂肪酸、纤维素、维生素等摄入相对不足，造成营养相对不均衡。每日三餐的热量摄入分配不合理，往往早餐、中餐摄入相对不足，而晚餐摄入的热量所占比例过高，如此就会加速皮下和内脏脂肪的堆积。

因此，对于糖尿病早期的患者而言，饮食治疗主要是指导患者改善不良饮食习惯，培养健康的饮食习惯。患者偶尔也可吃些"甘美"食物，但一般要素淡，少吃。具体目标应争取逐渐达到或保持理想体重。每周可自测体重，并根据体重变化制定相应的热量摄入，平衡营养。注意尽可能减少外出用餐次数。参加必要的宴请时，应注意尽可能遵照营养均衡的原则，选择蔬菜、粗粮等高纤维、低热量食物，减少各种肉食、油炸食品的摄入。建议选择的菜品：西芹百合、清炒苦瓜、菠菜粉丝、大拌菜、凉拌西红柿、凉拌青笋、凉拌金针菇等。

一日三餐，应注意保证早餐、午餐的数量和质量，减少晚间吃"大餐"的机会。平素可配合饮茶，工作间歇可摄入少量坚果，如花生、腰果、核桃等，避免正餐时由于饥饿感过强而不自觉地增加热量摄取。

具体饮食搭配应选择热量低、膳食纤维丰富的蔬菜，如冬瓜、苦瓜、芹菜、绿豆芽、黄瓜、西红柿、韭菜、藕、豆腐等。可以选择的菜谱如香菇炒芹菜、白菜炒木耳粉丝、爆炒三鲜、蘑菇炒青菜、冬瓜烧香菇、炒魔芋、炒洋葱、芹菜黑枣汤、鸡丝冬瓜汤等。

（2）中期

饮食治疗，除坚持遵照前述饮食治疗原则和方法外，还可选用决明子、山楂、菊花、荷花、枸杞子等药食两用的食材，代茶频饮，能够化痰祛瘀、消脂泄浊，可以改善脾瘅中期"懒"之症状。

决明子：决明子炒黄后冲泡代茶饮，适合于具有血脂紊乱、脂肪肝伴便秘或视物昏花的人群。常饮决明子茶具有清肝明目、通便的功效。

枸杞子：现代研究表明，枸杞子具有提高机体免疫力与抗衰老的作用，对脂肪肝和糖尿病具有一定的辅助治疗效果。枸杞子与菊花同用，泡水代茶饮，可以滋补肝肾、益精明目、养血。饮茶完毕，更可将枸杞嚼服。

山楂：味酸、甘，性微温，入脾胃二经，并入血分，是药食两用食材。具有健脾开胃、消食化滞、活血化瘀功效。山楂常可与决明子同用，适用于肥胖伴胸膈满闷症状者。

荷叶：味苦涩、微咸，性辛凉，具有清暑利湿、升阳发散、祛瘀止血功效。明代医书有"荷叶减肥，令人瘦"之说。荷叶富含的黄酮类物质，是氧自由基的清除剂。另一大类活性物质——生物碱，生物活性显著，具有明显的调节血脂与抗病毒功效。荷叶与决明子、山楂同用，可增强消脂利湿作用。

菊花：性甘味寒，具有散风热、平肝明目之功效。菊花含有丰富的维生素A，是维护眼睛健康的重要物质。凡视力模糊、眼底静脉淤血、视神经炎、视网膜炎都可用菊花治疗。此外，如角膜炎、结膜炎、喉咙炎等，皆可以菊花配合薄荷、木贼草、谷精草等凉性药物治疗。因此，动脉硬化、血脂紊乱患者，伴见双目干涩、视物昏花、头晕等症状者，皆可多饮菊花茶。根据是否具有胸膈满闷、纳食不香或便秘等症状，还可酌情配合山楂、决明子等。

（3）后期

该期由脾瘅初、中期逐渐发展而来，大多存在脂肪肝、血脂紊乱、高尿酸血症、高血压、糖调节紊乱等代谢综合征的表现；或者体重增加明显，超过理想体重10%；腰围较从前明显增加，甚至达到代谢综合征的诊断标准。此时患者虽在勉强工作，但有心无力，曰"难"。此时，仍要依照饮食治疗的总体原则，以控制体重、均衡营养为目的，多食用有利于体重控制的菜肴，并可配合相应的茶饮料。在此基础上，还可配合辨证用膳，有利于控制病理变化。

2. 辨证用膳

（1）阴虚肝旺

山药萸肉粥：山药60g，山茱萸30g，粳米100g。将山药、山茱萸煎取浓汁，去渣，再与粳米煮成稀粥。每日1次，佐餐食用。

佛手内金山药粥：佛手15g，鸡内金12g，加水500ml，先煎20分钟，去渣取汁，再加入粳米150g，山药30g共煮成粥，粥成调味即可。随意食之。

（2）阴虚阳亢

鲜芹菜汁：芹菜250g，用沸水烫2分钟，切碎绞汁，可适当调味。每日2次，每次1小杯。

葛根粉粥：粳米100g，加水适量，武火煮沸，改文火再煮半小时，加葛根粉30g，拌匀，至米烂成粥即可。每日早晚服用，可连服3~4周。

凉拌花生芹菜：将生花生、老芹菜洗净，老芹菜切成段，在沸水中一同煮2分钟后捞出，加少许精盐、香油、味精。不仅热量低，又能产生饱腹感。

（3）气阴两虚

山药面：荞麦面粉250g，山药粉100g，豆粉10g，鸡蛋1枚。将荞麦、山药粉、豆粉、鸡蛋和盐，用水和好，揉成面团，按常法切成面条，下锅煮熟。每次50~100g，每日1~2次。可连用3~4周。

菠菜银耳汤：菠菜根100g，银耳10g。菠菜根洗净，银耳泡发，共煎汤服食。可连服3~4周。

豆腐馅蒸饺：用豆腐渣或碎豆腐做馅，用高粱面、莜面做皮均可。

混合面馒头：玉米面窝头，全麦面馒头。尤其是用全麦、玉米、黄豆三合一面做窝头，有益气养阴的作用。另外由于蛋白质互补作用，可提高蛋白质生物效价。

3. 药膳及茶饮方

（1）药膳方

①水湿内停型

形体肥胖，肤色苍白，头重如裹，周身困重，四肢乏力，腿沉，胸脘痞闷，舌淡苔滑，脉濡缓。应选用具有利尿、渗湿功效的药膳。

【双苓黄瓜汤】

原料：黄瓜150g，豆腐100g，西红柿25g，猪苓5g，茯苓10g，麻油10g，盐适量。

做法：豆腐切块，黄瓜切片，西红柿切厚片待用。水1200ml，豆腐与纱布包好的猪苓、茯苓同煮约15分钟，除去纱布袋，放入西红柿略煮后，将黄瓜片余入，加盐少许，出锅装汤盆后，加入麻油，即可食用。

特点：本品具有清热、利尿、通畅三焦的作用。黄瓜、豆腐甘凉，入胃经，可清热、利尿、调理脾胃；西红柿甘酸、微寒，可健脾开胃生津；猪苓、茯苓为通利水道、利尿除湿的要药。诸料相互配合，对于水湿内停的肥胖者，有一定减肥效果。

②痰饮内阻型

形体肥胖，喘满多痰，脘腹胀满，纳呆口腻，面黄少华，气短懒言，心悸眩晕，舌淡苔白腻，脉滑。应选用具有健脾益气、涤痰化饮功效的药膳。

【贝芪五丁魔芋】

原料：魔芋250g，黄瓜50g，竹笋20g，白萝卜50g，瘦猪肉100g，川贝母3g，生黄芪10g，黄酒、葱、酱油、盐适量，辣椒粉少许。

做法：先将川贝母、黄芪煎汁（去渣取汁）备用。再将魔芋、黄瓜、竹笋、白萝卜、瘦猪肉切成丁，葱切丝。将猪肉丁、黄酒拌匀，油锅中略炒后，加入魔芋、竹笋、白萝卜丁后拌炒，加入药汁、酱油、盐，最后加入黄瓜丁，翻炒后出锅，装盘，并撒上葱丝及少许辣椒粉。

特点：魔芋甘寒，有清热、导滞作用；黄瓜可清热利尿；竹笋可化痰行气；白萝卜消食化痰；瘦肉可润燥滋阴；川贝母清热化痰润肺；黄芪益气行滞。本菜肴以魔芋为主，配合其他原料，共同起到清热涤痰、净化肠道的作用，对于有痰多、喘息、胸腹胀满等表现的肥胖者有一定效果。

③血瘀气滞

恣食肥甘、口苦咽干、两胁胀痛、烦躁易怒、头目眩晕、大便燥结、月经不调，舌质暗红有瘀点、瘀斑，苔黄，脉弦滑。应选用具有清热通腑、疏肝化瘀功效的药膳。

【轻身莲藕片】

原料：莲藕200g，绿豆芽150g，西红柿50g，柴胡5g，山楂10g，醋适量，盐少许。

做法：将柴胡、山楂水煎去渣取汁50ml，再将醋、药汁、盐混匀，调好味，加水 30ml。将切好的藕片放入汁中浸泡 10 分钟后，用旺火将藕片炒熟，加上味汁略煮出锅，装盘，绿豆芽炒后围在四周，再点缀上生西红柿片即可。

特点：莲藕清热凉血、化瘀；绿豆芽清热解毒、利尿；柴胡疏肝清热；山楂活血化瘀、消食导滞；醋有散瘀作用。相互配合，有清热、通腑、疏肝化瘀的作用，对恣食肥甘、两胁胀痛的瘀滞型肥胖者有减肥作用。

④脾肾阳虚型

形体虚浮肿胀、面色淡白、畏寒肢冷、便溏或五更泻、倦怠乏力、食纳差、腰膝冷痛、懒言、舌淡苔白、脉沉细。应选用具有温阳化气、利尿功效的药膳。

【麻辣姜丝炒葱头】

原料：洋葱 100g，土豆 100g，瘦肉 50g，生姜 10g，花椒 2g，辣椒 5g，油、盐、黄酒、芡粉、醋适量。

做法：将花椒、辣椒在油中炸后弃渣取油，再将洋葱、土豆、生姜、瘦肉切丝，瘦肉丝在黄酒、芡粉中拌匀，放入辣油中爆炒，后加入洋葱、生姜、土豆丝一同翻炒，加入盐及醋，略炒后即可出锅。

特点：洋葱甘、辛、平，有化痰、解毒功效，可抑制高脂饮食导致的血胆固醇升高；土豆和中调胃、健脾益气；生姜、花椒、辣椒辛温，可温中散寒、除湿。互相配伍，具有温阳化湿、祛痰利水的功效，对肢冷畏寒虚肿的肥胖者有一定效果。

（2）茶饮方

【山楂乌龙茶】

材料：乌龙茶 5g，山楂、女贞子各 15g，丹参 9g，冬瓜皮 20g。

做法：先把山楂、丹参、女贞子、冬瓜皮都洗干净，接着把冬瓜皮切成块；把上述中药、食材都放入锅中，加适量的水煮约 30 分钟，滤渣取汁后即可用来泡茶。

功效：降血脂、减肥、滋补肝肾、活血化瘀，适用于单纯性肥胖症。

【红豆玉米须汤】

材料：红豆 50g，冬瓜皮 30g，西瓜皮 90g，玉米须 6g。

做法：把红豆、冬瓜皮、西瓜皮分别洗干净，冬瓜皮、西瓜皮切块备用。玉米须洗干净、切成段备用。把所有食材都放入锅中，然后加适量的水，加水后煎煮两次，每次半个钟头即可。

功效：降脂化湿、利尿减肥，适用于单纯性肥胖者。

（三）运动治疗

1. 早期

患者早期往往精力充沛，食欲旺盛，即使体重超重或肥胖，也自觉无特殊不适。看似强壮，不注意合理饮食及运动，发展下去，患者失去充沛的精力，就会变成一个容易疲乏、没有精神的"懒人"。根据我们临床所见，此期不运动的原因常因工作繁忙。现介绍几种方便进行的运动方法。

（1）办公椅子上单盘腿运动：先将左脚背和外脚踝搭在右大腿上，盘累了交换一下，即将右脚背和脚踝搭在左大腿上，盘累了再行交换。如此反复，可使下肢足三阳经络疏通，促进气血运行，减轻疲乏感，习练者行走也会感到轻快。也可以在盘腿过程中，上身向前后左右摇动，摇动幅度和频率根据腰背、胸腹的需要，可大可小、可快可慢，也可以做简单的弯腰直腰活动，弯腰时呼气，直腰时吸气。这种锻炼腰背、胸腹肌肉筋骨的运动，可促进气血循环，改善胃肠、泌尿和生殖系统功能，也利于精神集中，可使头脑保持清醒，可增强记忆，提高免疫功能，减少感冒。

（2）头手对抗加伸懒腰运动：有些患者长期伏案工作，时间久了可能出现颈椎和腰椎病变，有的还会因肩、背、胸胁肌肉群功能障碍而出现酸胀疼痛、视觉疲劳、头晕眼花等症状。头手对抗加伸懒腰运动对预防和治疗以上症状都有较好的作用。方法：此运动可以在座位上做，也可站起来做，时间只需要2~3分钟，双手臂伸向两侧与肩平，手心向上，配合缓慢吸气，双手举向头顶部（百会穴上）行十指交叉，然后呼气同时交叉两手抱住头后部，接着头部轻轻向后仰，双手轻轻向前上方用力，形成头手对抗运动的状态，一边做一边数，1、2、3……26，也可根据自己的时间和需要增加或减少次数。做完头手对抗运动之后，还可缓慢地用双手将头后部向前上方牵拉，类似牵引治疗。注意动作需轻柔，以不引起疼痛为宜。然后交叉双手从枕部向天空伸展，似双手托天理三焦的姿势。当双手举过头后，头可后仰，两眼望着双手，向上伸展的同时可缓缓吸气，并使胸背、腰胁腹部肌肉舒展，到舒服为度。感觉气已吸足时，再把交叉之十指放开从头部两侧下到胸胁部。若有时间可练习2~3次。注意不要过快、过猛，否则容易出现肌群紧张甚至痉挛。功效：可缓解紧张，调整筋、脉、皮、肌、骨，并能改善脑部及相关器官的血液循环，恢复体力，保持头脑清醒，眼睛明亮，有助于提高工作效率。

（3）蹲起运动：这是一个全身性运动，实际上五脏、六腑、筋、脉、肌、骨无处不在运动。练得熟练可以不单纯是蹲起运动，还可以蹲着走、跳、跑。既可锻炼四肢肌肉以健脾，又可锻炼全身筋骨和腰膝有益肝肾。运动中精神集中，养心安神，也能使心跳加快，呼吸增加，有利于心肺功能。练得愉快时，可以开怀大笑，则能疏肝利胆、通利肠胃、舒畅三焦。蹲起运动可快可慢，可多可少。但一定要注意循序渐进，由轻到重、由少到多、由慢到快。注意一开始不要运动过量。脾瘅中、后期，不少人因为血脂紊乱等原因，下肢静脉可

能有血栓形成。如有下肢沉重或疼痛者，应先做下肢动、静脉检查。若存在血栓者不宜做此种锻炼，否则易发生血栓脱落，可造成肺栓塞，后果严重。

2. 中期

（1）全身颤动：单腿或双腿进行有规律地颤动，颤动时全身放松，自觉轻松愉快，每次进行1~2分钟。颤动后常感觉全身轻松、行走轻健有力。

（2）双手捶肩井穴：肩井穴位于肩上，前直对乳中，当大椎穴与肩峰端连线的中点上。左手握拳捶右肩井穴，右手握拳捶左肩井穴，两侧交替进行，力度由轻到重，可快可慢，一般左右各捶二十余次即可，以舒适为度。肩井穴是手少阳三焦经、足少阳胆经、阳维经三经之交会穴，俗话说："少阳经通，一身轻松。"

3. 后期

除选用早、中期的运动外，可做以下两种运动。

叩打膻中穴和至阳穴：左右手握拳，左手叩前胸两乳之间膻中穴，右手叩后背与膻中相对应之至阳穴，由轻到重，前后各26~52次。膻中穴对应人体胸腺的位置，中医认为是"宗气"的发源地。至阳穴位居背部，当后正中线上，第七胸椎棘突下凹陷中。杨甲三教授认为，此穴有疏肝利胆，治疗黄疸的作用，并有通督脉、宽利胸胁的作用，能治咳喘背痛、胸胁胀满。叩打两穴可宽胸理气、畅通输送宗气的经脉，可提高机体的生机和活力，辅助增加人体免疫力，保护心肺。

叩打丹田穴：左右手握拳，交替叩打前后丹田穴。前丹田穴位于肚脐下关元、气海穴，后丹田穴即与前丹田穴相对的后腰部及命门穴处。前后各叩打26~52次，力度由轻到重，可快可慢。

（四）针灸疗法

1. 毫针疗法

主穴取中脘、气海、滑肉门、大横、梁丘。若为轻度肥胖：取天枢、丰隆、足三里、梁丘、血海、水分、三阴交、阴陵泉等穴，以足阳明、手阳明足太阴经穴为主。若为中度肥胖：取穴加滑肉门、外陵、大巨、上巨虚、曲池、合谷。若为重度肥胖：取穴加滑肉门、外陵、大巨、中脘、梁门、水道、公孙、太冲、上巨虚。配穴：脾虚湿阻型配水分、足三里、阴陵泉、丰隆、三阴交、公孙、脾俞；胃热湿阻型配合谷、支沟、曲池、丰隆、上巨虚、内庭；肝郁气滞型配膻中、期门、阳陵泉、太冲、支沟、三阴交、曲泉、行间、肝俞等；脾肾阳虚型配关元、足三里、三阴交、照海；阴虚内热型配内关、足三里、三阴交、太溪；食欲亢进明显配上脘、手三里、足三里、下巨虚；便秘配腹结、支沟、上巨虚；月经不调配合谷、关元、带脉、子宫、血海、三阴交；浮肿配上脘、水分、天枢、太渊、阴陵泉、阴谷、复溜；伴高血压者配风池、太冲；伴冠心病者配内关、膻中、三阴交；伴糖尿病者配阳池、足三里、三阴交。

注意事项：妇女经期、孕期哺乳期或醉、劳、饥、饱等暂不用本法，有严重晕针反应、身体极度虚弱者慎用本法。一般情况下应连续治疗3个小疗程，若治疗期间减肥效果停滞不前，则可在疗程间休息5~7天，若经1个疗程或2个疗程的治疗已经取得了满意的疗效，也应坚持治完一大疗程，以便巩固疗效。

2. 耳穴疗法

主穴：饥点、神门、交感、内分泌、三焦。配穴：脾虚湿阻型配脾、胃、肺、膀胱、肾、皮质下；胃热湿阻型配胃、结肠、小肠、大肠、脾、肺、心、膀胱等；肝郁气滞型配肝、胆（胰）、皮质下、子宫、卵巢、内生殖器；脾肾两虚型配脾、肾；阴虚内热型配心、肾；食欲亢进配口、外鼻、皮质下、胃；便秘配结肠、直肠、肺；月经不调配子宫、皮质下、肾、肝；水肿虚胖配肾、脾、膀胱、肺；有家族肥胖史配肾、肾上腺。

操作方法：主穴每次必用，配穴根据伴随症状选用。患者端坐位，耳郭用75%酒精消毒，将王不留行籽固定在0.5cm×0.5cm脱敏胶布的中心，把胶布贴在耳郭穴位皮肤上。每次取单侧耳穴，换贴2~3天/次，两耳交替。治疗期间，嘱患者每天按压耳穴3~4次，每穴1分钟/次，食欲亢进者进餐前多按压，便秘者每天早晨起床前多按压。本法应与毫针电脉冲疗法同时应用，疗程与间隔与之同步。

3. 埋线疗法

穴位埋线法是在《黄帝内经》"深纳而久留之"的理论指导下建立的穴位刺激疗法。此疗法通过特殊针具将可降解埋植线（羊肠线或蛋白质磁化线）埋入穴位及脂肪层，最初通过线体对穴位的机械性刺激，产生针灸效应，随后随着线体的分解、吸收，引起机体相应的物理及生化反应，从而对穴位产生温和持久的治疗作用，具有改善脏腑气血循环、利水消肿，增加身体代谢功能的全身性作用。

（五）针刀疗法

针刀减肥是以中医经络辨证治疗为指导原则，通过针刀刺激有关穴位或对局部脂肪堆积处进行切割破坏、对人体进行整体调整减肥的同时，促进局部瘦身。主穴选用水分、阴交、外陵、天枢、滑肉门，胃肠腑热型可加曲池、合谷、上巨虚、梁门、内庭，痰湿内蕴型可加足三里、丰隆、中脘、阴陵泉、水道，脾胃气虚型可加脾俞、胃俞、足三里、气海、关元、阴陵泉，肾虚型可加关元、肾俞、三阴交、太溪，肝郁气滞型可加太冲、阳陵泉。常规消毒后用3号针刀垂直皮肤快速进针，刀口线方向与神经、肌肉、血管走行方向一致，进入脂肪层，沿经络方向向前推切或摆动进行疏通松解，出针后针眼处拔3~5分钟起罐，按压针孔，贴上敷贴。4天/次，6次为1个疗程，休息半个月进入下1个疗程。

（六）推拿疗法

推拿减肥：手法以推、拿、揪等手法为主，结合摩、捏、按、合、分、拍、刺的手法，疏通经络、减少脂肪堆积、调理胃肠功能，达到减脂减重的目的。推拿疗法按摩关元穴减肥，速度以每分钟100次为宜，每次10分钟，早晚各1次。浴头面：两掌心按住前额，向下颌部反复搓擦，再翻到头后，从耳后，轻轻擦头项，达到前额，以头面微热为度。或令患者仰卧，在整个腹部用掌摩法，操作5分钟，拿法2分钟，自上而下捏拿腹直肌2分钟，轻拍1分钟，再令患者坐位，在四肢部肌肉做按摩共20分钟，同样能取得一定的减肥效果。

膏摩法：古代应用各种药物制成的膏作为推拿时的递质，称为膏摩。减肥膏可由何首乌、大黄、苍术、泽泻、茯苓、防己、黄芪、薏苡仁、丹参、山楂、甘草等组成。患者取俯卧位，先取适量减肥膏涂患者欲施术处，术者以深沉的滚法施术于背部督脉及双侧膀胱经，往返5~10次；再以拇指按揉肝俞、脾俞、胃俞、肾俞、大肠俞、小肠俞、膀胱俞，每穴按揉半分钟；再令患者取仰卧位，术者以一指禅推法施术于胸腹部的任脉及胃、脾、肾经；再以拇指按揉中脘、气海、关元、天枢，每穴按揉半分钟。然后再针对患者具体情况，选择脂肪堆积部位进行局部治疗。1天/次，45~60分钟/次，15次为1个疗程。

（七）药浴疗法

中医药浴疗法是在中医理论指导下，选配适当中草药加工制成中药浴液进行浸浴的一种外治法，其作用机制为药物作用于全身体表，经吸收、循行经络血脉，内达脏腑，发挥疏通经络、活血化瘀、调整阴阳、协调脏腑、通行气血、濡养全身等功效。现代研究认为，药浴疗法可使药物直入血液循环发挥其药理作用，改善机体各系统、器官组织功能。通过药浴刺激可使局部血管扩张，促进血液循环，改善周围组织营养，此外作用于局部而引起的神经反射可激发机体的自身调节作用，提高机体的免疫功能。对症选取药材制成药浴包，如中等体型者以防风、荆芥、连翘、麻黄、山栀、大黄等药材制成药浴包；虚胖型者选用防己、黄芪、白术等药材制成药浴包；下肢浮肿者以附子、茯苓和白芍等制成药浴包。通过药浴泡澡可促进体内代谢，从而达到减肥瘦身为目的。

（八）气功

气功减肥法相当于古代气功的导引、吐纳、观想等，其本质特征为调心、调息、调身"三调合一"。其中保健功的扣齿吞津能改善消化系统功能，控制食欲，减少饥饿感。在此基础上，可选较大运动量的功法，如太极拳、五禽戏、八段锦、易筋经、龙游功、蟾游功、回春功等。若能坚持锻炼，能够调和阴阳，并对新陈代谢过程起到双向调节效应。即所谓"内练精气神，外练筋骨皮"。

（九）中西医协同治疗

1.营养治疗原则

（1）控制总热量

成年人肥胖症患者每日热量摄入可按15~20Kcal/kg供给。注意，热量摄入降低要逐步进行，可根据体重下降值来判断能量供给是否合理。一般以每月体重降低0.5~1.0kg为宜。减重过快对机体不利。待体重降至正常范围或合理范围后，即可给予维持体重的能量值。

蛋白质：对各类肥胖症患者，在降低能量摄入的同时，应供给充足的蛋白质。应保证优质蛋白占总蛋白量的50%以上，可适当增加瘦肉、鱼虾、脱脂牛奶、大豆制品等食物的摄入。蛋白质的供给也不宜过高。

脂肪和胆固醇：应限制脂肪的摄入，尤其应限制动物脂肪的摄入。对于血胆固醇正常的患者，脂肪摄入量应控制在每日300mg以下；而已有血胆固醇增高的患者，每日应控制在200mg以下。

碳水化合物：应限制碳水化合物的摄入量，其产热比应控制在50%~60%。碳水化合物在体内可转变为脂肪。尤其是肥胖者摄入精制糖后，更容易以脂肪的形式贮存。故应以复合碳水化合物作为碳水化合物的主要来源。

膳食纤维：应增加膳食纤维的摄入量。应特别强调增加可溶性膳食纤维的摄入量，多选用麦麸面包、魔芋制品、果胶、海藻制品等食物。

维生素和矿物质：在低热量膳食中，维生素和矿物质的摄入量应达DRIs的标准，以满足机体的需要。食盐摄入过多可造成肥胖症患者血压波动，还可能刺激食欲，增加摄食量。故肥胖症患者每日食盐摄入量应控制在3~5g。需禁用或少用榨菜、酱豆腐、咸菜、腌制食品、泡菜、火腿等。

嘌呤：嘌呤摄入过高可加重患者的肝、肾负担，并可能诱发痛风，故应限制高嘌呤食物的摄入，如动物内脏、浓肉汤等。

（2）烹调方法

可采用凉拌、蒸、煮、汆、烤等烹调方法，禁用油炸、油煎等方法。

（3）餐次

每日3~6餐，在减肥初期，宜采用少量多餐的方法，以减少饥饿感，并减少发生低血糖的危险性。

（4）食物的选择

宜选用低热量、低饱和脂肪、低胆固醇、高膳食纤维的食物，禁用高糖、高胆固醇、高嘌呤、高动物脂肪类食物。

2. 行为教育

对患者及家属进行宣传教育，使其正确认识肥胖症的严重性、危害性，增强患者的依从性，同时促使患者及家属改正可导致肥胖症的饮食结构，培养良好的体育锻炼习惯，并能长期坚持，这是治疗肥胖症的关键环节。

3. 控制饮食

在低于或不少于每日所需热量范围内坚持"定量进食"，三大营养素提供热量的分配：碳水化合物为55%~60%，蛋白质为15%~20%，脂肪≤30%。须包括适量优质蛋白质、谷物等粗纤维碳水化合物、足够的新鲜蔬菜，充足的不溶性纤维类食物可以增加饱腹感，避免患者因为饥饿擅自加餐。应避免食用煎炸食品、快餐、巧克力等高热量的食物。

4. 增加运动

规律的运动可以增强胰岛素敏感性，坚持运动与控制饮食疗法相配合，可以预防肥胖的发生、阻止体重增长或减轻体重。运动方式宜采用容易坚持的有氧运动，循序渐进。

5. 药物治疗

（1）中枢性食欲抑制剂

有多种此类药物多因不良反应严重如增加心血管意外风险、精神因素等撤市，如西布曲明、安非他命。目前允许流通的是儿茶酚胺类制剂苯丁胺和拟血清素制剂氟西汀，但二者都会引起不同程度的口干、乏力、心率增快和血压升高等不良反应，故禁止合并有心脑血管疾病的患者服用。

（2）GLP-1受体激动剂

利拉鲁肽属于胰高血糖素样肽-1（GLP-1）受体激动剂，作用于下丘脑摄食中枢，可增加下丘脑的饱食信号，减少饥饿信号，以此控制食欲。常见的不良反应有恶心、胃肠道反应。

（3）消化酶抑制剂

奥利司他是一种强效、选择性强、长效、可逆的胃肠道脂肪酶抑制剂，可减缓胃肠道中脂肪的水解过程，使食物中25%~30%的脂肪不会被水解和吸收，同时能降低血脂。奥利司他最常见的不良反应发生在胃肠道，如油性大便、排便次数增多、胃肠胀气等，程度一般较轻。2010年FDA修改了奥利司他的药品说明书，补充说明在使用该药过程中出现了少数肝损伤病例。

6. 手术治疗

可采用减少体内脂肪细胞数量的吸脂术、切脂术，减少食物吸收的手术，如胃转流术、空肠回肠分流术、胃气囊术、小胃手术、腹腔镜可调节胃绑带术等。术后可能出现消化不良、贫血、倾倒综合征等，具有一定危险性，术前应对患者全身情况进行整体评估，谨慎处理。接受手术疗法患者必须具备的条件如下。①年龄在16~65岁。65岁以上者，因肥胖相关的并发症顽固且复杂，术前应完善各项检查，根据结果权衡手术利弊后再决定。16岁以下青少年患者需综合考虑肥胖程度、对学习和生活的影响，以及是否有家族遗传性肥胖病史、本人意愿。②经非手术治疗后疗效不佳或不能耐受者。③无酒精或药物依赖性，无严重的精神障碍、智力障碍。④患者了解减肥手术术式，理解和接受手术潜在的并发症风险；理解术后生活方式、饮食习惯改变对术后恢复的重要性并有承受能力，能积极配合术后随访。

同时患者还需具备以下条件中任一项：①确认出现与单纯脂肪过剩相关的代谢紊乱综合征，如2型糖尿病、心血管疾病、脂肪肝、脂代谢紊乱、睡眠呼吸暂停综合征等，且预测减重可以有效治疗。②腰围：男≥90cm，女≥80cm；血脂紊乱：TG≥1.70mmol/L；和（或）空腹血HDL-C：男性<0.9mmol/L，女性<1.0mmol/L。③连续5年以上体重稳定或稳定增加，BMI≥32kg/m²（应指患者正常情况下有确认记录的体重及当时的身高所计算的系数，而如怀孕后2年内等特殊情况不应作为挑选依据）。

减重手术的禁忌证：①滥用药物、酒精成瘾、患有难以控制的精神疾病患者，以及对减重手术的风险、益处、预期后果缺乏理解能力的患者。②符合肥胖诊断的1型糖尿病的确诊患者。③外科手术禁忌者。

六、疗效判定标准

参考1998年全国中西医结合肥胖病研究学术会议制定的单纯性肥胖的疗效标准。

临床痊愈：体重下降已达到标准体重范围内。

显效：体重下降5kg以上，BMI下降1.8kg/m²以上，腰围下降大于7cm。

有效：体重下降3~5kg以上，BMI下降1.0kg/m²以上，腰围下降大于4cm。

无效：体重下降小于3kg。

随访1年以上为远期疗效。

七、经验传承

（一）丁学屏教授

《黄帝内经》明确指出："肥贵人，则膏粱之疾也"，提示肥胖是一种代谢性疾病。"肥者令人内热，甘者令人中满"，饮食不节、营养过剩将导致肥胖病的发生。

《灵枢·逆顺肥瘦》云："广肩，腋项肉薄，厚皮而黑色，唇临临然，其血黑以浊，其气涩以迟。"提示肥胖与气血津液的关系，肥胖病病机多气虚血瘀、痰浊壅盛。

丁学屏教授认为肥胖缘由，关乎脾肾两脏。肾中真阳，犹釜底之薪，使脾土健运不息，得以腐熟水谷、化生精微。若禀赋怯弱，元阳式微，火不生土，脾失健运，不能消磨水谷、转输精微，反而积湿酿痰，痰湿壅滞经络，营卫未能周流，气血未能畅行，三焦气化失司，水精未能四布，五经未能并行，势必积湿聚痰，日渐臃肿。除先天禀赋之外，今时之人，贪杯豪饮，恣意口腹，久坐终日，旷夜淫乐，宴请围坐，醇酒醴醴，膏腴肥美，煎炒炙煿，甘甜滋湿，积湿孕热，痹阻三焦，行止坐卧，日渐臃肿。

丁学屏教授认为肥胖病当从脾论治，强调"治病必求于本"。虽然肥胖病"膏者""肉者""脂者"各具特点，但"脾土乃伤"是其共同的核心病机。当谨守病机，从脾论治。肥胖病常变证丛生，因此在具体辨证论治时，丁学屏教授在固护脾土的同时，又兼顾气血津液的亏损，痰湿瘀浊与邪火的胶着，参照"膏者""肉者""脂者"肥胖三型，复方多法随证加减，斟酌用药。

对于"膏者"重在清热化湿、斡旋中州，丁学屏教授常以清热渗湿汤、资生丸二方复合。其重者，宜清热渗湿汤为主方，以黄连、黄柏、茯苓、泽泻、苍术、白术等药味加减治疗。该方黄连、黄柏苦寒为君药。其中黄连清心火、清热燥湿，其用有二：一可泻心火；二可祛中焦湿热。黄柏主五脏肠胃结热，泄己土之湿热，其用有三：一可泻膀胱火；二可利小便；三可除下焦湿肿。方中苍术、茯苓、薏苡仁、陈皮、泽泻等为臣药，淡渗利湿、驱湿下行，除阴霾湿邪，助脾胃正气，复脾土运

化之职；藿香、肉豆蔻、砂仁为佐，芳香醒脾，芳香则化湿浊、行气滞，性温则防苦寒燥烈之品伤及脾土。其轻者，宜资生丸为主方，以白术、甘草、茯苓、扁豆、莲子肉、山药、砂仁等健运脾土、补中益气之品燮理，以杜生痰之源。

对于"脂者"重在蠲化痰浊、益气运脾，丁学屏教授常以鹿衔白术泽泻汤为主方，并与生胃丸复合为用，药以鹿衔草、白术、泽泻、木香、天南星、厚朴、半夏、神曲、青皮、槟榔、橘红、陈皮、枳壳等药味加减治疗。方中鹿衔草、泽泻重用，旨在蠲化痰浊，用以为君；苍术、白术、薏苡仁、茯苓、土茯苓、萆薢等为臣药，淡渗利湿化浊，使湿气下趋；辅以天南星、半夏曲、青皮、木香、槟榔、橘红、陈皮、枳壳、神曲，消积滞而畅气机，理气化痰，则中气健运。丁学屏教授每用苍术、半夏、陈皮等苦温燥湿之品，常伍以秫米，滋养胃阴，固护脾土，防止辛香之品燥热伤胃也。

对于"肉者"重在健脾益气、渗湿涤痰、活血化瘀，丁学屏教授多以渗湿汤合消积保中丸复合为用，以白术、茯苓、猪苓、泽泻、苍术、紫草、茜草、泽兰、凌霄花、鬼箭羽、三棱、莪术等药味加减治疗。方中白术、茯苓、猪苓、泽泻、苍术等淡渗利湿为君药，健脾土而化湿浊，清气善升，而精微上奉，浊气善除，而糟粕下输；白术甘苦性温，功在健脾燥湿，为"补气健脾第一要药"，补脾胃之药，更无出其右者；茯苓味甘而淡，甘则能补，淡则能渗，药性平和，既可祛邪，又可扶正，利水而不伤正气，实为利水消肿之要药；猪苓开腠理、利小便，与茯苓同功；泽泻渗湿热、行痰饮、利水之力强；紫草、茜草、泽兰、凌霄花、鬼箭羽、三棱、莪术、虎杖、葛根、金银花、槐花等破气疏瘀之品为臣药；紫草清热凉血活血、解毒透疹，

《神农本草经》谓其"主心腹邪气……补中益气，利九窍，通水道"，与病机契合；茜草《神农本草经》谓其"主寒湿风痹，补中"；凌霄花行血分，能去血中伏火；金银花善清心胃瘀热之毒，有透营转气之功；槐花凉血之功独在大肠，但大肠与肺为表里，故能疏皮肤风热；半夏、陈皮、白芥子理气健脾、利气豁痰，与黄连、夏枯草、厚朴联用，辛开苦降，复中气升降之机；香附、槟榔、木香、莱菔子、神曲、麦芽为使，开郁散气、消食和中，以助脾土健运之用。

丁学屏教授从脾论治肥胖病的临证经验，认为"脾土乃伤"是肥胖病的核心病机，气血津液的亏损，痰湿瘀浊与邪火胶着等因素共同导致变证丛生。在从脾论治的基础上，可依据"膏者""肉者""脂者"的特点进行辨证论治，治疗应复方多法并举，有助于将中医整体观和辨证论治思想有机结合。

1. 风痰上扰证（痰郁化火，风从火出）

形体肥硕，大腹便便，面色潮红，头脑昏眩，耳鸣指麻。舌边尖红，苔浊腻而黄，脉弦滑有力。治法：蠲化痰浊，息风潜阳。方药：半夏白术天麻汤合羚角钩藤汤。药如：竹沥半夏9g，苍白术各9g，云茯苓30g，明天麻6g，羚羊角粉（分吞）0.6g，霜桑叶9g，滁菊花9g，嫩钩藤12g，小青皮4.5g，新会皮4.5g，白芥子9g，川贝母6g，竹茹6g，莪术15g，桑寄生30g，怀牛膝12g，汉防己30g。应用体会：此证辨证关键，在头晕且眩，甚或泛恶欲吐，苔浊腻而黄，脉弦滑有力，是其证候。如认证无误，取效迅捷，如大便秘结，加郁李仁12g，虎杖30g。

2. 痰火炽盛证（龙相火燃，炼液成痰）

身体魁伟，颜面潮红，头脑掣痛，烦躁目赤，寐多惊梦，心悸胸痛，两臂内痛，口苦黏腻，手指蠕动，或指尖麻木。舌尖边红，苔中根黄腻，脉弦滑且数。治法：降火涤痰。方药：大生地12g，小川连3g，川黄柏4.5g，肥知母9g，赤茯苓30g，木通3g，白附子6g，半夏9g，陈胆星6g，杭甘菊9g，明天麻6g，全蝎4.5g，僵蚕9g，川芎4.5g，广地龙9g。

3. 湿热内蕴证（积热酿湿，互蕴不化）

形体丰伟，肌肤烦痒，小溲热臭，便易溏泄，口有秽气。舌胖大、苔浊腻而黄，脉濡数。治法：清化湿热，泌清别浊。方药：清热渗湿汤合鹿衔白术泽泻汤。药如：川连3g，苍术9g，白术9g，茯苓30g，鹿衔草30g，黄柏4.5g，泽泻30g。

4. 湿郁痰滞证（饮食伤中，积湿成痰）

形体臃肿，体倦神疲，睡中鼾声如雷。寐多惊梦，小溲浑浊，大便鹜溏。舌胖大、边有齿痕。脉濡滑或滑实有力。治法：化湿涤痰。方药：涤痰丸合茯苓丸。药如：半夏9g，茯苓30g，白术9g，陈皮6g，青皮6g，三棱9g，莪术15g，制大黄9g，黑牵牛9g，槟榔15g，木香3g，枳壳6g。

5. 痰瘀交阻证（痰阻气机，血行瘀滞）

形体肥硕，懒于动弹，四肢懈惰，经汛衍期或数月一至，少腹疼痛，量少色紫。舌胖大、边有紫斑，或有紫气、苔白厚腻。脉滑实有力，或小弦细涩。治法：涤痰疏瘀。方药：茯苓丸、桃仁散、虎杖煎三方复合。药用：三棱9g，莪术15g，半夏9g，陈皮6g，茯苓30g，白术9g，槟榔15g，青皮6g，桃仁12g，生大黄9g，炒蒲黄15g，当归12g，川芎6g，桂枝4.5g，虎杖30g。

6. 气虚痰凝证（湿郁痰凝，宗气耗散）

形体肥硕，大腹便便，少气懒言，动则气促，自汗渗泄，肢体懈惰，便易溏薄。舌胖大、边有齿痕，苔浊腻。脉濡滑。治法：甘温益气，化湿涤痰。方药：十瓶气散合流气饮子。药如：人参9g，白术9g，茯苓30g，生黄芪30g，当归12g，白芍

15g，官桂 3g，川芎 6g，半夏 9g，陈皮 6g，桔梗 6g，枳壳 6g，木香 3g，连皮大腹子 15g，厚朴 6g，三棱 9g，莪术 15g，神曲 15g，干姜 2g，青皮 6g，乌药 6g。

（二）林兰

林兰教授强调"发皇古义，融贯中西"，创立"糖尿病三型辨证"理论，发展并完善了中医学的消渴、消渴病的相关理论。三型辨证理论是对古代上、中、下三消理论的高度概括和具体化，同时结合了西医学理论，即阴虚热盛型系糖尿病早期，胰岛功能尚属正常；气阴两虚型因病程发展，胰岛功能有一定的损伤；阴阳两虚型则为疾病后期，胰岛功能受损严重。观察发现：部分人群在体检时即发现血糖升高，而此时并无典型的消渴症状；不少患者在诊断时即开始使用降糖药物，血糖被迅速控制，因血糖升高引起的多食多饮等症状以及所导致的被动消瘦的过程被暂时阻断，因而很大一部分糖尿病患者表现为形体肥胖，这部分患者即可认为属于《内经》所论"脾瘅"是由肥胖转为消渴的中间阶段，发生于消渴之前。

而脾瘅前期由于饮食不节，久坐少动等，致形体肥胖，即"此人必数食甘美而多肥也"，此时脾胃运化功能尚正常，饮食水谷精微正常布散，故血糖、血脂等指标尚可维持正常；若肥胖不减，持续发展，脾胃负荷太过，运化不及，水谷精微不能完全布散利用，则"其气上溢"，血中糖分、脂肪开始增多，超出正常，引起血糖升高、血脂异常等。由于"肥者令人内热，甘者令人中满"，如若不加干预，热邪耗伤，中焦壅满，膏浊痰湿瘀等病理产物内生，脾胃由实转虚，水谷精微之气持续上溢，血糖则持续升高；脏腑肢体若长期不得濡养，日久逐渐消耗"壮火食气"，则形体开始消瘦，此属病理性被动消瘦，由

此转为"消渴"。中满内热是脾瘅阶段的核心病机，以实为主；而消渴的核心病机是阴虚燥热，是由实转虚的阶段，这是糖尿病在动态发展过程中的病机特点，因此脾瘅理论适合于以肥胖为特征的糖尿病脾瘅阶段。

（三）赵进喜

赵进喜教授主张把肥胖症称为"肥满"，以突出腹型肥胖在消渴病、痛风病等代谢相关疾病中的基础地位。认为肥满是指脾胃肝肾功能失调，痰湿内聚，体内膏脂堆积所致的以体重异常增加，尤其是以腹部肥满、腰围增粗，所谓"纵腹垂腴"为特征的病证。病因包括体质因素、饮食失节、情志失调、劳逸结合或药石所伤等。肥满的病机是脾胃肝肾功能失调，痰湿内聚所致。治疗方面，减肥不能仅着眼于减法，而应该在明辨虚实的基础上，重视化痰除湿、行气导滞治法。针对实证，应用减法。若胃肠湿热积滞者，当清热除湿，通腑导滞；气郁痰阻者，应疏肝解郁，行气化痰。针对虚证则反用加法，或补脾，或补肾，或脾肾两补。若脾虚湿阻者，应健脾益气，化湿行滞；若肾虚湿停者，应补肾益气，通阳化湿。若气阴两虚，夹痰湿、湿热者，治当益气养阴，化痰除湿，或清热化湿；若脾肾阳虚，痰湿、水饮不化者，治当温补脾肾，化痰除湿、通阳化饮。兼气滞者，兼以行气导滞；兼血瘀者，兼以活血化瘀。赵进喜教授临床常用经验方如下。

1. 清泄减肥方

熟大黄 6~12g，厚朴 9~12g，枳实 9~12g，赤白芍各 12~30g，陈皮 9~12g，清半夏 9~12g，茯苓 12~15g，焦神曲 9~12g，焦麦芽 9~12g，焦山楂 9~12g，丹参 15~30g，荷叶 12~30g，甘草 6g。该方适用于阳明胃热体质，或湿热壅滞者。此为"减法"。

2. 解郁减肥汤

柴胡 9~12g，枳实 9~12g，赤白芍各 12~30g，陈皮 9~12g，清半夏 9~12g，茯苓 9~15g，泽泻 9~15g，白术 9~15g，当归 9~12g，川芎 9~12g，姜黄 9~12g，石菖蒲 9~12g，郁金 12~15g，焦山楂 9~15g，海藻 15~30g，荷叶 12~30g。该方适合于少阳气郁体质，气郁痰阻者。若气郁化热，症见口苦咽干、头晕、心烦失眠者，可加丹皮、栀子、黄芩，或用小柴胡汤加减。如少阳郁热内结，症见头晕头痛，面红目赤，心烦易怒，腹满，大便干者，可用大柴胡汤加味。若气郁痰阻血瘀，症见肥胖、经闭者，可配合苍术难名丹、桃红四物汤等。

3. 健脾减肥汤

太子参 12~15g，苍白术各 12~15g，厚朴 9~12g，陈皮 9~12g，清半夏 9~12g，茯苓 12~15g，泽泻 12~15g，山药 12~15g，莲子 12~15g，生薏米 15~30g，焦山楂 12~30g，石菖蒲 12~15g，荷叶 12~30g，红曲 12~30g，桔梗 6~9g，炙甘草 6g。该方适合于太阴脾虚体质，或湿困脾胃者。若湿邪化热，湿热下注，症见腰腿酸困，大便不爽，小便黄赤者，可配合四妙丸。若肠道湿热，症见咽干口渴，泄泻者，可配合葛根芩连汤。若脾肾两虚，气阴两虚，症见乏力体倦，咽干口渴者，可用玉液汤加减。若兼肾虚湿停者，可配合济生肾气丸合五苓散等。此为"加法"。

八、典型案例

（一）丁学屏医案

董某，男，7 岁。初诊日期：2015 年 5 月 15 日。患者形体肥胖伴全身皮肤皱褶处色黑 10 年余。自 5 岁起，多食易饥，嗜食肥甘厚味，形体渐胖，皮肤皱褶处色黑。近来在外院体检发现血压偏高，B 超示脂肪肝，查肝功能异常（ALT 214 IU/L），尿酸增高（745μmol/L），血脂增高（TG 1.55mmol/L，TC 7.29mmol/L，HDL 1.55mmol/L，LDL 4.87mmol/L）。体重 120kg，血压 140/90mmHg，腰围 96cm，臀围 102 cm。刻诊：形体肥胖，腿大腰粗，后颈部及后背皱褶处色黑；平素喜卧久坐，稍运动则气促面红，汗出不止；纳佳，嗜食汉堡、肉类及油炸食品，喜饮可乐、咖啡、冰水等；睡眠不实，多梦易醒；大便易溏，日 2~3 次；舌红、苔黄腻，脉弦滑。

诊断：肥胖病。辨证：痰浊壅盛，兼有湿热。

治法：运脾化湿，通气涤痰。

处方：鹿衔白术泽泻汤加减。鹿衔草 30g，苍术 9g，白术 9g，泽泻 30g，泽兰 15g，葛根 9g，五加皮 9g，白芥子 12g，莪术 15g，姜黄 9g，川黄连 3g，地骨皮 30g，知母 9g，凌霄花 9g，鬼箭羽 30g，醋制青皮 6g，槟榔 15g，虎杖 30g，土茯苓 30g，川萆薢 12g，金银花 30g，槐花 30g，菊花 9g，徐长卿 15g，败酱草 12g，生薏苡仁 30g，马蹄金 15g，田基黄 15g，百合 15g。每日 1 剂，水煎服。

二诊（5 月 29 日）：ALT 163IU/L，尿酸 405μmol/L。大便日 1~2 次，尚成形；舌红、苔黄腻，脉弦滑。湿热未除，痰瘀互结。续以运脾化湿、蠲化痰浊。守原方。

三诊（6 月 26 日）：肝功能恢复正常。体重 115kg，纳可，便调；舌红、苔黄腻，脉弦滑。原方续服。

按：胃为阳明燥土，水谷之海，主司通降；脾为太阴湿土，主消磨而化精微。患者自年幼多食易饥，嗜食肥甘厚味，渐致胃强脾弱，强食多食，故积湿生痰，留阻于经络皮膜，积聚于形体，发为肥胖。脾为生化之源，胃火亢盛，过食肥甘生冷伤脾；喜卧久坐亦伤脾。故脾虚则气馁，动则气促且乏力。脾气虚则无以行津液，故痰浊积聚，形体肥胖；气能摄津，脾气虚则难于摄津，故动则汗出。脾主运化精微，脾虚则精微无以运化，变生败浊，痹阻三焦，窒塞气机，故血脂、尿酸升高。痰浊外泛于皮肤，故后背等皮肤皱褶处色黑。脾土喜燥恶湿，脾虚加之饮食生冷，故便溏频多。患者胃火亢盛、胃强则消谷善饥，故嗜食汉堡、肉类等高热量食物。肝为木气，全赖土以滋培，脾病则传肝，土反侮木，而土壅木郁，故肝功能指标升高、血脂指标升高，出现脂肪肝。木郁风动、上扰神明，故睡眠不实，多梦易醒。舌质红、苔黄腻，为痰火壅盛之征；脉弦滑，滑脉主痰，弦乃肝亢。故治以《内经》鹿衔白术泽泻汤，结合《景岳全书》土萆薢汤等方合参为治。博采众方熔于一炉而灵活运用。丁教授认为，《黄帝内经》为百典之祖，全书仅有一十三方，其中鹿衔白术泽泻汤一方，治饮酒当风，漏汗不止。盖酒客湿热内盛，汗出当风，应是内蕴湿热、外蕴风邪的病机，故用白术、泽泻运脾化湿，鹿衔草祛风清热。丁教授用该方治疗痰浊壅盛，兼有湿热的肥胖病，正与病机相契。方中重用化湿涤痰药如鹿衔草、泽泻、土茯苓、生薏苡仁、白芥子、萆薢，辅以小剂量健脾祛湿药苍术、白术、五加皮，以祛痰浊之重且拨转枢机、健运脾土；更佐醋制青皮、槟榔理气滞而磨积消痞。本方重用化湿涤痰药，而其方义仍在健运脾土。在此基础上，配伍黄连、地骨皮、知母、菊花清心肝胃火；配伍败酱草、土茯苓、马蹄金、田基黄清热解毒利湿，使膏脂败浊下趋而出；配伍鬼箭羽、凌霄花、莪术、葛根、徐长卿等活血化瘀，涤荡入络之瘀浊；尤为值得学习的是金银花、槐花的大剂量重用，丁师认为花类药物芳香化浊而不伤正，又具清络中风火湿热、解温疫秽恶浊邪、息肝胆浮越风阳之功，值得进一步推广运用。本案守方一月余，患

者体重渐降，肝功能、血尿酸等指标改善，消谷善饥减轻而便调。肥胖病非一日形成，故其治疗亦需徐徐收功。若能坚持，多获良效。

（二）吕仁和医案

赵某，女，16岁，2007年1月初诊。因左侧乳房发育不良就诊。该患者13岁初潮，月经周期紊乱，2006年12月做妇科B超，子宫、卵巢未见明显异常。头枕部皮脂腺分泌旺盛，皮屑多。刻诊：体型肥胖，毳毛增多，舌红苔薄，脉细涩，血压、血糖皆正常。近3年体重由60kg增至90kg，身高170cm，BMI 31.4。再次复查B超示：多囊卵巢、卵巢囊肿。

处方：桃红四物汤合桂枝汤、四君子汤、补中益气汤等加味，如加苦参、白鲜皮、茯苓丸加减。药用：桃仁10g，红花10g，生地15g，白芍12g，当归10g，川芎10g，牛膝10g，丹参20g，仙茅6g，淫羊藿6g，桂枝10g，茯苓15g，丹皮10g，益母草10g，泽泻10g，枳实10g，郁金10g。

14剂后，月经来潮，复查B超卵泡明显减少、缩小。继服中药，巩固疗效。

按：该患者以乳房发育不良就诊，但自青春期后体重增长过快，月经持续不规律，毳毛增多，伴头部皮脂腺分泌增多，应该考虑多囊卵巢综合征，但前次B超未见异常。这就需要医生排除干扰，既不能被乳房发育不良的表象迷惑，也要对多囊卵巢、卵巢囊肿进一步确诊。如果仅仅因B超正常，月经不规律，容易辨为冲任不固，肾气未充，治疗方药就和多囊卵巢、卵巢囊肿大相径庭。《内经》云："女子二七天癸至，任脉通，太冲脉盛，月事以时下，故有子。"本例患者由于多囊卵巢，可致任脉未通，太冲脉未盛，中药方用桃红四物汤合桂枝茯苓丸加减，以养血活血利水，祛瘀散结为主。辨病与辨证相结合，

在明确肥胖症病因诊断的基础上，辨证选方用药，运用中西医结合的方法治疗内分泌疾病，有重要意义。

（三）赵进喜医案

刘某某，男，43岁。初诊日期：2000年1月3日。因疲乏无力，头晕、咽干，时腹胀满，伴小便不适感来诊。患者身高170cm，体重76kg，10月17日查空腹血糖6.58mmol/L，餐后2小时血糖9.8mmol/L，总胆固醇5.82mmol/L，低密度脂蛋白4.09mg/dl，甘油三酯、高密度脂蛋白在正常范围，谷丙转氨酶43U/L，尿糖（＋），B超示脂肪肝，西医诊断为代谢综合征，查舌暗红，苔薄腻，脉右沉，左略弦。中医诊断：肥满（阴虚肝旺，湿热郁结）。辨证分析：脾主运化，胃主受纳，肝主疏泄，肾主封藏。脾胃失调，或饮食失宜，损伤脾胃，即可内生湿热；情志失调，肝气郁结，气郁化热，即可伤及肾阴。脾胃肝肾功能失调，湿滞体内，即为肥满。湿热伤气，故可见乏力腹满。阴虚肝旺，故可见头晕咽干。湿热下注，故见小便不适。综合舌脉证，舌暗红，苔薄腻，脉右沉，左略弦，乃湿热郁结、阴虚肝旺之证。发病与脾胃肝肾有关。病性虚实夹杂，实证为湿热、郁热、气滞、血瘀，虚证包括阴虚、气虚。失治误治，则可变生消渴病诸多变证。

治法：滋肾疏肝，清热利湿。

处方：四逆散合滋肾通关丸加味。柴胡9g，赤白芍各15g，枳壳9g，甘草6g，知母9g，黄柏9g，肉桂1.5g，土茯苓30g，白花蛇舌草9g，石斛12g，竹叶1g，马鞭草12g，刘寄奴12g，生薏米30g，败酱草12g。并嘱其控制饮食、适当运动，保持心情舒畅。

二诊：2001年2月6日。仍述疲乏，舌暗红，苔有沫，脉沉。

处方：柴胡9g，赤白芍各25g，枳壳9g，甘草6g，生地15g，黄连9g，葛根25g，丹参15g，仙鹤草30g，鬼箭羽15g，地骨皮25g，荔枝核15g，决明子15g，焦山楂12g，枸杞15g。

三诊：2001年2月19日。诸症减轻，但仍有疲乏，腹泻2~3次/日，复查餐后2小时血糖7.2mmol/L，尿检（－），舌暗红，苔有沫，脉沉。原方减决明子，加苍白术各15g，山药15g，茯苓12g，五味子9g。

四诊：2000年3月7日。自述有饥饿感，复查空腹血糖5.8mmol/L，餐后2小时血糖5.2mmol/L。2001年4月24日复查空腹血糖6.5mmol/L，糖化血红蛋白6.05%，转氨酶正常，遂改用加味逍遥丸合赵慈航糖宁散。坚持服药至2001年8月7日，复查餐后2小时血糖5.1mmol/L，病情持续平稳。后多次复查血糖，均正常。（《内分泌代谢病中西医诊治》）

按： 代谢综合征以高体重、高血糖、高血脂以及高血压、高尿酸为临床特点，有的可伴有冠心病、脂肪肝等，肥胖是其重要发病基础，胰岛素抵抗表现突出，而中医药在改善胰岛素抵抗方面具有显著优势。此例即肥满患者，存在糖耐量降低、脂肪肝、肝功能异常，坚持服用中药治疗，可使体重减轻，胰岛素抵抗缓缓得以改善。

（四）何泽医案

陈某，男，53岁，公务员，2015年3月10日就诊。该患者平素久坐少动，约1年前间断出现口略干、乏力，半年前单位体检，发现FPG 5.82mmol/L，未予重视，未诊治。近2周劳累后上症加重。1周前于我院门诊查FPG 5.67mmol/L。今日为求中医药治疗前来我院门诊就诊，行口服75g葡萄糖耐量实验，FPG 6.01mmol/L，服糖后2小时血糖8.89mmol/L，HbA1c 5.9%，FINS 21.3μU/ml，计算得出ISI=0.008；HOMA-IR指数=5.689。尿常规正常。现症：时有口干，倦怠乏力，偶有胃胀，饮食、睡眠可，大便溏，小便可。舌质暗红，苔白厚腻，脉弦滑。既往无特殊病史。查体：BP 139/88mmHg；HR 90次/分钟；BMI 26.0kg/m²；WHR 0.97。

中医诊断：脾瘅（脾虚痰湿证）。

西医诊断：糖尿病前期。

治法：健脾益气，化痰祛湿，理气通络，清热透邪。

处方：生晒参10g，制黄芪30g，鸡内金15g，白茯苓20g，炒白术15g，陈皮15g，姜半夏5g，制黄精30g，丹参25g，荷叶15g，佩兰15g，桑叶20g，厚朴10g。上药7剂水煎取汁450ml，每服150ml，日2次早晚分服。嘱患者进行饮食运动疗法，每天运动1次，每次30分钟。中等强度、有氧运动，调节情志，劳逸结合。

二诊：2015年3月20日。体力渐增，精神转佳，胃胀明显减轻，饮食、睡眠可、二便可。舌质暗红，苔白厚，脉弦滑。辅助检查：FPG降至5.81mmol/L，空腹血清胰岛素18.1μU/ml，计算得出ISI=0.009；HOMA-IR指数=4.673；尿常规正常。2hPG7.02mmol/L。处方：上方去厚朴，继服7剂，用法同前。

三诊：2015年4月2日。乏力明显好转，口干消失，饮食、睡眠可，二便可。舌质暗红，舌根部苔黄腻，脉弦滑。辅助检查：BP 136/86mmHg；FPG 5.62mmol/L，FINS 15.0μU/ml，计算得出ISI=0.012；HOMA-IR指数=3.747；HBCI=141.510。尿常规正常。2hPG 8.05mmol/L。

处方：前方加玉米须50g，继服10剂，用法同前。嘱患者清淡饮食，加强锻炼，生活规律。

四诊：2015年4月17日。患者病情症状好转，查FPG5.31mmol/L，2h PG 7.52mmol/L，FINS 15.2μU/ml，计算得出ISI=0.012；HOMA-IR指数=3.587；HBCI: 167.956。嘱用西洋参2g，麦冬5g，沸水浸泡代茶饮用，日1

剂。随访12周，血糖正常。

按：本例患者中年男性，平素久坐少动，正气不足，加之劳累耗气伤阴，邪从内生，伏藏于散膏，同气相求首先犯脾，波及五脏，发为脾瘅。伏邪潜藏散膏，潜滋暗长，伺机而动，蚕食人体正气，散膏体用俱病，津精输布受阻，病乃成矣。根据本病例治疗过程可初步假设邪伏散膏病机假说与现代糖尿病前期的病理变化及IR密切相关。

九、现代研究进展

中药治疗肥胖症有确切的疗效，古代医家在大量的临床实践中已积累非常丰富的经验。近年来的实验证明，多种中药都具有减肥祛脂的作用，其中祛痰化浊、利湿降脂的有：荷叶、苍术、泽泻、丹参、山楂、川芎、决明子等。《证治要诀》云"荷叶灰，服之令人瘦"，荷叶的现代研究有减肥、降血脂的功效，近些年以来，以荷叶为主要成分的减肥降脂制品应用越来越广泛，主要用于减肥及高血压、高脂血症、糖尿病、心脑血管疾病的防治。近年也有大量研究表明，许多单味药具有减肥降脂的作用，目前报道较多的减肥单味药主要有大黄、桔梗、葛根、枸杞、决明子、荷叶等。中药现代药理学研究发现，中药所含减肥的有效成分主要包括：大黄蒽醌、沙棘油、枸杞多糖、茶叶多糖、人参皂苷、茶多酚、决明子大黄酚、荷叶生物碱、川芎嗪、姜黄素、牛膝甾酮、阿魏酸等。

国医大师李振华教授认为肥胖主因是脾失健运，因此要健脾祛湿、通阳利水，用健脾消脂汤治疗单纯性肥胖，有患者服用100剂后，体质量减轻达到25kg。方中重用桂枝醒脾阳，助膀胱气化，以利痰湿，同时重用猪苓、茯苓、泽泻、玉米须、薏苡仁以利水健脾。患者服用后不仅体质量减轻，精神状况亦好转。瘦素作为一种主要参与调节机体能量代谢的多肽类激素，在下丘脑与长型瘦素受体结合后，对食欲产生抑制作用。在动物实验中：肠道无菌小鼠在喂养高脂饮食时，体重增加明显低于正常小鼠而将有菌小鼠的肠道细菌移植到无菌小鼠肠道后发现，原来无菌小鼠显示出体重增加。其导致肥胖及代谢综合征的机制，一是肠道菌群改变产生过量的脂多糖（LPS），LPS入血引发炎症反应，而肥胖正是一种低度炎症反应；二是肠道菌群通过抑制肠黏膜的禁食诱导，脂肪细胞因子（Fiaf）表达，增加了脂肪在内脏的沉积；三是机体的不同免疫状态对肠道微生物也有一定影响，如将Toll样受体（TLR5）小鼠肠道细菌移植至无菌小鼠肠道，可出现肥胖及代谢紊乱。

WHO（世界卫生组织）已将肥胖症定为由基因、环境和运动因素共同作用引起，特别是由摄食营养物质过剩导致体内脂肪堆积引起的复杂慢性疾病。随着肥胖症发病率的迅速增加，引起了代谢性疾病的增长和疾病谱改变。对于肥胖症的治疗也从单一学科向多学科治疗模式发展。单纯控制饮食或饮用绿茶可降低中年患者的血清总胆固醇和低密度脂蛋白，以预防高脂血症和肥胖症；或运动疗法，均可起到一定的治疗和预防作用，但对于效果欠佳的重度肥胖患者可用采取药物或手术治疗。由于传统单一学科治疗已无法满足患者整体治疗需要，因此采取多学科治疗模式，在医疗资源相对集中的地区，对重度肥胖特别是并发症较多的患者，需要采取多学科综合治疗模式。

十、临证提要

肥胖是以体重异常增加，身肥体胖，并多伴有头晕乏力、神疲懒言、少动气短等症状的一类病证。多由年老体弱、过食肥甘、缺乏运动、先天禀赋等原因导致，其病机总属脾肾气虚、痰湿偏盛。肥胖的病位主要在脾与肌肉，与肾气虚关系密切，亦与心肺的功能失调有关。肥胖多为本虚标实之候，虚实之间、各种病理产物之间常发生相互转化，病久还可变生消渴、头痛、眩晕、胸痹、中风、胆胀、痛风等疾病，因此必须积极治疗。临证时要辨明标本虚实、脏腑病位，以补虚泻实为原则，治本用补益脾肾，治标常用祛湿化痰，结合行气利水、消导、通腑、化瘀等法。在药物治疗的同时，积极进行饮食调摄及体育锻炼，以提高疗效。

肥胖常可兼血瘀，尤其是痰湿体质者，痰湿阻滞气机，气滞则血瘀，血行不畅，瘀血内停，形成气滞血瘀证。症见形体丰满，面色紫红或暗红，胸闷胁胀，心烦易怒，夜寐不安或夜不能寐，大便秘结，舌暗红或有瘀点瘀斑，或舌下络脉怒张，苔薄白或薄黄，脉沉细或涩。治以活血祛瘀，行气散结，方用血府逐瘀汤合失笑散加减。气滞明显者，见胸闷，腹胀满，加郁金、厚朴、陈皮、莱菔子；兼肝胆郁热内结，见心烦易怒，口干口苦，目黄胁痛，便秘，加大黄、龙胆草、栀子、黄芩；湿热明显，兼见纳呆脘痞，舌暗红苔黄腻，加金钱草、泽泻、茵陈、虎杖等。本证也可选用桃核承气汤、桂枝茯苓丸等。

肥胖之属于痰湿、气滞、血瘀者常可化热，进而伤阴，病至后期可表现为阴虚阳亢者，症见体胖，情绪急躁，易怒，食欲旺盛，头晕胸闷，大便干结，舌质红，苔少，脉弦数，治以镇肝熄风汤加减。

现代中药药理学研究表明，具有减肥作用的中药包括何首乌、荷叶、菟丝子、枸杞子、玉竹、地黄、山楂、莱菔子、栀子、防己、泽泻、赤小豆、薏苡仁、猪苓、茯苓、陈皮、半夏、大腹皮、白术、牵牛子、黄芪、柴胡、菊花、茵陈、大黄、芦荟、女贞子、墨旱莲、苍术、灵芝、夏枯草、三棱、丹参、决明子、番泻叶、冬瓜皮、车前子、芒硝、麻仁、昆布、海藻等，临证时在辨证基础上，可酌情选用。

健康的生活方式是防治肥胖症的关键。临床常见的肥胖症患者，多饮食过多，加之缺乏锻炼，导致体内营养过剩而堆积，形成肥胖。因此，控制饮食和加强锻炼十分重要。饮食护理方面，应建立合理的饮食结构。适当多食用富含纤维素食物，优质低蛋白饮食、低盐、低脂、低碳水饮食。同时，应加强体育锻炼，保证锻炼的频率和运动量，避免久坐，规律起居。保持情志舒畅，避免烦躁、焦虑等不良情绪。养成健康的生活方式，并长期坚持，是防治肥胖症及其所继发的多种代谢相关疾病的关键。

参考文献

［1］中华中医药学会糖尿病分会. 糖尿病前期中医诊疗标准［J］. 世界中西医结合杂志，2011，6（5）：446－449.

［2］Xu Y, Wang L, He J, et al.Prevalence and Control of Diabetes in Chinese Adults［J］. JAMA, 2013, 310（9）：948－959.

［3］方朝晖，仝小林，段俊国，等. 糖尿病前期中医药循证临床实践指南［J］. 中医杂志，2017，58（03）：268－272.

［4］应焱燕，许国章. 糖尿病前期的研究进展［J］. 实用预防医学，2016，23（02）：250－253.

［5］崔博乐，李怡，张军，等. 论肥胖与代谢综合征的中医学认识［J］. 北京中药，2009，01：32－33＋49.

［6］陈东成，陈己明. 补肾法治疗中年单纯性肥胖症小结［J］. 四川中医，2002，20（11）：46.

［7］林兰. 糖尿病的中医研究［J］. 中国医药学报，1998，13（4）：3－5.

［8］吕仁和，肖永华，刘滔波. 脾瘅期（糖尿病前期）的防治［J］. 药品评价，2008，5（4）：175.

［9］危北海，贾葆鹏. 单纯性肥胖病的诊断及疗效评定标准［J］. 中国中西医结合杂志，1998，18（5）：317.

［10］World Health Organization.The Asia-Pacific perspective：redefining obesity and its treatment［M］. Sydney：Health Communications, 2000, 20－21.

［11］WHO Expert Consultation.Appropriate body-mass index for Asian populations and its implications for policy and intervention strategies［J］. Lancet, 2004, 363（9403）：157－163.

［12］中国成人血脂异常防治指南制订联合委员会. 中国成人血脂异常防治指南［J］. 中华心血管病杂志，2007，35（5）：390－419.

［13］Shao J, Yu L, Shen X, et al.Waist-to-height ratio, an optimal predictor for obesity and metabolic syndrome in Chinese adults［J］. J Nutr Health Aging, 2010, 14（9）：782－785.

［14］Browning LM, Hsieh SD, Ashwell M.A systematic review of waist-to-height ratio as a screening tool for the prediction of cardiovascular disease and diabetes：0.5 could be a suitable global boundary value［J］. Nutr Res Rev, 2010, 23（2）：247－269.

［15］WHO.Obesity：Preventing and managing the global epidemical［R］. WHO consultation, 2000.

［16］仝小林. 糖尿病前期中医诊疗标准［J］. 世界中西医结合杂志，2011，06（5）：446－449.

［17］仝小林. 谈肥人、脾瘅、消渴三者的关系［J］. 江苏中医药，2007，39（12）：1－2.

［18］傅强，王世东，肖永华. 吕仁和教授分期辨治糖尿病学术思想探微［J］. 世

界中医药，2017，12（1）：21-24.

［19］黄蔚，潘丰满，黄江荣. 加味苓桂术甘汤治疗脾虚湿阻型单纯性肥胖症临床研究［J］. 长江大学学报（自科版），2017，14（4）：4-6.

［20］张众. 从痰论治肥胖型糖耐量异常患者46例［J］. 中医杂志，2011，52（9）：788-789.

［21］杨雪蓉，侯瑞芳，金昕. 丁学屏诊治肥胖病伴高胰岛素血症经验［J］. 中华中医药杂志，2018，33（1）：141-144.

［22］王碧莹. 何泽教授从"邪伏散膏"治疗脾瘅经验撷萃［J］. 甘肃中医药大学学报，2017，34（5）：8-10.

［23］刘建忠，林连美. 中医药治疗小儿单纯性肥胖症的研究进展［J］. 湖北中医杂志，2013（5）：79-81.

［24］陈艳，龚婕宁，徐小萍. 中医药治疗肥胖研究进展［J］. 辽宁中医药大学学报，2011（11）：266-268.

［25］李倡议，曹永仓，程广军等. 肥胖症的中药治疗研究［J］. 社区医学杂志，2011（13）：29-30.

［26］孙晨光. 论荷叶的减肥降脂作用［J］. 中医临床研究，2014（3）：100-102.

［27］曹永仓，李倡议，邱彦龙，等. 中药成分用于减肥的研究［J］. 社区医学杂志，2011（16）：45-47.

［28］陈锡强，毕宏征. 具有减肥作用中药的研究进展［J］. 陕西中医学院学报，2003，26（6）：62-64.

［29］张正杰. 国医大师李振华健脾通阳利水治肥胖［N］. 中国中医药报，2014，4，16（005）.

［30］Qin J，Li R，Rase J，et al.A human gut microbial gene catalogue established by metagenomic sequencing［J］. Nature，2010，464（7285）：59-65.

［31］Vijay-Kumar，Aitken JD，Carvalho FA，et al. Metabolic syndrome and altered gut microbiota in mice lacking Toll-like receptor 5［J］. Science，2010，382（5975）：228-231.

［32］陈小波. 绿茶对中年人高脂血症和肥胖症预防的现况分析［J］. 健康之路，2013，12（8）：173-174.

［33］于健春. 肥胖症的多学科综合治疗模式［J］. 中国医学科学院学报，2010，32（1）：1-3.

（王旭　孙平　王若溪）

第二节　糖调节受损

糖调节受损（Impaired glucose regulation，IGR），是指空腹血糖、餐后2小时血糖，或服糖后2小时血糖，介于正常血糖和糖尿病标准之间。目前医学界倾向于将其称为"糖调节受损"，其中表现为空腹血糖升高，而未达到糖尿病诊断标准者，称为"空腹血糖受损"（IFG，Impaired fasting glucose），糖耐量试验服餐后血糖升高，而未达到糖尿病诊断标准者，称为"糖耐量受损"（IGT，Impaired glucose tolerance）。该组人群是糖尿病患者的后备军，属于典型的糖尿病前期，其中有很多人进一步会发展为临床糖尿病患者。荷兰一项调查表明50~75岁IGT患者，13.8%会发展为糖尿病。1996年我国的一项调查显示，糖尿病及糖耐量受损患者分别占20岁以上人口总数的32%和48%，血糖不正常人口接近1亿。2010年，宁光院士做的一项包含 98658 名中国成年人的具有全国代表性的横截面调查结果显示，中国成年人群的糖尿病前期发病率为 50.1%，其中男性为 52.1%，女性为 48.1%。中国 IGT 者，每年有 8%~11% 会转化为糖尿病，所以必然导致糖尿病发病率更加明显的提高。随之而来的心、脑、肾、眼底、糖尿病足等多种并发症，更会成为患者致死、致盲、致残的重要原因。所以，积极寻求糖调节受损的有效防治措施，以降低糖尿病的发生率，迫在眉睫。

糖调节受损，即糖尿病前期，应该相当于《素问·奇病论》所谓"脾瘅"："有病口甘者，病名为何？何以得之？岐伯曰：此五气之溢也，名为脾瘅。夫五味入口藏于胃，脾为之行其精气，津液在脾，故令人口甘也。此肥美之所发也，此人必数食甘美而多肥也，肥者令人内热，甘者令人中满，故其气上溢，转为消渴，治之以兰，除陈气也。"《内经》在此明确指出脾瘅的典型表现是口甘，即口中甜腻，是由长期多食甘美肥厚之物所致，因为过度嗜食甘美，就可使形体肥胖，甘肥厚味蕴而为热，内聚陈气阻滞气机，就会发生"脾瘅"。如果不积极采取合理干预，"脾瘅"进一步发展可转为"消渴"。此"脾瘅"即属于西医学糖尿病前期，也就是胰岛素抵抗引发的空腹血糖受损、糖耐量受损。

一、病因病机

（一）中医学对 IGR 病因的认识

1. 体质因素

体质偏颇是发病内在因素。观察发现阳明胃热体质，素体壮实，肌肉丰满，精力充沛，食欲亢进，大便偏干，能吃能睡能干，可称为"关云长型"，最容易发生糖尿病；少阴阴虚体质，体形瘦长，多思虑，易兴奋，有失眠倾向可称为"诸葛亮型"，也容易发生糖尿病；厥阴肝旺体质，素体较壮，颜面红赤，易激动，性情急躁，容易发怒，可称为"张飞型"，也比较容易发生糖尿病，并常伴发高血压病；少阳肝郁体质，性喜抑郁，悲观敏感，容易生闷气，也就是林黛玉、林冲、周瑜之类的人，也常可发生糖尿病；太阴脾虚体质，体形虚胖，肌肉松弛，腰围宽，或食欲一般，有腹泻倾向的人，可称为"刘备型"，有时也可以发生糖尿病。研究发现：东方人对糖尿病总体而言普遍易感。

2. 饮食失节

长期饮食失宜，过食肥甘醇酒，辛辣香燥，煎炸烧烤，尤其是在阳明胃热体质，或太阴脾虚体质者，就容易内生胃肠积滞，或脾胃湿热，或内生痰火，从而发生脾瘅，进一步伤阴耗气，即可成消渴病。

3. 情志失调

过度的精神刺激，或长期忧郁不解，尤其是厥阴肝旺和少阳气郁体质，就容易导致肝气郁结，郁久化火，或少阴阴虚体质者，劳心竭虑，营谋强思等，阳气过用，五志化火，也可以成为糖尿病发生发展的相关因素。

4. 劳逸失度

尤其是过分安逸，久卧久坐，缺少运动，就会导致气血津液运行不畅，或为气滞，或为血瘀，或生痰湿，从而成为消渴病发病基础。当然，随着年龄升高糖调节受损的情况也会不断进展，某些化学药物如噻嗪类利尿药、β 受体拮抗剂等也可加重胰岛素抵抗。体质因素加以饮食失节、情志失调等多种环境因素互相影响，才会导致发病。

（二）中医学对 IGR 病机的认识

IGR 属于中医学"脾瘅"，中心病位在脾胃，当然也可与肝、心等多脏腑相关。核心病机是湿滞脾胃气机，有湿热蕴结之势。中医证候最常表现为湿滞，也常兼有气滞、痰阻、血瘀、郁热、热结等，湿热郁滞相对较多，此即"脾瘅"的内涵之一。所谓"瘅者，热也"。除了湿滞脾胃、脾胃湿热以外，是表现为气滞、血瘀、痰阻，还是肝经郁热、胃肠结热，还是与患者体质因素有关。太阴脾虚体质、阳明胃热体质，多见湿困脾胃，脾胃湿热证；少阳气郁体质、少阳郁热体质，情志失调，常表现为肝气郁结、肝经郁热、肝胃郁热等证。少阴阴虚体质者，还可兼有阴虚、气阴不足等证。而厥阴肝旺体质者，还可兼有肝阳上亢证。湿热蕴结以及肝经郁热等，病情进一步加重，热伤气阴，即可发展为临床糖尿病，"转为消渴"。《中医糖尿病防治指南》认为糖尿病前期病位以脾（胃）肝为主，涉及心肺肾。证候标实证为主，或虚实夹杂，标为痰浊，本为脾虚。糖尿病前期是气血痰火湿食六郁为病，食郁为其基础。按照病程的发展，先是食气，继之痰浊，最后化热。整个过程以实证为主，可兼有虚证包括气虚、阴虚，或兼痰瘀、浊瘀，痰浊化热与否决定了血糖是否升高。其实，称痰浊化热，还不如说痰湿、湿邪化热以及气郁、食滞化热，决定了是否会进一步进展到临床糖尿病。

（三）西医学IGR发病机制的认识

IGR是2型糖尿病最重要的危险因素。如果有糖尿病家族史、肥胖、高血压、血脂紊乱，则容易发生IGR。西医学认为：2型糖尿病存在自然病程，高血糖分两个阶段，就是糖调节正常到糖调节受损IGR阶段和IGR发展到糖尿病阶段。而IGR阶段最重要的发病基础是胰岛素抵抗。而胰岛素抵抗形成的原因，包括遗传和环境两方面因素。环境因素中，饮食热量摄入过多和体力活动减少引起的肥胖，是重要基础。通过对中国大庆629例非糖尿病患者群6年随访研究发现：基线血糖水平正常和血糖水平相似的人群中，BMI > 27者糖尿病发病率是BMI < 24者的4倍。而肥胖2型糖尿病患者体重减轻10%~20%，能够显著改善血糖和胰岛素抵抗。提示饮食因素和运动减少是导致糖尿病前期胰岛素抵抗的重要因素，而肥胖常是糖尿病前期患者的重要表现之一。

二、临床表现

临床多表现为形体肥胖，腰臀围比和体质指数异常升高。一般食欲比较好，体质多壮实，体力尚可，或可见耐力降低，实验室检查血糖偏高，包括空腹血糖异常升高，或OGTT试验表现为餐后血糖升高，一般没有尿糖，但在应激的情况下，血糖有时也可表现为明显升高，甚至会出现尿糖阳性，血生化检查，血脂包括甘油三酯升高、高密度脂蛋白可见异常降低，或有高血压、脂肪肝等。监测空腹血糖与空腹胰岛素水平等，提示存在胰岛素抵抗。

三、相关实验室检查

（一）糖耐量试验

（1）WHO标准化的OGTT：WHO推荐成人75g葡萄糖，孕妇100g，儿童每公斤体重1.75g，总量 ≤ 75g用250ml水溶解，5分钟内口服。服糖前抽空腹血，服糖后每隔30分钟取血，共4次。采血同时每隔1小时留尿测尿糖。根据各次血糖水平绘制糖耐量曲线。试验前3天每日食物中糖含量应不低于150g，维持正常活动，影响试验的药物应在试验前3天前停用。整个试验期间不可吸烟、喝咖啡、喝茶或进食。

（2）正常糖耐量：空腹血糖 < 6.1mmol/L（110mg/dl），口服葡萄糖30~60分钟达高峰，峰值 < 11.1mmol/L（200mg/dl）；2小时恢复到正常水平，即 < 7.8mmol/L（140mg/dl），

尿糖均为（－）。这种糖耐量曲线说明糖负荷功能正常。

（3）空腹血糖受损（IFG）：空腹血糖6.11~7.0mmol/L（110~126mg/dl），2小时后血糖水平＜7.8mmol/L。这种 IFG 也是糖尿病的前期常见表现。

（4）糖耐量受损（IGT）：空腹血糖6.11~7.0mmol/L（110~126mg/dl），2小时后血糖水平：7.8mmol/L ≤ 2h血糖 ＜11.1mmol/L 提示糖耐量减低。这类患者长期随诊，最终约有 1/3 的患者可以恢复正常，1/3 的患者仍维持糖耐量受损状态，1/3 的患者最终会转为临床糖尿病。

（二）胰岛素抵抗评估方法

1. 高胰岛素正葡萄糖钳夹技术

作为评价机体胰岛素抵抗的"金标准"，可在胰岛素－葡萄糖代谢平衡状态之下，精确测定组织对胰岛素的敏感性。具体操作方法：隔夜空腹 12 小时，测量身高、体重，排空小便后清醒静卧于检查床 30 分钟后开始试验。分别在受试者双侧前臂或正中静脉穿刺并留置导管建立输液通道，一侧用于输注胰岛素和葡萄糖溶液，另一侧用于试验过程中采血（将此侧前臂置于 50℃恒温箱中，以保证静脉血动脉化），采用生理盐水维持通道。首先测定受试者基础血糖值，预设为钳夹目标（4.4~5.0mmol/L），在钳夹试验开始前 10 分钟内给予受试者 1 个胰岛素负荷剂量（$45mU/m^2$），以快速升高血浆胰岛素水平，抑制体内肝脏葡萄糖输出和内源性胰岛素的分泌（一般是 100mU/L），随后以 $40mU/(m^2 \cdot min)$ 速率持续输注，获得稳定的高浓度血浆胰岛素水平。在此期间，每隔 5 分钟测定 1 次血糖值，根据血糖水平输注并调节 20% 葡萄糖的输注率，维持血糖于目标水平，血糖趋于稳定状态时即钳夹形成；每 10~30 分钟取血测血浆葡萄

糖、胰岛素、C-肽、皮质醇、生长激素、胰高血糖素和游离脂肪酸等，所有血样均经离心分离血浆或血清，–70℃保存至测定。整个试验过程持续 2.0~2.5 小时。研究发现：正常糖代谢人群，当血浆胰岛素浓度达到 50mU/L 以上的情况下，机体的肝脏葡萄糖输出几乎全部被抑制。有学者在 2001 年于国内首次建立扩展 HEC，认为葡萄糖利用率低于 4.93mg/（kg·min），就可以判断为胰岛素抵抗。

2. 间接检测胰岛素敏感性方法

空腹状态下间接检测胰岛素敏感性的方法主要包括稳态模型（HOMA）评估胰岛素抵抗指数（HOMA-IR）和 β 细胞功能指数（HOMA-β）、定量胰岛素敏感性检测指数（QUICKI）、李光伟指数等。仅仅通过检测过夜空腹后测定 FINS 和空腹血糖（FPG）水平，然后就可以根据相关公式计算出相应指数。

（1）HOMA 指数：HOMA-IR=FPG × FINS/22.5；HOMA-β=20 × FINS/（FPG-3.5）。其中，FPG 单位为 mmol/L，FINS 为 μU/ml，系数 22.5 为校正因子，是指在正常/理想个体中 5μU/ml 血浆胰岛素对应 4.5mmol/L 的血糖水平。根据 WHO 建议，胰岛素抵抗可定义为低于非糖尿病受试者胰岛素钳夹评估的葡萄糖利用率的最低四分位数，或高于非糖尿病受试者 HOMA-IR 指数的最高四分位数（75th）。测定结果需要根据研究对象、胰岛素的测定方法等综合判断，并以准确测定胰岛素水平作为前提。

（2）QUICKI 指数：QUICKI=1/（logFPG+logFINS）。FPG 单位：mg/dl，FINS 单位：μU/ml。因种族、性别、研究对象等不同，而且胰岛素测定尚未标准化，应注意不同实验室的 QUICKI 的切点的不同。有学者研究结果：QUICKI ≤ 0.339 则可判断为胰岛素抵抗。

（3）李光伟指数：李光伟指数 =1/（FPG × FINS）。FPG 单位：mmol/L，FINS 单位：μU/ml。

因胰岛素测定尚未标准化，所以目前尚无公认切点值。李光伟研究结果显示：李光伟指数范围在 0.0052~0.0271 之间，IGT 者李光伟指数范围在 0.0041~0.0156 之间。

应该强调的是，进行大规模流行病学调查研究，大样本前瞻性临床研究，临床基础研究；或纵向观察个体或者某个群体胰岛素抵抗的变化情况，拟了解糖尿病的自然病程以及药物对胰岛素抵抗的作用和影响；或不同种族和不同糖耐量减低（IGT）、轻至中度糖尿病、其他情况引起的胰岛素抵抗以及不同体质指数（BMI）人群间胰岛素抵抗的比较；或糖尿病治疗的有效性研究等，都可以采用这种相对简便易行的间接检测胰岛素敏感性的方法。

四、诊断与鉴别诊断

（一）IGR 的诊断

明确 IGR 诊断，主要是以空腹和糖负荷后血糖检测的结果作为依据。

根据 WHO1999 年糖尿病诊断与分型标准进行。

其中表现为空腹血糖升高，≥ 6.1mmol/L（110mg/dl），≤ 7.0mmol/L（126mg/dl），未达到糖尿病诊断标准者，"空腹血糖受损"（TFG）；

糖耐量试验服餐后血糖升高，≥ 7.8mmol/L（140mg/dl），而 ≤ 11.1mmol/L（200mg/dl），未达到糖尿病诊断标准者，称为"糖耐量受损"（IGT）。

糖调节受损阶段，常见于肥胖人群，许多 IGR 患者，常存在血脂异常、高血压、冠心病、脂肪肝、尿微量白蛋白增加等。

（二）鉴别诊断

1. 储存延迟型耐糖异常

糖耐量试验表现为服糖后血糖水平急剧升高，峰值出现比较早，而且超过 11.1mmol/L，但糖负荷后 2h 血糖值又低于空腹水平。可见于胃切除患者，因为肠道迅速吸收葡萄糖，或严重肝损害的患者，肝脏不能迅速摄取和处理葡萄糖，而导致血糖升高，从而引起反应性胰岛素分泌增多，进一步导致肝外组织利用葡萄糖加快，所以表现为糖负荷 2h 后血糖迅速降低。

2. 多囊卵巢综合征（PCOS）

女性患者，常表现为月经异常，月经稀发，量少甚至闭经，或表现为月经过多，功能性子宫出血，不孕，多毛，痤疮，肥胖，检查可见卵巢多囊性改变，高雄激素血症促黄体生成素（LH）/促卵泡激素（FSH）比值增高，常表现为胰岛素抵抗或高胰岛素血症、血糖升高、血脂异常症等。

（三）脾瘅的中医病证诊断

中医药防治糖尿病临床研究联盟专家工作组，参照中华中医药学会 2007 年发布的《糖尿病中医防治指南》，结合脾瘅（糖尿病前期）患者临床特点，拟诊断标准如下。

①患者多形体肥胖或超重，可有易疲倦、失眠或多寐、多食或纳差、口干多饮、腹泻或便秘、小便多等表现；②平素多食肥甘、久坐少动或情志失常等；③有消渴病家族史者，可作为诊断参考。

（四）IGR 的中医证候诊断

（1）肝胃郁热证：神疲体倦，体重下降或肥胖，心烦失眠，尿多，大便秘结。口渴咽干，喜冷恶热，语声高亢有力，口苦，纳多，或有头晕，胸胁苦满，善太息，舌红苔黄，脉有力。

（2）气滞痰阻证：形体肥胖，腹型肥胖，或见脘腹胀闷，心烦口苦，大便干结，舌质淡红，苔白腻或厚腻，脉弦滑。

（3）气虚痰湿证：形体肥胖，腹部增大，或见倦怠乏力，纳呆便溏，口淡无味或黏腻，舌质淡有齿痕，苔薄白或腻，脉濡缓。

（4）阴虚气滞证：形体中等或偏瘦，或见口干口渴，夜间为甚，两胁胀痛，盗汗失眠，舌质偏红，苔薄白，脉弦细。

（5）阳虚寒湿证：神疲体倦，体形瘦弱或虚胖，但欲眠睡，夜尿频多或小便少，大便溏或先硬后溏或下利。畏寒喜热，肌肉松弛，面色萎黄、㿠白、淡白或晦暗，语声低微，手足不温，纳呆，腰膝酸软，口水多，舌淡，脉无力。

五、中医治疗

根据中医学"治未病"思想，基于IGR的临床证候特点，临床上应该重视处理好标实证与本虚证的关系。标实证常见痰阻、湿滞以及气滞、食滞、血瘀等，也可表现为脾胃湿热、肝经郁热、痰火等证。本虚证多表现为脾虚，或阴虚，甚至气阴两虚证等。赵进喜教授主编《内分泌代谢病中西医诊治》以及中华中医药学会《中医糖尿病防治指南》可供参考。

（一）中医辨证论治

1. 标实证

（1）痰湿内阻证

临床表现：形体肥胖，头晕，睡眠打鼾，肢体困重，口中黏腻，舌苔腻，脉象滑。

治法：化痰除湿，行气调中。

方药：二陈汤、温胆汤加减。

参考处方：栝楼15g，陈皮9g，清半夏9g，枳壳9g，竹茹9g，桑白皮25g，茯苓12g，生薏米25g，荷叶12g，海藻12g，昆布12g，牡蛎25g，海蛤壳25g，蝉蜕9g，僵蚕12g，甘草6g。每日1剂，水煎服。

临床应用：该证多见于少阳气郁体质之人，气郁痰阻为病者。若为太阴脾虚痰湿内生，临床表现为形体肥胖，神疲多寐，胸闷痰多，头晕，肢体困重，腹胀，大便稀，舌苔白腻，脉象细滑，方药可用平胃散、指迷茯苓丸加减，随方加用白术、苍术、佩兰、石菖蒲等。若痰热互结，临床表现为头晕头沉、心烦胸闷、失眠多梦、舌红苔黄腻、脉滑数者，方可用黄连温胆汤、白金丸、小陷胸汤加味，随方加瓜蒌、黄连、栀子、石菖蒲、郁金等。

中成药：二陈丸、荷丹片等。

专家经验方推介：国医大师吕仁和教授经验方——舒肝清热汤：柴胡10g，黄芩10g，黄连10g，厚朴10g，枳壳10g，枳实10g，赤白芍各20g，天花粉20g，葛根10g，玄参20g，生大黄8g（另包，后下）。每日1剂，水煎分2次服。适用于糖尿病及其相关病症，辨证属于肝郁化热，临床表现为胸闷太息，胸胁苦满，口苦咽干，急躁易怒，舌瘦暗红，舌苔薄黄，脉弦细数者。此证素体阴虚肝旺加以情志郁结所致，治以清解郁热为主。

（2）湿邪困脾证

临床表现：胸脘腹胀，或食后饱满，头身困重，腰腿酸困，四肢倦怠，大便不爽，妇女带下量多，舌苔腻，脉濡滑。

治法：清热祛湿，行气调中。

方药：平胃散加减。

参考处方：陈皮9g，厚朴9g，苍白术各15g，炒薏米25g，荷叶15g，茯苓15g，石菖蒲12g，清半夏9g，泽泻12g，红曲15g。每日1剂，水煎服。

临床应用：该证多发生于太阴脾虚体质之人，与过食肥甘醇酒有关。若湿邪化热，湿热蕴结，或湿热下注，临床表现为胸脘腹胀，或食后饱满，头身困重，腰腿酸困，四肢倦怠，小便黄赤，大便不爽，妇女带下量多，色黄有味，舌红苔黄腻，脉滑数者，方可用葛根芩连汤、芩连平胃散、四妙丸加减，随方加用黄芩、黄连、熟大黄、茵陈、栀子等。脾胃气滞腹满便溏症状突出者，应以茵陈平胃散为主方；湿热下注突出，腰腿酸痛，大便不爽者，则以四妙丸为主方。如果脾虚症状突出，腹满便溏，体形虚胖者，更可配合参苓白术散加味。如果症见皮肤瘙痒，或妇女阴道炎者，则可加用苦参12g、蛇床子12g、地肤子25g，祛湿止痒，也可配合中药地肤子、苦参、黄柏等，水煎外洗。

中成药：二妙丸、四妙丸、葛根芩连微丸等。

专家经验方推介：①国医大师吕仁和教授经验方——清化湿热方：苍术10g，黄连10g，黄芩10g，生甘草6g。每日1剂，水煎分2次服。适合于糖尿病及其相关病症中医辨证为湿热困脾，临床表现为胸脘腹胀，纳后饱胀，肌肉酸胀，四肢沉重，舌质嫩红，舌苔黄腻，脉象滑数者。常见于素体脾虚体质，过嗜甘肥醇酒，湿热内蕴中焦者。

②吕仁和教授经验方——四妙清利汤：苍术10g。黄柏10g，薏苡仁10g，牛膝20g，葛根10g。主要适用于湿热下注之证。大便干结者，可加番泻叶（后下）。若夹有肝胆湿热，临床表现为黄疸者，茵陈30g，山栀10g，大黄10g（后下），清化湿热、疏利肝胆。

③赵进喜教授经验方——清化糖宁方：炒苍白术各15g，陈皮12g，清半夏12g，茯苓15g，荷叶15g，石菖蒲12g，郁金12g，蚕沙15g，炒薏苡仁30g，葛根30g，丹参30g，黄连12g，黄芩9g，地骨皮30g，鬼箭羽15g，荔枝核15g，功劳叶15g，仙鹤草30g，甘草6g。适用于太阴脾虚体质，多嗜醇酒，湿热困脾糖尿病前期、糖尿病以及糖尿病胃肠病变等。

（3）气机郁滞证

临床表现：性喜抑郁，胸胁苦满，善太息，嗳气，妇女月经不调，经前乳房及少腹胀满，舌苔边有浊沫，脉弦。

治法：清解郁热，疏肝行气。

方药：四逆散、逍遥散加减。

参考处方：香附12g，郁金12g，柴胡12g，赤白芍各25g，当归12g，川芎12g，枳壳9g，荔枝核15g，薄荷6g（后下），姜黄12g，焦山楂12g，甘草6g。每日1剂，水煎服。

临床应用：该证多见于少阳气郁体质之人，长期情绪忧郁，气郁化热所致。治疗重在理气解郁。临床表现为头晕、口苦咽干，心烦抑郁，胸胁苦满，善太息，嗳气，舌红，舌苔薄黄有沫，脉弦或兼数者，方可用丹栀逍遥散、小柴胡汤、大柴胡汤加减。

中成药：逍遥颗粒、加味逍遥丸等。

专家经验方推荐：①国医大师吕仁和教授养阴柔肝汤。方药组成：生地20g，玄参10g，麦冬10g，赤白芍各15g，首乌10g，丹参20g，枳壳10g，枳实10g，黄连10g，山栀子10g。每日1剂，水煎分2次服。适用于糖尿病前期阴虚肝旺，临床表现为食欲旺盛，怕热汗多，便干尿黄，口苦咽干，急躁易怒，舌红苔黄，脉弦细数者。此乃胃热导致阴伤，阴虚更易气郁，气郁化热所致。大便常干者，可配合通便止消丸，或加熟大黄等。

②仝小林院士越鞠丸加减方：苍术6g，香附9g，栀子9g，神曲15g，半夏9g，佩兰9g，陈皮9g，焦山楂15g。临床表现为形体肥胖或超重，腹部胀大，腹围与体质指数升高，无不适，或有乏力，舌质淡红，苔薄腻，脉弦滑者。痰郁化热加黄连，心烦加豆豉，气滞突出者加青皮、枳实，中焦有湿加薏苡仁、杏仁、白蔻仁等。

③赵进喜教授柴胡清解方：丹皮9g，栀子9g，柴胡12g，赤白芍各25g，当归12g，川芎12g，黄芩9g，清半夏12g，黄连6g，熟大黄9g，沙参15g，葛根25g，天花粉25g，荔枝核15g，薄荷6g（后下），

甘草6g。每日1剂，水煎服。适用于肝胃郁热证，临床表现为头晕头痛，心烦易怒，烘热，口苦咽干，大便干，小便黄，舌红苔黄，边多浊沫，脉弦滑或弦数者。多见于糖尿病前期伴有脂肪肝、胆囊炎或伴有高血压者。如果气郁基础上，气、血、食、热、痰、湿六郁同在者，可配合越鞠丸。

（4）饮食积滞证

临床表现：食欲亢进，食后腹满，或有嗳腐吞酸，大便不畅，舌苔厚腻，脉滑。

治法：消食化积，理气化滞。

方药：保和丸、枳实导滞丸加减。

典型处方：陈皮9g，清半夏9g，枳壳9g，炒莱菔子9g，焦三仙各9g，赤芍30g，茯苓12g，甘草6g。每日1剂，水煎服。

临床应用：该证多见于阳明体质之人，或有长期过食辛辣、烧烤、醇酒、厚味史，饮食积滞所致。如果食积不化，日久化热，即为胃肠结热证，临床表现为食欲亢进，大便干结，渴喜冷饮，口干口臭，畏热喜凉，小便黄赤，舌红苔黄厚，脉滑数，或滑实有力者，方可用升降散、三黄丸加减，或随方加用蚕沙、黄连、黄芩、熟大黄、蝉蜕、姜黄等。

中成药：保和丸、功劳去火片、金芪降糖片等。

专家经验方推荐：国医大师吕仁和教授清疏二阳汤：生大黄10g（后下），黄连10g，黄芩10g，柴胡10g，枳壳10g，枳实10g，厚朴10g，芒硝粉3g（分冲），赤白芍各20g，生地15g，玄参20g，玉竹20g。每日1剂，水煎分2次服。适用于糖尿病前期、临床期血糖升高，辨证属于胃肠结热，临床表现为消谷善饥，大便干燥，舌红，苔黄厚，脉洪而数者。

2.本虚证

（1）脾胃气虚证

临床表现：乏力体倦，胸脘腹胀，食少，腰腿酸困，四肢倦怠，大便溏稀，或

排出不爽，舌淡苔腻，脉细或细滑。

治法：健脾益气，渗湿调中。

方药：参苓白术散加减。

参考处方：人参3g（另煎，兑），陈皮9g，厚朴9g，苍白术各15g，炒薏米25g，荷叶15g，茯苓15g，山药12g，葛根30g，莲子12g，红曲15g，桔梗6g，炙甘草6g。每日1剂，水煎服。

临床应用：该证多发生于太阴脾虚体质之人，饮食失宜，劳倦伤脾者。若健脾痰湿中阻，临床表现为形体肥胖，腹部胀大，或见倦怠乏力，纳呆便溏，或有恶心，痰多，口淡无味或黏腻，舌淡或有齿痕，脉濡缓者，方可用六君子汤加味。

中成药：参苓白术丸、香砂六君丸等。

经验方推介：赵进喜教授参术清补糖宁方：人参6~12g（另煎兑）或生晒参粉3g（冲服），生黄芪15~30g，白术12~15g，苍术12~15g，茯苓9~12g，山药12~15g，薏苡仁15~30g，莲子9~15g，白扁豆6~9g，砂仁6~9g（后下），煨葛根15~30g，丹参15~30g，黄连9~12g，马齿苋15~30g，地骨皮15~30g，荔枝核12~15g，仙鹤草15~30g，桔梗6~9g，甘草6g。该方适合于太阴脾虚体质，糖尿病及其相关病症辨证属于脾虚湿滞，或病久伤脾湿邪内生者。如果兼有阴虚，症见咽干口渴者，可加生地、玄参、葛根等，或选用玉液汤。

（2）肝肾阴虚证

临床表现：头晕目眩，咽干，咽干口渴，腰膝酸软，五心烦热，心烦失眠，多梦，舌红苔薄，脉细。

治法：滋补肝肾。

方药：杞菊地黄丸加减。

参考处方：枸杞12g，菊花12g，桑叶15g，玄参25g，葛根25g，丹参25g，生地30g，山茱萸15g，山药15g，茯苓15g，泽泻12g。每日1剂，水煎服。

临床应用：该证多见于少阴阴虚或厥

阴阴虚肝旺体质之人。若阴虚阳亢，虚阳浮越，头晕耳鸣，失眠多梦者，方可配合磁朱丸加味。若阴虚阳亢，头晕目眩，头胀头痛，颜面潮红，烘热汗出，性急易怒，咽干口渴，腰膝酸软，五心烦热，心烦失眠，多梦，舌红，舌苔薄黄，脉弦或细弦者，方可用建瓴汤、天麻钩藤汤或镇肝熄风汤加减。

中成药：杞菊地黄丸、耳聋左慈丸、磁朱丸、天麻钩藤颗粒等。

专家经验方推荐：①国医大师吕仁和教授滋阴潜阳汤：大生地30g，玄参15g，麦冬10g，首乌15g，生石决明30g，珍珠母30g，牛膝20g，黄芩10g，黄柏6g，葛根10g，天花粉20g。每日1剂，水煎分2次服。适用于糖尿病前期阴虚阳亢证，临床表现为饮食多，怕热喜凉，急躁易怒，便干尿黄，头晕目眩，舌质暗红，苔黄，脉弦，血压偏高者。此类患者多素体阳盛阴虚，阴虚不能制阳，多见血压升高。大便干结者，可配用通便止消丸，或加熟大黄等。

②赵进喜教授清降平肝汤：天麻12g，钩藤25g，生地25g，玄参25g，葛根25g，丹参25g，磁石25g（先煎），石决明25（先煎），生龙牡各25g（先煎），山栀子9g，黄芩9g，川、怀牛膝各15g，杜仲12g，桑寄生15g，益母草15g，夜交藤15g，茯神12g，夏枯草15g，槐花15g，赤白芍各30g，甘草6g。每日1剂，水煎服。适用于厥阴阴虚肝旺体质之人，加以情绪波动所致阴虚阳亢之证，多见于糖尿病前期伴有高血压病患者。

（3）气阴两虚证

临床表现：耐力减退，或见乏力体倦，咽干口渴，五心烦热，腰膝酸软，舌红，舌苔薄黄，脉细或细数。

治法：益气养阴。

方药：生脉散、参芪地黄汤加减。

典型处方：生晒参3g（另煎，兑），麦冬12g，生黄芪30g，生地30g，山茱萸15g，山药15g，茯苓12g，玄参25g，葛根25g，丹参25g，知母15g，功劳叶15g，仙鹤草30g。每日1剂，水煎服。

临床应用：该证多见于太阴脾虚体质、少阴阴虚体质者。若内热突出，临床表现为烦渴、失眠、畏热、小便黄、大便干者，可以配合大黄黄连泻心汤，或加黄连、黄芩、栀子、大黄等。若湿热突出，临床表现为大便不爽、小便黄赤、舌红舌苔黄腻者，可以配合葛根芩连汤，或加苍白术、黄芩、黄连等。若夹有血瘀，肢体麻痛，肌肤甲错，舌质暗者，可配合补阳还五汤，或加用桃仁、红花、当归、川芎、鬼箭羽等。

中成药：玉泉丸、天芪降糖片等。

专家经验方推荐：国医大师吕仁和教授益气养阴汤：沙参15g，黄精20g，生地20g，赤芍15g，地骨皮30g，首乌藤20g，黄连8g。每日1剂，水煎分2次服。适用于糖尿病前期气阴两虚证，临床表现为疲乏无力，不耐劳作，怕热自汗，或有盗汗，时有烦热，便干尿黄，舌胖暗红，苔粗薄黄，脉细无力者。

（二）其他疗法

1. 生活方式干预

生活方式合理干预是降低糖调节受损患者发展为糖尿病危险的有效措施。生活方式干预的目标：应该使患者BMI达到或接近24，或使体重减少5%~7%；每日总热量至少应该减少400~500kcal；饱和脂肪酸摄入应该控制在30%以下；并把体力活动增加到每周250~300分钟。

饮食治疗方面，除了控制总热量摄入以外，更应该根据病情辨证用膳。控制总热量，应注意合理配餐，低脂，适当摄入碳水化合物和蛋白质；清淡饮食，高纤维素饮食，少食多餐，避免进食肥腻、甜食、咸食、辛辣刺激性食品。玉米、糙米、全麦粉、燕麦等粮食，干豆类及各种蔬菜、海带、水果等，富含膳食纤维，有利于减肥、调节糖脂代谢。阳明胃热者，可进食苦瓜、芹菜、萝卜等，应强调高纤维素饮食，禁食辛辣、煎炸、烧烤等。太阴脾虚者，可以山药、莲子、荷叶等健脾醒脾。少阴肾虚体质者，可用琼玉膏、枸杞、桑椹泡水代茶饮，可以滋阴补肾。少阳气郁者，可饮用月季花茶、黄芩茶、薄荷茶等，以疏肝解郁、清解郁热。厥阴肝旺体质者，可饮用夏桑菊凉茶，或苦丁茶代茶饮，可以清肝泻火。

运动治疗方面，应该根据实际情况选择和寻找适合自己的运动方式、运动量和运动时间。有氧运动如快走、慢跑、游泳以及中国传统的太极拳、八段锦、气功导引等，循序渐进，皆有利于身心健康、维持体重。

心理调节方面，应该强调保持心情舒畅，适当放松情绪，保持心态平衡，尽量避免情绪波动、紧张焦虑、忧郁等。儒家所谓"仁者寿"，就是在强调加强自我品行修养对维持身体健康的重要性，诚哉斯言！医者、患者，都应该常怀仁爱和感恩之心，如此必有益健康和长寿。

2. 针灸疗法

（1）体针疗法：针刺取穴如胰俞、膈俞、肺俞、肝俞、脾俞、胃俞、肾俞等，行平补平泻针法，得气后留针 15~30 分钟；足三里作为足阳明胃经之合穴，行平补平针泻法，得气后 15~30 分钟；取穴三阴交、地机、尺泽，行补法。可调补脾胃肝肾，并有减肥作用。

（2）耳穴压豆法：耳穴可选肝、胆、肾、肾上腺、神门、内分泌等。因人体的五脏六腑在耳郭有相应的穴位分布，通过刺激相应的穴位可以起到疏通经络调和气血、调整内脏气血阴阳功能的作用。

（3）艾灸疗法：取用艾绒或艾条等，在体表的某些经穴，或患病部位，采用各种不同的方法燃烧，直接或间接（隔姜、隔蒜、隔附子饼灸）施以适当的温热刺激。通过经络的传导而起到温和气血、扶正祛邪、温阳散寒的作用。主要适用于糖尿病前期气虚痰湿盛患者，可选取神阙、足三里、三阴交、内关、中脘、神门等。

3. 推拿按摩

糖尿病前期合并高血压，肝阳上亢者，可以按摩支沟，或每晚足浴后，搓涌泉穴100 次，可引火下行、引气血下行。叩击带脉，或腹部按摩，从右向左，由上而下，推揉腹部，有利于保持大便通畅。

4. 气功疗法

糖尿病前期患者坚持习练内养功、八段锦、鹤翔庄等，有利于气血运行，调节糖脂代谢紊乱。太极拳等传统运动，动作舒缓，适合于老年人习练，所以很值得推荐。

5. 穴位贴敷法

临床上可根据患者临床证候特点选择穴位贴敷药物。如糖尿病前期伴睡眠不佳者，可选用醋调萸桂散贴敷涌泉穴。方法是将适量吴茱萸研末，与肉桂粉一起用米醋调成糊状，敷两足心（涌泉穴），盖以纱布固定，每晚 1 次，次日早晨取下，5~7天为 1 个疗程。可以调和阴阳、引火下行，适用于糖尿病前期阴阳不和所致失眠、多汗等。

另外，临床根据具体情况，还可采用糖尿病治疗仪、经穴电针治疗仪、磁疗仪、微波热疗仪等。

六、中西医协同治疗

目前医学界总的说不太主张对糖尿病前期进行药物干预，但也有应用二甲双胍、阿卡波糖和胰岛素增敏剂预防糖尿病的临床试验，取得了有意义的证据。有学者分析阿卡波糖与二甲双胍治疗糖尿病前期的临床效果，论文从中国知网、万方等数据库检索与本文讨论的问题相关的文献，经精心筛选，将接受阿卡波糖治疗的患者列为观察组，将接受二甲双胍治疗的患者列为对照组。结果：观察组的糖尿病发生率明显低于对照组（$P < 0.05$）。观察组的PD控制率为94.0%，对照组的PD控制率为80.0%，观察组更高（$P < 0.05$）。结论：二甲双胍在处理FPG及血压等问题上更为理想，而阿卡波糖更可更有效地阻止PD向糖尿病发展。近年，更有用利拉鲁肽等注射减肥，用于糖尿病预防，尚有待于提供更多临床证据。中医药不良反应较小，不会诱发低血糖，在生活方式干预基础上，作为糖尿病前期的辅助疗法，也有很好的协同作用。

七、疗效评价标准

针对IGR疗效评价，西医学重视终点事件评价的方法，同时也重视IGR相关代谢指标的检测。其中，最重要的终点事件评价指标，是糖尿病（DM）发生率、PD转正率。代谢相关指标，则包括空腹血糖（FPG）、餐后2h血糖（2hPG）、糖化血红蛋白、血脂指标包括甘油三酯（TG）、总胆固醇（TC）、高密度脂蛋白-胆固醇（HDL-C）、低密度脂蛋白-胆固醇（HDL-C），血压包括收缩压（SBP）、舒张压（DBP）以及体质量指数（BMI）等指标。

中医药防治糖尿病联盟专家工作组制定脾瘅疗效评价标准，则主张对IGR患者治疗前后临床症状积分、血糖、胰岛素抵抗指数等，进行综合评价。

（一）中医证候学评价

观察患者临床症状的改善情况，如神

疲体倦、口干、体重减轻、肥胖、多食、纳差、便秘、便溏、小便多等。针对中医症状，要求根据临床观察分为4级：（0）正常、（1）轻度、（2）中度、（3）重度，治疗情况根据症状出现的情况记录。以神疲乏力为例：无神疲乏力（0）；乏力，能坚持日常活动（1）；乏力突出，四肢乏力（2）；精神极度疲乏（3）。诸如此类。

评价方法：治疗前后症状总积分情况比较（疗前/疗后）。

痊愈：治疗后症状积分较治疗前减少90%以上；

显效：治疗后症状积分较治疗前减少70%以上；

有效：治疗后症状积分较治疗前减少30%以上；

无效：治疗后症状积分较治疗前减少不足30%。

（二）降糖疗效

治愈：治疗后糖化血红蛋白≤6.0%；

有效：治疗后糖化血红蛋白≤6.5%；

无效：治疗后糖化血红蛋白>6.5%。

（三）胰岛素抵抗改善作用评价

显效：治疗后IAI提高50%以上；

有效：治疗后IAI提高20%~50%；

无效：治疗后IAI提高不足20%。

八、经验传承

（一）吕仁和教授

根据《内经》"脾瘅""消渴""消瘅"相关论述，将消渴病（糖尿病）分为"脾瘅期""消渴期""消瘅期"3期，其中脾瘅期即相当于糖尿病前期，包括血糖异常在内的构成代谢综合征的其他异常代谢表现，如肥胖、脂肪肝、高脂血症、高尿酸血症等。吕仁和教授认为，脾瘅即脾热，由于

"津液在脾"，因而"五气之溢"出现"口甘"。脾运受损，脾输布五谷之气能力下降，津液停于脾，从而促使脾热转输加快，使得胃纳增加，食欲愈佳，最终导致肥胖，体重不断加重。脾胃有热，转输受纳加快，出现易饥多食、肥胖的恶性循环。这种现象，类似现代高胰岛素血症出现肥胖，肥胖又加重高胰岛素血症的恶性循环，即糖尿病前期。吕仁和教授治疗糖尿病前期糖调节受损，强调着眼于患者的长远利益，重视整体认识疾病，经常指导患者采用限制饮食配合运动锻炼的方式，以达到减肥、减重、恢复健康的目的，主张应用多种手段综合干预，强调根据具体病情辨证用膳、适当运动、调整心态，并针对性选用中医药、针灸按摩、气功锻炼等。

吕仁和教授结合"以虚定型，以实定候"的思想，主张将糖尿病前期（脾瘅期）分为三型四候。分型：阴虚肝旺、阴虚阳亢、气阴两虚；证候：气滞、湿热、痰湿、血瘀。吕仁和教授强调在生活方式干预基础上，辨证选方。

养阴柔肝汤：生地 30g，玄参 30g，麦冬 15g，赤芍 30g，白芍 20g，何首乌 30g，黄连 10g，山栀子 10g，适用于糖尿病前期的辨证属于阴虚肝旺者，可以养阴柔肝，少佐去火。

滋阴潜阳汤：大生地 30g，玄参 30g，麦冬 15g，生石决明 30g，珍珠母 30g，牛膝 30g，黄芩 10g，黄柏 10g，知母 10g，葛根 10g，天花粉 30g。适用于糖尿病前期，辨证属于阴虚阳亢者，可以滋阴潜阳，并可清热。

益气养阴汤：沙参 20g，麦冬 10g，五味子 20g，黄精 30g，玉竹 20g，生地 20g，赤芍 30g，首乌藤 30g，适用于糖尿病前期辨证属于气阴两虚，而表现为乏力汗出，怕热，舌红，脉细无力者，可以益气养阴。如果夹有食积者，可去参芪，酌加香橼、佛手、枳壳、枳实、山楂等；如果夹有气郁，可去滋阴药，酌加柴胡、香附、乌药、黄芩等；如果感冒外邪，可去滋补药，酌加荆芥、防风、连翘、银花等；如果便秘，可酌加大黄、芒硝粉等。实际上体现了病、证、症并重的精神。

生活方式综合干预方面，应重视辨证用膳，强调保证体重向标准方向发展。针对中重度肥胖者，如果让体重达到并维持"理想状态"较为困难。因此，ADA 提出的"合理体重"（reasonable weight，RW），是指糖尿病患者及其主管医师或营养师认为的在短期内能实现并能长期维持的体重水平。这对有效控制血糖、血压和血脂同样有重要意义。应该强调注意控制总热量，合理分配营养成分比例，限制钠盐的摄入，并增加膳食纤维摄入，充分保证每日所需维生素和微量元素。具体辨证用膳，辨证属于阴虚阳亢者，可用清炒苦瓜和凉拌绿豆芽。

选用苦瓜 250g，洗净切块，加油、盐适量，煮熟，随饭食用。亦可将苦瓜制成干粉，每次服用 7~12g，每日 3 次。苦瓜味甘、苦、寒，清热解毒，除烦止渴，有类似胰岛素的作用，对降低血糖有益。

凉拌绿豆芽：可以取绿豆芽适量，洗净，开水焯过，加入少量食盐、味精、食醋、香油，凉拌食用。绿豆芽性寒，具有良好的延缓血糖升高的作用，能够延缓碳水化合物的吸收，对降低餐后血糖有益。

辨证属于阴虚肝旺者，可以食用洋葱和凉拌花生芹菜。可取洋葱 250g，用菜油炒，加盐调味，随饭食用，能够行气活血，通经活络。洋葱的提取物乙醇、葱油醚、氯仿、丙酮等，可以帮助细胞更好利用葡萄糖，对降低血糖有益。

凉拌花生芹菜：取用生花生，老芹菜切成段，洗净后在沸水中煮两分钟后捞出，加少许精盐、香油、味精，热量低，又有饱腹感，并可养阴清热。

辨证属于气阴两虚者，可以食用豆腐馅蒸饺和混合面馒头。取用豆腐渣或碎豆腐作馅，更用高粱面，或莜面、白面做皮即可。混合面馒头，可做成豆皮玉米面窝头，全麦面馒头。尤其是用全谷、玉米、黄豆三合一面制成窝头，可益气养阴，更可提高蛋白质生物效价，所以对血糖控制有益。

根据病情辨证运动方面，强调根据自己身体的实际情况选择和寻找适合自己的运动方式、运动量和运动时间。辨证属于阴虚肝旺者，可以进行强力运动，以益阴平肝。强力运动多数是带有竞争性或强制性的运动，如快走、跑步、球类、快速起蹲、快速跳舞等运动，可以根据各自的喜好酌情选择。另外，强力运动可以强筋壮骨，消耗能量，降低体重，降低血脂和血糖，疏通经络，调和气血。唯已有重要器官疾病者非其所宜。辨证属于阴虚阳亢、气阴两虚者，则应该选择轻缓运动。具体如调息运动、意念控制、缓慢起蹲运动、自我按摩、八段锦、五禽戏、太极拳、缓慢跳舞以及双手十指交叉握拳活动，足趾运动，手腕、足腕活动，伸展活动，挺胸、收腹活动等。这些运动同样可通经活络，行气活血，调和脏腑，也可提高人体免疫力，所以有益人体健康。总的说，应当注意根据个人的喜好、条件，选择适合自己的运动方式和运动量，并长期坚持。

根据病情辨证调整心态，同样也很重要。尤其对辨证属于阴虚肝旺者，调整心态，平和情绪，更为重要。如何保持心态平衡？勤奋、简朴、宽容、善忍、知足、凝聚、团结，是为秘诀。勤奋，能够让人学到很多知识，而知识是力量的源泉，是让人保持健康的前提。简朴，就能节省很多时间，而时间是最宝贵的东西，节省时间就等于为积累知识与财富提供了条件。

宽容，有利于维护好各方面关系，避免自己轻易发怒、忧思生气。"宽容则安康"，即此意也。善忍，能够使人心静，心静即可思远，处理事情就能做到比较周到，避免过于激动。知足，可以通过比较实现自我满足。最好方法就是忆苦思甜，比上不足，比下有余，尽量做到"知足者常乐"，有益健康。凝聚产生力量，团结诞生兴旺，务实才能求得发展，携手才可创造繁荣。《内经》所谓"生而勿杀，予而勿夺，偿而勿罚"的训导，有利于保持良好心态，有利于健康长寿。

另外，远离烟酒也值得重视。对嗜食肥肉者，甚至可在烧猪肉之时，先不放盐，放入生甘草少许，烧至烂熟，等到饥饿难耐，连食十几块。据说以后就不会再想吃肉。炖肉时放入常山，据说也有类似作用。

（二）南征教授

南征教授提出邪伏散膏、脾络瘀滞的病机假说，强调消渴病致病原因"一源多支"，"一源"者散膏也，"多支"者五脏也，消渴病散膏而波及五脏，散膏病则五脏损。临床上，从邪伏散膏论治糖尿病前期，强调禀赋不足、饮食不节、情志内伤、外感六淫等伏邪诱因在糖尿病前期发病中的具有重要作用。所以治病要辨证求因，基于糖尿病前期的根本病机邪伏散膏，审因论治，遵从扶正祛邪的治疗原则。强调邪伏散膏影响其精气运行，使其散精功能失常，生痰湿之邪，伏于散膏而化热，郁热伤及脾络。联系《周易·乾》所谓"同声相应，同气相求"中"同气相求"之理，提出邪从热化首犯阳气，故治疗应以固护人体阳气为要，糖尿病前期病在散膏，散膏者脾之附脏，故应固护脾阳，以固散膏，以六君子汤（《校注妇人良方》）为基本方进行加减，益气健脾，化痰祛湿通络，清热透邪，给邪以出路，治疗糖尿病前期，临床疗效显著。具体用药，亦别具特色。

1. 清透药轻清发散，透邪外出

清透药为轻清之品，可透邪外出，为治疗脾瘅必用之药，可分为植物药与虫类药二类。如桑叶、荷叶升发清阳，有升发的功效，二者配伍使腠理得开、邪得出路，则伏邪可透。何泽教授亦提出应用蝉蜕等虫类药物治疗脾瘅，此处应用蝉蜕取其入络之性，可借此种轻盈飞行虫类飞走之性通血脉、攻坚垒，辛香行气，经络得通则伏邪有路可走，可更有效地透邪外出。

2. 益气药扶正固本，固护散膏

益气药扶正固本，亦不可或缺。人参补气之功当属第一，若患者气虚症状尚不明显或治疗后气虚症状已改善则应换为党参，以防人参滋腻或补气太过。西洋参补而不燥，《医学衷中参西录》云："西洋参性凉而补，凡欲用人参而不受人参之温者皆可用之"，故尤其适用于本病阴虚内热之候。生黄芪补气固表、健脾益气，有固护散膏之效，亦可托毒利尿，促邪由表透出。白术被誉为"健脾第一要药"，可健护患者脾胃、补气止汗，亦可扶正固本、固护散膏。

（三）仝小林院士

倡导糖尿病及其并发症"郁热虚损"病机，认为糖尿病前期是气血痰火湿食六郁兼夹为病，其中，食郁是其发病基础。先为食气，继之痰浊，最后化热。整个过程实证为主，可兼有虚证（气虚、阴虚），兼瘀（痰瘀、浊瘀），而痰浊化热决定了血糖是否升高。因此，中医治疗应该基于"治未病"的原则，主张早治，应该关口前移。针对肥胖者，多为痰浊，治疗当以消膏转脂为要。而辨证属于气滞痰阻者，治疗则当以理气化痰为法。如果属于脾虚痰湿者，治当健脾化痰，如果痰湿化热者，则治当兼以清热。糖尿病前期，体形消瘦

者，多为阴虚。中医辨证属于阴虚气滞者，治疗当行养阴理气之法。具体选方用药：气滞痰阻证，可用越鞠丸。口苦舌苔黄加黄连、瓜蒌；脘腹胀满加枳实。脾虚痰湿证，方用六君子汤加减。倦怠乏力加黄芪；食欲不振加焦三仙；口黏腻加薏苡仁、白蔻仁。阴虚气滞证，方药多用二至丸合四逆散。两胁胀痛加青皮、橘叶；口干口渴加生地、石斛等。同时也强调饮食、运动等干预措施。

（四）赵进喜教授

强调糖尿病前期，即《内经》所谓"脾瘅"。"脾瘅"的典型表现是口甘，即口中甜腻，常由多食甘美肥厚之物所致，长期嗜食甘美，可使形体肥胖，甘肥厚味蕴而为热，内聚陈气阻滞气机，不加以注意，进一步发展可转为消渴，治疗可用兰草除其陈气。从中医病因病机来分析，脾瘅期的患者，除有体质因素存在外，常有过食甘肥醇酒以及情志过激、劳心过度等因素，中医证候可表现为湿热、痰湿阻滞、肝胃郁热，或表现为阴虚肝旺、脾虚、气阴两虚等。湿热、痰火、郁热伤阴，"阴气不足、阳气有余"或有胃肠结热存在"二阳结谓之消"，则成典型消渴。而就其重点好发人群来说，观察发现阳明胃热，体质壮实，肌肉丰满，精力充沛，食欲亢进，大便偏干，能吃能睡能干的人。所以，对于这些糖尿病好发人群，在糖尿病前期，就给予中医药治疗，以防治其病情进展，而逐渐发展为典型糖尿病。

一般说来，糖尿病前期的基础治疗，针对脾瘅其人"数食甘美而多肥"的特点，积极采取生活方式干预是十分必要的。调整饮食、适当运动、保持心情舒畅，即所谓"少吃点、多动点、想开点"。同时，可在辨体质、守病机的基础上，针对性辨证选方用药。辨证属于脾胃湿热证者，可选

择二妙丸、四妙丸或配合葛根芩连汤等，同时考虑该证多发生于太阴脾虚体质之人，可配合参苓白术散加味。辨证为胃肠结热证，可选择大黄黄连泻心汤以及中成药功劳去火片、三黄片或新清宁等，同时考虑该证多见于阳明体质之人，夹食积者，可加用中成药加味保和丸消食。辨证为肝经郁热证，可选择加味逍遥散、龙胆泻肝汤，同时考虑该证多见于少阳肝郁体质之人，可加用中成药逍遥丸、越鞠丸。辨证为痰火内结证，可选择小柴胡汤、小陷胸汤、黄连温胆汤等，中成药有二陈丸、牛黄清心丸、礞石滚痰丸，同时考虑该证多见于少阳肝郁体质之人，可加用四逆散、指迷茯苓丸、白金丸等。辨证属于阴虚肝旺证可选择天麻钩藤汤、建瓴汤，同时考虑该证多见于厥阴阴虚肝旺体质之人，若阴虚证突出，可加用杞菊地黄丸、耳聋左慈丸、磁朱丸、牛黄降压片；若兼气阴两虚，可配合生脉散、玉泉丸等，中成药有生脉胶囊、玉泉丸等。

　　胰岛素抵抗和糖尿病前期症状繁多，一般说，脾胃肝肾功能失调是其根本，而湿热、痰火、郁热、结热是其重要病理因素，要发展为糖尿病，总不离内热伤阴耗气的病机。所以治疗也就无外乎清热，或清化湿热，或清化痰火，或清泄结热，或清解郁热。赵进喜教授临床常用的三黄安消和清补、清滋、清泄、清解、清化糖宁系列制剂，就体现了这种重视清热治法的思路。赵进喜教授基于《内经》"壮火食气"思想，采用清热益气的清补糖宁胶囊（黄连、人参等组成）治疗糖尿病前期，临床观察发现：中药治疗IGR具有很好疗效。

九、典型案例

（一）吕仁和教授医案

刘某某，男，46岁，干部。2005年12月9日。既往高血压、高脂血症。刻下症：口干多饮，腰酸乏力，下肢浮肿，纳呆，尿频色黄，大便干，2~3日一行。舌红苔黄腻，脉滑数。查体：身高182cm，体重125kg，BMI 37.7kg/m^2，血压140/90mmHg。辅助检查：空腹血糖6.8mmol/L，餐后血糖10.8mmol/L，UA 416mmol/L，ALT 69IU/L，TG 3.25mmol/L，LDL-C 4.3mmol/L。

西医诊断：代谢综合征（肥胖、高血糖、高血压、高脂血症、高尿酸血症）。

中医诊断：脾瘅，证属气阴亏虚，湿热内蕴。

处方：党参30g，知母15g，葛根30g，天花粉30g，茵陈30g，泽泻、泽兰各30g，车前子30g（包），女贞子30g，生石膏50g（先煎），寒水石50g（先煎），生甘草15g。14剂。每日1剂，水煎服。调护：畅情志、戒烟酒、多运动，严格控制饮食，少食肉。

二诊：2005年12月23日。服药后水肿、腰酸乏力减轻，大便畅行，舌质淡红，舌苔薄白腻，脉细。查空腹血糖6.2mmol/L，餐后血糖9.8mmol/L，UA 491mmol/L，ALT 27IU/L，TG 1.93mmol/L，LDL-C 4.0mmol/L。

处方：桑寄生30g，桑叶10g，桑枝30g，夏枯草10g，牛蒡子20g，女贞子20g，车前子30g（包），生甘草10g，川芎30g，红花10g，桃仁10g，水红花子10g，丝瓜络10g，川牛膝20g，炒苍术10g，元参15g。

随访多年，患者坚持服药，并且生活方式转变，诸症及化验指标均得以控制。

按：吕仁和教授根据《内经》有关"脾瘅"的论述，认为"脾瘅"为"肥美之所发"，其病因病机与糖尿病前期及代谢综合征基本吻合，因此可以将两者相互对应进行辨证治疗。本例患者体型肥胖，伴高血压、糖脂代谢紊乱，诊断为代谢综合征，处于糖尿病前期（脾瘅期）。患者口干多饮，腰酸乏力，下肢浮肿，纳呆，尿频黄色，大便干，舌红苔黄腻，脉滑数，根据吕教授"以虚定证型，以实定证候"的思路，辨证为气阴两虚，湿热内蕴，病位以肝、脾胃、肾为主。治疗上，初诊时患者湿热之象明显，故在应用党参、知母、天花粉、生石膏等益气、养阴、清热药物的基础上，加入茵陈、泽泻、泽兰、车前子等大量泻热利湿之品。二诊时患者水肿减轻，大便畅行，苔薄白脉细，说明湿热已退，故酌情减少清热利湿药物，并加入桑寄生、桑枝、女贞子、川牛膝等药以补肝肾、强筋骨，提供机体免疫力，同时川芎、桃仁、红花、夏枯草等活血散结之品的加入，则能早期阻止"微型癥瘕"的形成，防止病情进一步发展为糖尿病微血管病变。本例患者在辨证用药的基础上，尤其强调饮食限制、运动锻炼、长期坚持，故能收效显著。

（二）何泽教授医案

陈某，男，53岁，公务员，2015年3月10日就诊。该患者平素久坐少动，约1年前间断出现口略干、乏力，半年前单位体检，发现FPG 5.82mmol/L，未予重视，未诊治。近2周因劳累后上症加重。1周前于我院门诊查FPG 5.67mmol/L。今日为求中医药治疗前来我院门诊就诊，行口服75g葡萄糖耐量实验，FPG 6.01mmol/L，服糖后2小时血糖8.89mmol/L，HbA1c 5.9%，FINS 21.3μU/ml，计算得出ISI=0.008；HOMA-IR指数=5.689。尿常规正常。现症：时有口干，倦怠乏力，偶有胃胀，饮食、睡眠可，大便溏，小便可。舌质暗红，苔白厚腻，脉弦滑。既往无特殊病史。查体：BP 139/88mmHg；HR 90次/分钟；BMI 26.0kg/m^2；WHR 0.97。

中医诊断：脾瘅（脾虚痰湿证）。

西医诊断：糖尿病前期。

治法：健脾益气，化痰祛湿，理气通络，清热透邪。

处方：生晒参10g，制黄芪30g，鸡内金15g，白茯苓20g，炒白术15g，陈皮15g，姜半夏5g，制黄精30g，丹参25g，荷叶15g，佩兰15g，桑叶20g，厚朴10g。上药7剂水煎取汁450ml，每服150ml，日2次早晚分服。嘱患者进行饮食运动疗法，予DM教育（每天运动1次，每次30分钟。中等强度，有氧运动，调节情志，劳逸结合）。

2015年3月20日复诊：体力渐增，精神转佳，胃胀明显减轻，饮食、睡眠可、二便可。舌质暗红，苔白厚，脉弦滑。辅助检查：FPG降至5.81mmol/L，空腹血清胰岛素18.1μU/ml，计算得出ISI=0.009；HOMA-IR指数=4.673；尿常规正常。2hPG 7.02mmol/L。处方：上方去厚朴，继服7剂，用法同前。

三诊：2015年4月2日。乏力明显好转，口干消失，饮食、睡眠可，二便可。舌质暗红，舌根部苔黄腻，脉弦滑。辅助检查：BP 136/86mmHg；FPG 5.62mmol/L，FINS 15.0μU/ml，计算得出ISI=0.012；HOMA-IR指数=3.747；HBCI=141.510。尿常规正常。2hPG 8.05mmol/L。处方：前方加玉米须50g，继服10剂，用法同前。嘱患者清淡饮食，加强锻炼，生活规律。

四诊：2015年4月17日。患者病情症状好转，查FPG 5.31mmol/L，2hPG 7.52mmol/L，FINS 15.2μU/ml，计算得出ISI=0.012；HOMA-IR指数=3.587；HBCI=167.956。嘱用西洋参2g，麦冬5g，沸水浸泡代茶饮用，日1剂。随访12周，血糖正常。

按：本例患者中年男性，平素久坐少动，正气不足，加之劳累耗气伤阴，邪从内生，伏藏于散膏，同气相求首先犯脾，波及五脏，发为脾瘅。伏邪潜藏散膏，潜滋暗长，伺机而动，蚕食人体正气，散膏体用俱病，津精输布受阻，病乃成矣。根据本病例治疗过程可初步假设邪伏散膏病机假说与现代糖尿病前期的病理变化及 IR 密切相关。

十、现代研究进展

糖尿病前期，糖调节受损具有胰岛素抵抗或兼有胰岛 β 细胞功能减退的病理基础。发病与体质以及过食和少动等因素密切相关。胥改珍则认为痰浊瘀血与代谢紊乱密切相关，多食少动为主要的发病因素，多余的肥甘厚味得不到正常运化转输，转化为痰、湿、浊、脂堆积体内，化热化毒，阻碍气机升降，使水湿津液代谢障碍。痰浊阻络亦可致血行不畅，形成瘀血。痰浊瘀血既可互结，也可互相转化，互为因果。所以，在糖调节受损阶段，应注意宣通气、血、痰、火、湿、食之郁。郁去则化热无由，如此也就可降低糖尿病发病率。因此，在生活方式干预基础上，早期接受中医药干预代谢综合征，具有重要意义。柴可夫教授等通过 OGTT 试验筛选 IGT 病例，记录包括腰臀比、体重指数等一般项目，采用设计的中医证候问卷，专人采集四诊资料，累计积分，聚类分析，归纳证候。纳入 151 例 IGT 患者，症状出现频数居前 10 位的依次是：健忘（62.3%）、夜尿频多（55.6%）、自汗（53%）、神疲乏力（51%）、脘腹胀满（49.7%）、口干咽燥（45.7%）、痰多（42.4%）、口渴喜饮（41.1%）、眼睛干涩（37.7%）、大便干结（35.8%）。聚类分析结果显示：151 例 IGT 患者，气阴两虚型 78 例（51.7%），脾虚痰湿型 52 例（34.4%），阳虚血瘀型 21 例（13.9%）。提示 IGT 的发病多与脾虚、气虚、阴虚、血瘀等因素有关，而气阴两虚证多见。方朝晖教授等基于中医药防治脾瘅（糖尿病前期）临床研究结果及行业标准，经同行专家多次讨论，提出一个具有中医特色的以医院为引导以社区为主题的

脾瘅（糖尿病前期）中医综合防治方案。研究资料显示：36.2% 糖尿病高危人群因饮食失节而发生脾瘅，病位在脾胃的占 43.6%，中医综合防治方案脾瘅即糖尿病前期患者，42.5% 血糖可以恢复到正常水平。陆源源等研究发现：IGT 患者以脾虚湿阻者最多，而且脾虚湿阻者存在高胰岛素血症，提示脾虚是胰岛素抵抗的可能始因，所以强调 IGT 应该重视从脾论治。

临床研究方面，丁萍等则提出健脾疏肝治法，应用该法（黄芪、黄精、泽泻、柴胡、鬼箭羽、葛根等）配合二甲双胍治疗糖耐量受损 24 例，并与单纯生活方式干预、二甲双胍干预对照，结果显示中药可以改善空腹血糖、餐后血糖和血脂水平，有效治疗糖耐量受损，多指标评价优于单纯生活方式干预与二甲双胍。周卓宁等治疗 IGF 重视内热病机，采用金芪降糖片（黄芪、黄连、金银花）配合饮食以及运动治疗 IGT，研究发现总有效率达 79%。姚政等重视益气养阴，常用生黄芪、玉竹、黄精、玄参、生地、女贞子等治疗 IGT，曾观察 42 例 IGT 患者，随机分为对照组（饮食控制 + 运动锻炼组，20 例）和中药干预组（饮食控制 + 运动锻炼 + 糖衡 Ⅰ 号组，22 例），定期检查空腹血糖、餐后 2 小时血糖、血胰岛素、血压、体重等指标。观察 1 年后结果显示：对照组 20 例，5 例发展为糖尿病，仍为糖耐量异常 13 例，糖耐量恢复正常 2 例；中药干预组 22 例，1 例发展为糖尿病，认为糖耐量异常 10 例，糖耐量恢复正常 11 例。两组相比，空腹血糖、餐后 2 小时血糖具有显著性差异（$P < 0.05$），血胰岛素无显著性差异（$P > 0.05$）。提示中药糖衡 Ⅰ 号可以有效预防 IGT 向临床糖尿病转化的作用。曾永红等重视补肾治法，应用六味地黄胶囊配合饮食干预治疗 IGT 患者 18 个月，治疗组无发展成糖尿病病例，而单纯进行饮食、

运动干预的对照组，16.4% 发展为糖尿病。

实验研究方面，熊曼琪教授等曾通过动物实验，观察了加味桃核承气汤对 2 型糖尿病胰岛素抵抗的影响，发现中药可以减轻其受体后胰岛素抵抗。说明中药可以减轻胰岛素抵抗，从多靶点、多环节改善糖脂代谢紊乱，从而可能减少糖尿病的发生。柴可夫教授等则通过动物实验观察参麦汤对糖耐量低减大鼠脂联素（Adiponectim）、瘦素（leptin）及脂联素受体 R_2mRNA 表达的影响。通过高脂高糖饲料喂养结合腹腔注射小剂量链脲佐菌素溶液的方法复制糖耐量低减大鼠模型观察发现：实验动物在 IGT 阶段已经出现瘦素、脂联素分泌异常，参麦汤能显著地降低瘦素水平，提高脂联素水平，促进脂代谢，上调糖耐量异常大鼠肝脂联素受体 R_2mRNA 表达。提示参麦汤能改善机体能量的调节和维持代谢稳态。

十一、临证提要

糖尿病前期患者，糖调节受损，是糖尿病的后备军，基于中医学"治未病"的思路，在生活方式干预的基础上，积极接受中医药早期干预，具有重要价值。

关于糖尿病前期的病因病机的见解，各家认识虽仍不统一，但糖尿病前期即中医学脾瘅与脾胃等多脏腑相关，水谷精微运化与气血津液代谢异常，饮食积滞，或生痰、生湿，甚至留瘀的认识基本一致。整体观念作为中医学基本理念，脾瘅的发生虽以脾胃为中心，实际上与肝肾等多脏相关。所以过分强调"从肝论治""从肾论治"，包括"从脾论治"等，都有嫌片面。临床上，应针对糖尿病前期病变这种复杂的胰岛素抵抗及其引发的糖、脂肪、蛋白质的代谢紊乱，着眼中医整体认识疾病的观念，脾胃肝肾同调。

糖尿病前期的证候特点以标实证较多，但也常表现为虚实夹杂。所以临床上应明辨标本虚实，或治标为主，或标本同治，虚实两顾。就标实证而言，以痰、湿为主，也可表现为气滞、血瘀，或夹有食滞，或夹有郁热、结热，或表现为湿热、痰火等。而就本虚证而言，可表现为气虚、阴虚，有时也可表现为气阴两虚。观察发现：阳虚并不多见。临床上常需要处理好治本与治标的关系。如健脾补气常需要与化痰、化湿、消食或清热化痰、清化湿热相结合；养阴或益气养阴治法常需要与清解郁热、清泄热结、凉肝平肝相结合。

糖尿病前期发病多标实，同时也有表现为本虚证或虚实夹杂者。为什么一开始就有患者会表现为本虚证或虚实夹杂呢？实际上，体质素虚是一个重要基础。因为太阴脾虚体质，更容易生湿、生痰，并进一步化生湿热、痰火等。而少阳气郁体质，也容易导致肝郁脾虚、气郁痰阻，或进一步化生郁热、痰火等。少阴阴虚体质，或厥阴阴虚肝旺体质者，更容易因烦劳而生内热，阴虚而不能涵木，导致阴虚阳亢证等。所以临床上应在明辨体质基础上，谨守病机，明辨方证，此即所谓辨体质、辨病、辨证"三位一体"辨证模式。阳明胃热体质者用清热泻火等糖宁清泄方（大黄、黄连等），少阴阴虚体质者用清热滋阴补肾的糖宁清滋方（黄连、生地等），厥阴肝旺体质者用清热平肝降逆的糖宁清降方（黄芩、珍珠等），少阳气郁体质用清热解郁疏肝的糖宁清疏方（柴胡、黄芩等），太阴脾虚者用健脾清热祛湿的糖宁清补方（人参、黄连等），总的治法不离乎清，即针对糖尿病热伤气阴的核心病机。

参考文献

［1］宁光. 中国糖尿病防治的现状及展望［J］. 中国科学：生命科学，2018，48

（08）：810-811.

［2］徐瑜，毕宇芳，王卫庆，等. 中国成人糖尿病流行与控制现状——2010 年中国慢病监测暨糖尿病专题调查报告解读［J］. 中华内分泌代谢杂志，2014，30（3）：184-186.

［3］中华医学会糖尿病学会胰岛素抵抗专家组. 胰岛素抵抗评估方法和应用的专家意见［J］. 中华糖尿病杂志. 2018，10（6）：377-385.

［4］杨文英. 糖尿病和糖尿病前期的诊断［J］. 中华内分泌代谢杂志，2005，21（4）：401-404.

［5］应焱燕，许国章. 糖尿病前期的研究进展［J］. 实用预防医学，2016，23（02）：250-253.

［6］中华中医药学会糖尿病分会. 糖尿病前期中医诊疗标准［J］. 世界中西医结合杂志，2011，6（5）：446-449.

［7］中华中医药学会. 糖尿病中医防治指南［M］. 北京，中国中医药出版社. 2007：1.

［8］方朝晖，仝小林，段俊国，等. 糖尿病前期中医药循证临床实践指南［J］. 中医杂志，2017，58（03）：268-272.

［9］李琼，李雨露，胡乾配，等. 药物与强化生活方式治疗糖尿病前期疗效的 Meta 分析［J］. 重庆医学，2016，（25）：3508-3513.

［10］郑仕辉. 阿卡波糖与二甲双胍治疗糖尿病前期疗效的 Meta 分析［J］. 北方药学，2016，（3）：183-184.

［11］中医药防治糖尿病临床研究联盟专家工作组. 脾瘅（糖尿病前期）中医诊疗方案（试行）［C］//第十四次全国糖尿病大会论文集，郑州. 2012：118-121.

［12］仝小林. 糖尿病前期中医诊疗标准［J］. 世界中西医结合杂志，2011，06（5）：446-449.

［13］王碧莹. 何泽教授从"邪伏散膏"治疗脾瘅经验撷萃［J］. 甘肃中医药大学学报，2017，34（5）：8-10.

［14］傅强，王世东，肖永华. 吕仁和教授分期辨治糖尿病学术思想探微［J］. 世界中医药，2017，12（1）：21-24.

［15］胥改珍. 从痰瘀论治代谢综合征［J］. 中国医药学报，2003，18（z1）：117-119.

［16］柴可夫，慎知，马纲，等. 151 例糖耐量低减患者的中医证候及聚类情况分析［J］. 中华中医药杂志，2012，27（2）：359-360.

［17］方朝晖，赵进东，石国斌，等. 脾瘅（糖尿病前期）中医综合防治方案及其临床研究［J］. 天津中医药，2014，（10）：583-587.

［18］陆源源，陈文霞. 糖尿病低减者胰岛素水平与中医辨证分型关系［J］. 浙江中医药杂志，2003，（5）：220.

［19］丁萍，罗玉韵，徐进华. 糖耐量低减 24 例疗效观察［J］. 世界中医药杂志，2008，（2）：84-85.

［20］周卓宁. 金芪降糖片对糖耐量低减的疗效探索［J］. 实用中医药杂志，2002，18（11）：3-4.

［21］姚政，虞芳华，张明，等. 糖衡 1 号干预治疗糖耐量低减 42 例临床观察［J］. 甘肃中医，2001，（3）：30-31.

［22］曾永红，朱洪翔，陈芃. 六味地黄丸治疗 IGT 降低心血管危险因素的研究［J］. 心血管康复医学杂志，2006，（6）：606-608.

［23］熊曼琪，王世东，郑高飞. 加味桃核承气汤对 2 型糖尿病大鼠胰岛素抵抗的影响［J］. 中国中西医结合杂志，1997，（3）：117-119.

［24］顾英敏，柴可夫，朱玮华，等. 参麦汤对糖耐量低减大鼠脂联素、瘦素及脂联素受体 R2mRNA 表达的影响［J］. 世界中医药杂志，2014，（7）：1682-1684.

（赵进喜　王世东　张华）

第三章 糖尿病临床期

第一节 1型糖尿病

糖尿病作为一组由于胰岛素分泌缺陷及（或）其生物效应降低（胰岛素抵抗）引起的以高血糖为基本病生理改变的糖、脂肪、蛋白质的代谢紊乱综合征，其发病与遗传因素、病毒感染、自身免疫、饮食因素、不良情绪等多种因素相关。典型表现为多饮、多食、多尿、身体无力或消瘦。近年来，随着经济和社会的发展、生活方式的改变和人口的老龄化，在全世界范围内，糖尿病发病率呈迅速增加趋势。随之而来的多种慢性血管神经并发症，已成为患者致死、致盲、致残的主要原因。其中，1型糖尿病是由于胰岛β细胞破坏，通常导致胰岛素绝对缺乏引起的，主要分为两种，即自身免疫中介性（1A型）和特发性（1B型）。总的说，我国1型糖尿病发病率较低。但由于我国人口基数大，1型糖尿病患者的绝对人数仍是一个庞大的人群。流行病学资料显示：1型糖尿病患者约占糖尿病患者的5%，多于儿童或青少年时期起病，在儿童和青少年患者中，1型糖尿病所占比例为80%~90%。

一、病因病机

（一）中医对1型糖尿病病因病机的认识

1型糖尿病的病因为体质因素加外感邪毒等引发，也可以有饮食失节、情志失调、劳倦、药石所伤等诱因。太阳卫阳太过体质者，素体肺热偏胜，多见于青少年纯阳之体，容易感受风热之邪或温热邪毒，即使感受风寒也容易入里化热，邪热进一步伤阴耗气，即可发生消渴顽证。而素体阳明胃热、少阴肾阴不足，厥阴肝旺、少阳气郁体质者，也可能感受外邪，或内生邪毒，伤阴耗气，而发生消渴病。风热外犯，或外感温热毒邪，邪热内结，可直接耗伤气阴，而致消渴病。而长期过食肥甘醇酒，辛辣香燥，煎炸烧烤，可内生湿热、痰火，或有胃肠结热，诸热伤阴耗气，则可诱发消渴病加重。长期过度的精神刺激，肝气郁结，郁久化火，郁热伤阴耗气，或劳心竭虑，营谋强思等，阳气过用，火热内燔，或药石误用，消灼阴津，也可成为消渴病诱发因素。

消渴病的基本病机特点是热伤气阴。病位在于脾、胃、肝、肾，可兼及多脏。内热为阳邪，容易伤阴耗液，出现口渴、咽干、便干等症状；由于内热为壮火，"壮火食气"，也容易伤气，从而出现乏力、神疲、体倦等症状。其临床表现，总的说较之其他类型糖尿病"三多一少"症状更为典型。虽然内热可表现为胃肠结热、肝经郁热、脾胃湿热以及心火、肺热、胃火、肝火、痰火等，但邪热内生以致阴虚燥热病机更为突出。当然，消渴病内热伤阴耗气，病程日久，也可阴损及阳，最终成阴阳俱虚之证。总之，消渴病热是其因，虚是其变，热伤气阴病机实际上贯穿消渴病病程始终，最终可表现为阴阳俱虚。

（二）西医对1型糖尿病发病机制的认识

目前学者比较认可1981年Cahill及McDeritt总结的1型糖尿病发病学说。如图所示：

始动因素（病毒感染）

抗原扰乱

作用于有遗传倾向的B淋巴细胞

自身免疫调控失常
（HLA DW3-DR3，DW4-DR4）

T淋巴细胞亚群失衡抑制T淋巴细胞下降（TS），辅助性T淋巴细胞增多

淋巴细胞毒效应增强，B淋巴细胞抗体产生（ICA、ICSA、CF-ICA等），K细胞活性增强

胰岛B细胞受抑制或破坏，胰岛素分泌减少

1型糖尿病发生

图3-1-1 Cahill及McDeritt提出的1型糖尿病发病机制

二、临床表现

（一）1型糖尿病—自身免疫中介性（1A型）

临床特点：起病急（幼年多见）或缓（成人多见）；易发生酮症酸中毒，需应用胰岛素以达充分代谢控制或维持生命；针对胰岛B细胞的抗体如胰岛细胞抗体（ICA抗体）、IAA、谷氨酸脱羧酶抗体（GAD）、IA-2常阳性；可伴其他自身免疫病如Graves病、桥本甲状腺炎等。

（二）1型糖尿病—特发性（1B型）

临床特点：酮症起病，控制后可不需胰岛素数月至数年；起病时HbA1c水平无明显增高；针对胰岛B细胞抗体阴性；控制后胰岛B细胞功能不一定明显减退。

三、实验室及其他辅助检查

（一）尿常规

（1）尿糖测定：尿糖阳性是诊断糖尿病的重要线索，但不能作为诊断依据，尿糖阴性也不能排除糖尿病的可能。在多数情况下24h尿糖总量与糖代谢紊乱程度一致，可作为判定血糖控制的参考指标。

（2）尿酮体测定：尿酮体阳性，对新发病者提示为1型糖尿病，对2型糖尿病或正在治疗中的患者，提示疗效不满意或出现严重的合并症。

（二）血糖测定

空腹及餐后2小时血糖升高是诊断糖尿病的主要依据，也是评价疗效的主要指标。餐后2小时血糖＞11.1mmol/L和空腹血糖＞7.0mmol/L即可诊断为糖尿病。一次血糖测定（空腹血糖、餐后2h血糖或随机血糖等）仅代表瞬间血糖水平，称点值血糖；一日内多次血糖测定（三餐前、后及睡前，每周2日，如疑有夜间低血糖，加测3am血糖）可更准确反映血糖控制情况。

（三）糖化血红蛋白（HbA1c）测定

HbA1c能反映糖尿病患者取血前近2~3个月血糖总水平，是作为糖尿病血糖

控制的监测指标。正常值为 4%~6%。

（四）口服葡萄糖耐量试验（OGTT）

适用于有糖尿病可疑及血糖高于正常范围但又未达到糖尿病诊断标准者，需进行 OGTT。OGTT 应在不限制饮食和正常体力活动 2~3 天后的清晨（上午）进行，应避免使用影响糖代谢的酒精和药物，试验前禁食至少 10h，其间可以饮水。取空腹血标本后，受试者饮用含有 75g 葡萄糖粉（或 82.5g 单糖）的水溶液 250ml，在 5 分钟内饮完，在服糖后 1h 和 2h、3h 采取静脉血测血糖。血浆胰岛素和 C- 肽测定有助于了解胰岛 β 细胞储备功能。

（五）胰岛素抗体测定

（1）胰岛素抗体（IAA）：具有诊断价值。IAA 应为未曾用过外源性胰岛素的患者体内检出可与胰岛素相结合的自身抗体。IAA 的产生与 1 型糖尿病的发生有显著相关性。

（2）胰岛细胞抗体（ICA）：胰岛素依赖型糖尿病患者中，抗胰岛细胞抗体的发生率在 90% 以上。通常在确诊一年后该抗体水平下降。ICA 可更早期发现 1 型糖尿病。

（3）谷氨酸脱羧酶抗体（GAD）：用于 1 型糖尿病的鉴别诊断和预测。

GAD、ICA 和 IAA 三种抗体是 1 型糖尿病自然病程中 β 细胞功能损伤的一个预测指标，也是 1 型糖尿病和 2 型糖尿病鉴别的重要免疫学标志，对糖尿病分型和指导治疗有重要意义。2 型糖尿病患者的 GDA 和（或）ICA、IAA 阳性结果应考虑自身免疫性糖尿病（LADA）可能，定期检查 GAD、ICA、IAA 以及 C- 肽水平有助于及早诊断 LADA，发现胰岛功能损害。

四、诊断与鉴别诊断

（一）中医的辨病要点和辨证要点

本书主要采纳 2012 年国家中医药管理局《中华人民共和国中医药行业标准·中医证候诊断标准》"消渴病"的诊断标准，2010 年初发布《22 个专业 95 个病种中医临床路径与诊疗方案》、2007 年中华中医药学会糖尿病分会编写的《糖尿病中医防治指南》以及赵进喜教授主编的《内分泌代谢病中西医诊治》、2013 年发表于世界中医药杂志的《糖尿病肾病中医辨证与疗效评价标准及其研究》所附《糖尿病中医证候诊断规范》相关内容。消渴病是以多饮、多食、多尿或尿有甜味、乏力或体重减轻为典型表现的病证。消渴病分本虚证，如虚证、血虚证、阴虚证、阳虚证等；标实证：结热证、湿热证、郁热证、热毒证、肝阳证、气滞证、痰湿证、血瘀证、痰热证、水湿证、饮停证、湿浊证等。

（二）西医诊断要点与鉴别诊断

1. 诊断标准

糖尿病的诊断标准参考 1999 年世界卫生组织（WHO）糖尿病专家委员会提出的糖尿病诊断与分型标准、2017 年中华医学会糖尿病学分会制定的《中国糖尿病防治指南标准》等相关诊断标准制定。

中华医学会糖尿病分会推荐在中国人中采用世界卫生组织 1999 年提出诊断糖尿病、糖耐量低减的新标准，并提出了空腹血糖异常的概念。

采用静脉血浆测值，糖尿病诊断标准：空腹血糖 ≥ 7.0mmol/L（126mg/dl）；或糖耐量试验服糖后 2 小时血糖 ≥ 11.1mmol/L（200mg/dl）；或随机血糖 ≥ 11.1mmol/L（200mg/dl）。

糖耐量低减（IGT）诊断标准：空腹

血糖＜7.0mmol/L（126mg/dl），及糖耐量试验服糖后2小时血糖≥7.8mmol/L（140mg/dl），且＜11.1mmol/L（200mg/dl）。

空腹血糖异常（IFG）诊断标准：空腹血糖≥6.1mmol/L（110mg/dl），且＜7.0mmol/L（126mg/dl），糖耐量试验服糖后2小时血糖＜7.8mmol/L（140mg/dl）。必须在另一天重复测定一次血糖。

采用毛细血管全血测值，糖尿病诊断标准：空腹血糖≥6.1mmol/L（110mg/dl）；或糖耐量试验服糖后2小时血糖≥11.1mmol/L（200mg/dl）；或随机血糖≥11.1mmol/L（200mg/dl）。

糖耐量低减（IGT）诊断标准：空腹血糖＜6.1mmol/L（110mg/dl），及糖耐量试验服糖后2小时血糖≥7.8mmol/L（140mg/dl），且＜11.1mmol/L（200mg/dl）。

空腹血糖异常（IFG）诊断标准：空腹血糖≥5.6mmol/L（110mg/dl），且＜7.0mmol/L（126mg/dl），糖耐量试验服糖后2小时血糖＜7.8mmol/L（140mg/dl）。必须在另一天重复测定一次血糖。

应该指出的是，中华医学会糖尿病学会目前推荐测定静脉血浆葡萄糖，并采用葡萄糖氧化酶法测定。

糖尿病诊断是依据空腹、任意时间或口服葡萄糖耐量试验（OGTT）中2小时血糖检测值。此所谓空腹指至少8小时内无任何热量摄入；任意时间指一日内任何时间，无论上次进餐时间及食物摄入量。

OGTT试验，要求早餐空腹取血（空腹8~14小时后），取血后于5分钟内服完溶于250~300ml水内的无水葡萄糖75g（如用1分子结晶水葡萄糖，则为82.5g）。试验过程中不喝任何饮料、不吸烟、不做剧烈运动，无需卧床。从口服第一口糖水时计时，于服糖后30分钟、1小时、2小时及3小时取血（用于诊断可仅取空腹及2小时血）。血标本置于含0.1ml氟化钠（6%）/草酸钠（3%）（烘干）抗凝管中，搓动混匀后置于0~4℃。立即或尽早分离血浆及测定血糖（不应超过3小时）。试验前3日每日碳水化合物摄入量不少于150g。试验前停用影响OGTT的药物，如避孕药、利尿剂、β受体拮抗剂、苯妥英钠、烟酸3~7天，服用糖皮质激素者不作OGTT试验。试验前3日每日碳水化合物摄入量不少于150g。

对于无高血糖危象者，一次血糖值达到糖尿病诊断标准者，必须在另一日按诊断标准内三个标准之一复测核实。如复测未达糖尿病诊断标准，则需在随访中复查以进一步明确诊断。发生急性感染、创伤、循环或其他应激情况下可出现暂时血糖增高者，不能依此诊断为糖尿病，须在应激过后再复查血糖。

2. 鉴别诊断

1型糖尿病有特定内涵，临床首先应该与临床常见的2型糖尿病相鉴别。

表3-1-1　1型糖尿病与2型糖尿病鉴别表

	1型	2型
发病原因	免疫与遗传	遗传与生活方式
发病年龄	青少年	中老年
发病方式	急	缓慢或无症状
体重情况	多偏瘦	多偏胖
胰岛素分泌	绝对缺乏	相对缺乏
酮症酸中毒	容易发生	不易发生
一般治疗	注射胰岛素	口服降糖药

上表所示，为1型糖尿病和2型糖尿病的鉴别要点。具体地讲可从以下几方面区分。

（1）年龄：1型糖尿病大多数为40岁以下发病，20岁以下的青少年及儿童绝大多数为1型糖尿病，仅极少数例外；2型糖尿病大多数为40岁以上的中老年人，50岁以上的人患1型糖尿病很少。总之，年龄越小，越容易是 1 型糖尿病；年龄越大，越容易是 2 型糖尿病。

（2）起病时体重：发生糖尿病时明显超重或肥胖者大多数为 2 型糖尿病，肥胖越明显，越易患 2 型糖尿病；1 型糖尿病患者在起病前体重多属正常或偏低。无论是 1 型或 2 型糖尿病，在发病之后体重均可有不同程度降低，而 1 型糖尿病往往有明显消瘦。

（3）临床症状：1 型糖尿病均有明显的临床症状如多饮、多尿、多食等，即"三多"，而 2 型糖尿病常无典型的"三多"症状。为数不少的 2 型糖尿病患者由于临床症状不明显，常常难以确定何时起病，有的只是在体检后才知道自己患了糖尿病。1 型糖尿病患者由于临床症状比较突出，故常能确切地指出自己的起病时间。

（4）急慢性并发症：1 型与 2 型糖尿病均可发生各种急慢性并发症，但在并发症的类型上有些差别。就急性并发症而言，1 型糖尿病容易发生酮症酸中毒，2 型糖尿病较少发生酮症酸中毒，但年龄较大者易发生非酮症高渗性昏迷。

（5）慢性并发症：1 型糖尿病容易并发眼底视网膜病变、肾脏病变和神经病变，发生心、脑、肾或肢体血管动脉硬化性病变则不多见，而 2 型糖尿病除可发生与 1 型糖尿病相同的眼底视网膜病变、肾脏病变和神经病变外，心、脑、肾血管动脉硬化性病变的发生率较高，合并高血压也十分常见。因此 2 型糖尿病患者发生冠心病及脑血管意外的概率远远超过 1 型糖尿病患者，这是一个十分明显的不同点。

（6）治疗：1 型糖尿病只有注射胰岛素才可控制高血糖，稳定病情，口服降糖药一般无效。2 型糖尿病通过合理的饮食控制和适当的口服降糖药治疗，便可获得一定的效果，当然当口服降糖药治疗失败、胰岛 β 细胞功能趋于衰竭或出现严重的急慢性并发症时，也是胰岛素的适应证。

当然，有时通过临床表现还很难区别 1 型糖尿病和 2 型糖尿病。此时，很有必要进一步的进行相关检查。具体包括通过空腹及餐后 2 小时胰岛素或 C- 肽检查，了解患者体内胰岛素是绝对缺乏还是相对缺乏；通过各种免疫抗体的检查：如 GAD 抗体、ICA 抗体等，以了解患者的糖尿病是否与免疫有关。

五、中医治疗

（一）治疗原则

中医治疗以清热、益气、养阴为基本治法，重视调补脾胃肝肾。具体应用结合脏腑辨证，或清泄胃肠结热，或清解肝经郁热，或清化脾胃湿热。外受热毒或内生邪毒者，更应重视清热解毒治法。病久入络，常见血瘀，则又当在以上各法中，适当佐以化瘀散结、活血通络之品。根据糖尿病本虚标实的特点，赵进喜教授继承吕仁和教授本虚辨证型、标实辨证候的思路，基于脏腑气血阴阳辨证思路，提出了所谓本虚标实辨证方法，本虚证分三型，标实证分七候，共十证，每证再结合脏腑定位，进一步还可分为数证，基本可涵盖糖尿病临床常见的证候。

（二）辨证论治

1. 阴虚津亏

临床表现：口渴引饮，咽干舌燥，五心烦热，尿黄便干，或有盗汗，舌红或瘦，苔少甚至光红，脉象细数。

治法：养阴增液。

方药：六味地黄汤、增液汤化裁。

典型处方：生地 25g，山萸肉 15g，生山药 15g，枸杞 15g，天花粉 25g，葛根 25g，玄参 25g，知母 15g，黄精 15g，地骨皮 25g，白芍 25g，沙参 15g。每日 1 剂，水煎服。

专家经验方推介：赵进喜教授清滋糖宁方（生地、玄参、知母、生石膏、黄连、黄芩、葛根、丹参、地骨皮、荔枝核、鬼箭羽、翻白草、功劳叶、仙鹤草），功效：滋阴生津、清热解毒，可用于 1 型糖尿病阴虚热盛者。

临床应用：该方以滋补肾阴为主，实肝脾心肾肺胃同补。少阴肾虚体质，肺肾阴虚者，以麦味地黄丸为主；心肾阴虚者，以天王补心丹为主；厥阴阴虚肝旺体质，肝肾阴虚者，以杞菊地黄丸、归芍地黄丸为主。若少阴肾虚体质，阴虚兼热伏于肺，咽干咳嗽，咳黏痰，心胸烦热，汗出不畅，舌质红，苔薄黄，脉滑数，治当清解肺热，方可用泻白散、黛蛤散，药用：桑白皮、地骨皮、桑叶、黄芩、知母、枇杷叶等，清肺泄热；若太阳卫阳太过体质或少阴肾虚体质，外感风热或温热邪毒，症见发热恶寒，咽痛口干，头痛，咽喉红肿，汗出不畅，或有咳嗽，舌尖红，苔薄黄，脉浮数或浮滑而数，则治当疏风清热，方用银翘散、桑菊饮化裁，药用：银花、连翘、桑叶、菊花、薄荷、玄参、芦根、桔梗、甘草等。内生邪毒者，可用芩连四物汤加减。

2. 气阴两虚

临床表现：神疲乏力，口渴喜饮，气短懒言，口干咽燥，五心烦热，腰膝酸软，大便偏干，小便频多，舌淡红，或嫩红，苔少，脉细数无力。

治法：益气养阴。

方药：参芪地黄汤、玉液汤、生脉散化裁。

典型处方：黄芪 15g，人参 3g（另煎兑入），太子参 15g，沙参 15g，玄参 25g，黄精 15g，生地 25g，枸杞 15g，五味子 9g，茯苓 15g，白术 15g，山药 15g，葛根 25g，莲子肉 15g，地骨皮 25g，仙鹤草

30g。每日 1 剂，水煎服。

赵进喜教授清补糖宁方：生黄芪、生晒参或西洋参、生地、玄参、知母、黄连、黄芩、葛根、丹参、地骨皮、荔枝核、鬼箭羽、功劳叶、仙鹤草。功效：益气养阴、清热解毒，可用于 1 型糖尿病气阴两虚证。

临床应用：该方以滋阴补肾、益气健脾为主，重在益气养阴。少阴肾虚体质，辨证侧重于阴虚者，可用增液汤、六味地黄汤加益气药；太阴脾虚体质，辨证侧重于气虚者，可用参苓白术散、七味白术散加养阴药。兼胃肠结热，或阳明胃热体质，气阴受伤者，治当清泄热结，方用增液承气汤、三黄丸加味，药用：生大黄、黄连、黄芩、山栀等；兼肝经郁热，或少阳肝郁体质为病者，治当解郁清热，方用小柴胡汤、龙胆泻肝汤，药用：柴胡、黄芩、黄连、丹皮、山栀、夏枯草等；太阴脾虚体质，湿邪困脾者，治当化湿醒脾，方用平胃散、藿香正气散化裁，重用苍术、白术、云茯苓、佩兰、苏梗、泽泻等；更兼湿热内蕴者，治当清热除湿，方用三仁汤、茵陈平胃散、四妙散化裁，药用：苍术、黄连、薏苡仁、陈皮、川朴、茵陈、土茯苓等；太阳卫阳太过体质，外受风热、温热之邪，伤阴耗气，气阴两虚者，可配合银翘散、桑菊饮化裁，药用：金银花、连翘、黄芩、黄连、生地、玄参、牛蒡子等。

3. 阴阳两虚

临床表现：口干多饮，夜尿频多，五心烦热，畏寒神疲，腰膝酸冷，四肢无力，汗多易感，性欲淡漠，男子阳痿，大便不调，舌体胖大，舌苔少，或有白苔，脉沉细，或沉细数而无力。

治法：滋阴助阳。

方药：金匮肾气丸、右归丸化裁。

典型处方：黄芪 30g，人参 3g（另煎兑服），生熟地各 12g，山萸肉 12g，山药 12g，茯苓 10g，黄精 15g，鹿角片 6g，肉

桂 3g，炮附子 3g，磁石 25g，牛膝 15g，枸杞 15g，五味子 9g，地骨皮 25g，淫羊藿 15g。每日 1 剂，水煎服。

赵进喜教授滋补糖宁方（生黄芪、生晒参、肉桂、黄连、生地、山茱萸、山药、茯苓、葛根、丹参、地骨皮、荔枝核、鬼箭羽、淫羊藿、胡芦巴、仙鹤草），功效：益气温阳、滋阴补肾、清热解毒。适合于 1 型糖尿病久病，阴阳俱虚者。

临床应用：该方以滋阴助阳、益气补肾为主，强调在滋阴补气的基础上温阳、久病伤肾、阴阳俱虚者。少阴肾虚体质，辨证侧重于阴虚者，可减少温热药，或加用玄参、知母、黄柏、黄连等滋阴清热药品，阳虚突出、畏寒、男子阳痿、女子带下清稀、治当补肾壮阳，方可用五子衍宗丸、玄菟丸，药可用菟丝子、沙苑子、枸杞、仙茅、淫羊藿、海马、鹿茸片、雄蚕蛾、露蜂房、蜈蚣等，补肾的同时，宣通络脉。若兼脾肾阳虚、寒湿内侵，症见脘腹胀满、疼痛、喜温喜按、泄泻，甚至完谷不化者，治当温补脾肾、散寒理中，方可用连理汤、乌梅丸、附子理中丸、四神丸等方化裁，药可加炮附子、人参、苍术、白术、茯苓、干姜、白芍、补骨脂、五味子、乌梅炭、炙甘草。

应该指出的是，1 型糖尿病本虚证确实比较突出，但热象包括胃肠结热、脾胃湿热、肝经郁热、痰火中阻，尤其是风热邪毒、湿热邪毒更为突出，所以应该特别重视清热解毒治法。胃肠结热者，可用黄连解毒汤、大黄黄连泻心汤等；脾胃湿热者，可用葛根芩连汤、四妙丸等；肝经郁热者，可用小柴胡汤、大柴胡汤等；痰热中阻者，可用黄连温胆汤、小陷胸汤等；肺热盛者，可用泻白散；胃火盛者，可用玉女煎；肝火盛者，可用龙胆泻肝汤；心火盛者，可用导赤散。外感风热、温热邪毒者，可用银翘散、五味消毒饮等。若兼血脉瘀滞，或久病血瘀者，可用桃红四物汤、桃核承气汤、下瘀血汤化裁。常用药如桃仁、红花、当归、川芎、赤芍、山楂、葛根、丹参、酒大黄、水蛭、姜黄、三七粉、鬼箭羽、姜黄等。

专家经验方推荐：降糖活血方（祝谌予教授经验方），组成：广木香、当归、益母草、赤芍、川芎、葛根、丹参。功效：活血化瘀。适用于 1 型糖尿病血瘀证，包括糖尿病多种并发症久病血瘀者。所谓"广当益芍芎"，就是这首名方。

（三）其他疗法

1. 针灸疗法

针刺疗法可作为糖尿病及其并发症常用辅助治疗措施。

针灸取穴，在此主要介绍主穴配合随症选穴针刺法。

主穴：可取穴肾俞、脾俞、足三里、三阴交、然谷。

操作：先嘱患者俯卧针刺背俞穴，向内斜刺 0.5~0.8 寸，得气后不留针，令患者仰卧针刺四肢穴位，直刺 1~1.5 寸，得气后足三里、三阴交施以泻法，然谷平补平泻，留针 20~30 分钟。

随症取穴：口渴加取鱼际、尺泽、肺俞、金津、玉液；多食加取内庭；多尿加取关元、大赫、膀胱俞；下肢疼痛或麻木或无力加取风市、阳陵泉、委中、承山、昆仑、太溪、解溪；上肢疼痛或麻木或无力加取合谷、外关、曲池、肩髃；高血压加取太冲、人迎；便秘加取天枢、丰隆；腹泻加取天枢、上巨虚；眼病加取睛明、承泣、太冲、肝俞、光明；心悸、心绞痛加取神门、内关、肺俞、心俞、膈俞；失眠加取神门、印堂；胸闷加取中脘、内关；胸痛加取膻中、内关；盗汗加取后溪、阴郄；皮肤瘙痒加取曲池、血海；阴痒加取蠡沟；阳痿加取大赫、关元、命门；畏寒、加灸关元、神阙。

2. 推拿治疗

重点介绍主穴主经配合随症加穴按摩疗法。

主穴：可选取肾俞、脾俞、足三里、三阴交、然谷，除重点按压此几个穴位之外，可循经按摩足太阴脾经及足少阴肾经。主要选用推、按、摩、点、捏等手法，每日 2~3 次，每次 20 分钟。

随症加穴：头部多用点法、按法；背部多用摩、提、拍法等；四肢多用推、按、点等法；口渴：加取鱼际、尺泽、肺俞，采用点、按、揉手法；多食：循经按摩内庭等足阳明胃经及足太阴脾经的穴位；多尿：取穴关元、大赫、膀胱俞等，并循任脉、膀胱经及肾经行循经点、摩、按、揉等手法。

3. 养生功法

包括内养功、强壮功、巢氏消渴气功宣导法等，主要是通过调息、调神、调气，起到扶助正气、调整脏腑功能、疏通经络气血的作用。

4. 国医大师吕仁和教授十八段锦

吕仁和教授十八段锦是在汲取传统"八段锦""太极拳"以及近代一些健身运动方法，编制了一套动静结合的健身功法。非常适合于糖尿病患者日常习练。总分为初、中、高三级，每级为六段。

（1）初级（六段）

第一段：起势；第二段：双手托天理三焦；第三段：五劳七伤向后瞧；第四段：拳击前方增气力；第五段：掌推左右理肺气；第六段：左右打压利肝脾。

（2）中级（十二段加初级六段）

第七段：拳打丹田益肾气；第八段：左右叩肩利颈椎；第九段：左右叩背益心肺；第十段：金鸡独立养神气；第十一段：调理脾胃需单举；第十二段：摇头摆尾去心火；

（3）高级（十八段加初级六段，中级六段）

第十三段：双手按腹补元气；第十四段：双手攀足固肾腰；第十五段：左右开弓似射雕；第十六段：捶打膻中益宗气；第十七段：全身颤动百病消；第十八段：气收丹田养筋骨。

对此，后文在 2 型糖尿病篇章，还有详细介绍。

六、中西医协同治疗

补充胰岛素是治疗 1 型糖尿病的重要手段，具体临床应用可参考 2016 年中华医学会糖尿病学分会《中国 1 型糖尿病胰岛素治疗指南》。研究发现：中药与胰岛素同用，治疗 1 型糖尿病具有协同降糖作用，可以明显改善患者症状，减少胰岛素用量，并有效防治 1 型糖尿病并发症。

（一）胰岛素的种类

1. 按制剂来源分类

（1）动物胰岛素：直接从动物的胰腺提取并纯化而来，其中猪胰岛素的分子结构与人胰岛素只有 1 个氨基酸的差别，抗原性相对较低，是我国目前胰岛素制剂的主要来源。

（2）合成人胰岛素：半合成人胰岛素：运用现代生物技术将猪胰岛素 B 链第 30 位的丙氨酸变为苏氨酸而成。

（3）DNA 重组人胰岛素：通过基因工程技术将人胰岛素基因插入酵母菌质粒或大肠杆菌质粒中，所得的胰岛素与人胰岛 β 细胞分泌的胰岛素分子结构完全一样，故其抗原性低，疗效较动物胰岛素好，但价格较贵。此类技术具有以下优点：酵母菌和大肠杆菌可以在实验室中仅含有葡萄糖、维生素和盐的简单基质中生长。能够稳定地分泌完整的具有完好三维结构的人胰岛素分子，且不分泌对人体有害的物质。

生长稳定、增生快，经过滤、层析和结晶后纯度可达 99.9%。

2. 按作用快慢和维持作用时间分类

（1）短效类

不含鱼精蛋白，可皮下、肌内或静脉注射，皮下注射 30 分钟开始起效，高峰时间 1~3 小时，作用持续 5~7 小时。

国产普通胰岛素（Regular Insulin，RI）：猪胰岛素。

徐州中性胰岛素：为单峰猪胰岛素。

单组分人胰岛素：如丹麦诺和诺德公司生产的诺和灵 R 和美国礼来公司生产的常规优泌林。

（2）中效类

鱼精蛋白与普通胰岛素以 1：1 比例混合，不含过剩的鱼精蛋白，故又称低精蛋白锌胰岛素（Neutral Protamine Hagedorn，NPH），可单独或与短效类合用。仅可皮下或肌内注射，皮下注射 2 小时起效，高峰时间 6~12 小时，作用持续 18~24 小时。如国产低精蛋白锌胰岛素、丹麦产诺和灵 N、美国产中效优泌林等。

（3）长效类

产品名为鱼精蛋白锌胰岛素（Protamine Zinc Insulin，PZI），短效胰岛素与鱼精蛋白以 1：（1.5~2）比例混合，含过量鱼精蛋白，故在与短效胰岛素合用时每单位可结合 0.5~1 单位短效胰岛素形成中效胰岛素。仅可皮下或肌内注射，皮下注射 4 小时起效，高峰时间 10~16 小时，作用持续 28~36 小时。

（4）预混胰岛素

根据需要按比例将短效胰岛素和中效胰岛素混合，其作用相当于中效与短效胰岛素的叠加，各自发挥其作用，使用前应先摇匀。目前我国市场上有的是 70% 中效人胰岛素混悬液与 30% 人正规胰岛素的混合制剂和两者各半的混合制剂。

此外还有锌胰岛素悬液（即 Lente 族胰岛素），由丹麦诺和诺德公司生产，不含鱼精蛋白，含锌量高，采用醋酸盐代替磷酸盐作缓冲液，故在中性条件下即可保持不溶状态，作用时间延长。不能与一般短、中或长效胰岛素合用。按作用时间长短可分为：短中效（半慢胰岛素 Semilente）、中长效胰岛素（慢胰岛素 Lente）、超长效胰岛素（特慢胰岛素 Ultralente）。

3. 按纯度分类

胰岛素的纯度以胰岛素原的百万分率来计算（ppm，pars per million）。

（1）普通胰岛素（RI）：胰岛素原 ppm ＞ 1000，含杂质较多，抗原性强。通过离子交换和分子筛可将之分为 a、b、c 三个峰，第一峰为无活性蛋白，分子量在 13000 左右；第二峰为胰岛素原及胰岛素二聚体，分子量 12000~9000；第三峰为单峰胰岛素。

（2）单峰胰岛素（SP Insulin）：为胰岛素单体及少量单去酰胺胰岛素，胰岛素原 ppm 为 100~1000，疗效及抗原性居中。

（3）单组分胰岛素（Mc Insulin）：为高纯度胰岛素，其胰岛素含量超过 99%，胰岛素原 ppm ＜ 10，作用增强，抗原性低。

4. 新型胰岛素

（1）胰岛素类似物

①速效胰岛素类似物：赖脯胰岛素（Lispro）通过将人胰岛素 B 链 28、29 位脯氨酸、赖氨酸的次序颠倒，使胰岛素分子形成多聚体的特性改变，从而加速皮下注射后的吸收。Aspart 是将 28 位脯氨酸置换为天门冬氨酸。它们的共同特点是从六聚体胰岛素变成单体或二体胰岛素的速度较人胰岛素快，通常在注射后 15 分钟起效，达到最高血药浓度的时间为注射后 30~70 分钟，持续时间为 2~5 小时，更适宜用于胰岛素泵控制血糖。

②特慢胰岛素类似物：甘精胰岛素（glargine insulin）是通过重组 DNA 技术生

产的长效胰岛素类似物。glargine 是甘氨酸（glycine）和精氨酸（arginine）的组合缩写，其特点为 A 链 21 位天门冬氨酸换成甘氨酸，在 B 链末端加两分子精氨酸（B31Arg，B32Arg），使等电点从 pH 值 5.4 升至 6.7，胰岛素在皮下吸收缓慢，稳定性增加，模拟人体基础状态的胰岛素分泌。起效时间为 1.5~2 小时，持续 24 小时，没有峰值。临床研究证实应用甘精胰岛素控制血糖可使夜间症状性低血糖的发生率明显降低，适合基础胰岛素分泌较低患者的胰岛素治疗。

（2）肺吸入胰岛素

已知人肺泡上皮细胞可被胰岛素透入。近年来研制了新的胰岛素干粉制剂及气溶给药系统。肺吸入胰岛素的吸收较皮下注射为快，血胰岛素浓度的重复性与皮下注射相仿，一次吸入 250IU，血浓度可在 10 分钟左右达 20pg/ml。治疗 1 年后肺功能检查无变化。

（二）胰岛素治疗的目的

1 型糖尿病患者使用胰岛素治疗的目的是补充其不足，以对抗体内拮抗胰岛素的激素，从而调整其代谢紊乱，保证生长发育的需要。

（三）胰岛素的临床应用

理想的胰岛素治疗应是尽可能模拟内源性胰岛素分泌，使血糖得到最佳控制。生理情况下胰岛素分泌可分为：①持续的基础胰岛素分泌，其作用为抑制肝葡萄糖输出，保持与基础血糖间的平衡，以维持血糖在一定狭窄的范围内波动。②餐后胰岛素分泌，进餐后碳水化合物经胃肠道吸收入血，胰岛素分泌增加，促进葡萄糖的利用、储存，并抑制肝糖输出，以免血糖过高。胰岛素联合应用方案能更好地模拟人体生理状态下胰岛素的分泌，可利用作

用时间各不相同的胰岛素达到既有基础胰岛素，又有餐后胰岛素峰值的目的，从而更有效地控制血糖，既达到模拟餐后胰岛素分泌，又能维持基础胰岛素水平。

1. 1 型糖尿病胰岛素初始剂量的确定

10 岁以下糖尿病儿童，每 kg 体重每日 0.5~1.0U，全日剂量一般不超过 20U。

11~18 岁新诊断的糖尿病患者，初始剂量每 kg 体重每日 1.0~1.5U，全日剂量一般不超过 40U。

胰岛素的分配比例如下：每日注射量的 40%~50% 作为基础胰岛素；15%~25% 在早餐前，15% 在午餐前，15%~20% 在晚餐前注射；若患者有睡前加餐的必要或习惯，也需 10% 左右的胰岛素，于餐前 20~30 分钟皮下注射。

2. 胰岛素注射剂量的调整

上午或上午及下午血糖皆高，应首先增加早餐前普通胰岛素量；单纯下午血糖高，应增加午餐前短效胰岛素量；晚餐后及夜间血糖高，应增加晚餐前胰岛素量，一般每次增加 2~4U。

夜间血糖高，白天血糖控制良好，应首先除外晚餐后有低血糖发作。因低血糖后由于进食及体内抗胰岛素物质增加可引起高血糖和高尿糖。如晚餐后确无低血糖反应，则可睡前加 4U 短效胰岛素于睡前少许加餐，或加大晚餐前短效胰岛素的量并于晚 8~9 时加餐，或晚餐前加长效胰岛素 4~6U 与短效胰岛素混合使用。

早餐后血糖高，上午 9~10 时后血糖下降，则将普通胰岛素于早餐前 45~60 分钟皮下注射。

3. 胰岛素注射次数的调整

每日 3 次或 4 次注射普通胰岛素的患者，在病情适当控制后，可改为混合胰岛素注射，调整方法如下。

（1）早餐前的剂量：把原来每日早餐前、午餐前 RI 的总量分为 4 等份，3 份为

RI 的量，1 份为 PZI 的量，如原来早、午餐前总量为 36U，转换后为 RI 27U 加 PZI 9U，混合于早餐前一次注射。早餐前 PZI 量一般为 8~12U。

（2）晚餐前的剂量：原来每日 3 次注射 RI 者，可保持原来晚餐前 RI 的量不变，也可减去 4~8U，加 PZI 4~8U，两者混合，于晚餐前一次注射。原来每日 4 次注射 RI 者，把晚餐前、晚间睡前的 RI 总量减去 4~8U，再加 PZI 4~8U 于晚餐前混合一次注射。

以上调整的剂量未必十分合适，以后可根据血糖进行调整，直至控制病情满意为止。

4. 胰岛素的注射工具及注射部位

（1）注射工具的选择

①普通注射器：价格便宜，但剂量换算比较复杂，目前较少使用，一般不推荐患者自行注射使用。

②胰岛素专用注射器：剂量标注比较清楚，但操作仍比较复杂，是目前医院中普遍采用胰岛素注射工具。

③笔式胰岛素专用注射器：操作简便，剂量标注清楚，但价格比较昂贵，只能用于相配套的人胰岛素注射使用。

④无针胰岛素注射仪：优点同笔式胰岛素专用注射器，且没有针头，可以消除患者的恐惧感，但价格昂贵，目前国内临床使用较少。

⑤胰岛素泵（持续皮下胰岛素输注法，Continuous Subcutaneous Insulin Infusion，CSII）：是目前最理想的胰岛素注射工具，但价格昂贵，操作相对复杂。

（2）注射部位

除糖尿病急性并发症静脉给药外，一般采用皮下注射。注射部位一般选择在腹部、臀部、两上臂外侧、两大腿外侧。为防止出现局部反应，应轮流在上述部位进行注射，最好将身体上可注射的部位划为许多条线，每条线上可注射 4~7 次，两次

注射点的距离最好是 2cm，沿注射线上顺序作皮下注射，这样每一点可以在相当长的时间以后才接受第二次注射，有利于胰岛素的吸收。

5. 胰岛素临床应用方案

（1）胰岛素替代治疗

①每日 2 次注射：早晚餐前注射两次预混胰岛素或自己混合短效 + 中长效胰岛素。剂量分配为早餐前占 2/3，晚餐前占 1/3。本方案操作比较简便，但需注意以下几点：早餐后 2 小时血糖满意时，上午 11:00 左右可能发生低血糖，而午饭后血糖控制可能不理想，可以考虑加用口服药，如 α- 糖苷酶抑制剂或二甲双胍；晚餐前 NPH 用量过大，可能导致前半夜低血糖；晚餐前 NPH 用量不足，可导致 FPG 控制不满意。

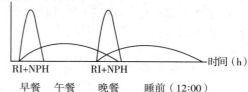

图 3-1-2　每日 2 次注射胰岛素血清含量示意图

②每日 3 次注射：早餐前、午餐 RI，晚餐前 RI+NPH。本方案接近胰岛素生理分泌状态，但要注意晚餐前注射 NPH 量大时在 0~3:00 时易出现低血糖，NPH 量小时，FBG 控制往往不理想。

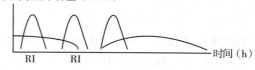

图 3-1-3　每日 3 次注射胰岛素血清含量示意图

③每日 4 次注射：早餐前、午餐前、晚餐前 RI，睡前 NPH。本方案是目前临床上常使用的方案，胰岛素调整比较灵活，能符合大部分替代治疗。

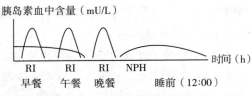

胰岛素血中含量（mU/L）

图 3-1-4　每日 4 次注射胰岛素血清含量示意图

④每日 5 次注射

早餐前　上午 8:00 左右　午餐前　晚餐前　睡前
　RI　　　NPH　　　RI　　RI　　NPH

本方案是皮下注射给药方式中最符合生理分泌模式的给药方式。其中两次 NPH 占 30%~50% 日剂量，三次短效胰岛素占其余部分。

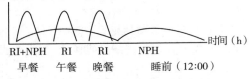

胰岛素血中含量（mU/L）

图 3-1-5　每日 5 次注射胰岛素血清含量示意图

另外，胰岛素泵治疗，后文详述。

（2）胰岛素强化治疗

①胰岛素强化治疗适应证：1 型糖尿病；妊娠期糖尿病；在理解力和自觉性高的 2 型糖尿病患者（当用相对简单的胰岛素治疗方案不能达到目的时，可考虑强化治疗）。

②胰岛素强化治疗禁忌证：有严重低血糖危险增加的患者，例如：最近有严重低血糖史者、对低血糖缺乏感知者、Addison 病、β 受体拮抗剂治疗者、垂体功能低下者；幼年和高年龄患者；有糖尿病晚期并发症者（已行肾移植除外）；有其他缩短预期寿命的疾病或医疗情况；酒精中毒和有药物成瘾者；精神病或精神迟缓者。

表 3-1-2　常见胰岛素强化治疗方案表

类型	早餐前	中餐前	晚餐前	睡前
方案 1	RI	RI	RI	NPH
方案 2	RI	RI	RI+NPH	
方案 3	RI+NPH	+/−RI	RI+NPH	
方案 4	RI+NPH	+/−RI	RI	NPH
CSII	RI	RI	RI	

③胰岛素强化治疗初始剂量的确定：全胰切除患者日需要 40~50 单位。1 型患者按 0.5~0.8U/kg 体重，不超过 1.0U/kg 体重，2 型初始剂量按 0.3~0.8U/kg 体重计算，大多数患者可以从每日 18~24 单位开始。胰岛素一日量的分配原则为早餐前多，中餐前少，晚餐前适中，睡前的量要小，具体如下：早餐前 RI 25%~30%，午餐前 RI 15%~20%，晚餐前 RI 20%~25%，睡前 NPH 20%。

④2 型糖尿病患者在短期胰岛素强化治疗后，可以考虑重新恢复口服药治疗。换药的指征如下：全日胰岛素总量已减少到 30U 以下；空腹及餐后血糖达满意控制水平；空腹血浆 C- 肽 > 0.4nmol/L；餐后 C- 肽 > 0.8~1.0nmol/L；因感染、手术、外伤、妊娠等原因用胰岛素治疗，应激已消除。

⑤持续皮下胰岛素输注法（Continuous Subcutaneous Insulin Infusion，CSII）：又称为胰岛素注射泵。CSII 的概念最早是在 1960 年提出的，20 世纪 70 年代后期进入临床，CSII 与血糖监测的结合体现了真正意义上的"胰岛素强化治疗"。从严格意义上说 CSII 是目前最符合生理状态的胰岛素输注方式，它可以使血糖控制到正常并保持稳

定，减少严重低血糖的危险，对延迟和减少并发症的发生非常有效。

CSII 的应用方法：胰岛素泵体积小，重量约 100g，通过特定的微型管和软头与皮下连接，在必要时可以快速分离，具有防水、防跌功能。用可调程序的微型电子计算机控制胰岛素输注，模拟胰岛素的持续基础分泌（通常为 0.5~2U/h）和进餐时的脉冲式释放，胰岛素剂量和脉冲式注射时间均可通过计算机程序的调整来控制。严格的无菌技术，密切地自我监测血糖和正确与及时的程序调整是保持良好血糖控制的必备条件。

CSII 的适应证：1 型糖尿病患者；严重胰岛素抵抗伴口服降糖药失效的 2 型糖尿病患者；伴有严重并发症的 2 型糖尿病患者；糖尿病急性并发症患者；妊娠糖尿病患者。

CSII 的胰岛素治疗剂量选择：可以从口服降糖药和皮下注射胰岛素直接向胰岛素泵转换。口服降糖药患者可根据每片降糖药对 4U 胰岛素计算胰岛素总量或根据体重计算。1 型糖尿病患者 0.3~0.5U/kg，2 型糖尿病患者 0.2~0.3U/kg，起始剂量为总剂量的 2/3，平分为基础量和餐前量，餐前量一般为三餐前平均分配剂量，也可以早餐前稍多一点，基础量分 3 个时间段分配：8:00~24:00 通常按每小时 0.01U/kg 或基础量的 1/2 平均分配；24:00~4:00，为防止夜间低血糖，适当减少剂量，通常比日间量稍小；4:00~8:00，控制黎明现象，通常为日间量的 3/2。在上述剂量的基础上，严格监测血糖，每日测 7 次血糖，根据血糖情况调整各时间段用药量。提倡患者尤其是孕妇睡前少量进餐，防止低血糖的发生。

（3）胰岛素的调整

①胰岛素调整注意事项

偶然出现血尿糖的增高时，应首先查找胰岛素以外原因，是否有感染、进食及情绪变化等，在消除这些原因后，再调整胰岛素的用量和时间。

RI 加 NPH（短效加中效）混合使用是目前比较通用的治疗方法，一般控制血糖较好。最常出现的问题是早晨空腹高血糖，它可能是夜间低血糖的反应（Somogyi 现象），应于午夜 2~3 点测血糖，低血糖时应减少晚上的 NPH。但晚上 NPH 量不足又可于晨 5~9 点发生高血糖，即黎明现象，因晨间皮质醇等反向调节激素增高，产生胰岛素抵抗，解决方法是将患者晚餐时间后移，晚餐前胰岛素注射时间也后移，或将晚餐前 NPH 的半量移至睡前注射，后者效果更好。

初治的 1 型糖尿病患儿在治疗 2~4 周后，多数患者能出现缓解期（蜜月期），此时胰岛素每日需要量低于 0.2U/kg，可使用 NPH 于早餐前 1 次注射，若用量超过 0.3U/kg 时，则需分为早餐前及晚餐前 2 次注射，并改用 RI 加 NPH，缓解期间更应加强血糖尿糖的监测，以便在病情逐渐恶化时及时发现并调整治疗。

糖尿病合并有肾功能衰竭患者，胰岛素用量要适当减少。

一般情况下儿童胰岛素选择同成人一样，但有时婴儿睡眠时间较长，限制了其胰岛素的应用。中效胰岛素，儿童吸收较成人要快。

若为伴有部分胰腺疾病的患者，可采用每日 2 次注射胰岛素以控制血糖。疾病严重者可能要加用短效胰岛素，对于饮酒患者需注意鉴别低血糖与醉酒的症状。

若为使用皮质激素或内源性皮质激素、生长激素、甲状腺激素水平过高的患者，对胰岛素常不敏感，但内源性胰岛素分泌旺盛，所以需要大量的胰岛素。但停止应用激素或相关内分泌疾病治疗后，胰岛素敏感性和胰岛功能就会恢复正常，因此要注意防止出现低血糖。

与应用激素的患者类似，中年肥胖糖尿病患者常存在严重的胰岛素抵抗。这些患者需要大剂量的外源性胰岛素来控制血糖，并且会出现明显的体重增加。应告诉这些患者不要在餐间进食，以保持血糖的稳定和防止体重增加。

每日2次胰岛素注射对于妊娠前的糖尿病患者血糖控制良好，而在妊娠期间胰岛素剂量需要增加，日间需要量增加更为明显。2型糖尿病患者妊娠后可按1型糖尿病进行胰岛素治疗。如果妊娠时方诊断为糖尿病，可能不需要胰岛素治疗，但如果是糖尿病合并妊娠，则需要采取每日2次胰岛素注射的正规治疗，消瘦的女性应考虑是否为1型糖尿病。

另外，糖尿病合并肝硬化的患者常表现为白天胰岛素抵抗明显，而夜间会发生低血糖。这是因为糖原的合成和储存障碍，患者进食后需要胰岛素，而在夜间却不需要。因此，餐前给予短效胰岛素即可。

②影响胰岛素用量的因素

年龄：随年龄的增加而增加，青春期用量偏大。2岁以前的患儿 < 0.5U/（kg·d），3~12岁的患儿需要0.7~1.0U/（kg·d），13~18岁则需要0.9~2.0U/（kg·d），18岁以上的成年人大约需要1.0U/（kg·d），每日需要40~50U胰岛素。

饮食及活动量：饮食中热量高、运动量小则用量大。

病程长短：1型糖尿病患者病程较长者，胰岛素需要量减少，这可能与消瘦及胰岛素代谢清除率下降有关。

肾脏病变：肾脏是胰岛素代谢清除及糖异生的重要场所，尚无尿毒症的糖尿病肾病患者胰岛素半衰期长，故胰岛素需要量减少。

应激：应激情况下，尤其是感染发热时，胰岛素需要量增加。当患者体温 > 37.5℃时，体温每升高1℃，胰岛素的需要量增加25%。

月经、妊娠及分娩：月经期血糖波动大，胰岛素需要量常增加。妊娠过程中，胰岛素的需要量逐渐增加，至妊娠末期，常增加50%~100%，分娩后，胰岛素需要量常急剧下降，以后则逐渐增多至妊娠前的水平。

吸烟：吸烟可通过释放儿茶酚胺而拮抗胰岛素的降血糖作用，并能减少皮肤对胰岛素的吸收，因此正在使用胰岛素且吸烟的糖尿病患者，突然戒烟时须适当减少胰岛素的用量。

药物：导致血糖升高的药物，包括拮抗胰岛素作用的药物，如糖皮质类固醇、促肾上腺皮质激素、胰升糖素、雌激素、口服避孕药、甲状腺素、肾上腺素、噻嗪类利尿剂、苯乙丙胺、苯妥英钠等可升高血糖浓度，合用时应调整这些药或胰岛素的剂量。其他升血糖药物，如某些钙通道阻滞剂、可乐定、丹那唑、二氮嗪、生长激素、肝素、H_2受体拮抗剂、大麻、吗啡、尼古丁、磺吡酮等可改变糖代谢，使血糖升高，因此胰岛素同上述药物合用时应适当加量。

而能够协同胰岛素降糖的药物，如口服降糖药与胰岛素有协同降血糖作用，同化类固醇、雄激素、单胺氧化酶或抑制剂也可增强胰岛素的降血糖作用。如抗凝血药、水杨酸盐、磺胺类药及抗肿瘤药甲氨蝶呤等可与胰岛素竞争和血浆蛋白结合，从而使血液中游离胰岛素水平增高。非类固醇类消炎镇痛药可增强胰岛素降血糖作用。如β受体拮抗剂如普萘洛尔可阻止肾上腺素升高血糖的反应，干扰机体调节血糖功能，与胰岛素同用可增加低血糖的危险，并可掩盖某些低血糖症状，延长低血糖时间。合用时应注意调整胰岛素剂量。中等量至大量的乙醇可增强胰岛素引起的低血糖的作用，可引起严重、持续的低血糖，在空腹或肝糖原贮备较少的情况下更易发生。如氯喹、奎尼丁、奎宁等可延缓胰岛素的降解，使血中胰岛素浓度升高从而加强其降血糖作用。如血管紧张素转换酶抑制剂、溴隐亭、氯贝丁酯、酮康唑、甲苯达唑、维生素 B_6、茶碱等可通过不同方式直接或间接影响致血糖降低，胰岛素同上述药物合用时应适当减量。如奥曲肽可抑制生长激素、胰升糖素及胰岛素的分泌，并使胃排空延迟及胃肠道蠕动减缓，引起食物吸收延迟，从而降低餐后高血糖，在开始用奥曲肽时，胰岛素应适当减量，以后再根据血糖调整。

6. 胰岛素治疗的并发症及其处理

（1）全身反应

①低血糖：与剂量过大和（或）饮食不规律、体力活动增加有关，多见于胰岛素强化治疗的患者。所以，2岁以下幼儿、老年患者和已有晚期严重并发症者，不宜采用强化胰岛素治疗。低血糖时间过长，极易损伤脑组织，甚至造成永久性的损害。低血糖一般表现为交感神经兴奋症状（如心悸、出汗、手抖、饥饿感、软弱、皮肤和面色苍白等）和脑功能障碍表现（如头晕、嗜睡、反应迟钝、步态不稳、瘫痪和昏迷）。医护人员、糖尿病患者和家属应熟知低血糖的表现，尽早发现及处理。只要是胰岛素治疗的糖尿病患者出现上述症状，首先要考虑低血糖，血糖低于 2.5mmol/L，可明确诊断，在血糖低于 3.5mmol/L 时，就应采取措施。如神志清醒时，立即给含糖食物（果汁 150ml 或饼干 10~15g），症状在 10 分钟内无改善时需再进食。当患者出现意识障碍时应立即静脉注射 50% 葡萄糖液，直至患者清醒。

②过敏反应：胰岛素全身过敏反应由 IgE 引起，非常罕见，可表现为血清病、支气管痉挛、血管神经水肿及过敏性休克。处理措施包括更换高纯度的人胰岛素制剂，使用抗组胺药物和糖皮质激素以及脱敏疗法。紧急脱敏：将 4U 胰岛素溶于 400ml 生理盐水中（即浓度为 0.01U/ml），开始皮下注射 0.001U（0.1ml），如无反应，则每 15~30 分钟加倍注射，直至所需的剂量。如果出现过敏性休克，立即皮下注射肾上腺素 0.25~1.0mg，并静脉滴注氢化可的松（100~300mg 溶于 200~300ml 5% 葡萄糖注射液中）。非急症脱敏：用上述脱敏液从 0.001U 开始。如无反应，每 4 小时皮下注射一次，每次加倍，第一日 4 次；第二日 4 次，剂量从 0.1U 开始，每次加倍；以后每天依次递增直至所需的剂量。脱敏后不宜中途停用，以免停用后再次用时再出现过敏反应。

③胰岛素性水肿：血糖下降到正常后 4~6 天可发生水钠潴留而发生水肿。这可能与胰岛素促进钠的回吸收有关。血浆葡萄糖水平迅速下降时常易发生水肿，所以血糖下降不宜过快。水肿一般在 3~5 天内可以缓解。

④视物模糊：多见于初用胰岛素者，主要是因为血糖的下降影响到晶状体内和玻璃体内的渗透压，使晶状体内的水分溢出而导致屈光下降，而发生远视。一般无须特殊的处理，随着血糖恢复正常，症状会逐渐消失。

⑤胰岛素抗药性：极少数患者表现为胰岛素抗药性，即在无酮症酸中毒和拮抗胰岛素因素存在的情况下，每日胰岛素需要量超过 2U/kg。此时应改为高纯度人胰岛素制剂，并试用静脉注射 20U，观察 1/2~1 小时后血糖下降情况。如仍无效，除继续加大胰岛素剂量外，考虑加用二甲双胍和胰岛素增敏剂（噻唑烷二酮类药物）。一般经适当处理后胰岛素抗药性可减轻以至消失。

另外，还包括感觉异常、尿蛋白增多等。

（2）局部反应

①注射局部皮肤红肿、发热、发痒、

皮下硬结：20岁以下的患者，注射后1~24小时内有反应。用高纯度胰岛素可以减少此类反应发生，应更换注射部位。

②皮下脂肪萎缩：多见于青年女性和小儿的大腿、臀部、腹壁等注射处。使用高纯度胰岛素可以避免或减少皮下脂肪萎缩的发生率。

③皮下脂肪纤维化增生：每次更换胰岛素注射的部位可以减少局部反应的发生。

七、经验传承

（一）吕仁和教授

消渴病发病是二阳（足阳明胃、手阳明大肠）有结滞，结则化热，胃热则消谷善饥，大肠热则大便干。正如在王冰注释："二阳结，胃及大肠结也。手阳明大肠主津液，热则目黄口干，是津液不足也，足阳明胃主血，热则消谷善饥，血中伏火是血不足也"。胃、大肠结热，则必然出现消谷善饥、尿多、饮多、大便秘结，进而疲乏消瘦。明确诊断的糖尿病患者，血糖升高，常常出现消谷善饥、形体消瘦、大便秘结、小便频数等症状，正是"二阳结热"的主要表现。文中接着指出这个"二阳结热"的病是发于心脾之热。脾有热，食物转输加快，加上胃结化热，所以可出现能食、能化、能运的食多善饥状态，进一步可损伤脾胃。脾运受伤，脾转输五谷之气能力下降，加之精神高度紧张或抑郁使心神疲累，调控无力，从而使胃肠出现结滞发病，即谓"二阳之病发心脾"之意。《吴医汇讲》指出："言二阳之病发心脾，盖因思为脾志，而实本于心。思则气结，郁而化火，以致心营暗耗。"忧思日久，气郁化火，致心脾积热。心火内扰则面赤、烦躁；火热灼津则口渴、多饮；脾开窍于口，脾热生腐，故口中异味；积热消谷则多食易饥。胃肠结滞内生结热；饮食积滞化生痰热；脾胃积滞化生湿热；肺胃积滞化生实热；肝气郁滞化生郁热；烟酒过度成为毒热；诸热伤阴内生燥热等，不一而足。临床表现为二阳结热证、脾胃湿热证、食积痰热证、酒伤毒热证、肺胃实热证、阴伤燥热证、气滞郁热证等，都离不开热，所以治疗糖尿病，必须重视清疏二阳、清利湿热、清泄肺胃、清热化痰、清解郁热、清热解毒等法。

（二）赵进喜教授

赵进喜教授在临床上常用三阴三阳辨体质、辨病、辨证"三位一体"诊疗方法治疗糖尿病及其并发症。认为1型糖尿病多见于太阳卫阳太过体质、少阴阴虚体质等，素体阴虚或内热蕴结，就容易感受风热、温热、湿热邪毒，热毒进一步伤阴耗气，就可以发生1型糖尿病。宋代朱瑞章《卫生家宝方》论消渴病所伤在上焦，或风毒气所伤，继而出现多饮、多食、尿甜如蜜，进一步还可继发脱疽，就是这种1型糖尿病。所以，治疗应在明辨体质基础上，谨守热伤气阴病机，辨方证，选效药。太阳卫阳太过体质者，多见于青少年纯阳之体，常有咽痛红肿等，容易发生高热，治疗可用银翘散合增液汤加减，随方加用金银花、连翘、黄芩、黄连、牛蒡子、生地、玄参、麦冬等。少阴阴虚体质者，则常见知柏地黄丸、参芪地黄汤、玉泉丸等方证，临床可用师法祝谌予教授降糖基本方加黄芩、黄连等治疗。气虚者，生黄芪可以大剂量应用，也可用白虎加人参汤思路，酌用生晒参或西洋参3~6g另煎兑服。阳明体质为病，常可用大黄黄连泻心汤、白虎加人参汤等。太阴脾虚体质发病，常可用葛根芩连汤合平胃散加减。少阴体质发病，常见小柴胡汤、大柴胡汤证。厥阴体质发病，常见桑菊饮、建瓴汤证。随方加用地骨皮、荔枝核、鬼箭羽、仙鹤草药串，地骨皮养阴退虚热而不滋腻，仙鹤草补气增力而不助火，荔枝核理气散结，鬼箭羽活血通经，颇适合于糖尿病热伤气阴，日久络脉瘀结的病机。更可随方加用三颗针、蒲公英、地锦草、翻白草等清热解毒，也是重视清热解毒之意。

（三）仝小林院士

仝小林院士认为1型糖尿病的分型有别于2型糖尿病，1型糖尿病根据其临床特征应该按照卫气营血来分型。卫分阶段，邪在卫表；气分阶段，燥热伤津；营分阶段，营热伤阴；血分阶段，肝肾阴伤、阴阳两虚；后血分阶段，阴阳两虚、脾肾阳虚。但是，糖尿病患者就诊时，卫分证候不易捕捉；气分主要在糖尿病发作阶段，可持续很多年；营分在气分之后，渐渐形成，常气营并见，微血管瘤形成；血分为视网膜出血。但常常气营同在，营血并存。入血已伤肝肾，血分之后，伤脾肾之阳。现代的1型糖尿病，气营两燔常常会不显著，主要原因在于胰岛素的使用。目前临床所见的1型糖尿病，与没有胰岛素之前的治疗状况，天壤之别。胰岛素应用之前，整个由气分到营分到血分的过程比较短暂，严重者，可能一年半载，就病入膏肓了。而胰岛素应用之后，这个过程就大大延缓了，甚至可以持续几十年。在这个慢性过程中，除了早期气分发病而外，营分、血分之热都变得较轻。阴虚为本，燥热为标，是1型糖尿病气营阶段的特征。首先伤津，逐渐伤阴。阴伤，是微血管损伤的直接病因。津气两伤在前，阴气两伤在后，阴阳两伤更后。胰岛素缺乏后，血糖升高。高血糖便是一把内火，患者到了气分证。在伤津伤阴临床上，由于很少看到卫分阶段，所以，往往忽视是外邪内伏、伏气温病。仝小林院士将1型糖尿病总的治疗原则概括为中西合璧，见机透邪，时时护阴，全程治络。仝小林院士认为，每一阶段的处方，还是"态靶因果"结合来选定。据临床实际所见，在气分阶段，热盛伤津（伤阴），以白虎加人参汤加减清气降糖治疗；在营分阶段，以清营汤加减清营凉血降糖治疗；在血分阶段，以犀角地黄汤加减凉血止血降糖治疗。针对血糖，可选用降糖靶药葛根；针对血脂，可选用红曲；针对自身抗体，可以选用抗风湿免疫药如雷公藤、黄芪、穿山龙等；针对微血管并发症可以选用凉营通络如忍冬藤、络石藤等。

（四）程益春教授

程益春教授在总结前人经验的同时，根据糖尿病的发病特点，提出"脾虚"在糖尿病病因病机中占有重要地位，提出了治疗糖尿病以健脾益气为主要治疗大法，即"脾虚致消、理脾愈消"理论。程教授发现1型糖尿病多见于儿童和青少年，其胰岛细胞功能多不全。从中医角度来看，应该属于先天禀赋不足，五脏虚弱，尤其是肾脏虚弱所致。正如《内经》所云："五脏皆柔弱者，善病消瘅。"造成五脏皆柔弱的病因可能有先天禀赋不足和后天失养。五脏柔弱，不能转化水谷精微充养自身，则五脏之气更弱；而五脏愈弱，则水谷精微愈不化。正是因为观察到1型、2型糖尿病和中医学脾肾功能关系密切，以程教授主张应摒弃三消证治，转从脏腑论治，从而创造性地提出了1型糖尿病从肾论治、2型糖尿病从脾论治的观点。程教授治疗1型糖尿病取法仲景。《金匮要略》云："男子消渴，小便反多，以饮一斗，小便一斗，肾气丸主之"，善用金匮肾气丸、六味地黄丸、左归丸、右归丸等经方治疗1型糖尿病。山东中医药大学附属医院内分泌科主任医师、"山东省知名专家"、山东省有突出贡献的中青年专家钱秋海教授传承其学术，强调1型糖尿病患者多以肾虚为本，兼以脾虚，故治疗上主张采用补肾温阳，兼健脾益气温中的治疗大法，临床经验经过中医药治疗，多数 1 型糖尿病患者的不适症状能得到较好缓解，同时配合胰岛素可使血糖很快控制在相对正常的范围，并有效防治多种并发症。

八、典型案例

（一）祝谌予教授医案

王某某，女，33 岁。1991 年 9 月 21 日初诊。病史：6 年因多饮多、多尿、体重减轻发现并诊断为"1 型糖尿病"，反复出现酮症酸中毒，而注射胰岛素治疗，目前每日注射液胰岛素，病情控制不满意。近查空腹血糖 362mg/dl，尿糖（++~++++）。现三多症状明显，视物模糊，乏力腿软，大便干结，2~3 日一次。月经量少，色黑，10 天方净。每日胰岛素总量 48U，舌红，苔薄白，脉细弦。

辨证：气阴两虚，燥热内盛，血络瘀结。

治法：益气养阴，清热，活血化瘀。

处方：降糖对药方加味。生黄芪 30g，生地 30g，苍术 15g，玄参 30g，葛根 15g，丹参 30g，续断 15g，菟丝子 10g，枸杞 10g，菊花 10g，谷精草 15g，黄芩 10g，黄连 5g，黄柏 10g，知母 10g，天花粉 20g。每日 1 剂，水煎服。

二诊：服药 48 剂，三多症状明显减轻，体力增加，查空腹血糖 321mg/dl，月经仍量少，改用降糖活血方加味。

处方：葛根 15g，丹参 30g，当归 10g，川芎 10g，赤芍 15g，广木香 10g，益母草 30g，生黄芪 30g，大生地 30g，玄参 30g，苍术 15g，菊花 10g，决明子 30g，谷精草 10g。每日 1 剂，水煎服。

三诊：再服 2 个月，三多症状消失，查空腹血糖 175 mg/dl，胰岛素每日用量 40U。其后病情稳定，未再发生酮症酸中毒。

按：1 型糖尿病，前称胰岛素依赖性糖尿病，需要长期接受胰岛素治疗。此患者已用胰岛素较大剂量，血糖控制仍不理想，中医辨证为气阴两虚，夹热夹瘀，所以在益气养阴基础上，加用黄芩、黄连、黄柏等，重视清热解毒治法，二诊因月经量少，考虑血瘀病机突出，师祖祝谌予教授改用降糖活血方加降糖对药，取得了较好疗效。不仅症状改善，三多症状消失，而且血糖也得到了较好控制，说明中医药有协同胰岛素降糖作用。此降糖活血方，即所谓广当益芍芎，值得重视。

（二）吕仁和教授医案

陈某某，男，70 岁。1996 年 5 月 16 日初诊。病史：1975 年发现并诊断为"1 型糖尿病"，一直用胰岛素控制血糖，其血糖、血脂、体重基本正常，但有口渴多饮、手足心热等症状。于 1996 年 1 月开始出现手足麻木，怕冷，逐渐双足小趾紫暗并有间歇性跛行发生。查体：舌暗有裂纹、苔黄，脉沉细涩；双足皮肤色暗、发凉，双足小趾紫暗、但未破溃，双足背动脉搏动减弱。空腹血糖 7.6mmol/L，餐后 2h 血糖 10.6mmol/L，下肢体位试验（+）。诊为糖尿病小趾坏疽。辨证阴伤化热、瘀阻寒凝。治法内服以养阴清热、化瘀通络，外用以温通散寒。

处方：①内服方：生地黄 30g，玄参 30g，黄柏 10g，牛膝 30g，木瓜 30g，丹参 30g，莪术 10g，三七粉 3g（冲服），水煎服，每日 1 剂，分 2 次服。

②外洗方：川乌 30g，草乌 30g，伸筋草 30g，芒硝 30g，苏木 30g，水煎外洗，每日 1 剂，熏洗 3 次。继续用胰岛素控制血糖，带药回原籍治疗。

复诊：1996 年 10 月 28 日来京时，述上方内服及外用各 12 剂后，口渴多饮、手足心热等减轻，双足小趾紫暗部分脱厚皮一层，但无破溃。继续内服及外洗10剂后，双小趾又脱厚皮一层，紫黑部分全部消失，双小趾呈嫩红色，此后间歇性跛行、手足麻木、怕冷等症均明显好转。自己停用外洗药。坚持内服药共45剂，双小足趾皮色完全恢复正常，间歇性跛行消失，双足背动脉搏动增强，经超声多普勒检查示：左、右足背动脉内径分别为0.18cm、0.20cm，左、右足背动脉血流量分别为6.48ml/min、8.46ml/min，嘱其坚持用胰岛素控制血糖，间断服用中药，以防其他并发症发生。

按：本例患者为1型糖尿病，虽然早已用胰岛素，但血糖控制不甚理想，血管和神经病变仍不断发展而出现间歇性跛行，遂致足小趾变黑。中医辨证属于阴伤化热，耗灼营血，瘀阻脉络，肌肤筋脉失养，遂致气血瘀阻，外受寒邪所伤，而呈阴虚化热、瘀阻受寒之证。所以国医大师吕仁和教授在继续用胰岛素控制血糖的基础上，给予内服生地黄、玄参大补阴液，黄柏清热，牛膝、木瓜通经活络、丹参、莪术、三七粉、血竭粉、水蛭粉活血通经；外以川乌、草乌温经散寒，伸筋草、芒硝、苏木通经活络，使患者得到康复。在此就是以胰岛素为主控制血糖，中医药内治、外治相结合，重点治疗糖尿病足坏疽，中西医结合治疗1型糖尿病并发症的思路。

九、现代研究进展

HLA Ⅱ类基因与1型糖尿病的关系已经很明确，近年来随着生物分子技术的发展，一些非HLA基因也被发现与1型糖尿病关联，提示这些基因可能与获得性及适应性免疫诱导的β细胞凋亡相关。尽管1型糖尿病有较明确的遗传危险因素，然而超过85%的患者的一级亲属并没有发病。今后，基因-基因、基因-环境交互作用以及表观遗传研究的深入将为1型糖

尿病的早期诊断及预防提供依据。中医药与中西医结合治疗1型糖尿病方面，目前主要还是临床经验累积，总的说中医药配合胰岛素疗法，可以改善临床症状，同时可以协同胰岛素控制血糖，或减少胰岛素用量。而对于1型糖尿病并发症治疗，则可以在应用胰岛素控制血糖的同时，充分发挥中医药防治糖尿病并发症的疗效优势。

十、临证提要

1型糖尿病胰岛细胞分泌胰岛素的功能损伤严重，所以需要长期接受胰岛素替代治疗，配合中药可以减轻患者临床症状，并与胰岛素产生协同降糖疗效。

目前1型糖尿病尚难以根治，临床常表现为典型消渴病三多一少症状，核心病机依然是热伤气阴，但邪热伤阴表现更为突出，气虚、阴虚或气阴两虚症状也会比较突出。所以治疗一方面要重视针对本虚证，益气养阴，增液生津止渴；另一方面也更强调清热，尤其是清热解毒治法，常用方如黄连解毒汤、银翘散、五味消毒饮等，常用药如黄连、黄芩、黄柏、栀子、大黄、金银花、连翘、蒲公英、三颗针、翻白草、枸骨叶、马齿苋等。

1型糖尿病高血糖比较突出，结合现代药理研究成果，酌情加用有降糖作用的药物如人参、地骨皮、桑叶、缫丝、僵蚕、玉竹、知母、仙鹤草等，实践证明，确实有利于血糖控制。

至于1型糖尿病日久，或血糖控制不满意，发生心脑肾以及眼底病变、糖尿病足等并发症者，中医认为属于久病入络，络脉瘀结，所以当重视活血化瘀治法。中医活血化瘀、标本同治，配合胰岛素控制血糖，可以有效防治1型糖尿病并发症，减少患者因多种血管神经并发症而带来的致死、致盲、致残危险。

参考文献

[1] 曹艳丽,单忠艳. 1型糖尿病的免疫治疗之路[J]. 中国实用内科杂志,2018,38(10):888-891.

[2] 顾成娟,王涵,仝小林. 仝小林院士态靶结合辨治1型糖尿病经验[J]. 世界中西医结合杂志,2017,12(02):178-179+244.

[3] 徐灿坤,程益春治疗糖尿病经验撷谈[J]. 山东中医杂志,2010,29(10):717-718.

[4] 曲芊芊,杨文军,钱秋海. 钱秋海以肾为主,脾为辅治疗1型糖尿病经验[J]. 黑龙江中医药,2015,44(03):34-35.

[5] Pociot F, Akolkar B, Concannon P, et al. genetics of type 1 diabetes: what's next?[J]. Diabetes, 2010, 59(7): 1561-1571.

[6] 翁建平. 我国1型糖尿病的流行病学研究与疾病负担[J]. 中国科学:生命科学,2018,48(08):834-839.

[7] 巩纯秀. 儿童1型糖尿病的规范治疗[J]. 中国实用内科杂志,2016,36(07):551-556.

[8] 陶桂香,徐洋. 1型糖尿病发病机制及治疗研究[J]. 中国免疫学杂志,2015,31(10):1297-1303.

[9] 毛凤星,栗达. 儿童青少年1型糖尿病的营养治疗[J]. 中国临床医生杂志,2015,43(10):9-12.

[10] 李杭,徐晓涵,翟所迪. 国内外1型糖尿病临床实践指南质量评价[J]. 中国临床药理学杂志,2015,31(14):1455-1458.

[11] 梁梦璐,胡永华. 1型糖尿病病因流行病学研究进展[J]. 中华疾病控制杂志,2013,17(04):349-353.

[11] 董振华. 祝谌予治疗糖尿病经验举要[J]. 中国医药学报,1993,(1):43-46.

[12] 范冠杰. 吕仁和治疗糖尿病坏疽1例[J]. 中医杂志,1997,(4):206.

(赵进喜　岳虹　张华)

第二节　2型糖尿病

糖尿病(Diabetes Mellitus,DM)是一组常见的以葡萄糖和脂肪代谢紊乱、血浆葡萄糖水平增高为特征的代谢内分泌疾病,其基本病理生理为绝对或相对胰岛素分泌不足和胰高血糖素活性增高所引起的代谢紊乱,包括糖、蛋白质、脂肪、水及电解质等。临床上,早期可无症状,至临床期才有多食、多尿、多饮、烦渴、善饥、消瘦或肥胖、疲乏无力等症状,久病患者常伴发心脑血管、肾、眼及神经等病变。近年来,随着经济和社会的发展、生活方式的改变和人口的老龄化,我国糖尿病发病率呈迅速增加趋势,2010年中国国家疾病控制中心和中华医学会内分泌分会调查了18岁以上人群糖尿病患病率为9.7%,若同时以糖化血红蛋白≥6.5%作为糖尿病诊断标准,其患病率更是高达11.6%。糖尿病及其并发症已经严重危害了患者的身体健康,给国家以及患者带来了沉重的经济负担。根据1997年ADA、WHO的分类方法,可分为1型糖尿病、2型糖尿病、特殊类型糖尿病以及妊娠期糖尿病,其中最为常见的为2型糖尿病。因此本节将重点叙述2型糖尿病。

糖尿病相当于中医学的"消渴病"。中医认为：消渴病是由体质因素、忧思郁怒、外感邪毒、劳倦损伤、嗜食醇酒肥甘等多种因素所致的以内热伤阴耗气为基本病机，以口渴多饮、消谷善饥、小便量多、尿有甜味、疲乏无力，或消瘦为典型临床表现的病证。后期气阴两伤、络脉瘀阻，晚期气血阴阳俱虚，痰瘀互阻，多脏受伤，筋脉肌肤失养，可发生水肿、胸痹、中风、目盲、痿痹、脱疽等多种并发症。正虚感受外邪，或内生邪毒，可以导致咳喘、痨嗽、淋浊、带下、痈肿、癣痱等。阴虚液竭，或邪热化生浊毒，阻滞气机，或气随液脱，阴竭阳脱，更可见呕逆腹痛、厥脱神昏之变。

一、病因病机

（一）中医对2型糖尿病病因病机的认识

2型糖尿病的病因为体质因素加以饮食失节、情志失调、劳逸失度等引起。素体阳明胃热、少阴肾阴不足，或厥阴肝旺、少阳气郁体质者，容易发生消渴病。长期过食肥甘醇酒，辛辣香燥，煎炸烧烤，可

内生湿热、痰火，或有胃肠结热，诸热伤阴耗气，则可发为消渴病。长期过度的精神刺激，肝气郁结，郁久化火，郁热伤阴耗气，或劳心竭虑，营谋强思等，阳气过用，火热内燔，消灼阴津，可发为消渴病。高年体虚，或加以劳倦过度，劳心太过，暗耗阴血，房事不节，更伤肾精，可发为消渴病。

消渴病的基本病机特点是热伤气阴。病位在于脾、胃、肝、肾，可兼及多脏。内热为阳邪，容易伤阴耗液，出现口渴、咽干、便干等症状；由于内热为壮火，"壮火食气"，也容易伤气，从而出现乏力、神疲、体倦等症状。而此内热实际上还包括了胃肠结热、肝经郁热、脾胃湿热以及心火、肺热、胃火、肝火、痰火等。消渴病内热伤阴耗气，日久可阴损及阳，更可以导致阴阳俱虚之证。总的说来，消渴病，热是其因，虚是其变，热伤气阴病机实际上贯穿消渴病病程始终。久病多虚，可表现为阴虚、气虚、气阴两虚甚至阴阳俱虚。正气不足，易受外邪，阴虚、气阴两虚，也可内生邪毒，所以常继发疮疡、痨瘵、淋浊诸疾。久病血瘀，络脉瘀结，变生胸痹心痛、中风、水肿、关格、痿痹、脱疽、

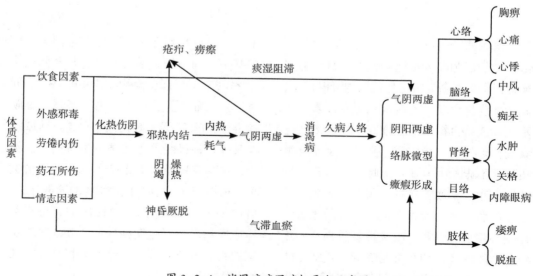

图 3-2-1 消渴病病因病机要点示意图

视瞻昏渺等病。

（二）西医对 2 型糖尿病发病机制的认识

2 型糖尿病的发病机制主要在于基因缺陷的基础上存在胰岛素抵抗和胰岛素分泌障碍两个环节。现在认为两者均与发病有关。

1. β 细胞功能的损伤

糖尿病患者的胰岛功能衰竭在空腹血糖受损（impaired fasting glucose，IFG）和葡萄糖耐量减退（impaired glucose tolerance，IGT）时已经达 50% 左右。大部分 2 型糖尿病患者的 1 相胰岛素分泌减退或消失。导致胰岛素功能衰竭的因素包括如下。

（1）遗传因素：研究认为 2 型糖尿病是一种异质性、多基因遗传病。利用全基因组相关性分析方法已经发现 30 多个和 2 型糖尿病发病相关的 SNP 位点。

（2）脂毒性：在 β 细胞中脂肪酸氧化被抑制，长链脂酰辅酶 A 集聚，长链脂酰辅酶 A 可以通过开放 β 细胞钾通道减少胰岛素分泌，还可增加 UCP-2 表达减少胰岛素分泌。此外可能通过脂肪酸或甘油三酯诱导的神经酰胺合成或 NO 生长诱导 β 细胞凋亡。

（3）糖毒性：在 β 细胞中，正常血糖者氧化的糖代谢产生的 ROS 可以被超氧化物歧化酶清除，而在高血糖时 ROS 生产增加，不能完全被清除，导致细胞内元件受损。如过高的 ROS 影响胰腺十二指肠同源盒 1（PDX-1）表达，PDX-1 为胰岛素启动子活性的一个关键调节剂，其受损导致胰岛素基因转录减少。此外，ROS 增加 NF-κB 活性，诱导 β 细胞凋亡。

（4）GLP-1 缺乏：在 2 型糖尿病患者中餐后血浆 GLP-1 下降，且对 GLP 的胰岛素刺激作用抵抗。

（5）增龄：随着年龄的增加，因 ROS 的增加而诱导 FoxO 基因的表达。FoxO 家族是转录调节因子在动物细胞的分化、增殖、免疫、衰老等调节功能方面起重要调节作用。FoxO 蛋白能和 β-cat 竞争结合 TCF，因而抑制 TCF 靶基因的表达，包括 GLP-1 基因的表达。此为老年人易患糖尿病的原因之一。

2. 胰岛素抵抗

2 型糖尿病患者通过以下三个水平表现其胰岛素抵抗。

（1）胰岛素受体前水平：胰岛素基因突变而形成结构异常和生物活性降低的胰岛素导致糖尿病：B 链上第 25 个氨基酸（苯丙氨酸）为亮氨酸所替代，第 24 个氨基酸（苯丙氨酸）为丝氨酸所替代；A 链上第 3 个氨基酸（缬氨酸）为亮氨酸所替代；连接肽上第 65 个氨基酸（精氨酸）为组氨酸所替代，也有由于连接肽酶可能有缺陷不能使胰岛素原分解去 C- 肽而形成胰岛素，以致血液循环中胰岛素原过多而胰岛素不足等，均可导致糖尿病。但此种异常胰岛素引起的糖尿病在病因中只占极少数。

（2）胰岛素受体水平：胰岛素受体是一跨膜的大分子糖蛋白，由两个 α 亚基和两个 β 亚基组成。胰岛素与细胞 α 亚基特异性结合后发生构型改变，导致细胞内 β 亚基的酪氨酸激酶活化，这是胰岛素发挥其作用的细胞内修饰的第一步。胰岛素受体基因突变可通过多种方式影响受体的功能：受体生物合成率降低；受体插入细胞膜过程异常；受体与胰岛素的亲和力下降；酪氨酸激酶活性降低；受体降解加速。现已有 30 多种以上胰岛素受体基因点状突变或片段缺失与严重的胰岛素抵抗有关。临床上也已经发现多个综合征与胰岛素受体基因突变有关，如妖精综合征、脂肪萎缩性糖尿病等。

（3）受体后水平：胰岛素与其受体的

α亚基结合，β亚基酪氨酸激酶活化后，进而使胰岛素敏感组织细胞内的胰岛素受体底物磷酸化，从而诱发一系列生化改变。胰岛素促进各组织的葡萄糖转运及酵解、肝和肌肉的糖原合成、糖异生和糖原分解的抑制。过程中胰岛素需依赖葡萄糖运载体4（GLUT4）及许多关键酶。GLUT4转运葡萄糖依赖于胰岛素，后者激活GLUT4并促进其由细胞内微粒体向细胞膜转位，从而促进葡萄糖转入细胞内。已发现肥胖症和2型糖尿病患者的脂肪细胞内GLUT4基因表达降低，肿瘤坏死因子（TNF-α）表达增多，致使脂肪分解增加，FFA浓度增高，通过脂肪酸－葡萄糖循环，相互影响糖和脂肪的代谢，导致胰岛素作用减弱和胰岛素抵抗。增高的FFA和甘油三酯可以沉积于β细胞，导致功能减退，沉积于肝和平滑肌导致两者对胰岛素不敏感。

二、临床表现

2型糖尿病一般起病徐缓，难以估计时日。早期轻症常无症状，但重症及有并发症者则症状明显且较典型。病程漫长，无症状期难以估计，至症状出现或临床上确诊后常历时数年至数十年不等。有时可始终无症状，直至脑血管病或心血管等严重并发症出现时才发现。

（1）无症状期：约90%是中年以上2型糖尿病患者，食欲良好，体型肥胖，精神体力一如常人，往往因体检或检查其他疾病或妊娠检查时偶然发现食后有少量糖尿，空腹血糖正常或稍高，但饭后2小时血糖高峰超过正常，糖耐量试验往往提示糖尿病。不少患者可先发现常见的兼有病或并发症，如高血压、动脉硬化、高脂血症、高尿酸血症、肥胖症及心脑血管疾病，或屡有化脓性皮肤感染及尿路感染等。

（2）症状期：此期患者常有轻重不等的症状，且常伴有某些并发症、伴随症或兼病。典型症状有：多尿、烦渴、多饮，善饥多食，乏力、虚弱，体重减轻，皮肤瘙痒以及其他症状，如四肢酸痛、麻木、腰痛、性欲减退、阳痿不育、月经失调、便秘、视力障碍等。

三、实验室及其他辅助检查

（1）尿糖测定：尿糖阳性是诊断糖尿病的重要线索，但是尿糖阴性不能排除糖尿病，尤其是在2型糖尿病患者。决定有无糖尿及尿糖量的因素有三个：血糖浓度、肾小球滤过率、肾小管回吸收。正常人的肾糖阈为8.9~10.0mmol/L。

（2）血糖：2型糖尿病中轻症病例空腹血糖可正常，餐后超过11.1mmol/L，重症患者可显著增高。

（3）血脂：未经妥善控制者或未经治疗的患者常伴有高脂血症。典型的主要有甘油三酯升高、低密度脂蛋白升高、高密度脂蛋白降低。尤其以2型糖尿病肥胖患者为多，但有时消瘦的患者亦可出现。血浆可呈乳白色浑浊液，其中脂肪成分均增高，特别是甘油三酯、胆固醇及游离脂肪酸。游离脂肪酸上升提示脂肪分解加速，反映糖尿病控制较差，与血糖升高有密切关系，较甘油三酯升高更敏感。

（4）糖化血红蛋白（HbA1c）：测定对空腹血糖正常而血糖波动较大者可反映近2~3个月的血糖的情况，对糖代谢控制状况和与糖尿病慢性并发症的相关性优于血糖测定结果。

（5）口服葡萄糖耐量试验：试验前3天，受试者每日食物中糖含量不低于150g，且维持正常活动，影响试验的药物应该在3天前停用。对非妊娠期成人，推荐葡萄糖负载量为75g，对于儿童，按1.75g/Kg体重计算，总量不超过75g。一般葡萄糖溶解在300ml水中。试验前空腹10~16小时，首先测定空腹血糖。之后将葡萄糖溶液5

分钟内口服。每 30 分钟取血测定血浆葡萄糖共 4 次，历时 2 小时，以时间为横坐标，血糖浓度为纵坐标绘制 OGTT 曲线。

（6）空腹血浆胰岛素：2 型糖尿病患者血浆胰岛素浓度一般正常，少数患者偏低，肥胖患者常高于正常，增高明显者呈高胰岛素血症，提示有胰岛素抵抗。后者为代谢综合征中的一个组成，可认为是冠心病的危险因素之一。胰岛素和胰岛素原有免疫交叉性，因此均能为一般放射免疫测定法测出，而对心血管的不良影响，胰岛素原可能更甚于胰岛素。

（7）胰岛素释放试验：于进行口服葡萄糖耐量试验时可同时测定血浆胰岛素浓度，以反映胰岛 β 细胞储备功能。2 型糖尿病患者空腹水平可正常或偏高，刺激后呈延迟释放。葡萄糖刺激后如胰岛素水平无明显上升或低平，提示 β 细胞功能低下。

（8）C- 肽测定：从胰岛 β 细胞释放的胰岛素经肝、肾后受胰岛素酶等灭活，周围血中每次循环将有 80% 被破坏，且其半衰期仅 4.8 分钟，故血浓度仅能代表其分泌总量的一小部分。C- 肽是从胰岛素原分裂而成的与胰岛素等分子肽类物，不受肝酶的灭活，仅受肾脏作用而排泄，且其半衰期为 10~11 分钟，故血中浓度可更好地反映胰岛 β 细胞储备功能。测定 C- 肽时不受胰岛素抗体所干扰，与测定胰岛素无交叉免疫反应，也不受外来胰岛素注射的影响，故近年来仍用测定 C- 肽血清浓度或 24 小时尿中排泄量以反映 β 细胞分泌功能。

四、诊断与鉴别诊断

（一）中医诊断要点与辨证要点

1. 消渴病诊断要点与鉴别诊断

口渴多饮、多食易饥、尿频量多或尿有甜味、乏力或形体消瘦为典型表现。但临床上有症状不典型者，或仅见乏力、咽干、阴痒者，病久常并发眩晕、肺痨、胸痹心痛、中风、雀目、疮痈等。严重者可见烦渴、头痛、呕吐、腹痛、呼吸短促，甚或昏迷厥脱危象。

本病多发于中年以后，以及嗜食膏粱厚味、醇酒炙煿之人。若青少年期即罹患本病者，一般病情较重。由于本病的发生与禀赋偏颇有较为密切的关系，故消渴病的家族史可供诊断参考。

空腹血糖、餐后 2 小时血糖、糖化血红蛋白和尿糖、尿比重、葡萄糖耐量试验等，有助于确定诊断。必要时查尿酮体，血尿素氮，肌酐，二氧化碳结合力及血钾、钠、钙、氯化物等，有助于诊断与鉴别诊断。

表 3-2-1　消渴病须与瘿气病、渴利鉴别表

	消渴病	瘿气病	渴利
病因	体质因素，加以情志失调、饮食不节等	情志内伤和饮食及水土失宜，但也与体质因素有密切关系	素体肾虚，情志、劳倦所伤
病机要点	热伤气阴	气滞、痰结、血瘀、肝旺阴虚	热伤津液，肾虚不固
颈部结块	无瘿肿	颈部一侧或两侧肿大结块	无瘿肿
多饮，多食，多尿，消瘦情况	多饮、多食、多尿、消瘦，也有临床症状不典型者	多食、消瘦，无多饮、多尿	多饮、多尿，无多食、消瘦
兼症	可有尿甜、乏力体倦	烦热、易汗、性情急躁易怒、眼球突出、手指颤抖、面部烘热、心悸不宁、心烦少寐，无尿甜	具体病因不同可表现为不同的临床症状，一般无尿甜

2. 糖尿病的中医辨证标准

可参照世界中医药学会联合会糖尿病专业委员会制定的《糖尿病及其并发症证候要素诊断标准》进行辨证。

（1）本虚证

气虚证：疲乏无力，少气懒言，气短，自汗易感，舌胖有印，脉弱。

血虚证：面色无华，唇甲色淡，心悸，头晕，舌胖质淡，脉细。

阴虚证：怕热汗出，或有盗汗，咽干口渴，手足心热或五心烦热，大便干，腰膝酸软，舌瘦红而裂，舌苔少，脉细，或细数。

阳虚证：神疲乏力，畏寒肢冷，腰膝怕冷，面足浮肿，夜尿频多，大便稀溏，或腹泻，舌胖苔白，脉沉而弱，或沉细缓。

（2）标实证

结热证：口渴多饮，多食易饥，烦热喜凉，大便干结，小便黄赤，舌红苔黄干，脉滑有力，或滑数。

湿热证：头晕沉重，脘腹痞闷、胀满，腰腿酸困，肢体沉重，口中黏腻，大便不爽，小便黄赤，或皮肤瘙痒流水，舌偏红，舌苔黄腻，脉滑数，或濡滑。

郁热证：口苦，咽干，头晕目眩，心烦眠差，恶心欲呕，食欲不振，胸胁苦满，嗳气，舌红，舌苔略黄，脉弦，或弦数。

气滞证：情志抑郁，胸胁脘腹胀满，嗳气，善太息，腹满痛得矢气则舒，舌暗，苔起沫，脉弦。

血瘀证：固定位置刺痛，夜间加重，肢体麻痛，或偏瘫，肌肤甲错，口唇舌紫，或紫暗、瘀斑、舌下络脉色紫怒张，脉弦或涩。

痰湿证：胸闷脘痞，咳吐痰多，纳呆呕恶，形体肥胖，头晕头沉，肢体沉重，苔白腻，脉滑。

痰热证：头晕头沉，心胸烦闷，咯吐痰黄，失眠多梦，舌红，舌苔黄腻，脉滑，

或滑数。

风阳证：头痛眩晕，面红目赤，烦躁易怒，口苦咽干，颈项强痛，甚则肢体抽搐、震颤，舌红，脉弦。

痰饮证：背部恶寒，咳逆倚息不得卧，或胸膺部饱满，咳嗽引痛，或心下痞坚，腹胀叩之有水声，肠鸣，舌苔水滑，脉沉弦或弦滑。

水湿证：面目及肢体浮肿，甚或胸水、腹水，或小便量少，四肢沉重，舌体胖大有齿痕，舌苔水滑，脉滑。

湿浊证：食少纳呆或恶心呕吐，口中黏腻或口有尿味，小便浑浊，大便不爽，皮肤瘙痒，舌苔白腻，脉滑。

（二）西医诊断要点与鉴别诊断

1. 诊断标准

根据中国2型糖尿病防治指南（2017年版），目前我国采用世界卫生组织（WHO）1999年的糖尿病诊断标准。血糖应尽可能依据静脉血浆葡萄糖值。

表 3-2-2　1999 年 WHO 糖尿病诊断标准

糖尿病症状加随意静脉血浆葡萄糖 ≥ 11.1mmol/L（200mg/dl）
糖尿病症状：多尿、多饮，和无原因体重减轻
随意血糖：不考虑上次进食时间的任一时相血糖
空腹静脉血浆葡萄糖（FPG）≥ 7.0mmol/L（126mg/dl）
空腹：禁热卡摄入至少 8 小时
OGTT 时，2 小时静脉血浆葡萄糖（2hPG）≥ 11.1mmol/L（200mg/dl）
OGTT 采用 WHO 建议，成人口服相当于 75g 无水葡萄糖的水溶液（或是含结晶水葡萄糖 82.5g 溶于 250~300ml），饮第一口时开始计时，于 5 分钟内服完

注：OGTT 不推荐作为临床常规使用；对于未有明确高血糖者，应于另外一日重复 FPG 试验来诊断；对无症状者至少有两次血糖异常。儿童葡萄糖服用量为 1.75g/kg 体重计算，计算总量不超过 75g。

糖耐量受损（IGT）诊断标准：空腹血

糖＜7.0mmol/L（126mg/dl），及糖耐量试验服糖后2小时血糖≥7.8mmol/L（140mg/dl），但＜11.1mmol/L（200mg/dl）。

空腹血糖受损（IFG）诊断标准：空腹血糖≥6.1mmol/L（110mg/dl），但＜7.0mmol/L（126mg/dl），糖耐量试验服糖后2小时血糖＜7.8mmol/L（140mg/dl）。IGT和IFG，统称为糖调节受损（IGR）。

2. 鉴别诊断

2型糖尿病应与1型糖尿病进行鉴别：1型糖尿病虽各个年龄组均可发病，但多发生于儿童及青少年期，"三多一少"症状往往比2型糖尿病明显。发病初期往往有较明显的体重下降，且起病迅速，常有酮症倾向，以致出现酮症酸中毒，临床表现为食欲减退、恶心、呕吐、头痛、烦躁、呼吸深快及尿量减少等症状，甚至出现昏迷。具有特征性的临床表现是呼气中有烂苹果味（丙酮气味）。2型糖尿病一般起病较缓，难于估计时日。早期轻症常无症状，但重症及还有并发症者则症状明显且较典型。据上述临床特点，尚可鉴别1型和2型糖尿病，若有困难时则需检测胰岛素和相关抗体。

五、中医治疗

（一）治疗原则

糖尿病中医辨证论治，应该在明确标本虚实缓急的基础上，注意处理好治本与治标的关系。一般说来，病情稳定期，应治本为主，兼以治标，标本兼顾；病情急变期，应该治标为主，兼以治本，甚至先治标、后治本。

（二）辨证论治

1. 本虚证

（1）阴虚津亏

临床表现：口渴引饮，咽干舌燥，五心烦热，尿黄便干，或有盗汗，舌红或瘦，苔少甚至光红，脉象细数。

治法：滋补肝肾，养阴增液。

方药：六味地黄汤（《小儿药证直诀》）、增液汤（《温病条辨》）。

参考处方：生地黄12~24g，山茱萸12~24g，生山药12~24g，茯苓9~12g，泽泻9~12g，丹皮9~12g，麦冬9~12g，玄参9~12g，天花粉9~12g，葛根15~30g，知母9~12g，地骨皮15~30g，沙参12~15g。每日1剂，水煎服。

临床应用：方中以熟地滋肾填精为主药，山茱萸固肾益精，山药滋补脾阴、固摄精微，茯苓健脾渗湿，泽泻、丹皮清泄肝肾火热，玄参滋阴解毒，生地清热生津，麦冬养阴生津。常适用于素体肾阴不足、胃热阴虚或肺胃阴虚者。素体肾虚，肺肾阴虚者，以麦味地黄丸为主；心肾阴虚者，以天王补心丹为主；素体阴虚肝旺，肝肾阴虚者，以杞菊地黄丸为主。素体肾虚，阴虚兼热伏于肺，咽干咳嗽，咯黏痰，心胸烦热，汗出不畅，舌质红，苔薄黄，脉滑数，治当清解肺热，方可用泻白散、黛蛤散；素体肾虚，阴虚兼心火上炎或下移，心烦失眠、口舌生疮、小便赤涩，舌尖红，苔薄黄，脉象数，治当清心导赤，方可用导赤散；素体肾阴虚，兼相火妄动，腰膝酸软，咽干耳聋、五心烦热，失眠多梦，梦遗，或女子月经不调，舌质红，苔少，或舌苔薄黄，脉象细数，治当清泄相火，方可用知柏地黄丸、大补阴丸；素体阴虚肝旺，肝阳上亢病机突出者，可用镇肝熄风汤、建瓴汤；素体肾阴不足，复受外感，感受风热或温热邪毒，则治当疏风清热方用银翘散、桑菊饮化裁。

中成药：六味地黄丸、知柏地黄丸、杞菊地黄丸、都气丸、玉泉丸等。

专家验方推介：清滋糖宁方（赵进喜教授经验方），组成：生地15~30g，山茱黄 12~15g，山药 12~15g，茯苓 9~12g，泽泻 9~12g，丹皮 9~12g，麦冬 9~12g，玄参 15~30g，知母 12~15g，黄连 9~12g，葛根 15~30g，丹参 15~30g，天花粉 15~30g，地骨皮 15~30g，荔枝核 12~15g，翻白草 15~30g，仙鹤草 15~30g。适合于少阴阴虚体质，或内热伤阴，阴虚夹热夹瘀者。其滋阴清热方，也类于此方。方药组成：生地黄 25g，麦冬 12g，玄参 25g，天花粉 25g，知母 9g，黄连 12g，地骨皮 30g，荔枝核 15g，鬼箭羽 15g，仙鹤草 30g。其辨证要点为口渴多饮，疲乏无力，食欲旺盛，大便干，舌红，苔少或苔薄少津，脉细滑。

消渴安汤方（南征教授经验方），组成：生地 15g，知母 15g，葛根 20g，地骨皮 20g，玉竹 20g，黄连 10g，枸杞 30g，黄芪 50g，黄精 50g，佩兰 10g，厚朴 10g，丹参 10g，生晒参 10g（或姜制西洋参 5g）。其辨证要点为口干渴，多饮，多尿，多食易饥，五心烦热，大便秘结，倦怠乏力，自汗。

（2）脾气亏虚

临床表现：神疲乏力，气短懒言，食少腹满，大便偏稀，四肢倦怠，小便频多，舌胖，苔薄白，脉细缓。

治法：健脾益气。

方药：参苓白术散加减。

参考处方：人参 6~12g（另煎兑），生黄芪 15~30g，白术 12~15g，苍术 12~15g，茯苓 9~12g，山药 12~15g，薏苡仁 15~30g，莲子 9~15g，白扁豆 6~9g，砂仁 6~9g（后下），煨葛根 15~30g，丹参 15~30g，仙鹤草 15~30g，桔梗 6~9g，甘草 6g。

临床应用：此临床常用经验方——参术清补糖宁方，该方适合于太阴脾虚体质，或病久伤脾者。若兼阴虚，症见咽干口渴者，可加生地、玄参、葛根等，或选用玉液汤。若兼痰湿，形体肥胖，肢体沉重者，可配合二陈汤、平胃散加减；若兼湿热，脘腹胀闷，腰腿酸困，泄泻臭秽，或大便不爽，小便黄赤者，可用葛根芩连汤、四妙丸加减。

中成药：参苓白术散、补中益气丸等。

专家经验方推介：参术清补糖宁方（赵进喜教授经验方），组成：人参 6~12g（另煎兑）或生晒参粉 3g（冲服），生黄芪 15~30g，白术 12~15g，苍术 12~15g，茯苓 9~12g，山药 12~15g，薏苡仁 15~30g，莲子 9~15g，白扁豆 6~9g，砂仁 6~9g（后下），煨葛根 15~30g，丹参 15~30g，黄连 9~12g，马齿苋 15~30g，地骨皮 15~30g，荔枝核 12~15g，仙鹤草 15~30g，桔梗 6~9g，甘草 6g。适用于太阴脾虚体质，或 2 型糖尿病久病伤气、脾胃气虚或夹湿热、瘀血者。

（3）气阴两虚

临床表现：神疲乏力，口渴喜饮，口干咽燥，小便频多。气短懒言，五心烦热，腰膝酸软，大便偏干，舌淡红，或嫩红，苔少，脉细数无力。

治法：健脾益气，滋阴补肾。

方药：参芪地黄汤（《沈氏尊生书》）、生脉散（《医学启源》）加减。

参考处方：黄芪 15~60g，人参 3~9g，太子参 3~9g，白术 12~15g，生地 12~24g，山茱萸 12~24g，山药 12~24g，茯苓 12~15g，丹皮 9~12g，麦冬 12~15g，五味子 9~12g，天花粉 9~12g，地骨皮 15~30g。每日 1 剂，水煎服。

临床应用：方中黄芪、人参、太子参、白术、茯苓、山药、黄精健脾益气，沙参、生地、枸杞、葛根养阴生津，玄参滋阴解毒，五味子敛阴止渴，莲子、地骨皮清热除烦。偏于肾阴虚者，可用增液汤、六味地黄汤加益气药；偏于脾气虚者，可用参苓白术散、七味白术散加养阴药。兼胃肠结热，气阴受伤者，治当清泄热结，方用增液承气汤、三黄丸加味化裁；兼肝经郁热，治当解郁清热，方用龙胆泻肝汤化裁；

湿邪困脾者，方用平胃散化裁。

中成药：生脉胶囊、参芪降糖片、消渴丸等。

专家经验方推介：降糖基本方（祝谌予教授经验方），组成：生黄芪30g，生地黄30g，苍术15g，玄参30g，葛根15g，丹参30g。适合于糖尿病气阴两虚证，常配合生脉散、玉锁丹等方。

益气养阴汤（吕仁和教授经验方），组成：沙参15g，黄精20g，生地黄20g，赤芍15g，地骨皮30g，黄连9g。其辨证要点为疲乏无力，不耐劳作，怕热自汗，或有盗汗，时有烦热，便干尿黄，舌红边有齿痕，苔薄少津，脉细无力。

参地清补糖宁方（赵进喜教授经验方），组成：生晒参6~12g（另煎兑）或人参粉3g（冲服），生黄芪15~30g，生地15~30g，山茱萸12~15g，山药12~15g，茯苓9~12g，丹皮9~12g，麦冬9~12g，五味子9~12g，知母12~15g，黄连9~12g，葛根15~30g，丹参15~30g，地骨皮15~30g，鬼箭羽12~15g，荔枝核12~15g，仙鹤草15~30g。适合于少阴肾虚体质、太阴脾虚体质，或2型糖尿病久病热伤气阴、气阴两虚夹热夹瘀者。

（4）阴阳两虚

临床表现：口干多饮，夜尿频多。五心烦热，畏寒神疲，腰膝酸冷，四肢无力，汗多易感，性欲淡漠，男子阳痿，大便不调，舌体胖大，舌苔少，或有白苔，脉沉细，或沉细数而无力。

治法：培元固肾，滋阴助阳。

方药：金匮肾气丸（《金匮要略》）、右归丸（《景岳全书》）加减。

参考处方：熟地黄12~24g，山茱萸12~24g，山药12~24g，茯苓9~12g，丹皮9~12g，附子3~9g，肉桂3~6g，鹿角片3~9g，菟丝子9~12g，枸杞9~12g，当归9~12g，五味子9~12g，怀牛膝12~15g，

黄芪30~60g，人参3~9g，地骨皮12~30g，仙鹤草12~30g。每日1剂，水煎服。

临床应用：该方为金匮肾气丸与右归丸化裁而成，在滋阴助阳的同时，兼顾消渴病热伤气阴的基本病机，故加入益气养阴清热药物。偏于肾阴虚者，可减少温热药，或加用玄参、知母、黄柏等；偏于阳虚，症见畏寒，男子阳痿，妇女带下清稀，治当补肾壮阳，方可用五子衍宗丸、玄菟丸化裁。兼胃肠结热、大便干结者，可加用生大黄、黄连、黄芩等清泄热结；兼脾虚湿停、脘腹胀满者，可加用苍术、白术、苏叶、藿香、佩兰等健脾化湿；兼脾肾阳虚、寒湿内侵，脘腹胀满、疼痛，喜温喜按，泄泻，甚至完谷不化者，方可用附子理中丸、四神丸化裁温补脾肾，散寒理中；脾肾阳虚，水饮内停，呕吐痰涎、清水，背寒，眩晕，脘腹痞满，肠鸣辘辘者，方可用苓桂术甘汤通阳化饮。

中成药：金匮肾气丸、右归丸、参茸补肾片等。

专家经验方推介：加味肾气丸（林兰教授经验方），组成：附子6g，桂枝9g，熟地黄24g，山萸肉24g，山药12g，茯苓12g，泽泻9g，牡丹皮9g，狗脊15g，鹿角胶6g，胡芦巴9g，紫河车3g。其辨证要点为小便频数，饮一溲一，手足心热，身倦肢冷，面色苍白，面目虚肿或下肢浮肿，腰膝酸软、无力，男子阳痿或遗精，舌淡，脉细或沉细。

2. 标实证

（1）胃肠热结

临床表现：口渴多饮，消谷善饥。大便干结，数日一行，舌燥口干，心胸烦热，舌质红，苔黄干，脉象滑利而数。

治法：清胃泻火，通腑泻热。

方药：增液承气汤加味（《温病条辨》）。

参考处方：生地黄12~24g，玄参12~24g，麦冬12~18g，生大黄6~15g，芒硝

9~12g，黄芩 9~12g，黄连 6~12g，黄柏 9~12g。每日 1 剂，水煎服。

临床应用：该方黄芩、黄连、黄柏、大黄苦寒直折其火，玄参、生地、麦冬甘寒清热生津，配伍芒硝通腑泻热，适用于素体胃热阴虚者。若热毒壅盛，疮疖、痈疽，红肿热痛，便干尿黄，舌质红，苔黄，脉数或滑数，治当清热解毒，方可用五味消毒饮、仙方活命饮、黄连解毒汤化裁；素体胃热，外感风热或温热邪毒，症见发热恶寒，头痛，胸脘痞闷，心胸烦热，或有呕吐，大便不通，小便黄赤，舌红，苔黄，脉浮滑数有力，治当疏风清热、通下和胃，方用升降散、凉膈散化裁；若兼肝经郁热，口苦咽干，烦躁易怒，胸胁脘腹胀满者，治当清泄肝胃郁热，方可用大柴胡汤化裁；素体阴虚肝旺，肝阳上亢兼胃肠结热，头晕头痛，心烦易怒，舌红脉弦，方可用天麻钩藤饮、大黄黄连泻心汤化裁。

中成药：三黄片、牛黄解毒片、麻子仁丸、黄连上清片等。

专家经验方推介：清疏二阳汤加味（吕仁和教授经验方），组成：生大黄 10g（后下），黄连 10g，黄芩 10g，柴胡 10g，枳壳 10g，枳实 10g，厚朴 10g，芒硝 3g（分冲），赤白芍各 20g，生地黄 15g，玄参 20g，玉竹 20g。其辨证要点为消谷善饥，大便干燥，舌红苔黄厚粗，脉洪而数。

（2）脾胃湿热

临床表现：纳食不香，口干黏腻。头晕沉重，脘腹胀闷，大便不爽，小便黄赤，或尿频涩痛，小便浑浊，舌质红，舌苔黄腻，脉象滑数，或弦滑而数。

治法：芳香化湿，苦寒清热。

方药：三仁汤（《温病条辨》）、黄连平胃散（《医宗金鉴》）加味。

参考处方：黄连 9~12g，炒苍白术各 9~12g，陈皮 9~12g，厚朴 9~12g，生薏苡仁 12~24g，砂仁 6~9g，杏仁 6~9g，竹叶 6~9g，滑石 15~30g，通草 6~9g，半夏 6~9g，黄芩 9~12g，生甘草 6g。

临床应用：该方由芳香化湿、苦寒清热药物组成，针对湿热用药，常用于素体脾虚、素体胃热体质者。素体脾虚，湿重于热，脘腹胀满，食欲不振，口渴不欲饮，大便不爽，四肢沉重，头晕头沉，舌苔白腻，脉象濡缓者，治当化湿醒脾，方可用平胃散化裁；素体胃热，湿热有从阳化燥之机，口渴多饮，消谷善饥，大便干结，舌质红，苔黄厚腻，脉滑数者，治当加大清泄热结力量，方用三黄丸、茵陈蒿汤化裁；兼肝经郁热，或气郁体质，湿热内结，胸胁满闷，太息频频，口苦咽干，烦躁易怒，大便不调，小便黄赤，舌质红，苔薄黄，脉弦滑者，治当疏肝解郁、清热化湿，方用柴平煎、丹栀逍遥散化裁。

中成药：二妙丸、四妙丸、清热祛湿颗粒等。

专家经验方推介：清化湿热汤（吕仁和教授验方），组成：苍术 10g，黄连 10g，黄芩 10g，生甘草 6g。其辨证要点为胸脘腹胀，纳后饱胀，肌肉酸胀，四肢沉重，舌质嫩红，舌苔黄腻，脉象滑数。

（3）肝经郁热

临床表现：口苦咽干，口渴引饮。胸胁满闷，太息频频，头晕目眩，烦躁易怒，失眠多梦，小便黄赤，舌质红，苔薄黄，脉弦数。

治法：泄热化湿，清肝解郁。

方药：小柴胡汤（《伤寒论》）或大柴胡汤（《伤寒论》）合栀子清肝饮（《辨证录》）加减。

参考处方：柴胡 9~12g，黄芩 9~12g，栀子 6~9g，夏枯草 9~15g，牡丹皮 9~12g，枳壳 9~12g，赤芍 12~15g，白芍 12~15g，天花粉 12~15g，茵陈 12~15g，决明子 12~15g，荔枝核 12~15g。

临床应用：方中柴胡疏肝解郁，黄芩、

栀子、丹皮清肝泻火，白芍柔肝养阴，花粉生津止渴，枳壳、夏枯草理气散结。素体气郁，肝经郁热日久，兼见血瘀者，治当配合活血化瘀，药可加用葛根、丹参、姜黄、鬼箭羽、酒大黄等；素体胃热，兼肝经郁热，胃肠热结者，治当配合清泄胃热，药可加用黄连、生石膏、知母、大黄等；肾阴亏虚体质，兼肝经郁热者，治当重视滋阴补肾，可配合杞菊地黄丸。

中成药：小柴胡颗粒、龙胆泻肝丸、清肝利颗粒等。

专家经验方推介：舒肝清热汤（吕仁和教授经验方），组成：柴胡10g，黄芩10g，黄连10g，厚朴10g，枳壳10g，枳实10g，赤白芍各20g，天花粉20g，葛根10g，玄参20g，生大黄8g（后下）。其辨证要点为胸闷太息，胸胁苦满，口苦咽干，急躁易怒，舌红，苔薄黄，脉弦细数。

（4）痰火中阻

临床表现：体形肥胖，头晕头沉，口干口黏，心胸烦闷，失眠多梦，舌尖红，舌苔黄腻，脉象滑数。

治法：清热化痰。

方药：黄连温胆汤（《六因条辨》）、小陷胸汤（《伤寒论》）加减。

参考处方：黄连9~12g，陈皮9~12g，清半夏9~12g，茯苓12~15g，瓜蒌12~30g，桑白皮15~30g，黄芩9~12g，蚕沙12~15g，泽泻9~12g，甘草6g。每日1剂，水煎服。

临床应用：该方以黄连温胆汤合小陷胸汤为基础方，清热化痰与行气化滞药同用，常用于素体少阳气郁、太阴脾虚体质，气郁痰阻化热或脾虚生痰化热者。素体太阴脾虚，气虚突出或兼阴虚者，治当重视健脾益气，可加用炒苍白术、荷叶、玉竹、黄精等；素体少阳气郁痰阻化热者，治当重视疏肝解郁，可加郁金、枳壳、白芍，或配合四逆散、小柴胡汤加味。若痰郁化

火，心胸烦闷，头晕沉重，失眠多梦，四肢沉重，口干黏腻，大便干，舌红，苔腻而黄，脉象滑数，或弦滑而数者，治当化痰泄热、清心安神，方用可礞石滚痰丸、导痰汤，药用山栀、大黄、郁金、胆南星、海蛤壳、生龙骨、生牡蛎等。

中成药：小柴胡汤、白金丸、礞石滚痰丸等。

专家经验方推介：加味柴胡陷胸汤（赵进喜教授经验方），组成：柴胡12g，黄芩9g，沙参12~15g，陈皮9g，黄连9g，瓜蒌18g，清半夏9g，荷叶12g，茯苓12g，白芍15~30g，葛根15~30g，丹参15~30g，地骨皮15~30g，荔枝核15g，仙鹤草15~30g，蚕沙9g，甘草6g。适用于少阳气郁体质、郁热体质，气郁痰阻、痰热扰心，表现为胸闷胸痛、心烦失眠、头痛头晕、口苦咽干，舌红苔黄，边多浊沫，脉弦或弦细滑者。若大便干结，重用瓜蒌，或更加决明子、熟大黄等。

（5）肝阳上亢

临床表现：头痛眩晕，口苦咽干。颜面潮红，耳鸣耳聋，烦躁易怒，失眠多梦，腰膝酸软，小便黄赤，舌边红，苔黄，脉弦。

治法：平肝息风，滋阴潜阳。

方药：天麻钩藤饮加减（《中医内科杂病证治新义》）。

参考处方：天麻9~12g，钩藤9~12g，石决明15~30g（先煎），龙骨15~30g（先煎），牡蛎15~30g（先煎），黄芩9~12g，栀子9~12g，益母草12~15g，怀牛膝9~15g，杜仲9~12g，桑寄生15~30g，生甘草6g。

临床应用：方中珍珠母、生龙骨、生牡蛎、磁石重镇潜阳，生地、玄参、白芍、怀牛膝滋补肝肾、养阴生津，钩藤、黄芩、夏枯草、决明子平肝潜阳、清肝泻火。素体肾虚，阴阳俱虚，虚阳浮越，症见头晕

目眩，颜面潮热，颧红如妆，咽干，心烦，腰膝酸冷，汗出，四末畏寒，舌淡暗，舌体胖大，脉象沉细，或浮大按之无力者，治当滋阴助阳、潜镇浮阳，方可用潜阳汤、地黄饮子化裁，药可加用人参、肉桂、炮附子、山茱萸、茯苓、麦冬、五味子等。

中成药：天麻钩藤颗粒、龙胆泻肝丸、杞菊地黄丸等。

专家经验方推介：滋阴潜阳汤（吕仁和教授经验方），组成：生地黄30g，玄参15g，麦冬10g，生石决明30g，珍珠母30g，牛膝20g，黄芩10g，黄柏6g，葛根10g，天花粉20g。其辨证要点为饮食多，怕热喜凉，急躁易怒，便干尿黄，头晕目眩，舌质红，苔黄，脉弦。

（6）气机郁滞

临床表现：情志抑郁，太息频频，胸胁苦满，脘腹胀满，少腹不舒，或妇女月经不调，舌苔起沫，脉弦。

治法：疏肝理气，柔肝健脾。

方药：逍遥散（《太平惠民和剂局方》）加减。

参考处方：柴胡9~12g，白芍12~15g，当归12~15g，白术12~15g，茯苓12~15g，川芎9~12g，荔枝核9~15g，枳壳9~12g，郁金9~12g，姜黄9~12g，生甘草6g。每日1剂，水煎服。

临床应用：方中柴胡、枳壳、郁金疏肝理气，白芍柔肝缓急，当归、川芎和血，白术、茯苓健脾益气。气郁体质，日久血瘀者，治当配合活血化瘀，药可加用葛根、丹参、鬼箭羽、香附、益母草等；肝郁化热，肝经郁热者，治当清解郁热，方可用小柴胡去半夏加天花粉汤，药可加用黄芩、丹皮、山栀、知母、黄连等；素体肾阴不足，兼肝郁气滞者，治当配合滋阴补肾，改用滋水清肝饮，加用生地、玄参、知母、女贞子、墨旱莲等。

中成药：逍遥丸、舒肝理气丸、舒肝解郁胶囊等。

专家经验方推介：四逆散合生脉饮加减（冯兴中教授经验方），组成：柴胡10g，枳实10g，白芍30g，黄连10g，陈皮10g，半夏10g，木香6g，砂仁6g，青皮20g，大腹皮30g，川芎30g，太子参30g，麦冬30g，五味子6g。其辨证要点为患者情绪低落，口干口渴，胸闷胸痛，气短，腹胀，胃脘不适伴呃逆，舌红或暗红，苔薄白，脉弦细数。

（7）痰湿阻滞

临床表现：体形肥胖，口中黏腻。四肢沉重，神疲嗜睡，脘腹胀满，舌苔白腻，脉象滑或濡缓。

治法：健脾化痰除湿。

方药：二陈汤（《太平惠民和剂局方》）加减。

参考处方：陈皮9~12g，清半夏9~12g，茯苓12~15g，炒白术12~15g，茵陈12~15g，泽泻9~12g，僵蚕12g。每日1剂，水煎服。

临床应用：该方以二陈汤为基础方，化痰除湿药与行气化滞药同用，常用于素体脾虚、气郁体质者。方中陈皮健脾化痰，清半夏化痰散结，茯苓、白术健脾助运，甘草调和诸药。素体脾虚，气虚突出或兼阴虚者，治当重视健脾益气，方可用六君子汤，药可用苍术、太子参、沙参、莲子等；素体气郁，有痰湿阻滞证候者，治当重视疏肝解郁，药可加郁金、枳壳、栝楼、荔枝核等。

中成药：白金丸、二陈丸、橘红丸等。

专家经验方推介：葛根芩连平胃散方（赵进喜教授经验方），组成：葛根25~30，丹参25~30，炒苍术12~15g，炒白术12~15g，陈皮9g，厚朴9g，清半夏9g，荷叶12g，炒山楂12g，炒薏苡仁15~30g，蚕沙9~15g，地骨皮30g，荔枝核15g，鬼箭羽15g，功劳叶15g，仙鹤草30g。其辨证要点为胃脘不适，按之疼痛，体型肥胖，口中黏腻，周身困重，大便黏腻不爽，舌红，苔黄腻，脉细滑或滑数者。

（8）血脉瘀滞

临床表现：口渴但欲漱水不欲咽，夜间为甚。肌肤甲错，妇女月经不调，经血紫暗，口唇色暗，颜面瘀斑，或腹部有压痛；舌质紫暗，脉弦，或艰涩不畅。

治法：活血化瘀、通络行滞。

方药：桃红四物汤（《玉机微义》）、桃核承气汤（《伤寒论》）加减。

参考处方：桃仁9~12g，红花9~12g，当归9~12g，川芎9~12g，赤芍12~30g，山楂9~12g，葛根12~25g，丹参12~25g，酒大黄9~12g，水蛭12g，三七粉3~6g（分冲）。每日1剂，水煎服。

临床应用：该方以桃红四物汤为基础方，常适用于消渴病有血瘀证候者。单纯血脉瘀滞证少见，应根据患者体质、基本病机和具体临床证候灵活运用。气虚突出者，益气活血，方可用补阳还五汤化裁；兼阴虚者，治当重视养阴活血，可配合六味地黄丸化裁；气郁体质，或有气滞血瘀者，当行气活血，方可用血府逐瘀汤；兼痰湿阻滞者，治当重视化痰活血，药可加僵蚕、清半夏、栝楼、胆南星等；兼痰火阻滞者，治当化痰清火活血，方可用温胆汤化裁；久病入络，或见肢体麻木、疼痛、偏瘫、痿痹者，治当重视搜风通络和舒筋活络，可选用地龙、全蝎、络石藤、鸡血藤、忍冬藤等；消渴病继发肾病等，病在络脉，"微型癥瘕"形成，治疗又当重视化瘀散结，药可用海藻、昆布、夏枯草、莪术等软坚散结。

中成药：血府逐瘀胶囊、桂枝茯苓丸等。

专家经验方推介：降糖对药合桃红四物汤（祝谌予教授经验），组成：生黄芪30g，生地黄30g，苍术15g，玄参30g，葛根15g，丹参30g，桃仁12g，红花9g，当归12g，川芎12g，赤芍15g。其辨证要点为乏力，四肢疼痛，面有黑斑，舌质暗，有瘀斑、瘀点。

应该指出的是，糖尿病辨证本虚标实辨证治疗，虽然分列本虚三证、标实七证，实际临床常是本虚一证与标实一证或数证同时存在，所以治疗关键在处理好本虚与标实、治本与治标的关系问题。一般说来，病情稳定的情况下，治本为主，兼以治标，或治本、治标并重；病情急变的情况下则往往是治标为主，兼以治本，或先治标，后治本。

（三）其他特色疗法

1.针灸疗法

针刺治疗糖尿病及其并发症作用机制研究结果显示：①针刺可使胰岛素水平升高，胰岛素靶细胞受体功能增强，加强胰岛素对糖原的合成代谢及氧化酵解和组织利用的功能，从而起到降低血糖的作用。②针刺后糖尿病患者T3、T4含量下降，表明血液中甲状腺素含量降低，从而减少了对糖代谢的影响，有利于降低血糖。③针刺可使糖尿病患者全血比黏度、血浆比黏度等血液流变异常指标下降，这对改善微循环障碍，防止血栓形成，减少糖尿病慢性并发症有重要意义。④针刺能够调整中枢神经系统，从而影响胰岛素、甲状腺素、肾上腺素等分泌，有利于糖代谢紊乱的纠正。

（1）毫针针刺疗法

主穴：肾俞、脾俞、足三里、三阴交、然谷。

方义：肾俞，足少阴肾经的背俞穴，为肾气输注之所，补肾要穴；脾俞为足太阴脾经之背俞穴，也是脾气转输之处，气血生化之源；足三里，足阳明经气所入，既与脾经相表里，又是人身之补益要穴，三穴合用可加强其补益作用；三阴交，足太阴脾经穴，为足三阴之会，通调肝、脾、肾三条经脉气血；然谷，足少阴肾经荥穴，有益肾通利足少阴经之功。诸穴合用共奏补脾益肾之功。

操作：先嘱患者俯卧针刺背俞穴，向内斜刺 0.5~0.8 寸，得气后不留针，令患者仰卧针刺四肢穴位，直刺 1~1.5 寸，得气后足三里、三阴交施以泻法，然谷平补平泻法，留针 20~30 分钟。

随症加穴：口渴加鱼际、尺泽、肺俞、金津、玉液；多食加内庭；多尿加关元、大赫、膀胱俞；下肢疼痛或麻木或无力加风市、阳陵泉、委中、承山、昆仑、太溪、解溪；上肢疼痛或麻木或无力加合谷、外关、曲池、肩髃；高血压加太冲、人迎；便秘加天枢、丰隆；腹泻加天枢、上巨虚；眼病加睛明、承泣、太冲、肝俞、光明；心悸、心绞痛加神门、内关、肺俞、心俞、膈俞；失眠加神门、印堂；胸闷加中脘、内关；胸痛加膻中、内关；盗汗加后溪、阴郄；皮肤瘙痒加曲池、血海；阴痒加蠡沟；阳痿加大赫、关元、命门；畏寒加灸关元、神阙。

（2）耳针疗法

取穴：胰、内分泌、肾、三焦、耳迷根、神门、心、肝等。多饮加肺、口；多食加脾、胃；多尿加肾、膀胱。

方法：使用毫针或皮内针。毫针中等刺激，留针 15 分钟，隔日 1 次，两耳轮流，7 次一疗程，隔 2~3 疗程休息 1 周。皮内针 3~5 天更换一次。

（3）皮肤针疗法

取穴：脊柱两侧，重点为胸椎 7~10 两侧、后项、骶部、足三里、三阴交、中脘、内关。

方法：轻度或中等强度叩刺，以局部皮肤充血潮红为度，隔日 1 次。

（4）水针疗法

取穴：胸 3 夹脊穴、胸 10 夹脊穴、脾俞、肾俞、膈俞。

方法：0.5% 当归注射液或小剂量胰岛素，每穴 0.5~2ml，隔日 1 次。

（5）灸疗法

灸法主要适用于消渴病久病致虚，或有虚寒表现者。

取穴：脾俞、肾俞、膈俞、肾俞、足三里、气海、关元、中脘、命门。

方法：以中艾炷置于各穴位上，每穴灸 3~5 壮，隔日一次。亦可用艾条行温和灸，15~20 分钟，每日 1 次。

（6）刮痧疗法

取穴：手足阳明经四肢部：手三里至合谷、足三里至解溪；胸腹部正中：天突至膻中，鸠尾至中脘，气海至中极。

方法：将刮匙蘸清水，轻刮上述诸线，至局部皮肤略红为度。

（7）磁锤叩穴疗法

取穴：脾俞、肾俞、三阴交、然谷、太溪、涌泉。

方法：手持磁锤，每穴叩击 50 下左右，强度以有酸痛感即可。

（8）埋线疗法

取穴：脾俞、肾俞、胰俞、三阴交（双侧）。

方法：用埋线针将 0 号羊肠线埋入，10~14 天一次。

（9）拔罐疗法

取穴：华佗夹脊穴。

方法：梅花针在华佗夹脊穴从上到下轻叩 3~5 遍，以不见血为度，然后在穴位处涂以凡士林，走罐至皮肤潮红，每日或隔日一次。

应该指出的是，针灸对于糖尿病及其并发症有一定的治疗作用，但临床上必须根据具体病情结合饮食控制、药物治疗等。更由于糖尿病患者抵抗力下降，极易发生感染，所以针刺时应注意严格消毒。针灸治疗过程中，如果发现患者出现恶心、呕吐、腹痛、呼吸困难、嗜睡，甚则昏迷、呼吸深而大而快、呼气中有烂苹果气味者，则提示存在酮症酸中毒，必须给予中西医结合方法综合治疗，积极抢救。

2. 推拿治疗

（1）主穴主经配合随症加穴按摩疗法

主穴：可以选取肾俞、脾俞、足三里、三阴交、然谷，按摩时除重点按压此几个穴位之外，可循经按摩足太阴脾经及足少阴肾经。手法可选用推、按、摩、点、捏等手法，每日2~3次，每次20分钟。

随症加穴：推拿与针灸的原则也是一致的，只是推拿疗法可以将施术范围扩大到有关经脉的所有循行部位，所采用的手法也可根据经脉实际所过之处而灵活掌握。一般来说，头部多用点法、按法疏通气机；背部多选摩、提、拍等舒筋活血、调和阴阳；四肢多用推、按、点等法。具体随症加穴如下。

下肢疼痛或麻木或无力：风市、阴市、阳陵泉、委中、承山、昆仑、太溪、解溪等，配合按压足太阳膀胱经及足少阳胆经在下肢的循经部位。穴位采用短促强刺激配合循经按、摩、拿、推、捏、振等手法。

上肢疼痛或麻木或无力：合谷、外关、曲池、肩髃等，配合按压手阳明大肠经等上肢经脉所过之处。穴位采用短促强刺激配合循经按、摩、拿、推、捏、振等手法。

口渴：鱼际、尺泽、肺俞。采用点、按、揉手法。

多食：循经按摩内庭等足阳明胃经及足太阴脾经的穴位。

多尿：选用关元、大赫、膀胱俞等穴，并在任脉、膀胱经及肾经行循经点、摩、按、揉等手法。

头晕头痛：中冲、百会、风池、合谷等间歇性点按，头痛明显者用强刺激。巅顶痛加太冲；前额痛加阳白、攒竹；后枕部痛加天柱、后溪；头两侧痛加太阳等。

便秘：支沟、天枢、丰隆，配合腹部逆时针摩腹。

腹泻：天枢、上巨虚、脾俞、足三里等，并可循足太阴脾经进行按压。

高血压：太冲、涌泉。采用点、按、指揉法。

失眠：神门、印堂。

（2）经穴按摩结合胰神经反射区按摩法

常用穴位：膈俞、胰俞、肝俞、胆俞、脾俞、胃俞、三焦俞、肾俞，基本手法为一指禅、捏、揉、捻、摩、板法。

基本操作法：要求患者仰卧，术者先按摩患者腹部，时间约为5分钟。其后患者俯卧，术者以一指禅推法在两侧膀胱经治疗，自膈俞至肾俞，往返操作，以局部明显压痛点为重点，约10分钟，然后在膀胱经用擦法，以透热为度。然后捏揉掌心第四掌骨中纹相交处5分钟，此为手部胰反射区。捏揉时，术者嘱患者意念存想上腹部，使患者自觉有温热感。最后捏揉足底内缘，第一趾骨小头区域5分钟，此为足部胰反射区。捏揉时，术者嘱患者意念存想上腹部，使患者自觉有酸胀感。

（3）辨证取穴按摩法

辨证取穴主要是基于三消症状主次选穴。

选穴：上消取肺俞、太渊、胰俞、廉泉，中消取胃俞、脾俞、胰俞、内庭、三阴交，下消取肾俞、太溪、胰俞、然谷、行间。口干咽燥、大渴者，夹金津、玉液；善饥多食者加中脘、足三里、头晕眼花加太阳、光明。

手法：根据不通穴位，施行不同手法，先从点、捻开始，然后以揉、振、一指禅法结束。先轻后重，每次10~20分钟，早晚各1次。

（4）腹部按摩法结合辨证选穴法

腹部按摩法为主，躯体其他部位经络、

俞穴为辅。尤其适合于糖尿病胃肠病变的患者。

具体方法：患者仰卧位。两手顺胸腹两侧平伸，肌肉放松。术者站或坐在患者右侧施术。旋转揉按阑门、建里、气海、带脉、章门、梁门、天枢。以平补平泻为主，按顺序按摩15~20分钟，然后重点施治。如烦渴多饮症状突出，则以左章门、左梁门穴区为重点，用泻法，反复揉按3~5分钟；多饮多食症状突出，则加中脘穴，配建里穴用泻法，反复揉按2~3分钟；如多尿症状突出，应以水分、关元、中极为重点，用补法，反复揉按3~5分钟。

（5）自我腹部按摩法

自我腹部按摩法，主要适用于糖尿病便秘症状突出的患者。要求以脐为中心，顺时针按摩36周，逆时针按摩36周，并要求在自我意念控制下进行。大便秘结者，从右上腹部开始经过脐上，至左上腹部，然后向左下腹部推按，反复36次，以自觉气机下行为度。若有矢气排出，或产生便意，皆为正常反应。以上腹部按摩方法，宜每日1次，最好在每天的固定时间进行。

应该注意的是，按摩疗法治疗轻中型糖尿病具有一定疗效。潘云华等使用传统推拿手法治疗1例2型糖尿病患者，操作：患者仰卧位，以轻柔一指禅推法推左侧梁门2分钟，按揉两侧天枢、血海、足三里、三阴交各2分钟；然后俯卧位，按揉右侧胰俞，两侧脾俞、胃俞、肝俞各2分钟；最后取坐位，抹桥弓2分钟，拿肩井1分钟。推拿治疗2次/周，共6周。发现推拿治疗明显降低了患者FBG、PBG，胰岛素水平也较治疗前明显降低；对患者血脂水平具有良好调节作用，血压也有所下降。认为推拿治疗糖尿病与针灸的作用机制相似。而应该指出的是，推拿疗法虽有一定疗效，对重症糖尿病也有辅助治疗作用，但一定要配合饮食、药物治疗等疗法，否则很难收到满意疗效，甚至可能出现糖尿病急性代谢紊乱而带来严重后果。

3. 糖尿病的气功康复疗法

（1）内养功

卧位：以正卧位为好，两上肢自然放开排除杂念，静养几分钟。

第一种呼吸方法：采用顺腹式或逆腹式呼吸法，鼻吸鼻呼，呼吸过程中夹有停顿，并配合默念字句。第一种方法为：默念第一个字时吸气，念中间字时停顿呼吸，念最后一个字时将气呼出。如：默念字句"我要静""个人静坐""静坐身体好""静坐我病痊愈"等。字数越多，则停顿时间也就越长。

第二种呼吸方法：吸气、呼气均不念字，从鼻呼吸或口鼻兼用，先行吸气，随之徐徐呼出，呼吸完毕开始停顿时念字。

长期锻炼可出现止息现象，似有似无"吸气绵绵，出气微微"的高境界，此为动静之互养。并可以意守丹田使气血充盈。

坐位：体姿自然舒适，易于全身放松。练法同卧位。

内养功，除有止息外，还有练功中的静休。练功20分钟左右，由腹式呼吸变成自然呼吸，意守丹田静养3~5分钟。如此，每次练功中休息几次，息功时用升降开合之法，全身放松后息功。每日练2~4次，每次10~30分钟。

功效：炼精化气，调整脏腑，平衡阴阳，益气养精。糖尿病患者可采用第二种呼吸法，并配合习练强壮功法。

（2）强壮功

子午时分练功，可根据患者情况采取站式、坐式或自由式。这里主要介绍一下站式功法，也称站桩，是从古代健身术和武术内家拳的某些基本功法发展而来。自然站式：两足平行同肩宽，双膝微屈，不过足尖，松胯放臀，直腰松腹，含胸拔背，沉肩坠肘，虚腋松腕，掌心向内，手指自然分开微屈下垂，头若悬虚，两目平视，或含光内视。若手指向前伸直。掌心有意下按，称下按式。若屈肘呈环抱状，如抱球一般，称抱球式。双手可置小腹前（下丹田），或胸前（中丹田）。位置高低，可调节运动量。其呼吸要求同内养功，也是鼻呼鼻吸，舌抵上腭。深呼吸和逆呼吸饭后不宜进行，静呼吸则饭前、饭后均可。意守丹田，也可意守膻中、涌泉、印堂等穴。意守印堂不宜时间过长。

功效：养气壮力，调整阴阳，健身防病，延年益寿。可用于糖尿病以及并发心血管、神经系统疾病较轻的患者。

（3）巢氏消渴气功宣导法

本功法见于《诸病源候论》，主要适用于以口渴多饮，小便不利为主要症状的患者，其机理在于宣导肾津以止消渴。

要求：松衣宽带，安静仰卧，腰部伸展悬空，用骶骨背着床席，两手自然置体侧。双目微闭。随着呼吸的节律鼓起小腹，意在牵动气机，使之行水布气，津液上升。

用舌在唇齿之间，由上而下、由左至右搅动9次；再由下而上，由右至左搅动9次；鼓漱18次，将口中产生的津液分数口徐徐咽下，并用意念将其下引到"丹田"。使水之上源下流，元龙归海，津布热减，静卧数分钟收功。

收功后起立，走出室外，在空气清新、环境幽静之处缓缓步行。可在一种愉快轻松的心境下，步行120~1000步，使练功后内在的有序，在常态下尽可能地保持住。巩固已取得的引肾津、滋上源、止消渴的效果。

功效：引肾元之水上升，以止口渴多饮。

（4）消渴病内养功

侧卧式：取侧卧位（左右侧皆可），头略向胸收，平稳枕于枕上，两眼半闭半开，微露一线之光，双目内视鼻准，不可直视，

以防头晕；耳如不闻，口自然闭合，用鼻呼吸；身体上侧的手自然伸出；掌心向下，放于髋关节部。另一只手放于枕上，掌面向上，自然伸开，距头约有3寸；腰部略向前曲；上面的腿弯曲成120度角，放在下面的腿上；下面的腿自然伸出，微呈弯曲。姿势摆好后即可开始意守丹田，习练呼吸法。

仰卧式：取仰卧位躺于床上；头部放端正，位置较身体略高，枕头的高低，以各人的习惯而定，但主要使头部舒适；全身肌肉不紧张，保持呼吸道通畅；两腿自然伸直，脚尖向上，两手自然放于身体的两侧，眼、耳、口、鼻的动作与仰卧式相同，然后开始意守丹田和呼吸法。

坐式：身体端正坐于凳上，姿势固定后不要摆动，头略向前低；躯干与两大腿呈90度角；两脚自然左右分开，其宽度与两肩的宽度相等，并各自弯曲成90度角；两足平放于地上，不要蹬空；两手掌向下，自然放于膝盖上方的大腿上；肘关节自然弯曲，以舒适为宜，上身不要向后仰，不要耸肩挺胸，要垂肩含胸，眼、耳、口、鼻的动作与仰卧式相同；然后即开始意守丹田、施行呼吸法。

呼吸法：口唇自然闭合，以鼻呼吸，在开始时，自然呼吸1~2分钟，然后再进行如下呼吸法。吸气时，舌头抬起顶上腭，将气吸入丹田后要停闭一会（停闭时间的长短以各人的肺活量而定），这时舌头顶上腭不动；呼气时，舌头同时放下。这样周而复始地进行呼吸，一边默念字句。默念字句，最初一般是三字一句，如"津满口"。当默念第一个字"津"的时候吸气，同时舌抵上腭，默念第二个字"满"的时候，呈停闭状态（即不呼不吸）舌抵上腭不动，默念最后一个字的时候，舌放下将气呼出。随着功夫的加深，肺活量的增大，可渐默念4个字或5个字但一般不要

超过7个字。如"津液满口""津液满口润""津液满口润肺"等。待津液满口时，以舌搅口，将津液分3次缓缓下咽至丹田。

功效：炼精化气，养身健体，提高免疫功能。

（5）其他辅助功法

①润肺生津功：适用于辨证为肺热津伤的消渴病患者练习。患者症见烦渴多饮、口干舌燥、尿频量多、舌边淡红、苔薄黄、脉洪数。

功法：站立，两脚分开与肩同宽，脚尖微内收，微屈膝髋，全身放松，舌抵上腭，精神内守，两手缓缓从体两侧抬起至肩、肘、腕相平时，再缓缓屈肘向胸前回收，至距胸前两拳左右两手呈抱球状，两少商穴微微相触，先平静呼吸，待安静后，再改为鼻吸口呼，开始吸一呼一，逐渐吸二呼一，练至一定程度后，可以吸三呼一。吸气时从指尖导气入鼻，意念将吸入之气下沉肺底，使两肺尽量充盈，呼气时意念循胸至腋，下循上肢前臂前内侧，入腕、贯掌、拇指、食指端。如此反复循行。练功时，若口中津液满口，便用意念下咽，意想津液覆盖两肺。

收功时，意念收回丹田，两手慢慢下降至小腹前丹田部位，然后平擦胸前、两胁，放松四肢、结束练功。

②调胃润肠功：适用于辨证为胃热炽盛的消渴病患者练习。患者症见：多食易饥，形体消瘦，大便干结，舌苔黄燥、脉滑实有力。

功法：站立，两脚平行分开，略宽于肩，两上肢自然下垂，微屈膝髋，自然呼吸，意守中脘。安静后，前后抖动膝髋，渐渐向上抖至胃肠，自觉胃肠在腹内轻轻抖动，抖动3~5分钟。然后将两手缓缓放于肚脐部，两手重叠，左手在下，右手在上，腹式呼吸，吸气时两手向左下方摩半圈，呼气两手向右下方摩半圈。如此顺时针摩动99圈。最后以两掌擦背部脾俞、胃俞，上下擦动以热渗透为度。再抖动四肢结束练功。

③养肾止消功：适用于糖尿病患者表现为尿频量多、浑浊如脂膏，口舌干燥，舌红、脉滑细数者。

功法：站立，两脚分开与肩同宽，两脚平行，足趾抓地，微屈膝髋。两目半合半开，舌抵上颚。两手从体侧缓缓放于脐下丹田部位，两手重叠，左手在上，右手在下。开始时自然呼吸，神意内守，自觉手下微热时，改为腹式呼吸，吸气时小腹外凸，呼气时收腹提肛。意守掌下。如此15~20分钟。收功，两目缓缓睁开，两手缓缓从丹田部位放于体侧，抖动四肢，放松全身关节。

（6）国医大师吕仁和教授和十八段锦

吕仁和教授吸取了古代"八段锦""太极拳"及近代一些健身运动方法，编制了一套"十八段锦"。练习十八段锦，通过全身各部位轻缓而有力度地活动，可起到健身防病的作用，特别适合体质较弱、难以承受重体力活动的人，或没有时间进行锻炼的脑力劳动者练习，对糖尿病患者尤为适用。十八段锦可以整体练习或分级、分段来练习。因为每段都有着各自的治疗和健身作用。锻炼时可急可缓，可快可慢，可多可少，可轻可重，可按各人合适的规律、节奏进行习练。练习时不需要专门设备，只要有两平方米的场地，在空气不污浊的情况下，即可进行。吕仁和教授坚持练习十八段锦近40年，受益良多。至今每周还要接诊大量患者。在此谨对吕仁和教授十八段锦的练习方法简介如下。

十八段锦，共分为初、中、高三级，每级为六段。

初级（六段）：第一段，起势；第二段，双手托天理三焦；第三段，五劳七伤向后瞧；第四段，拳击前方增气力；第五段，掌推左右理肺气；第六段，左右打压利肝脾。

中级（十二段）（加初级六段）：第七段，拳打丹田益肾气；第八段，左右叩肩利颈椎；第九段，左右叩背益心肺；第十段，金鸡独立养神气；第十一段，调理脾胃需单举；第十二段，摇头摆尾去心火。

高级（十八段）（加初级六段，中级六段）：第十三段，双手按腹补元气；第十四段，双手攀足固肾腰；第十五段，左右开弓似射雕；第十六段，捶打膻中益宗气；第十七段，全身颤动百病消；第十八段，气收丹田养筋骨。

具体功法介绍如下。

第一段：起势

[功法]

①立正姿势，右腿向右跨出一小步，两脚分开与肩平宽，两手臂自然下垂。意守下丹田，自然呼吸。全身轻轻转动，默念：全身放松，百节贯通。

②自觉全身已基本放松，各个关节已被经络气血贯通时下接第二段。

[作用]起势是练功的基础。意念集中在下丹田，全身放松，自觉各个关节已被经络气血贯通，可提高练习效果，练完后全身更加轻松有力。

第二段：双手托天理三焦

[功法]

①缓缓吸气，随吸气两手臂从身体两侧慢慢上举，掌心向上，意想两手心劳宫穴打开也在吸入天地间的清气，两手上举到头顶时，两手五指并拢，指向头顶百会穴。

②缓缓呼气，随呼气意想由劳宫穴吸入的清气，经手指向百会穴注入头脑内，此时意想着脑内出现一种轻松、凉爽、明快的感觉，同时使五官各窍通畅。

③缓缓吸气，随吸气两手十指在头顶部交叉，翻掌上托，意想托天是同时使人

体上、中、下三焦理顺，双脚跟可略略提起，待吸足气后，接下一个动作。

④缓缓呼气，随呼气两手十指分开，从身体两侧慢慢放下，同时气沉丹田。

⑤缓缓吸气，随吸气两手臂向后扩张，手掌向前，待吸足气后，接下个动作。

⑥缓缓呼气，随呼气两手臂慢慢放下，手心向下。

以上动作反复5~6次。

[作用]双手托天，理顺三焦，疏通经络，调和气血，为下一步练习做好准备。

第三段：五劳七伤向后瞧

[功法]

①缓缓吸气，随吸气两手臂环抱于胸腹交接部位。

②缓缓呼气，随呼气两手十指在剑突下鸠尾穴（位于胸部肋骨左右相合处，向下1寸。可用于治疗胸闷咳嗽、心悸、心烦、心痛、呕逆、呕吐、惊狂、癫痫、脏躁、胃神经痛、肋间神经痛、胃炎、支气管炎、神经衰弱、癔病等）外的10cm处交叉，待呼气完毕后接下。

③缓缓吸气，随吸气两手十指紧握，两脚十趾向下用力抓地，头向左后方平瞧，待气吸足后接下个动作。

④缓缓呼气，交叉之十指放松，抓地之十趾放松，头转向正前方，保持全身放松。

⑤缓缓吸气，随吸气两手十指紧握，两脚十趾向下用力抓地，头向右后方平瞧，待气吸足，接下。

⑥缓缓呼气，交叉之十指放松，抓地之十趾放松，头转向正前方。

以上动作左右各重复两次。

[作用]本段运动使双手十宣穴（位于十个手指尖端的正中，左右手共十个穴；常用于中风、中暑出现昏迷时的急救）位打开，全身十二经络及奇经八脉全部动员，使经络疏通流畅，从而使全身脏腑经络疏

通，无论是五劳（血、气、筋、骨、肉造成的外在及内在的劳伤）还是七伤（指喜、怒、忧、思、悲、恐、惊七种情绪外在及内在所受的劳伤）所致身体不适均可慢慢解除。

第四段：拳击前方增气力

[功法]

①起势于轻松愉快的"迪斯科"跳跃，同时自己轻轻叩齿，感觉跟上音乐节奏后，接下面动作。

②右手攥拳向前方猛击，同时左手也攥拳向后方猛击，接着如法左右交换前后猛击，约2秒钟交换一次，配合轻叩齿4次。重复26~56次。

[作用]本段动作，通过轻微跳跃配合拳击，可使全身经脉疏通，气血流畅，可濡养筋骨，清除废物。做完之后习练者常感觉全身轻松，气力倍增。唯当注意初练时动作宜缓，不能过度用力。

第五段：掌推左右理肺气

[功法]

①本节可配有轻松愉快的"迪斯科"跳跃，并随着音乐的节奏轻轻叩齿。

②右手手掌向右前方推打，同时左手手掌向左后方推打，接着如法左右交换前后猛击，约2秒钟交换1次，配合轻叩齿4次。重复26~56次。

[作用]疏理肺气，可使肺气宣达，能化气布津，通调水道，补肺益气，益肾健脾，化痰利水。

第六段：左右打压利肝脾

[功法]

①右手抬起，转身向左下方打压，回身站直后，右手手掌向右大腿外侧足少阳胆经的风市穴在（大腿外侧正中，以手贴于裤中线，中指尖下便是）叩打，默念1–1–1……

②左手抬起，转身向右下方打压，回身站直后，左手手掌向左大腿外侧足少阳胆经的风市穴叩打，默念2–2–2……

③这样两手交替打压，重复叩打26~56次。

[作用]通过左右转侧运动，可促进肝脾区经络疏通，气血流畅，可使腰、腿、臂部四肢之筋、骨、肌、皮、脉都得到运动。另外，风市穴位居足少阳胆经，也是人体"风"出入交换的场所。一般认为风邪易入不易出。上有风门穴是风之出入门户。而不易外出之风邪，主要靠风市穴排出。经常叩打风市穴不仅可使胆经疏通，阳脉通达，全身气血流畅，还可使体内风邪外出，从而使肝脾气血循环改善，促进全身健康。

第七段：拳打丹田益肾气

[功法]

①双腿略向下成半蹲式，右手攥拳摆向前方，拳心对准下丹田前面，左手攥拳摆向后方，拳心对准下丹田后面。

②双腿弹直的同时，两拳分别猛打前后丹田，先轻后重。

这两步实际是连续动作，注意过程中不能出现明显的停顿。以上动作可重复26次。

[作用]下丹田位居小腹，是人体元气潜藏之地。前后丹田连接腰、骶、髋，内有大小肠、膀胱、直肠，女子有子宫及附件，男子有精囊、输精管等。丹田的气血旺盛，则人体轻劲有力。经过运动和捶打丹田，可振奋元气，通活下焦经络，从而使气血通畅，机体免疫功能提高，有病可治，无病强身。

第八段：左右叩肩利颈椎

[功法]

①右拳掌侧叩左侧肩井穴（位于大椎与肩峰连线中点，肩部筋肉处，主治肩背部疼痛），左拳背侧叩右后背的一斗米穴（位于肩胛骨最下端外侧），同时上半身略向左转。

②左拳掌侧叩右侧肩井穴，右拳背侧

叩后背的一斗米穴，同时上半身略向右转。以上动作重复 26 次。

[作用] 颈椎是支持头部的主干。颈椎如果想保持正直，实际上需要前后左右的肌肉、肌腱、神经、血管的协调，才能使它保持相对平衡。这种平衡是运动中的平衡，不是静止不动的平衡。这种平衡需要靠经脉疏通，气血通畅。本节可起到疏通经脉气血的作用，叩打肩井穴还可以利关节、清头目、降血压。一斗米穴是一个经验奇穴，更可利咽喉。

第九段：左右叩背益心肺

[功法]

①右手掌叩打左大杼穴（位于第一胸椎棘突下旁开 1.5 寸）、风门穴（第二胸椎棘突下旁开 1.5 寸，主治伤风、咳嗽、发热、头痛、项强、胸背痛）、肺俞穴（第三胸椎棘突下旁开 1.5 寸，主治咳嗽、气喘、吐血、骨蒸、潮热、盗汗、鼻塞）、心俞穴（第五胸椎棘突下旁开 1.5 寸，主治心痛、惊悸、咳嗽、吐血、失眠、健忘、盗汗、梦遗、癫痫），左手背叩打右膈俞穴（第七胸椎棘突下旁开 1.5 寸，主治胆道病症、胁痛）、至阴穴（足小趾外侧甲角旁约 0.1 寸，主治头痛、目痛、鼻塞、鼻衄、胎位不正、难产）及肝俞穴（第九胸椎棘突下旁开 1.5 寸，主治黄疸、胁痛、吐血、目赤、目眩、雀目、乳腺病、癫狂病、脊背痛）、胆俞穴（第十胸椎棘突下旁开 1.5 寸，主治胆道病症）、脾俞穴（第十一胸椎棘突下旁开 1.5 寸，主治腹胀、黄疸、呕吐、泄泻、痢疾、便血、水肿、背痛）、胃俞穴（第十二胸椎棘突下旁开 1.5 寸，主治消化不良、胃病、慢性出血性病症）等。

②左手掌叩打右大杼穴、风门穴、肺俞穴、心俞穴，右手背叩打左膈俞穴、至阴穴及肝俞穴、胆俞穴、脾俞穴、胃俞穴等。以上动作可交替重复叩打 26~29 次。

【作用】通过叩打以上穴位，可增加肺、脾、肝胆的功能，保护心脏，提高抵抗疾病的能力并能够预防感冒。

第十段：金鸡独立养神气

【功法】

①前九个动作做完后，稍事休息并使全身放松。接着右脚站稳，面向前方看定一个目标，左脚抬起，右手扳住左脚踝部，左手扳住左腿膝外下方，站稳，并轻轻叩齿 180~280 次。

②接着左脚站稳，面向前方看定一个目标，右脚抬起，左手扳住右脚踝部，右手扳住右腿膝外下方，站稳，并轻轻叩齿 180~280 次。

【作用】本节动作很简单，但必须保持精神集中，不能闭目或左顾右盼。

第十一段：调理脾胃需单举

【功法】

①吸气，随吸气将身体重心放在左腿，右手上举过头，左手下压在左臀外侧，右脚略提起，左膝略弯曲，待吸足气后，接着做下面动作。

②呼气，随呼气右手下移到腰部，同时左手上提到腰部，此时重心仍在左腿。

③吸气，重心不变，随吸气右手向右后方伸展，手五指并拢，手腕成钩势，左手向左上方伸展，手掌伸直，回头目视勾手，待气吸足后，接着做下面动作。

④呼气，重心不变，随呼气左右手都拉回腰部，待气呼足，接着做下面动作。

⑤吸气，重心转向右腿，右手向右上方伸展，手掌伸直，左手向左后方伸直，手五指并拢，手腕成钩式，回头目视勾手，待气吸足，接着做下面动作。

⑥呼气，重心不变，右、左手都拉回腰部，待气呼足，接着做下面动作。

如法交换，重复做 6 次即可。

【作用】脾主升，胃主降，上举助脾气上升，下压可助胃气下降。转身后瞧勾手可使肝、胆舒张，更有利于脾升胃降。反复 6 次可助脾胃升降功能恢复正常。

第十二段：摇头摆尾去心火

【功法】

①吸气，随吸气两下肢成骑马蹲式，两手分别压在两大腿前伏兔穴（在大腿前面，在髂前上棘与髌底外侧端的连线上，髌底上 6 寸，主治腰痛膝冷、下肢麻痹、疝气、脚气）。

②呼气，随呼气头向左摇，臀向右摆，数 24 个数之后起立。

如上法，头向右摇，臀向左摆。反复 2~5 次。

【作用】通过左右摇头摆尾活动，带动上下肢与胸腹部运动，可改善全身气血循环，更可使上焦之心火下降，可防治口干舌燥、便干尿黄、心烦急躁等。

第十三段：双手按腹补元气

【功法】

①吸气，随吸气双手按压下腹丹田穴的腹主动脉跳动处。

②呼气，随呼气弯腰下蹲，默数 26~56 个数，待气呼尽后，接着做下面动作。

③吸气，慢站起，双臂后展，待气吸足后，接着做下面动作。

④呼气，随呼气意想从任脉下沉丹田直至脚心涌泉穴，待气呼尽后，接着做下面动作。

⑤吸气，随吸气意想涌泉穴处之清气，沿下肢后侧足太阳膀胱经上升，经过后丹田，继续沿督脉和足太阳膀胱经上升入脑内至百会穴。此时习练者常感到头脑清爽。接着做下面动作。

⑥呼气，随呼气意想头脑中沉浊之气沿任脉内侧下降，经内丹田下降至脚心涌泉穴排出。

如此重复 5~6 次。

【作用】压下腹弯腰下蹲后，可直接压住腹主动脉从而起到反搏作用，能够使胸腹腔血液循环加强，有利于保护内脏的

健康。另外，在活动中经呼吸运气及放松，最有利于大脑保健。

【注意】心脑血管病早期及动脉硬化程度不高者可行轻缓按压。若病情较重者，必须在医师指导下进行。脑内有严重病变者，也必须在医师指导下进行。

【注释】涌泉：在足底部，卷足时足前部凹陷处，约在第二、三趾趾缝纹头端与足跟连线的前 1/3 与后 2/3 交点上。主治：头顶痛、头晕、眼花、咽喉痛、舌干、失音、小便不利、大便难、小儿惊风、足心热、癫痫、霍乱转筋、昏厥。

第十四段：双手攀足固肾腰

【功法】

①吸气，随吸气两手从前方上升并上举过头，意想从脚心涌泉穴来的清气经大腿后侧足太阳膀胱经上升，经过后丹田沿督脉上升至头顶百会穴。

②呼气，随呼气两手慢慢从前方下降，意想上身及头脑之浊气沿任脉下降经丹田下至脚心涌泉穴排出。

③吸气，随吸气两臂后扩，气沉丹田，待气吸足后，接着做下面动作。

④呼气，随呼气两臂下垂，待气呼足后，接着做下面动作。

⑤吸气，气吸丹田贯腰及肾，待气吸足后，接着做下面动作。

⑥呼气，随呼气两手下垂攀脚弯腰，腿直。数 26~56 个数，觉呼气已足时，随呼气两手上举，直腰。

如此重复 2~6 次。

【作用】通过调息运气，可使丹田气足，固护腰肾，特别有利于腰骶部健康，可使身体保持轻劲有力，免疫能力提高，从而起到防病治病的作用。

第十五段：左右开弓似射雕

【功法】

①两腿站立略弯，右手成剑指向右上方弹射，目视剑指，左手呈拉弓势后拉，

右手同时进行射拉运动，如法重复 26 次。

②反转身来，左手成剑指向左上方弹射，目视剑指，右手呈拉弓势后拉，左手同时进行射拉运动，如法重复 26 次。

【作用】通过左右射拉，可运动上肢，并带动下肢及腰、背、腹部，可促进肢体肌肉健康有力，也有助保护颈、肩、腰、腿各关节。对颈椎病及肩周炎患者的病情恢复也有良好作用。

第十六段：捶打膻中益宗气

【功法】

①右手攥拳捶打膻中穴，同时左手攥拳捶打至阳穴。

②左手攥拳捶打膻中穴，同时右手攥拳捶打至阳穴。

如法重复 56 次。

【作用】前膻中穴和后至阳穴，两穴之间即是宗气所居。宗气是后天水谷之气和天阳之气交会所生，是人体赖以生存之气。捶打膻中穴和至阳穴还可促进两肺和气管的运动，化痰、除痰，从而保护肺及气管功能。

第十七段：全身颤动百病消

【功法】

①双腿上下颤动，全身放松，两下肢及两上肢带动全身做有节奏的快速颤动。

②单腿上下颤动，身体重心左右移动，重心一侧下肢颤动全身。

各做 1~2 分钟即可。

【作用】通过双下肢和单下肢交替颤动，促使全身放松。习练者自己会感觉到特别轻松。有利于保持全身各系统、各组织器官功能之间关系协调自如。

第十八段：气收丹田养筋骨

【功法】

①回到起始势，站稳后随吸气两手臂环抱。

②呼气，随呼气两手交叉，气归下丹田，然后再意守丹田一分钟即可。

【作用】气归丹田，可使情绪稳定，有利于强壮筋骨。

六、中西医协同治疗

国医大师吕仁和教授在继承《内经》等中医经典理论的基础上，结合西医学理论，经多年的临床实践，逐渐总结出来糖尿病防治的"二五八"方案，这是一套结合中西医的切合现代中医临床实际的糖尿病综合防治方案。其中"二"，是指糖尿病的总目标为"长寿"和"健康"；"五"是指观察糖尿病患者需要经常检测的五项指标：血糖、血脂、血压、体重、症状；"八"是指需要采取的八项措施，具体又分为三项基本措施：饮食要合理、运动要适当、心态要平衡；五项选择措施：中药、西药（口服降糖药、胰岛素）、针灸、按摩、气功锻炼等。以下重点介绍八种治疗方法：

（一）三项基本措施

1. 辨证施膳

糖尿病患者饮食用膳的基本原则是通过饮食调节促使体重向标准方向发展。首先应计算标准体重并判断体型，然后根据标准体重和劳动强度选择热量每日热量供应量。体重偏胖者应选用低限千卡（1kcal=4.184kJ）值计算总热量，旨在使体重缓慢下降；偏瘦者应选用高限千卡值计算总热量，致使体重缓慢上升。碳水化合物应占总热卡的 45%~65%。偏胖者选高限，偏瘦者应选用低限。蛋白质一般在 0.8~1.2g/(kg·d)，偏胖者选低限，偏瘦者应选用高限。脂肪的供给量：[总热量－（P+C）×4]÷9（注：1gC 产生 4kcal 热量；1gP 产生 4kcal 热量；1gA 产生 9kcal 热量）。具体三餐一般按照早 1/5、中 2/5、晚 2/5 分配，也可根据自己的生活习惯分配。在此基础上，还可根据患者辨证本虚标实具体情况，给予相应的膳食。

（1）本虚证

①气阴两虚：牛奶、豇豆饭、豇豆粥、薏苡仁粥、绿豆大米莲子粥、山药粥。可做成各种花样，或添加在喜欢吃的食物中食用。

②肝肾阴虚：牛奶、枸杞、薏苡仁、绿豆粥、炒苦瓜、芹菜、白萝卜、水萝卜、绿豆芽菜。可做成各种花样，或添加在喜欢吃的食物中食用。

③脾肾阳虚：牛奶，韭菜、蒜苗、小茴香、大白菜、山药、土豆、黄豆芽、胡萝卜。可做成各种花样，或添加在喜欢吃的食物中食用。

（2）标实证

①二阳结热：带皮或不带皮三合一窝头，也可做成粥食用。芹菜、菠菜、苦瓜、南瓜、胡萝卜、水萝卜、白萝卜等，任选2~3种，或蒸或煮，可做成菜团子，也可做馅包饺子，可解饥通便，清泄二阳。

②脾胃湿热：薏苡仁粥，白萝卜、茴香、冬瓜、大萝卜加少量韭菜或青蒜做馅，蒸包子或饺子。也可选用炒苦瓜，炒冬瓜，炒蒜苗等。

③食积痰热：白萝卜粥加生姜、花椒，冬瓜汤加香菜、葱花、生姜。可化痰导滞。

④酒毒所伤：白萝卜、水萝卜，拌洋葱头。也可选醋拌菜。

⑤肺胃实热：小米绿豆白萝卜粥，绿豆芽拌菠菜，加粉丝。可加佐料：米醋、精盐、味精、香油。

⑥气郁化热：白萝卜、水萝卜、绿豆芽拌粉丝。

⑦热毒所伤：绿豆芽、荠菜、大白菜、水萝卜、白菜，拌绿豆芽，做菜。

⑧阴伤燥热：水萝卜、苦瓜、芹菜、油菜、黄瓜、生菜、圆白菜、白萝卜，凉拌。

简言之，膳食是糖尿病管理中极其重要的部分。首先应根据患者自己实际体重和标准体重的差距及活动量确定一日所需的总热量；其次再根据患者的生活条件和习惯，安排餐点的分量和时间。另外，在平衡膳食的基础上，根据患者体质的寒热虚实选择相应的食物。进餐时应做到总量控制，尽量少吃，每餐只吃七八分饱，以不饥饿为度。总之，应以素食为主，其他为辅，重视营养均衡。注意，进餐时应先喝汤、吃青菜，快饱时再吃些主食、肉类。

2. 辨证施动

吕仁和教授认为运动对糖尿病患者的健康长寿起着特别重要的作用。通过适当运动，疏通经络、调气和血、改善血流、强筋壮骨，能降低血糖、血脂、血黏度，软化血管，并可调整因血糖高引起的蛋白、脂肪等代谢紊乱，减轻胰岛素抵抗等。应该说，除合理饮食外，运动适当是体重趋向正常的第二要素。在运动中，应根据患者的基础活动量、喜欢的活动方式，而决定选用自己的运动方式和运动量。特别应注意一定要循序渐进。活动量是否适当，要以患者自己的感受和是否有利于五项指标的改善为标准。运动不适当不但起不到良好作用，甚至还会带来许多副作用。所以起始最好在医生指导下逐渐摸索适合自己病情和体质的运动规律。

（1）运动时间

争取每天运动时间保证在30~60分钟。可以将整段时间分为3~6节，每节5~15分钟。

（2）运动力度

随着运动，呼吸和心跳逐渐加快，逐渐会出现费力感，直到出现明显费力感觉，最后可达到自己能承受的活动量（即休息10分钟则可恢复到平常状态）。总的说，运动的力度，应由小变大，由少变多，循序渐进，量力而行。

（3）运动方式

①应该选择能起到锻炼全身筋骨、肌

肉和脏器的运动。

②应该选择只要经过学习就能掌握，需要条件少或不需要条件就能坚持锻炼的运动。

③应该选择自己喜欢、需要条件不高且容易做到的运动。

④尽量避免参加有可能传染某些疾病的运动。

⑤争取可在卧、坐、站、走、跑、跳式运动中都能找到有利于促进自己身体健康的运动。

（4）运动强度

①强力运动：多数是带有竞争性或强度大的运动，如快走、跑步、球类、快速起蹲、快速跳舞等运动。可根据喜好选择。适当的强力运动，能够强筋壮骨，消耗能量，降低体重，降低血脂和血糖，疏通经络，调和气血，促进食欲，有利于储备能量，提高免疫功能。已经有内脏或重要器官疾病者，不宜选用强力运动。

②轻缓运动：即可控运动，如调息运动、意念运动，缓慢起蹲运动，自我按摩，八段锦、五禽戏、太极拳、缓慢跳舞等。双手十指交叉握拳活动，足趾运动，手腕、足腕活动，伸展活动，挺胸、收腹活动。这些运动，同样能通经活络，行气活血，调和脏腑，有利于提高人体免疫力，促进人体健康。

（5）运动方式举例

吕仁和教授强调，糖尿病患者进行运动应该根据自己的喜好、条件，发挥自己的智慧，选择适合自己的运动方式和运动量，并长期坚持下去。其实，只要用心，卧、坐、行、立，都能够找到适合自己的运动方式。

【卧式运动】

深呼吸运动：仰卧，左右侧位，单腿或双腿屈曲均可。先呼后吸，可有意识的多呼气，无意识地吸足气。若有意识地多

吸气会引起胸闷、头晕。此项运动可以很快地放松全身，解除糖尿病患者的疲劳感，并有利于较快进入睡眠状态。

胸腹部自我按摩：仰卧位，左手按右侧胸腹部，右手按摩左侧胸腹部，左右手交替按摩胸腹中间部位。按摩时间可长可短，按摩方式注意由上至下，由轻到重，力度以自己感觉舒适为度。只要自己感觉良好，在腹部围绕胃脘部（中脘穴）、肚脐部（神阙穴）及小腹部（关元穴）逐渐增加按摩力度，可改善糖尿病患者胸闷、腹胀、便秘等症状。

上肢和手臂的运动：取仰卧位，进行上肢的屈伸运动和双手十指交叉的伸屈运动。这种运动可以增加上肢和手指肌肉的活动，促进血液循环，能预防糖尿病患者手臂麻木疼痛症状。

下肢和脚部的运动：仰卧位进行下肢的伸屈运动，具体为弯曲左腿，右腿小腿肚从上至下在左膝盖上敲打，然后右腿曲起，如法运动。自己计数，可做数十次到数百次。注意循序渐进，量力而行，不可太急、太猛、太累。尤其在起始阶段，可能会觉得小腿肚疼痛。但继续坚持运动则逐渐感到舒适。敲打累了，伸直双腿，双脚踝左右转动，双脚十趾也相应活动，可同时配合深呼吸运动。经常进行该项锻炼，可以促进胸腹、腰背及部分内脏活动，改善气血循行，可预防或减少腰背酸痛及下肢麻木、疼痛等症状。同时有利于二便通畅。

其他：如仰卧起坐，俯卧撑，膝胸卧式，卧位弹腿运动，上下捶腿运动，蹬腿运动等，都适合消渴期患者习练。

【坐式运动】

双手摩搓大腿前侧100次；双手转圈摩搓双膝200次。单盘腿弯腰、直腰运动，左侧25次，右侧25次。

头部按摩运动：十指梳头运动；双手

互搓掌指运动；双手干洗脸运动；双食指耳内运动；双食指按摩眉弓运动；双中指按摩迎香穴、人中穴和鼻孔运动；食指和拇指按上口唇和下口唇根部运动；双食指、拇指按摩颈部和气管部位运动；双食指和拇指按摩耳垂。以上每项运动可连续进行50~100次。

双手按摩腰骶部 100 次。左右手交替按摩两手臂，循手少阳三焦经、手少阴心经、手太阴肺经、手厥阴心包经、手太阳小肠经，10~15 次。左右手交替按摩脚掌、脚趾 100 次。左右手分别推摩小腿内侧和前外侧 50 次。

【站式运动】

起蹲运动：少则 1 次，多则百次以上。注意避免过累。一旦有心悸、气短等不适，即应马上休息。

起蹲跳跃：蹲着行走，然后跳跃。此项运动难度较大。

十八段锦：有利于全身筋骨、肌肉和内脏气血循行。（详见第五章）

【行走运动】

边慢步走，边配合手臂进行扩胸、伸展或击打运动。还有快步走、倒步走运动。

【跳式运动】

单腿或双腿跳；半蹲跳或全蹲跳。

【跑步运动】

按照速度可分：慢跑、快跑、变速跑等。按照距离可分：短跑、长跑等。另外，还有负重跑、越野跑等。

总之，应该根据患者自己的喜好与自身条件，选择好自己的运动方式和运动量，并长期坚持下去。

3. 辨证施教

一旦患者进入脾瘅期，即明确诊断糖调节受损开始，就应该使患者和家属了解，随着病程的延长，糖尿病及其各种并发症的发生概率会随之增加，生活质量会随之下降，所以应予以重视。而严格控制血糖、早期合理防治是延缓病情进展的最有效方法。但同时应注意不要向患者施加过重的心理压力。应鼓励患者正确认识疾病，重视修身养性，保持心情舒畅，调畅气机。树立战胜疾病的信心和乐观主义精神，积极配合医生进行合理的治疗和监测。良好的心态，有利于糖、蛋白、脂肪代谢失调的改善，有利于五脏六腑生克制化的关系趋于正常。

总之，应使患者和家属了解，此时积极配合治疗，坚持三项基本措施，配合适当的药物治疗，严格控制相关指标，症状仍然可以减轻，指标可以降低，病程可以延缓，甚至可部分恢复正常。做到病情长期稳定，保持生活的高质量，达到健康长寿的目标。以最大程度减轻患者和家属的心理负担。另外，应该让患者和家属意识到，消渴病的防治措施，必须长期坚持。即便病情缓解，也应该持之以恒，坚持身体力行。

（二）五项选择措施

1. 口服降糖药和 GLP-1 类似物

一般说来，2 型糖尿病患者在饮食控制和运动治疗 4~6 周后，血糖仍得不到良好控制时，可使用口服降糖药物。根据作用机制的不同，口服降糖药物可分为促胰岛素分泌剂（磺脲类、格列奈类）和非促胰岛素分泌剂（双胍类、噻唑烷二酮类、葡萄糖苷酶抑制剂等）。磺脲类、格列奈类可直接刺激胰岛素分泌；双胍类主要减少肝脏葡萄糖输出；噻唑烷二酮类可改善胰岛素抵抗；葡萄糖苷酶抑制剂主要延缓碳水化合物在肠道内吸收。另外，还有胰升糖素样肽 -1（GLP-1）受体激动剂与二肽基肽酶 -4（DPP-4）抑制剂两类新型降糖药。其中，GLP-1 受体激动剂，通过激动 GLP-1 受体，以葡萄糖浓度依赖方式增强胰岛素分泌，抑制胰高血糖素分泌，延缓胃排空，抑制食欲，从而降低血糖；DPP-4 抑制剂，则通过抑制 DPP-4 而减少 GLP-1 在体内的灭活，从而增强胰岛素分泌，抑制胰高血糖素分泌，降低血糖。

（1）双胍类：常用药如二甲双胍，每次 0.25~0.5g，每日 3 次，饭后服。目前被认为是 2 型糖尿病一线用药。可以与其他口服降糖药以及胰岛素合用，起到协同降糖作用。部分患者有胃肠反应。单独用药无低血糖反应，安全性比较好。

（2）磺脲类：常用药如格列吡嗪、格列喹酮。适合于较消瘦的 2 型糖尿病患者。格列吡嗪，2.5~5mg，每日 3 次，餐前半小时服用。格列齐特控释片，每日 30~90mg，每日 1 次。也应该注意低血糖。格列喹酮片，每日 30~60mg，每日 3 次，餐前半小时服用。基本不从肾脏排泄，所以糖尿病肾病患者也可以服用。

（3）噻唑烷二酮类：常用药如罗格列酮，初始剂量一般为每日 4mg，一次或分两次口服，对初始剂量反应不佳者，可逐渐加量至一日 8mg；吡格列酮，一般每日 15~30mg，一日一次。病情严重的可增加至 45mg。单独应用无低血糖反应，与其他口服降糖药以及胰岛素合用，起到协同降糖作用，应注意低血糖。副作用包括体重增加与水肿，并与骨折、心衰风险相关。心功能 III 级以上者，活动性肝病或转氨酶升高 2.5 倍以上者，严重骨质疏松或有骨折病史患者禁用。

（4）α- 糖苷酶抑制剂：常用药如阿卡波糖片，每日 50~100mg，每日 3 次，餐前嚼碎服用。伏格列波糖片，每片 0.2mg，每日 3 次。米格列醇，初始剂量为 25mg，每日正餐开始时服用，3 次 / 日，可逐渐增加至维持量，每次 50mg，每日 3 次。这类药主要适合于因进食主食所导致的餐后血糖升高。副作用是胃肠道反应。常见腹胀、排气增多等。单独应用无低血糖反应。

（5）格列奈类：格列奈类降糖药，能快速刺激胰岛素分泌，又称餐食调节剂。应该注意低血糖副作用。瑞格列奈一般推荐起始剂量为 0.5~1mg，餐前 15 分钟，或餐前即时服用。最大的推荐单次剂量为 4mg，最大日剂量不超过 16mg。那格列奈片，每次 60~120mg，每日三餐前服用。该药不增加肾脏负担，所以糖尿病存在肾脏损害者，不需调整剂量。

（6）GLP-1 受体激动剂：常用药如艾塞那肽，起始剂量为每次 5μg，每日 2 次，在早餐和晚餐前 60 分钟内（或每天的 2 顿主餐前；给药间隔大约 6 小时或更长）皮下注射。治疗 1 个月后剂量可增加至每次 10μg，每日 2 次。适合于接受二甲双胍、磺脲类或者两者合用，血糖仍控制不佳的 2 型糖尿病患者，有减肥作用。副作用主要是胃肠道不适。单独应用一般不会引起低血糖。

（7）DPP-4 抑制剂：常用药如西格列汀，一般每日 1 次，每次 100mg。单独使用不引起低血糖，不增加体重。但在肾功能不全者需要注意减量。

2. 胰岛素疗法

胰岛素治疗是控制高血糖的重要手段。1 型糖尿病患者需依赖胰岛素维持生命，也必须使用胰岛素控制高血糖并降低糖尿病并发症的发生风险。2 型糖尿病患者虽不需要胰岛素来维持生命，但当口服降糖药效果不佳或存在口服药使用禁忌时，仍需使用胰岛素，以控制高血糖并减少糖尿病并发症的发生危险。在某些时候，尤其是病程较长时，胰岛素治疗可能是最主要的，甚至是必需的控制血糖措施。

医务人员和患者必须认识到，与口服药相比，胰岛素治疗涉及更多环节，如药物选择、治疗方案、注射装置、注射技术、自我监测血糖、根据血糖监测结果所采取的行动等。与口服药治疗相比，胰岛素治疗需要医务人员与患者间更多地合作，并且需要患者掌握更多的自我管理技能。开始胰岛素治疗后应继续指导患者坚持饮食控制和运动，并加强对患者的教育和指导，鼓励和指导患者进行 SMBG 并掌握根据血糖监测结果来适当调节胰岛素剂量的技能，以控制高血糖并预防低血糖的发生。开始胰岛素治疗的患者均应通过接受有针对性的教育来掌握胰岛素治疗相关的自我管理技能，了解低血糖发生的危险因素、症状以及掌握自救措施。

根据来源和化学结构的不同，胰岛素可分为动物胰岛素、人胰岛素和胰岛素类似物。根据作用特点的差异，胰岛素又可分为超短效胰岛素类似物、常规（短效）胰岛素、中效胰岛素、长效胰岛素（包括长效胰岛素类似物）和预混胰岛素（包括预混胰岛素类似物）。胰岛素类似物与人胰岛素相比控制血糖的能力相似，但在模拟生理性胰岛素分泌和减少低血糖发生风险方面胰岛素类似物优于人胰岛素。

（1）胰岛素的起始治疗注意事项

①新发病 2 型糖尿病患者如有明显的高血糖症状、发生酮症或糖尿病酮症酸中毒，可首选胰岛素治疗。待血糖得到良好控制、症状得到显著缓解后再根据病情确定后续的治疗方案。

②新诊断的糖尿病患者与 1 型糖尿病鉴别困难时可首选胰岛素治疗。待血糖得到良好控制、症状得到显著缓解、确定分型后再根据分型和具体病情制定后续的治疗方案。

③ 2 型糖尿病患者在生活方式和口服降糖药联合治疗的基础上，若血糖仍未达到控制目标。即可开始口服降糖药和胰岛素的联合治疗。一般认为，经过较大剂量多种口服药物联合治疗后仍 HbA1c > 7.0% 时，即可考虑启动胰岛素治疗。

④糖尿病病程中（包括新诊断的 2 型糖尿病），出现无明显诱因的体重显著下降时，应该尽早使用胰岛素治疗。

⑤根据患者具体情况，可选用基础胰岛素或预混胰岛素起始胰岛素治疗。

（2）胰岛素的起始治疗方案

①基础胰岛素包括中效人胰岛素和长效胰岛素类似物。当仅使用基础胰岛素治疗时，保留原有口服降糖药物，不必停用。可继续口服降糖药治疗，联合中效人胰岛素或长效胰岛素类似物睡前注射。

②预混胰岛素包括预混人胰岛素和预混胰岛素类似物。根据患者的血糖水平，可选择每天 1~2 次的注射方案。当使用每日 2 次注射方案时，应停用胰岛素促泌剂。另外，1 型糖尿病在蜜月期阶段，可短期使用预混胰岛素每日 2~3 次注射，但预混胰岛素不宜用于 1 型糖尿病的长期血糖控制。

③对于 HbA1c > 9.0% 或空腹血糖 > 11.1mmol/L 的新诊断 2 型糖尿病患者可实施短期胰岛素强化治疗，短期胰岛素强化治疗方案治疗时间在 2 周 ~3 个月为宜，治疗目标为空腹血糖 3.9~7.2mmol/L。胰岛素强化治疗时应同时对患者进行医学营养及运动治疗，并加强对糖尿病患者的教育。胰岛素强化治疗方案包括基础 – 餐食胰岛素治疗方案（多次皮下注射胰岛素或持续皮下胰岛素输注）或预混胰岛素每天注射 2 或 3 次的方案。

对于短期胰岛素强化治疗未能诱导缓解的患者，是否继续使用胰岛素治疗或改用其他药物治疗，应由糖尿病专科医生根据患者的具体情况来确定。对治疗达标且临床缓解者，可定期（如 3 个月）随访监测；当血糖再次升高，即：空腹血糖 > 7.0mmol/L 或餐后 2h 血糖 > 10.0mmol/L 的患者重新起始药物治疗。

（3）胰岛素的强化治疗方案

①多次皮下注射胰岛素：在胰岛素起

始治疗的基础上，经过充分的剂量调整，如患者的血糖水平仍未达标或出现反复的低血糖，需进一步优化治疗方案。可以采用餐时＋基础胰岛素或每日3次预混胰岛素类似物进行胰岛素强化治疗。

②持续皮下胰岛素输注（CSII）：CSII是胰岛素强化治疗的一种形式，需要使用胰岛素泵来实施治疗。经CSII给人的胰岛素在体内的药代动力学特征更接近生理性胰岛素分泌模式。与多次皮下注射胰岛素的强化胰岛素治疗方法相比，CSII治疗与低血糖发生的风险减少相关。注意在胰岛素泵中只能使用短效胰岛素或速效胰岛素类似物。

CSII的主要适用人群：1型糖尿病患者、计划受孕和已孕的糖尿病妇女或需要胰岛素治疗的妊娠糖尿病患者、需要胰岛素强化治疗的2型糖尿病患者。

（4）特殊情况下胰岛素的应用

初诊糖尿病患者的高血糖：对于血糖较高的初发2型糖尿病患者，口服药物很难在短期内使血糖得到满意的控制并改善高血糖症状。临床试验显示，在血糖水平较高的初发2型糖尿病患者中，采用短期胰岛素强化治疗可显著改善高血糖所导致的胰岛素抵抗和β细胞功能下降。故新诊断的2型糖尿病伴有明显高血糖或伴有明显高血糖症状时可短期使用胰岛素治疗，在高血糖得到控制和症状缓解后可根据病情调整治疗方案，如改用口服药物或医学营养和运动治疗。应注意加强血糖的监测，及时调整胰岛素剂量。并注意尽量避免低血糖的发生。

另外，围手术期、感染、妊娠等情况，应根据患者实际情况合理调整胰岛素方案。

3. 口服中药

中医对糖尿病及其并发症的认识和治疗历史悠久，蕴藏着十分丰富的经验。具体详见"中医治疗"部分内容。

4. 针灸、按摩

针灸和按摩实际是两种诊疗方法，既有诊断的意义，又有治疗作用。中医经络学说和现代神经、内分泌知识相结合，有利于了解本病发生、变化的许多规律。对糖尿病患者不仅有很好的解除症状、减轻和消除痛苦的作用，更有降低血糖、调整脂肪、蛋白质代谢紊乱的良好作用。具体见"其他特色疗法"。

5. 气功

气功是一种修身养性的锻炼，通过动静结合、调息、运气、放松、入静的锻炼，可以疏通经络、调和气血，改善全身失调和紊乱状态，增强体质。气功的锻炼是长周期，需要慢慢见效。既不能迷信又要坚持。久之必然有益健康。具体见"其他特色疗法"部分相关内容。

中西医协同治疗，可以协同降血糖，更好地改善临床症状，有效防治并发症。

七、疗效判定标准

（一）糖尿病疗效评价标准

糖尿病中医疗效评价应该注意与国际接轨，同时突出中医特色，具体可分为疾病疗效、证候疗效、降糖疗效分别进行评价，分显效、有效、无效三个等级进行评价。

1. 疾病疗效评价

证候疗效评价与降糖疗效评价结合，并重视代谢控制目标评价。

显效：症状与体征明显改善或消失，症状总积分较治疗前减少60%；同时，糖化血红蛋白正常，或实际下降值达1%。

有效：症状与体征改善，症状总积分较治疗前减少30%，但未达到显效标准；同时，糖化血红蛋白下降，实际下降值达0.5%，但未达到显效标准。

无效：症状与体征无改善或加重，或

症状总积分较治疗前减少未达到有效标准；同时，糖化血红蛋白无下降，或升高，或实际下降未达到有效标准。

2. 证候疗效评价

采用症状半定量量表，并重视对单项症状疗效的评价。

显效：症状与体征明显改善或消失，症状总积分较治疗前减少 60%。

有效：症状与体征改善，症状总积分较治疗前减少 30%，但未达到显效标准。

无效：症状与体征无改善或加重，或症状总积分较治疗前减少未达到有效标准。

3. 降糖疗效评价

重视对空腹血糖、餐后 2 小时血糖、糖化血红蛋白分别进行评价。

显效：糖化血红蛋白正常，或实际下降 1%；或空腹、餐后 2 小时血糖正常，或较治疗前下降达到 30%。

有效：糖化血红蛋白下降，实际下降值达 0.5%，但未达到显效标准；或空腹、餐后 2 小时血糖下降，较治疗前下降达到 15%，但未达到显效标准。

无效：糖化血红蛋白无下降，或升高，或实际下降值未达到有效标准；或空腹、餐后 2 小时血糖无下降或升高，或下降较治疗前未达到有效标准。

4. 视觉模拟评分法（visual analogue scale，VAS）

VAS 是临床常用的一种评价方法，用于评价相对主观的指标方面具有明显优势，在中医疗效评价方面具有较强的应用前景。该方法最早被用于心理学研究，后续被广泛用于判断疼痛程度、眩晕程度、饱腹感甚至幸福指数等多种主观感受的评价。

VAS 法具体的操作方法：向患者说明 0 分代表无症状，10 分代表症状最严重，采用长度为 10cm 的卡尺，两端分别标记为"0 分"端和"10 分"端，刻度一面背向患者，让患者根据自己的感受移动游动标尺，

标尺所处位置代表患者该症状的严重程度，其评分值可精确到毫米。在评价某项症状或者患者整体疗效时，采用 VAS 法可以让患者更加直观地描述自己的感受，准确地评价自己某项症状的好转程度。该方法简单易行，将简单的分级数据变成连续数据，使得数据敏感性增加，具有较强的科学性，在国际上也得到广泛地认可。

目前 VAS 法广泛用于多种临床研究，对于各类主观感受均可以进行相对准确的判定，得到学术界的广泛认可。但是 VAS 法在中医主观症状评价中应用相对较少。将 VAS 法引入临床症状等主观感受为主的评价，有利于客观评价中医疗效，并突显中医药临床优势。而且我们还可以把 VAS 评分法与已有的主观感受评价量表，如生存质量评价量表，抑郁、焦虑评分等，开辟中医药改善糖尿病临床症状疗效评价的新途径。

附：2 型糖尿病 VAS 中医疗效评价量表——初诊（简易版）

（请您在标尺中标示出您现在所表现出的症状的严重程度）

1. 您感觉现在最不舒服的症状是什么？（主症自我评价）

您感觉现在这个最不舒服的症状的严重程度如何？

完全没有 |0 1 2 3 4 5| 非常严重

2. 您感觉现在口渴吗？（其他症状自我评价）

您感觉现在口渴的情况严重程度如何？

没有 |0 1 2 3 4 5| 非常多

3. 您感觉现在容易饥饿吗？

您感觉现在容易饥饿的情况严重程度如何？

不容易饿　0 1 2 3 4 5　非常爱饿

4.您感觉现在体力差吗？

您感觉现在体力差的情况严重程度如何？

体力非常差　0 1 2 3 4 5　体力非常好

5.您感觉您现在整体生活质量如何？（整体生活质量自我评价）

非常不好　0 1 2 3 4 5　非常好

6.您感觉您现在整体健康状况如何？（整体健康状况自我评价）

非常不好　0 1 2 3 4 5　非常好

7.您感觉您现在整体精神状态如何？（整体心理健康自我评价）

非常不好　0 1 2 3 4 5　非常好

附：2型糖尿病 VAS 中医疗效评价量表——复诊（简易版）

（请您在标尺中标示出治疗后原有症状严重程度）

1.您经过治疗，感觉原来最不舒服的症状，现在严重程度如何？

完全没有　0 1 2 3 4 5　非常严重

2.您经过治疗，感觉现在口渴的情况，严重程度如何？

没有　0 1 2 3 4 5　非常多

3.您经过治疗，感觉现在容易饥饿的情况，严重程度如何？

非常不想吃　0 1 2 3 4 5　非常想吃

4.您经过治疗，感觉体力差的情况，严重程度如何？

体力非常差　0 1 2 3 4 5　体力非常好

5.您经过治疗，感觉现在整体生活质量如何？（整体生活质量自我评价）

非常不好　0 1 2 3 4 5　非常好

6.您经过治疗，感觉现在整体健康状况如何？（整体健康状况自我评价）

非常不好　0 1 2 3 4 5　非常好

7.您经过治疗，感觉现在整体精神状态如何？（整体精神状态自我评价）

非常不好　0 1 2 3 4 5　非常好

8.您对这种治疗整体满意度如何？（整体满意度评价）

非常不好　0 1 2 3 4 5　非常好

八、经验传承

（一）祝湛予教授

祝湛予教授认为糖尿病为本虚标实之病，主张把糖尿病分成五个类型进行辨证。

1.气阴两虚型

治拟益气养阴，方用降糖基本方加味。处方：生黄芪 30g，生地黄 30g，苍术 15g，玄参 30g，葛根 15g，丹参 30g。药用生黄芪可健脾益气，生地黄滋肾养阴，苍术健脾祛湿，玄参滋阴清热，为"降糖对药"，体现着脾肾两治的思想。葛根可生津止渴，兼可舒筋活络，丹参活血化瘀，称"活血对药"，对于糖尿病及其并发症有治中寓防之意。

2.阴虚火旺型

治拟养阴清热，方用一贯煎加黄芩、黄连，或用白虎汤加味。在滋补肾阴兼补肝阴和肺胃之阴的同时，应用黄芩、黄连苦寒可直折其火，清热而坚阴。白虎汤为甘寒清热生津之剂，配合增液汤等，有养阴增液之用。

3. 气虚血瘀型

治拟活血化瘀，方用降糖对药加桃仁12g，红花9g，当归12g，川芎12g，赤芍15g。适用于糖尿病有血瘀证候者。气虚突出者，可重用益气药。

4. 燥热入血型

治拟清热解毒，方用温清饮加味。药用黄柏10g，黄连5g，黄芩10g，生地10g，当归10g，川芎10g，赤芍15g，栀子10g。若痈疽属热毒壅盛者，可加入连翘、金银花、蒲公英、紫花地丁等清热解毒。

5. 阴阳两虚型

治拟滋阴助阳，方用金匮肾气丸加味。主要适用于糖尿病久病伤肾，阴阳俱虚之人。夜尿频多，可加枸杞、续断、益智仁等。腹胀、肠鸣者，可加用苏梗、藿梗、白芷、肉豆蔻等；腰痛加续断、杜仲；腿软无力加桑寄生、狗脊、千年健等。

（二）吕仁和教授

国医大师吕仁和教授基于《内经》有关"脾瘅""消渴""消瘅"论述，结合临床实际，认为应该根据糖尿病及其并发症不同阶段的病机特点，把糖尿病分成糖尿病前期、糖尿病临床期、并发症期三期，并在分期的基础上进行辨证治疗。

1. 糖尿病前期（脾瘅期）

表现为阴虚肝旺者，治拟养阴柔肝，行气清热，方用养阴柔肝汤化裁，药用生地黄、玄参、麦冬、赤芍、白芍、何首乌、丹参、枳壳、枳实、黄连、山栀子等。阴虚阳亢者，治拟滋阴潜阳，方用滋阴潜阳汤加减。气阴两虚者，治拟益气养阴，方用益气养阴汤加减。

2. 临床期糖尿病（消渴期）

表现为阴虚燥热证者，治拟滋阴润燥、清热生津，方用滋阴润燥汤加味，药用沙参、生地黄、玄参、玉竹、枸杞、石斛、生石膏、知母等。肝经郁热者，治拟疏肝清热，方用疏肝清热汤化裁，药用柴胡、黄芩、黄连、厚朴、枳壳、枳实、赤芍、白芍、天花粉、葛根、玄参等。胃肠结热者，治拟清泄胃肠，兼顾气阴，方用清疏二阳汤加味，药用生大黄、黄连、黄芩、枳壳、枳实、厚朴、芒硝、赤芍、白芍、生地黄、玄参等。湿热困脾者，治拟清化湿热，理气健脾，方用清化湿热汤或四妙清利汤化裁。清化湿热汤，药用苍术、黄连、黄芩、生甘草等，常用于脾虚体质、阳明胃热体质或其他消渴病有湿热内蕴中焦证候之患者；四妙清利汤，药用苍术、黄柏、薏苡仁、牛膝、葛根等，主要适用于湿热下注之证。大便干结者，可加番泻叶（后下）。表现为气阴虚损、经脉失养者，治当益气养阴，通经活血，方用益气养阴通活汤化裁，药用黄精、生地黄、山茱萸、猪苓、茯苓、泽泻、鸡血藤、黄连等。

3. 糖尿病并发症期（消瘅期）

糖尿病发展至并发症阶段，可出现心、脑、肾、眼底、足等多种血管神经并发症，常为多种并发症并存的局面，或以一种并发症为主，同时兼有另一种或几种并发症。临床当根据具体情况，进一步进行分期分型辨证治疗。

（三）南征教授

南征教授基于文献，立足临床，首先提出消渴病着眼于"散膏"，治疗当滋阴清热、益气养阴、活血化瘀三法为一法。临床常用长白山民间药材——榛子雄花，即榛花，其味苦、涩，性凉，能解毒消炎，消肿止痛。现代药理证明具有保肝降糖功效。观察发现其用治糖尿病及伴肝肾损伤有较好疗效。常用经验方消渴安方〔生地15g，知母15g，葛根20g，地骨皮20g，玉竹20g，黄连10g，枸杞30g，黄芪50g，黄精50g，佩兰10g，厚朴10g，丹参10g，生晒参10g（或姜制西洋参5g）〕。方中生地甘苦微寒，入心、肝、肾经，质润降泄，滋阴清热，甘寒生津。知母苦寒，入肺胃二经，上济肺肾，下滋肾水，清燥热。葛根味甘、辛，性凉，归脾、胃经，止渴，生津。黄芪甘温，归肺、脾经，益气升阳。黄精甘平，归脾、肺、肾经，滋肾润肺，补脾益气。枸杞甘平，归肝、肾经，滋肾润肺。佩兰辛平，归脾、胃、肺经，化湿。丹参苦微寒，归心、肝经，清血热，通经络，祛瘀生新。生晒参味甘微苦平，归脾、肺、心经，可大补元气，补脾益肺，生津止渴。全方动静结合，刚柔并济，肺、脾、肝肾同治，共奏清热生津、益气养阴、活血化瘀之效。适合于消渴病气阴两虚夹热夹瘀，症见口干渴，多饮，多尿，多食易饥，五心烦热，大便秘结，倦怠乏力，自汗者。糖尿病及其并发症辨证属于阴虚、气阴两虚甚至阴阳俱虚者，均可在此经验方基础上，随症加减。

（四）赵进喜教授

赵进喜教授提出糖尿病以"热伤气阴"为基本病机与清热解毒治法。热伤气阴是糖尿病核心病机，临床应用养阴增液、益气养阴治法等，必须与清热治法结合，标本同治，邪正两顾，才能取得良好疗效。而这种辨方证的思路，强调"有是证，用是方"，最能体现中医个体化治疗的优势，实际上是一种辨体质、辨病、辨证"三位一体"诊疗模式。认为糖尿病的基本证候特点就是虚实夹杂，中心病位为脾、胃、肝、肾。基于辨标本虚实辨证的思路，观察发现：本虚证包括气虚、阴虚、气阴两

虚以及阴阳俱虚证，标实证可表现为胃肠结热、脾胃湿热、肝经郁热、痰火中阻、肝阳上亢证以及气机郁滞、血脉瘀阻、痰湿阻滞证。此即糖尿病中医治疗为十二法。实际上，糖尿病的本虚证与标证，常互为因果。病程长短及病情轻重的不同，本虚证和标实证的表现各有侧重。一般说来，初病多以内热为主，病程较长者则内热与阴虚、气虚互见，或表现为气阴两虚，甚至阴阳俱虚证。患者具体常表现本虚证一证，同时兼有标实证一证、两证以致多证。所以具体治法，基于标本同治的思路，也常常需要两法并用，甚至多法兼施。

1.虚证治疗四法

（1）阴虚津亏：滋阴生津治法，主方可用六味地黄汤合增液汤加减。

（2）气虚脾弱：健脾益气治法，主方可用参苓白术散、七味白术散加减。

（3）气阴两虚：益气养阴治法，主方可用参芪地黄汤、玉液汤合生脉散加减。

（4）阴阳两虚：滋阴温阳治法，主方可用金匮肾气丸合右归丸加减。

2.标实证治疗八法

（1）胃肠热结：清泄结热法，主方可用增液承气汤合三黄丸加减。

（2）湿热困脾：清化湿热法，主方可用芩连平胃散合四妙散加减。

（3）肝经郁热：清解郁热法，主方可用小柴胡汤、大柴胡汤合栀子清肝饮加减。

（4）痰火中阻：清火化痰法，主方可用黄连温胆汤、小陷胸汤加减。

（5）肝阳上亢：平肝潜阳法，主方可用天麻钩藤饮、建瓴汤加减。

（6）痰湿阻滞：化痰除湿法，主方可用二陈汤、白金丸合指迷茯苓丸加减。

（7）气机郁滞：行气解郁法，主方可用逍遥散、四磨汤加减。

（8）血脉瘀滞：活血化瘀法，主方可用桃红四物汤、桃核承气汤合下瘀血汤

加减。

基于糖尿病本虚标实的特点，关键在处理好本虚与标实、治本与治标的关系。一般说来，病情稳定的情况下，治本为主，兼以治标，或标本并重；病情急变的情况下则往往是治标为主、兼以治本，或先治标、后治本，当根据具体情况具体分析，以体现中医药治疗糖尿病的丰富多彩，突显中医个体化治疗的优势。总之，治本之法固然重要，治标之法也不可轻视，因为标实证的解决必有利于本虚的治疗，而标实证不解决，单治本虚，终难取效。

实际上，赵进喜教授临床更常用三阴三阳辨证方法。赵进喜教授认为张仲景三阴三阳辨证方法，实际上是在明辨体质的基础上，参照患者三阴三阳体质类型，所进行的方剂辨证，也就是辨方证。其中，阳明胃热体质患者，常见大黄黄连泻心汤、增液承气汤、黄连解毒汤证；少阳气郁体质者，常见丹栀逍遥散、小柴胡汤、大柴胡汤、黄连温胆汤、柴胡陷胸汤证；少阴阴虚体质者，常见知柏地黄丸、参芪地黄汤、生脉散、加味肾气丸证；太阴脾虚体质者，常见参苓白术散、连理汤、芩连平胃散、葛根芩连汤、半夏泻心汤、四妙丸证；厥阴肝旺体质者，常见桑菊饮、天麻钩藤饮、建瓴汤证、四磨汤证等。

九、典型案例

（一）赵进喜医案

例1 李某某，男61岁，住天津市塘沽区。1997年9月16日初诊。主因口渴多饮伴腰酸疲乏无力3年来诊。患者既往体健，食欲好，工作能力强，身居要职，3年前体检发现糖尿病，长期服用"消渴丸"（每粒含格列本脲0.25g），血糖仍控制不理想。刻下：口渴喜饮，食欲旺盛，腰膝酸软无力，周身疲乏，大便偏干。诊查：

面色潮红，舌质暗红，苔薄黄略腻，脉象细滑，化验空腹血糖11mmol/L，餐后血糖12.9mmol/L，糖化血红蛋白8.3%。辨证为阳明胃热伤阴耗气，治拟清泄胃热，滋阴补肾为主。

处方：天花粉25g，葛根25g，丹参15g，知母15g，黄连10g，生地黄25g，玄参25g，山药15g，鬼箭羽15g，荔枝核15g，仙鹤草30g。30剂水煎服，日1剂。

二诊：1997年10月18日。服药30剂，口渴减轻，自述体力好转，大便每日1次，效不更方。

三诊：1997年11月16日。口渴、腰酸症状消失，舌质不红，黄腻苔退，脉象细，化验空腹血糖6.6mmol/L，餐后血糖10.1mmol/L，糖化血红蛋白7.3%。守方治疗，30剂。

四诊：1997年12月16日。服药30剂后，病情平稳，化验空腹血糖6.05mmol/L，餐后血糖8.4mmol/L，糖化血红蛋白6.3%。继续守方治疗，30剂。

五诊：1998年1月16日。服药30剂，精神状态良好，体力如常，化验空腹血糖5.9mmol/L，餐后8.4mmol/L，糖化血红蛋白6.1%。仍取原方之意，改服中成药治疗。嘱其坚持饮食控制、适当运动，保持心理平衡。3年后随访，病情仍持续稳定，空腹血糖、餐后血糖、糖化血红蛋白化验均在正常范围。

按： 糖尿病特别是2型糖尿病是临床常见多发病，其发生与体质因素和饮食失节、情志失调、劳倦过度等因素有关，胰岛素抵抗是其重要的发病基础。临床观察发现：阳明体质（胃热）者最多，少阴体质（肾虚）、厥阴体质（肝旺）、少阳体质（肝郁）者也不少，另外还有太阴体质（脾虚）者。本案患者就是阳明体质，长期高热量饮食，烦劳过度，导致糖尿病，即中医"消渴病"，所谓"二阳结谓之消"。胃肠结热伤阴，日久可伤及肾阴，热为邪热，为壮火，更可耗气，可气阴两虚证多见。久病阴损及阳，阴阳俱虚，久病入络，导致络脉血瘀，则成为多种并发症的病理基础。所以，其治疗应重视清泄胃热，仅强调阴虚为本，一味滋阴补肾解决不了根本问题。另外，活血化瘀法近年来受到重视，对防治糖尿病并发症确实具有重要意义。因此，本例处方选用了天花粉、葛根、知母、黄连，清胃泻热、生津止渴；生地黄、玄参、山药，滋阴固肾；丹参、鬼箭羽、荔枝核，理气血、化瘀结；更加仙鹤草，民间谓之"脱力草"，有益气增力之功，而不助邪热。故投方有效，守方3个月余，取得了良好的疗效随访3年，病情稳定。考虑中药通过多靶点作用，减轻了2型糖尿病胰岛素抵抗。足见，中医药治疗糖尿病确实具有独特的优势。

例2 朱某某，女，45岁。北京市糕点一厂工人。初诊日期：2000年10月17日。主因头晕、食欲亢进、疲乏无力，伴烘热汗出、性急易怒来诊。患者身高155cm，体重63kg，10月17日查空腹血糖13.8mmol/L，总胆固醇6.2mmol/L，甘油三酯3.9mmol/L，高密度脂蛋白1.26mmol/L，低密度脂蛋白3.4mmol/L；10月24日查餐后2小时血糖15.4mmol/L，西医诊断为2型糖尿病、围绝经期综合征。查舌暗红，苔薄黄，脉沉。中医辨证为肾虚肝郁、阴阳失调、气血不和，治拟补肾疏肝、调补阴阳、解郁清热、理气活血。

处方： 方用赵慈航春之露方加黄芩5g，决明子15g，赤芍25g，丹参15g，14剂。并嘱其控制饮食，适当运动，保持心情舒畅，坚持足部按摩。

二诊： 2000年10月31日。诸症减轻，效不更方，7剂。

三诊： 2000年11月7日。复查餐后2小时血糖11.7mmol/L，上方加仙鹤草30g、

荔枝核15g、地骨皮25g。7剂。

四诊： 2000年12月14日。复查餐后2小时血糖7.8mmol/L，述睡眠欠佳，大便一日数行，舌不红，仍脉沉。原方去决明子，加苍白术各15g、川黄连6g、磁石25g（先煎）。

五诊： 2001年4月3日。病情平稳，加用赵慈航糖宁散。坚持服药至2001年5月24日，复查餐后2小时血糖6.2mmol/L，主诉无不适，舌不红，脉沉，遂改用加味逍遥丸合糖宁散，巩固疗效。2001年5月30日，复查餐后2小时血糖5.9mmol/L，病情趋于平稳。其后多次复查血糖，均在正常范围内。

按： 2型糖尿病是以胰岛素抵抗为主伴胰岛素分泌不足，或胰岛素分泌不足为主，或伴胰岛素抵抗所致的血糖异常升高，胰岛素抵抗是其发病最重要的基础，与中医的肾虚、湿热、痰瘀等多方面因素有关。而糖尿病诊断一经确立，胰岛β细胞功能就将不断地受到损害，直至分泌胰岛素的功能衰竭，最后难免要接受胰岛素治疗，类似于中医学"壮火食气"病机。因此，如何改善胰岛素抵抗，保护胰岛β细胞功能，就显得非常重要。中医药在这方面具有一定的优势，应予以重视。但应该指出的是：2型糖尿病确诊前相当长一个时期胰岛素抵抗就已经存在，糖尿病一经确诊，胰岛β细胞功能就将因高血糖毒性受到持续性损害，而中医药起效较缓，所以，接受中医药治疗，不能操之过急，必须坚持长期服药，方可取得较好的疗效。本例患者服用补肾疏肝中药春之露加味后结合苦寒清热益气活血的糖宁散，坚持治疗近半年，才缓缓取效，起到了改善胰岛素抵抗、保护胰岛β细胞功能的作用，所以停药后血糖仍能长期稳定。

（二）吕仁和教授医案

朱某，男，57岁，2013年4月2日初诊。主诉：发现血糖升高17年，尿蛋白（++）8个月。患者17年前体检发现血糖12.0mmol/L，诊断为2型糖尿病，间断服用二甲双胍、阿卡波糖、格列苯脲等控制血糖，血糖控制不佳，遂改用胰岛素控制血糖，目前应用诺和灵30R早28U，晚22U控制血糖，空腹血糖波动在7~8mmol/L，餐后血糖波动在8~9mmol/L。体重80kg，标准体重应为65kg。刻下：视物模糊，急躁易怒，纳眠可，大便偏干，小便有泡沫，腰酸痛，双下肢无水肿。舌质暗红，苔薄黄，脉沉。尿蛋白（++），尿微量白蛋白700mg/L。

西医诊断：2型糖尿病、糖尿病肾病。

中医诊断：消渴病肾病（消瘅期），证属肝肾亏虚，心肝火旺，瘀热内生。

治法：养肝益肾，清心肝火，凉血活血。

处方：菊花10g，枸杞10g，川牛膝30g，丹参30g，丹皮25g，赤芍25g，龙胆草10g，黄连10g，川芎15g，白芍20g。嘱患者诺和灵30R改为早26U，晚20U皮下注射，监测血糖。14剂。

二诊：服上方，腰酸痛较前减轻，尚有乏力，口中异味，舌红，苔黄腻，脉沉滑。空腹血糖6~8mmol/L，餐后血糖8~10mmol/L，尿蛋白（++），尿微量白蛋白668mg/L，诺和灵30R改为早24U，晚18U皮下注射，4月2日方加太子参30g，茵陈30g，炒栀子10g。14剂。

三诊：服上方，口中已无异味，尚乏力明显，舌质暗红，苔薄白，脉沉。空腹血糖4~8mmol/L，餐后血糖8~11mmol/L，尿蛋白（++），尿微量白蛋白518mg/L，诺和灵30R改为早22U，晚16U皮下注射，4月2日方加生黄芪30g，当归10g，太子

参20g。14剂。

四诊：服上方乏力改善，偶有头晕，舌红，苔黄腻，脉沉滑。空腹血糖7~8mmol/L，餐后血糖9~10mmol/L，尿蛋白（±），尿微量白蛋白121mg/L，诺和灵30R改为早20U，晚14U皮下注射，4月2日方加太子参30g，茵陈30g，炒栀子10g。14剂。

五诊：服上方头晕、乏力好转，近日着凉，左下腹冷痛，胸闷，腹胀，偶有恶心，舌体胖大，苔白腻，脉弦细。空腹血糖6~7mmol/L，餐后血糖8~9mmol/L，尿蛋白（±），尿微量白蛋白124mg/L，嘱患者诺和灵30R改为早18U，晚12U皮下注射。

处方：香附10g，乌药10g，香橼10g，佛手10g，陈皮10g，姜半夏10g，九香虫10g，猪苓20g，茯苓20g。14剂。

按：本案为消渴病肾病，分期当属消瘅期，消瘅期的病机特点为虚实夹杂，肝肾亏虚为本，瘀热、心肝火旺为标，故一诊以枸杞、牛膝、菊花以补肝肾，龙胆草、黄连以清心肝之火，赤白芍、丹参、丹皮、川芎凉血活血，以上诸药，扶正祛邪，标本兼治。二诊、四诊加入茵陈、炒栀子以清利湿热，当以舌苔黄腻、体胖为辨证要点。三诊加黄芪、当归、太子参益气养阴以扶正。五诊，患者受寒致寒凝气滞，《金匮要略》云："夫病痼疾加以卒病，当先治其卒病，后乃治其痼疾也。故以香附、乌药、香橼、佛手疏肝理气，陈皮、半夏燥湿化痰，九香虫散寒和胃，兼以解郁，猪苓、茯苓利湿健脾，提高免疫力。吕仁和教授认为胰岛素的用量多少不仅要关注血糖，还应该重视体重，体重超标的患者，在控制饮食的基础上，胰岛素用量应逐渐减少，体重不达标的患者，胰岛素用量可以适当增大，最终使他们的体重达到标准体重，只有这样，才有利于把血糖控制平稳，减轻动脉硬化程度，延缓糖尿病并发

症的发生。本患者体重严重超标，故在控制饮食的基础上，逐渐减少胰岛素用量，服用中药一方面缓解症状，另一方面改善胰岛素抵抗，改善肾脏血流，减轻肾小球高滤过率，延缓肾小球硬化进程，故尿微量白蛋白逐渐减少，取得了较好疗效。

（三）周仲瑛教授医案

薛某，男，67岁。初诊：1996年6月22日。今年3月，因两肩酸痛，检查发现血糖升高，服降糖药控制不效，"三多"症状不显。刻下：两下肢麻木，时有拘急，大便干结如栗，彻夜不眠，手足心热，苔中薄腻色黄，舌边尖红隐紫，脉细弦涩。证属瘀热互结，治拟清热通络，凉血化瘀。

处方：大生地12g，玄参12g，麦冬12g，天花粉15g，芒硝5g（冲服），知母10g，炙僵蚕10g，炙水蛭4g，广地龙10g，制大黄5g，鬼箭羽15g，桃仁10g，木瓜10g。7剂水煎，每日1剂，2次分服。

二诊：1996年6月29日。服药7剂，肩痛腿麻减轻，拘急抽筋好转，血糖降至正常，乏力，夜寐不佳，略口干，大便初服中药时溏薄。苔黄薄腻，质暗红，脉细涩。效不更方，守原法继进，随症加减，稍作调整。

处方：大生地15g，玄参12g，麦冬12g，天花粉15g，芒硝3g（冲服），知母10g，炙僵蚕10g，炙水蛭4g，广地龙10g，制大黄5g，丹参15g，夜交藤20g。7剂水煎，每日1剂，2次分服。

三诊：1996年7月6日。药进14剂，诸恙皆已好转，血糖控制良好。原方略作加减，继服14剂，以固其效。

按：本案患者血糖控制不佳，但消渴三多症状不显，然见下肢麻木，便干，失眠，手足心热，苔黄腻，舌边尖红隐紫，脉细弦涩，此乃血热而煎灼成瘀，瘀热阻络，血行不畅所致。瘀热上扰心神而致失眠；瘀热阻络，血行不畅则经脉失荣，而致麻木拘急；瘀血阻滞，郁热内生，火热灼津，津枯故肠道干涩，便干不行且如栗；苔黄腻，边尖红质隐紫，均为瘀热之象。辨之为瘀热互结，治以清热养阴生津，活血化瘀通络，方拟增液汤合桃核承气汤加减，药用大生地、玄参、麦冬、天花粉、芒硝、大黄养阴清热生津，水蛭、地龙、僵蚕、丹参、桃仁、鬼箭羽活血通络化瘀。二诊复观，主症消减，守原法继进，加夜交藤以强安神之功，减鬼箭羽、桃仁以缓破瘀之峻。三诊收效甚佳，原方去其化瘀泻热之品，守以养阴止渴之法，继服14剂，以巩固疗效。此验案可昭临床治消从"瘀热"辨治其法之效，以求为同道治疗消渴提供新的思路。

（四）南征教授医案

例1 王某，男，37岁，2009年3月31日初诊。主诉：发现血糖升高1年，加重半月余。现症：口渴多饮，多食易饥，体重下降10kg，多尿，烦热多汗，大便干燥，舌红苔黄，脉滑实有力。BP 110/80mmHg。理化检查：空腹血糖11.70mmol/L，餐后2h血糖15.80mmol/L，糖化血清蛋白（GSP）376.60μmol/L。一直未系统治疗和控制饮食及运动治疗，今来诊以求中医药系统治疗。消渴病因病机主要由于素体阴虚、饮食不节、情志失调、劳欲过度等。询问病史，该患者以饮食失节为主因。《备急千金要方·消渴》云："饮啖无度，咀嚼鲊酱，不择酸咸，积年长夜，醋兴不懈，遂使三焦猛热，五脏干燥，木石犹且干枯。"此病例以口渴多饮，多食易饥，多尿，烦热多汗，大便干燥，舌红苔黄，脉滑实有力主证，属热盛伤津之证。

辨证：热盛伤津。

治法：滋阴清热。

处方：生地50g，知母15g，葛根20g，地骨皮20g，玉竹20g，黄连10g，枸杞30g，黄芪50g，黄精50g，佩兰10g，厚朴10g，丹参10g，生晒参10g，麦冬10g。上方7剂水煎服，日4次，每次120ml温服，并控制饮食及运动疗法。

二诊：服药后，复查空腹血糖8.50mmol/L，餐后2h血糖11.80mmol/L。口渴多饮明显好转，效不更方，上方连用30剂后，复查空腹血糖为7.70mmol/L，餐后2h血糖9.80mmol/L。多食易饥及大便干燥症状明显好转，近日乏力，上方加山药10g，7剂。

三诊：复查空腹血糖7.00mmol/L，餐后2h血糖8.80mmol/L。大便正常，偶有口渴，上方加葛根10g，连服29剂，复查空腹血糖6.90mmol/L，餐后血糖7.80mmol/L，GSP 301.07μmol/L。咽部不适，上方加金银花20g，连翘10g，上药连服32剂后，复查空腹血糖6.50mmol/L，餐后2h血糖8.80mmol/L。目前血糖水平控制尚可，当热势减退，灵活调整用药，将生地用量改用10g，加入黄芪、黄精，并增透达膜原之品，以解深藏之邪，使病痊愈。今日重起方，消渴一号加黄精50g，草果10g，槟榔10g，厚朴10g，连服29剂，查空腹血糖6.00mmol/L，餐后2h血糖7.80mmol/L，GSP 265.7μmol/L，无明显临床不适感。药后复查空腹血糖5.60mmol/L，餐后2h血糖7.80mmol/L，近日咽部略有疼痛，上方加贯众5g，上药连服21剂复查空腹血糖5.60mmol/L，餐后2h血糖7.80mmol/L，GSP 254.60μmol/L，患者自述咽部疼痛消失，咽干，上方加阿胶10g。患者服药后感觉良好，复查空腹血糖5.00mmol/L，餐后2h血糖7.80mmol/L，GSP 206.60μmol/L，近日空腹血糖控制在4.90~5.60mmol/L，无明显临床不适感，上方连服21剂后复查空腹血糖5.20mmol/L，餐后2h血糖7.00mmol/L，GSP 208.60μmol/L，无临床不适感，上方连用28剂，日2次口服，2日1剂。最

后一次见到该患者在某年5月初，患者自测空腹血糖4.40mmol/L，餐后2h血糖6.80mmol/L，GSP 186.50μmol/L，无临床不适感，上方14剂，7剂水煎口服，日2次早晚分服，每剂2天；7剂打粉，3g/次，日2次口服。药粉善后，随访3个月，患者空腹、餐后、糖化血清蛋白均正常，无临床不适感。

按：《金匮要略·消渴小便不利淋病脉证并治》曰："渴欲饮水，口干舌燥者，白虎加人参汤主之。"故根据白虎加人参汤方的治法，今去大寒伤胃之石膏，增加养阴清热之品，清热润燥，滋阴止渴。生地重用至50g，加强滋阴清热之效，治疗热盛伤津证，取得很好疗效。医嘱患者合理安排作息时间，严格控制饮食，合理搭配一日三餐，多食五谷杂粮，如莜麦面、荞麦面等富含维生素B等多种微量元素及食物纤维的主食，不宜吃高胆固醇的食物及动物脂肪，保证睡眠质量。并强调患者糖尿病教育，积极改善不良的生活习惯，预防其他疾病和损伤，提高生活技能，掌握正确实用的健康知识，调整心理状态，用整体观念理解和对待健康问题。体现了南征教授重视综合治疗、重视医患配合的思想。

例2 韩某，女，68岁，1988年9月初诊。主诉：疲乏无力，形体消瘦2个月。现症：疲乏无力，形体消瘦，小便频数，时遗尿，量多，饮水后即小便，饮多少尿多少，面色黧黑，腰酸膝软，时而手足心热，查尿糖（+++），空腹血糖11.20mmol/L，餐后2h血糖13.90mmol/L。既往史：糖尿病病史10余年。

辨证：气阴两虚。

治法：益气养阴。

处方：生地15g，知母15g，葛根20g，地骨皮20g，玉竹20g，黄连10g，枸杞30g，黄芪50g，黄精50g，佩兰10g，厚朴10g，丹参10g，生晒参10g，肉桂5g，6

剂水煎服。并用汤药送服人参皂苷片 2 片，日 2 次。

前后共服 20 剂，症状、体征消失，查尿糖阴性，空腹血糖 5.56mmol/L，餐后 2h 血糖 7.90mmol/L，舌脉均正常。嘱其服用金匮肾气丸 1 个月，以巩固其疗效。追访至今，未见复发。

按： 老年人所患糖尿病，日久多兼虚，尤以气阴两虚，气虚及阳，阴虚及阳，以及阴阳两虚者为多；而脏腑之中以脾肾亏虚为多见，正如陈士铎《辨证录》："夫消渴之证，皆脾坏而肾败。脾坏则土不胜水，肾败则水难敌火。二者相合而病成。倘脾又不坏，肾又不败，亦无消渴之证矣。"所以治疗应在清热养阴中兼顾益气温阳，共奏滋阴降火，清热凉血，益气生津，补肺益肾之功效，故疗效颇佳。本法实为治疗老年糖尿病气阴两虚证较理想的良方。

十、现代研究进展

胰岛素抵抗是 2 型糖尿病的发病基础，所以近年来中医药改善 2 型糖尿病胰岛素抵抗的研究成为热点，研究结果初步显示出了中医药在防治 2 型糖尿病胰岛素抵抗方面的良好前景。

（一）单味药及有效成分研究

1. 人参

人参的降糖成分有人参多糖、人参皂苷和人参水提物。人参多糖的降糖作用除了促进糖原分解或抑制乳酸合成肝糖原外，主要是刺激了琥珀酸脱氢酶和细胞色素氧化酶的活性，使糖的有氧氧化作用增强。人参果总皂苷是从人参果的成熟果实中提取的人参皂苷类物质，在降血糖、降血压、防治冠心病和心绞痛及治疗脑血管疾病等方面有显著的疗效，并能够在一定程度上降低血糖和血清胰岛素水平，阻止胰岛素抵抗（IR）的发生、发展，提高机体的胰岛素敏感性，既可加速葡萄糖氧化，又可加强肝糖原合成。罗兰等探讨人参果总皂苷对高脂饲养大鼠胰岛素敏感指数的影响，发现人参果总皂苷组的各项指标均较模型组有显著改善，并呈剂量依赖关系。认为人参果总苷可明显改善实验大鼠的 IR。该药作为胰岛素增敏剂具有较广的临床应用前景，但其增强胰岛素敏感指数的作用机制尚待进一步研究。

2. 黄连

小檗碱长期用来清热解毒，也用来抗肠道感染。近年来研究发现黄连还具有抗心律失常、扩张血管、利胆、降血脂、抗血小板聚集等作用。临床研究和实验研究表明，小檗碱具有显著的降血糖效果，并能改善糖耐量，降低血清胆固醇，提高胰岛素受体结合力，改善胰岛素敏感性。Cannillo 等给予 112 例糖尿病患者小檗碱每日 3 次，每次 1.5~3.0g，观察到小檗碱具有显著的降血糖作用，总有效率高达 90%。Xia 等用小檗碱治疗肝源性糖尿病患者，研究发现小檗碱可降低患者空腹血糖、改善葡萄糖受损耐量和肝功能。其他临床研究均显示小檗碱可有效调节血糖，体现在治疗组空腹血糖（FBG）、空腹血清胰岛素（FINS）、稳态模型评估胰岛素抵抗指数（HOMA-IR）水平较治疗前及对照组均降低。进一步研究发现，其作用机制主要包括保护胰岛细胞、促胰岛素分泌、降低炎症反应、改善血脂紊乱、促进外周组织葡萄糖吸收利用等。而最新研究发现，小檗碱可通过调控肠内菌群生长，影响肠内糖脂成分的吸收及体内糖脂代谢，起到间接的降血糖、调血脂作用。

3. 丹皮多糖

王钦茂等发现丹皮多糖 -2b（CMP-2b）能够明显降低 2 型糖尿病模型大鼠的空腹血糖，改善糖耐量异常及血脂异常，提高肝细胞低亲和力胰岛素受体最大结合容量，使胰岛素敏感性增加。刘丽萍等用小鼠和大鼠建立葡萄糖性高血糖及四氧嘧啶性糖尿病模型，氢化可的松琥珀酸钠诱导 IR，发现 CMP-2b 可降低葡萄糖和四氧嘧啶诱发的鼠高血糖，并能升高糖尿病小鼠 SOD 和大鼠 ApoA1 水平，降低 GHb 水平，改善小鼠 IR。认为 CMP-2b 的降糖机制可能与双胍类相似，主要通过改善机体对胰岛素的敏感性，提高外周组织对葡萄糖的利用而发挥降血糖作用。血清 ApoA1 是高密度脂蛋白的主要成分，其含量变化可作为糖尿病患者是否有血管并发症及严重程度的判断指标，CMP-2b 可明显升高糖尿病大鼠血清 ApoA1 水平，提示它可能对防治糖尿病血管并发症有积极意义。此外 CMP-2b 可以增加 SOD 含量，调节异常的自由基代谢，对预防和治疗糖尿病可能有一定帮助。

4. 荔枝核提取物

郭洁文等发现荔枝核能显著降低 2 型糖尿病 IR 大鼠 FSG、TC、TG、FFA、leptin 和 TNF-α 含量及高胰岛素血症，显著提高胰岛素敏感性，加强 SOD 活性和降低 MDA 含量，增强抗氧化能力，降低 ALT、AST 活性和 BUN、Cr 含量，改善肝肾功能，认为荔枝核能调整 2 型糖尿病 IR 大鼠 leptin 和 TNF-α 含量及高胰岛素血症，拮抗胰岛素抵抗，改善胰岛素敏感性，调节糖脂代谢紊乱，增强抗氧化作用，并具有改善肝肾功能作用。李常青等的研究证实荔枝核提取物具有改善糖脂代谢、提高胰岛素敏感性、改善胰岛素抵抗和治疗 2 型糖尿病作用，其机制与抑制胰组织内质网应激关键基因 GRP78 及 CHOP 的 mRNA 表达有关。

5. 黄芪

现代药理研究表明，黄芪具有降血糖，降血脂，降低血液黏度，调整 TXA2、PPARγ 平衡，改善微循环等作用。鲁瑾

等取正常大鼠分别给予黄芪煎剂和等量蒸馏水预先灌胃 1 周，尾静脉注射小剂量 TNF-α 4 小时后，发现外源性 TNF-α 可致正常大鼠出现高胰岛素血症，胰岛素敏感性 K 值下降，并有血浆胰高血糖素、促肾上腺皮质激素和血脂水平的升高，肝脏和红色股四头肌糖原含量减少，肝脏中 TG 含量升高。认为黄芪对外源性 TNF-α 所致 IR 有明显的预防作用，可能与降低血中拮抗激素水平和增加组织糖原合成有关。

（二）中药复方研究

章小平采用益气养阴活血的参丹健胰丸（由太子参、黄精、丹参、牡丹皮、黄连、大黄等组成）0.6g/100g 灌胃 2 型糖尿病模型大鼠，设二甲双胍对照组。发现参丹健胰丸对 2 型糖尿病模型大鼠 IR 具有整体防治功能，可能通过改善胰岛 β 细胞功能，增强组织对胰岛素的敏感性发挥作用。

周亚兵等观察酸味中药复方对实验性 2 型糖尿病大鼠调节糖代谢，改善 IR 的作用。以酸味中药生药量 15g/（kg·d）灌胃给药，酸味复方由山萸肉、五味子、山楂、乌梅以 3∶3∶4∶3 比例配制，并与甘味药（四君子汤，党参、白术、茯苓、甘草以 4∶4∶3∶2 比例配制）、苦味药（黄连解毒汤，黄连、黄芩、黄柏、栀子以 3∶3∶3∶4 比例配制）以及二甲双胍作对照组，检测各项指标。发现酸味中药复方能显著降低糖尿病大鼠 FBG，轻度刺激胰岛素分泌、提高 ISI，提高肝糖原含量和肝葡萄糖激酶（GCK）活性，与甘味和苦味比较有显著性差异。酸味中药可以恢复肝脏 GCK 活性，促进肝糖原合成，提高外周组织对胰岛素的敏感性。认为酸味中药复方以肝胃为主要靶器官，能够改善和纠正 2 型糖尿病大鼠的糖代谢异常，初步证实"酸克甘"和"酸入肝"理论对糖尿病临床的指导意义。

熊曼琪等采用链脲佐菌素和高热量饲料的方法模拟 2 型糖尿病大鼠模型，研究加味桃核承气汤对 2 型糖尿病大鼠肝细胞胰岛素介体释放、脂肪细胞葡萄糖氧化和胰岛素敏感性指数的影响。发现加味桃核承气汤可明显降低空腹血糖、胰岛素、摄食量和饮水量，提高胰岛素敏感性，增加肝细胞膜释放的抑制腺苷酸环化酶活力的胰岛素介体量，提高基础的和胰岛素刺激的大鼠脂肪细胞葡萄糖氧化能力，说明加味桃核承气汤治疗可提高 2 型糖尿病大鼠靶细胞对胰岛素的敏感性和反应性，即可使受体和受体后 IR 减轻，但不能使之完全逆转。

武晓宇等采用高脂乳剂灌饲法建立脂代谢紊乱大鼠模型，观察温胆汤对大鼠血脂（TC、TG）水平、丙二醛（MDA）含量、超氧化物歧化酶（SOD）活力、总脂解酶（LA）、脂蛋白脂酶（LPL）、肝脂酶（HL）活性的影响。结果显示：与模型对照组比较，温胆汤能降低实验性脂代谢紊乱大鼠血中的 TC、TG 水平（分别 $P < 0.01$ 和 $P < 0.05$），提高血清 SOD 活性，降低 MDA 含量（分别 $P < 0.05$ 和 $P < 0.01$），同时，温胆汤能提高肝脏 LA 和 LPL 活性（$P < 0.01$），但对 HL 活性影响不明显。结论提示：温胆汤能有效调节机体脂质代谢，其机制可能是通过提高 LA 和 LPL 的活性而发挥其调脂作用，同时，温胆汤能有效降低机体内脂质过氧化程度降低细胞受损程度。

十一、临证提要

糖尿病中医古称消渴病，传统认为消渴病的基本病机为"阴虚燥热"，但是由于人的体质、饮食结构、生活方式、自然和社会环境发生了变化，疾病也发生了变化。而且古人认识疾病的手段有限，临床表现典型者，才能被发现。这些原因导致"阴虚燥热"的基本病机存在局限性。当今的消渴病多为 2 型糖尿病，典型"三多"症状已不多见。结合临床观察，我们提出消渴病"内热伤阴耗气"基本病机。"内热"可表现为肺热、胃热、肾之虚火、心火、肝火等脏腑之火、五志之火，也常见燥热、湿热、痰火、郁热诸邪。内热是"壮火"，不仅可伤阴，又可耗气，则成气阴两虚结热之局。阴虚可表现为肺阴、胃阴、肝阴、肾阴不足，其中肾阴不足最为关键；气虚则以肺、脾、肾气虚多见，其中以肾气虚为主。消渴病日久，阴伤气耗，阴损及阳，更可见阴阳两虚之证。其中以肾阳虚及脾阳虚较为多见。严重者甚至可出现阴液极度耗损，虚阳浮越，出现烦躁、头痛、呕吐、呼吸急促等症，甚则出现昏迷、肢厥、脉细欲绝等阴竭阳亡危象。其次，久病入络，血脉瘀滞，心之络脉痹阻，可见胸痹心痛、心悸等心系疾病；若肝肾阴虚，阳亢化风，风、火、痰、瘀上扰脑络，可出现中风、眩晕等脑系疾病；瘀血湿热阻痹肾络，肾体受损，肾用失司，可出现水肿、关格等肾系疾病；痰浊瘀血痹阻四肢脉络，则肢体麻痛或肢体坏疽；若燥热内结，营阴被灼，脉络瘀阻，蕴毒成脓，则发为疮、疖、痈等。

2 型糖尿病的治疗应强调分期辨证、综合治疗。国医大师吕仁和教授在继承《内经》等中医经典理论的基础上，结合西医学理论，经多年的临床实践，逐渐总结出来糖尿病防治的"二五八"方案与分期辨证治疗方法，这是一套切合现代中医临床实际的糖尿病综合防治方案。其中"二"，是指糖尿病的总目标为"长寿"和"健康"；"五"是指观察糖尿病患者需要经常检测的五项指标：血糖、血脂、血压、体重、症状；"八"是指需要采取的八项措施。具体又分为三项基本措施：饮食要合理、运动要适当、心态要平衡。五项选择措施：中药、西药（口服降糖药、胰岛素）、针灸、按摩、气功锻炼等。实际上，体现着中医学重视整体观念的特色与综合治疗的优势。

2型糖尿病的中医治疗，最应强调辨证论治，而具体辨证方法又有不同，包括方剂辨证、三消辨证、分型辨证、分期分型辨证、脏腑气血阴阳辨证、本虚标实辨证、三阴三阳辨证方法等，这些方法各有优势。其中最基本的，也是最容易理解和使用的是本虚标实辨证。临床观察发现：糖尿病本虚证常见包括气虚证、阴虚证、气阴两虚证、阴阳俱虚证，标实证常见结热证、湿热证、郁热证、痰火证、风阳证、气滞证、痰湿证、血瘀证。本虚标实是糖尿病基本证候特点，常是本虚一证与标实一证或数证同时存在，实际临床很少是一证独见。具体临床表现如下。

①气虚证：疲乏无力，少气懒言，气短，自汗易感，食少便溏，舌胖有印，脉弱。

②阴虚证：口渴引饮，咽干舌燥，五心烦热，尿黄便干，或有盗汗，舌红或瘦，苔少甚至光红，脉象细。

③气阴两虚证：神疲乏力，口渴喜饮，气短懒言，口干咽燥，五心烦热，腰膝酸软，大便偏干，小便频多，舌淡红，或嫩红，苔少，脉细数无力。

④阴阳俱虚证：口干多饮，夜尿频多，五心烦热，畏寒神疲，腰膝酸冷，四肢无力，汗多易感，性欲淡漠，男子阳痿，大便不调，舌体胖大，舌苔少，或有白苔，脉沉细，或沉细数而无力。

⑤结热证：口渴多饮，多食易饥，烦热喜凉，大便干结，小便黄赤，舌红苔黄干，脉滑有力，或滑数。

⑥湿热证：头晕沉重，脘腹痞闷、胀满，腰腿酸困，肢体沉重，口中黏腻，大便不爽，小便黄赤，皮肤或外阴瘙痒流水，

妇女白带量多色黄，舌偏红，舌苔黄腻，脉滑数，或濡滑。

⑦郁热证：口苦，咽干，头晕目眩，耳鸣耳聋，心烦眠差，恶心欲呕，食欲不振，胸胁苦满，嗳气，舌略红，舌苔略黄，脉弦，或弦数。

⑧痰热证：头晕头沉，心胸烦闷，咳吐痰黄，失眠多梦，舌红，舌苔黄腻，脉滑，或滑数。

⑨风阳证：头痛眩晕，面红目赤，烦躁易怒，口苦咽干，耳鸣耳聋，颈项强痛，甚则肢体抽搐、震颤，舌红，脉弦。

⑩气滞证：情志抑郁，胸胁脘腹胀满，嗳气，善太息，腹满痛，得矢气则舒，舌暗，苔起沫，脉弦。

⑪血瘀证：固定位置刺痛，夜间加重，肢体麻痛，或偏瘫，肌肤甲错。口唇舌紫，或紫暗、瘀斑，舌下络脉色紫怒张，脉弦或涩。

⑫痰湿证：胸闷脘痞，咳吐痰多，纳呆呕恶，形体肥胖，头晕头沉，肢体沉重，舌苔白腻，脉滑。

总之，是否能处理好治本与治标的关系，是2型糖尿病取得临床疗效的关键。但应该指出的是，中医证候的形成，本身就有辨体质与辨病机的内涵，所以传承张仲景三阴三阳辨证方法，落实辨体质、辨病、辨证"三位一体"诊疗方式，更能突出中医治病求本与个体化治疗的特色优势。

另外，参考现代药理研究成果，在中医辨证论治的基础上，血糖高者加用有降糖作用的药物如黄连、桑叶、鬼箭羽等，血脂高者加用有调节血脂作用的荷叶、红曲等，血压高者加用有降压作用的罗布麻、黄芩、夏枯草等，也是当代学者临床常用的用药思路。临床观察发现：有一定的临床价值。辨体质，守病机，辨方证，选效药，可以明显提高临床疗效。

参考文献

［1］中国2型糖尿病防治指南（2017年版）
　　［J］．中国实用内科杂志，2018，38（04）：
　　292-344.

［2］中华医学会糖尿病学分会微血管并发症
　　学组．糖尿病肾病防治专家共识（2014
　　年版）［J］．中华糖尿病杂志，2014，6
　　（11）：792-801.

［3］郭小舟，倪青．林兰教授治疗糖尿病经
　　验介绍［J］．新中医，2010，42（2）：105-
　　106.

［4］高慧娟，冯兴中．冯兴中"从肝论治"
　　糖尿病经验总结［J］．中华中医药杂志，
　　2016，31（10）：4066-4068.

［5］王晓锋，李靖，贾冕，等．吕仁和教授
　　运用对药治疗糖尿病经验举隅［J］．中
　　国中西医结合肾病杂志，2016，17（11）：
　　947-949.

［6］罗兰，殷惠军，张颖，等．人参果总皂
　　苷对高脂饲养大鼠胰岛素敏感指数的影
　　响［J］．中西医结合学报，2005，3（6）：
　　463-465.

［7］Cannillo M，Frea S，Fornengo C，et
　　al.Berberine behind the thriller of marked
　　symptomatic bradycardia［J］．World J
　　Cardiol，2013，5（7）：261.

［8］Xia X，Yan J，Shen Y，et al.Berberine
　　improves glucose metabolism in diabetic
　　rats by inhibition of hepatic gluconeogenesis
　　［J］．PLOS ONE，2011，6（2）：e16556.

［9］Dai P，Wang J，Lin L，et al.Renoprotective
　　effects of berberineas adjuvant therapy for
　　hypertensive patients with type 2 diabetes
　　mellitus：evaluation via biochemical
　　markers and color Doppler ultrasonography
　　［J］．ExpTher Med，2015，10（3）：869.

［10］Hu Y，Young A J，Ehli E A，et al.Metformin
　　and berberine prevent olanzapine-induced
　　weight gain in rats［J］．PLOS ONE，2014，
　　9（3）：e93310.

［11］Tang L Q，Wei W，Chen L M，et al.Effects
　　of berberine on diabetes induced by alloxan
　　and a high-fat/high-cholesterol diet in rats
　　［J］．J Ethnopharmacol，2006，108（1）：
　　109.

［12］Wang Z Q，Lu F E，Leng S H，et al.
　　Facilitating effects of berberine on rat
　　pancreatic islets through modulating
　　hepatic nuclear factor 4 alpha expression
　　and glucokinase activity［J］．World J
　　Gastroenterol，2008，14（39）：6004.

［13］Chueh W H，Lin J Y.Berberine，an
　　isoquinoline alkaloid in herbal plants，
　　protects pancreatic islets and serum lipids
　　in nonobese diabetic mice［J］．J Agric
　　Food Chem，2011，59（14）：8021.

［14］Zhou J，Zhou S，Tang J，et al.Protective
　　effect of berberine on beta cells in
　　streptozotocin and high-carbohydrate/
　　high-fat diet-induced diabetic rats［J］．
　　Eur J Pharmacol，2009，606（1/3）：262.

［15］Ko B S，Choi S B，Park S K，et al.Insulin
　　sensitizing and insulinotropic action of
　　berberine from Cortidis rhizome［J］．Biol
　　Pharm Bull，2005，28（8）：1431.

［16］Shen N，Huan Y，Shen Z F.Berberine
　　inhibits mouse insulin gene promoter
　　through activation of AMP activated
　　protein kinase and may exert beneficial
　　effect on pancreatic beta-cell［J］．Eur J
　　Pharmacol，2012，694（1/3）：120.

［17］Zhou L，Yang Y，Wang X，et al.Berberine
　　stimulates glucose transport through a
　　mechanism distinct from insulin［J］．
　　Metabolism，2007，56（3）：405.

［18］Lou T，Zhang Z，Xi Z，et al.Berberine
　　inhibits inflammatory response and
　　ameliorates insulin resistance in
　　hepatocytes［J］．Inflammation，2011，
　　34（6）：659.

［19］尚文斌，刘佳，于希忠，等．小檗碱
　　对肥胖小鼠炎症因子分泌和炎症信

号通路的作用［J］. 中国中药杂志，2010, 35（11）: 1474.

［20］Brusq J M, Ancellin N, grondin P, et al.Inhibition of lipid synthesis through activation of AMP kinase: an additional mechanism for the hypolipidemic effects of berberine［J］. J Lipid Res, 2006, 47（6）: 1281.

［21］Yang Y T, Liu S Y, He Y L, et al.Effect of Long zhang gargle on biofilm formation and acidogenicity of Streptococcus mutans in vitro［J］. Biomed Res Int, 2016, 2016: 5829823.

［22］Cok A, Plaisier C, Salie M J, et al.Berberine acutely activates the glucose transport activity of glut-1［J］. Biochimie, 2011, 93（7）: 1187.

［23］Kim S H, Shin E J, Kim E D, et al.Berberine activates glut1-mediated glucose uptake in 3T3-L1 adipocytes［J］. Biol Pharm Bull, 2007, 30（11）: 2120.

［24］Xu L J, Lu F E, Yi P, et al.8-Hydroxy-dihydroberberine ameliorated insulin resistance induced by high FFA and high glucose in 3T3-L1 adipocytes［J］. Acta Pharm Sin, 2009, 44（11）: 1304.

［25］Zhang X, Zhao Y, Zhang M, et al.Structural changes of gut microbiota during berberine-mediated prevention of obesity and insulin resistance in high-fat diet-fed rats［J］. PLOS ONE, 2012, 7（8）: e42529.

［26］王钦茂, 洪浩, 赵帜平, 等. 丹皮多糖-2b对2型糖尿病大鼠模型的作用及其降糖作用机制［J］. 中国药理学通报, 2002, 18（4）: 456-459.

［27］刘丽萍, 洪浩, 王钦茂, 等. 丹皮多糖-2b降血糖作用的实验研究［J］. 中国临床药理学与治疗学, 2002, 7（5）: 424-427.

［28］郭洁文, 李丽明, 潘竞锵, 等. 荔枝核拮抗2型糖尿病大鼠胰岛素抵抗作用的药理学机制［J］. 中药材, 2004, 27（6）: 435-437.

［29］李常青, 廖向彬, 李小翠, 等. 荔枝核有效部位群改善实验性2型糖尿病胰岛素抵抗的作用及机制［J］. 中药材, 2015, 38（7）: 1466-1471.

［30］鲁瑾, 邹大进, 张家庆. 黄芪预防肿瘤坏死因子-α所致胰岛素抵抗［J］. 中国中西医结合杂志, 1999, 19（7）: 420-422.

［31］章小平, 方朝晖. 参丹健胰丸改善2型糖尿病胰岛素抵抗的机理研究［J］. 中医药临床杂志, 2004, 16（6）: 543-545.

［32］周亚兵, 朱德增, 罗若茵, 等. 酸味中药复方对2型糖尿病大鼠糖代谢的调节作用［J］. 成都中医药大学学报, 2004, 27（1）: 13-16.

［33］熊里琪, 林安钟, 朱章志, 等. 加味桃核承气汤对2型糖尿病大鼠胰岛素抵抗的影响［J］. 中国中西医结合杂志, 1997, 17（3）: 165-168.

［34］武晓宇, 王燕, 马伯艳, 等. 温胆汤对实验性大鼠血脂代谢紊乱的调节及机理研究［J］. 中国实验方剂学杂志, 2007, 13（7）: 44-46.

［35］丁英钧, 王世东, 王颖辉. 糖尿病"内热伤阴耗气"基本病机探讨［J］. 中医杂志, 2008, 49（5）: 389-391.

（赵进喜　黄为钧　张函菲）

第三节　妊娠糖尿病

妇女妊娠期发生糖代谢异常，或糖耐量减退，可引起不同程度的高血糖，而当血糖达到一定标准的时候，则称为妊娠糖尿病（Gestational Diabetes Mellitus，GDM）。血糖异常升高而达不到 GDM 诊断标准时，则称为妊娠期糖耐量受损。2008 年对中国 18 个城市 16286 名妊娠女性的筛查结果表明，妊娠糖尿病的患病率为 4.4%（美国糖尿病学会诊断标准）。高龄妊娠、糖尿病家族史、超重（或肥胖）是妊娠糖尿病的危险因素。反复阴道真菌感染、自然流产、南方住民等也与妊娠糖尿病有关。但这些研究仅限于城市地区，只能代表城市的情况。妊娠糖尿病的主要危害是围产期母婴临床结局不良和死亡率增加，包括母亲发展为 2 型糖尿病、胎儿在宫内发育异常、新生儿畸形、巨大儿和新生儿低血糖发生的风险增加等。妊娠糖尿病在中医仍属于"消渴病"的范畴。

一、病因病机

（一）中医病因病机认识

妇人妊娠之后，血聚养胎，内环境改变，孕妇体内原有的气血阴阳平衡被打破，必然会出现一系列改变。阳明胃热体质之人，或素体痰湿较盛肥胖者，或素体少阴肾阴不足，就可能因为血聚养胎，导致原有的阴虚加重，或因心神过用，阳气弛张，导致心火炽盛，胃热内蕴，或兼痰湿化热，夹胎热伤阴耗气，则可以导致血糖升高，引起妊娠糖尿病发病。

妊娠糖尿病患者，多有内热，或有痰热，内热、痰热加以失和的冲任之气，导致胃失和降，所以患者妊娠后恶心呕吐症状常常比较突出。失治误治，内热化燥，燥热伤阴耗气，化生浊毒，阻滞气机升降，甚至可以诱发消渴病急症阴竭阳脱之变。

妊娠糖尿病患者，内热不仅可以伤阴耗气，更可损伤胎气。尤其是素体阴血不足，或肾虚者，更常见冲任失和，气血不足养胎，则可能诱发妊娠腹痛、胎动不安等。肾虚或气血虚弱，冲任不固者，更表现为胎漏、妊娠下血。

妊娠糖尿病患者，内热伤阴耗气，正气不足，所以容易感受外邪，阴虚、气阴两虚，又可内生邪热，所以特别容易合并感染，表现为淋浊、阴痒等。

妊娠糖尿病患者，血聚养胎，气血失其冲和，气机不利，或加以素体肾虚，气化不行，则可以导致水湿内停，而为水肿胀满。特别是素体阴虚肝旺者，更容易扰动肝风，诱发子痫。

（二）西医对其发病机制的认识

1.胰岛素抵抗

正常妊娠期最主要的代谢变化是拮抗胰岛素作用的激素增加，以及肝脏、肌肉、脂肪组织对胰岛素敏感性的下降，妊娠晚期时胰岛素敏感度下降达 45%~80%。胰岛素、C-肽水平随妊娠期进展逐渐增加，于妊娠 24~28 周时快速上升，32~34 周达到高峰。

2.胰岛 β 细胞分泌缺陷

将对单一的胰岛素抵抗尚不能引起 GDM，因为孕中晚期 IR 均增加，但仅约 5% 发展为 GDM，GDM 孕晚期静脉葡萄糖耐量试验的第一项胰岛素分泌量和胰岛素沉积指数均低于相同 BMI 的非 GDM 孕妇，所以 GDM 妇女除有胰岛素抵抗外，胰岛 β 细胞分泌功能可能也存在缺陷。

3. 慢性炎症

GDM 妇女的 C- 反应蛋白在妊娠早期与晚期均较正常孕妇显著增加，而 C- 反应蛋白与妊娠高血糖、体重指数密切相关，C- 反应蛋白可以作为 GDM 的独立预测因子。

二、诊断与鉴别诊断

妊娠合并糖尿病包括了孕前糖尿病（pregestational diabetes mellitus，PGD）和妊娠糖尿病（gestational diabetes mellitus，GDM），妊娠期间发现首次发现血糖升高并且到了糖尿病的诊断标准属于孕前糖尿病，或者称为妊娠期间的糖尿病，并非妊娠糖尿病。GDM 的诊断方法和标准如下。

推荐医疗机构对尚未被诊断为孕前糖尿病或者妊娠糖尿病的孕妇，在妊娠 24~28 周以及 28 周后首次就诊时行 OGTT。

75g OGTT 方法：OGTT 前禁食至少 8 小时，试验前连续 3 天正常饮食，即每日进食碳水化合物不少于 150g，检查期间静坐、禁烟。检查时，5 分钟内口服含 75g 葡萄糖的液体 300ml，分别抽取孕妇服糖前及服糖后第 1、2 小时的静脉血（从开始饮用葡萄糖水计算时间），放入含有氟化钠的试管中，采用葡萄糖氧化酶法测定血糖水平。具体诊断标准见表 3-3-1。

表 3-3-1　OG77 诊断标准

75g OGTT	血糖（mmol/L）
空腹	≥ 5.1
服糖后 1 小时	≥ 8.5
服糖后 2 小时	≥ 10

注：一个以上时间点血糖高于标准即可确诊。

三、中医治疗

妊娠糖尿病的中医辨证论治，一方面应该重视血糖问题，另一方面更应该重视保胎，以求保护母婴安全，包括胎儿健康发育。

1. 痰热犯胃

临床表现：妊娠食欲改变，恶心干呕，或呕吐痰涎，咽干，烦热，小便黄，大便偏干，舌红，苔薄黄，或黄腻，脉滑数。

治法：化痰清热，和胃止呕。

方药：橘皮竹茹汤加味。

参考处方：陈皮 9g，芦根 12g，黄芩 9g，苏叶 9g，黄连 9g，竹茹 9g，炙甘草 6g，生姜 6g。

临床应用：妊娠呕吐，又称妊娠恶阻，在妊娠糖尿病患者多胃热或痰热犯胃。所以治疗当清胃热，或兼以化痰、理气和胃。阳明胃热体质，胃热盛，气阴受伤者，可考虑应用竹叶石膏汤；素体痰湿偏盛痰热犯胃者，则可用黄连温胆汤加减。古人论黄芩可以安胎，并且西医学研究证实黄芩苷可以调节糖脂代谢，故对妊娠糖尿病见呕吐者最为适宜。妊娠呕吐重症，呕吐不止，气阴大伤有欲脱之势者，治当固脱，方药可配合生脉散救治。个别素体脾胃虚弱患者，或夹有痰饮，呕吐痰涎不止者，还可以选用香砂六君子汤加减。其中，砂仁可以醒脾开胃止吐，白术可以健脾化湿安胎，最为切合使用。

2. 气血虚弱

临床表现：乏力体倦，妊娠腹痛，或有阴道下血，舌淡苔白，脉象细弱。

治法：益气养血，固冲安胎。

方药：胶艾汤加减。

参考处方：黄芪 15g，白术 12g，当归 10g，熟地黄 10g，炒白芍 10g，黄芩 9g，苎麻根 15g，仙鹤草 30g，阿胶 12g（烊化），艾叶 6g，炙甘草 6g。每日 1 剂，水煎服。

临床应用：该证多见于素体气血虚弱者。气虚症状突出，"胎动不安"者，也可应用泰山磐石散加减。素体肾虚，或肾虚腰膝酸软者，可以加用续断、杜仲、桑寄生、菟丝子等。夹有血热，漏下不止者，更可重用黄芩，加用生地黄、藕节炭等。

3. 肝肾亏虚

临床表现：头晕眼花，腰膝酸软，腰痛腹痛，或有阴道下血，舌胖苔白，脉沉。

治法：滋补肝肾，固冲安胎。

方药：寿胎丸加减。

参考处方：枸杞 12g，菟丝子 12g，续断 15g，桑寄生 15g，杜仲 12g，白术 12g，熟地黄 10g，炒白芍 10g，黄芩 9g，苎麻根 15g，仙鹤草 30g，阿胶 12g（烊化），炙甘草 6g。每日 1 剂，水煎服。

临床应用：该证多见于素体少阴肾虚者，或肝肾精血不足者。肝肾亏虚，冲任不固，故可见妊娠腹痛，胎动不安。气血不足，乏力体倦者，可加用黄芪、当归、女贞子、墨旱莲等。兼有血热，阴道下血量多色红者，改熟地黄为生地黄，并重用黄芩、苎麻根等。

4. 湿热下注

临床表现：妊娠排尿困难，尿频尿急，尿道热涩疼痛，或伴有腰痛、腹痛，外阴瘙痒，舌暗红，苔腻兼黄，脉滑数。

治法：清利湿热。

方药：当归贝母苦参丸加味。

参考处方：生地黄 15g，竹叶 9g，通草 6g，黄芩 9g，灯心草 3g，当归 9g，浙贝母 9g，苦参 12g，白茅根 30g，炙甘草 6g。

临床应用：此证多见于妊娠糖尿病合并泌尿系感染或妇女外阴炎患者。夹血热尿血者，可加用仙鹤草、苎麻根等。外阴瘙痒，甚或糜烂流水者，可以配合枯矾、黄柏、苦参、地肤子水煎外洗。

5. 水湿停聚

临床表现：妇女妊娠期间，肢体肿胀，小便不利，或腹满，舌苔腻，或水滑苔，脉滑。

治法：利水渗湿消肿。

方药：四苓汤加减。

参考处方：茯苓 15g，泽泻 15g，猪苓 15g，白术 12g，苏梗 12g，冬瓜皮 30g，桔梗 9g，薏苡仁 25g，陈皮 12g。每日 1 剂，水煎服。

临床应用：尿多浊沫，水肿突出者，唐代名医孙思邈《备急千金要方》收载有鲤鱼汤一方，常用鲤鱼 1 条，清蒸分食，可以补充因尿蛋白丢失所致的低蛋白血症水肿。高血压突出，或有头晕震颤者，可加用黄芩、龙骨、牡蛎等。

四、中西医协同治疗

西医学对妊娠期糖尿病，特别强调加强患者管理，其具体要求在此谨归纳如下。

①应尽早对妊娠期间糖尿病进行诊断，在确诊后，应尽早按诊疗常规进行管理，1~2 周就诊 1 次。根据孕妇的文化背景进行针对性的糖尿病教育。

②妊娠期间的饮食控制标准：既能保证孕妇和胎儿能量需要，又能维持血糖在正常范围，而且不发生饥饿性酮症。尽可能选择低生糖指数的碳水化合物。对使用胰岛素者，要根据胰岛素的剂型和剂量来选择碳水化合物的种类和数量。应实行少量多餐的饮食模式，每日可分 5~6 餐。

③鼓励尽量通过自我血糖监测检查空腹、餐前血糖，餐后 1~2 小时血糖及尿酮体。有条件者每日测定空腹和餐后血糖 4~6 次。血糖控制的目标是空腹、餐前或睡前血糖 3.3~5.3，餐后 1 小时 $\leq$ 7.8mmol/L；或餐后 2 小时血糖 $\leq$ 6.7mmol/L；HbA1c 尽可能控制在 6.0% 以下。

④避免使用口服降糖药，通过饮食治疗血糖不能控制时，使用胰岛素治疗。人胰岛素优于动物胰岛素。初步临床证据显示速效胰岛素类似物赖脯胰岛素、门冬胰岛素和地特胰岛素在妊娠期使用时安全有效。

⑤尿酮阳性时，应检查血糖（因孕妇

肾糖阈下降，尿糖不能准确反映孕妇血糖水平），如血糖正常，考虑饥饿性酮症，应及时增加食物摄入，必要时在监测血糖的情况下静脉注射适量葡萄糖。若出现酮症酸中毒，按酮症酸中毒治疗原则处理。

⑥血压应该控制在 130/80mmHg 以下。同时，每 3 个月进行一次肾功能、眼底和血脂检测。而且还应该加强胎儿发育情况的监护，常规超声检查了解胎儿发育情况。

⑦分娩方式：糖尿病本身不是剖宫产指征，无特殊情况一般可经阴道分娩。但如合并其他的高危因素，则应进行选择剖宫产或放宽剖宫产指征。在分娩时和产后加强血糖监测，保持良好的血糖控制。

⑧多数妊娠糖尿病患者在分娩后可停用胰岛素，但需继续监测血糖。分娩后血糖正常者应在产后 6 周行 75g OGTT，以重新评估糖代谢情况，并进行终身随访。

参考文献

［1］中华医学会糖尿病学分会. 中国 2 型糖尿病防治指南（2013 年版）［J］. 中华糖尿病杂志，2014，6（7）：447-498.

［2］中华医学会妇产科学分会产科学组，中华医学会围产医学分会妊娠合并糖尿病协作组. 妊娠合并糖尿病诊治指南（2014）［J］. 中华妇产科杂志，2014，49（8）：561-569.

（黄为钧　赵进喜）

第四节　其他特殊类型糖尿病

其他特殊类型糖尿病包括一系列病因比较明确或继发性的糖尿病，相对而言比较少见。

一、β 细胞功能的遗传缺陷

包括常染色体或线粒体基因突变致胰岛 β 细胞功能缺陷使胰岛素分泌不足。

（一）MODY

MODY 的定义：是一组由于相关基因特异性突变导致 β 细胞功能障碍引起的单基因的 β 细胞功能遗传性缺陷糖尿病。不是单基因缺陷就应不再称 MODY。根据基因异常的不同分三个亚型：染色体 12，HNF12（MODY3）；染色体 7，葡萄糖激酶（MODY2）；染色体 20，HNF-4α（MODY1）。MODY 特点为：糖尿病起病常 < 25 岁；早期无须应用胰岛素可纠正高血糖，病史至少 2 年；非酮症倾向；显性遗传，其发生高血糖的机制尚不完全清楚，共同特征为胰岛 β 细胞对葡萄糖刺激存在胰岛素分泌障碍，胰岛 β 细胞的功能常随着病程的延长而渐衰退，胰岛素抵抗不是其病因。

MODY 诊断标准：①家族中至少有 1 例以上的患者在 25 岁以前发病；②至少连续 3 代呈常色体显性遗传；③诊断后一般 5 年内无须胰岛素治疗；④临床上突出 β 细胞功能障碍，病理上显示 β 细胞形态和或功能缺陷，胰岛素分泌不足，而非胰岛素抵抗，也不存在相关抗体阳性。

建议可进行基因检测的临床可疑 MODY 的诊断标准：①家族中至少有 1 例以上的患者在 25 岁以前发病；②遗传方式：至少连续 3 代单亲呈常染色体显性遗传；③均存在不同程度的 β 细胞功能障碍，预后相对良好；④不存在相关抗体阳性。

（二）线粒体基因突变糖尿病

临床表现为糖尿病及耳聋家系。其一般特点为：多在 45 岁以前起病，最早者 11 岁，但亦有迟至 81 岁才发病；患者多无酮症倾向，无肥胖，多数患者在病程中甚至起病时即需要胰岛素治疗；常伴有轻至中度神经性耳聋，但耳聋与糖尿病起病时间可不一致，可间隔 20 年；呈母系遗传。

二、胰岛素作用的遗传缺陷

临床以严重胰岛素抵抗、高胰岛素血症伴黑棘皮病为特征。包括 A 型胰岛素抵抗、矮妖精貌综合征、Rabson-Mendenhall 综合征、脂肪萎缩性糖尿病等。

三、胰腺外分泌病变

胰腺炎、创伤、胰腺切除术后、胰腺肿瘤、胰腺囊性纤维化、血色病、纤维钙化性胰腺病及其他疾病，均可导致高血糖症。

四、内分泌腺病

包括肢端肥大症、库欣综合征、胰升糖素瘤、嗜铬细胞瘤、甲状腺功能亢进症、生长抑素瘤及其他内分泌疾病，也常常可以引起高血糖。

五、药物或化学物诱导

如 Vacor（杀鼠剂）、戊烷脒、烟酸、糖皮质激素、甲状腺激素、二氮嗪、β肾上腺素能激动剂、噻嗪类利尿剂、苯妥英钠、α-干扰素及其他药物或化学物，都可能诱发高血糖。

六、感染

包括先天性风疹、巨细胞病毒感染等。

七、非常见型免疫介导性糖尿病

又称糖尿病免疫介导的罕见类型：可表现为僵人（stiff-man）综合征、抗胰岛素受体抗体及其他。胰岛素自身免疫综合征（胰岛素抵抗），黑棘皮病Ⅱ（胰岛素受体抗体，曾称为 B 型胰岛素抵抗），"stiff-man"综合征，体内通常有较高的胰岛细胞抗体（ICA）和谷氨酸脱羧酶（CAD）自身抗体的滴定度，α-干扰素治疗后（多伴随有胰岛细胞抗体的出现）等。

八、其他遗传病伴糖尿病

许多遗传综合征伴随有升高的糖尿病发病率：包括 Down 综合征、Friedreich 共济失调、Huntington 舞蹈症、Klinefelter 综合征、Lawrence Moon Beidel 综合征、肌强直性萎缩、卟啉病、Prader Willin 综合征、Turner 综合征、Wolfram 综合征等。伴糖尿病的其他遗传综合征：Down 综合征、Turner 综合征、Klinefeter 综合征，Wolfram 综合征、Friedrich 共济失调、Huntington 舞蹈病、Laurence-Moon-Beidel 综合征、强直性肌营养不良、卟啉病、Prader-Willi 综合征及其他。

参考文献

［1］罗瑞宁，王荣品. 胰腺 CT 在特殊类型糖尿病中的诊断价值（附 2 例报告）［J］. 贵州医药，2019，43（05）：813-814.

［2］袁波，安康，李治鹏. 原发性血色病继发特殊类型糖尿病 1 例报告［J］. 四川大学学报（医学版），2019，50（03）：460.

［3］肖新华. 由特殊类型糖尿病谈未来糖尿病分型［J］. 医学研究杂志，2018，47（06）：1-2.

［4］曾令奋，钱伟. 特殊类型糖尿病 1 例［J］. 广东医学，2018，39（S1）：96.

［5］中国 2 型糖尿病防治指南（2017 年版）［J］. 中国实用内科杂志，2018，38（04）：292-344.

[6] 胡亚莉，邢惠莉，周礼金，武建英，余季文，叶茂盛，李嘉男. 继发于血色病的特殊类型糖尿病1例报道并文献复习 [J]. 内科理论与实践，2014, 9（06）: 418-419.

[7] 周岩，姬秋和. 地特胰岛素在特殊类型糖尿病患者中的应用 [J]. 中国糖尿病杂志，2014, 22（09）: 862-864.

[8] 项坤三. 特殊类型糖尿病 [J]. 全国新书目，2013（12）: 99-100.

[9] 翁建平，严晋华. 特殊类型糖尿病分子病因诊断 [J]. 中华医学杂志，2005（35）: 9-11.

[10] 王芳，朱大菊. 特殊类型糖尿病35例回顾性分析 [J]. 郧阳医学院学报，2003（02）: 114-115.

（岳虹　赵进喜）

第四章 糖尿病急性并发症

第一节 糖尿病酮症酸中毒

糖尿病酮症酸中毒（Diabetic Ketoacidosis，DKA）是常见的、严重的糖尿病急性并发症之一。部分患者仅表现为糖尿病酮症（Diabetic Ketosis）。DKA常发生于1型糖尿病（T1DM）。近20%的T1DM曾经历高血糖和DKA。2型糖尿病（T2DM）常在急性感染、胰岛素不适当减量或突然中断治疗、饮食不当、胃肠疾病、卒中、心肌梗死、创伤、手术、妊娠、分娩、精神刺激等诱因下发生DKA。

糖尿病酮症酸中毒是中医学消渴病重症，属于中医学"消渴病·呕吐""消渴病·腹痛""消渴病·昏厥"等病证，与东汉张仲景《金匮要略》所谓"厥阴消渴"非常类似。《金匮要略·消渴小便不利病脉证并治篇》指出："厥阴之为病，消渴气上撞心，心中疼热，饥而不欲食，食则吐，下之不肯止。"所论是糖尿病酮症酸中毒的典型表现，进一步可发生神昏厥脱之变。以糖尿病酮症血糖高而细胞内无法利用葡萄糖，必须用胰岛素治疗，所以单纯用中药，或见热结胃气上逆而行攻下，病必难止，故云"下之不肯止"。

一、病因病机

（一）中医对DKA病因病机的认识

1. 饮食不节、湿热中阻

湿热糖毒饮食失节、湿热中阻是DKA发病的重要因素。现代人们多嗜食肥甘厚腻，觥筹交错，饮食结构早已改变，加之暴饮暴食，致脾胃运化失常，湿热内生，交互郁结，久则成毒，形成湿热糖毒，引发DKA。《内经》中就指出饮食失节乃消渴发病之因。《证治汇补·脾胃》指出"脾属阴，主湿化；胃属阳，主火化。伤在脾者，阴不能配阳而胃阳独旺，则为湿热之病"；《临证指南医案》中提到"多因膏粱酒醴，必患湿热"，故凡饱食无度，嗜酒无节，喜好膏粱厚味使脾主运化失司，胃虽可纳受精谷，然脾运化不济，升降失常，清阳不升，浊阴不降，壅塞中州，水液不归正化，气机郁滞不畅，而生湿化热，酿成湿热糖毒，而致糖尿病酮症酸中毒。

2. 情志失调、内火自生

郁火糖毒情志失调，内火自生亦是DKA发病的重要因素之一。中医讲究"形神合一"，心理与生理和谐，才能做到精神内守，邪不可干。《内经》曰："怒则气上逆，胸中蓄积，血气逆流，髋皮充饥，血脉不行，转而为热，热则消肌肤，故为消瘅"，就充分说明了精神因素可引发消渴病。《临证指南医案·三消》曰："心境愁郁，内火自燃，乃消症大病"，此亦说明情志失调是消渴病病因之一。随着现代社会进步，压力增大，愈来愈多的人出现焦虑抑郁、睡眠障碍等疾病状态。总之，无论情志创伤还是情志失调，均导致肝气不疏，久郁化火，郁火内生，消精耗气，而成郁火糖毒秽浊。

3.起居失常、虚火内伤

虚火糖毒外感六淫，燥火风热毒邪，内侵散膏，旁及脏腑，化燥伤津，亦可发生消渴，如秦景明《症因脉治》将消渴病根据病因不同分为外感三消（燥火三消、湿火三消）和内伤三消（积热三消、精血三消）。长期饮酒损伤脾胃，积热内蕴，化燥伤津，或房事不节，劳伤过度。肾精亏损，虚火内生，灼伤阴津，均可发生本病。《外台秘要》说："房劳过度，致令肾气虚耗，下焦生热，热则肾燥，肾燥则渴。"认为房事不节直接耗损肾精，故肾阳不足，气化失常，津液有降无升，则口渴多饮而溲多；肾阳不足，脾阳亦衰，水谷精微不布，故多食而消瘦；肾阴亏虚，虚火内生，上灼肺胃则烦渴多饮、消谷善饥，终成虚火糖毒秽浊。

消渴病的基本病机特点是内热伤阴耗气，日久可出现气阴两虚，或阴阳两虚。如加以外感温热、湿热、热毒之邪，都可能更伤阴液；调养失宜，或失于治疗，或治疗用药不当，如过用燥烈药石，过用利尿、攻下之剂，或患有其他疾病，或发生外伤等，均有可能影响血糖控制，加重阴虚燥热病机，进一步损伤阴液。累及于肾，阴虚内热而肝旺，肝气横逆则犯脾胃，肾不能主一身之气化，则内热可进一步化生浊毒，阻滞气机，蒙蔽清窍，则可见"呕逆""神昏"；燥热伤阴，阴亏液竭，气脱亡阳，进一步又可发生"厥证""脱证"危证。气虚阴竭，又可加重血瘀，可成为发生胸痹心痛和中风的基础。单纯中药难以控制糖尿病酮症酸中毒，但中药配合补液疗法、胰岛素疗法则有利于症状改善，并可巩固疗效，减少复发。

（二）西医对DKA发病机制的认识

DKA的发生和胰岛素绝对缺乏或者感染等应激因素下，导致胰岛素作用不足，不能抑制酮体产生有关。胰岛素不足或部分抵抗，加之胰高血糖素等对抗激素升高，氨基酸、游离脂肪酸增加及酸中毒，进一步阻碍胰岛素的外周作用，加重高血糖。由于葡萄糖分解减少和糖异生增加，消耗了大量丙酮酸，线粒体内的丙酮酸水平下降，脂肪酸不能进入柠檬酸循环，代之以生成大量酮体（主要是乙酰乙酸和β-羟丁酸）。当体内碱储备不足以缓冲这些酸性酮体时，就出现代谢性酸中毒。在脂肪组织内，胰岛素不足和对抗激素，尤其是肾上腺素的升高使激素敏感性脂肪酶活化，储备的甘油三酯被分解为甘油和游离脂肪酸（FFA），FFA在胰高糖素的作用下进一步在肝脏内氧化为酮体，而甘油则又成为糖异生的底物。胰岛素可抑制脂肪组织内前列腺素PGI2和PGE2的产生，当胰岛素不足时，具有扩血管性质的PGI2和PGE2增加，使FFA更容易进入血循环而不能重新合成脂肪。在外周肌肉组织中，ICRH抑制胰岛素对葡萄糖的摄取，减少葡萄糖的外周利用，导致高血糖。蛋白质分解而产生的氨基酸又促进了糖异生。肌肉组织的代谢改变还与电解质异常有关。正常情况下，胰岛素使钾进入肌肉细胞，与糖原和蛋白质结合在一起而储备。胰岛素不足时，钾离子不能进入肌细胞，而且随着糖原和蛋白质分解，更多的钾离子向细胞外移动。此外由于向细胞外脱水，钾和磷随水一同离开细胞；酸中毒时，氢离子进入细胞，作为交换，钾离子转移到细胞外；为保持电荷平衡，钾离子随细胞内的磷一同丢失。这些因素加上渗透性利尿和随后发生的少尿，使DKA患者往往在开始阶段表现为高血钾。DKA 发生过程中的另一个重要脏器是肾脏。当血糖超过肾糖阈值时，就出现了尿糖，正常的肾功能和体内充足的水分可通过大量排尿而不使血糖过分升高。但大量的渗透性利尿可能会造成血容量不足，最终使肾小球滤过率下降，这又加重高血糖。DKA 时的渗透性利尿使葡萄糖和水、钠、钾、镁和磷等电解质一起丢失，而乙酰乙酸和 β- 羟丁酸等又以阴离子的形式与钠和钾一起排出体外，进一步加重这些电解质的丢失，造成体内严重失钾。见图 4-1-1。

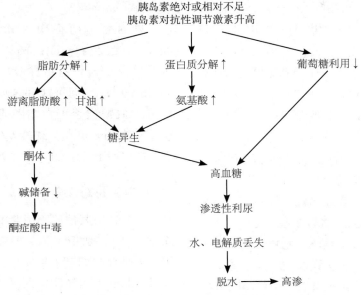

图 4-1-1 糖尿病酮症酸中毒和高血糖高渗状态的病理生理

二、临床表现

DKA 的诱因常由 T1DM 中断胰岛素或胰岛素用量不足所致。初诊 T1DM 患者在"蜜月期"里应进行血糖监测，及时调整治疗方案以免 DKA 的发生。T2DM 多因下列因素诱发 DKA。①感染：最常见有呼吸道感染如肺炎、肺结核、泌尿系感染、胆囊炎、腹膜炎等。②应激状态：急性心肌梗死、心力衰竭、脑血管意外、外伤、烧伤、手术、麻醉、妊娠、分娩及严重的精神刺激等。③其他：药物如糖皮质激素的应用。库欣病等内分泌疾病，由于分泌拮抗胰岛素的作用，也可能成为 DKA 诱因。不良的生活方式也易诱发 DKA。

DKA 分为轻度、中度和重度。仅有酮症而无酸中毒称为糖尿病酮症；轻、中度除酮症外，还有轻至中度酸中毒；重度是指酸中毒伴意识障碍（DKA 昏迷），或虽无意识障碍，但血清碳酸氢根低于 10mmol/L。主要表现有多尿、烦渴多饮和乏力症状加重。失代偿阶段出现食欲减退、恶心、呕吐，常伴头痛、烦躁、嗜睡等症状，呼吸深快，呼气中有烂苹果味（丙酮气味）；病情进一步发展，出现严重失水现象，尿量减少、皮肤黏膜干燥、眼球下陷，脉快而弱，血压下降、四肢厥冷；到晚期，各种反射迟钝甚至消失，终至昏迷。

三、实验室及其他辅助检查

对疑诊 DKA 的患者应进行以下实验室检查：血糖、血尿素氮、肌酐、电解质、渗透压、血酮体（β- 羟丁酸）及血、尿常规、血气分析、胸片和心电图。同时可以作血、尿、咽拭子培养。对育龄糖尿病妇女有必要进行妊娠试验。测定 HbA1c 有助于了解此次发病是平时血糖控制良好情况下的急性发作还是长期控制不良或未诊断的结果。计算血有效渗透压、校正后的血钠和阴离子间隙对判断酸中毒、脱水程度和神志状态有至关重要的作用。

DKA 患者可见尿糖、尿酮体阳性或强阳性；如有条件可测血酮，可早期发现酮症或酮症酸中毒。血酮体增高，多在 3.0mmol/L 以上。血糖升高，一般在 16.7~33.3mmol/L，超过 33.3mmol/L 时多伴有高血糖高渗综合征或有肾功能障碍。血钾水平在治疗前高低不定，血尿素氮和肌酐轻中度升高，一般为肾前性。

对于酮体的监测应该以 β- 羟丁酸作为诊断和观察疗效的重要指标，而尿酮体因为如下因素可能存在与病情轻重不相匹配的情况：酮体包括 β- 羟丁酸、乙酰乙酸和丙酮，其中丙酮不是酸性物质，而乙酰乙酸和 β- 羟丁酸都是酮酸，β- 羟丁酸酸性最强。乙酰乙酸在脱氢酶作用下还原为 β- 羟丁酸，后者在正常情况下占循环中酮体的 75%~85%，乙酰乙酸也能同时脱羧形成少量丙酮。DKA 时 β- 羟丁酸与乙酰乙酸的比例为 4~10：1。然而，目前用硝普盐反应法测定的尿酮和血酮只能检测乙酰乙酸和丙酮，不能测定 β- 羟丁酸，并不能真正反映体内的酮酸水平，尤其是当治疗后，大量 β- 羟丁酸氧化为乙酰乙酸，用硝普钠法测定的血和尿酮体水平可能反而较治疗前高，给人以治疗无效的错觉，而实际上患者体内的血 β- 羟丁酸水平已经在下降。因此不宜用硝普盐法测定血和尿的酮体来监测疗效。

四、诊断与鉴别诊断

（一）诊断要点

糖尿病患者出现口渴、多饮、多尿加重，出现恶心、呕吐或厌食、纳差、乏力、昏迷、酸中毒、失水、呼吸有酮味、低血压或休克者，应行实验室检查，以明确诊断，及时治疗。

诊断 DKA 需符合以下 3 个条件：①高血糖（血糖 > 13.9mmol/L）；②酮症（尿酮体阳性，血酮升高）；③酸中毒（pH < 7.3，Hcof < 15mmol/L）。

目前有指南将 DKA 诊断标准中血糖水平规定为 > 11.1mmol/L，其原因是因为临床中发现有些儿童糖尿病患者发生 DKA 时，血糖可能并未明显升高，偶尔可见血糖位于正常范围或仅轻度升高（11.2~16.8mmol/L）但仍然发生酮症酸中毒者，即血糖正常性 DKA。

（二）鉴别诊断

首先，与其他原因引起的酮症酸中毒鉴别，如饥饿性酮症，饥饿不易引起酮症，但是在孕妇当中易发生，因孕妇易出现饥饿状态，应注意鉴别。其次，乙醇性酮症酸中毒，有饮酒史但血糖不高可以帮助鉴别。另外，糖尿病出现意识障碍还应注意与脑血管意外、尿毒症、低血糖昏迷、高渗性昏迷及乳酸性酸中毒等鉴别。以腹痛为主要症状者应注意与急腹症鉴别。

1. 昏迷相关鉴别

（1）低血糖昏迷：根据病史、药物治疗史、体征可初步判断是否发生低血糖，如鉴别有困难者应立即取血测血糖、血酮及血 HCO_3^-。

（2）糖尿病高渗性昏迷：多见于老年 2 型糖尿病患者，由于多种原因而大量失水，且未及时补充。其特征为脱水严重，中枢神经系统的症状和体征尤其明显。生化检查中，血糖 > 33.3mmol/L，血渗透压 > 350mOsm/（kg·H_2O），血钠 > 145mmol/L，血酮正常或稍高，HCO_3^- 正常或稍高，血 pH 多在 7.35 左右。有时高渗性昏迷与酮症酸中毒并存，应尤为注意。

（3）乳酸性酸中毒：多见于严重缺氧及休克的患者，有时继发于严重感染、肝肾功能衰竭。多种药物，特别是双胍类降糖药物苯乙双胍在治疗糖尿病过程中易出现乳酸中毒。有时乳酸中毒与酮症酸中毒并存，如酸中毒较重而酮症较轻，酮体增加不明显，应疑为乳酸中毒。若乳酸＞2mmol/L，即为可疑，＞5~7mmol/L有诊断意义。

2.酮症相关鉴别

（1）饥饿性酮症：正常人和糖尿病患者严重饥饿时，体内能量供应主要依靠脂肪分解，而脂肪分解过多即可造成酮体的堆积，引起酮症发生，但前者酮症较轻，血糖偏低或正常。主要见于较严重恶心呕吐、不能进食的患者，如剧烈的妊娠呕吐。

（2）酒精性酮症：大量饮酒后，可抑制糖异生，酮体生成加速，导致酮症。患者血糖正常，但饮酒后，线粒体中 NADH 生成较多，故酮体中以 β- 羟丁酸为主，硝普盐反应呈阴性或弱阳性，容易漏诊，体检时的酒味和饮酒史有助于诊断。

五、中医治疗

（一）治疗原则

单纯中药难以控制糖尿病酮症酸中毒，但中药配合补液疗法、胰岛素疗法则有利于症状改善，并可巩固疗效，稳定病情。

（二）辨证论治

1.阴虚内热、肝气横逆

临床表现：烦渴多饮，尿频量多，烦躁气急，胃中灼热，上腹部疼痛，自觉有气上冲，饥而不欲食，食则呕吐，大便偏干，舌红苔黄，脉弦细数，或弦滑。

治法：养阴清热，柔肝和胃。

方药：百合丹参饮加味。

典型处方：百合 30g，丹参 25g，白芍 25g，厚朴 9g，枳壳 9g，清半夏 12g，陈皮 9g，沙参 15g，云苓 12g，鸡内金 12g，芦根 12g，枇杷叶 12g，苏叶 6g，黄连 9g，甘草 6g。每日 1 剂，水煎服。

临床应用：百合丹参饮加味是百合乌药散、芍药甘草汤加厚朴、陈皮、枳壳、云苓、内金和大剂量丹参组成。赵进喜教授习用经验方百合丹参饮方治疗慢性胃炎、消化性溃疡等，屡取佳效。今加沙参意在益气养阴，加清半夏、芦根、枇杷叶、苏叶、黄连等，增加了和胃清热的作用。胃热化生浊毒，呕吐甚，大便干者，可稍加熟大黄 9~12g，以泻热和胃，注意勿令大泻。

2.气阴两伤、胃热内盛

临床表现：口渴多饮，尿频量多，神疲乏力，口干舌燥，恶心呕吐，形体虚弱，气短言微，舌质红，苔黄干，或少苔，脉象细数无力。

治法：益气养阴，清热和胃。

方药：竹叶石膏汤加味。

典型处方：竹叶 12g，生石膏 25g，知母 15g，麦冬 12g，清半夏 12g，陈皮 9g，沙参 15g，生山药 15g，天花粉 25g，芦根 12g，枇杷叶 12g，苏叶 6g，黄连 9g，甘草 6g。每日 1 剂，水煎服。

临床应用：竹叶石膏汤是医圣张仲景《伤寒论》治疗"大病瘥后，虚羸少气，气逆欲吐"的名方，有益气养阴之用，兼可清余热、和胃气。若气阴大伤，虚象突出者，可用西洋参 6~9g，另煎兑服。胃热化生浊毒，呕吐甚，大便干者，可加熟大黄 9~12g，以泻热和胃。

3.气阴两虚，湿热中阻

临床表现：烦渴多饮，或口渴不欲饮，纳食不香，尿多，或小便不爽，恶心欲呕，或呕吐不止，脘腹胀满、疼痛痞塞，大便不畅，舌红，舌苔黄腻，脉濡细数，或弦滑数。

治法：益气养阴，清化湿热。

方药：芩连平胃散加味。

典型处方：葛根 25g，黄芩 9g，黄连 9g，苏叶 6g，苍白术各 12g，清半夏 12g，陈皮 9g，沙参 15g，厚朴 12g，芦根 12g，枇杷叶 12g，甘草 6g。每日 1 剂，水煎服。

临床应用：芩连平胃散是名方平胃散加黄芩、黄连，有较好的清热化湿、健脾调中的作用。非常适合治疗消渴病湿热中阻证。气阴受伤者，随方加入西洋参 6~9g，另煎兑服，太子参 15g，麦冬 12g，五味子 6g，以益气养阴防脱。

4. 阴虚火炽，浊蒙清窍

临床表现：口渴多饮，尿频量多，心烦不宁，甚至神昏谵语，躁扰不安，胸腹灼热，面红目赤，舌红苔干，或舌苔黄燥，脉象细数，或弦数。

治法：育阴清热，醒神开窍。

方药：清宫汤加味。

典型处方：生地 25g，玄参 25g，知母 15g，麦冬 12g，沙参 15g，黄连 9g，连翘 12g，莲子心 12g，生山药 15g，天花粉 25g，竹叶 12g，郁金 12g，石菖蒲 12g，丹参 12g，甘草 6g。每日 1 剂，水煎服。

临床应用：清宫汤为清心开窍之方，治疗糖尿病酮症，应重用养阴增液药物。临床上也可用清开灵注射液 40ml 或醒脑静注射液 20ml 加生理盐水内静脉点滴。或用安宫牛黄丸，1 丸，口服或鼻饲。安脑丸 1~2 丸，也可鼻饲。若气阴两虚，虚象突出者，也可用西洋参 6~9g，另煎兑服。有高热痉厥症状者，更可灌服紫雪散。

5. 阴虚液竭，真阴欲脱

临床表现：烦渴饮水不解，尿频量多，口干舌燥，眼窝陷下，皮肤干燥，体重锐减，神疲乏力，舌红，苔燥，脉细数。

治法：益阴增液，益气固脱。

方药：增液汤、生脉散加味。

典型处方：生晒参 12g，生地 25g，玄参 25g，知母 15g，麦冬 12g，五味子 9g，山茱萸 30g，沙参 15g，生山药 15g，天花粉 25g，甘草 6g。每日 1 剂，水煎服。

临床应用：增液汤是温病名方，重在养阴增液，生脉散为古方，重在益气生津固脱，两方合用，最适合治疗液竭气脱之证。山茱萸有收敛之用，张锡纯最擅长用之治疗急症，可以固脱。临床上也可再加用西洋参 6~9g，另煎兑服。更可给予生脉注射液、参麦注射液 40ml 静脉滴注。

6. 阴竭阳脱、气绝神亡

临床表现：渴饮不止，尿频量多，四肢厥冷，大汗淋漓，神志淡漠，或躁扰不宁，舌红，脉微欲绝。

治法：育阴回阳，益气固脱。

方药：参附龙牡汤、生脉散加味。

典型处方：生晒参 12g，炮附子 6g，知母 15g，麦冬 12g，五味子 9g，山茱萸 30g，沙参 15g，生山药 15g，天花粉 25g，生龙牡各 25g，甘草 6g。每日 1 剂，水煎服。

临床应用：参附龙牡汤重在益气回阳固脱，生脉散重在益气生津固脱，两方合用，可治疗液竭阳脱危证。临床上也可给予生脉注射液、参麦注射液、参附注射液静脉滴注，也有疗效。

六、中西医协同治疗

（一）补液

DKA 存在体内的严重的失水，补液治疗是 DKA 治疗的首要措施，也是治疗的基础。只有充分补液后使有效血容量恢复，胰岛素才能发挥正常的生理效应。应视患者的脱水程度、年龄、心肺功能来决定补液的量及速度。补液原则为先快后慢，先盐后糖。如血糖 ≥ 13.9mmol/L，给

0.9% 生理盐水加入胰岛素补液。如血糖 ≤ 13.9mmol/L，给予 5% 葡萄糖氯化钠输注（按 2~4g 葡萄糖氯化钠加 1U 胰岛素）。在第 1 个 24 小时输入 4000~5000ml，严重脱水者可达 6000~8000ml。根据血压、心率、每小时尿量及周围循环状况决定输液量和输液速度，患者清醒后应鼓励饮水。DKA 治疗过程中应及时评估且调整治疗，特别强调了对血浆渗透压及血钠的监测。通常血浆渗透压每小时下降 > 3mmol/L 提示有脑水肿的危险；当血浆渗透压 > 310mmol/L 时需警惕高渗状态。同时，有效渗透压对于估计脱水程度有参考作用，对于指导液体疗法很有价值。国内外多个关于 DKA 并发脑水肿的高危因素研究表明，治疗过程中血钠上升缓慢，甚至下降，是发生脑水肿的危险因素。许多研究已经表明，可将血钠下降作为与脑水肿倾向相关的为数不多的实验室指标之一。

（二）胰岛素治疗

持续静脉滴注小剂量胰岛素方案，可使血浆胰岛素浓度达 100mU/L，足够发挥抑制糖原分解、糖异生、脂肪分解的作用，同时尚不足引起钾离子向细胞内转移。对于脱水较重的 DKA 患者，可建立两条静脉通路，一条进行补液治疗，另一条给予胰岛素持续静脉滴注。血糖下降速度控制在每小时 3.3~5.6mmol/L 为宜。

（三）补钾

由于患者体内缺钾，当患者尿量 ≥ 40ml/h，血钾正常或偏低，即可在胰岛素及补液治疗的同时静脉补钾。尿量小于 30ml/h 或无尿者暂缓补钾，待尿量增加和血钾下降时再补充。治疗前血钾增高者暂不补钾，在治疗过程中密切监测血钾的变化，视情况及时补钾。能进食者，可改为口服补钾，3~6g/d，持续 5~7 天。

（四）纠正酸中毒

当 pH > 7.1 时，可不必补碱，可随着补液和胰岛素的治疗后酸中毒逐渐得到纠正。当 pH < 7.0 或 HCO_3 < 10mmol/L 时，应少量多次补碱，5%NaHCO$_3$，50~100ml，待 pH > 7.2 时，可暂停补碱。过快、过多补碱后，血 pH 上升，细胞内和颅内 pH 仍低，易发生脑水肿；不利于氧合血红蛋白释放氧，导致组织缺氧；促进钾离子向细胞内转移，易引起低血钾；同时易引起低钙血症。

（五）控制诱因与防治并发症

DKA 救治，应该重视积极控制感染、心肌梗死、外科疾患及胃肠疾患等诱因。同时当积极防治并发症。血糖、血钠下降过快以及渗透压快速下降和酸中毒纠正过快可导致脑水肿。故大量补液后出现的意识障碍可给予甘露醇、呋塞米脱水和脑细胞营养治疗。酸中毒和急性应激会导致急性胃黏膜病变，应给予质子泵抑制剂或 H$_2$ 受体拮抗剂。尤其对于频繁呕吐者应给予上述药物预防上消化道出血。肾衰竭主要因为循环衰竭、酸中毒、低血氧症引起，应积极利尿，必要时行透析治疗。

七、疗效判定标准

西医目前没有统一的疗效评定标准，多是根据酮体消失、酸中毒纠正作为疗效评价指标，可以参考。中医证候疗效判定标准如下。

显效：治疗后证候全部消失，积分为 0，或治疗后证候积分较疗前减少 70% 以上者。

有效：治疗后证候积分较治疗前减少 50%~70% 者。

无效：治疗后证候积分较治疗前减少不足 50% 者。

加重：治疗后证候积分超过治疗前者。

八、经验传承

（一）程益春教授

程益春教授认为本病治疗应以西医治疗为主，在静脉补液、抗感染、静脉滴注胰岛素等基础上给予中药治疗，可缩短病程，减少胰岛素用量，减少低血糖反应。对于一些危重患者可提高抢救成功率，对于昏迷可缩短患者昏迷时间，减少并发症。他把DKA分为四型。

1. 胃火炽盛

患者可有胃脘灼痛，心烦，口渴引饮，口臭，牙龈肿痛，便秘尿黄，舌红苔黄，脉滑数。治以清胃泻火，养阴生津，方用玉女煎加减：生地黄15g，生石膏30g，知母15g，川牛膝10g，麦冬30g，天花粉10g，山茱萸10g。大便干结者加用熟大黄3g；伴明显感染症状者加用金银花30g，大青叶10g。

2. 气阴两虚

神疲乏力，汗出气短，纳呆，口渴，心悸，手足心热，舌红绛苔少，脉细数无力。治以益气养阴，方选生脉散加减：生黄芪30g，五味子10g，麦冬30g，太子参30g，葛根30g，玄参5g，山茱萸15g，山药15g。气虚较严重者改太子参为人参10g，同时加用黄连3g，纳呆较重者加砂仁6g。

3. 痰火旺盛

口干口苦，呕吐恶心，烦躁，眩晕，失眠，小便黄赤，舌红苔黄腻，脉弦数。治以清热化痰，养心安神，方选黄连温胆汤加减：黄连6g，竹茹15g，半夏5g，陈皮15g，茯苓15g，荷叶10g，苏叶10g，熟大黄6g。口渴重加天花粉10g，知母10g；烦躁发热者加栀子5g，生石膏30g；大便干结者加用熟大黄6g，芦荟3g。

4. 痰热蒙窍

口干口渴，心烦不寐，烦躁不安，或嗜睡，甚则昏迷不醒，呼吸深快，食欲不振，口臭呕吐，小便短赤，舌黯红而绛，苔黄腻而燥，脉细数。治以清热化痰开窍，方用安宫牛黄丸口服，如患者昏迷不能服药可给予安宫牛黄丸保留灌肠。

5. 阴阳离决

可表现为亡阴亡阳证、亡阴可见精神烦躁，或昏迷谵妄、汗出身热、口渴喜冷饮、呼吸短促、面色潮红、舌质干红、脉虚数；亡阳可见大汗淋漓、汗出如珠、四肢厥冷、精神恍惚、面色苍白、舌质淡润、脉微欲绝、亡阴证治以滋阴增液或养阴益气，给予生脉注射液静脉滴注，同时用生脉散煎服，药用人参15g，五味子5g，麦冬10g。亡阳证治以益气回阳、扶正救脱，给予参附注射液静脉滴注，同时用独参汤（人参15g急煎服）。

（二）蔡恩照副主任医师

蔡恩照副主任医师认为消渴病机历代医家均以阴虚燥热为论，阴虚为本、燥热为标。在此基础上，若外感时邪，蕴结化热，热毒炽盛，扰及神明，或阴虚阳亢，或运化失司，湿热浊邪内生；正气虚弱，鼓动无力，血运迟滞，终致血脉不和，稠浊黏滞，运行不畅；情郁内火，壅塞三焦，气机失司，郁而化火，耗损阴液，而成湿热、气郁、虚火，成痰、成毒、成瘀，体内各种代谢物质发生紊乱，浊毒物质蓄积体内，致使清阳不升，浊阴不降，互为因果，而致糖毒秽浊发生。研究发现：随着病程的增加和血糖、糖化血红蛋白的升高，糖尿病酮症患者的中医病机演变逐渐由虚火向痰浊邪毒发展，并进展到气虚、阴虚。若误治失治，易出现阴竭阳脱，阴阳离决的危象。临床上可根据湿热、郁火、虚火糖毒理论，谨守糖毒秽浊病机，采取具有清热解毒、利湿化浊、益气生津、疏肝解郁之效的解毒消秽饮加减配合小剂量胰岛素及对症补液治疗，每获良效。解毒消秽饮组成：生石膏 30g，葛根 20g，丹参 12g，黄精 15g，生地黄 12g，天花粉 10g，苍术 9g，玄参 6g，黄连 9g，苏叶 10g，石菖蒲 12g，郁金 10g，藿香 10g，黄芩 10g。加减法：恶心呕吐者加竹茹 10g，代赭石 30g；发热者加水牛角 30g，牡丹皮 10g；血瘀者，加赤芍、当归各 10g；若伴阳明腑实证，则合用大承气汤。用法：中药配方免煎颗粒混合于杯中，加沸水 300ml 搅匀，早、晚各 1 剂温服，昏迷患者则留置胃管注药。方中石膏、天花粉养阴清热生津，与生地黄的滋阴凉血、补肾固精作用相伍，防止饮食精微漏泄；苍术配玄参降血糖以"清血中伏火"，系施今墨先生之经验。施今墨云"用苍术治糖尿病是取其敛脾精，止漏浊"的作用，苍术虽燥，但伍玄参之润，可展其长而制其短；黄连、苏叶、黄芩清胃肠热毒；石菖蒲、藿香化浊开窍；黄精润肺生津；郁金疏肝解郁，行气活血；葛根配丹参生津止渴、祛瘀生新，两药相用，相互促进，生津止渴，通脉活血，使气血流畅，诸药寒热并用，阴阳并调，使机体阴阳平衡，水津得布，则诸证自除，亦可提高降糖疗效。

九、典型案例

（一）南征教授医案

高某，女，48 岁，干部，2012 年 5 月 18 日初诊。主诉：糖尿病 5 年，口渴，汗出，乏力 1 周。现症：曾到某医院就诊，诊断为糖尿病，用胰岛素治疗 5 年，血糖波动，症状不减轻，反而加重，厌食，体倦，肢体沉重，四肢发冷，汗出，故来我院就诊，口渴，乏力，双下肢麻木，冷痛，尤以腘窝明显，尿频，每晚小便 6~7 次，色

黄，大便稀，常有五更泻，失眠梦多，舌隐青、质胖嫩，苔白腻，脉沉缓无力。血压：130/80mmHg，尿常规：尿酮（++），尿糖（++），空腹血糖 26.90mmol/L，餐后 2 小时血糖 33.80mmol/L，果糖胺 3.80mmol/L，血酮体 5.50mmol/L，血压 130/80mmHg，心电图：大致正常。肝、肾功正常。

诊断：糖尿病酮症酸中毒（脾肾阳衰兼瘀毒）。

治法：回阳固脱，健脾温肾，活血祛瘀，解毒通络。

处方：消渴方（生地 15g，知母 15g，葛根 20g，地骨皮 20g，玉竹 20g，黄连 10g，枸杞 30g，黄芪 50g，黄精 50g，佩兰 10g，厚朴 10g，丹参 10g，生晒参 10g）加制附子 15g，桑枝 15g，大黄 10g，肉桂 10g，小茴香 10g，土茯苓 100g，陈皮 10g，淡竹叶 20g，菟丝子 20g，6 剂，水煎服。一次 120ml，早、午、晚饭后温服。服药期间，嘱患者坚持"一则八法"，坚持控制饮食，适当运动，适寒温，调情志，做到不吃咸、不吃酸、不吃水果，保持心态平和。按时服药。同时，服碳酸氢钠片，5 片，日 3 次，饭后温水送服。结肠散 1 袋，日 3 次，饭后温水送服。

二诊：患者自诉诸症减轻，无明显口干、多饮症状，下肢麻木疼痛减轻，身体不觉沉重，夜尿 1~2 次，尿常规示尿糖、尿酮均为阴性，空腹血糖为 20.30mmol/L，餐后血糖 26.20mmol/L。上方加金银花 20g，白茅根 50g，再服 12 剂巩固疗效。

三诊：服 12 剂后，瘀浊已除大半，再加西洋参 10g，生姜 10g，借西洋参补元扶正之力，12 剂，水煎服。

四诊：服 12 剂后，正气复，邪气除，酮体消，则可调养消渴本病，查空腹血糖为 13.30mmol/L，餐后 2 小时血糖 16.20mmol/L，效不更方再服 12 剂，水煎服。

五诊：患者症状明显缓解，查空腹血糖

9.80mmol/L，餐后 2 小时血糖 12.20mmol/L，果糖胺 2.8mmol/L，尿酮（－），尿糖（－），继续服上方 12 剂，水煎服。

六诊：服上方 12 剂后，患者无明显不适，查空腹血糖 7.80mmol/L，餐后 2 小时血糖 10.20mmol/L，尿酮（－），血酮体 3.50mmol/L，BP130/80mmHg，临床治愈。

投上方 3 剂，打粉压面，一次 3g，日 3 次温水冲服，嘱患者坚持"一则八法"，坚持饮食控制及运动，适寒温，调情志，定期复查血糖，查血压，按时口服降糖、降压药，有变化随时就诊。随访至今未见复发。

按： 南征教授自拟消渴方，又称消渴安方，药由生地 15g，知母 15g，葛根 20g，地骨皮 20g，玉竹 20g，黄连 10g，枸杞 30g，黄芪 50g，黄精 50g，佩兰 10g，厚朴 10g，丹参 10g，生晒参 10g（或姜制西洋参 5g）组成，具有清热生津，益气养阴，活血化瘀的功效，主要适用于消渴病属阴虚燥热兼气虚血瘀证，症见口干渴，多饮，多尿，多食易饥，五心烦热，大便秘结，倦怠乏力，自汗者。综观全方，动静结合，刚柔并济，三消同治，共奏清热生津，益气养阴，活血化瘀之效。若症见口干者，加玄参、石斛、花粉、五味子、葛根；消食善饥者，加麦冬、石膏；多尿者，加益智仁、诃子；手足心热者，加青蒿、黄柏；腰酸者，加杜仲、桑寄生；盗汗者，加牡蛎、麻黄根；畏寒者，加肉桂、附子、干姜；便溏者，加白术、茯苓；阳痿，加巴戟天、肉苁蓉；不寐，加酸枣仁、柏子仁、夜交藤；目昏者，加青葙子、决明子；头痛，加菊花、白芷；肢麻，加地龙、豨莶草；血瘀突出者，加川芎、桃仁。此例即糖尿病酮症患者，表现为四肢畏寒，大便稀，是阳气欲脱，所以加肉桂、制附子等，滋阴温阳并用，所以缓缓取效。

（二）仝小林院士医案

夏某，女性，54 岁，黑龙江省，农民。2008 年 10 月 13 日初诊。因昏迷急诊入院检查发现尿酮（＋＋＋），随机血糖 22mmol/L，完善检查确诊为"2 型糖尿病""糖尿病酮症酸中毒"，并予系统治疗。患者出院后用药不规律，反复发作 2 次，每次均以胰岛素及补液治疗。酮体阴性后作罢。患者 2 周来因农忙未规律服用降糖药。近 5 天来发生呕吐求诊。刻下症：口干饮冷，日饮 5L，呕吐时作。乏力消瘦，近 1 个月体重下降 6kg。头昏沉，饮水后即刻见汗如珠滚，尿频，夜尿 2 次，大便正常量偏少。纳食少，嗜睡。面色苍白，舌质暗红，少苔，舌下静脉增粗，脉沉略数。患者未用胰岛素治疗。当日 FBG 15.6mmol/L；尿常规示：酮体（＋＋），尿糖（＋＋＋），尿蛋白（＋）。

西医诊断：2 型糖尿病，糖尿病酮症酸中毒。

处方：生石膏 120g，知母 60g，炙甘草 15g，粳米 30g，天花粉 30g，黄连 30g，生姜 5 大片。

2008 年 10 月 20 日复诊：患者在治疗过程中未用任何降糖西药。患者服药 2 剂，口渴减轻，尿常规示：酮体（＋），尿蛋白（－），尿糖（＋）。服药至 6 剂，尿常规示酮体（－），尿蛋白（－），尿糖（＋）；血糖 FBG 8.9mmol/L，PBG 2 小时 12.3mmol/L。

处方：患者口渴饮冷缓解，生石膏减量至 60g，知母至 30g；加西洋参 9g 益气养阴以调护。加格列齐特缓释片 60mg，每日 1 次，进一步控制血糖。服上方 28 剂后病情平稳，改为散剂，每次 27g，每日 2 次，煮散 10 分钟，汤渣同服。

按： 此例患者以"呕吐、渴饮"为主症就诊，且喜冷饮。阳明胃火亢盛，蒸灼津液，液被火炼而亏，则思源以灭火，索冷以去热。胃火妄动则呕吐，壮火食气则疲乏嗜睡，火热下趋膀胱见夜尿多，又尿中酮体为水谷运化失常形成之膏浊。考究其源，为热盛伤阴之证，盖其热为主、火为先，阴伤津少为其果。参考糖尿病酮症的特点，血糖异常为源头，液体丢失是主因，当佐以补液降糖之法。该患者为"郁、热、虚、损"之典型热阶段，虽无身大热、脉洪大，白虎汤之四大症未悉具，但其"口渴喜冷"已能概全，为热盛伤津之证。予清热生津之，此热不在阳明腑，又无有形实邪内扰，故不宜承气类以通腑；又较大黄黄连泻心之热更急、稍表，在气分而未深入脏腑，且伤阴而不宜以苦寒宣折为主；更不能滋阴以救火，盖火大而劲猛，杯水焉能救车薪。病急，根在釜底之薪，故立抽薪之法，是澄源之治，辅以添水灭火。仲景以白虎冠名，因此方有迅猛之势，可泻火邪；又因其为寒凉重剂，用时当步步小心，切不可恣意妄为。该患者火热横行，非白虎不能灭其焰。选用生石膏120g，寒以胜火，辛以散热，沉以去怯。《景岳全书》曰："（石膏）味甘辛，气大寒。气味俱薄，体重能沉，气轻能升。阴中有阳。"虽为大凉，用于热之内，则能解热，而不畏其凉；阴中有阳，热去则阴液可复，此之用类"补液"之功，与西医学治法有异曲同工之妙也。《神农本草经》原谓其微寒，其寒凉之力远逊于黄连、黄柏等药，而其退热之功效则远过于诸药。臣以知母60g，用意有四：知母性寒，入阳明胃经助石膏以清热，此其一；又热淫于内，佐以苦、甘，知母味苦，苦能泻火于中，此其二；知母质润，有生津之能，此其三；又入肾而清热，胃火既盛，势必烁干肾水，水尽而火势焰天，故用知母以防传变之理，此其四。用甘草、粳米、生姜调和于中宫，健脾生津；且能土中泻火，作甘稼穑。生姜缓其寒，甘草平其苦，三药又同时护其

胃，庶大寒之品无伤损脾胃之虑也。煮汤入胃，输脾归肺，水精四布，五津并行，大烦大渴可除矣。又加天花粉清热生津止渴。黄连苦以降糖，寒可去热，又合生姜辛开苦降，调理胃气、止呕佳品。

（三）赵进喜教授医案

张某某，男，58岁，住北京市机电十四厂。初诊：2000年7月4日。主因口渴多饮、口苦咽干15年，加重伴便秘、视物模糊1年余来诊。患者发现糖尿病15年，长期服用西药降糖药格列本脲、二甲双胍、阿卡波糖等，均为最大用量，血糖控制仍非常不好。查餐后血糖30mmol/L，尿糖（++++），尿酮体（+），为糖尿病视网膜病变、自主神经病变、糖尿病酮症。拒绝应用胰岛素。遂求中医诊治。刻下：口渴欲饮，口甜口干，头晕目眩，双目视物不清，心胸烦热，神疲乏力，大便数日一行。查体形消瘦，舌质暗红，苔腻黄少津液，脉象细而弦。辨证为肝肾阴虚，郁热内结。治拟清泄结热，滋补肝肾，益气养阴。

处方：黄连9g，乌梅12g，黄芩9g，生地25g，玄参25g，白芍25g，丹参15g，葛根25g，鬼箭羽15g，地骨皮25克g，夏枯草15g，荔枝核15g，仙鹤草30g，生黄芪18g，苍术15g，泽兰15g，大黄粉3g（冲服），三七粉5g（冲服），7剂。嘱其多饮水，严格控制进食量。

二诊：2000年7月11日。服药7剂，大便通畅，口渴、眼花等症状略有好转，精神状态好。查餐后血糖28mmol/L，尿糖（++++），尿酮体阴性，效不更方，7剂。

三诊：2000年7月18日。口甜症状也减，查餐后血糖26mmol/L，尿糖（++++），尿酮体阴性，精神状态良好。继续守方，14剂。

四诊：2000年8月2日。服药14剂，诸

症均减，但复查餐后血糖仍为 26mmol/L，尿糖（++++），再次建议应用胰岛素皮下注射。配合大黄粉 3g，三七粉 5g 等，冲服。初胰岛素日用量 28 单位，后逐渐增至 42 单位。血糖化验正常。1 个月后频频出现低血糖，遂减少胰岛素用量，每日 30 单位胰岛素就可使血糖得到良好控制。半年后随访，精神体力均佳，视力好转，多次化验血糖均正常。

按： 糖尿病酮症为糖尿病急性并发症，一般说来，必须接受补液和持续小剂量静脉输注胰岛素治疗，否则死亡率极高。东汉张仲景《金匮要略》云："厥阴之为病，消渴气上撞心，心中疼热，饥而不欲食，食则吐，下之不肯止。"所论为糖尿病酮症比较重的患者，医圣明确指出用下法不合适，预后不好。但这并不是说此时服中药没有一点意义。从本病例情况看，三类口服降糖药大剂量联合用药，血糖仍居高不下，提示患者胰岛 β 细胞分泌胰岛素的功能已严重损害，所以必须接受胰岛素治疗。中医辨证为肝肾阴虚，郁热内结，更伤气阴，所以治当清泄结热，滋补肝肾，益气养阴。方剂选用了祝谌予降糖对药方和连梅汤加味。药物加用泽兰者，以《内经》有脾瘅口甘"治之以兰，除陈气"之论，兰有认为是佩兰，有认为是泽兰，鉴于患者郁热内结较甚，大便不通，在此嫌佩兰香燥而应用了活血利湿的泽兰。服药后，还是取得了一定疗效，但终归未能使患者摆脱险境。所以最后还是采取了胰岛素疗法，结果血糖很快就得到了控制。其后胰岛素用量逐渐减少者，乃是因为高血糖毒性损害，使胰岛 β 细胞分泌胰岛素的功能大伤，而接受胰岛素治疗血糖控制后，胰岛 β 细胞分泌胰岛素的功能又逐渐得到恢复，对此种情况，临床不是特别多见，不可不知。

十、现代研究进展

近期，有指南将 DKA 诊断标准中血糖水平规定为 > 11.1mmol/L，因为临床中发现有些儿童糖尿病患者发生 DKA 时，血糖可能并未明显升高，偶尔可见血糖位于正常范围或仅轻度升高（11.2~16.8mmol/L）但仍然发生酮症酸中毒者，即血糖正常性 DKA（euglycemic ketoacidosis），此情况常见于空腹时间较长，脱水不严重或肾小球滤过率很高、可大量排出尿糖的患儿。故在诊断标准中降低了对血糖水平的要求，而更强调对儿童患者各项实验室指标及临床表现的综合分析，旨在提高对 DKA 的识别及早期发现能力。

关于补液方法：临床估计脱水程度常是主观和不精确的，因酸中毒时代偿性深大呼吸引起口唇干燥、毛细血管收缩而导致肢端凉、末梢循环不足等临床表现，这些体征常致临床对 DKA 脱水程度估计过重，造成过度补液。既往临床研究发现，补液量 > 4L/（m^2·24h）、前 4 小时补液量过大等均是发生脑水肿的高危因素；48 小时补液法规定：对于难以准确判断脱水程度的患者，每日液体总量一般不超过每日维持量的 1.5~2 倍，相对于传统补液法更强调要匀速、持续，48 小时补液法一般不需额外考虑继续丢失量，液体复苏所补充的液体量一般无须从总量中扣除，临床更易于实践。

谨慎补碱：DKA 患者酸中毒是由于酮体及乳酸大量堆积所致而非 HCO_3^- 不足，不宜常规补碱，且补碱不能过多、过快。严重酸中毒可补液促进有机酸排泄、胰岛素促进酮体消除，自然纠正代谢紊乱。而补碱过多过快，血 pH 值很快升高而脑脊液 pH 值仍低，易加重中枢神经系统酸中毒，发生脑水肿；补碱过多过快不利于氧合血红蛋白释放氧气，导致组织缺氧，从而加剧外周组织酸中毒；与此同时，也加重血电解质紊乱。只有当动脉血气 pH ＜ 6.9，休克持续不好转，酸中毒引起心肌收缩力下降和周围血管舒张障碍并可能进一步损害组织灌注时，可考虑使用碱性液，且静脉滴注速度宜慢。对于碱性液的应用指征予以严格限制。

合理应用胰岛素：究其病因，DKA 是由于胰岛素的相对或绝对缺乏引起的，同时胰岛素可抑制脂肪分解、阻断酮体生成、促进酮体代谢，因此，应用胰岛素对于 DKA 的治疗至为关键。只有在通过急诊复苏休克完全恢复，含钾盐水补液开始后，胰岛素才可应用，以防止低钾发生。过去曾沿用的在开始输注前静脉推注 1 次胰岛素（0.1 U/kg）的做法已被禁止，因为其可能增加脑水肿的风险。因此推荐胰岛素输注速度一般不低于 0.05 U/(kg·h)，以保证 DKA 的有效纠正，且众多国外学者主张胰岛素静脉注射维持至酮体消失后，再改皮下注射，而不是根据血糖水平决定。

十一、临证提要

DKA 的治疗方法大体可概括为消除诱因、降糖、补液及纠正水、电解质紊乱。目前临床上降糖方案多样，均提倡胰岛素治疗，不管使用何种给药途径均应达到更平稳控制血糖，更快消除酮体减轻患者痛苦、防止发生并发症的治疗目的。临床上中西医结合治疗，在短期内可减轻患者症状，改善病情，疗效显著。单纯中药难以控制糖尿病酮症酸中毒，但中药配合补液疗法、胰岛素疗法则有利于症状改善，并可巩固疗效，减少复发。

DKA 是急性并发症，属于中医学消渴病重症，热邪盛极而气阴大伤，邪极谓之毒，阴虚燥热可化生浊毒，阴竭则阳脱，后果严重。提示中医药治疗应重视清热解毒治法、重视祛邪，同时应该重视益气固脱，谨防他变。

另外，基于中医学"治未病"的思路，一定要重视预防调护。平素我们应该加强对患者进行糖尿病知识宣教，增强糖尿病患者和家属对 DKA 的认识。教育患者应加强监测血糖，尤其是不要随意中断和减少胰岛素使用量。而遇到应激状况，更应该根据具体血糖情况，及时调整胰岛素的用量，避免因血糖过高诱发急性并发症。

参考文献

［1］ReweIs A. Chase HP, Mackenzie T, et a1. Predictors of acute complications in children with type l diabetes［J］. JAMA, 2002, 287（19）: 251l–2518.

［2］蔡恩照，陈玉，张强，等. 糖尿病酮症酸中毒中医证治初探. 中国中医急症［J］. 2015, 24（9）: 1566–1567.

［3］徐玉善，张文华，李红. 糖尿病酮症酸中毒的诊治. 中华内科杂志［J］. 2017, 56（4）: 305.

［4］刘建民，赵咏桔. 糖尿病酮症酸中毒和高血糖高渗状态. 中华内分泌代谢杂志［J］. 2003, 19（6）: 505.

［5］巩纯秀，杨秋兰.《中华医学会儿科分会内分泌遗传代谢学组儿童糖尿病酮症酸中毒诊疗指南》（2009 年版）解读. 中国实用儿科杂志［J］. 2010, 25（11）: 850.

［6］王岩，马金鹏. 程益春治疗糖尿病酮症及酮症酸中毒经验. 湖北中医杂志［J］. 2006, 28（1）: 25.

［7］周强，赵锡艳，彭智平. 仝小林院士运用白虎汤治疗糖尿病酮症酸中毒验案. 中国中医急症［J］. 2012, 21（12）: 1929.

（牟新）

第二节　糖尿病非酮性高渗性综合征

糖尿病非酮症性高渗综合征又称作高渗性高血糖状态（Hyperosmolar Hyperglycemic State，HHS），是糖尿病的严重急性并发症之一，临床以严重高血糖而无明显酮症酸中毒、血浆渗透压显著升高、失水和意识障碍为特征。糖尿病非酮症性高渗综合征的发生率低于 DKA，且多见于老年 2 型糖尿病患者。多发生于老年糖尿病患者和以往无糖尿病病史或仅有轻度糖尿病不需胰岛素治疗者，但也可发生在有糖尿病酮症酸中毒史、长期应用胰岛素治疗的 1 型糖尿病患者。该症起病稍缓，开始往往表现为各种原因引起的糖尿病症状加重，呈烦渴饮水不止、尿频量多、头晕、恶心、呕吐、腹痛，继而则表现为严重脱水、表情淡漠、神志恍惚、肌肉抽动、嗜睡以致昏迷，也可并发心脑血管急症，死亡率极高。HHS 的死亡率高于 DKA，达 10% 左右，75 岁的老年人为 10%，85 岁以上时为 35%。死亡率还与渗透压有关，血清渗透压 < 350mmol/L 时为 7%， > 375~400mmol/L 时，死亡率上升至 37%。所以关键在于早期诊断、早期治疗。

HHS 应该属于中医的"消渴病"重症，根据其主症表现可诊断为"消渴病·呕吐""消渴病·腹痛""消渴病·昏厥"等，与《金匮要略》所谓"厥阴消渴"实际上也很类似。发病是在内热伤阴、阴虚燥热等基础上，液竭津枯、气脱阳亡，或阴虚液竭血瘀，气阴两虚兼血瘀所致。

一、病因病机

（一）中医对 HHS 病因病机认识

中医认为内热伤阴是糖尿病的基本病机，内热伤阴，阴伤及气，日久出现气阴两虚，进一步发展阴阳两虚。消渴病在阴津亏耗的病理基础上复加以下诱因。

①感受外邪，化热伤阴；②高热汗多，耗伤阴津；③呕吐、腹泻、饮水不足；④治疗不当如过度利尿、脱水，或使用耗伤阴津的药物等。或患有其他疾病如外感温热、湿热、热毒之邪，则可能更伤阴液影响血糖控制，使阴虚燥热病机更加突出，均可使阴津严重损耗，脏腑肌肤失养，而出现皮肤干燥，目眶凹陷，舌唇干红，烦渴欲饮等症，脑失所养，神明失用，则神志呆滞，表情淡默，甚则昏迷。阴亏液竭，胃气受伤，胃气失于和降，则可见呕吐、腹痛；津亏液竭，阴竭阳脱，气脱神亡，则可继发"神昏""厥脱"之变。更由于津液阴也，血亦阴也，阴虚液竭可致血瘀；气为血帅，血为气母，内热伤阴耗气，气虚也可导致血瘀。血瘀络脉，心脉痹阻，可导致胸痹心痛，甚至发生真心痛之变证。血瘀脑络，脑络痹阻，或燥热邪毒，毒损脑络，则可导致中风神昏、肢体偏瘫等急症。

（二）西医对 HHS 发病机制的认识

HHS 的发病机制是老年糖尿病患者胰岛素敏感性和口渴中枢调节功能随着年龄

的增长而衰退。患者在起病时存在不同程度的糖代谢紊乱，在某些诱因下可使血糖进一步升高。患者常因不能充分饮水，体内渗透压明显升高，进而发生高渗性利尿，而患者多有肾功能不全或潜在的肾功能不良，使葡萄糖经尿排泄受阻，造成急剧的高血糖，并引起组织细胞脱水，尤其是脑细胞严重脱水，严重者可导致昏迷，糖尿病患者一旦脱水，容易进一步加重其高血糖状态。

循环中有效胰岛素不足及胰岛素拮抗激素（儿茶酚胺、皮质醇、生长激素、胰高血糖素）的增高，也会使肝肾的糖异生增加，同时因为灌注不足，导致外周组织缺氧，线粒体中三羧酸循环和呼吸链功能受到抑制，外周组织的糖利用减少，血液中葡萄糖聚集，从而细胞外液的血糖水平及渗透压均增高。

如在应激状态下，皮质醇水平升高会增加蛋白水解，使糖异生的底物氨基酸前体产生增多。胰高血糖素升高会诱导糖原分解为葡萄糖。肾小球滤过率最初增加，导致糖尿和渗透性利尿。血清葡萄糖浓度超过 10mmol/L 时，超过肾脏重吸收葡萄糖的能力，尿液中的葡萄糖可以损害肾脏的浓缩能力，因此加剧了水的损失且持续的渗透性利尿，导致了血容量不足，血液浓缩，使肾小球滤过率下降，加重高渗高血糖。所以 HHS 的葡萄糖水平比糖尿病酮症酸中毒高出许多，导致严重的高渗，细胞内脱水。

意识的改变是因为与大脑相关的细胞内脱水、神经递质水平变化，进而导致缺血所致。HHS 与糖尿病酮症酸中毒患者相比，肝和血循环中的胰高血糖素含量更低，而胰岛素浓度含量更高。并且抑制脂肪分解的胰岛素远比糖代谢所需要的胰岛素量少，仅为 1/4，这就是 HHS 患者表现血糖高而血酮不高的原因。此外，高血糖和高渗状态本身也可以抑制酮体的生成。

二、临床表现

HHS 发病缓慢，历经数日到数周，往往表现为糖尿病症状加重，早期常因为症状不明显而被忽视，出现严重的糖代谢紊乱症状才就诊，或见食欲不振、恶心呕吐、腹痛等。后期患者出现极度口渴，明显多尿，以致出现严重的脱水证候群，如皮肤干燥及弹性减退、眼球凹陷、舌干裂、体重减轻、心率加快、血压低、休克等。

HHS 与 DKA 不同的是，患者的胃肠道症状通常不明显。

患者常有不同程度的神经、精神症状。半数患者有意识模糊，有 10% 的患者发生昏迷。此类患者常因意识障碍被送到神经科急诊室，既往可无糖尿病病史，常被误诊为脑血管意外，而使用葡萄糖输液甚至使用甘露醇脱水，因而使病情加重。除昏迷之外，还可出现癫痫、单侧躯体感觉运动障碍、肌肉松弛或不自主收缩、失语、视觉障碍、眼球震颤、Babinski 征阳性等，提示患者可能因脱水继发大脑皮层或皮层下的损害。

横纹肌溶解症：有报道，在 HHS 患者中 50% 可合并横纹肌溶解症。此症为横纹肌细胞受损后细胞膜的完整性被破坏，细胞内的蛋白质、离子等物质释放入血，最后经尿排出。其主要临床特征为血中肌酸激酶水平明显升高，并有血、尿中肌红蛋白水平升高。患者可有肌痛、全身乏力、发热、恶心、呕吐、酱油色尿等临床表现。

其他伴发疾病的临床表现：患者可有原基础疾病（如高血压、心脏病、肾脏疾病等）、诱发疾病（如肺部感染、泌尿系感染等）以及并发疾病（如脑水肿、血管栓塞、血栓形成等）的相应症状和体征。

三、实验室及其他辅助检查

尿比重较高，尿糖呈强阳性，尿酮阴性或弱阳性，常伴有蛋白尿和管型尿。血糖明显增高，多在33.3mmol/L以上。血钠多升高，可达155mmol/L以上。血浆渗透压显著增高是HHS的重要特征和诊断依据，一般在350mmol/L以上。血尿素氮（BUN）、肌酐（Cr）和酮体常增高，多为肾前性。血酮正常或略高。对疑诊HHS的患者应进行以下实验室检查：血糖、血尿素氮、肌酐、电解质、渗透压、血酮体（β-羟丁酸）、血常规、尿常规、血气分析、胸片和心电图。同时可以作血、尿、咽拭子培养。对育龄期糖尿病妇女有必要进行妊娠试验。测定HbA1C有助于了解此次发病是平时血糖控制良好情况下的急性发作还是长期控制不良或未诊断的结果。计算血有效渗透压、校正后的血钠和阴离子间隙对判断酸中毒、脱水程度和神志状态有至关重要的作用。此外，对诱发HHS的疾病也要针对性筛查，如急性心脑血管意外、严重的感染、脓毒症等。

反映炎症状态的指标：包括血常规和CRP以及PCT（降钙素原）等相关指标，明确感染严重程度，此外还要针对性明确感染病灶，其中老年人比较常见的有：吸入性肺炎、肝脓肿、胆道感染、泌尿系感染、皮肤的感染等。

尿酮体和血酮体：酮体包括β-羟丁酸、乙酰乙酸和丙酮，其中丙酮不是酸性物质，而乙酰乙酸和β-羟丁酸都是酮酸，β-羟丁酸酸性最强。乙酰乙酸在脱氢酶作用下还原为β-羟丁酸，后者在正常情况下占循环中酮体的75%~85%，乙酰乙酸也能同时脱羧形成少量丙酮。DKA时β-羟丁酸与乙酰乙酸的比例为（4~10）：1。然而，目前用硝普盐反应法测定的尿酮和血酮只能检测乙酰乙酸和丙酮，不能测定

β-羟丁酸，并不能真正反映体内的酮酸水平，尤其是患者有严重的代谢性酸中毒，而尿酮体阴性，一定注意检测血β-羟丁酸水平来明确是否存在糖尿病酮症酸中毒的情况。

导致严重应激状态的相关疾病：如心脑血管意外，老年糖尿病患者由于感觉神经受到损伤，其痛觉阈值下降，可出现无痛性心梗，进而诱发HHS。此外，急性脑血管意外也可诱发HHS，所以在积极救治HHS的同时，要积极排查诱发疾病。

四、诊断与鉴别诊断

（一）中医辨病和辨证要点

中医辨证要点需抓住本虚标实的特点，该病患者多为老年体虚，正气亏虚日久，且有消渴导致的气阴两虚之弊，在此基础上，若外感时邪，蕴结化热，热毒炽盛，扰及神明，或阴虚阳亢，或运化失司，湿热浊邪内生；正气虚弱，鼓动无力，血运迟滞，终致血脉不和，稠浊黏滞，运行不畅；情郁内火，壅塞三焦，气机失司，郁而化火，耗损阴液，而成湿热、情郁、虚火，成痰、成毒、成瘀，体内各种代谢物质发生紊乱，浊毒物质蓄积体内，致使清阳不升，浊阴不降，互为因果，而致糖毒秽浊发生。若误治失治，易出现阴竭阳脱，阴阳离决的危象。

（二）西医诊断要点与鉴别诊断

HHS的实验室诊断参考标准是：血糖≥33.3mmol/L；有效血浆渗透压≥320mmol/L；血清碳酸氢根≥18mmol/L或动脉血pH≥7.30；尿糖呈强阳性，而尿酮阴性或为弱阳性。

本症对有糖尿病史的患者来说诊断并不困难，困难的是无明确糖尿病史，首次因意识障碍来就诊的老年患者，易误诊为

脑血管意外而延误治疗。因此，要提高对本症的警惕性。一般地说，当患者出现进行性意识障碍和昏迷，有定位体征和明显脱水表现时，当感染、心肌梗死、手术等应激状态下出现多尿症状加重时，当摄入过多含糖食物、饮料，或输入葡萄糖、应用激素、普萘洛尔等有升高血糖作用的药物后，出现多尿和意识改变时，当由于呕吐、腹泻等因素致水入量不足，或有利尿药、脱水药应用病史，出现神志障碍以致昏迷时，无论有无糖尿病病史，均应怀疑到糖尿病非酮症性高渗综合征。糖尿病非酮症性高渗综合征与糖尿病酮症酸中毒、乳酸性酸中毒，都属于糖尿病急性代谢紊乱，有类似的症状与诱发原因，所以应注意鉴别。此外因其好发于老年人，可以意识障碍为主症，所以又当与脑血管疾病相鉴别。

糖尿病酮症酸中毒（DKA）：DKA 时患者因脱水而多饮、多尿和体重下降 DKA 患者可有腹痛，有时表现为急腹症，可出现恶心、呕吐，呕吐物可为咖啡色。患者的神志状态可从完全清醒到严重嗜睡，部分患者甚至神志不清。体格检查可发现皮肤弹性减退、黏膜干燥和低血压等。酮症酸中毒时呈 Kussmaul 呼吸，呼出的气体有烂苹果味。实验室检查可见血糖不如 HHS 高，尿酮体阳性，血 β- 羟丁酸升高，血渗透压不高，HHS 和 DKA 的鉴别见表 4-2-1。

表 4-2-1　HHS 与 DKA 的鉴别

	HHS	DKA
呼吸酮味（烂苹果味）	无	有
尿酮体	（-）或（+）	（++）～（+++）
神经症状和体征	常有	除昏迷外，其他中枢神经系统症状和体征罕见
消化道症状	常无	常有

续表

	HHS	DKA
血糖	> 33mmol/L	< 33mmol/L
血浆总渗透压	> 330mOsm/L	< 330mOsm/L
血尿素氮	常 > 33mmol/L	不高，或只轻度升高，多不超过 11.6 > mmol/L
代谢性酸中毒	无或轻度	严重

糖尿病乳酸性酸中毒：常见于服用大量双胍类药物的糖尿病患者，合并感染、脓毒血症及严重心、肺、肝、肾慢性疾病者，也易于引起乳酸生成增加、代谢障碍；主要症状为恶心、呕吐、腹泻等。患者可见体温低，深而大呼吸，皮肤潮红，血压下降，休克，意识障碍。辅助检查可见血乳酸增高（> 5mmol/L），血 pH < 7.35，阴离子间隙 > 18mmol/L，$NaHCO_3$ < 20mmol/L。

五、中医治疗

（一）治疗原则

糖尿病的基本病机是热伤气阴。HHS 则是在此基础上感染邪毒或饮食不节，情志刺激诱发而成。一方面邪热盛极、化火成毒。另一方面邪热耗伤正气，正气亏虚，津液输布失常致湿浊停滞。邪毒湿浊上扰清窍，则会出现神昏等危候。从辨证看以阴虚热盛为多，但发展到一定程度，也可表现为阴竭阳脱危候。所以治疗应该注意时时顾护津液，在清热的基础上，不忘益气养阴之品，在此基础上，兼顾湿热浊毒等病理产物。

（二）辨证论治

HHS 作为糖尿病急性并发症，糖尿病非酮症性高渗综合征死亡率较高，单纯中药治疗存在局限，以补液疗法和胰岛素疗法为主，以中医药辨证论治为辅，可以发挥中西医结合的优势。

1. 气阴两虚、热邪扰胃

临床表现：烦渴多饮，疲乏无力，食欲不振，恶心呕吐，表情淡漠，虚羸少气，舌质暗红，苔薄黄干，或苔少，脉细数。

治法：益气养阴、清热和胃。

方药：竹叶石膏汤加味。

典型处方：竹叶 12g，生石膏 25g，知母 15g，麦冬 12g，清半夏 12g，陈皮 9g，沙参 15g，生山药 15g，天花粉 25g，芦根 12g，枇杷叶 12g，甘草 6g。每日 1 剂，水煎服。

临床应用：竹叶石膏汤是医圣张仲景《伤寒论》治疗"大病瘥后，虚羸少气，气逆欲吐"的名方，有益气养阴之用，兼可清热和胃，但清热之力稍弱。若虚象突出者，可用西洋参 6~9g，另煎兑服。胃热吐甚者，也可加苏叶 6g，黄连 9g，清热止呕。大便干者，加熟大黄 9~12g，通腑和胃。

2. 阴虚津伤、热扰神明

临床表现：心烦不宁，神志恍惚，甚至神昏谵语，狂躁不安，口渴饮水不解，唇干口燥，面红目赤，身热喜凉，舌质红，苔黄或少津，脉细数。

治法：育阴清热、醒神开窍。

方药：清宫汤加味。

典型处方：生地 25g，玄参 25g，知母 15g，麦冬 12g，沙参 15g，黄连 9g，连翘 12g，莲子心 12g，生山药 15g，天花粉 25g，竹叶 12g，郁金 12g，石菖蒲 12g，丹参 12g，甘草 6g。每日 1 剂，水煎服。

临床应用：清宫汤是清代吴鞠通《温病条辨》治疗热闭心包的名方，今重用养阴凉血增液药物的同时，清心养阴、宁神开窍。临床上也可用清开灵注射液 40ml 或醒脑静注射液 20ml 加生理盐水内，静脉点滴。或用安宫牛黄丸，1 丸，口服或鼻饲。安脑丸 1~2 丸，口服或鼻饲。若气阴两虚，虚象突出者，也可用西洋参 6~9g，另煎兑服。

3. 阴虚津伤、热扰胃肠

临床表现：口渴欲饮，头晕气促，食欲不振，恶心欲呕，腹泻腹痛，小便黄赤，泄泻久治不效，舌质红，舌苔黄，脉象细滑数。

治法：养阴增液、清胃宽肠。

方药：葛根芩连汤加味。

典型处方：葛根 25g，黄芩 9g，黄连 9g，苏叶 6g，竹茹 6g，清半夏 12g，陈皮 9g，沙参 15g，生山药 15g，白芍 15g，芦根 12g，枇杷叶 12g，甘草 6g。每日 1 剂，水煎服。

临床应用：葛根芩连汤是医圣张仲景《伤寒论》治疗协热下利的名方，从药物组成看非常适合治疗消渴病。也可随方加入西洋参 6~9g，另煎兑服，以益气养阴固脱。

4. 阴虚热盛、内风扰动

临床表现：渴而多饮，神志昏蒙，手足震颤，肢体抽搐，肌肉瞤动，甚至发生痉厥，角弓反张，舌质红，苔黄或干，脉弦数。

治法：育阴清热、息风止痉。

方药：羚角钩藤汤化裁。

典型处方：羚羊角粉 3~6g（冲），竹叶 12g，生石膏 25g，钩藤 15g，麦冬 12g，白芍 25g，黄连 9g，沙参 15g，珍珠母 25g（先煎），生龙牡各 25g，琥珀面 3g（冲），珍珠粉 3g（冲），茯神 12g，桑叶 12g，菊花 12g，甘草 6g。每日 1 剂，水煎服。

临床应用：羚角钩藤汤原治疗热极生风之证，大便干结者，可配合升降散，加用蝉衣 9g，僵蚕 12g，姜黄 9g，大黄 9~12g，清泄热结。若虚象突出者，可用西洋参 6~9g，另煎兑服。胃热吐甚者，也可加苏叶 6g，黄连 9g，清热止呕。具体临床也可灌服安宫牛黄丸、紫雪散，或用清开灵注射液静脉滴注，醒脑静注射液静脉滴注。

5. 阴虚热结、痰瘀阻滞

临床表现：烦渴多饮，多尿，大便干结，腹部胀满，口臭，神志昏蒙，半身不遂，或有失语，舌歪，舌质暗红，舌苔黄干，甚至焦黑，脉象弦实、滑数。

治法：益阴清热、化痰祛瘀。

方药：星蒌承气汤（验方）加味。

典型处方：胆南星 12g，栝楼 15g，大黄 12g，知母 15g，清半夏 12g，厚朴 9g，枳壳 9g，沙参 15g，生山药 15g，天花粉 25g，芦根 12g，枇杷叶 12g，秦艽 12g，豨莶草 15g，甘草 6g。每日 1 剂，水煎服。

临床应用：星蒌承气汤是当代名中医王永炎教授治疗中风急性期痰热腑实的有效方剂。此用治糖尿病急性代谢紊乱兼脑络瘀阻者，加大了养阴增液的力量。若喉中痰鸣，胸闷者，可加用姜汁、鲜竹沥 30ml，兑服。可用清开灵注射液静点，醒脑静注射液静脉滴注。也可用丹参注射液 20ml，加生理盐水 250~500ml 中静脉滴注。

6. 阴虚液竭、元阳欲脱

临床表现：烦渴多饮多尿，或小便少，口干舌燥，体重锐减，皮肤干燥，神疲乏力，四肢湿冷，神志昏蒙，或躁扰不宁，舌红，苔干，甚至舌卷，脉细微而数。

治法：益阴回阳、益气固脱。

方药：参附龙牡汤、生脉散加味。

典型处方：生晒参 12g，炮附子 6g，知母 15g，麦冬 12g，五味子 9g，山茱萸 30g，沙参 15g，生山药 15g，天花粉 25g，生龙牡各 25g，甘草 6g。每日 1 剂，水煎服。

临床应用：参附龙牡汤重在益气回阳固脱，生脉散重在益气生津固脱，两方合用，治疗液竭阳脱证，可为对证。山茱萸

有收敛之用，张锡纯最擅长用之治疗急症，可以固脱。有条件者，也可再加用西洋参 6~9g，另煎兑服。更可给予生脉注射液、参麦注射液、参附注射液静脉滴注。

（三）其他特色疗法

HHS 作为急症，常需要用到中成药。而中成药的选用必须适合该品种的中医证候，切忌盲目使用。归纳常见中成药如下。

（1）醒脑静注射液：清热解毒，凉血活血，开窍醒脑。适用于气血逆乱，脑脉瘀阻所致昏迷。

（2）生脉注射液、参麦注射液：具有益气养阴，复脉固脱的特效。适用于气阴两亏，脉虚欲脱的心悸、气短、四肢厥冷、汗出、脉欲绝等糖尿病高渗性昏迷具有上述证候者。

（3）参附注射液：益气固脱、回阳救逆。适用于阴竭阳脱、四肢厥冷、冷汗淋漓、脉微欲绝者。

（4）安宫牛黄丸：清热解毒，镇惊开窍。适用于热病，邪入心包，高热惊厥，神昏谵语者。

六、中西医协同治疗

主要包括积极补液，纠正脱水；小剂量胰岛素静脉输注控制血糖、纠正水电解质和酸碱失衡以及去除诱因治疗并发症。

（一）积极补液，纠正脱水

严重失水、高渗状态为本病点，迅速补液、扩容、纠正高渗为处理的关键。因患者严重失水可超过体重的 12%，应积极补液。积极的补液可以快速增加有效血容量，提高心输出率、增加肾脏血流灌注，促进葡萄糖排泄，增加胰岛素敏感性。而且即使不用胰岛素，单纯补液本身就能使血糖得到有效的稀释，可以以每小时

0.83~1.06mmol/L 的速度下降。一般按患者体重的 10%~12% 估计。补液应注意先快后慢，先盐后糖。一般前 2 小时输入量为 1000~2000ml。根据患者对治疗的反应、血压和尿量要求，前 4 小时要补足总脱水量 1/3，其后补液速度放慢。一般 1 天可补足总脱水量的 1/2 左右。4 天内纠正脱水。但老年人应避免补液过度，为防止脑水肿，最初 4 小时内的补液量应少于 50ml/kg 的等渗液体。

一般先给生理盐水，因为这种等张液体相对于患者的细胞外液还是低张的，而且不会因渗透压的快速下降而使水进入细胞内，从而导致细胞水肿的风险，生理盐水有助于迅速扩充细胞外液容量。但老年患者，合并心衰者，应注意控制输液速度。补液时需严密监测血清渗透压、心、肺、肾功能和神志状态，可以在有中心静脉压监测的条件下积极补液，一旦血压稳定后补液应更谨慎。

对于血压偏低或者是出现休克的患者，首先也应给予生理盐水直至血压稳定，如果血压不能明显上升可给予胶体液或升压药物。在血压稳定的情况下，对于严重高渗的患者也可予 0.45% NaCl 补液（每小时 4~14ml/kg）。

经输液及小剂量静脉输注胰岛素，血糖降至 13.9mmol/L（250mg/dl）时，可改用 5% 葡萄糖、胰岛素和氯化钾注射液，血钠低者，可用 5% 葡萄糖氯化钠注射液。治疗中血清渗透压的下降速度不应超过每小时 3mmol/L，以免因血渗透压下降过快导致脑水肿发生。

（二）小剂量胰岛素静脉输注

除非 DKA 的症状特别轻微，否则应选用静脉短效胰岛素。对于成年患者，如果血钾不低，建议使用首剂静推负荷量短效胰岛素，用量为 0.15U/kg，继以持续静滴短效胰岛素，0.1U/(kg·h)（5~7U/h）。对于青少年患者不建议使用首剂负荷量胰岛素，开始就以 0.1U/(kg·h) 的速度持续静脉滴注短效胰岛素即可。以后随访血糖，调整胰岛素剂量和速度，使血糖稳步下降。在高渗未纠正之前，不宜将血糖降得过低，务必使血糖维持于 13.9~16.7mmol/L，直到血渗透压达到 315mmol/L 以下、患者神志清醒为止，以防脑水肿。HHS 患者的血糖降到 16.7mmol/L，就应当减慢胰岛素的滴注速度至 0.05~0.1U/(kg·h)（3~6U/h），并开始输入 5%~10%GS 溶液。但应不断调整胰岛素用量及葡萄糖浓度，以使血糖维持上述水平，直到 HHS 的神经症状及高渗状态得到缓解。值得注意的是：本症患者对胰岛素多较为敏感，首次用量不可过大。而且血糖下降也不宜太快，避免防止脑水肿发生。病情好转，能进食者，可改用胰岛素泵或三餐前皮下注射胰岛素。

（三）纠正水电解质和酸碱失衡

虽然 HHS 大量丢失电解质，但在起病之初一般血钾不低甚至偏高，这是高渗、胰岛素不足等使钾离子向细胞外转移造成的，随着积极的补液和胰岛素治疗，这些血电解质指标会明显下降。但输注胰岛素时，血钾迅速下降，故应及时补钾。补钾的量和途径取决于血钾和肾功能。当患者有一定尿量，血钾低于 5.5mmol/L 时可静脉补钾，使血钾维持于 4~5mmol/L，一般在每 1L 输入溶液中加 20~30mmol 钾盐（2/3KCl，1/3KPO₄），以保证血钾在 4~5mmol/L 的正常水平。如果血钾浓度已经低于正常，那么患者机体内的总钾含量就已经严重缺乏。对这类患者应该进行严密的心电监护并积极补钾治疗。

同时存在酸中毒者，一般不需纠正；有严重酸中毒者，当血 pH < 6.9 时，每次可给予 5% 碳酸氢钠 150ml 以下，稀释成

等渗液静脉滴注，一般疗程不大于 3 天。至于合并肾衰、高血钾、尿少者，则应配合呋塞米等利尿、降低血钾。

（四）去除诱因与积极治疗并发症

1. 控制感染

感染是 HHS 最常见的诱因和并发症。应针对性选用强有力的抗生素，必要时可两种以上抗生素联合应用。针对危及生命的严重感染可考虑降阶梯抗感染治疗，予以广覆盖致病菌，待到感染控制或取得病原学依据后根据药敏选择合理抗生素。同时，注意维持心、脑、肾等重要脏器功能。

2. 脑水肿

脑水肿是 HHS 患者非常少见但常为致命的并发症，脑水肿的临床特征有：意识障碍、昏睡、醒觉下降及头痛。神经功能的减退可能是迅速的，表现为躁动、二便失禁、视盘改变、心动过缓、呼吸停止。这些症状随着脑疝形成而进展，如病情进展迅速，可不出现视神经盘水肿。一旦出现昏睡及行为改变以外的其他临床症状，死亡率很高（ > 70%），仅 7%~14% 的患者能够痊愈而不留后遗症。脑水肿的发病机制尚不完全清楚，大概是由于在治疗 HHS 的过程中，血浆渗透压下降过快，在渗透性驱使下，使水进入中枢神经系统。目前尚缺乏关于成人脑水肿的有关资料，因此，任何有关成年患者的治疗意见都是根据临床判断而没有科学依据。以下预防措施可能会降低高危患者发生脑水肿的危险：对于高渗患者要逐渐补充所丢失的盐及水分（渗透压的下降速度不超过每小时 3mOsm/L），当血糖下降到 13.9mmol/L 时，要增加葡萄糖静脉滴注。在 HHS，血糖应保持在 13.9~16.7mmol/L 水平，直至高渗状态、神经症状得到改善，患者临床状态稳定为止。

3. 腹内高压

腹腔内压力 ≥ 10mmHg，称为腹内高压。由于持续性腹腔内压力增高影响内脏血流及器官功能导致呼吸、血流动力学参数和肾脏功能改变。表现为心、肺、肾等器官功能不全称之为 ACS（腹腔间隙综合征）。ACS 的发生机制尚未完全阐明。目前认为主要与血管渗漏、缺血再灌注损伤、血管活性物质释放以及氧自由基等综合作用导致脏器水肿，细胞外液大量增加有关。特别是在需要大量输液复苏的患者由于血管通透性增加及内脏器官水肿而导致腹压升高引起 ACS。

七、疗效判定标准

总有效率（%）= 显效率（%）+ 有效率（%）。

（一）疾病评价标准

显效：治疗后患者意识状态以及血糖水平恢复正常，各项临床症状消失。有效：治疗后患者意识状态有所好转，但仍神志恍惚，血糖水平控制在 6.2~14.5mmol/L，部分临床症状已得到有效缓解。无效：治疗后患者各项临床症状无明显改变甚至恶化，死亡或脑细胞坏死，或呈植物人状态。

（二）中医证候疗效判定标准

显效：治疗后证候全部消失，积分为 0，或治疗后证候积分较疗前减少 70% 以上者。

有效：治疗后证候积分较治疗前减少 50%~70% 者。

无效：治疗后证候积分较治疗前减少不足 50% 者。

加重：治疗后证候积分超过治疗前者。

八、经验传承

（一）赵进喜教授

赵进喜教授认为糖尿病非酮症性高渗综合征属于消渴病重症范畴，多由消渴病治不得法，热伤气阴，津液大伤，燥热独盛，更伤津液，或加以外感，或又经误治，过用发汗、吐下、利小便等法，津液大伤，阴竭液脱，或气随津脱，液竭阳亡所致。所以治疗关键在于补津液、清燥热。西医学补液加胰岛素持续静脉输注，就可以理解为补津液、清燥热之法。若加以外感者，应该重点治外感，银翘散、白虎加人参汤、化斑汤、竹叶石膏汤等，可随证选方。热闭神昏者，可急用安宫牛黄丸、紫雪散等清热安神、醒脑开窍。若气随津脱者，可用益气生津固脱之法，方剂可选用生脉散加味。人参常用生晒参15~30g另煎兑入，或用大剂量西洋参代之。同时可以配合山茱萸15~30g，其性酸收，可以固脱止汗。若为液竭阳亡者，可用参附龙牡汤，人参可用生晒参或红参15~30g，回阳救逆。甚至也可用生脉注射液、参麦注射液与参附注射液等，可用于糖尿病高渗综合征伴多脏衰或有休克倾向呈现出低血压状态者。并发心脑血管病，存在血瘀病机者，更可用丹红注射液、血栓通注射液等静脉滴注。

（二）教富娥教授

教富娥主任医师，治疗糖尿病高渗综合征常用中西医结合治疗方法。针对高渗性非酮症糖尿病昏迷，重视养阴生津治法，常采用鼻饲给药方法。常用处方为自拟滋阴生津汤。方药组成：龟甲10g，鳖甲15g，黄精30g，天冬20g，麦冬25g，玉竹30g，知母20g，五味子15g，黄芪50g，生地黄25g，熟地黄20g，牛膝20g，丹参25g，当归20g。认为消渴病以阴虚为本，燥热为标，日久变证丛生，终致阴竭阳衰之危象。《临床指南医案·三消》指出："三消一证，虽有上、中、下之分，其实不越阴虚阳亢，津涸热淫而已。"因此针对阴津亏耗，重视急则救阴之法。自拟滋阴生津汤，以滋阴活血、清热生津益气。方中龟甲、鳖甲乃血肉有情之品，以取其育阴于阳之功以滋阴潜阳；黄精、生地黄、玉竹、知母具有滋阴生津，补胃阴之不足；天冬、麦冬清金润燥，补肺脏之阴；五味子滋肺阴，益气生津；生地黄、熟地黄滋阴壮水，补肾脏之阴；黄芪益气而治一切气血不足之证；牛膝味酸、性平，归肝肾经，活血通络，补肝肾；当归、丹参活血化瘀、安神作用。全方以滋阴活血、清热生津益气而急救阴液之不足。

九、典型案例

（一）赵进喜教授医案

李某某，男，71岁，住北京市东城区。初诊：1993年3月4日。主因口渴多饮、多尿3年，加重伴神志异常3天来诊。患者发现糖尿病3年，长期服用西药降糖药格列本脲等，近期因饮食失控，并无故停用降糖药物，诱发病情加重，烦渴，多饮，多尿，烦躁不安，1周间体重减轻9kg，双下肢轻度浮肿。查餐后血糖36mmol/L，尿糖（++++），尿蛋白（++），尿酮体阴性，结合血电解质及血清肌酐、尿素氮等检查结果，诊断为糖尿病非酮症性高渗综合征，肾功能不全。刻下症：口渴多饮，尿频量多，双目视物不清，烦躁不安，反应迟钝，呼之可应，能回答问题，大便数日一行。查体形消瘦，脱水貌，舌质暗红，苔腻黄少津液，脉象弦细数。辨证为阴虚津伤，胃肠热结，有热扰神明之机，见耗气致脱之虞。

治法：养阴生津，清泄结热，益气防脱。

处方：生石膏25g（先煎），知母15g，葛根25g，天花粉25g，生山药15g，黄连9g，黄芩9g，生地25g，玄参25g，丹参15g，葛根25g，太子参15g，沙参15g，熟大黄6g，3剂。嘱其多饮水。同时配合补液和小剂量持续静脉输注胰岛素治疗。

二诊：1993年3月6日。治疗3日，大便通畅，口渴、多饮、多尿、眼花等症状略有好转，精神状态好转，反应较前敏捷。查晨起空腹血糖8mmol/L，尿糖（+），尿酮体阴性，中药效不更方，4剂。并给予丹参注射液静脉注射。胰岛素改为皮下注射。

三诊：1993年3月10日。口渴、多饮症状大减，复查血电解质及血清肌酐、尿素氮等指标，皆在正常范围，尿糖（+），尿蛋白（±），尿酮体阴性，精神状态良好。继续守方。14剂水煎服。

四诊：1993年3月24日。服药14剂，饮食睡眠均可，体重较住院前增加10kg。血糖控制良好。后改用格列喹酮口服，血糖基本控制正常后出院。半年后随访，化验血糖、尿糖、尿蛋白均阴性。

按：糖尿病非酮症性高渗综合征，为老年糖尿病患者常见的急性并发症，必须接受补液和持续小剂量静脉输注胰岛素治疗。但如果配合中医辨证论治，确实有利于改善症状，防止心、脑、肾并发症，并保护胰岛β细胞功能。本例即为糖尿病非酮症性高渗综合征患者，脱水情况严重，并已继发肾功能严重损害。中医辨证符合医圣张仲景白虎加人参汤的适应证，出现神志异常，烦躁不安，反应迟钝，是热扰神明，胃肠热结，腑气不通，故大便数日一行。是结热伤阴耗气，有致脱之虞。所以治当清泄结热，养阴生津，益气固脱。方用白虎加人参汤合大黄黄连泻心汤加味。药物加用葛根、丹参者，活血脉，可防治心、脑、肾微血管病变，是寓防于治的思

路。结果经中西医结合治疗，病情很快得到了控制，使患者迅速摆脱险境。不专门治肾，而肾气复。不仅肾功能恢复正常，尿蛋白也消失了。提示糖尿病急性代谢紊乱所合并的肾功能损害，只要积极治疗，是完全可以逆转的。因为这种肾衰并不是真正意义上的肾衰竭。

（二）黄娟主治医师医案

谭某某，男，76岁。因"反复口干多饮多尿8年，恶心呕吐伴神志不清2天"于2015年6月21日入我院，入院时症见：神志模糊，呼之可应，不能对答，家属代诉，患者近几日口干、多饮，恶心呕吐，乏力，气促，小便量少，伴小便失禁，近两日体重明显减轻，具体未称量。既往糖尿病病史8年，目前以甘舒霖30R早晚6IU皮下注射，平素血糖未检测。高血压病史10年，服施慧达2.5mg，每日1次，血压控制尚可，2014年11月发生脑梗死，遗留右侧肢体活动障碍，否认药物过敏史。入院时查体：T 37.0℃，P 110次/分钟，R 28次/分钟，BP 120/100mmHg，神志模糊，精神萎靡，言语不利，查体欠合作，全身皮肤黏膜无黄染，全身皮肤弹性差，全身浅表淋巴结未扪及肿大，口唇无发绀，扁桃体无肿大，双肺呼吸音清晰，未闻及干湿性啰音，心界无扩大，心率110次/分钟，律齐无杂音。腹软，全腹无压痛，双肾区无叩痛，双下肢无水肿，右侧上下肢肌力2级，肌张力下降，右侧巴氏征阳性。入院后查动脉血气：pH 7.26，PCO_2 35.3mmHg，PO_2 73.9mmHg，血钠158mmol/L，动脉血气中血糖HI测值不出；多次查指尖血血糖＞33.3mmol/L；血酮0.2mmol/L；血乳酸4.15mmol/L；血常规：白细胞21.42×10^9/L，血红蛋白152g/L；肾功能：尿素氮46.30mmol/L，血肌酐401mmol/L，尿酸913μmol/L。刻下症：患者烦渴饮水不解，

口干舌燥，眼窝陷下，皮肤干燥，体重锐减，神疲乏力，嗜睡，舌红而干，苔焦黄干燥，脉细数。

西医诊断：2 型糖尿病，高血糖高渗综合征合并急性肾前性肾衰竭，糖尿病肾病Ⅳ期，糖尿病视网膜病变，糖尿病周围神经病变。脑梗死后遗症期。高血压 2 级 - 极高危。

中医诊断：消渴。

辨证：阴虚液竭，真阴欲脱。

治法：益阴增液，益气固脱。

处方：西医常规治疗，配合大剂量参麦注射液益气养阴，并予口服中药福寿降糖饮加减治疗。太子参 15g，玄参 10g，丹参 10g，沙参 15g，黄芪 30g，枸杞 10g，女贞子 10g，桑葚子 10g，决明子 10g，花粉 15g，知母 10g，葛根 20g，菝葜 10g，苍术 6g。将上述中药煎煮 2 次，共煎水 600~800ml，多次频服。连服 3 剂。

3 天后患者神智转清，口干多饮、皮肤干燥改善，舌质红转淡，苔干转润，仍少苔，脉细。效不更方，拟原方继进 4 剂。出院时精神状态良好，对答如流，无明显口干多饮，舌淡红，苔薄黄，脉细。

按： 本病例患者高龄男性，年老肾气虚衰，真阴不足，阴虚则燥热内生，变生他症。明代《证治要诀·三消》指出："三消得之，气之实，血之虚也，久久不治，气尽虚，则无能为力矣。""气之实"即是指燥热为患，"久久不治，气尽虚"则是燥热伤津耗气的结果，最终导致患者口干喜饮，神差嗜睡，眼眶凹陷，皮肤干燥，弹性差，手指干瘪，舌红苔焦躁干裂，脉细，为气阴两虚，津液耗竭的表现。大剂量参麦脉注射液滋阴生津，养阴益气。现代药理研究证明生脉散具有强心、增加冠状动脉血流量、改善心肌缺血、调整心肌代谢增强其耐缺氧能力、抗心律失常及改善微循环、抗休克的作用。中药汤剂"福寿降糖饮"是黄保民教授根据《内经》中提出之"五脏皆柔弱者，善病消瘅"的基本病机而创立，认为气阴两虚为 2 型糖尿病的主要病机特点，为此创制了益气养阴兼以清热活血之福寿降糖饮。方由太子参、玄参、丹参、沙参、枸杞、女贞子、桑葚子、决明子、花粉、知母、菝葜、葛根、黄芪、苍术组成。方中太子参大补元气，生津止渴，"方五脏气不足"为君药；黄芪助人参益元气而补肺脾肾，沙参养肺阴，花粉滋胃阴，葛根滋脾阴兼以升津布液，玄参滋肾阴兼以清虚热，枸杞、女贞子、桑葚子、决明子共补肝肾之阴，以上九味为臣药；知母"下润肾燥而滋阴，上清肺经而泻火"，菝葜"治消渴，饮水无休"，苍术开启津道，且与玄参为对药，丹参活血化瘀且与葛根为对药，以上四味为佐使。全方配伍，以益气养阴为主，兼以清热活血，以达元气充沛、阴津布达、气血冲和之功。

十、临证提要

HHS 是糖尿病患者尤其是老年糖尿病患者常见急性并发症与危急重症，及时补液与规范化胰岛素良好控制血糖是最终救治成功的关键。所以临床上应积极采取中西医综合治疗措施，一方面纠正高渗状态，一方面去除感染等诱发因素，同时积极防治心脑肾严重并发症。

HHS 中医证候特点是本虚标实，常表现虚实夹杂，所以一定要重视明辨标本虚实。因该病多是老年人起病，素体正气已虚，极易出现亡阴亡阳之变，因此在祛邪的同时应时时顾护阳气和阴液，不可一味攻伐。应该注意该病阴津大亏的病机特点，除了积极采用西医学的补液方法外，常可通过鼻饲给予养阴生津中药，阴津得复，气有所载，则病归向愈。

参考文献

[1] Delaney MF, Zisman A, Kettyle WM.Diabetic ketoacidosis and hyperglycemic hyperosmolar nonketotic syndrome. Endocrinol Metab Clin North Am, 2000, 29: 683-705.

[2] Pasquel FJ, UmpierrezgE.Hyperosmolar hyperglycemic state: a historic review of the clinical presentation, diagnosis and treatment [J]. Diabetes Care, 2014, 37(11): 3124-3131.DOI: 10.2337/dcl4-0984.

[3] Kitabchi AE, UmpiermzgE, Murphy MB, et al. Hyperglycemic crises in diabetes [J]. Diabetes Care, 2004, 27Suppl 1: s94-102.

[4] Nugent BW.Hyperosmolar hyperglycemic state [J]. Emerg Med Clin North Am, 2005, 23(3): 629-648, Ⅶ.

[5] Kitabchi AE, UmpierrezgE, Murphy MB, et al. Management of hyperglycemic crises in patients with diabetes [J]. Diabetes Care, 2001, 24(1): 131-153.

[6] gerich J, Penhos JC, Gutman RA, et al. Effect of dehydration and hyperosmolarity on glucose, free fatty acid and ketone body metabolism in the rat [J]. Diabetes, 1973, 22(4): 264-271.

[7] 刘喆隆，肖新华. 高血糖高渗状态诊治进展. 药品评价 [J]. 2010, 7(9): 7-9.

[8] 刘建民，赵咏桔. 糖尿病酮症酸中毒和高血糖高渗状态. 中华内分泌代谢杂志 [J]. 2003, 19(6): 505.

[9] Kitabchi AE, UmpierrezgE, Miles JM, Fisher JN.Hyperglycemic crises in adult patients with diabetes [J]. Diabetes Care, 2009, 32: 1335-1343.

[10] Kitabchi AE, UmpierrezgE, Fisher JN, Murphy MB, Stentz FB. Thirty years of personal experience in hyperglycemic crises: diabetic ketoacidosis and hyperglycemic hyperosmolar state [J]. J Clin Endocrinol Metab, 2008; 93: 1541-1552.

[11] Sheikh-Ali M, Karon BS, Basu A, Kudva YC, Muller LA, Xu J, Schwenk WF, Miles JM .Can serum β-hydroxybutyrate be used to diagnose diabetic ketoacidosis? Diabetes Care, 2008, 31: 643-647.

[12] 教富娥. 滋阴生津汤治疗高渗性非酮症糖尿病昏迷16例. 中国中医急症 [J]. 2007, 15(5): 608-609.

[13] 黄娟. 中西医结合救治糖尿病高血糖高渗综合征1例. 中国中西医结合肾病杂志 [J]. 2016, 17(7): 631-632.

（牟新）

第三节　糖尿病乳酸性酸中毒

糖尿病乳酸性酸中毒（Diabetic Lactic acidosis，DLA）、高渗性高血糖状态（HHS）、糖尿病酮症酸中毒（DKA）是糖尿病患者有可能发生的三种急性并发症。10%~15% DKA 和 50% 的 HHS 都同时有 DLA。其主要原因：①老年和重症患者常有大血管病、微血管病、组织供血不良；②糖化血红蛋白（GHb）增多，红细胞与氧的亲和力增加，再加 2,3- 二磷酸甘油酸（2,3-DPG）减少不能促使 HbO_2 分解，造成组织缺氧；③老年或重病特别是肝肾功能不良，加之过多使用苯乙双胍等双胍类降糖药，使组织对葡萄糖形成无氧酵解。当肝内 pH < 7 时，乳酸不能异生成糖，使血中乳酸增加，

正常为 0.6~2.2mmol/L，＞3~4mmol/L 为高乳酸血症，＞5mmol/L 为乳酸中毒（DLA）。

一、病因病机

（一）中医对 DLA 病因病机的认识

糖尿病乳酸性酸中毒（DLA）属于中医学消渴病重症所致的"神昏""厥脱"等范畴。具体病因病机如下。

1. 脾失健运，湿浊中阻

糖尿病日久，脾肾气虚，若饮食不节则脾胃愈伤，肾精愈亏。临床上更有长期服用双胍类降糖药或嗜酒者，由于药物或酒精使乳酸在体内堆积，留而不去，损伤脾胃，脾失健运，气机不畅，导致湿浊内生，湿浊中阻，胃失和降而发为本病，甚至秽浊上蒙清窍，则可见嗜睡神昏。

2. 痰浊化火，蒙闭清窍

因情志不节，大喜大怒，而生郁热痰火；长期双胍类药物过量服用，体内乳酸堆积过多，上蒙清窍，内扰脾胃，均可致湿浊痰瘀，中阻不化，内蕴生热，邪火内陷致清窍受扰，心神不宁而发为本病。

3. 误治失治，阴脱阳亡

糖尿病长期误治、失治，由气阴两虚逐渐加重，致阴阳两虚。阴阳俱虚，脏腑功能低下，气血津液运行失调，痰浊、瘀血等内邪自生。痰浊蒙蔽，化热伤阴，则阴精耗竭，阳失所附；阴精耗竭，阴阳离决则气虚气脱，神失所主而发生本病表现为一系列危候。

（二）西医学对 DLA 发病机制的认识

人体内的乳酸源于葡萄糖和糖原的酵解过程。代谢过程十分复杂，需要众多的酶参与，这些酶都存在于细胞质基质中，因此，产生乳酸的场所是细胞质基质。糖酵解是细胞广泛存在的代谢途径，特别是在耗能较多的组织细胞（如神经细胞、骨髓细胞、骨骼肌细胞和血红细胞）内更加活跃。但是，不同的细胞或同一细胞在不同状态下，乳酸的产生量有着显著的差异。正常生理状态下，细胞内的糖分解速度较慢，产生的丙酮酸和 NADH（烟酰胺腺嘌呤二核苷酸）较少，并且绝大多数的丙酮酸可进入线粒体内被彻底氧化分解；大部分 NADH 通过线粒体膜上的电子穿梭系统将一对电子传递给线粒体内，参与丙酮酸的氧化过程。细胞质基质中只存留少量的丙酮酸和 NADH，在乳酸脱氢酶的作用下，生成乳酸。运动时，随着细胞内 ATP 和 CP 的消耗，激活了细胞内的糖分解过程，产生大量的丙酮酸和 NADH，而且其生成速率远远超过线粒体内的氧化速率，结果丙酮酸和 NADH 在细胞质基质中大量积累，导致细胞内产生较多的乳酸。另外，缺氧亦是引起乳酸增加的重要原因。当人处于缺氧或剧烈运动时，细胞供氧不足，线粒体内丙酮酸和 NADH 的氧化分解过程受抑制，从而导致丙酮酸和 NADH 在细胞质基质中大量积累，加快了乳酸的生成。虽然，伴随着乳酸的产生，人体可以获得大量的能量，对各项生命活动的完成十分重要，但是乳酸的存在，特别是当它大量存在时，会导致人体内环境稳态的丧失，尤其是固有的酸碱平衡将被打破，轻则代谢紊乱，重则危及生命。乳酸中毒就是因为血液中的乳酸太多而引起的。当机体内得不到足够的氧，或者当身体的代谢出现紊乱时，乳酸就会聚集增多。当组织产生乳酸的速度增加，细胞外液的缓冲能力减弱，对 H^+ 的清除能力下降，或者产生乳酸的速度超过外周组织细胞的清除能力及细胞外液的缓冲能力时，即产生乳酸堆积，按其程度分为高乳酸血症及乳酸性酸中毒。糖尿病乳酸性酸中毒是不同原因引起血乳酸持续增高达 5mmol/L 以上和 pH 减低（7.35）的异常生化改变所致的临床综合征，重症临床少见，后果严重死亡率高。

乳酸性酸中毒死亡率很高，是糖尿病急性并发症之一。主要的发病原因有两种。

①产生乳酸过多：糖尿病慢性并发症，如合并心、肺、肝、肾脏疾病，造成组织器官缺氧，引起乳酸生成增加；糖尿病患者存在糖代谢障碍，糖化血红蛋白水平升高，血红蛋白携氧能力下降，造成局部缺氧，致使丙酮酸氧化障碍及乳酸生成增加；休克时伴有末梢循环衰竭，组织缺血缺氧，乳酸生成增加；酗酒引起急性酒精中毒，乙醇在乙醇脱氢酶的作用下生成乙醛，乙醛氧化生成乙酸，乙酸进一步代谢使机体生成乳酸增多；一氧化碳中毒可直接抑制呼吸链的细胞色素氧化酶的作用，使动脉氧含量降低，产生低血氧症而造成乳酸中毒；儿茶酚胺能收缩骨骼肌及肝内血管，引起肝摄取乳酸功能下降，肌肉因组织缺氧而释放乳酸增加，造成血中乳酸增高。

②乳酸清除不足：糖尿病性急性并发症，如感染、酮症酸中毒等，可造成乳酸堆积，诱发乳酸性酸中毒；糖尿病慢性并发症，如肝肾功能障碍又可影响乳酸的代谢、转化及排出；双胍类降糖药使用不当（剂量过大或选择不当），尤其苯乙双胍，其半衰期长，排泄缓慢，能抑制肝脏和肌肉等组织摄取乳酸；抑制线粒体内乳酸向葡萄糖转化，引起乳酸堆积；对乙酰氨基酚大剂量或长期服用可引起暴发性肝坏死，导致乳酸清除障碍。

二、临床表现

乳酸性酸中毒起病较急，有深大呼吸（不伴铜臭味）、神志模糊、嗜睡、木僵、昏迷等症状，可伴恶心、呕吐、腹痛。缺氧引起者有发绀、休克及原发病表现。药物引起者常有服药史及相应中毒表现。但本病症状与体征可无特异性，轻症临床表现可不明显，可能仅表现为呼吸稍深快，

常被原发或诱发疾病的症状所掩盖，应注意避免误诊或漏诊。

三、实验室检查及辅助检查

动脉血乳酸 $2\sim4mmol/L$ 为高乳酸血症；$> 5mmol/L$ 诊断乳酸中毒（DLA）。$pH < 7.3$、$CO_2CP < 20vol\%$、阴离子间隙 $> 18mmol/L$。

四、诊断与鉴别诊断

（一）中医辨病要点

糖尿病乳酸性酸中毒在出现神志昏迷之前多有肺燥津枯、大渴引饮之症，其后转归于肝肾阴竭，最后出现阴脱阳亡、阴阳离决的危候。乳酸性酸中毒起病急，昏迷前多数无明显不适，开始即见痰浊蒙蔽清窍，出现神志昏迷，此时为病情转机的关键，若治疗失当即可内闭外脱，阴阳离决。临床宜急用芳香化浊、清心开窍之法，继而回阳固脱，益气生脉。

（二）西医诊断要点

对口服双胍类降糖药物的糖尿病患者出现严重酸中毒而酮体无明显增高者，应考虑本病。对休克、缺氧、肝肾功能衰竭者，在酸中毒较重时，必须警惕乳酸性酸中毒的可能性。通过血乳酸、动脉血 pH、二氧化碳结合力、阴离子间隙、HCO_3^-、血丙酮酸等测定，可以确诊。

主要诊断标准：①血乳酸 $> 5mmol/L$；②动脉血 $pH < 7.35$；③阴离子间隙 $> 18mmol/L$；④ $HCO_3^- < 10mmol/L$；⑤ CO_2 结合力降低；⑥丙酮酸增高，乳酸／丙酮酸 $> 30:1$；⑦有糖尿病史，或符合糖尿病诊断标准；⑧血酮体一般不升高。

（三）鉴别诊断

DLA 作为糖尿病急性并发症，应该与

糖尿病酮症酸中毒以及糖尿病非酮症性高渗综合征进行鉴别。在糖尿病急性并发症当中，DLA容易发生多脏衰等，预后最差。

五、中医治疗

1. 痰浊中阻

临床表现：倦怠乏力，腹胀纳呆，神昏，嗜睡，舌苔白腻，脉濡滑。

治法：芳香化浊，和胃降逆。

方药：藿香正气散合温胆汤加减。

参考处方：藿香12g，川厚朴、姜半夏各10g，茯苓15g，枳壳、竹茹、陈皮、菖蒲各10g。

临床应用：恶心呕吐不止可加砂仁6g，旋覆花、代赭石各10g；便溏腹胀加炒白术10g，大腹皮15g。

2. 痰浊蒙蔽

临床表现：神志昏蒙，时清时昏聩，肢体困乏，继则神志不清，舌苔厚腻，脉濡滑。

治法：豁痰开窍，化浊醒脾。

方药：菖蒲郁金汤加减。

参考处方：鲜菖蒲30g，川郁金、炒山栀、竹叶、丹皮各10g，金银花30g，连翘15g，玉枢丹2片（化服）。

临床应用：痰热重加胆星、川贝母各10g；热闭心窍加至宝丹以清心开窍；秽浊闭窍加苏合香丸，加强芳香开窍之力。

3. 阴脱阳亡

临床表现：面色苍白，大汗淋漓，目合口开，撒手遗尿，神志昏蒙，气短息微，四肢厥逆，舌淡苔腻，脉微欲绝。

治法：益气养阴，回阳固脱。

方药：参附汤合生脉散加味。

参考处方：人参10g（另煎兑入），炮附子12g，干姜10g，麦冬15g，五味子10g，炙甘草6g。

临床应用：若大汗不止加生黄芪、龙骨、牡蛎（均先煎）各30g。

应该强调指出的是，本病必须积极接受西医学救治措施，应该根据病情采取补液、补碱及胰岛素治疗。

六、中西医协同治疗

DLA的救治，首先应该明确和去除诱发乳酸性酸中毒的诱因，停用所有可诱发乳酸性酸中毒的药物及化学物质，有利于B型乳酸性酸中毒的治疗。改善患者的缺氧状态，开始阶段患者呼吸急促，随后可出现呼吸肌衰竭，应立即予以吸氧，并做好人工呼吸的各种准备。治疗过程中，应密切注意血压、脉搏、呼吸等生命体征的变化，加强病情观察，及时进行血乳酸、血气分析（pH、HCO_3^-）、血糖、血电解质、阴离子间隙等血生化检查，并密切随访复查。

（一）纠正休克

积极纠正休克是治疗乳酸性酸中毒的重要措施，补液扩容可改善组织灌注，减少乳酸的产生，促进利尿排酸。输液宜用生理盐水，避免使用含乳酸的溶液。肾上腺素和去甲肾上腺素强烈收缩血管，减少肌肉、肝脏血流量，应予禁用。

（二）纠正酸中毒

乳酸性酸中毒对机体损害严重，必须及时纠正。在此总结其具体措施如下。

1. 碳酸氢钠

应用碳酸氢钠注射液治疗乳酸性酸中毒存在争议。以往强调乳酸性酸中毒经确诊后，应立即给予大量碳酸氢钠。近年来研究表明，大剂量碳酸氢钠可引起血钠过高、血渗升高、容量负荷加重，血乳酸反而升高。其机制为碳酸氢钠静脉滴注后，CO_2产生增多，进入细胞使细胞内pH下降，加重细胞内酸中毒，可导致心肌收缩力减弱，心排血量减少，组织血氧灌注降低，无氧代谢加强，乳酸及 H^+ 产生增多，加重酸中毒，增高死亡率。有主张给予小剂量碳酸氢钠，采用持续静脉滴注的方式，使 HCO_3^- 上升 4~6mmol/L，维持在 14~16mmol/L，动脉血 pH 上升至 7.2。酸中毒严重者（血 pH < 7.0）纠正不宜太快，尤其肺功能及循环功能减退者，CO_2 容易蓄积而进一步加重缺氧。

2. 二氯醋酸（Dichloroacetate，DCA）

该药是丙酮酸脱氢酶激活剂，能迅速增强乳酸的代谢，并一定程度上抑制乳酸的生成，所以可用于纠正乳酸性酸中毒。但目前还是一种研究性药物，尚不能作为临床常规用药。

3. 美蓝（亚甲蓝）

该药是氢离子接收剂，可促使乳酸脱氢氧化为丙酮酸，常被用于乳酸性酸中毒，但疗效不确切。

4. 透析治疗

采用不含乳酸钠的透析液进行血液或腹膜透析治疗，可加速乳酸排泄，并可清除苯乙双胍等引起乳酸性酸中毒的药物，一般多用于不能耐受钠过多的老年患者和肾功能不全患者。

5. 胰岛素和葡萄糖

胰岛素不足是导致糖尿病乳酸性酸中毒的诱因之一。胰岛素不足使丙酮酸脱氢酶活性降低，丙酮酸进入三羧酸循环减少。此类患者宜用胰岛素治疗，与葡萄糖合用，有利于减少糖类的无氧酵解，有利于血乳酸的消除。

七、经验传承

（一）程益春教授

糖尿病的基本病机为阴虚燥热，阴虚则生气乏源，燥热则伤阴耗气，可致气阴两虚；气虚帅血无力，阴亏液少不能载血畅行，燥热煎灼营血，血液黏滞，又可导

致瘀血阻滞。故糖尿病存在气虚、阴虚、燥热、瘀血四种主要的病理改变。程老师认为，糖尿病乳酸性酸中毒就是在此病理基础上感染邪毒、饮食不节、劳倦内伤、情志刺激等病因诱发而成。上述病因一方面可使燥热更加炽盛，热盛可化火成毒，如古人云"热之渐曰火，火之甚曰毒"，导致热毒留滞血分；另一方面又重伤脾气，使脾气更加虚弱，水谷精微不能得以正常运化及输布，致湿浊内停。热毒、湿浊加之瘀血蕴结于内，耗气伤阴，阻滞气机，使气阴更加虚耗，气机升降失常。清阳不升，浊阴不降，使病情进一步加重，故临证可见烦渴多饮、多汗多尿、神疲肢倦、呕恶腹胀等症状；邪毒扰蔽清窍，阴阳衰竭，神明失用，而出现嗜睡、神昏等危重证候。因此，本病病机为本虚标实，病之本为气阴两虚，病之标为热毒、湿浊、瘀血。糖尿病乳酸性酸中毒病机复杂，病情较重。程老师认为，在治疗时应以调整阴阳为基础，根据不同的发展阶段和病情的轻重缓急，做到准确辨证、分清标本、灵活立法。如见热毒、湿浊、血滞等标证突出者，当以去其标实为急务；若标本并重，则标本同治，待标实明显改善后，逐渐过渡为益气养阴、扶正固本为主。在整个治疗过程中切记时时顾护气阴，同时务必清尽邪毒，做到祛邪不伤正、扶正不留邪，邪去则正复。依据病情的变化，程老师常分下列四型施治。

（1）气阴虚耗：口干咽燥，多饮多尿，倦怠乏力，气短自汗，神疲嗜睡，舌红少苔，脉细无力。治则：益气养阴，清热生津。方药：生脉散合玉液汤加减（西洋参、麦冬、五味子、黄芪、鸡内金、黄连、生地黄、天花粉、葛根、玄参、马齿苋、地骨皮、丹皮）。

（2）浊毒内蕴：口干口黏，神疲肢倦，食欲不振，或见恶心呕吐，腹胀腹痛，头

晕头痛，嗜睡甚至昏睡，舌暗红，苔白腻或黄腻，脉滑数。治则：健脾化浊，清热解毒。方药：黄连温胆汤加减（黄连、茯苓、枳实、陈皮、竹茹、石菖蒲、佩兰、茵陈、苍术、玄参、泽泻、郁金、桃仁）。

（3）阴虚火炽：口唇樱红，烦渴多饮，身热汗出，心烦肢倦，便秘溲赤，皮肤干瘪或见四肢抽搐，头晕头痛，嗜睡神昏等，舌红绛，少苔或剥脱苔，脉细数。治则：滋阴清热，泻火解毒。方药：玉女煎合黄连解毒汤加减（生地黄、麦冬、生石膏、知母、天花粉、葛根、玄参、黄连、黄柏、赤芍、白芍、丹皮、地骨皮、马齿苋）。

（4）阴阳衰竭：口干唇焦，面色苍白，表情淡漠，汗出肢冷，呼吸深大或微弱，嗜睡或昏不知人，舌暗红，苔黄，脉细微。治则：益气回阳，救阴固脱。方药：四逆汤合生脉散加减（制附子、肉桂、干姜、西洋参、五味子、麦冬、生地黄、山茱萸、山药、石菖蒲、郁金）。

（二）赵进喜教授

赵进喜教授认为糖尿病乳酸性酸中毒是危急重症，虽然单纯中医药治疗难以尽其全功，但中医药并不是完全无用武之地。在积极接受中医药辨证救治，也可以提高抢救成功率。赵进喜教授认为糖尿病核心病机是热伤气阴，这个观点似与传统说法"阴虚为本，燥热为标"抵牾，实际上并非如此。因为消渴病重症，确实可见阴虚燥热的证候。而且血糖越高，燥热临床表现越突出。如果燥热严重的一定程度，就可化生浊毒，进一步败坏脏腑、蒙闭清窍、阻滞气机升降出入，从而表现为多脏腑衰竭，以致发生神昏厥脱之变。所以治疗除了养阴生津、益气固脱之外，最应该重视燥热至极所化生的浊毒，应该重视和胃化浊解毒之法。方如竹叶石膏汤、升降散、橘皮竹茹汤、黄连温胆汤等，可随证酌情

选用。继发肾衰尿毒症，小便少，大便不通者，还可采用中药大黄、蒲公英、丹参、牡蛎、槐花、地榆等保留灌肠。赵进喜教授认为浊毒作为一个中医学概念，具有特定内涵，一定应该是糖尿病酮症酸中毒、乳酸性酸中毒以及肝衰竭、肾衰竭等这些疑难危及重症所独有，相应的治法也不同于一般的化痰、除湿、清热、解毒等。目前，浊邪、浊毒等概念，有被无限泛化的倾向，应该引起重视。如果慢性胃炎用陈皮、半夏、藿香、佩兰等化湿，糖尿病用黄连、黄芩等清热，痛风用四妙丸清除下焦湿热，而强调浊毒病机，既难言理论创新，也没有实际临床价值。

八、典型案例

蔡恩照医案

患者某，男，24岁，因"口干多饮多尿消瘦3个月余加重3天"入院。检查：血常规：WBC 23.8×10^9/L，N 84.6%，HBG 162g/L，PLT 223×10^9/L；随机血糖为8.6mmol/L；心肌酶谱CK-MB 32U/L；肾功能 BUN 12.4mmol/L，Cr 78.1μmol/L；电解质 K$^+$ 4.84mmol/L，Na$^+$ 139mmol/L，Cl$^-$ 99mmol/L；二氧化碳结合力5mmol/L，无机磷0.49mmol/L，尿酸595μmol/L；尿蛋白（+），尿酮体（+），尿糖（++）；血气分析：pH 6.557，PaO$_2$ 104.5mmHg，PaCO$_2$ 23.3mmHg，BE-37.3mmol/L，HCO$_3^-$ 2.0mmol/L，SatO$_2$ 95%，乳酸108ng/dL。刻下：口干多饮，烦渴喜冷饮，多尿，消瘦，纳差，恶心欲吐，周身困重，乏力懒言，大便干结，舌暗红，苔黄厚腻，舌脉滑数。

辨证：湿热蕴结、化火伤阴。

处方：予以解毒消秽饮。生石膏30g，葛根15g，丹参10g，黄精12g，生地黄12g，天花粉10g，苍术9g，玄参6g，黄连9g，石菖蒲12g，郁金10g，藿香10g，黄芩10g，竹茹10g，代赭石20g，大黄6g。

服上方颗粒剂 3 天后，患者口干多饮多尿明显改善，胃纳转佳，无明显恶心呕吐，周身乏力明显改善，大便调，舌质暗红，舌苔黄腻，脉滑略沉。继续上方，去竹茹、代赭石、大黄，加当归 10g，续服 5 剂后，上述症状均缓解，复查血气分析已正常，乳酸均阴性。

按： 消渴病病机历代医家均以阴虚燥热为论，阴虚为本，燥热为标。在此基础上，若外感时邪，蕴结化热，热毒炽盛，扰及神明，或阴虚阳亢，或运化失司，湿热浊邪内生；壅塞三焦，气机失司，郁而化火，耗损阴液，而成湿热、情郁、虚火、成痰、成毒、成瘀，体内各种代谢物质发生紊乱，浊毒物质蓄积体内，致使清阳不升，浊阴不降，互为因果，而致糖毒秽浊发生。治疗当以清热解毒、利湿化浊、益气生津、疏肝解郁为法。但应该说明的是，此例诊断应该是糖尿病酮症酸中毒，并非糖尿病乳酸性酸中毒典型案例，但其治疗思路还是很值得学习。特别提示，临床上遇到糖尿病乳酸性酸中毒，一定要采用中西医结合综合救治措施。

九、临证提要

糖尿病乳酸性酸中毒属于糖尿病危重症，常表现为多脏器衰竭，必须积极救治。临床上首先应该强调尽早明确诊断，解决引发乳酸性酸中毒的病因，并积极应用补液以及胰岛素治疗等。同时，可在辨证的基础上，明确证候本虚标实特点，针对性配合中医药治疗，常能够明显提高疗效。

糖尿病乳酸性酸中毒表现为神昏者，应该重视是闭证还是脱证，闭证应重视和胃泄浊清热解毒，脱证则应注意生津、益气固脱为主。临床表现为气随液脱者，可用生脉散加味益气养阴固脱；临床表现为阴竭阳亡者，可给予参附龙牡汤回阳固脱。必要时可用生脉注射液、参麦注射液、参附注射液等，对改善心衰等多脏衰，稳定心律，防治休克，都具有确切疗效。

同时，应该强调糖尿病日常管理，应当强调饮食有节、起居有常，劳逸结合，应该避免过量应该双胍类药物尤其是苯乙双胍等，积极防治糖尿病合并的多种感染等，以减少糖尿病乳酸性酸中毒发病机会。

参考文献

[1] 吴增常. 糖尿病并发乳酸性酸中毒 [J]. 内科急危重症杂志，1996，2（2）：80.

[2] 王育珊，徐宝珍，何艳玲. 糖尿病急症所致的昏迷 [J]. 中国社区医师，2002，18（2）：17-18.

[3] 徐昌盛，刘文革，黄英姿. 双胍类药物引起乳酸酸中毒 52 例分析 [J]. 中国糖尿病杂志，2010，18（5）：362-363.

[4] 周倩，陈定宇，萧定华. 糖尿病乳酸性酸中毒 20 例临床分析 [J]. 中华医学实践杂志，2003，2（10）：887.

[5] 马学毅. 乳酸酸中毒 [J]. 人民军医，1995，38（10）：14-16.

（邓德强　肖艳　许雷鸣　张淼）

第四节　糖尿病并发感染

糖尿病合并呼吸道感染

糖尿病是最常见的代谢紊乱疾病，感染是糖尿病的严重并发症之一，糖尿病合并感染已经被公认为是造成糖尿病患者发病率和死亡率明显上升的主要原因。糖尿病并发感染，常伴有泌尿道、胆管以及肺部感染，其中肺部感染占据第一位。据统计约有10%的糖尿病患者死于感染，而肺部感染约占糖尿病合并感染的45%，其病死率可达41%，糖尿病不仅使肺部感染的风险增加，而且病情加重，治疗较困难，预后更差。

糖尿病合并呼吸道感染，根据其病邪的浅深与主症特点，当属于中医学"消渴病"继发的"感冒""咳嗽""喘证"等。已存在基础病，临床表现与治疗等，又不同于单纯的"感冒""咳嗽""喘证"。

一、病因病机

（一）中医病因病机

糖尿病合并呼吸道感染的病因既有外感因素，又有体质与内伤久病的基础。

1. 外感因素

《素问·风论》提出："风者，百病之长也，至其变化，乃为他病也，无常方，然致其风气也。"风邪上受，首先犯肺，或夹寒邪、热邪、燥邪、湿邪。风邪留客肺脏，肺气郁闭，肺失宣降，水津失布，聚湿为痰，水津失布，聚湿为痰。脏腑中，脾为生痰之源，肺为贮痰之器，脾肺受损，脾气虚不能运化津液，水液代谢失常，水

湿停滞，湿聚为痰，痰湿犯肺，肺气上逆，还有肾不纳气均可致咳嗽、气喘。

2. 体质因素与内伤久病

《内经》所论"正气存内，邪不可干"，"邪之所凑，其气必虚"，说明了内伤正气不足是许多疾病尤其是外感疾病发生的重要因素。久病伤正或素体正虚，以致正气虚弱，无力抗邪，外邪乘虚而入，疾病因而发生。病初正虚邪侵，病久正虚邪恋，从脏腑辨证而论，肺脾两虚是本病核心发病机制。沈金鳌《杂病源流犀烛》亦指出："盖肺不伤不咳，脾不伤不久咳。"肺居于上焦，为五脏六腑之华盖，合于皮毛，易感邪气，肺喜润恶燥，肺气以宣降为顺。李俊教授认为感冒初起，肺气虚则卫表不固，外邪干肺致使肺气亏耗，气虚无力达邪；到感冒后期余邪未尽，化热伤阴，肺阴不足，阴虚火炎，灼津为痰，肺失濡润，气逆作咳；肺为水之上源，素体肺气亏虚，气不化津，津聚成痰，痰浊之邪常伴随不足之肺气同存，如再感外邪，易致风痰留恋，必致咳嗽迁延不愈。所见之症，咳声低微，少气懒言，气短不足以息，自汗畏风，喜唾清涎，舌淡苔薄白，脉浮虚无力等症。

糖尿病合并呼吸道感染的病机，初起多表现为邪犯肺卫，卫气郁闭，肺失清肃，出现发热，咳嗽；当外邪传里，热壅肺气，蒸液成痰，痰热郁阻，则见咳吐黄痰；邪热侵入营血，肺络损伤则见痰中带血，重者可从肺卫逆传心包。一般邪热在气分即解，病情转向恢复阶段。但仍可有邪退正虚，气阴耗伤的症状。如疾病进一步传

变，可邪热侵入心营，或热甚动风，可表现神昏谵语、抽搐等症。严重者因邪热内陷，正虚不能祛邪，可导致正虚欲脱的变证，出现邪热伤阴、阴液耗竭及阳气欲脱等危象。

（二）西医发病机制

糖尿病合并感染的发生率不同报道为32.7%~90.5%，据统计约有10%的糖尿病患者死于感染，而肺部感染约占糖尿病合并感染的45%，其病死率可达41%，糖尿病不仅使肺部感染的风险增加，而且病情加重，治疗较困难，预后更差。高血糖对机体有诸多不良影响：①使机体防御功能下降，高糖环境下不仅体液免疫失调，细胞免疫功能也下降，当血糖超过14mmol/L时，白细胞趋化性下降，吞噬功能减弱。血糖控制不良时，体内蛋白合成下降，分解加速，使免疫球蛋白、补体、抗体等生成减少，对致病菌的防御功能减弱，细菌可在肺内立足和生长繁殖；②肺是糖尿病微血管病变的靶器官之一，糖尿病患者肺毛细血管基底膜增厚，毛细血管床减少，肺表面活性物质降低，导致弥散功能下降，通气-血流比例失调，肺功能受损；③糖尿病患者红细胞2,3-二磷酸甘油（2,3-DPG）合成减少，血中HbA1c增高，使血红蛋白氧离曲线左移，不利于氧释放，易出现低血氧症，持续低氧及感染应激情况下使皮质醇、生长激素等分泌增多，导致血糖升高，增加感染风险；④糖尿病使肝脏转化VitA机能减弱，影响呼吸道上皮修复和角化过度，黏膜细胞分泌功能障碍，局部抵抗力下降；⑤糖尿病患者常并发胃轻瘫，尤其老年患者吞咽与声门动作不协调，增加误吸危险，加之气管和支气管黏液纤毛功能减退，咳嗽反射差，肺组织弹性低等均可致排痰障碍，易促使细菌进入下呼吸道，使其更易

生长繁殖。

1.上呼吸道感染

上呼吸道感染是外鼻孔至环状软骨下缘包括鼻腔、咽或喉部急性炎症的概称，又名"感冒"，是由多种病毒和细菌引起，以鼻咽炎为主要特征的急性呼吸道传染病，引起上呼吸道感染的病毒和细菌主要有鼻病毒、冠状病毒、腺病毒、柯萨奇病毒和链球菌等。根据病因和临床表现的不同，将上呼吸道感染分为普通感冒、病毒性咽炎或喉炎、疱疹性咽峡炎、细菌性咽炎、扁桃体炎等。病原体主要由飞沫传播，侵入上呼吸道黏膜，引起不同部位不同程序的急性炎症，以鼻、咽、扁桃体和喉部为著，黏膜水肿充血，以后增生变厚。潜伏期1~2日。起病常有受凉或过劳等诱因，初起咽部干燥不适，继而鼻塞流涕，头痛，咽痛，咳嗽，全身不适，或有低热，偶有便秘或腹泻。如属细菌感染或继发细菌感染时，则发热及局部化脓性炎症表现比较明显。如引起化脓性鼻窦炎、中耳炎或扁桃体炎等，可使病程延长，重者形成下呼吸道感染，如细支气管炎和肺炎，对患有呼吸系统功能障碍、心血管疾病、免疫系统受损的患者，以及婴儿和老年，由上呼吸道感染引起的并发症甚至会导致死亡。实验室检查可见白细胞计数正常或偏低，淋巴细胞比例升高。细菌感染的可见白细胞计数升高和中性粒细胞增多及核左移现象。现代微生物学研究表明，引起上呼吸道感染的病毒种类繁多，主要由流感病毒（甲、乙、丙）、副流感病毒、呼吸道合胞病毒、腺病毒、鼻病毒、埃可病毒、柯萨奇病毒、麻疹病毒、风疹病毒等。细菌感染可直接或继病毒感染之后发生，以溶血链球菌为多见，其次为流感嗜血杆菌、肺炎球菌和葡萄球菌等，偶见革兰阴性杆菌。其感染的主要表现为鼻炎、咽喉炎或扁桃体炎。上呼吸道感染多数为散发性，其发

病无年龄、性别、职业和地区差异，全年皆可发病，以冬春季节多见，但常在气候突变时流行。病原体主要通过含有病毒的飞沫和被污染的用具传播。由于病毒类型较多，人体感染各种病毒后产生的免疫力较弱且短暂，各种病毒间又无交叉免疫，故发病率极高，普遍易感。

2. 下呼吸道感染

下呼吸道感染（包括社区获得性和医院内获得性）在临床上极为常见。下呼吸道感染病原菌以革兰阴性菌占优势，铜绿假单胞菌、大肠埃希杆菌、肺炎克雷伯菌和金黄色葡萄球菌为下呼吸道感染的主要致病菌。肺炎支原体（MP）感染则是其发生的主要因素之一，由于其可通过飞沫传染，因此也是社区主要传染病之一。尤其是医院内获得性下呼吸道感染，近几年来其发病率和病死率均有升高趋势。

（1）糖尿病患者合并医院感染：糖尿病患者由于各种并发症的原因，住院时间相对较长，再加上自身疾病的特点，住院期间易合并呼吸道感染。病原菌以革兰阴性杆菌为主，其中铜绿假单胞菌、肺炎克雷伯菌、鲍氏不动杆菌、大肠埃希菌占前4位。

（2）糖尿病合并社区获得性肺炎：社区获得性肺炎是指在医院外易患的感染性肺实质性炎症，是威胁人类健康的重要疾病。糖尿病患者以中老年人居多，合并社区获得性肺炎病原菌主要以革兰阴性菌为主。其原因主要为糖尿病患者免疫力下降，且合并多种慢性并发症，容易并发感染，再加上平时滥用抗菌药物，尤其是广泛应用抑制革兰阳性球菌的抗菌药物，从而使正常菌群中革兰阳性球菌减少，革兰阴性菌为主，并通过自身吸入至各级气道。当机体抵抗力下降时，出现下呼吸道感染。

二、临床表现

1. 早期

发病急骤，有寒战、高热，体温迅速上升，呈稽留热，伴头痛、全身肌肉疼痛、呼吸急促，常伴有发绀，炎症常波及胸膜，引起刺痛，随呼吸和咳嗽加剧。开始痰为黏液性，以后呈脓性或铁锈色。部分伴有消化道症状，如恶心、呕吐、腹胀、腹泻，或口唇或鼻周疱疹，严重者可伴神经系统症状，如烦躁、嗜睡谵妄和昏迷等。体征不明显，肺部轻度叩浊音、呼吸音减低和胸膜摩擦音。

2. 中期（实变期）

糖尿病并发肺炎以革兰阴性杆菌感染者多见，可并迅速导致肺叶实变或支气管肺炎的融合性实变引起组织坏死或多发性空洞。当症状不典型时，体征为：肺部叩浊音，语颤音增强，可闻及支气管呼吸音。X线表现为大片均匀致密阴影。白细胞可升高（20~30）× 10^9/L 或不升高。

3. 晚期（消散期）

可闻及湿啰音，X线肺部阴影密度逐渐减低，透亮度逐渐增加，可见散在不规则的片状阴影，体征随病情逐渐恢复而减轻。

三、实验室检查及其他辅助检查

（1）血常规与血沉：白细胞数可正常，升高或偏低，血沉多正常。

（2）X线：肺纹理增多，小片状浸润或广泛浸润，病情严重者双肺弥漫性结节浸润，大叶实变及胸腔积液不多见。

（3）病原体检查：包括痰液镜检＋培养：病原菌浓度 ≥ 10^7CFU/ml，经纤支镜或人工气道吸引物镜检＋培养（ ≥ 10^5CFU/ml），防污染样本毛刷（PSB），支气管肺泡灌洗液的镜检＋培养（BAL），血和胸腔积液培养，甚至可通过肺组织活检找病原体。另外，还有血清学检查等。

四、诊断与鉴别诊断

（一）诊断要点

已确诊为糖尿病的患者，伴发热、咳嗽、咳吐黏痰、脓痰或痰中带血，或者当糖尿病患者症状体征不明显时，不易诊断，需做各种检查。X线随不同病理过程而表现为片状阴影或纹理增多。白细胞计数常升高，亦可不升高，应做痰培养、血培养。

（二）鉴别诊断

糖尿病并发肺炎常常症状不典型，应与下列疾病相鉴别。

（1）肺结核：浸润型肺结核与糖尿病合并肺炎轻型易混淆，但前者发病缓慢，无明显的毒血症，病灶常位于肺尖、锁骨上、下或肺中下叶。痰培养结核菌阳性。

（2）肺癌：约1/4支气管肺癌以肺炎的形式出现。常经抗生素治疗后久不消散，阴影逐渐明显。X线、痰脱落细胞、纤维支气管镜检查可协助诊断。

五、中医治疗

（一）治疗原则

糖尿病易耗气伤阴，导致气阴两虚，常可进一步发展为阳气不足和阴阳两虚，合并呼吸道感染时出现的外感邪气、痰湿、痰热、水饮、气滞、瘀血、食积以及里寒、里热均为实邪。吕仁和教授治疗本病常依本虚定证型，邪实定证候，分期辨证治疗，善用对药，处方精当，药专力猛，直达病所。

（二）辨证论治

1. 早期

（1）风寒束肺

临床表现：恶寒发热，咳嗽微喘，气急口干，舌红，苔白或黄，脉浮数。

治法：透表解毒，清宣肺气。

方药：桑菊饮合银翘散加减。

参考处方：桑叶10g，菊花10g，杏仁12g，桔梗6g，黄芩10g，银花15g，连翘12g，荆芥6g，牛蒡子10g，薄荷6g（后下）。

专家经验方推介：①清宣解表方（赵进喜教授经验方），组成：麻黄9~12g，杏仁9~12g，生石膏30g（先煎），黄芩6~9g，辛夷花9~12g，甘草6g。适用于太阳卫阳太过者，感受风寒之邪，外寒里热，即所谓"寒包火"感冒，临床表现为恶寒发热、头身痛、无汗、鼻塞流浊涕，数日不愈者，北京地区冬季感冒多见。

②柴胡解热方（赵进喜教授经验方），组成：北柴胡12g，银柴胡12g，黄芩9g，沙参9~12g，清半夏9~12g，荆芥6g，防风6g，生姜3片，大枣5枚（擘开），炙甘草6g。主要用治少阳气郁体质外感风寒，症见发热不退，伴恶心、头晕、口苦咽干者，屡用屡验。

③清肺排毒汤（国家中医药管理局新冠肺炎专家组方），组成：麻黄9g，炙甘草6g，杏仁9g，生石膏15~30g（先煎），桂枝9g，泽泻9g，猪苓9g，白术9g，茯苓15g，柴胡12g，黄芩6g，姜半夏9g，生姜9g，紫菀9g，款冬花9g，射干9g，细辛6g，山药12g，枳实6g，陈皮6g，藿香9g。作为新型冠状病毒感染肺炎统治方，可理解为麻杏石甘汤、射干麻黄汤、小柴胡汤、五苓散等加减方。

（2）痰热壅肺

临床表现：但热不寒，气急喘憋，鼻翼煽动，口渴烦躁，咳嗽频作，咯痰黄稠或带血，舌红苔黄，脉滑数。

治法：清宣肺热，化痰降逆。

方药：麻杏石甘汤合千金苇茎汤加减。

参考处方：麻黄6g，石膏30g（先煎），杏仁10g，甘草6g，桔梗6g，前胡6g，黄芩 10g，芦根 30g，川贝母 6g，鱼腥草 30g，冬瓜仁 10g，瓜蒌仁 10g。

（3）余热阴伤

临床表现：低热不退或午后潮热，咳嗽气促，动则乏力，心烦失眠，自汗，神疲，纳呆，舌红，苔黄，脉细数。

治法：益气养阴，清肺化痰。

方药：竹叶石膏汤加减。

参考处方：石膏 20g（先煎），竹叶 6g，沙参 10g，太子参 15g，石斛 15g，麦冬 10g，天花粉 12g，川贝母 6g，茯苓 10g，陈皮 10g。

2. 中期

（1）邪陷心包，热入营血

临床表现：高热不退，咳喘气急，喉中痰鸣，唇干舌燥，神昏谵语，舌绛红，苔黄厚，脉细数。

治法：清心开窍，解毒化痰。

方药：神犀丹加减。可先服神犀丹或安宫牛黄丸 1 粒。

参考处方：水牛角 30g（先煎），生地 15g，玄参 10g，石菖蒲 9g，金银花 15g，连翘 12g，板蓝根 15g，天竺黄 6g，竹沥 6g，石斛 6g，天花粉 10g。

（2）热盛风动

临床表现：高热，神昏，烦躁狂乱，四肢抽搐，气促胸高，咳嗽痰鸣，唇面青紫，舌红绛，苔干黄燥，脉弦滑数。

治法：清新开窍，凉肝息风。

方药：羚角钩藤汤加减。可先用紫雪丹 1 粒，研吞。

参考处方：羚羊角 3g（先煎），钩藤 9g（后下），金银花 15g，连翘 12g，玄参 12g，生地 15g，白芍 12g，竹沥 6g。

（3）阴竭阳脱

临床表现：高热骤退，汗出肢冷，呼吸迫促，面色苍白，神昏不清或谵语，舌质暗淡，脉微欲绝。

治法：益气固脱，回阳救逆。

方药：参附汤合生脉散加味。可先用独参汤频频灌服。

参考处方：人参 10g，麦冬 10g，附子 6g，五味子 4g，黄精 10g，生龙牡各 30g（先煎），甘草 6g。

3. 后期

（1）肺胃阴虚

临床表现：低热，口干，时有干咳盗汗，纳少，舌红，苔少，脉细。

治法：清养肺胃之阴。

方药：沙参麦冬汤加减。

参考处方：沙参 10g，麦冬 10g，石斛 10g，莲子 6g，川贝母 6g，橘红 10g，木瓜 6g，生谷芽 12g，甘草 6g。

（2）脾胃两虚

临床表现：眩晕，神疲，乏力，纳少，口干，大便时溏，舌淡偏红，苔薄，脉弱。

治法：健脾和胃。

方药：香砂六君子汤加减。

参考处方：太子参 15g，焦白术 10g，茯苓 12g，山药 15g，枳壳 6g，陈皮 6g，半夏 10g，木香 6g，砂仁 6g，甘草 6g。

（三）外治法

1. 贴敷、拔火罐

贴敷或拔火罐等方法，可促进炎症吸收。药用红藤、血竭、乳香、没药、白芥子等份为末。根据透视确定的部位，取适量药末，酌加饴糖调成糊状，敷于纱布上（4~5 层），敷于啰音密集处，每月 1 次，连贴 1 周左右。或用大黄、芒硝等份研末，醋调外敷，或于病灶部位拔水罐，背部肺俞穴等处拔火罐等，有一定作用。吕仁和教授尤善用贴敷疗法，在患者背部第六、七胸椎肩胛骨内侧寻找压痛点——经外奇穴——"一斗米"穴，以六神丸局部按压贴敷，治疗咳嗽、咯痰、咽喉不利等病症。

2. 推拿手法

吕仁和教授亦擅长使用推拿手法治疗内科病症。在治疗风寒表证，出现恶寒、头痛、身痛、头晕、鼻塞流涕等症状时，常选大椎、合谷、列缺、手三里、曲池等穴位，采用推、拿、点按等手法疏通气机，行气活血，振奋阳气，驱邪外出。受术者往往感觉到气血涌动，上达巅顶，周行四末，肌肤汗出，邪从表解，全身舒泰，诸症悉除，效如桴鼓。

（四）其他特色疗法

十八段锦

针对糖尿病合并呼吸道感染重点练习十八段锦的第五段与第九段、第十六段。

第五段：掌推左右理肺气。可疏理肺气，使肺气宣达，化气布津，通调水道，使百脉得朝，宗气得疏，可补肺益气，益肾健脾，化痰利水。

第九段：左右叩背益心肺。通过叩打背部，可增加肺、脾、肝胆的功能，保护心脏，可提高抵抗疾病的能力，预防感冒。

第十六段：捶打膻中益宗气。

右手攥拳捶打膻中穴，同时左手攥拳捶打至阳穴。而后左手攥拳捶打膻中穴，同时右手攥拳捶打至阳穴。如此反复56次。前膻中穴后至阳穴，两穴之间即是宗气所在，宗气是后天水谷之气和天阳之气交汇所生，是人体赖以生存之气。捶打膻中穴和至阳穴可促进两肺和气管的运动，可化痰、利痰、除痰以保护肺及气管功能。

（五）饮食疗法

饮食治疗应注意清淡饮食，多饮热水，尽量避免过嗜肥甘、辛辣及咸味品。

（六）情志疗法

糖尿病合并呼吸道感染尤其是肺炎，病情常比较严重，甚至可能危及患者生命，因此应该教育患者充分重视，做好日常防范。而且肺部感染还可加重糖尿病，导致血糖一时升高，因此应加强血糖检测。但也没有必要对一时性血糖波动，过分担心。

六、中西医协同治疗

1. 合理使用抗菌药物

在致病的病原菌不能被明确时，应选用强效的广谱抗菌药物，一旦病原菌明确，及时应用敏感抗菌药物。剂量和疗程要足，以便尽快控制感染。同时也要针对各种不同的临床表现给予相应的对症治疗。应该注意的是：抗菌药物的应用要以药敏为指导，应选用敏感的抗菌药物。足量足疗程应用抗菌药物，彻底控制感染。对于重症患者则应给予抗菌药物。由于糖尿病患者的微血管病变，易导致肾脏损害，故应避免应用有明显肾毒性的抗生素。

2. 积极控制血糖

积极治疗糖尿病，纠正糖代谢紊乱，增加机体抵抗力，及早发现和治疗局部损伤及感染病灶，避免继发感染。对已发生感染者，更应严格控制血糖，纠正酸中毒以利于抗感染治疗。其中，针对老年糖尿病患者血糖的控制须个体化因人而异，总的要求是呼吸道感染时空腹血糖不超过 8mmol/L，餐后 2 小时血糖不超过 10mmol/L。

中西医协同治疗方面，中医认为糖尿病，最容易耗气伤阴，导致气阴两虚，常可进一步发展为阳气不足和阴阳两虚。正气不足，容易合并呼吸道感染，而外感邪气，并出现痰湿、痰热、水饮、气滞、瘀血、食积以及内热等标实证候。临床治疗本病常可以本虚定证型，邪实定证候，分期辨证治疗。

七、疗效判定标准

（一）糖尿病合并上呼吸道感染的疗效评价

临床可参照普通感冒的疗效评价标准。普通感冒的常见症状指标包括发热、咳嗽、头痛、鼻塞、咽痛或咽痒、全身酸痛、流涕、恶寒等，行业标准评价疗效一般分为三个等级。

痊愈：症状完全消失。

有效：发热消失，其他主要临床症状减轻。

无效：临床症状无改善或加重。

（二）糖尿病合并肺部感染的疗效评价

临床可参照中华人民共和国中医药行业标准《中医内科病证诊断疗效标准》（ZY/T001.1-94）风温肺热病的诊断依据、证候分类、疗效评价标准进行，也是分为三个等级。

治愈：临床症状、体征消失，实验室检查指标以及 X 胸片恢复正常。

好转：临床症状、体征以及实验室有改善，X 线胸片未完全吸收。

无效：病情未见好转。

八、经验传承

（一）吕仁和教授

辨证论治是中医最重要的特色之一。其哲学基础是解决矛盾的特殊性，具体情况具体分析。更全面的说法，应该是中医具有"个体化"治疗的特色。所以，不同的"病"，同一种病不同的"期"，同一种病不同的"人"，不同的"证"，不同的"症"，具体治疗方法当然应该不同。"病""期""人""证""症"，各有其意义，都不能忽视。吕仁和教授基于临床实

际，总结了独特的"六对论治"思路，就体现了"病""证""症"并重的精神。"六对论治"具体包括：①对症论治；②对病辨证论治；③对症辨病与辨证论治相结合，④对病论治（即对病因或病机论治）；⑤对病辨证论治；⑥对病分期辨证论治。其中，对病分期辨证论治最有特色。疾病早期，常兼夹表证。风寒证加麻黄、桃仁、荆芥散寒解表；风热证加金银花、连翘、薄荷、桑叶、菊花等辛凉透邪；温燥证加桑叶、桔梗、象贝母、沙参清热润燥；凉燥证加苏叶、紫菀、款冬花温散凉燥；暑湿证加藿香、佩兰、香橼、佛手解暑化湿。中期多为邪盛里实证。痰热证加麻黄、石膏、黄芩、象贝母清热化痰；肺热化毒证加桑白皮、黄芩、连翘、鱼腥草泻热解毒；热入营血加水牛角、生地、玄参、板蓝根清热凉营；热盛动风加羚羊角、钩藤及紫雪丹清热息风；痰湿证加陈皮、半夏、苍术、白术、猪苓、茯苓化痰除湿；肝火证加黄芩、栀子、黄连、柴胡清泄肝火；胃肠热结证加大黄、厚朴、芒硝清热通腑；湿热证加苍术、黄柏、牛膝、生薏苡仁化湿清热。后期多为正虚邪恋。气虚兼表证用参苏饮益气解表；阴虚兼表证用葳蕤汤加减滋阴发汗；血虚兼表证用葱白七味饮化裁养血散寒；肺阴耗伤用沙参、麦冬滋养肺阴，用桑白皮、地骨皮清肺泻火。

（二）赵进喜教授

治疗糖尿病合并肺部感染，赵进喜教授认为属于"痼疾加以卒病"，遵仲景《金匮要略》之旨，主张"先治其卒病"，强调治肺为先，或宣肺，或清肺，或降肺，或泻肺，强调应该根据具体病情"治标为主，兼以治本"或"先治标，后治本"。尤其是糖尿病患者合并普通上呼吸道感染，赵进喜教授更主张宣肺祛邪为先，强调不能过用寒凉，也不能过用收敛、补益、滋腻

之药。因为外感咳嗽尤其是冬季咳嗽，风寒为主，或以风寒为诱因。过用寒凉，或饮冷，最容易冰伏邪气，导致风邪留恋，肺气失宣，治以疏风止嗽方加减，即轻宣之法。止嗽散以荆芥、陈皮、桔梗、甘草疏风宣肺，利咽止咳，紫菀、百部润肺止咳，白前降气祛痰。主要适用于外感咳嗽反复不愈者。赵进喜教授常用经验方——疏风止嗽汤，即止嗽散变方。处方组成：荆芥3~6g，防风3~6g，桔梗6~9g，甘草6g，薄荷6~9g（后下），钩藤12~15g，白前9~12g，陈皮9~12g，枳壳9~12g，蝉蜕8~12g，僵蚕9~12g。主要适合于外感病，过用寒凉药物，或进食生冷，风邪内伏，表现为咽痒咳嗽、头目不爽者。体现了吴鞠通《温病条辨》"治上焦如羽，非轻不举"的精神。应用质地轻，药性轻灵，具有升散宣发作用的药物。用量不宜太大。首次服药，可以温服取微汗，以散风邪。若风邪夹寒，症见咳嗽白痰，遇寒诱发者，可以加生姜、紫菀、款冬花等。若风邪化热，症见咽干，咳痰黏稠，舌尖红苔薄黄者，可加用黄芩、连翘、牛蒡子、芦根等。屡有佳效。

九、典型案例

吕仁和教授医案

刘某某，女，住北京永定门外。初诊：2003年12月5日。病史：糖尿病病史10年，高血压病史5年，冠心病病史。吸烟史多年，现已戒烟。近3日受凉后出现咳嗽、咯痰，痰黏，量不多，色黄白。无发热、胸痛。刻下症：咳嗽，痰少，质黏难出，胸闷、气短，时有心悸，腹胀时作，大便偏稀。感冒后恶心，乳房胀痛。小便涩痛。舌淡胖，苔白腻。脉弦滑。

西医诊断：2型糖尿病，高血压，冠心病，上呼吸道感染。

中医诊断：消渴病，咳嗽。辨证：心肺气虚，痰热内蕴，肝胃气滞。

治法：化痰理气，解郁通经，兼补气阴。

处方：紫苏子10g，苏梗10g，香橼10g，佛手10g，牡丹皮15g，丹参15g，桑白皮30g，黄芩10g，麦冬10g，太子参30g，五味子15g，青皮10g，陈皮10g，半夏10g，枳壳10g，枳实10g，香附10g，王不留行10g，路路通10g，乌药10g，玄明粉10g（分冲）。14剂水煎服。

二诊：2003年12月26日。咳嗽、咯痰均已愈。胸闷、心悸缓解，乳房胀痛消失。时烦闷、欲呕，头晕，胸前紧感，大便干，眠可，舌淡胖，苔薄白，脉弦，略滑。

处方：全瓜蒌30g，薤白10g，柴胡10g，赤芍30g，白芍30g，枳实10g，枳壳10g，牡丹皮20g，丹参20g，栀子10g，生甘草6g，太子参30g，陈皮10g，半夏10g，香附10g，乌药10g，瓦楞子30g，玄明粉10g（分冲），葛根10g，熟大黄10g。14剂水煎服。

其后，长期坚持中医药治疗，病情归于稳定。

按：老年糖尿病患者，糖尿病病程较长，同时合并高血压、冠心病等多种内科疾病，脏腑亏虚在先，尤以心肺气虚为甚，卫外不固，易感外邪；心气不足，感邪后则见心悸、胸闷等症状加重；肺气不宣，气机阻滞，故见咳嗽；津聚为痰，痰阻气机，肝胃不舒，故见胸闷、气短、恶心、腹胀等症状。急则治标，吕仁和教授治疗此类患者，必先通络解郁、宽胸化痰、通腑行气，使气机畅通，升降得宜，自然痰消咳止。兼顾本虚之证，稍予太子参、五味子，益气养心、护心。本例患者症见时有烦闷、欲呕，乳房胀痛或乳头瘙痒，为肝经蕴热、肝气不疏之证，因此外感症状缓解后，则以四逆散为主方加减用药，疏肝理气、化痰泄热，对病辨证论治，继续调补为上。

十、现代研究进展

糖尿病是一种临床较为常见的内分泌代谢性疾病，已成为危害人类健康的第三大疾病，随着人们生活方式、饮食习惯的改变，糖尿病的发病率逐年上升，严重威胁人们的生命健康。糖尿病患者由于长期的高血糖，营养物质代谢发生紊乱，且机体免疫功能下降，非常容易并发感染，尤其是肺部感染。糖尿病并发肺部感染，使患者无法有效地控制血糖，进而加重患者的病情，导致糖尿病的死亡率不断增加。根据本组实验结果显示，常见导致糖尿病合并肺部感染发生的主要因素包括血糖控制不佳、高胆固醇、β_2 微球蛋白异常、D-二聚体异常等。其中，由于患者患有高血糖，导致胰岛细胞功能受到破坏，导致胰岛素难以实现控制，出现胰岛抵抗现象，影响血糖代谢，引起糖尿病。根据多项实验结果显示，导致 2 型糖尿病发生的危险因素之一包括高胆固醇血症，另外影响胰岛素抵抗的因素还包括脂肪代谢异常，导致患者动脉粥样硬化性血脂异常，加重糖尿病患者病情。β_2 微球蛋白水平升高，表示患者血糖水平较高，破坏肾脏微小血管，因此，通过测量 β_2 微球蛋白水平可观察病情进展。D-二聚体异常表示血液黏稠度升高，损坏血管内皮细胞，发生低度炎症反应，导致患者机体代谢紊乱，影响患者机体的胰岛素分泌及血糖代谢。根据上述分析，应采取以下防护措施。

（1）积极控制血糖水平：糖尿病合并肺部感染患者处于应激状态，使用胰岛素积极治疗并发肺部感染，尽量快地降低患者血糖水平，根据患者的血糖情况来调整胰岛素的使用量。

（2）加强自我保健：坚持锻炼，定期参加有氧运动，增强机体心肺功能，提高抵抗能力。

（3）合理使用抗生素治疗：患者发生肺部感染后应该选择合适的抗生素，在使用抗生素的过程中需要注意不良反应发生的情况。

（4）注意饮食：注重均衡饮食，并严格执行糖尿病患者膳食方案，增强营养，提高患者机体免疫功能。还要注意补充水分，喝水不少于 1800ml/d，可喝适量含盐的水。

（5）在治疗过程中应该注意保护患者脏器功能。

综上所述导致糖尿病合并肺部感染的因素包括血糖控制不佳、高胆固醇血症、β_2 微球蛋白异常及 D-二聚体异常等。在临床治疗时，为保证患者治疗效果及生活质量，必须有效控制血糖水平、血脂、β_2 微球蛋白及 D-二聚体的水平，从而有效地防止糖尿病患者并发肺部感染。对于糖尿病合并呼吸道感染的病患在采用西医治疗的同时，采用中药论治控制感染，能够帮助患者解除相关症状提高治疗总有效率，减少复发。

十一、临证提要

糖尿病患者呼吸道感染不同于一般人的呼吸道感染，首先要控制好患者的血糖。所以，在临床辨证治疗中应处处注意，谨慎用药。强调采用个体化的治疗方案对患者进行整体治疗，针对病因、病机、症状特点、病情发展的不同阶段、患者的个体特点综合防治。

因糖尿病易耗气伤阴，导致气阴两虚，常可进一步发展为阳气不足和阴阳两虚。合并呼吸道感染时出现的外感邪气、痰湿、痰热、水饮、气滞、瘀血、食积以及里寒、里热均为实邪。因此，对糖尿病患者合并呼吸道感染患者，应注意分期辨证治疗，同时注意分清标本缓急，或标本同治、标本兼顾，或治标为主兼以治本，甚或先治标，后治本，应该重视处理好治标与治本的关系。实践证明：中西医结合治疗糖尿病合并呼吸道感染与单纯采用西药抗生素治疗相比，可显著提高治愈率。

糖尿病合并呼吸道感染患者的具体用药，如病变初起，迅即高热，则不能仅仅解表，常常需要与清热药同时用。因糖尿病患者阴虚内热之体，易邪从阳化，因此清热药宜早用，用量宜大，生石膏可用30~50g，少数患者用至90g。以肺与大肠相表里，保持大便通畅也很重要，一般说，通腑药应早用，结合清热药，腑气通则脏气自安，但应根据体质，恰当使用通腑之药。另外，还要注意是否夹有湿邪，湿热相交，往往会使病情复杂化。同时，也不能过用寒凉，寒凉过甚致邪气闭阻于里，所以有时还应配合温化之品。至于病后调理用药，一般常用甘凉之品，过用滋腻、甘温等，有可能碍邪，甚或引起死灰复燃。

糖尿病合并呼吸道感染的预防，应注意严格控制血糖，尽可能使血糖控制在理想范围。做好糖尿病患者的饮食控制、运动治疗、药物治疗、糖尿病教育、血糖监测、心理辅导等工作。而在流感季节，应重视接种流感、肺炎球菌疫苗。《中国2型糖尿病防治指南（2013）》建议：所有2岁以上的糖尿病患者须接种肺炎链球菌多糖疫苗；65岁以上的患者曾接种过疫苗而接种时间超过5年者，需重新接种；年龄≥6个月的患者每年都要接种流感疫苗。

参考文献

[1] 刘碧坚. 老年2型糖尿病合并肺部感染28例临床分析[J]. 现代医药卫生，2012，28（3）：392-393.

[2] 杨晖，裴国刚. 老年出血性脑卒中血压、血糖变化与预后关系[J]. 中外健康文摘，2009，6（14）：2425.

[3] 刘国顺. 中医治疗呼吸道感染疗效观察[J]. 亚太传统医药. 2010，6（7）：44.

[4] 魏伟. 肺炎支原体下呼吸道感染的临床特征分析[J]. 山东大学学报. 2009，47（9）：125-128.

[5] 张郁，乔福斌，任丽霞，等. 基层医院糖尿病合并肺部感染病原菌分布及耐药性分析[J]. 临床内科杂志，2010，27（7）：488-489.

[6] 刘泽林，付茂，傅祖植，等. 糖尿病并发肺部感染患者免疫功能变化及其影响因素研究[J]. 中国糖尿病杂志，2003，11（2）：139-140.

[7] 施伟生，肖昱. 糖尿病合并肺部感染57例危险因素分析[J]. 中国现代医生，2008，46（11）：153.

[8] 李文格，张炜，张华. 2型糖尿病合并呼吸道感染的临床分析[J]. 中华医院感染学杂志，2006，16（6）：650.

[9] 乔洁，胡镜清. 普通感冒中医常见症征、辨证诊断、疗效评价的文献分析[J]. 中国中医基础理论杂志，2009，15（2）：155-157.

[10] 中华人民共和国中医药行业标准. 风温肺热病诊断依据、证候分类、疗效评价标准[J]. 辽宁中医药大学学报，2013，（4）：7.

（邓德强　赵飞　王晶）

糖尿病合并胆囊炎

糖尿病与胆囊炎是两个系统的疾病，前者属于内分泌病，后者为消化系统疾病。近年研究发现：二者的关系愈来愈密切相关。糖尿病合并胆囊疾病的发病率，呈现出不断增高的趋势。由于糖尿病患者常常合并血管病变，因而胆囊也可能因供血不良而缺血；糖尿病患者的胆囊多数张力较低，收缩力差，有胆囊排空障碍，易发生胆汁存留，所以糖尿病患者胆囊的体积较非糖尿病者大。这一点在胆囊无感染、无结石情况下进行胆囊造影，已得到证实。再加上糖尿病患者本身抵抗力低，为胆囊及胆道系统感染提供了条件。据国内尸体解剖证明，糖尿病患者发生胆石症者是非糖尿病者的 2 倍；另外，约 1/3 胆石症患者在胆道手术同时发现有糖尿病。一旦糖尿病患者发生了胆囊病变，则胆囊坏疽、穿孔、气肿性胆囊炎等并发症出现的速度快且较严重。超过 65 岁的糖尿病患者患急性胆囊炎时的死亡率高，急诊手术的死亡率更高，有人统计要高于同龄无糖尿病者的 2 倍。

临床发现糖尿病患者合并胆囊炎或胆系疾病，一定要积极控制血糖。当血糖控制满意时，尽早选择外科手术治疗，切勿采取"等等看看"的态度，错过最佳手术时机。一旦急性感染发病，内科保守治疗失败，因为这些患者多为反复发作过，而且多次用过各种抗生素，大多数对抗生素有耐药，很容易出现内科治疗失败。等耗到被迫急诊手术，成功率很低，死亡率很高。故二者同时存在时，尽量择期手术治疗，避免急症手术。

一、病因病机

（一）中医病因病机

糖尿病合并胆囊炎是糖尿病常见慢性并发症之一，根据其临床表现可将该病归属于"胆胀""胁痛""结胸""黄疸"等病范畴，胆胀病始见于《内经》。《灵枢·胀论》指出："胆胀者，胁下痛胀，口中苦，善太息。"不仅提出了胆胀病名，而且对症状描述也很准确。《伤寒论》虽无胆胀之名，但其所论述的一些症状，如《辨太阳病脉证并治》所谓"呕不止，心下急，郁郁微烦者"，《伤寒论·辨少阳病脉证并治》

所谓"本太阳病，不解，转入少阳者，胁下硬满，干呕不能食，往来寒热"等都类似本病，该书中所载大柴胡汤、大陷胸汤、茵陈蒿汤等皆为临床治疗胆胀的有效方剂。其后《症因脉治》治疗胆胀的柴胡疏肝饮，《柳州医话》所创的一贯煎也属临床治疗胆胀习用的效方，叶天士《临证指南医案》首载胆胀医案，为后世临床辨证治疗积累了经验。近年来，在辨证治疗胆胀方面取得了不少经验，同时也在古方的基础上创建了一些有效方剂，既往多主张用外科手术治疗的病例，现在也可用中医药综合治疗，取得成功。其发病原因与体质因素、感受外邪、饮食失节、情志失调、劳伤过度密切相关。

1. 体质因素

肾为先天之本，先天禀赋不足，而致后天失养，故而脾肾两虚，脾主运化，肾主水，脾肾两脏功能不足，则影响水液的输布与排泄，造成水饮内停，阻滞气机的升降，出现"胆胀""胁痛"。

2. 湿热外受

外受湿热之邪，侵袭肝胆，导致肝胆疏泄不利，气机阻滞，不通则痛，而成胁痛。《素问·刺热论》指出："肝热病者，胁满痛。"《证治汇补·胁痛》指出：胁痛"至于湿热郁火，劳役房色而病者，间亦有之"。

3. 饮食失节

饮食物是后天化生气血的源泉，应以适量、适时为宜。《灵枢·五味》指出："谷不入半日则气衰，一日则气少矣。"饮食不节，伤及脾胃，脾主运化，脾运不健，则水湿内停，一则化痰生热，二则阻滞气机，故而出现"胁痛"等。

4. 情志失调

七情过激或过久，可直接伤及内脏，而"心主神明""肝主疏泄，调畅气机""脾在志为思"，因此内伤七情最易影响心、肝、脾三脏，出现肝失疏泄、脾气受损。肝郁化热与脾湿蕴结成肝胆湿热之证，故发为"胁痛""胆胀"。

5. 劳伤过度

久病耗伤，或劳欲过度，均可使精血亏损，导致水不涵木，肝阴不足，络脉失养，不荣则痛，而成胁痛。正如《金匮翼·胁痛统论》所说："肝虚者，肝阴虚也，阴虚则脉细急，肝之脉贯膈布胁肋，阴虚血燥则经脉失养而痛。"

若论糖尿病合并胆囊炎的病机，多因消渴病日久，阴虚燥热而致肝体失用，肝胆疏泄失职，气郁化火，气不化津，痰湿内生，故而出现肝胆湿热之证。消渴病痰湿内阻者，则因痰湿阻滞气机升降的同时化火生热，形成湿热胶着的情况。

胆囊炎属中医"胁痛""腹痛"和"胆胀"范畴，本病的发生主要与肝胆病变相关，病变脏腑主要在肝胆，与脾胃及肾有关。本病多因各种原因导致肝络失和、肝胆瘀滞，病机不外虚实两端，邪实阻滞导致胆腑不通，不通则痛；精血亏损导致肝络失养，不荣则痛；亦可变现为虚实夹杂。

总之，本病病机特点是肝胆之气郁结，气郁而致血瘀，瘀而化热，热与脾湿蕴结则成肝胆湿热之证，形成"胁痛""胆胀"，甚则湿热内结，日久成石，形成"结石"，若热积不散，则成脓化火，热毒炽盛，迫及营血，可致"亡阴""亡阳"。

（二）西医发病机制

1. 病因

（1）胆囊出口梗阻：糖尿病因代谢紊乱，易合并胆石症。胆石梗阻于胆囊管或胆囊颈，或管腔内蛔虫、胆汁浓缩等阻塞于胆囊。使分泌物在胆囊内积聚，胆囊增大，胆囊壁血管的淋巴管受压，发生血供不足、炎症，甚至缺血性坏死和穿孔。

（2）感染：糖尿病患者因抵抗力下降

易合并感染。肠道和胆道的细菌可上行至胆囊引起胆囊感染。肝脏的细菌也可经淋巴管而进入胆囊。另外，糖尿病合并某些全身性感染如败血症时，细菌可由血液或淋巴途径到达胆囊。

（3）胰液反流：反流胰液中的胰酶可由胆汁激活，使胆囊壁出现病变。另外，反流的胰液与胆汁酸结合，亦可激活磷酸酯酶，后者使卵磷脂转为溶血性卵磷脂，均作用于胆囊壁，产生损害。

（4）血管因素：糖尿病患者由于代谢紊乱合并血管病变，胆囊壁血管病变可导致胆囊黏膜损害，胆囊浓缩功能和弹力减退，出现纤维化，影响胆汁排泄。

（5）其他：如外科手术、灼伤等创伤可使胆汁黏稠度增加，排空减慢可导致急性胆囊炎，糖尿病患者易并发神经病变，迷走神经功能低下，胆囊张力的动力出现变异、排空时间延长。胆囊增大，渐渐出现胆囊壁纤维化、增厚伴慢性炎性细胞浸润。

2. 病理变化

（1）急性胆囊炎

①轻度充血水肿型：胆囊略膨胀，浆膜稍充血。如炎症轻重，则胆囊膨大与浆膜充血更加显著，囊壁肿胀，浆膜呈灰红色，失去正常光泽，并覆有少量炎性渗出物，胆囊常与其周围组织（或器官），特别是腹膜粘连。囊腔内有浑浊胆汁，胆囊管充血水肿，附近淋巴结也呈炎性肿大。显微镜检查可发现胆囊黏膜层有不同程度的充血与坏死。囊壁各层均有白细胞浸润。胆汁培养常见的病原菌为大肠杆菌、葡萄球菌、链球菌及厌氧菌。

②急性化脓型：囊壁明显增厚并有炎性渗出物，有时还有青紫色的坏死区域。胆囊底部血管分布较少，常为穿孔所在。穿孔的胆囊与附近器官或网膜粘连，并且常为后者所掩盖或包围，或同时有局限性

胆囊周围脓肿，胆囊如径向腹腔穿孔而产生弥漫性腹膜炎时，腹腔内可见有胆汁性渗出液，胆囊还可穿透入附近的十二指肠或结肠，并形成胆瘘。

（2）慢性胆囊炎

胆囊壁中度增厚，有时可有钙化，与周围组织粘连。由于瘢痕组织收缩，囊腔可变得非常狭窄，甚至完全闭合。如胆囊管或颈部为脓厚的黏液或胆石所嵌顿，胆囊也可膨胀，使囊壁变薄，囊腔内充满由囊壁黏膜分泌的黏液，呈稀薄液状，或浓缩成胶状小块，称为胆泥，囊内胆石多与囊壁的黏膜黏着，或机化被纤维网包裹。胆石可使囊壁发生溃疡或引起慢性穿孔。胆囊可与邻近器官粘连而产生幽门或结肠梗阻。显微镜检查可见胆囊黏膜损伤，代以肉芽或瘢痕组织，囊壁有淋巴细胞浸润、纤维性变或钙化现象。胆囊如无膨大，胆囊肌层常肥厚。

二、临床表现

糖尿病合并急性胆囊炎：常有慢性胆囊炎伴多次胆绞痛发作史。典型症状是右胁下剧烈的绞痛，常突然发作，可持续数小时或长达1~2天，有阵发性加重。疼痛可先在右胁下，并可放射至右肩胛部和背部，吸气时可使疼痛加重。胆囊区疼痛拒按、有压痛。同时可伴有寒战、发热、恶心、呕吐及黄疸等症状。

糖尿病合并慢性胆囊炎：发作时的症状可与胆囊结石的发作相似。患者胁下隐痛或压痛，痛涉右肩背，脘腹胀满，胸闷嗳气，食欲减退等。上述症状虽不严重，却顽固不愈，往往进油煎或高脂肪类食物后加剧。在有胆囊结石时多伴恶心呕吐。

三、实验室及其他辅助检查

体格检查：右上腹胆囊区可有压痛，程度个体有差异，炎症波及浆膜时可有腹肌紧张及反跳痛，Murphy征阳性。有些患者可触及肿大胆囊并有触痛。如胆囊被大网膜包裹，则形成边界不清、固定压痛的肿块；如发生坏疽、穿孔则出现弥漫性腹膜炎表现。

辅助检查：85%的患者白细胞升高，有时抗感染治疗后或老年患者可不升高。血清丙氨酸转移酶、碱性磷酸酶常升高，约1/2的患者血清胆红素升高，1/3的患者血清淀粉酶升高。B超检查可见胆囊增大、囊壁增厚4cm，明显水肿时见"双边征"，囊内结石显示强回声、其后有声影；对急性胆囊炎的诊断准确率为85%~95%。CT、MR均能协助诊断。对症状不典型的患者，99mTc-EHIDA检查诊断急性胆囊炎的敏感性达97%，特异性达87%，由于胆囊管的梗阻，胆囊不显影；如胆囊显影，95%的患者可排除急性胆囊炎。

四、诊断与鉴别诊断

（一）中医辨病和辨证要点

本病中心病位在肝，与脾、肾相关，病性为本虚标实，有学者认为其本在气阴两虚，瘀血阻滞，其标有挟湿热、气滞、热毒盛、脾虚胃气上逆及胆石的不同。

（二）西医诊断要点

1. 糖尿病合并急性胆囊炎

有糖尿病病史。右上腹急性疼痛伴发热、恶心、呕吐。体检右上腹有压痛，白细胞计数增高，超声有胆囊壁水肿，即可确诊为本病，如过去有胆绞痛病史，则诊断更可肯定。

2. 糖尿病合并慢性胆囊炎

有糖尿病病史。口服胆囊造影时，显影甚淡，在除外肝病和吸收不良症后，即可诊断本病。如造影正常，又未见结石则可除外本病。静脉胆囊造影时，如胆囊不显影，则提示胆囊管阻塞，在排除其他原因后，可诊断本病。

（三）鉴别诊断

糖尿病合并急性胆囊炎应与下列疾病鉴别。

（1）急性胰腺炎：年龄一般较轻，疼痛以上腹正中及左上腹为甚，体征不如胆囊炎明显，血清淀粉酶大于500U/L，尿淀粉酶增高，超声示胰腺包膜水肿，胰腺肿大。

（2）冠状动脉病变：50岁以上，有心绞痛病史及典型心电图变化。

（3）急性阑尾炎：腹痛早期往往在中上腹，以后逐渐向右下腹部，很少呈绞痛性质，腹部压痛点较胆囊炎为低。黄疸的存在有助于胆囊炎的诊断。

另外，诊断糖尿病合并慢性胆囊炎还须与消化性溃疡、慢性胃炎、慢性肝炎、胃肠神经官能症及慢性泌尿道感染等做出鉴别。

五、中医治疗

（一）治疗原则

肝胆湿热为糖尿病合并胆囊炎主要的病理机制，多因先天不足，内伤饮食，情志失调，从而导致肝胆疏泄失职，发为湿热之证。治疗原则以疏肝利胆，清热化湿为主。

（二）辨证论治

1. 糖尿病合并急性胆囊炎

（1）气郁型

临床表现：右上腹有轻度或短暂的隐痛或钝痛，常有口苦、咽干、不思饮食，无明显寒热，无黄疸或有轻度黄疸，尿清长或微黄，舌苔薄白或微黄，脉平或弦紧。

治法：疏肝利胆，行气化瘀。

方药：大柴胡汤合金铃子散加减。

参考处方：柴胡12g，枳实12g，厚朴12g，黄芩10g，白芍12g，半夏12g，大黄10g，大枣5枚。

临床应用：黄疸加茵陈、茯苓各12g；呕恶加石菖蒲12g；便秘重用大黄（后下）。

专家经验方推荐：加味大柴胡汤（赵进喜经验方），组成：柴胡9~12g，黄芩9~12g，赤白芍各15~30g，虎杖12~30g，金钱草15~30g，郁金9~15g，鸡内金9~12g，木香6~9g，槟榔9~12g，熟大黄9~12g。适合于少阴郁热体质之人，肝胃热结，表现为胁肋腹满、大便不通者。若胆石症、胁痛、大便干结者，可加元明粉（冲服）。若湿热壅郁，症见目黄、尿黄、发热口渴者，可配合茵陈蒿汤，或加茵陈、鸡骨草、青叶胆、丹皮、丹参等。若大便干结，舌苔厚腻，脉弦滑实者，可加用元明粉6~9g（冲服）。若恶心呕吐突出者，可加用陈皮、姜半夏、苏叶、黄连等。

（2）湿热型

临床表现：有持续上腹部绞痛，阵发性加剧，有压痛及轻度腹肌紧张，伴口苦咽干，心烦喜呕，寒战或恶寒，高热，尿少色黄，大便秘结，或伴身目发黄。舌红、苔黄或黄厚腻，脉弦或滑。

治法：清热利湿，疏肝理气，攻里通下。

方药：复方大柴胡汤加减。

参考处方：柴胡15g，金银花15g，连翘15g，公英15g，枳实10g，厚朴10g，木香6g，泽泻10g，郁金10g，茵陈30g，大黄15g（后下），芒硝10g（冲服）。

（3）脓毒型

临床表现：持续性上腹部剧痛，伴寒战、高热、神志淡漠，甚至昏迷、谵语，全身晦黄甚至有出血现象，尿色如茶、量少，大便燥结，右上腹或全腹肌紧张，拒按或可触及包块（肿大胆囊），舌质红绛，舌苔干枯或无苔，脉弦数或沉细而弱。

治法：清热解毒，凉血散血，通里攻下。

方药：复方大承气汤合龙胆泻肝汤加减。

参考处方：栀子10g，龙胆草10g，木香10g，生地15g，柴胡15g，连翘30g，公英30g，板蓝根30g，大黄15g（后下），芒硝10g（冲服），黄连10g。

临床应用：神昏加安宫牛黄丸；脉细无力或神志淡漠加用参附汤或独参汤。

2. 糖尿病合并慢性胆囊炎

（1）肝郁气滞

临床表现：善怒、胁痛或上腹窜痛、脘胀嗳气。舌淡苔白或腻，脉弦细或紧。

治法：疏肝解郁佐以活血化瘀。

方药：柴胡疏肝散加减。

参考处方：柴胡10g，枳壳10g，白芍15g，川芎10g，香附10g，川楝子10g。

专家经验方推荐：柴芍六君子汤（赵进喜教授经验方），组成：柴胡9~12g，白芍12~30g，姜半夏9~12g，陈皮9~12g，太子参9~15g，炒白术12~15g，茯苓9~12g，焦三仙各9~12g，荔枝核15g，甘草6g。适合于少阳气郁体质，忧郁气结，或厥阴肝旺体质，肝郁脾虚，脾胃不和，临床表现为见胁痛，腹满，肠鸣，腹泻者，可配合痛泻要方加减。若肝胃不和，症见恶心呕吐者，可加用半夏、陈皮等，或用柴芍六君子汤加减。

（2）肝胆湿热

临床表现：腹痛拒按，口苦咽干，嗳腐，便秘，尿赤，舌红，苔黄或腻，脉弦滑或数。

治法：清利肝胆湿热。

方药：大柴胡汤合薏苡仁汤加减。

参考处方：柴胡10g，黄芩10g，半夏10g，白芍12g，枳实10g，大枣5枚，大黄12g，栀子12g，薏苡仁30g，全瓜蒌30g，丹皮15g。

（3）脾肾两虚

临床表现：腹痛绵绵，喜按喜温，食少便溏，心悸眩晕，虚烦少眠，月经不调，舌淡苔白或少苔，脉弦细或虚弱无力。

治法：健脾补肾。

方药：参苓白术散加减。

参考处方：太子参30g，茯苓12g，白术10g，枸杞12g，黄精15g，薏苡仁15g，山药12g，莲子心10g。

（三）针灸疗法

（1）体针：采用胆俞、中脘、足三里或胆囊穴、阳陵泉等穴位。腹痛加合谷，黄疸加至阳，高热加曲池，呕吐加内关。可选用2~4个穴，深刺，强刺激，持续捻针3~5分钟，留针3分钟，每日1~2次。

（2）电针：采用右胆俞（接阴极）、胆囊穴或日月，或中脘，或太冲（接阳极）。进针得针感后连接针麻仪，用可调波，刺激由弱渐强，至能耐受为度，每日2~3次，每次20~30分钟。

（四）饮食疗法

按体型和标准体重计算总热量。急性期只宜进食少量低脂流汁，炎症消退后逐渐恢复低脂肪低糖饮食，如瘦肉、鱼、奶、豆制品、新鲜蔬菜。忌用酒类。严格限制脂肪类食物，忌食含胆固醇高的食物，例如蛋类及炸、煎食物以及肉汤。禁食刺激性食物，例如咖啡、浓茶、姜、辣椒、葱、胡椒、香菜等味浓、刺激性强的食物，防止刺激胆囊及胆管收缩，加剧胆囊疼痛。含纤维多的食物不宜多吃，如粗粮、扁豆、豌豆、卷心菜、白菜帮、韭菜、蒜苗、芹菜、带皮的水果等。易产气食品，如牛奶、萝卜等也不宜多吃。此列举食疗方如下。

（1）薏米粥：薏苡仁50g，白米25g。先将薏米煮烂后入米煮粥。作早餐或不拘时食用。可用于本病康复期。

（2）山药桂圆粥：山药25g，桂圆肉15g，五味子3g。三药同煮作粥，晨起或晚临睡前食之。功能补益肝肾。

（3）消炎利胆茶：玉米须、蒲公英、茵陈各30g，加水1000ml，煎后去渣温服，每次250ml。对本病疼痛期有显效，且有降血糖作用，但饮量宜大。可当茶饮。

（五）情志及生活方式调节

教育患者严重性，以引起足够重视。同时，注意防寒，避免因气候突变而招致发病。保持乐观情绪，使大便通畅。夜间经常保持左侧卧位，有利于胆汁排泄。急性期应卧床休息，而后期及慢性胆囊炎可参加适当的体育锻炼，但需注意劳逸结合。

六、中西医协同治疗

（一）糖尿病合并急性胆囊炎

（1）控制血糖：初期宜选用胰岛素治疗，病情稳定后再改用口服降糖药。

（2）抗感染治疗：前1周可予氨苄西林、庆大霉素、阿米卡星静脉滴注，病情稳定后可改为口服抗生素。

（3）对症处理：如降温、输液、补充电解质，纠正酸碱、水电解质失衡等。

（4）严重者，应及时接受手术治疗。

（二）糖尿病合并慢性胆囊炎

糖尿病合并慢性胆囊炎西医治疗以控制血糖为主，可选用磺脲类或双胍类降糖药，若血糖控制不理想，应加用或改用胰岛素。病情稳定后可改用口服降糖药。

七、经验传承

（一）朱良春教授

朱良春教授本着寒热平调，通畅气机

的方法，在张仲景柴胡桂枝干姜汤的基础上，创作出"柴胡桂姜胆草汤"（柴胡、桂枝、干姜各10g，瓜蒌仁18g，生牡蛎30g，龙胆草、生甘草各6g）。顺应了胆腑喜通降和顺的生理特点，在临床上用于治疗胆热脾寒型的慢性胆囊炎，历年来取得了显著成效。此外，朱老还自拟"青蒿茵陈汤"（青蒿、茵陈各30g，黄芩、陈皮、旋覆花各10g，生甘草6g），用于慢性胆囊炎急性发作，可达祛湿泻热畅气机之效，且用方简练，在临床每每取得显著疗效。

（二）郁惠兴教授

郁惠兴教授认为慢性胆囊炎以热郁为"本"，气滞为"标"，将本病分为郁滞型，和湿热型，治疗上主张早期应用化瘀药，故重用郁金、威灵仙、郁金，且大黄为必用之品，再配伍清热利胆之黄芩、生栀子、蒲公英、绵茵陈、金钱草等，随症加减，获得了良好疗效。

（三）成冬生教授

成冬生教授常用辛开苦降之法治疗慢性胆囊炎中的中医辨病属于痞证的患者，即运用半夏泻心汤化裁，治疗凡慢性胆囊炎出现心下胃脘痞满者，并根据具体患者在临床上灵活加减用药或调整剂量，近年来，也取得了良好疗效。

（四）谢晶日教授

谢晶日教授认为各种原因所致的胆失通降，不通则痛是本病的病机关键，中医辨治应立足于肝脾，以疏肝利胆为首要之法，健脾和胃为根本之法，行气通腑为必行之法，活血通经为变通之法，临床上取得了满意的疗效。

（五）李培教授

秉"急则治其标，缓则治其本"之原

则，就慢性胆囊炎肝胆气机不畅，湿热中阻之病机，李培教授自创一方，临床用之，屡获奇效。对于慢性胆囊炎的治疗，必须将清热化湿，疏肝利胆作为治疗的根本，一切的胆囊炎疾病归根结底还是肝胆湿热，具体的治疗过程必须保证通畅，胆囊炎的患者必定有胆汁的郁结，通腑利胆是治疗的关键，但是胆汁的郁结有一定的不同，因为体热而郁结者，必须有效的清热，因为湿气过重而导致的胆囊炎者，应将湿气除去，并合理通瘀，如果湿热兼有，需要使用多种的方法进行相关的治疗，如果患者的体质相对较弱，治疗的病程相对较长，且各种的病症虚实混杂，则为虚在脾胃，实在肝胆的病症，肝胆往往郁热，如果疏通过度的话，会严重损伤脾胃的功能，从而使患者厌食，导致脾虚等，最终缺乏气力，此时当酌加健脾胃之品。李培教授经验方，药物组成：苍术、赤芍、甘草、姜黄、酒大黄、蒲公英、枳壳、木香、桂枝、黄连、吴茱萸、金银花、连翘。合并胆囊结石者加用鸡内金、金钱草、海金沙。此方中用了"理气消壅、清热化湿、通腑泻下"之法。如肝胆气机郁滞用理气之木香、姜黄、枳壳；湿热蕴结选清利湿热之苍术、蒲公英、赤芍、金银花、连翘；腑气不通选通腑泻下之大黄。配左金丸解肝胃郁热；桂枝反佐诸寒凉之品，防止苦寒伤胃，另桂枝可温痛经脉，取"湿为阴邪，非温不化"之义。

八、典型案例

（一）刘渡舟医案

刘某，男，48岁。患糖尿病已经3年，又有肝炎及胆囊炎病史。临床表现为口苦、口干，渴欲饮水，饮水不解渴，查尿糖（＋＋＋＋），伴有胸胁满而心烦，不欲食，食后腹胀，大便稀溏，每日二三次，舌质红，苔薄白，脉弦。

处方：柴胡14g，黄芩10g，干姜10g，桂枝10g，天花粉15g，牡蛎30g，炙甘草10g。

服用7剂，口渴明显减轻，口苦消失。上方加太子参15g，又继续服用20余剂后诸症全部消失、复查尿糖阴性。

按： 柴胡桂枝干姜汤是小柴胡汤变方，从组成看内含甘草干姜汤、桂枝甘草汤，可清少阳郁热，同时可治脾胃虚寒。有学者称之为"胆热脾寒"。临床特点就是既有口苦、咽干、心烦、胸胁苦满或胀痛症状，又有脘腹胀满、大便稀溏、不欲饮食等症。所以用此方治疗慢性肝炎、肝硬化、胆囊炎包括糖尿病伴发胆囊炎等，常有卓效。

（二）赵进喜教授医案

例1 杨某某，女，35岁，北京人。初诊日期：2000年6月22日。主因胁痛3日来诊。患者体形肥胖，两胁痛，伴见胸闷背痛，胃中嘈杂，脘腹胀满，进食后尤甚，平素食欲亢盛，喜食肥甘，爱生气，口苦咽干，大便偏干。B超示：胆囊结石。查舌暗红，苔腻，脉沉实。

西医诊断：肥胖症，胆石症。

中医诊断：胁痛（肝胃湿热、气滞血瘀）。

治法：疏肝和胃，泻热通腑，祛湿解毒，理气活血。

处方：大柴胡汤化裁。柴胡12g，黄芩9g，枳壳12g，木香9g，赤白芍各25g，炙甘草6g，大黄9g，虎杖15g，郁金15g，金钱草30g，鸡内金12g，吴茱萸3g，黄连3g，威灵仙15g，秦艽12g，并嘱其控制饮食，尤当禁食肥腻，适当运动，保持心情舒畅。

2000年6月29日复诊：服药7剂，胁痛背痛、胃脘嘈杂诸症消失，自述精神好，原方去吴茱萸、黄连，继续服中药治疗。1个月后，复查B超示：胆囊结石消失，体重减轻6kg，腹围减少2cm。自述四肢轻灵，腹无胀满。遂改用加味逍遥丸，巩固疗效。（《内分泌代谢病中西医诊治》）。

按： 此例患者以胁痛为主症来诊，辨为肝胃不和，湿热积滞，气机壅滞，其形成与少阳肝郁体质又加以过食甘肥、情志抑郁有关。所以治疗用大柴胡汤加减，熔四逆散、左金丸等名方于一炉。复加用郁金、金钱草、鸡内金，可利胆排石；加威灵仙、秦艽，可利胆止痛，所以能止痛，是因为威灵仙有解痉作用，所谓"缓急止痛"也，古人谓其可治"鱼骨梗喉"者，就是因为其有解痉之用。故诸药同用，应手而效。坚持用药月余，而体重明显减轻。是减法与和法同用的典型案例。

例2 张某某，女，62岁。初诊日期：2000年6月26日。主因胁痛2周来诊。患者体形胖，有胆囊切除手术史，曾诊断为高脂蛋白血症，血脂化验总胆固醇、甘油三酯、低密度脂蛋白均增高，高密度脂蛋白在正常范围内，B超示脂肪肝，西医诊断为腹痛原因待查，对症治疗未效，求中医诊治。刻下症：右胁下疼痛，食后尤甚，恶寒，汗出，双下肢轻度浮肿，大便每日一次，查右上腹部有压痛，无反跳痛，肠鸣音正常存在，舌暗，苔腻，脉右沉。

中医诊断：胁痛（肝气郁结、寒实积滞）。

治法：疏肝理气，散寒导滞。

处方：四逆散合大黄附子汤加味。柴胡9g，赤白芍各25g，枳壳9g，炙甘草6g，大黄9g，炮附子4.5g，细辛3g，延胡索25g，1剂。

二诊：2000年6月27日。服药1剂，大便得畅泄3次，右胁下疼痛当日减轻，中病即止。改方：柴胡9g，赤白芍各25g，枳壳9g，炙甘草6g，郁金12g，金钱草15g，鸡内金12g，槟榔9g，降香9g，甘松9g，延胡索25g，乌药9g。6剂。

三诊：2000年6月13日。胁腹疼痛大减，浮肿也退，时有嗳气，舌淡暗，苔腻，脉沉，原方减延胡索，加石菖蒲12g。并嘱其清淡饮食，调理情志，坚持服药。1年后来院复查，血脂指标均在正常范围，B超示轻度脂肪肝，自述服用中药1个月后停药，病情至今稳定。（《内分泌代谢病中西医诊治》）。

按： 此例即为患血脂异常症、脂肪肝、胆囊炎，虽已接受胆囊清除手术，临床表现以胁痛为主症，按中医观点依然与肝胆关系最为密切。所以方剂仍以四逆散加味。大黄附子汤是《金匮要略》治疗"胁下偏痛"寒实证的方剂，有温下之名，可散寒破结，泻下止痛，日本汉方医家矢数道明认为：只要是偏痛，无论是单侧腹痛，还是单侧腰腿疼痛，皆有效用。验之临床确实如此。本患者就表现为一侧胁腹疼痛，且舌淡暗，苔腻而不黄，脉沉，无明显热象，可谓切中病机，故而1剂即效。但大黄附子汤毕竟不是久用之方，所以当中病即止。改用调理之剂善后。药用槟榔、降香、甘松、乌药，行其气血、导其积滞也；药用石菖蒲者，开心气以止其嗳气也。

九、现代研究进展

西医学认为，2型糖尿病患者易患胆囊炎与高血糖、血脂代谢紊乱、微血管及神经病变有关，积极控制血糖、调节血脂及治疗血管、神经并发症是降低2型糖尿病患者胆囊炎发病率的关键。糖尿病本身易感性及引起自主神经病变，使平滑肌反应性减弱，胆囊收缩功能低下，形成糖尿病神经源性胆囊，胆囊排空迟缓，导致胆囊炎和结石形成。急性胆囊炎是由于胆管流通不畅，胆汁排出受阻、淤积，同时肠道内的细菌通过肝肠循环流至胆囊而发生感染。

糖尿病合并急性胆囊炎现代多以腹腔镜手术治疗,现代腹腔镜手术治疗急性结石性胆囊炎合并糖尿病具有手术时间短、术中出血量少、术后恢复时间短、术后疼痛轻和术后并发症少等优点,值得推广借鉴。糖尿病合并急性结石性胆囊炎患者年龄偏大,并发症多,营养状况较差,对疼痛反应性差,机体免疫力低下,炎症发展快,胆囊结石嵌顿胆囊张力高,血管硬化,胆囊末梢动脉可能易发生栓塞,易致胆囊坏疽穿孔。患者在疼痛、紧张以及麻醉、手术等状态下均可导致应激反应性血糖升高,血糖控制不稳定,甚至在急诊或围手术期出现酮症酸中毒或糖尿病高渗性昏迷。原发感染疾病不易控制,术后又容易并发其他系统的感染,高血糖状态使手术危险性增加,影响伤口愈合。因此,糖尿病合并急性结石性胆囊炎手术风险大。但对于发病不超过 72 小时者,做好充分的围手术期处理,选择合适的手术时机,行急诊腹腔镜胆囊切除术安全、可行。

糖尿病合并慢性胆囊炎西医治疗本病多以利胆、解痉止痛、抗感染、外科手术等方法为主,不良反应大,长期疗效不佳,中医治疗慢性胆囊炎疗效明确,可避免手术损伤,显著提高患者生活质量。中国知网中收录治疗慢性胆囊炎的中药药性以寒、温为主,药味以苦、辛为主,方剂以疏肝利胆、理气解郁、清热利湿、利胆通腑、温寒通阳、活血止痛为主。通过用药频次分析进一步总结出治疗慢性胆囊炎的常见药物有柴胡、枳实、白芍、黄芩、郁金、甘草、金钱草、大黄、川楝子和延胡索。通过关联规则对收集的处方进行挖掘分析,所收集的处方中常用的核心药对有柴胡、枳实,白芍、柴胡,黄芩、柴胡,郁金、柴胡,甘草、柴胡,白芍、枳实,白芍、柴胡、枳实,柴胡、金钱草,甘草、

枳实,郁金、枳实。

十、临证提要

糖尿病合并胆囊炎,既要重视糖尿病热伤气阴疾病病机,又要重视胆囊炎肝胆郁结、肝胆湿热、肝胃结热等常见证候,处理好治疗糖尿病与治疗胆囊炎的关系,处理好西医抗生素治疗等与中医药治疗的关系,处理好治本虚与治标实的关系,总的说应该疏利肝胆气机。

至于糖尿病合并胆道感染的预防,应该注意饮食调理,慎食生冷食品油腻等,并定期对胆道系统进行检查。急性胆囊炎患者,因其饮食受限,应采用静脉补液及胰岛素控制血糖,而停用口服降糖药。如果血糖很难控制,上腹疼痛剧烈,并出现黄疸,则必须做相应检查,以排除胰腺癌,不要被以往的胆囊炎诊断所限定以免延误治疗。

参考文献

[1] 邱志济,朱建平,马璇卿. 朱良春治疗慢性胆囊炎的廉验特色选析 [J]. 辽宁中医杂志,2003,30(8):606-607.

[2] 胡明卫. 郁惠兴名老中医治疗慢性胆囊炎经验总结 [J]. 中华中医药学刊,2011,29(11):2395-2396.

[3] 高凤琴,刘瑞. 成冬生运用"辛开苦降法"治疗慢性胆囊炎的临床经验 [J]. 现代中医药,2013,33(4):6-8.

[4] 李亮,孙志文,谢晶日. 谢晶日教授治疗慢性胆囊炎经验举隅 [J]. 四川中医,2017,35(06):150-151.

[5] 赵淑妙,秦万玉,李培. 李培教授治疗慢性胆囊炎经验 [J]. 临床医药文献电子杂志,2017,4(48):9489-9490.

[6] 张庆平. 急性结石性胆囊炎合并糖尿病的手术治疗效果分析 [J]. 糖尿病新世界,2017,20(14):7-8.

[7] Bouikian S, Anand RJ, Aboutanos M, et al. Risk factors for acute gangrenous cholecystitis in emergency general surgery patients.Am J Surg, 2015, 210（4）: 730-733.

[8] Karamanos E, Sivrikoz E, Beale E, et al. Effect of diabetes on outcomes in patients undergoing emergent cholecystectomy for acute cholecystitis.World J Surg, 2013, 37（10）: 2257-2264.

[9] nder A, Kapan M, lger BV, et al. gangrenous cholecystitis: mortality and risk factors.Int Surg, 2015, 100（2）: 254-260.

[10] 李济宇, 全志伟. 合并糖尿病急腹症患者围手术期处理［J］. 中国实用外科杂志, 2006, 26（2）: 91-93.

[11] 刘超. 糖尿病围手术期处理的要点与意义［J］. 中国实用内科杂志, 2008, 28（4）: 253-256.

[12] 韩萍. 合并糖尿病老年人围手术期处理［J］. 中国实用外科杂志, 2009, 29（2）: 115-117.

[13] Yang TF, Guo L, Wang Q.Evaluation of preoperative risk factor for converting laparoscopic to open cholecystectomy: a meta-analysis.Hepatogastroenterology, 2014, 61（132）: 958-965.

[14] 侯湘德, 白剑, 谢开汉, 邓中军, 罗明, 黄绍斌. 腹腔镜胆囊切除术治疗急性结石性胆囊炎合并糖尿病 59 例［J］. 中国微创外科杂志, 2016, 16（04）: 377-379.

[15] 陈宇华, 王晓素. 慢性胆囊炎的中医药治疗进展［J］. 世界中西医结合杂志, 2016, 11（12）: 1763-1765.

[16] 刘向津, 郭卉. 中医药治疗慢性胆囊炎方剂用药规律分析［J］. 天津中医药, 2017, 34（06）: 384-387.

[17] 俞小兰, 李淑菊. 糖尿病合并感染的预防及中医辨证调护［J］. 新疆中医药, 2002,（03）: 59-61.

（邓德强　梁伟娟　郝从丽）

糖尿病并发泌尿系感染

随着社会发展, 人民生活水平的提高, 糖尿病的发病率也呈逐年上升趋势, 感染在糖尿病的并发症最为常见, 作为一种应激反应可以加重糖尿病的发展, 诱发各种急慢性并发症, 使糖尿病的处理更加复杂。据统计在糖尿病合并感染中, 糖尿病患者的泌尿系感染发生率高出 16%~23%, 泌尿系感染发病率居第 2 位, 仅次于肺部感染。其可分为下泌尿道感染（尿道炎、膀胱炎）及上泌尿道感染（输尿管炎、肾盂肾炎）。下泌尿道感染可单独存在, 而肾盂肾炎则一般都伴有下泌尿道感染。由于临床上两者不易分开, 常统称为泌尿道感染。相关研究资料显示, 糖尿病合并慢性肾盂肾炎的患病率远较非糖尿病者高, 由于长期血糖升高, 致使白细胞功能受损, 多核细胞及单核细胞的趋化、轴附、吞噬及杀菌功能均下降, 导致糖尿病患者较非糖尿病患者更易发生感染, 且在糖尿病患者的菌尿阳性率检查中, 男性与健康人相似, 而女性则显著增高, 主要原因为女性尿道短, 外阴部细菌易逆行感染, 同时在糖尿病血管病变基础上不断减少局部组织血氧供应, 抗感染能力下降而更易诱发感染事件发生, 据统计糖尿病未控制的女性患肾盂肾炎者亦比正常人多, 若能控制糖尿病则感染率也可降低, 临床表现和一般非糖尿病患者的肾盂肾炎无特殊, 但有时出现坏死性乳突炎发生, 当血糖升高超过肾糖阈时, 尿中出现大量葡萄糖, 为细菌生长提供了良好的环境; 糖尿病患者如合并神经源性膀, 出现尿潴留, 更易导致尿路感染。

各类泌尿系感染的循证指南、专家共识均以抗生素治疗作为主要手段甚至唯一手段, 对中医药的临床应用鲜有涉及, 仅《泌尿系感染诊断治疗指南（2011 年）》提及："目前应用于临床治疗的中药种类很多，请参照中医或中西医结合学会的推荐意见开展治疗，针灸治疗可以减少膀胱炎的复发。"目前西医学在治疗糖尿病合并泌尿系感染时，由于抗菌药物应用得不规范，细菌的耐药性逐渐增强，复杂的泌尿道感染致病菌更容易产生耐药现象，而反复难愈，复发率高，且难以治愈，由于糖尿病多饮、多尿症状可以掩盖泌尿系感染的尿频尿急症状，故临床上易被忽视，且此种感染又易发生逆行性感染，进而影响肾功能，所以临床中对于此类疾病的治疗要及时对症治疗。中医对于本病的治疗积累了大量的经验及病案，尤其对于难治性、复杂性尿路感染的治疗，运用中医药取得明显效果。

一、病因病机

（一）中医对糖尿病合并泌尿系感染病因病机的认识

泌尿系感染，在中医属"淋证"范畴。淋证一名首见于《内经》，《素问·六元正纪大论》云："阳明司天之政……初之气，地气迁，阴始凝，气始肃，水乃冰，寒雨化。其病中热胀、面目浮肿……小便黄赤，甚则淋。"《金匮要略·消渴小便不利淋病脉证并治》描述了淋证的症状："淋之为病，小便如粟状，小腹弦急，痛引脐中。"究其病因，主要为外因、内因2种。外因多为感受湿热毒邪，内侵下焦；内因多由起居不慎，劳累过度，房劳不节，或先天禀赋不足，或脏腑失调，以致内火湿毒下注。

1. 体质因素

少阴阴虚体质、太阴脾虚体质，加以房事不节或劳累过度，或年老体弱久病，或先天不足，均导致脾胃亏虚，脾虚而失健运，肾虚而失气化，则水谷津液运化失

常，内聚而蕴热生湿，酿成湿热，下注膀胱，久则邪恋正伤，而发本病。

2. 饮食失宜

饮食不洁，过食辛辣厚味，损伤脾胃，中焦内蕴湿热，下注膀胱而为本病。

3. 情志失调

情志不畅，尤其是少阳气郁体质，容易肝气郁结，气郁化火，郁滞下焦，影响膀胱气化，气不化津且与热相合，湿热留滞而成本病。

4. 外阴不洁

秽浊污垢之邪上逆侵及膀胱，酿生湿热为患。

针对泌尿系感染病机古人曾提出"淋证有五，湿热淋最为多见"。清·陈修园指出"五淋病，皆热结，膏石劳，气与血"，说明五淋之证皆由湿热互结于下焦而成。临床上，凡是五淋之证均有程度不同的尿急、尿频、尿涩痛或有灼热感，关键在涩、痛、灼热，这是区别血尿、白浊的要点，多数血尿、白浊患者小便通利，无不适感，或偶有不利及不适感，这是湿重的表现。《中藏经》指出："五脏不通，六腑不和，三焦痞涩，营卫耗失，皆可致淋。"认为淋证是一种全身性疾患，这一论述是最早从整体观念出发来认识淋证的，中医学认为人体是一个有机的整体，各脏腑的关系是既相互协同又相互制约的，每一脏腑的病理变化，都与其他脏腑相关。说明淋证的病位虽然局限于肾与膀胱，但起病之根本却不只限于肾与膀胱，亦可由于其他脏腑病理变化影响肾和膀胱而致发本病。明·王肯堂指出："初起之热不一，其因皆传于膀胱而成淋，若不先治其所起之本，只从来未流胞中之热施治，未为善也。"此论亦可看出治疗淋证只停于对肾与膀胱施治是不够完善的。

当代医家李建民教授认为，脾肾气虚

或肝肾阴虚为本病的发病基础，感受湿热毒瘀会诱发本病急性发作，清利湿热、化瘀祛浊为急性期的主要治法，同时强调扶助正气，鼓邪外出，防止由急性向慢性期过渡。临证中重视整体观和辨证论。讲究病症结合、中西并重、多药联用的原则，可提高临床疗效，稳定病情。丁学屏教授认为反复发作的难治性尿路感染系因久病肝肾精血亏耗，奇经失其禀丽，兼之淋证日久，反复因循，八脉交伤所致，故主张从奇经论治。由于肝肾与奇经八脉在生理上的密切关系，所以它们在病理上也息息相关。各种原因所致的肝肾不足，皆可累及八脉而为病。叶天士在《临证指南医案》中指出"肝肾必自内伤为病，久则奇经与诸脉交伤"。所以对于糖尿病病程长，反复尿路感染，久病累及肝肾者，调补奇经往往可以取得较好的效果。倪青教授认为本病为本虚标实之证，本虚则为气血阴阳之亏虚，标实则为邪气滞于下焦，邪气积聚成毒，本虚累及脾肾，而致脾肾两虚，最终形成脾肾亏虚，水湿浊毒内停之证。林兰教授认为糖尿病合并尿路感染急性发作期多属湿热证，以下焦湿热为主，治宜清热利湿；慢性期多为虚实夹杂，肾阴亏虚或脾肾两虚为本，下焦湿热为标，治宜清热利湿、补益脾肾，标本兼顾。包自阳等认为"久病必虚"，故肾气亏虚，膀胱气化无力为本，复感外邪致急性发作，当以湿热郁滞下焦之象为标；因"久病必瘀"，气虚无以行血，故又兼夹瘀血，从而以肾气亏虚夹湿热瘀血构成了本病之病机。姚源璋等认为，糖尿病病机特点是"阴亏阳亢、津涸热淫"，并发尿路感染乃病邪乘虚侵袭、热结于下焦，因此，糖尿病并发尿路感染，无论是急性期还是慢性期，病机均是阴亏于内，热结于下。严婉英等认为本病急性期多属实，病机为湿热或燥屎蕴结下焦，治宜清热利湿、泻火通便，使邪

热由二便泄去。慢性期多为虚实兼挟，糖尿病病程较长，大多为燥热之邪伤害气阴，治宜养阴或益气养阴，兼以清热润燥，使邪去而正不伤。仝小林教授认为该病患者多属本虚标实之证，发病部位以肾和膀胱为主，但是随着病情的进展，病理因素侧重点发生变化。在发病初期以下焦湿热为重，多实；后期以脾肾两虚为主，多虚。亦有下焦湿热与脾肾两虚夹杂，即虚实夹杂者。吕仁和教授针对此证，提出了"六对论治"的治疗思想，强调对病分期辨证论治，主张在分别急性期、恢复期的基础上，再进行辨证治疗。急性期热淋为主者清热通淋，表现为气淋者，疏肝理气、清热通淋。顽固反复发作患者，常以久病肾虚，经络不通，阴阳失衡为基础，治疗又当重视补肾、通督脉、活气血。有血尿者用生地榆、小蓟等；心烦失眠者，加羚羊粉、珍珠粉冲服。临床观察发现：应用"六对论治"思想治疗泌尿系感染，尤其是难治性泌尿系感染，确有较好疗效。

总之，糖尿病合并泌尿系感染，中医多从消渴病继发的淋证论治。从病因病机分析，本病属本虚标实之证，中医学认为，本病是由于湿热之邪，注于下焦蕴蒸而成，本病病位在于肾与膀胱。病理是肾虚膀胱热结。膀胱湿热蕴结，肾失开阖，水道不利，以致尿频、尿急、尿痛、腰酸等一系列症状相继而出。疾病初起，邪实为主，正邪相搏，表现为一派湿热证象，属于本病的急性阶段；湿热久羁，则耗伤津液，损伤正气，致使临床上出现肾阴不足，脾肾两虚的证候。此时，正虚邪恋，则属于本病的慢性阶段。

（二）西医对糖尿病合并泌尿系感染发病机制的认识

糖尿病性神经病变可累及周围自主神经，当累及膀胱神经病变时，可发生感觉

减退，膀胱充盈过度而排尿发生障碍，结果残余尿量增多，可发生尿潴留、尿失禁，加之尿含糖高，有利于细菌生长繁殖，尤其是经常导尿或留置导尿，很容易导致感染，如逆行感染可引起肾盂肾炎。糖尿病引起的中小血管功能和形态异常可使周围组织血流减少，从而影响局部对感染的反应，包括细胞和体液因素，另外使组织氧浓度降低，则有利于厌氧菌的生长，也改变了白细胞依赖氧的杀菌作用。糖尿病患者对入侵微生物反应的各阶段都被抑制，包括中和化学毒素、吞噬、细胞内杀菌作用，血清调理素和细胞免疫作用，控制差的糖尿病患者往往同时具有多种防御功能的缺陷，从而使患者极易感染，且感染严重。引起泌尿道感染的致病菌以大肠杆菌为最多，其次为副大肠杆菌、变形杆菌、葡萄球菌、粪链球菌、产碱杆菌。少数为铜绿假单胞菌，偶有真菌、原虫和病毒感染，其入侵途径有上行感染、血行感染、淋巴道感染、直接感染等。

至于泌尿系感染的主要病理变化，可以归纳为以下几种情况。

1. 急性肾盂肾炎

单侧或双侧肾盂肾炎黏膜发炎，急性炎症区的肾实质有小脓肿形成，在肾小管内及周围间质积聚多形核白细胞。急性肾脏化脓灶区可查见细菌，而且在尿中经常出现大量细菌。除非病得严重，肾小球可不受损害。感染病灶呈特征性楔形分布，其尖端指向髓质部。病变区与未波及的肾实质形成鲜明对比。

2. 慢性肾盂肾炎

病理改变除有上述肾盂、肾盏黏膜和肾实质的炎症外，尚有肾盂、肾盏黏膜和乳头部的瘢痕形成，以及因瘢痕收缩而造成的肾盂肾盏变形、狭窄。在肾实质内有明显的纤维增生，镜下见肾小管上皮萎缩、退化，管腔内有渗出物。肾小球周围亦有不同程度的纤维增生和白细胞浸润。随着炎症的发展与肾实质的损害逐渐加重，行为不断增生，并使肾脏体积缩小、变硬，表面凹凸不平，肾包膜不能剥离，最后成为肾盂肾炎固缩肾。

3. 坏死性肾脏乳突炎

坏死性肾脏乳突炎为肾盂肾炎的严重并发症，多半出现于糖尿病患者，是一种较少见的急性严重感染。糖尿病患者合并此症的发生率比非糖尿病患者高得多。患者抵抗力差可能为主要原因之一。此外供应肾乳突的血管常有硬化致使局部供血不足，同时乳突有炎症、水肿时，使尿液引流不畅，肾内压力增加，压迫乳突血管，使局部供血供更趋减少，结果造成乳头坏死，相应的肾单位丧失功能。若坏死部位广泛，则肾功能迅速恶化，发生急性肾功能衰竭。若炎症较轻、受累乳突较少则病情发展较慢，但肾功能一般仍呈进行性恶化。

二、临床表现

（一）下泌尿道感染

下泌尿道感染包括尿道炎及膀胱炎，后者又可分为急性膀胱炎和复发性膀胱炎。肾盂肾炎时常合并有下泌尿道感染。单纯下泌尿道感染无明显全身症状，常表现为尿频、尿痛、尿急、排尿不畅、夜尿、小腹部不适等膀胱刺激症状。有的女性出现周期性膀胱炎症状，称为复发性膀胱炎。下泌尿道感染患者尿常规检查常有脓尿、血尿，50%~70%下泌尿道感染患者可有菌尿。仅有膀胱刺激征而无脓尿及菌尿者，称为尿道综合征或无菌性膀胱炎。

（二）肾盂肾炎

急性肾盂肾炎起病急骤，可发生于各年龄组，但以女性最为多见其临床表现可表现为三个方面。

（1）全身表现：起病急骤，常有寒战或畏寒、高热（体温可达39℃以上）、全身不适、头痛乏力、食欲减退，有时恶心、呕吐。如合并上呼吸道炎症时，则症状颇似感冒。但轻症患者的全身表现可很不明显，甚至缺如。

（2）泌尿系统症状：在出现全身症状的同时或稍后，大部分患者有腰痛或向会阴部下传的腹痛。体格检查有上输尿管点（腹直肌外缘平脐处）或肋腰点（腰大肌外缘与第12肋骨交叉处）有压痛，肾区叩痛征阳性，患者常有尿频、尿急、尿痛、膀胱区压痛的膀胱刺激征。

（3）尿液变化：尿液变化是肾盂肾炎的必有表现。尿色一般无变化，仅部分脓、血尿者，尿色浑浊，极少数可有肉眼血尿，尿沉渣中白细胞增多，有时可见到白细胞管型。尿细菌培养和菌落计数可阳性。

（4）坏死性肾乳头炎：临床上以发热、血尿及尿中有坏死后肾乳头碎片、肾绞痛和迅速发展的氮质血症为特点，急性肾小管坏死见于糖尿病昏迷患者伴低血压休克历时较久者。

（三）慢性肾盂肾炎

临床表现与急性相似，也同样有全身表现、泌尿系统症状和尿改变三方面。当慢性肾盂肾炎急性发作时，全身症状亦可与急性一样剧烈，但通常慢性期的全身表现要轻得多，甚至无全身症状，泌尿系统症状和尿改变也可不典型。当研究广泛损害肾实质时，可引起肾缺血而出现高血压，也可发生轻度水肿，若肾实质被严重破坏，则会引起尿毒症。有些患者（多见于女性），其临床表现呈隐匿状态，仅有低热、易疲乏等全身症状，而无尿道感染的临床症状，但尿培养却发现细菌在$10^5/ml$以上，称无症状性细菌尿，也是一种隐匿型的肾盂肾炎，需及时治疗。老年人中发生率较高。老年糖尿病患者发生此症，与糖尿病患者合并周围神经病变、自主神经病变局部敏感性、应激性差有关。

三、实验室及其辅助检查

2014年《中国泌尿外科疾病诊断治疗指南》有系统介绍。

（一）尿常规检查

尿常规检查包括尿液物理学检查、尿生化检查和尿沉渣检查。应用最普遍的是尿液的干化学分析仪检查和尿沉渣人工镜检。

（1）尿生化检查：其中与尿路感染相关的常用指标包括如下。亚硝酸盐（Nitrite，NIT）：阳性见于大肠埃希菌等革兰阴性杆菌引起的尿路感染，尿液中细菌数 $> 10^5/ml$ 时多数呈阳性反应，阳性反应程度与尿液中细菌数成正比。白细胞酯酶（Leukocyte Esterase，LEU）：正常值为阴性，尿路感染时为阳性。

（2）尿沉渣显微镜检：白细胞尿或伴血尿是其典型表现。研究显示：有症状的女性患者尿沉渣显微镜检诊断细菌感染的敏感性60%~100%，特异性49%~100%。但应注意，尿检没有白细胞不能除外上尿路感染，同时尿白细胞也可见于非感染性肾疾病。

（二）尿培养

治疗前的中段尿标本培养是诊断尿路感染最可靠的指标。

1.尿标本收集

排尿标本：大多数患者可以通过排尿的方式取得合格的尿标本。

导尿标本：如果患者无法自行排尿，应行导尿留取标本。

耻骨上穿刺抽吸尿标本：仅限于不能

按要求排尿（如脊髓损伤）的患者，在新生儿和截瘫患者也可以使用。

2. 关于尿培养细菌菌落计数数量的说明

美国感染疾病学会（IDSA）和欧洲临床微生物学和感染疾病学会（ESCMID）规定的尿路感染细菌培养标准为：急性非复杂性膀胱炎中段尿培养 $\geqslant 10^3$CFU/ml；急性非复杂性肾盂肾炎中段尿培养 $\geqslant 10^4$CFU/ml；女性中段尿培养 $\geqslant 10^5$CFU/ml；男性中段尿培养或女性复杂性尿路感染导尿标本 $\geqslant 10^4$ CFU/ml。

四、诊断与鉴别诊断

（一）诊断要点

本病具有典型症状和尿液异常发现诊断不难。糖尿病患者出现全身症状及或泌尿系症状者，尿检有异常发现，尿细菌培养阳性者。尿检异常而症状不典型者均可确诊。

（二）鉴别诊断

1. 急性肾盂肾炎

有时需与发热疾病的蛋白尿鉴别，后者无泌尿系统症状，尿改变较少，尿细菌检查阴性，随着体温下降，尿改变消失，故易鉴别。腹痛腰痛明显者要与胆囊炎、阑尾炎、盆腔炎、肾周围脓肿等鉴别，一般经多次小便检查后即能明确诊断。

2. 肾结核

起病缓慢，发生肉眼血尿机会较多，膀胱刺激症状明显，尿结核杆菌检查及静脉尿路造影可明确诊断。部分患者可找到其他结核病灶，如前列腺、附睾或盆腔结核等。这些特点可与慢性肾盂肾炎鉴别。

3. 慢性肾小球肾炎

慢性肾小球肾炎无明显膀胱刺激征，尿沉渣中白细胞数增多不明显，无白细胞管型，尿细菌检查阴性，而尿蛋白含量则较多，故引起低蛋白血症，肾小球功能损害较明显。肾盂肾炎的尿蛋白较少，一般在 1~2g/24h 以下，故引起低蛋白血症少见，而肾小管功能损害较明显。

4. 下泌尿道炎症

下泌尿道炎症多无全身表现，无腰痛，无上输尿管点、肋腰点压痛，无肾区叩痛，中段尿检查白细胞数不增多或稍增多，症状经 2~3 天后逐渐消失，但却容易复发。尿道炎时炎症仅局限于尿道，易与肾盂肾炎鉴别。

5. 膀胱炎

膀胱炎与肾盂肾炎鉴别比较困难，采用膀胱灭菌后的尿标本作细菌培养，如细菌数仍多，则为肾盂肾炎；尿沉渣抗体包裹细菌阳性者，85% 以上属于肾盂肾炎。

五、中医治疗

（一）急性期

1. 膀胱湿热

临床表现：畏寒发热、尿频尿急、尿痛少腹胀痛，腰痛，苔黄腻，脉濡数或滑数。

治法：清热解毒，利尿通淋。

方药：八正散加减。

参考处方：萹蓄 15g，瞿麦 10g，木通 5g，滑石 15g，栀子 10g，银花 15g，连翘 15g，乌药 10g，车前子 15g（包煎），甘草梢 5g。

2. 肝胆郁热

临床表现：寒热往来，心烦欲呕，不思饮食，腰痛，少腹疼痛，尿频而热，苔深黄，脉弦数。

治法：清利肝胆，通调水道。

方药：龙胆泻肝汤加减。

参考处方：龙胆草 10g，山栀 10g，黄芩 10g，柴胡 5g，生地 15g，泽泻 10g，车前子 30g（包煎），木通 5g，甘草梢 5g。

临床应用：若兼有外感，以兼风热者多件，可合用银翘散加减。高热而无汗者加用栀豉汤；寒热往来而有汗者，加用小柴胡汤。

专家经验方推荐：柴苓四苓散（赵进喜教授经验方），组成：北柴胡 12g，银柴胡 12g，黄芩 9g，沙参 9~12g，清半夏 9~12g，猪苓 12~15g，茯苓 12~15g，白术 9~12g，泽泻 12~15g，土茯苓 15~30g，石韦 15~30g，滑石 15~30g（先煎），甘草 6g。适用于少阳气郁体质，郁热下移，膀胱湿热蕴结，症见恶寒发热、口苦咽干、心烦呕恶，脘腹少腹胀满，舌红苔黄边多浊沫，脉弦或数者。

（二）缓解期

1. 肾阴不足，湿热留恋

临床表现：头晕耳鸣，腰膝酸软，咽干唇燥，尿频而短，小便涩痛，欲除不尽，或伴有低热，舌质偏红，苔薄，脉细弦而数。

治法：滋阴益肾、清热降火。

方药：知柏地黄丸加味。

参考处方：丹皮 10g，茯苓 12g，泽泻 10g，山药 10g，生地 15g，知母 10g，黄柏 10g，石斛 12g，山萸肉 10g。

2. 脾肾两虚，余邪未清

临床表现：面浮足肿，纳呆腹胀，神疲乏力，腰膝酸软，头晕耳鸣，大便溏薄，小便频数，淋漓不尽，苔薄白，舌偏淡，脉沉细无力。

治法：健脾益肾，清热利湿。

方药：参苓白术散合二仙汤加减。

参考处方：党参 10g，茯苓 15g，白术 10g，白扁豆 15g，薏苡仁 15g，仙茅 10g，淫羊藿 10g，黄柏 10g，知母 10g，当归 10g，山药 10g。

专家经验方推介：加味清心莲子饮（赵进喜教授经验方），组成：生黄芪 15~30g，沙参 9~12g，麦冬 9~12g，石莲子 9~12g，当归 9~12g，川芎 9~12g，丹参 12~30g，地骨皮 9~15g，柴胡 9~12g，黄芩 9g，陈皮 9~12g，法半夏 9~12g，茯苓 12~30g，车前子 12~15g（包煎），土茯苓 15~30g，萆薢 15~30g，石韦 15~30g，白花蛇舌草 15~30g，甘草 6g。适合于劳淋久病，气阴两虚，余邪未尽，症见乏力体倦，咽干，心烦失眠，五心烦热，腰膝酸软，尿频多夜甚，舌红太少，脉细数无力者。该方乃师法国医大师张琪教授经验，用治慢性泌尿系感染，屡有佳效。

六、中西医协同治疗

（一）心理教育重点

（1）使患者了解本症是糖尿病的常见并发症之一，如不及时治疗，则加重糖尿病病情。

（2）积极配合，控制糖尿病，防止感染的发生与加重，注意个人卫生，保持局部清洁，不要憋尿，适当多饮水、多排尿。

（二）活动量

急性期应卧床休息。慢性期或适当活动，避免剧烈运动以加重肾脏负担。

（三）饮食宜忌

进食清淡食物，忌辛辣刺激之品，忌烟、酒，以免加重症状，按体型和标准体重计算每日进食总热量。

（四）药物治疗

1. 降血糖药物

在泌尿系感染期间，血、尿糖增高，原用降糖药不能控制血糖，如血糖过高者，可考虑用胰岛素治疗，待病情稳定，感染消除后可停用。如血糖升高不甚明显者，可暂不增加降糖口服西药，而以抗菌消炎为主，以防应激状态消除后出现低血糖现象。

2. 抗菌治疗

（1）下泌尿道感染：短疗程即可根除感染，常先用磺胺药，复方碘胺嘧啶2片，2次/d。肾功能不全者，可用吡哌酸0.5g，一日3~4次。如效果不佳，可根据细菌培养及药敏结果来选择药物。停药2周后作尿培养以了解有无复发。对复发性感染者，治疗同慢性肾盂肾炎。

（2）急性肾盂肾炎：对初发者，可选复方碘胺嘧啶2片，2次/日。肾功能不全者，可用吡哌酸0.5g，一日3~4次；头孢氨苄2~4g/d；诺氟沙星0.6g，一日3次，如全身及泌尿道症状较重，还可根据细菌培养结果采用静脉给药。48小时内如症状无改善可考虑换药或联合用药。疗程一般10~14天，通常可症状消失，尿检正常。停药后每周复查尿常规及尿培养，共2~3周，若有复发应再予1疗程。

（3）慢性肾盂肾炎：急性发作者按急性肾盂肾炎治疗，对反复发作者应通过尿细菌培养、确定菌型以明确系复发或再感染。如为复发者应根据细菌药敏试验结果，选择合适的药物1~2种，如氨苄西林、复方磺胺嘧啶、氨基糖苷类抗生素等单独或联合应用，疗程约2周，停药后复查，如尿培养仍阳性，另选敏感药物再用2周，如此2~3次，继以长期预防用药（约持续6日）。采用磺胺药、复方磺胺嘧啶、呋喃妥因、萘啶酸等联合交替使用，剂量递减直至每晚1次。如为再感染，治疗可按初发病例。

七、疗效评定

参照卫生部药政局2002年颁布的《中药新药临床指导原则》根据积分法判定疗效，疗效判定标准分为：痊愈、基本痊愈、有效、无效四级。

（1）痊愈：中医临床症状、体征明显改善，证候积分减少≥90%，尿常规结果正常，尿细菌培养获取的结果呈阴性。

（2）基本痊愈：中医临床症状、体征明显改善，证候积分减少≥70%，实验室检查尿常规检测结果接近正常，但尿液细菌培养结果仍有阳性的情况。

（3）有效：中医临床症状、体征明显改善，证候积分减少≥30%，尿常规检查结果有所改善，行尿液细菌培养，获取结果仍有阳性情况。

（4）无效：患者症状改善不明显，甚至相较疗前有加重表现，实验室检查尿常规结果无改善，开展尿液细菌培养检查，获取的结果为阳性。

八、经验传承

（一）李建民教授

李建民教授认为本病中医病机以脾肾气虚或肝肾阴虚为本、湿热毒瘀互结为标。病位以脾、肾、肝、膀胱为主，病性为本虚标实。其病"虚、湿、热、瘀、毒"互相交织为害，肾络瘀痹、毒瘀互结、伤阴耗气是其关键病机。临床中分为：阴虚湿热下注膀胱证，气阴两虚兼有湿热证，气滞血瘀湿热下注证以及脾肾阳虚兼有湿热证。在治疗本类疾病早期以清热利湿驱邪为主，认为湿热不清，症状不减。慢性期以补肾益气养阴为主，配合清利化瘀去浊之品，如《诸病源候论·诸淋病候》所言"诸淋者，由肾虚而膀胱热也"，强调固本扶正兼祛邪的理念。缓解期开始加用补脾、化瘀之品，认为瘀血不除，正气不复，脾气不健，肾元难顾，强调补后天以实先天。平稳期平调阴阳气血，调畅气机为主，使患者真正达到气血充，气机调，阴平阳秘，防止病情反复。喜用养阴清淋汤为主方，气虚重，加生黄芪、太子参、白术，阴虚重在上方的基础上加二至丸及黄精、菟丝子等，湿热明显加萆薢、石韦、冬葵子、灯心草等，淋证日久不愈，阳气亏虚者加用制附片、肉桂、鹿角胶、淫羊藿等。

（二）吕仁和教授

吕仁和教授认为糖尿病合并泌尿系感染，反复发作，常可导致患者心情抑郁，血脉不活，直接影响冲、任、督、带和脾、肾、肝、胆与膀胱经络的通畅，所以多见腰背酸痛、胸胁腹痛、全身不适、心烦急躁、面色少华、目眩发暗、头痛、失眠等经络阻滞、气滞血瘀的症状。因此通经活络、行气活血为该病常用之法。临床常选用狗脊、川断、牛膝、杜仲等药疏通冲、任、督、带、肾与膀胱等经以通经活络；柴胡、赤芍、白芍、枳壳、枳实、炙甘草、香附、乌药、山栀、丹皮、丹参疏肝利胆、行气活血。兼有尿灼热、疼痛者加鱼腥草、连翘、白头翁、石韦、瞿麦、萹蓄；尿频不畅者加荔枝核、橘核、木蝴蝶等；大便干结者加生大黄；大便溏薄者加木香、黄连、炒车前子、炒山药；小腹及下肢冷痛者加川牛膝、鹿角霜；口舌生疮、目赤、尿黄者加酒大黄、升麻、黄连；五心烦热者加地骨皮；心烦失眠者加酸枣仁、珍珠母、生石决明；食欲不振、胸闷、腹胀者加香橼、佛手、苏梗、陈皮、半夏；嗳气、胁胀、喜太息者加青皮、香附、乌药、瓦楞子、乌贼骨、吴茱萸、黄连；面色晦滞、舌质紫暗或有瘀斑者加桃仁、红花、水红花子；苔黄腻者加干藿香、干佩兰、白豆蔻、生薏苡仁；纳谷不香者加砂仁、焦三仙；经期腹胀、乳房胀痛者加王不留行、路路通；月经量多、腹痛者加五灵脂、炒蒲黄；白带清稀者加车前子、芡实、金樱子；带下黄稠者加盐知母、盐黄柏、金银花、紫花地丁；带下黏稠，阴部瘙痒者用五倍子30g，蛇床子30g，地肤子30g，白鲜皮30g，白蒺藜20g，苦参30g。装布袋内，煮开，放温热后先洗后敷，临床取得较好疗效。

（三）张琪教授

张琪教授指出本病在中医学中多属"淋证"范畴，认为膀胱湿热，蕴结下焦，以致膀胱气化不利而致尿路感染的发生，均宜将清热解毒通淋贯穿于治疗的始终。张琪教授每以清心莲子饮加味治疗劳淋证属气阴两虚者，屡用屡验。若临床见证以气虚为主，五心烦热较甚者，应酌加生地黄、玄参、白茅根、栀子等清热养阴之品；血尿甚者可加小蓟、藕节、蒲黄等；尿频严重，清热利湿无效者，此属下焦阳虚，应酌加桑螵蛸、补骨脂、橘核等温阳。肾阳虚衰与远期疗效密切相关。在患者尿频尿急、小便涩痛等膀胱湿热症状有所控制后，逐渐适时加入温肾助阳之品对巩固其疗效，防止复发具有重要意义。大量临床实践证明，适时加入补肾助阳药物如肉桂、附子之类治疗劳淋，不仅起效迅速，疗效明显，而且远期疗效巩固，复发率低，同时对于改善患者一般状态，提高身体素质，都具有良好的效果。

（四）聂莉芳教授

聂莉芳教授临床治疗糖尿病及其并发症，重视血瘀，常用血府逐瘀汤、补阳还五汤、黄芪桂枝五物汤等方。针对糖尿病伴发尿路感染的患者，临床多见尿频、急、热、涩及尿痛等，辨证常属下焦湿热、心肝火旺，针对此证，自拟加味导赤汤，治以清热通淋、清心柔肝。处方组成：生地黄、车前草、黄芩、川牛膝、怀牛膝各15g，淡竹叶、柴胡各12g，生甘草梢10g，通草3g，白芍、石韦、制大黄各20g。常有较好疗效。

（五）仝小林院士

仝小林院士认为，糖尿病阴虚为本的病机尚有待考究，糖尿病患者日久其气必虚，为本病本虚之源，糖尿病合并泌尿系统感染虽隶属于淋证，但分型却又与传统淋证有所区别。其虚并非阴虚为本，而是因糖尿病患者免疫力低下所致的虚。糖尿病患者自身免疫力低下，尿糖是细菌的良好培养基，因此泌尿系易受感染而致病。淋证早期湿热为重，仝小林院士擅用六一散加减。滑石甘淡性寒，体滑质重，通利水道，使三焦湿热从小便而泄。下焦火热明显益以黄柏清下焦火热，感染湿毒者佐以苦参清热燥湿解毒；如少阳枢机不利，出现持续低热，则酌加小柴胡汤调理少阳枢机。仝小林院士强调对于各种原因所致低热持续，临证时参以调理枢机之意，常可收佳效。虚实夹杂时仝小林院士擅用滋肾通关丸合当归贝母苦参丸以奏清利湿热、补益脾肾之效。当归贝母苦参丸为治疗湿热淋证的常用方，用当归和血润燥，又防苦参苦燥伤阴；贝母清水之上源，开肺气以助气化，通调三焦水道，消散湿热气血之结滞；苦参长于治热，利窍逐水，佐贝母入行膀胱以除热结也，三药合用，使清阳得升，浊阴得降。所谓正气存内，邪不可干，因此补肾扶助正气为治本之法，故佐以滋肾通关丸加减治疗。滋肾通关丸主要由黄柏、知母、肉桂组成，黄柏清热燥湿，泻下焦湿热为君；知母滋阴泻火，借肉桂引火归原，助膀胱气化以通利小便。久病入络，佐以大黄、水蛭以取抵当汤之义，破血逐瘀。肾气不足是淋证发病的根本，亦是防治上的关键，因此此期患者需要补益脾肾，清利湿热，同时要兼顾活血以防久病入络。后期以补益为主，方以知柏地黄丸补肾降火，清热滋阴。此期仝小林院士擅用知柏地黄丸减，方中黄柏、熟地、山萸肉，滋肾阴以清虚火，苦参清热解毒，杀虫利尿；如热毒较甚，佐以解毒要药土茯苓、败酱草以驱秽浊毒邪；心烦则用竹叶清心除烦利尿，炒酸枣仁、五味子养心安神。

（六）叶传蕙教授

叶传蕙教授针对糖尿病肾病小便浑浊者，习惯应用下消丸治之。而对于糖尿病肾病合并急性泌尿系感染，则常用土茯苓、金银花、金钱草、白花蛇舌草、瞿麦、萹蓄、车前子等，具有清热利湿通淋之功，临床用药效果显著。

（七）赵进喜教授

赵进喜教授治疗糖尿病合并泌尿系感染，强调辨体质、守病机、辨方证、选效药，强调肾虚而膀胱热是泌尿系感染的核心病机，治疗重视清热利湿解毒治法，其中应重视补肾益气扶正。观察发现：少阴心肾阴虚体质，合并湿热下注者，可用知柏地黄丸合银翘散加味，心火下移膀胱者，可用导赤散合当归贝母苦参丸；太阴脾虚体质，湿热下注者，可用四妙丸或萆薢分清丸；少阳气郁体质，郁热下移膀胱者，可用柴苓汤、柴芩汤、蒿芩清胆汤；厥阴体质，肝经郁热者，可用龙胆泻肝汤、大柴胡汤；阳明胃热体质，湿热下注者，可用八正散。久病脾虚气陷、湿热未尽者，可用补中益气汤合滋肾通关丸；气阴两虚、湿热余邪留恋者，可用清心莲子饮；阴阳俱虚、余邪不尽者，可用济生肾气丸。基于核心病机，常用土茯苓、萆薢、半枝莲、白花蛇舌草等清热利湿解毒之药。若临床表现为血淋者，可合并小蓟饮子，加用地榆、蒲黄、大蓟、小蓟、地锦草、荠菜花、三七粉、女贞子、墨旱莲等。在明辨体质的基础上，重视辨病、辨证、辨方证，实际上是对国医大师吕仁和教授病、证、症

九、典型案例

（一）吕仁和教授医案

例1 王某某，女，46岁。2003年9月26日，初诊。主诉：腰酸伴小便不爽1周余。现病史：患者1周前无明显诱因出现小便不爽，伴腰酸腿软，查尿白细胞、红细胞满视野，即来求诊。刻下证：腰酸腿软，小便不爽，疲乏，食少，少腹胀满，睡眠尚可，大便尚调。既往史：2型糖尿病病史3年，近期血糖控制一般。体格检查：双肾区叩击痛，腹部阴性，双下肢无水肿。舌略暗红，苔薄黄，脉细弦。理化检查：尿白细胞（++++），红细胞满视野。

西医诊断：急性肾盂肾炎。

中医诊断：血淋。

辨证：湿热内郁伤肾，热灼肾络，络破血溢。

治法：补肾疏肝理气，清热解毒通淋。

处方：狗脊10g，川续断10g，牛膝20g，生甘草6g，柴胡10g，赤芍、白芍各20g，枳壳、枳实各30g，鱼腥草30g，连翘30g，杜仲10g，猪苓30g，白花蛇舌草30g。每日1剂，水煎服。

调护：调情志，适当休息。

二诊：2003年10月24日，服药月余，腰酸减轻，小便畅，但有咽痛，时有咳嗽，本月月经延迟，自述心烦热，下肢冷凉，仍宗原方方义，加香附、乌药调经理气，加牡丹皮、栀子、牛蒡子等清热利咽。

处方：狗脊10g，川续断10g，牛膝20g，生甘草6g，赤芍、白芍各20g，枳壳、枳实各30g，鱼腥草30g，连翘30g，香附、乌药、牡丹皮、栀子、牛蒡子各10g。每日1剂，水煎服。后病情稳定，尿检红细胞阴性。

按：泌尿系感染是女性多发病，多湿热下注或郁热伤肾所致。且患者血糖控制一般，更易发生，临床表现为腰酸腿软，小便不爽，疲乏，食少，少腹胀满等，虽诊断为血淋，实为郁热伤肾，热毒灼伤肾络所致。所以治疗不能单纯凉血通淋，而当给以补肾强腰、疏肝解郁、清热解毒，选用四逆散合脊瓜汤加减，并缓缓取效。

例2 闻某某，女，60岁，干部。2005年12月5日，初诊。患者主因尿频、尿急、肉眼血尿反复发作3年，加重1年半来诊。自述2003年起，患者每于劳累或生气后，泌尿系感染发作。予多种抗生素治疗，疗效不满意。近半年，发作频繁。为求中医药治疗，特来吕老门诊。刻下症见：尿频、尿急、肉眼血尿，腰痛，唇暗。舌苔黄腻，脉数。既往史有2型糖尿病病史10年，1996年子宫切除。2005年住院发现肾囊肿。12月5日尿常规：BLD（++），WBC（+++）。

西医诊断：糖尿病合并慢性尿路感染。

中医诊断：淋证（气滞血瘀，经络阻滞）。

治法：通经活络，行气活血。

处方：狗脊、川续断各10g，川牛膝30g，杜仲10g，柴胡10g，赤芍、白芍各15g，枳壳、枳实各6g，生甘草、香附、乌药、佛手各10g，鱼腥草30g，山茱萸15g，炒栀子10g。7剂，水煎服。

二诊：2006年1月20日，患者守此方治疗，已无尿频急，尿色清不红。腰痛减，寐不实，唇暗。舌体胖，齿痕，舌质偏暗，苔黄腻。脉沉细数。1月20日查尿常规：BLD（−），WBC（−）。

处方：于前方加羚羊粉0.6g，珍珠粉0.6g，分冲。其后患者守此方加减服用1年，症状消失，未再复发。

按：此病例即顽固性泌尿系感染病例。吕仁和教授认为：该患者反复泌尿系感染主要原因有机体解毒能力下降，机体排毒能力下降，感染部位深，病位在肾，长期劳累。中医辨证有虚有郁。所以治以狗脊、川续断、川牛膝、杜仲以补肾调经脉，合四逆散加香附、乌药、佛手疏肝理气，共奏通活气血之功，以改善机体自身的解毒和排毒能力。再用鱼腥草清热解毒，炒栀子通泻三焦之火，山茱萸固肾敛肝，并嘱进行生活方式的调整。二诊，患者症状、化验指标均有明显改善，仍有寐不实，唇暗。吕仁和教授认为此眠差，乃肝魄不藏，扰乱心神，故加用羚羊粉0.6g冲服以清肝；加珍珠粉0.6g冲服以安神。而就本病例所体现的"六对论治"的思想，主要是对病分期辨证论治。以患者处于急性期，属郁热气淋，故治以疏肝理气，清热通淋，选用四逆散加香附、乌药、佛手。更因久病肾虚，经络不通，阴阳失衡为基础，故选狗脊、川续断、川牛膝、杜仲以补肾气、通督脉、活气血。另外，该病例也体现了对病论治，泌尿系感染加用鱼腥草清热解毒、炒栀子通泻三焦之火即是。至于对症治疗思想，则体现在腰痛加用狗脊、川续断、川牛膝、杜仲，失眠加用羚羊粉、珍珠粉。

例3 李某某，女，60岁。2003年3月6日初诊。主诉：尿频不爽，反复发作1年余。现病史：患者因情绪抑郁诱发小便频多，排出不爽，曾经中西医多方诊治，服用多种抗菌消炎药物，病情时轻时重。刻下症：尿频数，尿道热涩不爽，小便黄赤，胸膈痞满，口苦咽干，少腹胀痛，饮食减，大便尚调。既往史：2型糖尿病病史5年。体格检查：双肾叩击痛，双下肢无水肿。舌质暗，苔薄腻，脉弦细。理化检查：尿检高倍镜下白细胞7~10个/HP，红细胞3~5个/HP。

中医诊断：淋证（气郁化热，膀胱气化不利）。

西医诊断：糖尿病并发尿路感染。

辨证：肝胃气滞，气郁化热，膀胱气化不利。

治法：疏肝和胃、理气散结、化郁清热、解毒通淋。

处方：柴胡10g，栀子10g，牡丹皮10g，赤芍、白芍各30g，枳壳、枳实各6g，龙胆草10g，香附9g，紫苏梗6g，香橼6g，佛手6g，乌药10g，鱼腥草30g，连翘10g，生甘草6g。7剂，每日1剂，水煎服。

调护：忌辛辣油腻食物，保持心情舒畅。

二诊：2003年3月13日。服药后尿频不爽症状减轻，述胃胀，仍口苦，舌苔腻，脉沉细。尿检高倍镜下白细胞转阴，红细胞2~3个/HP，原治法不变，调方如下。

处方：紫苏梗6g，香橼6g，佛手6g，栀子10g，牡丹皮10g，赤芍、白芍各30g，枳壳、枳实各6g，龙胆草10g，香附9g，乌药10g，鱼腥草30g，连翘10g，生甘草6g。14剂，每日1剂，水煎服。后病情好转，尿检转阴。

按： 泌尿系感染多为湿热之邪致病，以"风伤于上，湿伤于下"故也。因湿性黏滞，所以其致病常缠绵难愈。该患者即为顽固泌尿系感染，虽经中西医多方诊治，服用多种抗菌消炎药而无效，有气郁化热，气机不畅之机转。临床观察发现：这种情况多见于妇女，尤多见于少阳体质（肝郁），性情喜抑郁者。此例患者症见尿频不爽，伴见胸膈痞满，口苦咽干，少腹胀满，具有典型的气机郁滞病机。所以赵进喜教授应用疏肝和胃、理气散结、化郁清热、解毒通淋治法而渐安，用香附、乌药者，意在恢复膀胱之气化也。

例4 张某某，女，52岁，2008年8月27日初诊。患者患糖尿病病史12年，1个月前出现尿频、尿急。查尿常规白细胞（+），中段尿细菌培养出大肠杆菌，患者症状明显，感冒及生气时加重。刻下症见：尿频、尿急，偶有尿痛，夜尿 3~4 次，时感腰酸不适，大便干结，3~4 日 1 次，平素心烦急躁易怒，舌红，苔黄腻，脉弦细。

中医诊断：淋证（心肝火旺，湿热下注）。

西医诊断：糖尿病合并泌尿系感染。

处方：加味导赤汤化裁。淡竹叶 12g，生地 15g，生甘草梢 10g，通草 3g，柴胡 10g，黄芩 15g，白芍 20g，石韦 20g，车前草 15g，川、怀牛膝各 15g，银花 30g，蒲公英 15g，麻子仁 30g，制大黄 15g。7 剂，水煎服，每日 2 次。

复诊：2008 年 9 月 8 日。尿频、尿急减轻，夜尿 1~2 次，已无腰酸不适。大便通畅，心情较前舒畅。上方制大黄减为 10g，继服 7 剂，并嘱多饮水，忌食辛辣以善后。

按：患者诊断为糖尿病合并泌尿系感染，中医本无此证，但患者呈现热淋、气淋的表现，《诸病源候论·淋病诸候》有云："诸淋者，由肾虚膀胱热故也……肾虚则小便数，膀胱热则水下涩，数而且涩，且淋沥不宣，故谓之为淋。"糖尿病古称消渴，其病机主要为热盛阴虚，患者平素心烦急躁易怒，舌红，苔黄腻，脉弦细，不外乎是因肝肾阴虚，水火失济，水不涵木导致心肝火旺之症，心与小肠相表里，心火下移于小肠，可见小便赤涩、灼痛，热甚还可灼伤脉络而见尿血。热淋当慎苦寒，力推甘寒清利之剂。故临证拟加味导赤散以甘寒淡渗平和之剂治疗。寒以清热，淡以渗湿，甘寒生津，渐渗湿热于下，且不伤正。本方具有清心肝郁热、利水通淋之效。方中柴、芩合用，能清解肝胆郁热，且现代研究证实黄芩具有抑制大肠杆菌、铜绿假单胞菌的作用；柴胡与白芍合用则兼有柔肝疏肝之功，而有助于通淋止痛；芍药与甘草相伍则为经方芍药甘草汤，具

缓急止痛之良功；车前草、石韦为清热通淋之品；川、怀牛膝同用，补肾与活血并行，对淋证患者之腰痛效果尤捷。全方以甘寒通利为主，药性平和且无伤阴伤胃之弊。随症加减：若尿赤者加小蓟、炒栀子；若小腹胀满加乌药、广木香；若伴有咽痛者加银花；若伴有乏力等气虚证者加太子参、生黄芪；若大便秘结加制大黄。

例 5 杨某某，女，47 岁，2009 年 3 月 18 日初诊。患糖尿病病史 2 年，身体肥壮，平素血糖控制不佳，1 年前因劳累及外感后出现尿频、尿急、尿痛，当地医院以"2 型糖尿病伴尿路感染"治疗。经"抗生素"治疗后症状缓解。但其后 1 年内反复发作多次，每因劳累诱发。查尿常规及中段尿细菌培养无异常。就诊时患者常尿意频频，每日 20~30 次，有尿不尽感，小腹坠，腰酸困，劳累后更甚，纳眠差，乏力，胸闷，心慌，气短，情绪低落，常感焦虑，大便干，每日 1 次，舌红，苔白，脉细弱。

中医诊断：淋证（脾气亏虚，肝气郁结，气阴两虚）。

西医诊断：2 型糖尿病合并尿路感染。

处方：予补中益汤合生脉饮、小柴胡汤加减。生黄芪 20g，白术 10g，太子参 15g，升麻 3g，柴胡 6g，当归 12g，白芍 15g，麦冬 15g，五味子 10g，黄芩 6g，川怀牛膝各 15g，麻子仁 30g，炒枣仁 20g。7 剂，水煎服，每日 2 次。

复诊：2009 年 4 月 6 日。患者服上方后，诸症均减轻，遂又自服 7 剂。药后症见：尿频，每日 10 次左右，微感乏力，腰痛，余无明显不适，将初诊方去白术，加续断 15g，继服以巩固疗效。

按：《素问·通评虚实论》："凡治消瘅、仆击、偏枯、痿厥、气满发逆，甘肥贵人，则膏粱之疾也。"患者身体肥胖，虽患消渴病时间不长，但素体脾气亏虚，总因中气亏虚，劳逸失常，且年近七七，"任脉虚，

太冲脉衰少，天癸竭，地道不通，故形坏而无子也"，肝肾亏虚，肝气郁结太过，故有又胸闷、心慌、气短、情绪低落，常感焦虑、大便干之证候，当属虚实夹杂，以虚为主，且消渴虽亦有小便多的症状，但并无尿意频频有尿不尽感、小腹坠胀之症。故中医仍辨为劳淋，治劳淋当补虚，宜守方。劳淋的特点为遇劳则诱发，平时无明显小便涩痛，但可有小腹下坠、尿流不畅、余沥不尽、乏力、腰酸腰痛、脉细弱等症。其病机以正虚为主，兼夹湿热或寒湿。治疗当扶正补虚，宜守方以图缓功。肺脾气虚者，可用补中益气汤或参苓白术散加味；肾阴不足者，可用六味地黄汤加味；脾肾阳虚者，可用保元汤或金匮肾气丸加味；气阴两虚者，可用参芪地黄汤加味等。

例6 徐某，女，58岁，2007年9月18日初诊。患糖尿病病史6年，2年前因儿子结婚劳累后出现尿频、尿急、尿痛，自服"抗生素"治疗后症状为缓解，随来就诊。查尿常规及中段尿细菌培养无异常。诉乏力、倦怠、口干、气短、大便干，3~4日1行，小便黄，舌红，苔白，脉细弱。

中医诊断：淋证（气阴两虚）。

西医诊断：2型糖尿病合并尿路感染。

处方：参芪地黄汤加减。生黄芪20g，山药20g，人参12g，熟地8g，山茱萸6g，白术10g，丹皮15g，麦冬15g，茯苓10g，黄芩6g，川怀牛膝各15g，黄连3g，大枣12g，生姜12g。7剂，水煎服，每日2次。

复诊：2007年9月26日。患者服上方后，诸症均减轻，又予7剂。药后症见：尿频，每日6~8次，微感乏力，余无明显不适，加续断15g，继服以巩固疗效。

按：反复发作的慢性尿路感，其临床表现与"劳淋"相似，病位在下焦肾与膀胱，以肾虚为本，膀胱湿热为标，为虚中夹实证。若患者时有小便频涩疼痛，遇劳

易发，伴神疲乏力，腰膝酸痛，咽干口燥，畏寒或手足心热，大便溏薄或偏干，舌淡或偏红，苔薄黄腻，脉沉细弱等症，则属气阴两虚，兼夹湿热。治疗应益气养阴以扶其正，清热利湿以祛其邪，但补益应选平补之剂，以防滋腻恋邪，助湿生热，祛邪应选甘寒清热、淡渗利湿之品，以使湿热分消，而不应过分苦寒，更伤正气。吕仁和教授多以参芪地黄汤加车前草、竹叶、萆薢、蒲公英、川牛膝、怀牛膝等药物治疗。车前草性味甘寒，既能利水消肿，又长于清热凉血，蒲公英为清热解毒之佳品，兼具利湿通淋之功，两者同用，对淋证患者尤为适宜，牛膝用意有三：其一，补益肝肾，强壮腰其二，引药直达病所膀胱；其三慢性尿路感染病势缠绵反复，湿热久蕴，阻滞气机，可致血行不畅，瘀血内阻，牛膝有活血通经之效，有助于通调气血。若患者大便偏干，则常加大黄以通利大便，以助湿热之邪从下焦而出。

（二）赵进喜教授医案

孙某，女，52岁，河北省邯郸市中心医院职工。主因腰痛、尿频不爽、双下肢轻度浮肿半年余来诊。患者曾经中西医多方诊治，诊断为糖尿病、慢性泌尿系感染，长期服用西药口服降糖药和多种抗菌消炎药。既往有心脏病病史。刻下：腰膝酸痛无力、尿频不爽、双下肢轻度浮肿，伴见少腹胀满不适，甚为痛苦，口苦咽干，皮肤有时瘙痒。诊见舌质暗红，苔白腻，脉象弦细，尿检高倍镜下白细胞10~15个/HP，空腹血糖7.3mmol/L，餐后血糖8.1mmol/L。

辨证：少阴肾虚，湿热阻滞，气机不利。

治法：补肾强腰、理气散结、清热利湿，以标本同治。

处方：柴胡10g，黄芩9g，赤白芍各25g，枳壳6g，枳实6g，杜仲10g，川断

10g，桑寄生 15g，狗脊 15g，金钱草 25g，白花蛇舌草 15g，土茯苓 25g。30 剂。

二诊：服药后尿频不爽、腿肿症状基本消失，少腹略有不适，仍述腰膝酸软、口苦咽干，尿检高倍镜下白细胞阴性，舌质暗红，苔白腻，脉象沉细，进一步治疗，加强补肾滋阴药力量。

处方：柴胡 12g，黄芩 9g，赤白芍各 25g，枳壳 9g，生地 25g，天花粉 25g，葛根 25g，知母 15g，玄参 25g，荔枝核 15g，鬼箭羽 15g，木瓜 15g，土茯苓 30g，仙鹤草 30g，木瓜 15g，炙甘草 6g。30 剂。

三诊：服药后精神状态良好，口苦咽干、瘙痒消失。尿检白细胞阴性，停用原口服降糖药，血糖化验仍在正常范围。查舌暗，苔薄白，脉沉细。原方加丹参 15g。30 剂。巩固疗效。3 年后随访，血糖平稳，尿检持续阴性。

按：糖尿病及其并发症患者，辨证应该明辨标本虚实。此例糖尿病合并泌尿系感染患者，本虚为肾虚，标实为少阳气郁、肝经郁热、湿热下注，所以先以四逆散加黄芩、金钱草、土茯苓、白花蛇舌草等清解郁热、清利湿热为主，兼以狗脊、杜仲、续断、桑寄生等补肾；后以泌尿系感染得以控制，遂改用四逆散加黄芩清解郁热，治法与生地、玄参、天花粉、葛根、知母等滋肾养阴治法并用，标本并重、邪正兼顾，所以取得了良好疗效。停用西药降糖药，而血糖长期稳定。

十、现代研究进展

研究证明：中医药对治疗糖尿病合并泌尿系感染，具有特色优势。

华旭霞等人自拟健脾利湿解毒汤治疗糖尿病合并泌尿系感染，对照组给予乳酸左氧氟沙星注射液，每日 2 次静脉滴注，连续治疗 7 天为 1 个疗程，观察组在对照组静脉滴注治疗的基础上给予中药内服联合食疗辨治，药用：炙黄芪、炒党参、炒白术、白茯苓、黄柏、野菊花、双花、柴胡、当归、川楝子、瞿麦、车前子、猪苓、滑石、知母、玄参、麦冬、白茅根、生甘草，随访观察半年，研究结果显示，对照组有效率为 79.5%，观察组有效率为 91.1%，观察组治疗的有效率明显高于对照组，两组有效率比较，差异有统计学意义（$P < 0.05$），两组患者经治疗后临床症状有所改善，观察组的改善程度更为明显，差异有统计学意义（$P < 0.05$），观察组治疗后 FPG、Scr、β_2-MG 各生化指标显示有所好转，以观察组较为明显，差异有统计学意义（$P < 0.05$）。

王岩等人自拟淋痛灵治疗糖尿病合并泌尿系感染，其降低血糖，改善泌尿系统感染症状，有效率达 90.38%。

王镁等人以中药复方制剂通淋煎剂联合左氧氟沙星治疗糖尿病合并尿路感染与单纯静滴左氧氟沙星注射液比较，发现有中药应用组临床疗效和细菌疗效均优于西药对照组，尤其临床疗效具有显著性差异（$P < 0.05$）。中医药治疗糖尿病合并泌尿系感染的优势在于辨证论治。

李建民教授以养阴清淋汤为主方，气虚重，加生黄芪、太子参、白术，阴虚重在上方的基础上加二至丸及黄精、菟丝子等，湿热明显加草薢、石韦、冬葵子、灯心草等，淋证日久不愈，阳气亏虚的加用制附片、肉桂、鹿角胶、淫羊藿等，还根据病情，对患者采取饮食调治、心理疏导、中药保留灌肠、针灸、贴敷等方法，以有效控制病情发展，改善临床症状。现代药理研究从病原学、病理机制上也证实了中药方剂对此病确有疗效。

如吕仁和教授主张辨证论治的基础上，根据细菌培养结果选用中草药。对大肠埃希菌有作用的：白花蛇舌草、四季青、鱼腥草、徐长卿、蒲公英、地榆等；对金黄色葡萄球菌和铜绿假单胞菌有作用的：半枝莲、地锦草、银花、连翘、黄芩、海金沙等；具广谱抗菌的中草药大青叶、板蓝根、栀子、紫花地丁、七叶一枝花等。李舒敏等认为糖尿病合并慢性尿路感染其病机为气阴两虚，兼有湿热水浊，瘀血停滞，可用知柏地黄汤，通过降低胰岛素抵抗而发挥改善代谢的作用，并通过增强患者免疫功能及改变尿路理化环境而达治疗目的。今后还需采取更加严谨的科研设计方法，开展更多研究，为中医药治疗糖尿病合并泌尿系感染积累更多的依据与经验。

十一、临证提要

糖尿病合并泌尿系感染的发热，与一般表证发热不同，非表散药物所能退热，所以古人有"淋家不可发汗"之说。但如兼感风寒时邪而诱发者，也可配合解肌发表之药，以达邪外出。

糖尿病合并泌尿系感染，相当于中医学消渴病继发的热淋、血淋、气淋、劳淋等。临床表现为血淋者，实证可加用凉血止血之品，如小蓟、生地、蒲黄、藕节等。虚证可加补虚止血之品，如墨旱莲、阿胶、小蓟等。

糖尿病合并泌尿系感染，无论急性发作还是慢性病程者，多见湿热蕴结，气化失常的湿热证，故治疗所用清热解毒利湿药物，剂量均较大，每日服药也可2剂，昼夜间隔分服。但苦寒伤胃以致呕吐频发时，药量要适当减少，或加入理气和胃之品，至于慢性阶段，病久迁延，正气以虚，或兼有外感，或宿疾影响，症状交错出现，虽各有兼证，仍应治疗本病为主，或标本兼治，扶正的同时，勿忘兼除余邪。

另外，基于中西医结合的临床思维，临床应用中药在重视辨证选方的基础上，也可根据细菌培养结果选用"效药"。对大肠杆菌有作用的白花蛇舌草、四季青、鱼腥草、徐长卿、蒲公英、地榆等；对金黄色葡萄球菌和铜绿假单胞菌有作用的半枝莲、地锦草、银花、连翘、黄芩、海金沙等；具有广谱抗菌的中草药大青叶、板蓝根、大青叶、板蓝根、栀子、紫花地丁、七叶一枝花等。用之得宜，可以明显提高疗效。

参考文献

[1] 张洪梅. 探究糖尿病合并老年性阴道炎38例临床干预与护理 [J]. 糖尿病新世界，2015，8：126-127.

[2] 王统述. 26例糖尿病并发尿路感染患者的临床分析 [J]. 临床研究，2015，15：54.

[3] SoS BC, Harris C, Nordstrom SM, et al. Abrogation of growth hormone secretion rescues fatty liver in mice with hepatocyte specific dilation of JAK2 [J]. J Clin Invest, 2011, 121（4）：1412-1413.

[4] 刘艳红，文玉琼，蓝颖茹. 老年糖尿病患者并发症发生状况调查 [J]. 现代临床护理，2009，8（6）：3.

[5] 迟家敏，周迎生. 实用糖尿病学 [M]. 北京：人民卫生出版社，2009：366.

[6] 张素玲. 糖尿病合并泌尿系感染43例分析 [J] 洛阳师范学院学报，2001，10（2）：423-425.

[7] 王少华. 老年性糖尿病合并泌尿系统感染68例临床分析 [J]. 华夏医学，2008，8（4）：216-218.

[8] 周国民，李建民. 李建民教授治疗糖尿病合并泌尿系感染经验 [J]. 中医研究2016，1（29）.

[9] 陆灏. 丁学屏从奇经论治糖尿病合并尿路感染的临床经验 [J]. 上海中医药杂志，2017，41（2）：22-23.

[10] 倪青，张顺润. 糖尿病肾病及泌尿系统感染的防治 [M]. 北京：中国中医药出版社，2004：165-195.

[11] 林兰. 中西医结合糖尿病学 [M]. 北京: 人民卫生出版社, 1999: 493-500.

[12] 包自阳, 张强. 糖尿病合并尿路感染患者临床特点分析及三金片的治疗作用 [J]. 中国医院用药评价与分析. 2008, 8 (11): 856-857.

[13] 姚源璋, 王建新. 中西医结合治疗糖尿病并发慢性尿路感染20例 [J]. 河北中医. 1994, 16 (2): 32-33.

[14] 严婉英, 何建平. 糖尿病合并尿路感染的中医辨证论治 [J]. 贵阳中医学院学报, 1995, 17 (4): 15-16.

[15] 顾成娟, 王涵, 何莉莎, 等. 仝小林院士治疗糖尿病合并泌尿系感染的经验 [J]. 环球中医药, 2015, 8 (9): 1108-1110.

[16] 燕树勋, 王颖, 卢新平, 等. 三金片联合头孢曲松钠治疗糖尿病泌尿系感染的疗效观察 [J]. 现代中西医结合杂志, 2010, 19 (11): 1328-1329.

[17] 缪建民. 中西医结合治疗糖尿病20例疗效观察 [J]. 咸宁医学院学报, 2001, 15 (2): 142.

[18] 于文娟. 活血通淋治疗糖尿病并泌尿系感染40例 [J]. 现代中西医结合杂志, 2008, 17 (15): 2343-2344.

[19] 杜丽荣. 吕仁和治糖尿病伴发慢性尿路感染经验 [J]. 中国中医药报, 2008, 4: 1-2.

[20] 梁光宇, 王立范. 张琪教授治疗尿路感染经验 [J]. 现代中西医结合杂志, 2011, 20 (9): 1124.

[21] 孙元莹, 郭茂松, 姜德友. 张琪治疗劳淋经验 [J]. 中医杂志, 2005, 16 (5): 338-338.

[22] 张燕, 徐建龙, 孙红颖, 等. 聂莉芳教授中医辨治糖尿病肾病的经验 [J]. 中国中西医结合肾病杂志, 2014, 15 (9).

[23] 赵宗江. 叶传蕙教授治疗糖尿病肾病的思路与方法 [J], 中国中西医结合肾病杂志. 2006, 7 (3): 129.

[24] 华旭霞. 中西医结合联合食疗辨治糖尿病合并泌尿系感染的临床研究 [J]. 辽宁中医杂志, 2015 (4): 799-800.

[25] 王岩, 乔进, 王丽. 淋痛灵治疗糖尿病合并泌尿系感染52例临床观察 [J]. 中成药, 2000, 22 (1): 777-778.

[26] 王镁, 田正阳, 张兰, 等. 通淋煎剂左氧氟沙星并用治疗糖尿病合并尿路感染的研究 [J]. 中医药学刊. 2002, 20 (6): 805-806.

[27] 李舒敏, 李骏. 知柏地黄汤为主治疗糖尿病合并慢性尿路感染临床观察 [J]. 河北中医. 2000, 22 (8): 610-611.

(邓德强　周江　何慧　马丹)

糖尿病并发皮肤软组织感染

糖尿病患者可出现多种皮肤软组织疾病, 国外报告可高达30%。糖尿病合并的皮肤病病变范围广, 种类多, 损害全身任何部位的皮肤, 发生于糖尿病的各个时期, 甚至在糖尿病明确诊断之前, 就已出现皮肤瘙痒以及毛囊炎等症状。皮肤是代谢功能活跃的器官, 它参与糖的储存、分解及排泄。糖尿病的急慢性代谢紊乱时即可引起皮肤的病变, 其中感染性皮肤病尤易发生, 最常见的是细菌感染和真菌感染。细菌感染以金黄色葡萄球菌多见, 可发生毛囊炎、疖、痈、丹毒等。未被控制的糖尿病患者中并发真菌感染者可达40%, 常见的有手足癣、甲癣、股癣及皮肤黏膜念珠菌病。糖尿病合并手足癣的发病率较高, 据统计占糖尿病患者的65%~70%, 且夏季高发。糖尿病者合并以上感染时, 其病情较一般患者严重而治疗困难, 且会使糖尿病病情加重和不易控制, 有些感染如控制不利也会危及患者的生命。

糖尿病皮肤软组织感染属于中医"消渴病"继发的"疔""疖""痈""癣""丹毒""风瘙痒""鹅掌风"等范畴。此节重点介绍糖尿病细菌感染，即"疗""疖""痈""丹毒"等。其他如"癣"以及"风瘙痒"等，将在糖尿病合并皮肤病章节详细介绍。而糖尿病性大疱病是糖尿病患者特有的皮肤病变，多发生于肢端，往往为自发性发生，呈紧张性清晰的水疱，有时可见血疱，多数可自愈。归属于中医"天疱疮"范畴。天疱疮是一类重症的皮肤病。特征为薄壁、易于破裂的大疱，组织病理为棘松解所致的表皮内水疱，为一种自身免疫性疾病。

一、病因病机

（一）中医病因病机

糖尿病合并软组织皮肤感染，既有体质因素与久病体虚发病基础，又有外受或内生湿热等邪毒因素。消渴病日久，正气虚弱，营卫失和，可因内有血热外受毒邪，内外相搏可以发病。情志不调、肝胆火盛，再感毒邪，毒邪与肝火相搏，阻遏经络，气血不通可以发病。因湿热内蕴，或外受风邪侵袭，也可直接引起发病。湿热致病者，多夏秋重，冬春轻，手足多汗及穿胶鞋或塑料鞋者易患。

本病为外感风湿热之毒，蕴积肌肤，病久血瘀风燥，气血不能荣润肌肤，皮肤失养，肥厚燥烈而为鹅掌风，内则肝胃二经湿热下注，湿郁为毒，热而化虫为病，或感受热湿毒而成。初病多实，久则虚实夹杂。我国城市多见，农村少见，南方气候潮湿，发病率高，北方较南方相对少。本病病位在手足皮肤。手癣多在指间、手掌、掌侧平滑皮肤；足癣发病部位为足趾间、足趾、足跟、足侧缘的皮肤。因其多由外邪侵袭所致，故发病以实证居多。久病则迁延不愈虚实夹杂。

鹅掌风、脚湿气为外感风湿热之毒，蕴积肌肤，病久血瘀风燥，气血不能荣润肌肤，皮肤失养，内则肝胃二经湿热下注，湿郁为毒，热而化虫为病，或感受热湿毒而成。病机无不与消渴病的病机有关。正气不足，风毒之邪易侵袭人体；燥热内盛，同气相求，湿热之邪易侵袭人体；渴而致瘀或瘀而致渴，日久肌肤失养必会导致血瘀化燥生风。二者有着密切联系。

（二）西医发病机制

在糖尿病状态下，持久的病理性高糖环境促进了蛋白质的氨基与糖的醛基之间的非酶促糖基化反应，形成晚期糖基化终末产物（advanced glycation end products, AGEs）。研究表明：糖尿病真皮基质中AGEs含量明显升高，且糖尿病皮肤组织在未损伤、组织结构完整性未遭到破坏的情况下已经存在着组织学和细胞生物学行为的改变。代谢紊乱是糖尿病皮肤损害形成的病理基础。既往对其机制的研究多集中于血管、神经病变和炎症反应紊乱的模式，尚缺乏系统全面的糖尿病皮肤病变的表现及机制研究。目前已证实，人类角质形成细胞和内皮细胞膜上表达多种特异性AGEs受体，AGEs与其受体结合可引发细胞内氧化应激和转录因子NF-κB的激活，并可进一步增强受体的表达，从而引起持续的细胞损伤和功能紊乱。真皮AGEs的蓄积已越来越多地被认为是糖尿病创面不愈或愈合延迟的根本原因。

综上所述，糖尿病患者皮肤组织在未损伤的情况下已经存在着组织学和细胞生物学行为的改变，这是一种未造成皮肤组织完整性和连续性破坏的"内源性损害"，是因皮肤组织局部高糖和AGEs等毒性物质的蓄积所致的皮肤组织自身的细胞或基质功能不良，有别于血管神经病变所致皮肤缺血坏死的继发性损害，同时也意味着糖尿病皮肤具有不同于正常皮肤的创伤起点。因此，在探讨经典的血管、神经因素所致的糖尿病足以及溃疡创面难愈机制时，不能忽视由高糖和AGEs所导致的皮肤组织本身的"内源性损害"也是糖尿病皮肤易损或创面形成后难以愈合的重要原因之一。糖尿病患者因血糖浓度增高，皮肤组织内含糖量也随之增加，宜于细菌繁殖，而对创口愈合起着一定的阻碍作用，因此糖尿病患者易并发感染，且较非糖尿病患者的感染治疗困难。糖尿病患者的代谢紊乱，高血糖抑制白细胞吞噬能力，抗感染能力降低。糖尿病的一个主要病理改变是广泛的末梢神经及微血管的病变，皮肤的微血管受损与感染有着一定的关系。

二、临床表现

1.毛囊炎

为葡萄球菌侵入毛囊，引起毛囊及毛囊周围炎。初发为米粒大鲜红色毛囊丘疹，周围红晕，迅速变为脓疱，脓疱破后排出脓液，损害不断发生，可缠绵数周、数月或更长时间。

2.疖

系由葡萄球菌侵入毛囊及皮脂腺所引起的深部化脓性感染。初起为粟粒大小毛囊红丘疹，互相融合扩大，形成红色肿块，数日后中央形成脓栓，附近淋巴结肿大，经1~2周后溃破而出脓，脓渐消退，发病过程中局部灼热疼痛，重者伴头痛、倦怠、发热、纳差、苔黄、脉数。发生在面部、口唇、鼻部可能引起海绵窦血栓性静脉炎、脑脓肿、败血症等，因此应予以高度重视。

3.痈

是由金黄色葡萄球菌引起的多个毛囊和皮脂腺、汗腺的急性化脓性炎症。多发于颈、背、腹、臀部。初起红肿明显，质坚硬，与正常皮肤界限不清，中央有多个脓栓，数个脓头穿破，中央呈"火山口"状，其内有坏死组织及脓液，附近淋巴结肿大。患者自觉疼痛难忍，伴有高热、头痛、倦怠、食欲不振等全身中毒症状。

4.丹毒

是由溶血性链球菌感染引起的急性皮肤炎症。发病急骤，常常先有寒战、高热、头痛、倦怠等全身症状，随之患部出现鲜红浮肿斑片，边界清楚，表面紧张，灼热疼痛明显，迅速扩大，表面可出现水疱。本病常伴发淋巴结炎及淋巴管炎。本病可发生于任何部位，以颜面、小腿等处更易发生。糖尿病者皮肤抵抗力低，易反复发作，发于小腿时可致象皮肿，发于颜面时形成慢性淋巴水肿，严重病者在急性期可并发败血症、脑膜炎、心肌炎等。

以上各种皮肤软组织感染，为化脓性细菌感染所致，实验室检查可见白细胞计数增高，中性粒细胞增多。

三、实验室及其他辅助检查

理化检查：刮取皮损边缘的鳞屑、挑取疱液或脓液加10%KOH镜检可见菌丝。也可取上述标本接种于沙氏培养基，25℃培养，20日内有菌落生长者为阳性。根据菌落形态和镜下特点可以鉴定菌种。

四、诊断与鉴别诊断

（一）诊断标准

1.糖尿病合并疖、痈、疔、丹毒的诊断

（1）病史：有糖尿病病史。

（2）症状：糖尿病患者出现疖肿、疔毒、痈肿等表现。

（3）体征：疖常见于头颈部，尤其是颈后发际，也可见于其他部位，局部表现为红肿热痛，病情局限、表浅，有的可反复发作。疔根脚深，容易出现全身症状，甚至发生"疔疮走黄"，病情凶险。痈红肿发热，可以有多个脓头，根据发病部位有"对口""发背""臀痈""股痈"等区别。丹毒多表现为下肢皮色发红发热，成斑成

片，不高于皮肤，常伴有脚癣等。

2.糖尿病性大疱病的诊断

（1）病史：有糖尿病病史。

（2）症状：最常发生于四肢，尤其是四肢指（趾）远端、手背、足背，甚至前臂、膝以及胸腹等。多在不知不觉中突然发生，无痛、无任何不适。大疱很浅表，无炎症，有的吸收自愈不留瘢痕，亦有破溃感染者。

（3）体征：糖尿病性大疱病的大水疱多呈单房性，其直径可达 1.0~2.0cm，多数小水疱常呈簇集发生；有时大小水疱掺杂，密集出现。疱壁薄，内含清澈透明的浆液。

（二）鉴别诊断

1.湿疹

若发于手部，此病一般双侧同时发病，对称性皮损呈现多形性，界限不清，甲板一般无改变，真菌学检查阴性，激素外用治疗有效，而手足癣则会加重。

2.掌跖脓疱病

表现为成批发生的水疱或脓疱，对称性分布于掌跖，有时可掌趾同时发病，皮损表现为红斑之上的小脓疱，尤以手掌鱼际及足弓部位为多发，自觉瘙痒，还可伴疼痛，但无发热等细菌感染的全身症状。病情反复难愈，真菌学检查为阴性。

五、中医治疗

（一）治疗原则

"防治结合，寓防于治，辨证论治"是中医治疗本病的总原则。在此基础上，控制烟酒、浓茶、咖啡、辛辣、海鲜等刺激性饮食，以清淡为宜。本病以清热解毒祛湿为主。常用外用药物治疗，也多为解毒、透脓等药。

（二）内治法

1.糖尿病合并疖、痈、疔、丹毒

（1）热毒壅结

临床表现：皮肤痈疽、红肿热痛，或有疖肿，时起时伏，或有恶寒、发热，烦渴欲饮，大便干结，小便黄赤，舌质暗红，苔黄，脉滑数。

治法：清热解毒。

方药：五味消毒饮、仙方活命饮、黄连解毒汤等方化裁。

典型处方：银花25g，蒲公英15g，地丁15g，野菊花15g，赤芍5g，生地黄25g，当归12g，玄参25g，天花粉25g，甘草6g，丹参15g，黄连9g，山栀9g。每日1剂，水煎服。

临床应用：热毒壅结证多见于糖尿病合并化脓性感染患者。若见发热或有恶寒者，可加入生石膏、知母、蝉蜕、僵蚕、丹皮等；肿疡欲溃脓而不能者，可加入皂角刺、白芷等托里透脓。若兼有胃肠热结，痞满、大便不通者，治疗可加用大黄等清泄结热之品。若有发热神昏等"疔疮走黄"证候者，则预后不好，当急急救治，可用清瘟败毒饮加味，送服安宫牛黄丸、紫雪散等。也可用清开灵注射液、醒脑静注射液静脉滴注。

（2）湿热郁结

临床表现：皮肤瘙痒，灼热疼痛，或皮肤溃疡，流水，久不合口，大便不爽，尿赤，舌红苔黄腻，脉数。

治法：清热祛湿、解毒。

方药：萆薢胜湿汤、地肤子汤等方化裁。

典型处方：萆薢12g，土茯苓30g，白鲜皮15g，地肤子25g，苦参12g，生薏米25g，赤芍15g，丹参15g。每日1剂，水煎服。

临床应用：湿热郁结证可见于皮肤软组织感染失治误治使病情慢性化者。其湿邪为主者，可再加苍术、白术、紫苏叶等；其热毒偏胜者，则加用银花、公英、地丁等清热解毒之品。兼气血不足、疮疡流水、久不合口者，可加用生黄芪、当归、川芎、鸡血藤等补养药物。有学者还主张用芡实、金樱子、龙骨、牡蛎等有收敛作用的药物。湿热下注，带下量多，外阴瘙痒，或脚气湿烂流水者，可配合白鲜皮、地肤子、苦参、苦矾等水煎熏洗患处。

2. 糖尿病性大疱病

（1）热毒蕴结证

临床表现：起病急骤，皮肉红肿灼痛，溃烂流脓，大疱成批出现，鲜红糜烂、灼热，或有血疱，或有渗血，红肿疼痛。伴有寒战高热、口渴欲饮、烦躁不安、大便干结、小便黄赤，舌质红绛，苔黄燥，脉弦细而数。

治法：凉血清热，利湿解毒。

方药：犀角地黄汤（《备急千金要方》）加减。

参考处方：生地25g，赤芍15g，丹皮15g，金银花15g，连翘12g，栀子9g，黄芩9g，黄柏12g，生石膏30g（先煎），白鲜皮30g，地肤子30g，土茯苓30g，甘草6g。

（2）湿热壅滞证

临床表现：头身沉重胀痛，胸闷腹胀，红斑大疱散在，成批发作偏少，糜烂流汁较多，或已结痂，病情稳定，或有增殖，稍有蔓延，大便溏薄，舌质红，苔薄黄而腻，脉濡滑数。

治法：清火健脾，利湿解毒。

方药：除湿胃苓汤（《医宗金鉴》）加减。

参考处方：黄连9g，苍术12g，白术12g，猪苓15g，茯苓15g，赤小豆30g，茵陈30g，芡实15g，蒲公英15g，车前子15g（包煎），山药15g，生甘草6g。

（三）外治法

1. 疖

初起，可用千捶膏盖贴或三黄洗剂外搽，较大者可用金黄散或玉露散，以银花露或菊花露调成糊状外敷。疖肿多发，破流脓水成片者，可用青黛散，麻油调敷。若脓成者则切开排脓，用九一丹掺太乙膏盖贴。脓尽则可改用生肌散收口。

2. 痈

初期可外敷金黄散、玉露散。溃脓期可取九一丹，或八一丹药线引流，脓未尽时外盖金黄膏，脓尽时用生肌散或白玉膏外盖。如疮口过小，则应在扩疮排脓后再用药。

3. 疔

初期用金黄膏外敷。蛇头疔可用鲜猪胆1枚套住患指，每日1次。成脓期脓成应切开排脓。一般说来，应该尽可能循经切开，根据患病部位不同，而选择不同的切口。收口期，脓尽则可用生肌散、白玉膏外敷。若胬肉高突、疮口难愈者，修剪胬肉后，可用平胬丹外敷。若溃烂肿胀，久不收口，是为损骨，可用2%~10%的黄柏溶液浸泡患指，每日1~2次，每次10~20分钟。如有死骨存在者，可用镊子钳出死骨。

4. 丹毒

可用金黄散，玉露散，用冷开水，或用金银花露调敷。也可用新鲜野菊花叶、鲜地丁全草、鲜蒲公英等捣烂外敷。若有皮肤坏死者，若有积脓，可在坏死部位切一二个小口，以引流排脓，掺九一丹。

六、中西医协同治疗

1. 外治法

炎症较轻者，局部用药，早期以杀菌、消炎为主，后期以促进炎症吸收为要。红肿时外敷10%鱼石脂软膏、红霉素软膏、金霉素软膏等。脓肿形成后应在严格消毒下切开排脓。溃破创面可用 1:8000 高锰酸钾溶液或 0.1% 雷夫诺尔溶液湿敷，每日 2~3 次，以缓解炎症。病情严重者，应使用有效的抗生素。

2. 抗生素治疗

糖尿病合并皮肤软组织感染，临床常需要给予抗生素治疗。一般首选青霉素，肌内注射或静脉滴入。或根据脓培养药敏试验选用抗菌药物，用量视病情而定。

七、疗效判定标准

中医证候诊断标准（《中华人民共和国行业标准·中医病证诊断疗效标准》ZY/T001.1.94）。

疾病疗效判定标准

1. 疖

①治愈：疖肿消散或溃后愈合，全身症状消失。

②好转：再发疖肿减少，症状减轻。

③无效：疖肿此愈彼起，不能控制。

2. 痈

①痊愈：全身症状消失，疮口愈合。

②显效：全身症状好转，疮口未完全愈合。

③未愈：全身或局部症状加重，或并发"陷证"。

3. 疔

①痊愈：全身与局部症状消失，疮口愈合完全。

②显效：全身与局部症状减轻。

③有效：全身与局部症状未改善，或出现"走黄"。

4. 丹毒

①痊愈：全身与局部症状消失，血常规正常。

②好转：全身消退，局部症状未消退。

③无效：全身与局部症状无好转，甚或加重，或出现"陷证"。

八、经验传承

（一）吕仁和教授

吕仁和教授临床实际上擅长于应用"药对"治病。吕仁和教授根据《内经》中的相关论述，并按照糖尿病自身的发生、发展和演变规律，将消渴病分为脾瘅、消渴、消瘅三期。其中，消瘅期类似糖尿病并发症和伴发病期，其思想"发前人之所未发"，从理论源头上有独到的见解。《素问·通评虚实论》云："凡治消瘅、仆击、偏枯、痿厥、气满发逆，肥贵人则膏粱之疾也……"吕仁和教授认为，脾瘅为"肥美之所发"，进一步可"转为消渴"，消瘅则为"肥贵人膏粱之疾"，可见消瘅与脾瘅、消渴一脉相承，脾瘅、消渴渐进发展，最终导致消瘅。吕仁和教授认为，消瘅期不同并发症出现的原因与各个脏腑的脆弱程度有关，先天脆弱之脏易先发病。消渴期指出"治之以兰，除陈气也"，若治疗不当，陈气（糖毒）不除，复加怒气上逆，致血脉不行，转而为热，热则消肌肤，成为消瘅。此时病至血脉，故全身皮、肌、脉、筋、骨、五脏六腑、诸窍均可被涉及而受损害。此期与糖尿病并发症期所出现的经络瘀阻、血脉不活的表现很是类似。治疗时，宜标本兼顾，补脆弱之脏器，同时应尤其注重活血通络、化瘀消癥、通活血脉。

（二）魏子孝教授

魏子孝教授认为在糖尿病合并皮肤感染的诊治中只要分清病因病位，运用中医药治疗方可收到很好的临床疗效。皮肤软组织感染分类很多，魏子孝教授根据自己的长期经验并结合临床实际将其分为 4 类，即疔疮、肿毒、癣、继发于瘙痒、于血管病；并认为在辨明寒热代谢障碍和血管、神经损害所引起的皮肤、肌肉、脂肪组织营血虚实之后，各种感染所用方药有一定的规律性。中医治疗疮疡，无非消散与排脓两端。早期消散对于遏制糖尿病的恶化非常重要，而消散则必以疏通气血为前提。因此，应着眼于有形之邪，仙方活命饮是其代表方剂。可据证配合祛湿、化脓、祛瘀，达到散结消肿的目的。继发于瘙痒的皮肤感染，属于糖尿病反应性皮肤病，这种情况在治疗时，应兼顾瘙痒与感染。本病大多湿热为患，临床以龙胆泻肝汤加减效果较好；同时，据证可选加养血、祛风、燥湿、凉血、解毒、安神药。继发于血管病的皮肤软组织感染，中医治疗，前者以益气养血为主，再据证合用化瘀通络、逐湿通络、温阳通络等法；后者以清热、解毒、燥湿为主。

（三）赵进喜教授

赵进喜教授学崇仲景而师古今百家之学，认为三阴三阳可以钤百病，重视体质，守病机，强调辨方证、识腹证、选效药。重视糖尿病热伤气阴病机与清热治法，提出了辨体质、辨病、辨证"三位一体"诊疗模式。首先，针对糖尿病合并皮肤感染的治疗，赵进喜教授主张先辨病再辨证，尤其是应该重视辨方证。如疖肿治疗重视清热解毒，方药可用五味消毒饮、仙方活命饮等；如脚癣治疗当重视清热除湿，方药常用四妙散、萆薢渗湿汤等。其次，内治与外治相结合。中医外治法，尤其是中药外用也应重视辨证论治。如疖肿多热毒，可用外用如意金黄散等。足癣皮肤干燥瘙痒，多血虚血瘀，常可用当归、红花、紫草、芒硝等外洗养血润燥、活血化瘀；皮肤湿痒、糜烂流水者，多湿热下流，常可用苍术、黄柏、苦参、枯矾等外洗以除湿解毒收湿止痒。当然，中医治病的特色就是辨证论治。临床辨证属于血虚夹风者，

可用当归饮子；血热者，可用犀角地黄汤、升麻鳖甲汤加味；血瘀者，可用桃红四物汤、通窍活血汤等加味；热毒者，可用黄连解毒汤、芩连四物汤加味；湿热者，可用四妙散、萆薢渗湿汤加减。重视辨方证，强调"个体化"防治，是取效的关键。

九、典型案例

（一）吕仁和教授医案

患者，男，60岁，2009年8月18日初诊。患者糖尿病病史9年，近2周开始出现左下肢皮肤瘙痒，局部皮肤灼热疼痛，1周前出现左侧胫前疖肿，皮肤破溃，伴有少量渗出液，大便不爽，尿赤涩，舌质红，苔黄腻，脉濡数。空腹血糖12.8mmol/L，餐后血糖19.5mmol/L，糖化血红蛋白10.6%，血常规：WBC 1.0×10^9/L，N 79%。

西医诊断：糖尿病合并皮肤感染。

中医诊断：疖（湿热郁结）。

治法：清热祛湿解毒。

方药：萆薢12g，土茯苓30g，茯苓12g，白鲜皮15g，地肤子25g，苦参12g，生薏米25g，赤芍15g，丹参15g，白术9g，苍术9g，当归15g。

二诊：1周后，查空腹血糖9mmol/L，餐后血糖12.1mmol/L，皮肤瘙痒间作，局部皮肤结痂，无渗出，大便不爽，前方继服，并三煎后熏洗局部皮肤，2日后查空腹血糖波动在7~8mmol/L，餐后血糖波动在10~11mmol/L，皮肤瘙痒症状消失，结痂脱落。

按： 糖尿病合并皮肤感染相当于中医学消渴病兼证之疖、痈、疽等类，早在隋《诸病源候论》就有记载，如《消渴候》中说："其病变多发痈疽"，《儒门事亲·刘河间三消论》也指出："夫消渴者，多变……疮癣、痤痱之类。"中医认为本病的主要病机是消渴气阴两虚，燥热内积，热毒壅

滞皮肤而成疮疖；久则气血虚弱，络脉瘀阻，蕴毒成脓而发痈疽，常表现为成脓后久不溃破或溃后难愈，肉芽苍白生长缓慢。虽然疖、痈病症表现不同，但病因病机有特定的共性，热蕴瘀阻是致病的根本，如《诸病源候论》记载："渴利者……多发痈疽，以其内热，小便利故也。"《外台秘要》也说："小便利，则津液竭，津液竭则经络涩，经络涩则营卫不行，营卫不行则热气留滞，故成痈脓也。"湿邪为主者，可再加苍术、白术、紫苏叶等；其热毒偏胜者，则加用银花、公英、地丁等清热解毒之品。兼气血不足，疮疡流水，久不合口者，可加用生黄芪、当归、川芎、鸡血藤等补养药物。湿热下注，带下量多，外阴瘙痒，或脚气湿烂流水者，可配合白鲜皮、地肤子、苦参、白矾等水煎熏洗患处。

（二）解发良教授医案

朱某，女，73岁。2013年11月26日初诊。既往有糖尿病、高血压病史。1周前突发足踝皮肤肿痛，诊断为丹毒，给予氨苄西林静脉滴注。硫酸镁外敷1周，无明显改善。刻下见：双下肢胫前肿胀，足踝部弥漫性红肿，边缘清楚，触诊皮肤温度升高。诉足踝部局部灼痛夜间明显，口干，纳差，小便频，大便干结，舌红舌苔根黄腻，脉弦滑。

辨证属于湿热毒蕴，治拟内服基本方加味：水牛角30g，生地30g，白芍10g，丹皮10g，金银花20g，蒲公英30g，天葵子10g，紫花地丁10g，白芷6g，土茯苓10g，苍术10g，熟大黄10g，7剂，水煎服。外用外洗基本方：金银花30g，土茯苓30g，薄荷30g，黄连15g，黄柏30g，蒲公英50g，水煎外敷。

患者自述服药第2天，灼痛明显减轻，7剂服完，口干减轻，睡眠安，胫前肿胀明显减轻，再用7剂，去丹皮加忍冬藤

15g。1周后诸症若失。

按：糖尿病患者抵抗力降低，容易继发感染发生丹毒。病机多热毒灼伤血分，所以治疗当重视凉血活血、清热解毒。此例即典型丹毒患者，内服基本方即犀角地黄汤合五味消毒饮变方，辨证为湿热蕴结，所以加用苍术、土茯苓等清热利湿。再配合外洗基本方也是以清热解毒药为主，内治外治结合，所以迅即起效。

十、现代研究进展

糖尿病合并皮肤感染是临床常见的糖尿病慢性并发症之一，相当于中医的"痈""疽""疮""疖"等范畴。表现为皮肤上生疮疖，红肿热痛，有时伴见全身症状如发热恶寒、口渴、疲乏等。近年来研究显示，中医治疗可根据临床不同证型选用不同的内服、外治药物治疗糖尿病合并皮肤具有一定的优势。范星霞等人将早期糖尿病足病——皮肤感染的患者随机分为两组，治疗组在内科综合治疗的基础上配合中药消痈敷外用治疗，对照组内科综合治疗，临床研究发现中药消痈敷外用具有清热解毒、凉血散结的作用，能使感染病灶局限，及早消散，疗效确切；王素枝、牛拥军对80例糖尿病皮肤感染患者为研究对象，采用分组对照法，观察组40例采用青黛粉＋红霉素敷料换药，对照组40例单纯采用红霉素敷料，结果显示加用青黛粉的观察组疗效显著好于单纯使用抗生素的对照组，有助于缩短疗程，加快皮肤感染组织的修复，促进早期愈合；吴洁、刘春采用临床随机对照研究发现用普通胰岛素加黄连纱条治疗糖尿病性皮肤感染疗效好，疗程短，无毒副作用且简便易行；邱蜀将152例糖尿病颈痈患者随机分为治疗组和对照组各76例，均予降糖、抗感染等基础治疗，治疗组另服加味黄连解毒汤治疗10天后观察疗效，结果显示治疗组总有效率

优于对照组，痊愈病例颈痈的复发亦显著低于对照组。

十一、临证备要

糖尿病合并皮肤软组织感染的治疗，首先应该明确诊断，并在辨病的基础上，辨证选方。具体辨证选方，一方面应明辨标本虚实，看本虚证是血虚、阴虚，还是气阴两虚、阴阳俱虚，看标实证是血热、血瘀、邪毒；一方面应重视审症求因，明确病因重点是风热、湿热、热毒、湿毒，并针对性选用疏风清热、清热利湿、清热解毒、利湿解毒等法。

外治法方面，无论是散剂、膏剂，各有特点，所以一定要在辨病基础上，根据病程阶段的不同，针对性选用中医外治疗法。

预防调护方面，首先应该加强患者教育。因为绝大部分患者对糖尿病感染危害性认识不足，因此要加强患者对糖尿病的认识，不能因无症状，能吃能睡就不在乎。要使其认识到这是终身疾病，需要长期治疗，应在医生指导下正规用药，定期监测尿糖、血糖。同时避免穿尼龙紧身内衣，应穿宽松棉布内衣，防止刺激皮肤引起瘙痒而诱发皮肤感染。其次，应保持精神愉快，情绪稳定。发怒或过于兴奋会引起交感神经兴奋，导致血糖升高，病情加重，从而产生包括感染在内的多种并发症。再次，应适当运动。运动可使心情舒畅，提高机体抵抗力，还可提高机体对胰岛素的敏感性。特别是对老年人，可减少引起心脏病的危险因素。第四，合理饮食。每天限制总热量，特别是老年人多数偏胖，患有高脂血症，常伴有胆囊炎或胆石症。应避免进食高胆固醇食物如动物内脏，要多吃蔬菜，烹调油宜用含不饱和脂肪酸的植物油，如花生油、豆油等，少食油炸的食物，摄入盐量要适当，最好每日不超过5g。

第五，应注意皮肤、外阴清洁卫生。经常用温水冲洗外阴，勤洗澡、勤换衣，防止尿糖刺激外阴及由于汗液中的酮体刺激皮肤引起的全身及外阴瘙痒。保持口腔清洁，注意饭后漱口，早晚刷牙，防止口腔感染。保持室内空气流通、新鲜，经常进行户外活动，增强抵抗力，预防上呼吸道感染及肺结核。第六，应加强危险因素的筛查。糖尿病足管理始于全面评估，一旦确诊均应进行危险因素筛查，每年检查1次，对有发生糖尿病足危险者每年应多检查几次，或在门诊就诊时常规进行足部检查，并积极治疗，去除危险因素。第七，积极预防足外伤：减少受伤和感染的危险因素是预防足溃疡发生最根本措施。

综上，糖尿病患者应注意合理饮食，并加强营养以提高机体免疫功能，防止并发症的发生。培养良好的卫生习惯，保持皮肤的清洁，定期洗浴更衣。避免皮肤发生破损。皮肤皱褶部位应保持干燥。已发生皮肤感染后，勿自行滥用药物，尤其勿滥用类固醇皮质激素软膏，以免延误治疗。患部忌用热水、肥皂水刺激，忌用手挤脓肿部位。

参考文献

［1］Morgan AJ，Schwartz RA.Diabetic dermopathy: a subtle sign with grave implications［J］. J Am Acad Dermatol，2008，58（3）：447-451.

［2］仝小林. 糖尿病中医防治指南解读［M］. 中国中医药出版社，2009.8：386-387.

［3］陈向芳，林炜栋，陆树良，等. 糖尿病大鼠深二度烫伤创面中成纤维细胞生物学功能的改变［J］. 中华医学杂志，2007，87（26）：1812-1816.

［4］Kanwar YS，Wada J，Sun L，et al. Diabetic nephropathy: mechanisms of renal disease progression［J］. Exp Biol Med，2008，

233（1）：4-11.

［5］Liao H，Zakhaleva J，Chen W. Cells and tissue interactions with glycated collagen and their relevance to delayed diabetic wound healing［J］. Biomaterials，2009，30（9）：1689-1696.

［6］范星霞，张立新，梁殿铎，等. 中药消痈敷外用在早期糖尿病足病——皮肤感染治疗中的临床应用［J］. 中国医疗前沿，2011，6（15）：33.

［7］王素枝，牛拥军. 青黛粉联合抗生素治疗糖尿病皮肤感染疗效观察［J］. 中医临床研究，2011，6（1）：24-25.

［8］吴洁，刘春. 改良换药方法治疗糖尿病性皮肤感染疗效观察［J］. 医学信息，2016，29（11）：42-43.

［9］邱蜀. 加味黄连解毒汤治疗糖尿病颈痈 76 例临床观察［J］. 中国中医急症，2013，22（3）：49.

［10］刘子毓，王宗玉，温小凤，等. 解发良治疗糖尿病合并丹毒经验［J］. 湖南中医杂志，2015，31（3）：19-20.

［11］陈琼芳. 糖尿病足的预防与护理进展［J］. 中华护理杂志，2002，37（4）：292-294.

［12］吴志华，郭红卫. 糖皮质激素作用机制进展及在皮肤科中的应用［J］. 皮肤病与性病，2011，33（6）：321-324.

［13］王秀华. 外用激素治疗皮肤病优越性及注意事项［J］. 中国医疗美容，2014，10（6）：83.

（邓德强　王丽芳　秋金玲　王逗逗）

第五章　糖尿病慢性并发症

第一节　糖尿病并发心脏病

糖尿病并发心脏病（Diabetic Cardiopathy，DC）是糖尿病最重要的并发症之一，是糖尿病继发的心脏病，是糖尿病患者最主要的死因。具体包括糖尿病并发心脏微血管病变、大血管病变、心肌病变、心脏自主神经功能紊乱所致的心绞痛、心律失常及心功能不全等。其早期发病较为隐匿，易被忽视，一旦出现症状，则治疗效果较非糖尿病并发心脏病差。DC 有着较高的致残致死率，动脉粥样硬化占糖尿病病死率的80%，而糖尿病住院患者中46%合并冠心病。冠心病作为糖尿病的主要并发症，是糖尿病患者死亡的最常见原因，65%~80%的 2 型糖尿病患者死于心脏病。目前，DC 这一病名已被许多国内外的内分泌代谢病专家认同，并可见于世界卫生组织（WHO）糖尿病手册及国外糖尿病、内分泌相关专著。

DC 相当于中医学"消渴病"继发的"胸痹心痛""心悸""怔忡""支饮""水肿"等，临床可以统称之为"消渴病心病"。首都医科大学附属北京中医医院魏执真教授长期从事中医药防治糖尿病并发心脏病的临床科研工作，她认为把 DC 中医病名统称为"消渴病心病。"意义有三：①该病名提示 DC 病位在心；②该病名提示临床治疗中，除应针对消渴病外，应始终顾护到心；③该病名可以概括 DC 发生

发展的全过程，经分期辨证可较好地阐明病程中出现的纷繁复杂的证候，便于指导本病的防治。具有重要的临床价值。

一、病因病机

（一）中医对糖尿病并发心脏病病因病机的认识

当代中医学者对 DC 病因的认识，认为与多方面病因有关。

1. 体质因素

以少阴心肾素虚，包括阴虚、阳虚、阴阳俱虚者，最容易发病。其他如太阴脾虚体质、少阳气郁体质以及厥阴肝旺体质、阳明胃热体质，也可以发生 DC。

2. 饮食失节

过食膏粱醇酒厚味，损伤脾胃，痰热内生，或素体太阴脾虚，脾失健运，津不气化而聚之生痰，或痰湿化热，痰湿、痰热，阻遏心阳，致胸阳不振，心脉痹阻，导致胸痹心痛。醇酒厚味内生痰热、湿热，痰热痹阻心脉，心神失养，或痰热扰动心神，过嗜煎炸烧烤，胃肠结热，结热以及湿热、痰热伤阴耗气，气阴不足，心神失养，均可导致心悸怔忡。

3. 情志失调

七情郁结，情志不遂，尤其是少阳气郁、厥阴肝旺体质者，肝气郁滞，或肝气

逆乱，乘脾生痰，或为气滞血瘀，或气滞痰阻，或痰郁化热，皆可阻痹心脉，导致心痛心悸。

4. 外邪侵袭

天气阴冷，季节变换，尤其是素体少阴、太阴阳虚体质者，即容易为寒邪所伤，心脉拘挛，可引发心痛。

5. 烦劳过度

劳心过度，心火内燃，尤其是少阴阴虚之体，邪热内炽，或炼液成痰，痰热阻痹心脉，心神失养，或扰动心神，心神不宁，皆可致心痛心悸。另外，久病致虚也是其发病的重要基础。消渴病日久，伤阴耗气，阴损及阳，致阴阳气血失调，脏腑亏损，累及于心，就可以导致消渴病心病发病。

（二）中医对糖尿病性心脏病病机的认识

对于消渴病心病的病机，当代医家多认为热、虚、瘀，应该是其重要特点。消渴病的核心病机是热伤气阴，日久导致络脉瘀结。而消渴病心病就是心之络脉瘀结所致。"热"，包括胃肠结热、脾胃湿热、肝经郁热以及痰火、心火等，是其发病始因。"虚"，消渴病热伤气阴，日久可表现为气虚、阴虚、气阴两虚，气虚日久为阳虚，阴损及阳，为阴阳俱虚，普遍存在"虚"的发病基础。"瘀"，典型表现为心之络脉瘀结，或因虚致瘀，或因气滞、痰湿、痰火、湿热等阻痹成瘀。应该指出的是热、虚、瘀三者，常可以互相兼夹，互相转化。如气虚、阳虚、阴阳俱虚，可表现为脾肾阳虚，心肾阳衰，气化不行，常兼见血瘀、饮停，饮邪上凌心肺，而表现为气喘、心悸，胸闷气短，咳逆依息不得卧，浮肿等，甚至发生阴竭阳脱，而见大汗淋漓、四肢厥冷、脉微欲绝等，为厥脱之变。

吕仁和教授基于临床，参考西医学认识，提出了消渴病心病"微型癥瘕"病理学说。认为消渴病日久，体质因素加以情志、饮食失调等，内热或伤阴，或耗气，或气阴两伤，或阴损及阳，久病致虚基础上，久病入络，气虚血瘀，痰郁热瘀互相胶结，则可在心之络脉形成微型癥瘕，使心体受损，心用失司。认为消渴病久不愈，正气亏虚，或外邪入侵，或情志郁怒，脏腑内伤皆累及心络，心络受损，终致津血的运行输布异常，痰瘀互结，阻塞络道，如此产生的痰瘀等病理产物又进一步损伤心络，包括孙络、浮络等，形成微型癥积而发为络病。南征教授则提出 DC 毒损心络病机学说，认为糖尿病并发冠心病的发生是因为消渴病日久，缠绵不愈，毒邪内生，循络而行，伤阴耗气，阴损及阳，致阴阳气血失调，脏腑亏损，心体用俱损，病变波及三焦，脏腑经络，尤其是以毒损心络为病机核心。

总之，消渴病心病，其病位在心，发病与肝、肾、脾（胃）诸脏有关，是在气血阴阳失调基础上，出现心气、心阴、心血、心阳不足和虚衰，导致气滞、血瘀、痰浊、寒凝等痹阻心脉，基本病机是"热""虚""瘀"相兼，气阴两虚，痰瘀互结，心脉痹阻证，最为多见。因为消渴病久治不愈，邪热耗气伤阴，久病必瘀，久病必虚，心气阴两虚，心之络脉瘀阻，心体受损，心用失常而成消渴病心病。气虚血瘀，心脉瘀阻，则可表现为胸痹心痛；气阴不足，心神失养，心主不宁，则表现为心悸怔忡；气阴不足，心气虚衰，以致心阳虚衰，又可出现水气不化、饮邪内停的证候，从而表现为咳逆倚息不能平卧、面目、肢体水肿等心水危候。该病病性属本虚标实，虚实夹杂，本虚常见气阴两虚，标实多为血瘀痰阻，为气阴两虚、痰瘀阻滞心脉证候多见。有专家指出，气阴两虚，痰瘀阻络当为糖尿病并发症的重要病理基础。

（三）西医对糖尿病并发心脏病发病机制的认识

目前对糖尿病并发心脏病的具体发病原因尚未弄清，主要有以下观点。①高血糖：高血糖导致糖基化终末产物的产生、多羟基化合物的增多和蛋白激酶C活化作用；②高胰岛素血症和胰岛素抵抗；③氧化应激：活化氧化物种增多，磷酰基超负荷；④炎症：糖基化终末产物激活核因子Kappa-B，产生过多的促炎症细胞因子；⑤血脂异常：低密度脂蛋白（LDL）升高，高密度脂蛋白（HDL）降低及甘油三酯（TG）升高；⑥凝血异常：促凝及抗纤溶状态异常：纤维蛋白原增加，纤溶酶原激活素抑制物增加，血小板功能异常，易于凝聚；⑦基因突变：过氧化酶增殖型受体2C（PPAR2C）变异；⑧钙的超负荷；⑨心肌中肾素血管紧张素系统的激活；⑩非酶促蛋白糖基化作用以及肌球蛋白变化。其相关机制可能与体内内分泌紊乱、高血糖症、高血压，脂肪、蛋白质和电解质代谢紊乱，血小板功能亢进，凝血异常，自主神经病变等有关。如高脂血症，或伴有血中胆固醇升高，低密度脂蛋白升高，而高密度脂蛋白降低，可促使动脉粥样硬化和冠心病的发生和发展。而糖尿病并发心肌病，可能与糖尿病所致的心肌细胞内糖、脂肪、蛋白质的代谢异常，能量供应障碍，心内微血管病变所致的心肌缺血、缺氧、代谢和营养障碍有关。至于糖尿病并发心脏自主神经病变：可能与微血管病变引起的神经营养失调、脂肪、糖和蛋白质的代谢紊乱有关。

二、临床表现

（一）糖尿病并发冠心病

临床表现与非糖尿病并发冠心病相似，主要为心绞痛、心肌梗死或心力衰竭。本病与非糖尿病并发冠心病相比，发病年龄小、心绞痛不典型或无症状性心肌缺血多见，并且无痛性心肌梗死多见于糖尿病患者，病情重、进展快、病死率高。

（二）糖尿病并发心脏自主神经病变

早期损害迷走神经，而交感神经相对兴奋，患者表现为静息状态下心动过速，静息心率大于90次/分钟，或不易受各种条件反射影响的固定心率。后期随病变加重迷走神经和交感神经同时受损，立卧位心率差随病变加重而减小，导致心率固定。若交感神经节后神经病变损害血管调节反射，可发生体位性低血压，患者表现为头晕、心悸、大汗、视力模糊，应与低血糖反应区别。因痛觉神经受损患者可发生无痛性心肌梗死，伴有面颊和上肢多汗、厌食、恶心、尿潴留、大便失禁等内脏神经损害，也可偶在感染、手术等应激条件下突感短暂胸闷、心悸，然后血压下降，有时伴有严重的心律失常，导致心脏骤停及猝死。

（三）糖尿病并发心肌病

早期无明显症状，劳累后可有胸闷憋气、劳累气短；心尖区可闻及第四心音；心电图可有非特异性改变；中期疲劳乏力、胸闷气短、心悸等症状比较明显。75%的患者有不同程度的左心室功能不全；后期患者症状加剧，左心衰进一步加剧，表现为呼吸困难，或有端坐呼吸，有30%的患者伴有右心衰竭和体循环淤血征，心脏普遍扩大，但仍以左室扩大为主，常因充血性心力衰竭、心源性休克、严重心律失常等而致死。

三、实验室及其他辅助检查

（一）心电图

1. 12 导联常规心电图

心电图改变有窦性心动过速或窦性心动过缓、早搏及传导阻滞；肢导联低电压；异常 Q 波；Q-T 间期延长；冠状 T 波，T 波低平，T 波倒置；ST-T 改变等。DC 以 ST-T 改变为主，在 ST-T 改变中多个心壁缺血较多。ST 段水平下斜型下移是典型缺血性的心电图表现。

2. 24 小时动态心电图

糖尿病并发冠心病患者临床多无心绞痛症状，常规心电图心肌缺血的检出率低，但通过 24 小时动态心电图监测发现无症状性心肌缺血的发生率高，糖尿病并发冠心病患者无症状性心肌缺血发作的最多时段为 22:00~5:00。无症状性心肌缺血发作时的心率均值明显低于有症状性心肌缺血。

（二）自主神经功能检查

1. 静息心率

静息心率大于 90 次 / 分者为异常，提示迷走神经功能损害。

2. 心率变异性测定（HRV）

HRV 是一项无创性检查心脏自主神经功能的方法。其主要方法为采用 HRV 分析系统选用两个分析指标即时域分析指标和非线性分析指标来对心脏自主神经病变进行评估。HRV 是判断糖尿病患者是否伴有自主神经系统损害最确切、最敏感的指标是早期发现糖尿病并发自主神经病变的敏感方法，对是否合并心肾脏器损害有提示作用。

3. 深呼吸 R-R 间期测定

利用心电图描记并观察深呼吸时 R-R 间期及呼吸时 R-R 间期及呼吸差的变化，可反映交感、副交感神经张力变化的即时最大调节效果及随呼吸而发生 R-R 间期动态变化。其优点在于可以反映最大即时调节幅度和动态变化。临床上以深呼吸心电图测试糖尿病患者，分析其 R-R 间期变化，R-R 间期呼吸差变化，深呼吸时每分钟心率差 < 10 次为异常。糖尿病患者早期自主神经受累时，迷走神经首先受影响而功能失常，心率偏快而固定，深呼吸差减小，甚者呼吸差消失。

4. 蹲踞试验

让受试者先站立 3 分钟，此后迅速下蹲并维持蹲位达 1 分钟，然后于吸气时迅速站立，保持立位达 1 分钟。在各时相均进行心电图描记，记录 R-R 间期。当糖尿病患者迷走神经发生病变，迷走神经反射能力下降，则由立位下蹲引起的 R-R 间期延长程度相应减弱，以致 SqTv 值较正常人增高。而发生交感神经受损时，交感神经反射能力下降。因此由蹲位起立引起的 R-R 间期缩短程度相应减弱，造成 SqTs 值较正常人降低。蹲踞试验操作简单，耗时少，可作为糖尿病心脏自主神经检查的一种新方法在临床上试用。

5. 卧立位血压差

从卧位起立时如收缩期血压下降 > 30mmHg、舒张压下降 > 20mmHg 时称为体位性低血压，可反映中晚期交感神经功能受损。

6. 持续握力时的血压反应

用力握拳 5 分钟，同时测对侧上肢血压，舒张压上升 ≤ 10mmHg 为异常，11~15mmHg 为临界值，≥ 16mmHg 为正常。此试验反映交感神经功能。

（三）超声心动图

左心室收缩末期容积增大，射血分数减小，室间隔增厚，左室后壁增厚，心肌顺应性减低，左室舒张末期内径减小，等容舒张时间延长；左室舒张早期二尖瓣开放幅度和关闭速度降低，二尖瓣舒张期血流频谱 E 峰下降，A 峰上升，E/A 比值减小，E 峰加速与减速时间之比（Ta/Td）和 1/3 充盈分数均降低，E 峰流速积分 EVI 及 EVI/TVI 明显降低，表明左室舒张功能减退；左室射血前期与射血时间比值（PEP/LVET）明显延长，表明左室收缩功能减退。

（四）心肌核素显像

心脏微血管病变，影响局部心肌的血流灌注，可见充盈灌注损害；心肌病变，导致心肌对 99mTC-MIBI 的摄取量减少；存在心肌内小冠状动脉和微血管广泛的病变，心肌有纤维化、灶性坏死、糖蛋白、脂蛋白和钙盐沉积等；心血管自主神经病变可见"反向分布"，即运动显像正常而静息显像见减低区，或运动与静息均有减低区，但静息显像更为明显。

（五）冠脉造影

弥漫的冠状动脉病变和小口径血管的多支病变和微动脉瘤是糖尿病的特征性改变。血管受累及多支病变比例高，尸检和血管造影显示，DM 患者冠状动脉病变更加弥漫或多支，更加深远或累及小支，一旦诊断 CHD 或心肌梗死，更常呈现多支冠状动脉病变。弥漫性病变且受累血管增多，弥漫性病变归于以下三种情况：①病变长度≥2cm；②一支多处病变；③血管全程或大部分纤细僵硬或明显迂曲，纤细呈松散弹簧状。

四、诊断与鉴别诊断

（一）诊断要点

1. 中医的辨病要点和辨证要点

本书主要采纳 2012 年国家中医药管理局《中华人民共和国中医药行业标准·中医证候诊断标准》中"消渴病""心悸病""胸痹心痛""水肿"的诊断标准、2011 年中华中医药学会糖尿病分会《糖尿病合并心脏病中医诊疗标准》以及赵进喜教授主编的《内分泌代谢病中西医诊治》相关内容。主要是基于 DC 不同的主症特点，首先分列三个病证而后进一步进行辨证。其中，以心胸憋闷、疼痛为主症者，称之"消渴病·胸痹心痛"；以心悸气短为主症者，称之"消渴病·心悸"；以胸闷气短、咳喘不得平卧，或肢体浮肿者，称之"消渴病心水"。消渴病·胸痹心痛，辨证分为痰湿阻痹心脉证，痰热阻痹心脉证，气滞血瘀证，气虚痰阻血瘀证，阳虚寒凝血瘀证，阴虚热结血瘀证以及气阴两虚兼气滞血瘀证，阴阳俱虚兼血瘀饮停证等。消渴病心悸怔忡，辨证分为阴虚火旺血瘀证，气阴两虚夹热血瘀证，阴阳俱虚痰阻血瘀证等。消渴病心水，辨证分为心气虚衰、血瘀水停证，心阳虚衰、血瘀水停证，气阴两虚、血瘀水停证，阴阳俱虚、血瘀水停证等。

2. 西医诊断要点与鉴别诊断

DC 的诊断标准参考 1999 年世界卫生组织（WHO）糖尿病专家委员会提出的糖尿病诊断标准、2005 年中华医学会糖尿病学分会制定的《中国糖尿病防治指南标准》、2007 年中华医学会心血管病学分会《慢性稳定型心绞痛诊断与治疗指南》、2010 年原卫生部发表的《中华人民共和国卫生行业标准——冠状动脉粥样硬化性心脏病诊断标准》以及中华医学会心血管病学分会《中国心力衰竭诊断和治疗指南 2014》等相关诊断标准制定。

（1）糖尿病并发冠心病

在排除了其他器质性心脏病的条件下，糖尿病患者有如下证据时即可诊断：曾出现心绞痛、心肌梗死或心力衰竭，心电图（ECG）有缺血表现，具有严重的心律失常，X 线、ECG、超声心动图和心向量提示心脏扩大，CT检查心脏形态、心功能、心肌组织检查和心肌灌注的定量分析确定有冠心病，MRI提示大血管病变和清楚的心肌梗死部位，放射性核素可显示心梗部位并早期诊断冠心病。

（2）糖尿病并发心肌病

病程在5年以上的糖尿病患者，排除了其他原因引起的心肌病和除高血压性心脏病及冠心病引起的心衰后，有如下表现时可诊断：有心力衰竭的临床表现（心功能分级按美国纽约心脏学会NYHA分级法；心脏无扩大者，心功能检查证实有舒张功能障碍；有心脏扩大者同时有收缩功能障碍）经放射性核素和MRI检查提示心肌病的存在，存在心肌内小冠状动脉和微血管广泛的病变，心肌有纤维化、灶性坏死、糖蛋白、脂蛋白和钙盐沉积；有微血管病变其他表现，如视网膜、肾脏病变者可间接支持诊断。

（3）糖尿病心脏自主神经病变

糖尿病确诊的基础上，心脏自主神经功能测定7项试验检查两项或以上异常者。糖尿病患者静息心率大于90次/分钟，或不易受各种条件反射影响的固定心率，有体位直立性低血压，易发生无痛性心肌梗死，伴有面颊和上肢多汗、厌食、恶心、尿潴留、大便失禁等内脏神经损害，深呼吸时每分钟心率差≤10次，立卧位时每分钟心率差≤10次，乏氏动作反应指数≤1.1为异常，30/15心搏时心率比值≤1.03，卧立位时收缩压下降＞30mmHg，或舒张压下降≥20mmHg。

应该强调指出的是，糖尿病伴有冠心病等，并不意味着就是DC。DC的鉴别诊断，主要是应与非糖尿病性冠心病相鉴别。非糖尿病性冠心病心绞痛，常表现为不稳定型劳力性心绞痛和变异性心绞痛的典型症状，发生心梗常有典型的胸前区持续性压榨样疼痛，病变部位常为大血管变。

而DC，常存在心脏微血管病变基础，常伴有视网膜病变、肾病等微血管病变。

五、中医治疗

（一）治疗原则

中华中医药学会糖尿病分会2011年颁布的《糖尿病合并心脏病中医诊疗标准》强调中医治疗DC，首先要辨别虚实，分清标本。该病以气血阴阳两虚为本，气滞、痰浊、血瘀、寒凝为标。认为针对本病的病机表现为本虚标实，虚实夹杂，发作期以标实为主，缓解期以本虚为主的特点，其治则应补其不足，泻其有余。虚证当以益气养阴为主，根据兼瘀、痰、寒、水的不同，分别采用活血通络、健脾祛痰、宣痹通阳、祛寒通络、温阳利水等标本同治的原则。病到后期，虚中有实，病情复杂，则宜标本兼顾，攻补兼施；一旦发生脱证之先兆，如疼痛剧烈、四肢厥冷或脉微欲绝等，必须尽早投用益气固脱之品，并予积极抢救。并将消渴病心病分为气阴两虚证、痰浊阻滞证、心脉瘀阻证、阴阳两虚证、心肾阳虚证、水气凌心证去辨证治疗。而实际上，临床虚实互见的情况更为多见。北京中医药大学东方医院杨晓辉教授，继承吕仁和教授诊治经验，重视DC分期辨证，主张将消渴病心病分为早、晚两期，两型、四候辨治。南征教授强调抓住毒损心络的病机去治疗DC，注重益气养阴，解毒通络治法。魏执真教授强调对病分型论治，将消渴病心病先分出消渴病胸痹、消渴病心悸、消渴病心衰三类然后进行辨证论治。赵进喜教授临强调抓主症，重视辨体质、辨病、辨证"三位一体"诊疗模式，强调"辨方证，选效药"。各具特色。在此，我们主要参照赵进喜教授主编的《内分泌代谢病中西医诊治》，根据DC临床主症不同，首先在分别"胸痹心痛""心悸怔忡""心水"基础上，辨证论治，突出辨体质、辨病、辨证"三位一体"诊疗模式与"辨方证，选效药"的临床思路。

（二）辨证论治

1. 消渴病·胸痹心痛

（1）痰湿痹阻心脉证

临床表现：心胸憋闷，疼痛彻背，形体肥胖，神疲眠差，口干不喜饮，舌暗，舌苔白腻，脉弦滑或细滑。

治法：化痰除湿，宽胸开痹。

方药：瓜蒌薤白半夏汤加味（《金匮要略》）

参考处方：瓜蒌15~30g，薤白9~12g，枳壳9~12g，陈皮9~12g，清半夏9~12g，茯苓12~15g，丹参15~30g，葛根15~30g，赤、白芍各15~30g，僵蚕9~12g，甘草6g。每日1剂，水煎服。

临床应用：该方为瓜蒌薤白半夏汤加味方，以瓜蒌薤白半夏汤和二陈汤为基础方，化痰除湿药与行气化滞药同用，兼有和胃作用，适用于太阴脾虚体质，少阳肝郁体质，或其他消渴病肥胖体形，辨证属痰湿阻滞阻痹胸阳者。气虚突出者，当益气，方可用六君子汤加味；少阳肝郁体质，有痰湿阻滞证候者，治当疏肝解郁，方可用四逆散加味。

中成药：二陈丸，香砂六君子颗粒等。

专家经验方推介：瓜蒌薤白半夏汤加味（林兰教授经验方），组成：全瓜蒌15g，薤白10g，半夏10g，陈皮6g，云茯苓10g，枳实10g，甘草6g。其辨证要点为胸闷憋气，心下痞满，胸脘作痛，痛引肩背，伴头晕，倦怠乏力，肢体重着，舌体胖大，边有齿痕。舌黯淡苔白腻，脉弦滑。

（2）痰热痹阻心脉证

临床表现：心胸憋闷，胸痛背沉，心烦失眠，或有干呕，口中黏腻，神疲多梦，大便干结，心下按之则痛，舌质暗红，苔黄腻，脉弦滑或滑数。

治法：化痰清热，宽胸开痹。

方药：小陷胸汤加味（《伤寒论》）。

参考处方：瓜蒌15~30g，黄连6~12g，枳壳9~12g，陈皮9~12g，清半夏9~12g，茯苓12~15g，丹参15~30g，葛根15~30g，赤、白芍各15~30g，僵蚕9~12g，甘草6g。每日1剂，水煎服。

临床应用：该方为小陷胸汤加味方，兼有黄连温胆汤方意。化痰除湿药与行气化滞药同用，加入清热药，适用于太阴脾虚体质、少阳肝郁体质或其他消渴病肥胖体形属痰湿化热，痰热阻滞心脉气血不通者。少阳肝郁体质，气机郁滞与痰湿阻滞证候同见者，治当重视疏肝解郁，药可加郁金、荔枝核等；失眠多梦症状突出，心胸烦闷，头晕沉重，四肢沉重，口干黏腻，舌红，苔腻而黄，脉象滑数，或弦滑而数者，治当化痰清火，方用黄连温胆汤加味，药可用沙参、酸枣仁、栀子、胆南星等；大便偏干，加大黄、郁金等。

中成药：二夏清心片、荷丹片等。

专家经验方推介：除痰降火方（印会河教授经验方），组成：柴胡、黄芩、栀子、龙胆草、半夏、青皮、枳壳、竹茹、珍珠母、夜交藤等。心烦甚加莲子心；痰气交阻，胸闷阵烦加胆南星、天竺黄；失眠头痛甚者，加青礞石。

（3）气滞血瘀证

临床表现：胸闷胸痛，胸胁胀满，刺痛，疼痛发作与情绪有关，善太息，或有口苦，情志不舒，女性则可有月经不调，经有血块，舌质紫暗，苔白起沫，脉弦沉。

治法：理气活血。

方药：血府逐瘀汤加味（《医林改错》）。

参考处方：柴胡9~12g，枳壳9~12g，赤、白芍各15~30g，桃仁9~12g，当归9~12g，川芎9~12g，山楂9~12g，葛根15~30g，丹参15~30g，姜黄9~12g，三七

粉 3~6g（冲服），鬼箭羽 12~15g，川牛膝 12~15g，甘草 6g。每日 1 剂，水煎服。

临床应用：该方血府逐瘀汤加味方，有活血化瘀，散结通络作用，适用于糖尿病性冠心病气滞血瘀证候突出者。兼阴虚者，治当重视养阴活血，可配合六味地黄丸，药可用生地、玄参、沙参、知母等；兼痰湿阻滞之肢体困重、口中黏腻者，治当重视化痰活血，药可加僵蚕、瓜蒌、清半夏等；兼痰火阻滞之烦闷失眠、头晕者，治当化痰清火活血，可加用黄连、瓜蒌、清半夏、海蛤壳、僵蚕等；久病入络，或见肢体麻木、疼痛、偏瘫、痿痹者，可加用水蛭、姜黄、地龙等虫药，或加用海藻、昆布、薏苡仁等化痰散结；大便干结，加酒大黄等。

中成药：血府逐瘀胶囊、速效救心丸等。

专家经验方推介：四逆散合丹参饮加减（林兰教授经验方），组成：柴胡 10g，白芍 10g，枳实 10g，甘草 10g，檀香 4g，砂仁 6g，郁金 10g，丹参 15g，瓜蒌 12g，黄连 6g。其辨证要点是胸闷憋气，郁闷善叹息，头晕目眩，心烦易怒，两胁刺痛，痛引肩背，发无定时。

（4）气虚痰阻、气滞血瘀证

临床表现：心痛时作，气短乏力，脘腹痞胀，二便不调，纳食不香，舌胖暗淡，苔白腻，脉沉细而滑，或弦滑。

治法：益气化痰，顺气活血。

方药：升陷汤（《医学衷中参西录》）、六君子汤（《太平惠民和剂局方》）、温胆汤（《太平惠民和剂局方》）化裁。

参考处方：黄芪 15~30g，知母 9~12g，升麻 3~6g，柴胡 3~6g，当归 9~12g，川芎 9~12g，葛根 15~30g，丹参 15~30g，鬼箭羽 12~15g，陈皮 9~12g，清半夏 9~12g，生晒参 3~6g（另煎兑服），白术 9~15g，茯苓 9~15g，瓜蒌 15~30g，枳壳 9~12g，苏

梗 6~9g，甘草 6g。每日 1 剂，水煎服。

临床应用：该方在补气的基础上，化痰、顺气、活血，适合用于久病气虚痰阻、气滞血瘀之人。多见于太阴脾虚体质、少阳气郁体质，肝郁脾虚，或消渴病久病伤气者。体形肥胖，痰湿阻滞，口中黏滞，舌苔腻者，可加用苍术、石菖蒲、荷叶等，醒脾化湿；兼脾虚湿停之脘腹胀满，恶心者，可健脾化湿，药可加用苍术、木香、大腹皮、香橼、佛手等；久病入络，舌质紫暗者，可加用水蛭、地龙、姜黄、三七等，活血通络。

中成药：荷丹片等。

专家经验方推介：疏化活血汤（魏执真教授经验方），组成：苏梗、香附、乌药、川厚朴、陈皮、半夏、川芎、丹参、茯苓等。辨证要点为心病时作，心悸气短，乏力，胸胁苦满，脘腹痞满，二便不爽，纳食不佳，舌淡胖，苔白厚腻，脉弦滑等。

（5）阴虚热结血瘀证

临床表现：心胸憋闷，胸痛背沉，心烦失眠，头晕心悸，咽干口渴，腰膝酸软，大便干结，舌质暗红，少苔，或薄黄苔，脉细数或细滑数。

治法：养阴清热，活血通脉。

方药：天王补心丹（《万病回春》）、大黄黄连泻心汤（《伤寒论》）加减。

参考处方：西洋参 3~6g（另煎兑），沙参 12~15g，麦冬 9~12g，天冬 9~12g，五味子 6~9g，生地 15~30g，玄参 15~30g，当归 9~12g，酸枣仁 12~30g，瓜蒌 12~15g，黄连 6~12g，黄芩 9~12g，熟大黄 6~9g，茯苓 12~15g，丹参 15~30g，葛根 15~30g，赤、白芍各 15~30g，甘草 6g。每日 1 剂，水煎服。

临床应用：该方适用于少阴阴虚体质，或阳明胃热体质，消渴病日久，邪热伤阴而成阴虚热结血瘀证者。若为热结夹痰，痰热阻痹，心胸憋闷疼痛，舌暗红苔黄腻

者，可用配合小陷胸汤加味。痰热扰心，心烦失眠症状突出，甚至如狂发狂者，可用礞石滚痰丸加味。

中成药：新清宁片、三黄片等。

专家经验方推介：生脉解毒通络胶囊（南征教授经验方），组成：人参、麦冬、五味子、生地、大黄、黄连、双花、榛花、丹参、红花、黄芪、地龙等组成。南征教授提出DC毒损心络病机学说，强调临床上应辨热毒、湿毒、浊毒等，突出解毒、通络、益气养阴治法。

（6）阳虚寒凝血瘀证

临床表现：心痛阵发，冷痛喜温，常因受寒诱发，畏寒肢冷，乏力神疲，腰膝酸冷，舌淡体胖，脉沉细或沉紧。

治法：温阳散寒、活血通脉。

方药：保元汤（《博爱心鉴》）、人参汤化裁（《金匮要略》）。

参考处方：黄芪15~30g，人参3~15g（另煎兑），肉桂3~9g，白术9~15g，干姜9~12g，丹参15~30g，砂仁6~9g（后下），甘草6g。每日1剂，水煎服。

临床应用：该方适用于少阴阳虚体质，或消渴病久病气虚证进一步发展而为阳虚，加以寒邪外犯所致者。阴寒凝滞，心痛彻背，疼痛剧烈，畏寒肢冷者，可取乌头赤石脂丸、薏苡附子散方意，加用炮附子、薏苡仁、制川乌等，以温经止痛；心阳虚衰，心痛心悸，四肢厥冷，冷汗淋漓者，可重用红参、山茱萸15~30g，或改用参附龙牡汤加减；阳虚畏寒、心胸闷痛，脉迟者，治当助阳复脉，方可用麻黄附子细辛汤，加黄芪、淫羊藿等；兼脾阳虚湿滞、脘腹胀满，腹部畏寒，大便稀溏者，可温中健脾化湿，药可加用苍术、木香、砂仁等；阳虚饮停，呕吐痰涎、清水、背寒，或眩晕，或脘腹痞满，或肠鸣辘辘，治当通阳化饮，可配合苓桂术甘汤，药可加用猪苓、茯苓等；久病入络，肢体麻痛冷凉，

舌质紫暗者，可加用水蛭、土鳖虫、地龙、姜黄、三七等，活血通络。

中成药：附子理中丸、通心络胶囊等。

专家经验方推介：吕仁和教授经验方，组成：人参10g，黄芪30g，肉桂10g，五味子10g，巴戟天10g，芡实10g，白术10g，丹参30g，猪、茯苓各15g，川芎10g，车前子10g（包煎）。辨证要点为神疲乏力，心悸胸闷，肤色苍黄，畏寒肢冷，视物模糊，肢体麻木，下肢水肿等。

（7）气阴两虚，气滞血瘀证

临床表现：心痛时作，胸闷气短，口干咽燥，疲乏无力，大便偏干，舌质暗红或嫩红有裂，少苔或薄白苔，脉细数或弦细数。

治法：益气养阴，理气活血。

方药：生脉散（《医学启源》）、香苏散（《太平惠民和剂局方》）、丹参饮（《时方歌括》）化裁。

参考处方：黄芪15~30g，沙参12~15g，玄参15~25g，知母12~15g，生地15~25g，当归9~12g，川芎9~12g，鬼箭羽12~15g，葛根15~30g，丹参15~30g，地骨皮15~30g，甘松9~12g，苏梗6~9g，陈皮9~12g，枳壳9~12g，香橼6~9g，佛手6~9g。每日1剂，水煎服。

临床应用：该方适用于糖尿病并发冠心病气阴不足证。少阴心肾不足体质者，比较容易表现为这种证候。因胸痹心痛均存在心脉痹阻的病机，所以应选用当归、川芎、鬼箭羽、葛根、丹参等活血通脉；以常有气滞血瘀，所以出于心胃同治、气血同调思路，可加用甘松、苏梗、陈皮、枳壳、香橼、佛手等行气药。兼胃痞胃痛者，配合百合丹参饮；胸痛甚、常猝然发病者，可加用全蝎、地龙、僵蚕、三七、白芍、薏苡仁之类，搜风通络、解痉止痛。兼胃肠结热、大便干结者，治当清泄结热，可配合三黄丸加味，或加用生大黄，或服

用复方芦荟胶囊。

中成药：生脉胶囊、六味地黄丸等。

专家经验方推介：通脉理气汤（魏执真教授经验方），组成：太子参30g，麦冬15g，五味子10g，香附10g，香橼10g，佛手10g，乌药10g，丹参30g，川芎15g等。治疗冠心病，包括DC，症见心痛时作，心悸气短，胸闷憋气，疲乏无力，口干喜饮，大便欠畅，舌质略红或嫩红有裂，苔少或薄白，脉细弦者。方中太子参、麦冬、五味子益心气、养心阴；丹参、川芎活血通脉；香附、香橼、佛手、乌药理气通脉。全方共奏益气养心、理气通脉之功。

（8）阴阳俱虚，血瘀饮停证

临床表现：心胸憋闷，疼痛，背寒如掌大，咳嗽气促，或咳吐清涎，不喜饮水，舌暗苔白水滑，脉细弦滑或沉细滑。

治法：滋阴助阳，化饮活血。

方药：加味肾气丸（《医贯》）、苓桂术甘汤（《伤寒论》）、丹参饮（《时方妙用》）化裁。

参考处方：黄芪15~30g，人参3~6g（另煎兑），麦冬9~12g，五味子6~9g，熟地12~25g，山茱萸9~12g，山药9~12g，猪苓12g，茯苓12g，桂枝9g，白术12~15g，苍术12~15g，葛根15~30g，丹参15g，鬼箭羽15~30g，淫羊藿12~15g，胡芦巴12~15g，甘草6g。每日1剂，水煎服。

临床应用：该方为肾气丸、苓桂术甘汤加益气、养阴、温阳和活血化瘀药组成，与刘渡舟教授苓桂茜红汤用茜草、红花同义。主要用于阴阳俱虚兼血瘀饮停之人。阳虚证突出，肢冷畏寒，男子阳痿者，治当补肾壮阳，可加用仙茅、巴戟天，甚至肉桂、炮附子等。兼脾肾阳虚、脘腹胀痛、泄泻，甚至完谷不化者，可配用附子理中丸，药可加炮附子、人参、苍术、白术、干姜、黄连等；手足麻木疼痛，肌肤甲错，

舌质紫暗，脉弦或涩，也可加用水蛭、僵蚕、地龙、姜黄、三七等，活血通络。

中成药：金匮肾气胶囊、苓桂咳喘宁胶囊等。

专家经验方推介：吕仁和教授经验方，组成：人参10g，黄芪30g，麦冬10g，五味子10g，金樱子10g，芡实10g，女贞子10g，墨旱莲10g，丹参30g，川芎10g，郁金10g，桑白皮30g。辨证要点为气短乏力、心悸怔忡，时有心痛，全身浮肿，咳逆倚息不得平卧，纳谷不香，畏寒肢冷，腰膝酸软等。若出现大汗淋漓，四肢厥冷在西医急救措施基础上应用参附汤回阳救逆，同时用生脉注射液静脉滴注。

2. 消渴病·心悸怔忡

（1）阴虚火旺血瘀证

临床表现：心悸不宁，失眠多梦，心中烦躁，五心烦热，咽干口燥，腰膝酸软，舌质红，舌苔黄，脉沉细数。

治法：滋阴降火，清心宁神。

方药：天王补心丹（《校注妇人良方》）、黄连阿胶汤（《伤寒论》）、五参丸（《千金翼方》）化裁。

参考处方：生地15~25g，沙参12~15g，麦门冬9~12g，五味子6~9g，玄参15~25g，苦参9~12g，天花粉15~25g，知母12~15g，赤芍15~25g，黄连9~12g，黄芩6~9g，川芎9~12g，鬼箭羽12~15g，葛根15~30g，丹参15~30g。每日1剂，水煎服。

临床应用：该方常适用于DC阴虚火旺血瘀证。尤其适用于少阴阴虚体质、阴虚火旺而表现为快速性心律失常的患者。研究发现：苦参、赤芍、黄连等药物，有较好的控制快速性心律失常的作用。厥阴阴虚肝旺体质，兼心肝火旺、心烦、心悸者，可加用磁石、黄芩、夏枯草、钩藤、珍珠母等；阴虚火旺、心肾不交、心神不宁、心悸失眠者，可用黄连阿胶汤和生脉散加味，或加用黄连、酸枣仁、生龙牡、

磁石等。

中成药：天王补心丸等。

专家经验方推介：清凉滋补调脉汤（魏执真教授经验方），组成：太子参30g，麦冬15g，五味子10g，赤芍15g，丹皮15g，香附10g，乌药10g，佛手10g。若阴虚明显，口咽干燥，则太子参易为沙参，防止太子参补气助热伤阴。若血脉瘀阻明显，如兼见胸痛固定不移、舌质瘀点瘀斑，则加丹参30g，川芎15g以助活血通络。若心悸反复不愈，伴大便干结、口干口苦，瘀热明显，丹皮、赤芍可加量至20g、30g。若平素脾虚便溏，或服药后出现腹泻，可加黄连10g厚肠、炒白术30g健脾。

（2）气阴两虚血瘀证

临床表现：气短乏力，动则心悸气喘，口干咽燥，体虚汗出，舌质暗红或淡红，苔薄，脉细数、细弱或脉短。

治法：益气养阴，养心宁神。

方药：生脉散（《医学起源》）、升陷汤（《医学衷中参西录》）、易老麦门冬饮子（《兰室秘藏》）化裁。

参考处方：黄芪15~30g，太子参12~15g，麦门冬9~12g，五味子6~9g，沙参12~15g，玄参15~25g，苦参9~12g，知母12~15g，当归9~12g，川芎9~12g，鬼箭羽12~15g，葛根15~30g，丹参15~30g。每日1剂，水煎服。

临床应用：该方适用于DC气阴两虚证。尤其适用于少阴体质，气阴两虚而心率快表现为快速型心律失常的患者。厥阴阴虚肝旺体质，兼肝阳上亢者，可加用磁石、黄芩、夏枯草、钩藤、珍珠母等；兼有内热、心胸烦热者，治当清热，可加用黄连、赤芍等；心肾气阴两虚、心神不宁、心悸失眠者，可配合天王补心丹，或加用黄连、酸枣仁、生龙骨、生牡蛎等，养心宁神。气虚突出、宗气虚陷、气短不足以息、努力呼吸似喘、脉短或三五不调者，

可加用升麻、柴胡、桔梗，即升陷汤之意。

中成药：六味地黄丸、生脉胶囊等。

专家经验方推介：消渴心安汤方（南征教授经验方），组成：榛花10g，大黄10g，生地10g，人参10g，麦冬10g，五味子10g，黄芪15g，黄连10g，丹参10g，地龙10g，双花10g。用于消渴心病气阴两虚、毒损心络。

栗德林教授认为糖尿病并发冠心病症机为"五脏柔弱、内热熏蒸、伤津耗气、血稠液浓、瘀阻痰凝"，治以益气养阴、活血化痰为法，自拟经验方并研制芪玄益心胶囊。组成：人参、麦冬、五味子、黄连、葛根、丹参、山楂、降香、冰片、黄芪、苍术、山药、玄参、生地、天花粉、赤芍等16味药。功能：益气养阴，活血化痰。用于治疗糖尿病并发高脂血症、冠心病等引起的心悸，时伴胸闷、气短，动则尤甚，乏力，口渴，头晕肢重，舌紫等症。

（3）阴阳俱虚血瘀证

临床表现：心悸怔忡，气短乏力，咽干口燥，畏寒肢寒，腰膝酸软，舌淡暗，苔薄白，脉象或结或代。

治法：滋阴养血，通阳复脉。

方药：保元汤（《博爱心鉴》）、桂枝加龙骨牡蛎（《金匮要略》）化裁。

典型处方：黄芪15~30g，桂枝6~9g，沙参12~15g，山茱萸12~15g，葛根15~30g，丹参15~30g，知母12~15g，黄精12~15g，枸杞12~15g，地骨皮15~30g，淫羊藿12~15g，生龙牡各15~30g。每日1剂，水煎服。

临床应用：该方为滋阴助阳、益气养阴之方，在补气的基础上加入活血化瘀的药物，常用于DC久病阴阳俱虚之人。侧重于阳虚、畏寒而迟者，方可用麻黄附子细辛汤加味，或加用麻黄、附子等通阳复脉；偏重于阴虚者、烦热、心率偏快者，去淫羊藿、桂枝，加用黄连、苦参、赤芍

等清热；阳虚突出、畏寒尿频、男子阳痿者，治当补肾壮阳，可加用仙茅、巴戟天、露蜂房等。阳虚饮停、呕吐痰涎、背寒、咳逆倚息不能平卧或水肿者，可配用五苓散，可加用猪苓、泽泻、桂枝、白术等。

中成药：金匮肾气胶囊等。

3. 消渴病·心水

（1）心气虚衰、血瘀水停证

临床表现：心悸气短，胸闷喘逆，不能平卧，脘腹胀满，胁下痞块，肢体浮肿，大便稀溏或便下不爽，舌暗淡，脉细弱而数。

治法：益气宁心，活血行水。

方药：升陷汤（《医学衷中参西录》）、木防己汤（《金匮要略》）、葶苈大枣泻肺汤（《金匮要略》）、四君子汤《圣济总录》化裁。

参考处方：黄芪 15~30g，沙参 12~15g，太子参 12~15g，当归 9~12g，川芎 9~12g，鬼箭羽 12~15g，猪苓、茯苓各 15~30g，泽泻 12~15g，葛根 15~30g，丹参 15~30g，葶苈子 15~30g，桑白皮 15~30g，石韦 15~30g，车前子 12~15g（包煎）。每日 1 剂，水煎服。

临床应用：该方适用于糖尿病合并心衰属心气虚衰、血瘀水停患者。因心气虚，不能帅血，加之"血不利则为水"而为病。故治当益心气，去血瘀，消水肿。其中，升陷汤出自近代名医张锡纯《医学衷中参西录》，可以补宗气而升陷，养心气而复脉。木防己汤是《金匮要略》名方，由人参、石膏、桂枝、防己组成，体现着强心、利尿、扩血管的精神，所治支饮为典型的心衰表现。葶苈大枣泻肺汤长于泻肺去饮。诸方配合，屡有佳效。如兼有肺热、咳喘痰稠、不得平卧、大便不通者，治当清肺热、通腑气，可加用黄芩、石膏、苏子、桃仁、杏仁、鱼腥草等。气短无根、汗出甚、肾不纳气者，可加用生晒参、山茱萸、

龙骨、牡蛎等，益气固脱。

中成药：四君子颗粒、芪苈强心胶囊等。

专家经验方推介：魏执真教授治疗心衰，主张以"益气养心、理气通脉"为基本法则，同时根据其他脏腑受损情况，分别加用调整相应受损脏腑功能的治法。常用基本方组成：生黄芪 30g，太子参 30g，麦冬 15g，五味子 10g，丹参 30g，川芎 15g，香附 10g，香橼 10g，佛手 10g，乌药 10g。方中生黄芪、太子参、麦冬、五味子益气养阴，丹参、川芎活血通脉，香附、香橼、佛手、乌药理气以助通脉。该方适用于心衰属心气衰微、血脉瘀阻、心用失司证，病位在心者，症见心悸，气短，乏力，动则气喘，舌暗红，苔薄白，脉细无力。临床治疗心衰，常以此方为基本方，再依据他脏受损情况而分别施治。兼肺脉瘀阻者，除见心悸、气短、乏力等症外，并见胸闷气憋，咳逆倚息不能平卧，尿少肢肿，乃心气衰微不能帅血畅行，进而引起肺脉瘀阻，肺失肃降，治节失司，不能通调水道下输膀胱，致水饮停聚，上逆凌心射肺。舌质暗红，苔腻，脉多见弦滑或兼数。治以益气养心、理气通脉、泻肺利水，于基本方中加用桑白皮 15~30g，葶苈子 15~30g，泽泻 30g，车前子 30g，以清肃肺气，泻肺利水。

（2）心阳虚衰、血瘀水停

临床表现：心悸气短，喘逆喘息，不能平卧，面色黧黑，唇甲发绀，尿少，肢体浮肿，畏寒肢冷，舌质暗淡有瘀斑，脉象沉细微数。

治法：益气温阳，活血利水。

方药：参附汤（《严氏济生方》）、真武汤（《伤寒论》）、葶苈大枣泻肺汤（《金匮要略》）、防己茯苓汤（《金匮要略》）化裁。

参考处方：黄芪 15~30g，生晒参 9~15g（另煎兑），山茱萸 12~30g，淫羊藿 12~15g，

桂枝 6~9g，生龙牡各 15~30g（先煎），五味子 6~9g，当归 9~12g，川芎 9~12g，鬼箭羽 12~15g，猪苓、茯苓各 15~30g，桑白皮 15~30g，丹参 15~30g，葶苈子 15~30g，石韦 15~30g，车前子 12~15g（包煎）。每日 1 剂，水煎服。

临床应用：该方适用于 DC 心衰心阳虚衰、血瘀水停患者。气虚进一步发展即成心阳虚衰，益心气、温心阳为基本治法。因阳虚是消渴病日久，阴损及阳所致，所以养阴治法也不容忽视，应注意阴中求阳，不能等同于一般的心衰。水肿症状突出或有胸水、腹水者，可配用导水茯苓汤，可加用猪苓、泽泻、桂枝、白术、苏梗、冬瓜皮、葫芦皮等；络脉血瘀，胸闷时痛，肢体偏瘫，唇舌紫暗者，可重用活血药，或加用僵蚕、地龙、三七、桃仁、红花等活血化瘀。

中成药：芪苈强心胶囊等。

专家经验方推介：丁学屏教授针对心阳虚衰，水饮凌心证，常用回阳救急汤合沉香琥珀丸。辨证要点为心痛彻背，喘不得卧，疾咳，痰多泡沫，汗出发润，口唇青紫，肌肤湿冷，面浮跗肿等。

（3）气阴两虚、血瘀水停

临床表现：心悸气短，咳逆气喘，不得平卧，动则加甚，口干咽燥，尿少浮肿，舌质暗红，舌苔薄白，脉象沉细而数。

治法：益气养阴，活血行水。

方药：生脉散（《医学启源》）、升陷汤（《医学衷中参西录》）、易老麦门冬饮子（《兰室秘藏》）、葶苈大枣泻肺汤（《金匮要略》）化裁。

参考处方：黄芪 15~30g，知母 12~15g，沙参 12~15g，麦门冬 9~12g，五味子 6~9g，太子参 12~15g，当归 9~12g，鬼箭羽 12~15g，猪苓、茯苓各 15~30g，泽泻 12~15g，葛根 15~30g，丹参 15~30g，葶苈子 15~30g，桑白皮 15~30g，石韦 15~30g，车前子 12~15g（包煎）。每日 1 剂，水煎服。

临床应用：该方适用于 DC 心衰患者。因气阴两虚，故当益气养阴，以血瘀水停，故当活血行水，是典型"血不利则为水"的病机。研究发现：葶苈子、桑白皮、石韦、车前子等，或长于泻肺利水，或长于清肺止嗽，对心功能不全肺水肿和肺部感染湿啰音减少，有一定作用。兼肠道结热、咳喘不得平卧、大便不通者，治以通腑，也有利于肺气宣降，可配合千金苇茎散、三子养亲汤等，加用苏子、炒莱菔子、桃仁、杏仁、冬瓜仁等。气短无根、汗出甚、肾不纳气者，可加用西洋参、山茱萸等，益气固脱。

中成药：生脉胶囊、芪苈强心胶囊等。

专家经验方推介：升陷汤加减方（赵进喜教授经验方），组成：生黄芪 18g，知母 12g，升麻 5g，柴胡 5g，瓜蒌 12g，清半夏 9g，丹参 15g，枳壳 10g，白术 12g，桂枝 6g，猪苓、茯苓各 15g，石韦 15g。若咳喘症状突出，加入炒葶苈子、桑白皮以泻肺利水。若合并快速房颤，可与五参汤相合。

（4）阴阳俱虚、血瘀水停证

临床表现：心悸气短，喘逆喘息，不能平卧，咽干口渴，面色黧黑，唇甲发绀，尿少，肢体浮肿，畏寒肢冷，舌质暗红，或舌暗淡，有瘀斑，脉象沉细微数。

治法：益气养阴，温阳活血，通阳利水。

方药：生脉散（《医学启源》）、升陷汤（《医学衷中参西录》）、真武汤（《伤寒论》）、葶苈大枣泻肺汤（《金匮要略》）、防己茯苓汤（《金匮要略》）化裁。

参考处方：黄芪 15~30g，生地 15~30g，山茱萸 12~30g，淫羊藿 12~15g，桂枝 6~9g，知母 12~15g，生晒参 6~15g（另煎兑），麦门冬 9~12g，五味子 6~9g，太子参 12~15g，当归 9~12g，川芎 9~12g，鬼箭羽 12~15g，

猪苓、茯苓各 15~30g，泽泻 15~30g，葛根 15~30g，丹参 15~30g，葶苈子 15~30g，桑白皮 15~30g，石韦 15~30g，车前子 12~15g（包煎）。每日 1 剂，水煎服。

临床应用：该方适用于 DC 心衰阴阳俱虚、血瘀水停患者。气虚的基础上，更见阴阳俱虚，所以益心气依然是最基本的治法。因阳虚是消渴病日久，阴损及阳所致，所以对于养阴治法也不容忽视，应注意阴中求阳，不能等同于一般的心衰。心阳虚衰，虚阳浮越，症见面红如妆，四肢厥冷，气短无根，大汗淋漓者，可加用人参、炮附子、山茱萸、生龙牡等，回阳救逆、益气固脱。

中成药：生脉胶囊、芪苈强心胶囊等。

专家经验方推介：吕仁和教授经验方，组成：太子参 30g，生黄芪 30g，枸杞 10g，狗脊 10g，葶苈子 30g，车前子（包煎）30g，泽泻 30g，泽兰 30g，川牛膝 20g，葛根 15g，丹参 30g 等。若心胸痛甚，四肢厥冷，当加用附子 10g，干姜 12g，桂枝 10g，赤石脂 12g，杜仲 15g。

（三）其他特色疗法

参考 2011 年《世界中西医结合杂志》发表的《糖尿病合并心脏病中医诊疗标准》，此谨对糖尿病性心脏病的中成药应用以及针灸治疗等，总结如下。

1. 中成药

中成药的选用必须适合其中医证候，切忌盲目使用。建议选用无糖颗粒型、胶囊剂、浓缩丸或片剂。归纳常见心血管用中成药用法如下。

复方丹参滴丸：用于胸痹气滞血瘀证一次 10 丸，一日 3 次。

通心络胶囊，用于冠心病心绞痛证属心气虚乏、血瘀络阻证。一次 2~4 粒，一日 3 次。

地奥心血康胶囊：用于预防和治疗冠心病，心绞痛以及瘀血内阻证。一次 1~2 粒，一日 3 次。

速效救心丸：用于气滞血瘀型冠心病，心绞痛。一次 4~6 粒，一日 3 次，急性发作时，一次 10~15 粒。

参松养心胶囊用于治疗气阴两虚，心络瘀阻引起的冠心病室性早搏。一次 4 粒，一日 3 次。

芪苈强心胶囊：用于冠心病、高血压病所致轻、中度充血性心力衰竭证属阳气虚乏，络瘀水停。一次 4 粒，一日 3 次。

参麦注射液：用于治疗气阴两虚型之休克、冠心病、病毒性心肌炎、慢性肺心病、粒细胞减少症。

参附注射液：用于阳气暴脱的厥脱症（感染性、失血性、失液性休克等）；也可用于阳虚、气虚所致的惊悸、怔忡、喘脱等。

2. 针灸疗法

针刺疗法依"盛则泻之，虚则补之，热则疾之，寒则留之，陷下则灸之"的基本理论为原则，采取体针分型施治。

（1）心律失常：心俞、巨阙、内关、神门。

功用：宁心安神，定悸。

手法：平补平泻法，阳虚和血瘀者用温法。每日 1 次，10~15 天为 1 个疗程。

（2）冠心病心绞痛：巨阙、膻中、心俞、厥阴俞、膈俞、内关。

功用：益气活血，通阳化浊。

手法：捻转手法，久留。每日 1 次，10~15 天为 1 个疗程。

（3）心力衰竭：心俞、厥阴俞、膏肓俞、膻中、大椎、内关。

功用：补心气，温心阳。

手法：先泻后补或配灸法。每日 1 次，10~15 天为 1 个疗程。

3. 养生功法

DC 患者一般以静功为主，适当配合一些动功。动功选择八段锦，静功选择松静功（放松功）。但初学练功时需注意以下几点。①松静自然：做到心情稳定、体位舒适、全身放松后再调整呼吸。②意气相合：指练功时用意念活动去影响呼吸，逐渐使意念的活动与气息的运行相互配合，使呼吸随着意念活动缓慢进行。在松静自然的前提下，逐步地把呼吸锻炼得柔细匀长，如"春蚕吐丝"，绵绵不断。③动静结合：气功偏静，还应配合其他体育疗法如太极拳、健身操等。只有动静相结合，才能相得益彰，从而真正达到平衡阴阳、调和气血、疏通经络的作用。④循序渐进：练功要靠自己努力，只有坚持不懈，持之以恒，才能逐渐达到纯熟的地步。开始练功时间可短些，以后逐渐加长，一般可加到30~40分钟，每日1~2次。

六、中西医协同治疗

DC 发生心绞痛、心律失常、心衰、心肌梗死的处理与非糖尿病患者，并无差异，但需注意用药对糖尿病的影响，糖尿病患者应谨防发生低血糖、低血钾、低血压、高脂血症等。由于其发病急，变化快，常发生无痛性心肌梗死、心源性猝死，所以必须给予高度重视，经常需要积极抢救，常用中西医协同治疗措施。西医治疗具体参考 2016 年美国糖尿病协会（ADA）2016年版糖尿病诊疗标准。

（一）心绞痛的治疗

扩张冠状动脉、减少心肌耗氧量是内科治疗心绞痛的重要措施。在内科常选用的药物中主要包括硝酸酯类和钙离子拮抗剂。β- 受体拮抗剂可减慢心率、降低心肌耗氧量，虽有引起糖耐量受损的说法，但目前有日益受到重视的趋势。

（1）硝酸酯类：硝酸甘油，0.3~0.6mg，口服或舌下含化，每 4~6 小时 1 次。异山梨酯，5~10mg 口服、咀嚼或舌下含化，每4~6 小时 1 次。应注意青光眼患者慎用。目前多主张用缓释或控释剂型。

（2）钙离子拮抗剂：硝苯地平，10~20mg，口服或舌下含化，每日 3~4 次，地尔硫草，60~90mg，口服，每日 3~4 次。维拉帕米，40~80mg，口服，每日 3~4 次。其缓释或控释剂，如拜新同、氨氯地平被普遍推崇。每日 1 次服药即可。

（3）β- 受体拮抗剂：美托洛尔 6.25~25mg，口服，每日 2 次。一般应从小剂量用起，同时注意血压和心率。

（4）降脂药物：2016 年 ADA 糖尿病诊疗标准建议：与单用中等强度的他汀治疗相比，中等强度的他汀治疗加用依折麦布可以提供额外的心血管益处，所以，近期发生急性冠脉综合征的 LDL–C ≥ 1.3mmol/L 的患者或不能耐受高强度他汀的患者使用。

（5）抗血小板聚集药物：2016 年 ADA糖尿病诊疗标准建议有动脉粥样硬化性心血管疾病病史的糖尿病患者用阿司匹林（剂量 75~162mg/d）作为二级预防治疗；有动脉粥样硬化性心血管疾病病史且对阿司匹林过敏的糖尿病患者，可使用氯吡格雷（75mg/d）；急性冠脉综合征发生后，双联抗血小板治疗 1 年。

（6）此外，针对血压、血糖、生活方式的控制以 2007 年 ESC/EASD 指南对糖尿病并发冠心病患者推荐的血压、血脂和血糖治疗目标为参考，见表 5–1–1。

表 5–1–1　2007 年 ESC/EASD 指南对糖尿病性冠心病患者推荐的血压、血脂和血糖治疗目标

	治疗项目	控制目标
血压（mmHg）	收缩压 / 舒张压 伴肾损伤或尿蛋白 > 1g/24h 者	< 130/80 < 125/75

	治疗项目	控制目标
血糖（mmol/L）	糖化血红蛋白 空腹血糖 餐后血糖峰值（1型糖尿病） 餐后血糖峰值（2型糖尿病）	≤ 6.5% < 6.0 7.5~9.0 < 7.5
血脂（mmol/L）	TC LDL-C HDL-C TG TC/HDL-C	< 4.5 ≤ 1.8 男性 > 1.0，女性 > 1.2 < 1.7 < 3
生活方式干预	戒烟 锻炼 体重指数	强制性 > 30~40min/d 10%

注：TC：总胆固醇；LDL-C：低密度脂蛋白胆固醇；HDL-C：高密度脂蛋白胆固醇；TG：甘油三酯。

中医药辨证治疗心绞痛，实际上也是非常有效的。益气活血与益气养阴活血通脉法最为常用。活血药常用丹参、三七、川芎等以及银杏叶制剂。心绞痛急性发作者，可用速效救心丸、麝香保心丸等舌下含化，可以重复应用。病情严重者，也可与硝酸甘油含化，交替进行。可以避免因重复、大剂量应用硝酸酯类药物，导致血压降低等。若心率快，血压高者，可配合β-受体拮抗剂如美托洛尔等，能降低心肌耗氧量，有利于心绞痛病情控制。

（二）心衰的治疗

（1）强心利尿药：充血性心力衰竭的治疗对DC所致的充血性心力衰竭，强心、利尿药均不属禁忌，但也绝非首选。而血管扩张剂和血管紧张素转换酶抑制剂疗效较为肯定，所以，应予足够重视。

（2）血管扩张剂：硝酸甘油、硝普钠及肼屈嗪等主要通过降低心脏前后负荷，减少心肌耗氧量。治疗充血性心力衰竭，可用硝酸甘油5~10mg加250ml或500ml液体缓慢静脉滴注，但宜严格检测血压。

（3）血管紧张素转换酶抑制剂：卡托普利12.5~50mg，口服，每日2次；或依那普利5~20mg，每日1~2次。可治疗DC心衰。其中前者半衰期短，对糖尿病肾病也有一定疗效。目前最受重视。

（4）中药：中医药针对心衰的治疗也有不错的效果，益气活血利水法最为常用，益气药常用黄芪、白术等，活血药常用当归、白芍等，利水药常用茯苓、泽泻、葶苈子、桑白皮等。多种临床及动物实验均证实中医药可通过抑制心肌重构，抗氧化应激，调控神经内分泌，抑制心肌细胞凋亡，调节免疫等作用机制而改善心肌耐缺氧能力，改善患者心功能及生存质量。

（三）急性心肌梗死的治疗

急性心肌梗死的内科治疗主要有溶栓疗法（链激酶、尿激酶和组织纤溶酶原激活剂）、扩血管疗法（硝酸甘油静脉滴注），在外科则多采用经皮穿刺冠状动脉腔内血管成形术（PTCA）和冠状动脉搭桥术。

1. 溶栓治疗

溶栓治疗快速、简便，在不具备PCI条件的医院对有适应证的急性心肌梗死患者，静脉内溶栓仍是较好的选择。院前溶栓效果优于入院后溶栓。对发病3小时内的患者，溶栓治疗的即刻疗效与直接PCI

基本相似。

建议优先采用特异性纤溶酶原激活剂。重组组织型纤溶酶原激活剂阿替普酶可选择性激活纤溶酶原，对全身纤溶活性影响较小，无抗原性，是目前最常用的溶栓剂。但其半衰期短，为防止梗死的相关动脉再阻塞需联合应用肝素（24~48小时）。阿替普酶给药方法如下。全量90分钟加速给药法：首先静脉推注15mg，随后0.75mg/kg在30分钟内持续静脉滴注（最大剂量不超过50mg），继之0.5mg/kg于60分钟持续静脉滴注（最大剂量不超过35mg）。半量给药法：50mg溶于50ml专用溶剂，首先静脉推注8mg，其余42mg于90分钟内滴完。

2. 介入治疗

发病12小时内（包括正后壁心肌梗死）或伴有新出现左束支传导阻滞的无禁忌证患者推荐行直接行PCI术。

3. 冠状动脉搭桥术

当急性心肌梗死患者出现持续或反复缺血、心源性休克、严重心力衰竭，而冠状动脉解剖特点不适合行PCI或出现心肌梗死机械并发症需外科手术修复时可选择急诊CABG。

4. 其他内科治疗要点

急性心肌梗死患者还需要抗血小板聚集治疗［所有无禁忌证的ST段抬高型心肌梗死（STEMI）患者均应立即口服水溶性阿司匹林或嚼服肠溶阿司匹林300mg，继以75~100mg/d长期维持］、抗凝治疗［直接PCI患者，静脉推注普通肝素（70~100U/kg），维持活化凝血时间（ACT）250~300s。联合使用GPⅡb/Ⅲa受体拮抗剂时，静脉推注普通肝素（50~70U/kg），维持ACT 200~250s］、抗心肌缺血治疗（无禁忌证的STEMI患者应在发病后24小时内常规口服β受体拮抗剂、静脉滴注硝酸酯类药物、他汀药物调脂治疗等）。

糖尿病患者发生心肌梗死者，常诱发血糖升高，以致发生酮症酸中毒，因此，应注意使用适当剂量的胰岛素，使血糖维持在5.5~8.3mmol/L（100~150mg/dl）。血糖过高和过低均可导致患者病情加重以致诱发严重并发症危及生命。胰岛素的用法，一般以小剂量（1~4U/h）加入生理盐水中静脉滴注。急性期应预防严重心律失常、心衰、心源性休克的发生，恢复期则应加倍警惕可能发生的再次梗死。

实际上，在心梗救治过程中，在辨证论治的基础上，配合丹参注射液、丹红注射液等丹参、红花活血化瘀药以及中药参麦注射液、参附注射液等益气养阴复脉、益气温阳固脱药，不仅有利于心肌缺血改善、心功能保护，而且能防治心律失常、心衰、心源性休克等严重并发症，降低死亡率。心肌梗死外科多采用经皮穿刺冠状动脉腔内血管成形术（PTCA）和冠状动脉搭桥术。但支架植入虽然可以解决大血管供血问题，但不能解决DC普遍存在的微血管病变，所以在辨证的基础上，选用葛根、丹参等活血化瘀药与水蛭、地龙等活血通络药及其相关中成药包括注射液等，有助于解决DC的微血管病变问题，并可防治介入治疗后血管再狭窄。

（四）心脏自主神经功能紊乱的治疗

包括体位性低血压在内，中药补气与益气养阴，或配合活血、理气、清热、化痰等治法，选用升陷汤、生脉散、四逆散、小陷胸汤等，治疗心脏自主神经功能紊乱均有较好疗效。也可配合维生素B_1、谷维素等。体位性低血压重症，时时晕厥者，可酌情选用氢化可的松和短效升压药的麻黄素、麦角胺等，应从小剂量用起，并密切注意这类药物的副作用。

七、疗效判定标准

（一）疗效评价标准

1. 疾病判定标准（糖尿病并发冠心病）

疗效标准：糖尿病疗效判定标准参照《中药新药临床研究指导原则》，心肌缺血的疗效判定标准基于 1979 年全国中西医结合防治冠心病、心绞痛研究座谈会，2004 年中国中医药学会心病分会《中医心病之心绞痛诊断与疗效标准》与吕仁和、赵进喜教授主编的《糖尿病及其并发症中西医诊治学（第 2 版）》而制定。

显效：中医症状及相关体征得到明显改善；常规心电图达到正常或大致正常，空腹血糖及餐后 2h 血糖下降至正常或下降超过治疗前的 40%，糖化血红蛋白值降至 6.2% 以下，或下降超过治疗前的 30%。

有效：中医症状及相关体征均有好转；常规心电图显示 ST 段回升 0.05mV 以上而未达到正常水平，主要导联 T 波倒置程度减少或平坦 T 波转为直立；空腹血糖及餐后 2h 血糖下降超过治疗前的 20% 而未达到显效，糖化血红蛋白值下降超过治疗前的 10% 尚未达到显效。

无效：中医症状及相关体征均无明显变化；常规心电图同治疗前大致相同；空腹血糖、餐后 2h 血糖及糖化血红蛋白下降未达到有效标准。

2. 冠心病心绞痛疗效标准

参考 2008 年中华中医药学会心病分会的《冠心病心绞痛中医诊疗方案（初稿）》（胡元会执笔）。

（1）中医证候计分定量标准

4 分：心痛，气短，烦热，闷胀，肢凉，舌脉异常等症明显，经常持续出现，影响工作和生活；

3 分：上症明显，经常出现，不影响工作和生活；

2 分：上症时轻时重，间断出现，不影响工作和生活；

1 分：上症较轻，偶尔出现，不影响工作和生活；

0 分：无证候或证候消失。

（2）心绞痛疗效评定标准

①心绞痛速效评定

显效：3 分钟内止痛者。

有效：3~5 分钟内止痛者。

无效：5 分钟以上止痛或加用其他药物及措施止痛者。

加重：治疗后疼痛加剧者。观察速效药物时，每个病例用药次数不能少于 10 次，不能同时用其他药物和治疗方法。

②心绞痛中长效评定——稳定型心绞痛

显效：治疗后心绞痛分级降低两级，原 Ⅰ、Ⅱ 级者心绞痛基本消失，即在较重的超过日常活动的体力活动时，也基本不出现心绞痛，不需服用硝酸酯类药物者。

有效：治疗后心绞痛分级降低一级，原 Ⅰ 级者心绞痛基本消失。硝酸酯类药物减用一半以上者。

无效：治疗后心绞痛和硝酸酯类药物用量无改变或有所减少但未达到有效程度者。

加重：治疗后心绞痛发作次数、程度及持续时间增剧，硝酸酯类药物用量增加者。

③心绞痛中长效评定——不稳定型和变异型心绞痛疗效评定标准

显效：治疗后心绞痛消失或基本消失（每周发作不多于 2 次），基本不用硝酸酯类药物者。

有效：治疗后心绞痛改善一度，即重度变中度，中度变轻度，轻度有明显减轻而未达显效标准，硝酸酯类药物减用一半以上者。

无效：治疗后心绞痛、硝酸酯类药

物用量无改变或虽有减少但未达到有效程度者。

加重：治疗后心绞痛发作次数、程度及持续时间增剧，硝酸酯类药物用量增加者。

（4）心电图疗效评定

显效：休息时心电图恢复正常。双倍二级梯运动试验由阳性转为阴性，次极量分级运动试验阴性或较疗前运动耐量上升二级者。

有效：ST段下降治疗后回升0.05mV以上，但未达正常。在主要导联倒置的T波变浅达50%以上或T波由平坦转为直立。次极量分级运动试验较疗前运动耐量上升一级者。

无效：休息或运动试验时心电图与疗前基本相同，或虽有改善但未达有效标准者。

加重：休息或双倍二级梯运动试验时心电图ST段较疗前下降0.05mV以上，在主要导联倒置的T波加深50%以上或直立T波转为平坦，平坦T波转为倒置。次极量分级运动试验较治疗前运动耐量下降一级者。

（5）中医证候疗效判定标准

显效：治疗后证候全部消失，积分为0，或治疗后证候积分较疗前减少70%以上者。

有效：治疗后证候积分较治疗前减少50%~70%者。

无效：治疗后证候积分较治疗前减少不足50%者。

加重：治疗后证候积分超过治疗前者。

3.慢性心力衰竭疗效评价标准

（参照《中药新药临床研究指导原则》及2014年中华中医药学会心病分会发布的《慢性心力衰竭中医诊疗专家共识》）。

显效：心衰基本控制，或心功能进步2级以上。

有效：心功能进步1级，而不及2级者。

无效：心功能提高不足1级者。

恶化：心功能恶化1级或1级以上。

备注：NYHA心功能分级评价。

4.心律失常疗效判定标准

参照1995年中华人民共和国卫生部颁布的《中药新药临床研究指导原则》（第二辑）"中药新药治疗心悸的临床指导原则"。

显效：动态心电图显示心律失常次数较治疗前减少90%以上；

有效：动态心电图显示心律失常次数较治疗前减少50%~90%；

无效：动态心电图显示心律失常次数较治疗前减少<50%及加重。

（二）疗效评价方法

DC疗效评价，应该在明确疾病类型的基础上，采用症状疗效评价与实验室理化指标相结合的方法。必要时引入终点事件评价和生存质量评价相结合的方法，逐步建立DC疗效分期综合评价方案，将有利于科学评价中医药防治DC的临床疗效，揭示中医药防治DC的临床优势。

八、经验传承

（一）吕仁和教授

吕仁和教授治疗DC，主张进行分期辨证，并以"以虚定证型、以实定证候"，习惯将DC分为早、晚两期，早期分两型四候，晚期分两型七候，分期分型辨证论治。

1.早期

（1）两种类型

早期主要病理改变是心脏自主神经病变和心肌、心内微血管病变。常见两种证型。

①阴虚燥热，心神不宁：口舌干燥，烦渴多饮，消谷善饥，便结尿赤，偶有心

悸，五心烦热，失眠多梦，舌质红，苔薄黄而干，脉细数。轻度多见。治宜滋阴清热，养心安神。方药：生地黄12g，玄参10g，麦冬10g，葛根10g，天花粉30g，黄连10g，炙远志10g，牡丹皮10g，当归10g，丹参30g，柏子仁20g，珍珠母15g。

②心气阴虚：口干乏力，偶现心悸或胸闷，气短，五心烦热，失眠健忘，面色少华，视物模糊，双目干涩，大便秘结，尿浊，舌质暗，苔薄白，脉细数或偶现结代。中、重度病变多见此型。治宜益气养阴。方药：太子参30g，麦冬15g，细生地黄15g，何首乌15g，黄精30g，丹参30g，葛根15g，天花粉20g，酸枣仁15g，川芎15g。

（2）四种证候

①肝郁气滞：见有口苦咽干，胸胁苦满，纳饮不香，舌暗苔黄，脉弦。治宜疏肝解郁法。处方：以四逆散为主方。药用：柴胡10g，赤芍20g，白芍20g，枳壳10g，枳实10g，炙甘草6g，牡丹皮10g，栀子10g，当归10g，白术10g，茯苓20g，厚朴6g。

②血脉瘀阻：见有口唇、舌质暗，甚则胸部刺痛，肢体麻木疼痛，舌下脉络曲张，脉细涩。主方中加入丹参、三七、鬼箭羽；偏寒者还可选用川芎、山楂、桃仁、红花、当归尾；偏热者选用地龙、皂刺、生蒲黄、五灵脂等。

③湿热内停：若湿热中阻，则可见脘腹胀满，纳饮不香，时有恶心，身倦头胀，四肢沉重，大便秘结，舌胖嫩红，舌苔黄腻，脉弦滑。当用平胃散合茵陈蒿汤：苍术10g，陈皮10g，厚朴10g，生甘草6g，茵陈30g，栀子10g，大黄10g（另包后下，大便转溏后减量）；湿热下注，则可见大便秘结，腰腿沉重，小便不爽，舌胖嫩红，苔黄白厚腻，脉弦滑数。当用化湿清利之二妙、四妙散加味：黄柏10g，苍术

10g，牛膝30g，生薏仁30g，狗脊15g，续断10g，木瓜30g，大黄10g（另包后下，大便通畅后减量）。

④热毒侵袭：若有咽喉肿痛、发热恶寒，便干尿黄，或下肢出现溃疡、破损，舌红苔黄，脉数。治宜清热解毒。方药：银翘解毒散。药用：金银花20g，连翘20g，菊花10g，桑叶10g，黄芩10g，紫花地丁20g，黄连10g，生大黄8g（另包后下，便畅减药）。

常见7种证候，除肝郁气滞、血脉瘀阻、湿热内停、热毒侵袭以外，还有以下3种证候。

痰浊中阻：心胸闷痛，形体肥胖，全身困倦，头晕目眩，脘腹痞满，纳呆呕恶，苔白腻，脉弦滑。当用二陈汤加减治疗：半夏12g，陈皮10g，茯苓30g，甘草6g，全瓜蒌25g，枳实10g，竹茹10g等。

水饮内停：心悸怔忡，咳逆倚息不得平卧，咯吐白色泡沫痰涎，下肢浮肿，泄泻，舌淡暗体胖大边有齿痕，苔白滑，脉弦数滑。当用葶苈大枣泻肺汤为主方治疗。药用：葶苈子30g，大枣5枚，桑白皮15g，全瓜蒌30g，葛根15g，防己6g，车前子30g（包），茯苓30g。

阴寒凝结：突发心胸剧痛，得温痛减，四肢厥冷，苔白，脉沉迟或沉紧。当用四逆汤为主方。药用：附子10g，干姜12g，桂枝10g，赤石脂12g，杜仲15g，续断15g，牛膝12g。

2. 晚期

晚期病理改变主要特点是出现心脏大血管病变，常见两种证型。

①心气阳虚：神疲乏力，心悸胸闷，或有胸痛，肤色苍黄，畏寒肢冷，视物模糊，肢体麻木，下肢浮肿，大便溏，舌淡胖，边有齿痕，苔薄白，脉弦滑或结代。中度病变多见此型。治宜益气温阳。方药：人参10g，黄芪30g，肉桂10g，五味子

10g，巴戟天 10g，芡实 10g，白术 10g，丹参 30g，猪苓、茯苓各 15g，川芎 10g，车前子 10g（包煎）。

②心阴阳两虚：气短乏力，心悸怔忡，时有心痛，全身浮肿，咳逆倚息不能平卧，纳谷不香，畏寒肢冷，腰膝酸软，泄泻，舌淡胖，质暗，苔白滑，脉沉迟或细数。甚者阴阳离绝，四肢厥冷，冷汗淋漓，胸痛彻背，朝发夕死。重度病变多见此型。治宜益气滋阴温阳。方药：人参 10g，黄芪 30g，麦冬 10g，五味子 10g，金樱子 10g，芡实 10g，女贞子 10g，墨旱莲 10g，丹参 30g，川芎 10g，郁金 10g，桑白皮 30g。

③虚阳欲脱：症见大汗淋漓、肢厥、脉微欲绝者应用参附汤或四逆加人参汤以回阳救逆，同时用生脉注射液静脉滴注，此时当伍用西药急救。

（二）南征教授

南征教授提出 DC 毒损心络病机学说，认为糖尿病并发冠心病的发生是因为消渴病日久，缠绵不愈，毒邪（糖毒、脂毒等）内生，循络而行，伤阴耗气，阴损及阳，致阴阳气血失调，脏腑亏损，心体用俱损，病变波及三焦，脏腑经络，尤以毒损心络为病机核心。强调益气养阴解毒通络法治疗早期糖尿病并发冠心病的主要途径，依据毒邪多变的致病特点，圆机活法，才能突出辨治之精髓，必以解毒（伏其所主、先其所因之法）通络（畅通气血，既病防变之道），益气养阴（扶正固本之基）之法，应用于消渴病心病，达到标本兼治，促进病情的康复。素体心气虚损，加之消渴病病变日久，失治或治不得法，痰、湿、郁、热、毒等各种病邪不能及时化解，一方面可直接损伤经脉，另一方面病久则传化，毒邪常夹痰、夹瘀，循经入络，波及心脏，影响心络的气血运行而形成恶性循环。所以临床上应该明辨热毒、湿毒、浊毒等。根据多年临床经验，潜心研制了中药复方生脉解毒通络胶囊，该方针对 DC 毒损心络之病机，突出解毒、通络、益气养阴治法，方由人参、麦冬、五味子、生地黄、大黄、黄连、金银花、榛花、丹参、红花、黄芪、地龙等组成。南征教授临床常用经验方，即消渴心安方，药物组成：榛花 10g，大黄 10g，生地 10g，人参 10g，麦冬 10g，五味子 10g，黄芪 15g，黄连 10g，丹参 10g，地龙 10g，金银花 10g。

功效：益气养阴，通阳利水，活血通络，解毒降糖保肝。方中榛花《本草纲目》曰："益气力，调中，健行。"大黄，祛浊毒、血分热毒而破瘀排毒，二药合用为君药。生地养阴生津，滋补肝肾。《名医别录》曰："补五脏，通血脉，益气力。"人参、麦冬、五味子为生脉饮，以益气养阴，重在益气以固本，养心安神。以上四味合用为臣药。黄芪益气升阳，利水退肿，丹参益气通络，扶正抗毒，黄连、味苦入心经。《内外伤辨惑论》曰："泻心火，治心热烦扰不寐。"双花清热解毒，燥湿祛浊，地龙清热息风，通络利尿，走窜入络，化瘀解毒。《本草纲目》曰："其性寒而下行，故能利小便，而通经络。"为方中佐使药。方选诸药合用，共奏益气养阴，解毒通络，养心安神之功效。全方攻补兼施、扶正祛邪、协调脏腑阴阳、气血平衡，使瘀浊去，元气旺，心络通，毒解而心安。所以可用治糖尿病性心脏病。临床应用：若兼肝风内动者，可加羚羊角粉 0.5g，钩藤 40g；若痰瘀互结者，可加胆南星 10g，石菖蒲 10g；若血瘀突出者，可加土鳖虫 10g，水蛭 10g；若夹湿毒者，可加土茯苓 60g，牡蛎 50g；若心阳衰微者，可加制附子 10g，肉桂 10g；若水气凌心者，则可配合真武汤。

（三）魏执真教授

魏执真教授认为糖尿病并发冠心病中医病名可称为"消渴病胸痹"，糖尿病并发心律失常可称为"消渴病心悸"，糖尿病并发心衰可称"消渴病心衰病"，三者可统称为"消渴病心病"。由于该病与非糖尿病性心脏病比较，在病因、病机、主症、舌象、脉象及证型方面均有不同特点，所以主张临床上应抓住 DC 特点，提高选方用药的针对性。针对消渴病胸痹分心气阴两虚、郁瘀阻脉和心脾两虚、痰气阻脉两种证型进行。前者应用通脉理气汤（太子参、麦冬、五味子、生地黄、天花粉、白芍、香附、香橼、佛手、丹参、川芎、三七粉），后者应用疏化活血汤（苏梗、香附、乌药、川厚朴、陈皮、半夏、草豆蔻、太子参、白术、茯苓、川芎、丹参、白芍）。针对消渴病心悸，魏执真教授提出可根据心率快慢分为阳热类（快速型）和阴寒类（缓慢类）两大类，再进一步辨证分为十种证型、三种证候进行辨证论治。其中各个证型都可能出现的三种证候，包括气机郁结、神魂不宁、风热化毒等。阳热类分为心气阴虚，血脉瘀阻，瘀郁化热；心脾不足，湿停阻脉，瘀郁化热；心气衰微，血脉瘀阻，瘀郁化热；心气阴虚，肺瘀生水，瘀郁化热。强调瘀热病机，善用黄连、赤芍、丹皮、丹参等治疗阳热类消渴病心悸。阴寒类分为心脾气虚，血脉瘀阻，血流不畅；心脾气虚，湿邪停聚，心脉受阻；心脾肾虚，寒邪内生，阻滞心脉；心脾肾虚，寒痰凝结，心脉受阻；心肾阴阳俱虚，寒湿瘀阻，心脉涩滞五型。强调补气行气，温阳活血，常用生黄芪、陈皮、川芎、丹参等治疗阴寒类消渴病心悸。针对气机郁结证候，常用郁金、枳壳、香附、乌药等药理气解郁；针对神魂不宁，常用石菖蒲、远志、琥珀粉、生龙骨等安神定志；针对

风热化毒病机，常用薄荷、荆芥、连翘、金银花等疏风清热。针对消渴病心衰病，分为心气阴虚，血脉瘀阻，肺气受遏；心气阴虚，血脉瘀阻，肺失肃降；心气衰微，血脉瘀阻，肝失疏泄，脾失健运；心气衰微，血脉瘀阻，肾失开合五型。强调气阴两虚，血脉瘀阻，常用生黄芪、太子参、麦冬、五味子、丹参、川芎等药物。

（四）丁学屏教授

丁学屏教授认为 DC 发病与情志、饮食等多方面因素相关。认为临床上当针对早、晚两期，分气津两伤、脉络瘀阻证；气阴不足，痰瘀交阻证；营阴积亏，心阳浮越证；气阴耗竭，水凌心下证；心阳暴脱，水饮凌心证；痰火炽盛证六种证候进行辨证论治。其中，气津两伤，脉络瘀阻证以神气易虚，口干少津，胸膺肩胛间痛，瞬间即逝为辨证要点。此类证候于特异性糖尿病心肌病和非特异性糖尿病并发冠心病的初期最为繁见。治法当益气生津，和营疏瘀。常用方药如生脉散、旋覆花汤、丹参饮三方复合；气阴不足，痰瘀交阻证，以胸膺窒闷，或痛引肩背，动则气促，形神疲惫为辨证要点。此类证候，于糖尿病合并非特异性冠心病最为繁见。治法当固护气液，疏瘀涤痰，常用方药如生脉散、旋覆花汤、瓜蒌薤白半夏汤三方复合；营阴积亏，心阳浮越证，以心悸怔忡，寐短易醒，自汗寝汗，动则气促，口干便难为辨证要点。此类证候，于糖尿病并发心脏自主神经病变或特异性心肌病心律失常的病例，最为繁见。治法当滋养营阴，潜摄心阳，常用方药如吴氏救逆汤、甘麦大枣汤复合。气阴耗竭、水凌心下证，以动则气促，心悸怔忡，甚或卧难着席，喘而汗出，虚里动跃为辨证要点。此类证候于糖尿病并发特异性心肌功能不全或心律失常的病例最为繁见。治法当固护气阴，疏瘀

行水，常用方药为生脉散、坎炁潜龙汤、苓桂术甘汤三方复合；心阳暴脱，水饮凌心证以心痛彻背，喘不得卧，疾咳，痰多泡沫，汗出发润，口唇青紫，肌肤湿冷，面浮跗肿为辨证要点。此类证候，于糖尿病并发非特异性冠心病所致的心肌梗死而出现心源性休克的患者中最为常见。治法当回阳固脱，疏瘀行水，方药常用回阳救急汤合沉香琥珀丸；痰火炽盛证，以形体肥胖，大腹便便，颜红面赤，性情急躁，心悸怔忡，胸膺肩胛间痛，口苦黏腻，或口有秽气，小溲热臭，大便或溏或结为辨证要点。此类证候于非特异性冠心病、特异性心肌病，出现胸闷心痛和心律失常病例最为常见。治法当清心涤痰，方可用加减温胆汤合菖蒲郁金汤。

（五）林兰教授

林兰教授将糖尿病并发冠心病（胸痹）中医辨证论治分为气滞血瘀、痰浊瘀阻、寒凝血瘀三型。

（1）气滞血瘀型：胸闷憋气，郁闷善叹息，头晕目眩，心烦易怒，两胁刺痛，痛引肩背，发无定时，每于情志不遂而加重，舌质淡红或黯红，苔薄白或薄黄，脉弦或弦数。治以疏肝理气，宣痹止痛。方用四逆散合丹参饮加减：柴胡 10g，白芍 10g，枳实 10g，甘草 10g，檀香 4g，砂仁 6g，郁金 10g，丹参 15g，瓜蒌 12g，黄连 6g。

（2）痰浊瘀阻型：胸闷憋气，心下痞满，胸脘作痛，痛引肩背，伴头晕，倦怠乏力，肢体重着，舌体胖大，边有齿痕，舌质黯淡，苔白腻，脉弦滑。治以化痰宽胸，宣痹止痛。方用瓜蒌薤白半夏汤加味：全瓜蒌 15g，薤白 10g，半夏 10g，陈皮 6g，云茯苓 10g，枳实 10g，甘草 6g。

（3）寒凝血瘀型：心胸疼痛，痛甚彻背，背痛彻心，痛有定处，痛剧伴四肢厥

逆，面色苍白或紫暗灰滞，爪甲青紫；遇寒尤甚，伴气短喘促，唇色紫黯，苔薄白，脉沉迟或结代。治以温阳通痹，散寒止痛。方用赤石脂汤加味：赤石脂 10g；制附子 6g，干姜 3g，薤白 10g，枳实 10g，半夏 10g，丹参 15g，桂枝 6g。

（六）赵进喜教授

赵进喜教授临床重视辨体质、辨病、辨证"三位一体"诊疗模式，强调"辨方证，选效药"，不同体质之人，易感外邪、易受病因不同，发病表现各有不同，进一步发展，转归、预后也有区别。体质与证候高度相关。"三阴三阳体质""三阴三阳"，将体质划分为三阴三阳六大类型，每一类型下分 3 个亚型。赵进喜教授提出辨体质、辨病、辨证"三位一体"诊疗模式，通过辨体质与《伤寒论》及后世经典时方"三阴三阳"相结合，指导临证选方。少阴有关心肾水火交济、阴阳固秘，糖尿病并发心脏病，作为消渴病继发心脉病证，最常见于少阴体质之人，具体包括少阴阴虚、少阴阳虚、少阴阴阳俱虚体质。少阴阴虚体质，心肾阴虚，或阴虚火旺、肾阴虚心火旺，此类人群最易患心悸之病，而表现为天王补心丹、生脉散、黄连阿胶汤、猪苓汤证；少阴阳虚，易聚积痰饮、水饮等病理产物，易患胸痹心痛，而表现为参附汤、真武汤、附子汤证；少阴阴阳俱虚体质，同时有阴虚及阳虚的易感因素，患心脉病证，常表现肾气丸、加味肾气丸、炙甘草汤、参附龙牡汤证等。此辨证方法强调辨体质、辨病同时也强调辨方证。临床还常用瓜蒌薤白半夏汤、小陷胸汤、血府逐瘀汤、升陷汤、木防己汤、五参丸治疗DC。

九、典型案例

（一）吕仁和教授医案

例1 卢某某，女，43 岁。2005 年 11 月 20 日，初诊。患者主因发现血糖升高 14 年，水肿反复发作 5 年，胸闷 7 天就诊。患者 1991 年明确诊断为糖尿病，2000 年因下肢水肿，查血肌酐升高，明确诊断糖尿病肾病，2003 年始行腹膜透析治疗。7 天前无明显诱因出现胸闷、憋气，动后尤甚，无咳嗽、咯痰。刻下症：胸闷、憋气，活动后气短，乏力，面色㿠白，视物模糊，皮肤瘙痒，尿少，下肢轻度水肿。舌淡胖，苔薄白，脉沉。实验室检查：尿常规示尿蛋白（+），血肌酐 469μmol/L，尿素氮 19.14mmol/L。

西医诊断：糖尿病，糖尿病肾病 V 期，慢性肾功能不全（衰竭期）；糖尿病并发心肌病，慢性心功能不全。

中医诊断：消渴病肾病，消渴病心病。

中医辨证：气血阴阳俱虚，浊毒内停。病位主要在心、肾，治当泻肺利水、调补心脉，故给予泻肺利水、泄浊保肾、益心通络之方药。

处方：葶苈子 30g，酒大黄（后下）10g，菊花 10g，枸杞 10g，泽兰 30g，泽泻 30g，车前子（包煎）30g，狗脊 10g，川牛膝 20g，川芎 15g，太子参 30g，香附 10g，乌药 10g，生甘草 10g，14 剂，水煎服。嘱其少进肉食，多食牛奶、蛋清。并避免劳累，保持良好的心态。

二诊：2005 年 12 月 26 日，患者自行服前方 1 个月后，水肿减退，胸闷、憋气减轻。血肌酐下降至 313μmol/L。疗效明显，继用前方治疗。

按：《灵枢·本脏》曰："心脆，则善病消瘅热中。肺脆，则善病消瘅易伤。肝脆，则善病易伤。脾脆，则善病消瘅易伤。肾脆，则善病消瘅易伤。"提示消渴病进入消瘅期，心、肺、肝、脾、肾各脏腑均可受伤。但患者并发症的类型和病情轻重各不相同，究其原因，与脏腑的脆弱程度有关。心、肺、肝、脾、肾脆弱者易受伤害，不脆弱者则先不受伤害。本例患者胸闷、憋气，活动后气短、乏力、尿少诸证并见，故消渴病心病诊断明确。究其所由，为浊毒内蕴、上犯凌心、脉络闭阻之故，故虽有面色㿠白、乏力等本虚之象，但仍不宜"以补为先"，一味补气养血。如《素问·通评虚实论》云："凡治消瘅、仆击、偏枯、痿厥、气满发逆，肥贵人则膏粱之疾也。隔塞闭绝，上下不通，则暴忧之疾也……""隔塞闭绝，上下不通"，是消瘅之为病的重要病机，因气血阴阳俱虚而致气机阻滞、血脉不行，又因浊毒内停、泛滥全身而致使疾病丛生。因此，补正时宜以通调为先，通利经脉，调畅气机，待浊毒清泄，方能补益波及之脏腑。本例患者病位主要在心、肺、肾，特取葶苈大枣泻肺汤之意，以泻肺利水，去其标实而养心。川芎活血益气以养心，香附、乌药行气消滞以养心肾，酒大黄泄浊保肾以益心，应用川牛膝通畅肾经、膀胱经等经络以解上下不通、隔塞闭绝之弊。再用枸杞滋补肝肾，益精明目，生甘草调和、补中。药后血肌酐显著下降、诸证缓解，正是调补得法、经络疏通、浊毒清利之功。

例2 白某，男，52 岁，工人。患者患糖尿病 12 年，一直在北京某大医院口服降糖药（苯乙双胍每日 75mg，格列苯脲 7.5mg）。空腹血糖波动在 11.2~12.9mmol/L，尿糖持续（++++）。症见：口干烦躁，视物不清，头晕，胸闷痛，时有心前区刺痛，乏力气短倦怠，便溏，肢体麻痛，面唇色暗，舌胖有齿痕，舌质紫，苔白，脉沉细无力。化验检查：空腹血糖为 13.6mmol/L，尿糖（+++），24h 尿糖定量 3.9g，胆固醇

6.76mmol/L，甘油三酯 2.99mmol/L，血压 170/100mmHg。心电图：左室肥厚，心肌缺血。双眼底为糖尿病性视网膜病变（Ⅱ期）。

西医诊断：2 型糖尿病，糖尿病并发心脏病，糖尿病性视网膜病变，周围神经病变，高血压。

中医诊断：消渴病、消渴病心病、消渴病眼病。证属气阴两虚夹瘀。

处方：原服降糖药不变，加服益气养阴、化瘀汤剂。太子参 15g，生黄芪 30g，玄参 15g，生地黄 15g，五味子 10g，麦冬 10g，丹参 30g，赤芍 15g，川芎 10g，佛手 12g，泽泻 10g，葛根 15g，天花粉 10g。每日 1 剂，水煎 400ml，分 2 次服。

治疗 4 周，查空腹血糖 6.2mmol/L，尿糖（－），24h 尿糖定量为零。口干乏力、烦躁、便溏消失，胸闷痛、肢体麻痛、视物模糊明显好转。心电图、眼底检查同治疗前。胆固醇 4.7mmol/L，甘油三酯 4.1mmol/L，临床好转出院。

按：本例患者糖尿病并发心脏病，诊断明确，依据"以虚定型、以实定候"的中医辨证思路，本患者以心气阴两虚为主要证型，兼有气血痹阻之证候，治疗选用了生脉散为主方，益心气，护心脉；同时兼有四物汤药味，以养血活血开痹。黄芪、生地黄两药，黄芪甘温，补气升阳，利水消肿，而偏于健脾补气；生地黄甘苦而寒，善凉血清热滋阴。两药伍用，一阴一阳，阴阳相合，相互促进，具有健脾补肾，益气养阴之功。与生地黄相配伍益气养阴，最适合于糖尿病内热伤阴耗气容易表现为气阴两虚的病机。祝谌予教授常将黄芪、生地黄两药同用，作为其经验方降糖对药方的基本构成，是当今治疗糖尿病及其并发症著名的药对。吕仁和教授师从施今墨、祝谌予教授，临床也常用黄芪、生地黄药对治疗糖尿病及其多种糖尿病及其并发症。本例患者应用益气养阴兼活血化瘀方药，疗效甚好。

（二）魏执真教授医案

例 1　某女，70 岁，退休干部。初诊时间：2004 年 1 月 10 日。患者近 1 个月因劳累出现阵发心悸，发作时心率甚快，每周 2~3 次，每次持续 2~5 小时，一般可自行终止，但严重时需到医院急诊处置。曾在某医院急诊留观，诊为阵发性室上性心动过速，当时心率达 150~180 次 / 分。经给予西药治疗，阵发性室上性心动过速仍每周发作 2~3 次。刻下症：发病时心悸明显，平时无心悸，常感胸闷憋气，气短，疲乏无力，寐少梦多，汗出较多，时有咽干咽痛，便干不畅，2~4 日一行。发现糖尿病 13 年，一直服用降糖药治疗，血糖控制良好。否认高血压、冠心病病史。查体：血压 135/85mmHg，神清，精神可，双肺未闻及干湿啰音，心界不大，心率 80 次 / 分，心律齐，各瓣膜听诊区未闻及病理性杂音，腹软，肝脾未及，双下肢不肿。舌质暗红有裂纹，苔薄黄有剥脱，脉细弦，发病时脉为疾脉。心电图示：窦性心律，轻度 ST-T 改变。发作时心电图示：阵发性室上性心动过速。超声心动图：左室顺应性减低，EF63%。

西医诊断：心律失常，阵发性室上性心动过速。

中医诊断：心悸。

辨证：心气阴虚，血脉瘀阻，郁而化热。

立法：益气养心，活血通脉，凉血清热。

处方：清凉滋补调脉汤加味。太子参 30g，沙参 30g，玄参 30g，麦冬 15g，五味子 10g，丹参 30g，川芎 15g，香附 10g，香橼 10g，佛手 10g，丹皮 20g，赤芍 20g，黄连 10g，槟榔 10g。水煎服，日 1 剂。

服药 1 周后，心悸发作 2 次，发作时心率在 150 次 / 分左右，持续约 1 小时可自行缓解终止，发病次数、持续的时间较前减少，大便仍干，舌脉如前。上方加生地 30g。3 周后，心悸只发作 1 次，发作程度明显减轻，发作时心率约 120 次 / 分，持续 2~3 分钟即缓解终止，大便已转通畅略黏滞，仍有咽干咽痛，舌质暗红有裂纹，苔薄黄剥脱面积较前减少，脉细弦稍数。此次发作为窦性心动过速，已非阵发性室上速，患者及家属惊喜不已。前方加板蓝根 10g，锦灯笼 10g。5 周后，心悸发作 2 次，发作程度较轻，发作时心率 100 次 / 分左右，持续 10~20 分钟可自行缓解，仍为窦性心动过速，大便畅略黏腻。咽干轻咳，痰少色白。前方加青黛（包煎）10g，浙贝母 10g，钩藤 10g，蝉蜕 10g，炙杷叶 10g。2 个月后，患者心悸发作 2 次，程度极轻，发作时心率 80~90 次 / 分，持续数秒到 2 分钟即缓解。大便畅。咳嗽咽痛已除。舌质暗红有裂纹，苔薄白略剥脱，脉细弦。前方去板蓝根、锦灯笼、青黛、浙贝、钩藤、蝉蜕。2 个半月后，患者心悸已无发作，体力显著好转，可以料理家务。舌质暗红有裂纹，苔薄白无剥脱，脉略细弦。查体：心率 78 次 / 分，律齐。心电图示：窦性心律，轻度 ST-T 改变。4 个月后，患者心悸未再发作，病情平稳。继续守方服药 1 个月后停药。随访半年无复发。

按： 该患者乃年过七旬老年女性，且有 10 余年糖尿病病史。年老久病心气阴血本已亏虚，又因劳累过度后诱发心悸，其心律失常表现为阵发性室上性心动过速，脉属疾脉。与数脉相比，疾脉比数脉搏动更快，主阳热极盛，阴液将竭，再结合心悸、胸闷憋气，气短汗出，疲乏无力，寐少梦多，舌质暗红有裂纹，苔薄黄有剥脱，所显示出的"气阴亏虚""血脉瘀阻"以及"瘀郁化热"的表现分析，该患者热的产生乃因心之气阴暗耗，心气亏虚，无力帅血

运行，血脉瘀阻，瘀久化热而致。咽干咽痛提示兼挟风热化毒证候，便干不畅为气机郁结证候。总之，该患者辨证应为心气阴虚、血脉瘀阻、郁而化热。若从心律失常分"两类、十型、三证候"方面分析，则属阳热类的心气阴虚，血脉瘀阻，瘀而化热型，选用益气养心，活血通脉，凉血清热法，而凉血清热又是该患者治法中之关键，方中选用丹皮、赤芍凉血清热；太子参、麦冬、五味子、沙参、玄参益心气养心阴；丹参、川芎活血通脉；香附、香橼、佛手、槟榔疏理气机以助通脉。疾脉与数脉主病均为"热盛阴伤"，但疾脉"热盛阴伤"之程度更甚，故加用了沙参、生地、玄参养阴清热之品。全方共用使心气阴足、心脉通、瘀热清而疾脉平，心悸病愈。治疗中因出现风热化毒兼有证候故加用板蓝根、锦灯笼、青黛、贝母、钩藤、蝉蜕、炙杷叶以疏风清热、解毒化痰利咽。

例 2 某男，69 岁，退休干部。2004 年 12 月 10 日初诊。患者 1 年前无明显诱因出现心悸，于外院查心电图示频发房早。4 个月来心悸加重，在外院查动态心电图示：房早二联律，2400 次 /24 小时；房扑部分未下传，房扑 6 阵 /24 小时，每次心室率 90 次 / 分；阵发房颤，房颤 2 次，每次心室率 100 次 / 分。房扑、房颤时心悸明显，感觉持续 1~2 小时自行缓解，房早时亦感心悸，平时房颤不发作时脉间歇约 10 次 / 分。经治疗效不显，遂来就诊。刻下：心悸阵发，时气短，疲乏无力，无胸闷，口干咽痒，纳少，寐少梦多，便干，日一次，小便略黄。既往史：糖尿病病史 13 年，一直服药治疗，血糖控制良好。查体：血压 145/85mmHg，神清，精神可，双肺未闻干湿性啰音，心率 78 次 / 分，心律不齐，早搏 10 次 / 分，各瓣膜听诊区未闻病理性杂音，腹软，肝脾未及，双下肢不肿。舌质红暗碎裂，苔薄黄有剥脱，脉细促，发病

时脉象涩而数或促代脉。心电图示：窦性心律，频发房早，呈二联律。超声心动图：左室顺应性减低，EF59%。

西医诊断：心律失常，阵发性心房扑动，快速阵发性心房颤动，房性早搏二联律。

中医诊断：心悸。

中医辨证：心气阴血俱虚，血脉瘀阻，瘀而化热。

立法：益气养心，滋阴养血，理气通脉，清热凉血。

处方：太子参30g，玄参30g，生地30g，麦冬15g，五味子10g，丹参30g，川芎15g，香附10g，佛手10g，丹皮20g，赤芍20g，槟榔10g。水煎服，日1剂。

服药1周后，房颤发作2次，持续约20分钟自行缓解，较前持续时间明显减少，无心悸时自测脉搏时有间歇，4~6次/分，大便仍干。服药3周后，发作心悸1次，自测为房颤，发作程度明显减轻，持续2~3分钟即缓解，平素无心悸时常测脉，脉律齐，无间歇，患者及家属喜甚，大便转畅。服药一个半月后，心悸发作2次，发作程度极轻，持续1~2分钟即缓解，偶有脉间歇。服药两个月后，心悸发作1次，瞬间即缓解。两个半月后，患者心悸已无发作，体力显著好转，可以料理家务。查体：血压130/80 mmHg，心率78次/分，心律齐。心电图：窦性心律。舌质红暗，苔薄黄无剥脱，脉细略弦。继服药1个月巩固疗效，患者心悸无发作，自测脉搏无间歇。随访半年未复发。

按：患者糖尿病病史13年，久病消渴阴津亏虚、肾阴暗耗。其发作心悸1年，加重4个月，心律失常为频发房早时呈二联律、阵发房颤、房扑，为快速型心律失常。辨证首先从脉象入手，发病时脉象涩而数或促代脉，故属阳热类心悸。涩脉的主病是心阴津血亏虚，加之寒湿之邪痹阻血脉，如脉象数而参伍不调，则病机为心阴精血亏虚而不能濡润心脉，致血脉瘀阻，瘀郁化热；促脉主阳、主热、主火，促代脉则气虚程度更重，达到衰微的程度。再结合心悸、气短、疲乏无力、口干、大便干，小便黄，舌质红暗碎裂，苔薄黄有剥脱等症状及舌象，所显示出的"气阴血虚""血脉瘀阻"以及"瘀久化热"的表现分析，该患者辨证：气阴血虚，血脉瘀阻，瘀而化热，若从心律失常"两类、十型、三证候"方面分析，该型介于阳热类之心气阴血俱虚甚、血脉瘀阻、瘀而化热。予益气养心、理气通脉、凉血清热之法。方中重用滋养阴血之品。太子参补气以生阴血；麦冬、五味子、生地、玄参养阴滋补心血；丹参、川芎活血通脉；丹皮、赤芍清热凉血；香附、佛手理气以助活血通脉；槟榔行气通腹。全方共奏益气、滋养阴血、理气活血通脉、凉血清热之功，使心气阴血足、心脉通、瘀热清、涩数、促代脉愈。

（三）南征教授医案

常某，男，67岁，教师。1999年8月26日初诊。主诉：心悸气短、胸痛3年，加重1周。现症：恶心纳呆，神疲乏力，腰膝酸痛，尿少浮肿，畏寒肢冷，心悸气短，不能平卧，舌胖大略有齿痕，苔白，脉沉弱或结代。空腹血糖9.06mmol/L，尿糖（++），PRO（++++），BLD（+++），CRE 130mmol/L，BUN 10.1mmol/L，RBC 25~30个/HP。

中医辨证：心肾阳衰。

治法：益气养阴，通阳利水，活血通络，解毒降糖。

处方：消渴心安汤加减。棒花10g，人参15g，五味子30g，麦冬15g，生地10g，茯苓10g，泽泻10g，桂枝10g，葶苈子15g，黄芪15g，黄连10g，丹参30g，车前子10g，益母草30g，地龙10g，金银花10g。水煎服。一次120ml，日3次，早午晚饭后 20 分钟后口服。

二诊：连续服用 10 剂后，空腹血糖降至 8.9mmol/L，PRO（+++），BLD（+++），CRE125μmol/L，BUN 9.6mmol/L，RBC 15~20 个/HP。心悸胸闷气短症状有所加重，故将人参改为 20g，另加益心口服液、银杏叶片。

三诊：连服 6 剂后，上述症状有所改善，自觉发热，微微心烦，故上方加地骨皮 30g，玉竹 20g，枸杞 30g。

四诊：连服 10 剂后，空腹血糖降至 8.5mmol/L，PRO（++），BLD（++），CRE 120μmol/L，BUN 9.2mmol/L，RBC 10~12 个。自述由于感冒而咽喉疼痛，故上方加金银花 20g，胖大海 10g。

五诊：连服 6 剂后，咽喉疼痛减退。自述由于与家人发生激烈争吵，情绪激动而导致 PRO（+++），血糖升至 8.7mmol/L，并且疲乏无力，伴有轻微浮肿。故首方加土茯苓 100g，白茅根 50g，连服 10 剂后 PRO（++），空腹血糖降至 8.3mmol/L，RBC 6~9 个/HP，BLD（+）。腹胀便干，故上方加白茅根 50g，大黄 10g，陈皮 15g，木香 5g。

六诊：连服 6 剂后，空腹血糖降至 7.8mmol/L，PRO（+），RBC 4~5 个/HP，BLD（+）。疲乏无力，首方加当归 20g，白芍 20g。

七诊：连服 6 剂后，空腹血糖降至 7.0mmol/L，PRO（-），BLD（+），CRE 119.2μmol/L，BUN 8.1mmol/L。连服首方加仙鹤草 10g。

八诊：服 6 剂后，空腹血糖降至 6.85mmol/L，PRO（-），CRE 118.9μmol/L，BUN 6.93mmol/L，BLD（-），诸症均有明显好转。

按：消渴久病不愈，湿浊、郁火、痰瘀、燥热、外毒互结为毒邪，日久毒邪入络，损伤心心之体用皆损，血脉受损之

疾。消渴心病包括糖尿病并发冠心病、糖尿病并发心肌病、糖尿病性自主神经病变，是由于消渴迁延不愈，致毒损心络之变。基本病机特点为本虚标实，心体用俱损，本虚为气血阴阳，五脏亏虚，以心为根本，标实多为血瘀、痰浊、毒邪蕴结等，病机核心是毒损心络。针对消渴心病的临床特点，应注重气阴两虚、毒损心络的病机，以此病机为依据，确立益气养阴、解毒通络法，应该指出该法在消渴心病的治疗中有重要意义。南征教授曾用"消渴心安汤"加减用药治疗 60 例，总疗效为 86.67%，疗效满意。

（四）赵进喜教授医案

例 1 郝某，女，56 岁。初诊：2001 年 2 月 21 日，主因口渴乏力 5 年，加重伴心慌、胸闷、气短半年来诊。患者发现糖尿病 5 年，发现糖尿病并发心脏病半年，心功能不全，心房纤颤，经治疗效不满意。刻下：心悸胸闷，气短不足以息，咽干，咳嗽有痰，疲乏无力，双下肢浮肿，小便不利。目前应用口服降糖药，血糖仍控制不好，生活不能自理。经熟人介绍而求诊治。诊见面色黄，颜面虚浮，口唇发绀，舌质暗，苔腻，脉象沉细无力，参伍不调。辨证为气阴不足，宗气虚陷，兼痰阻、血瘀、水停。治法先拟补气升陷，兼以化痰、活血、利水。

处方：生黄芪 18g，知母 12g，升麻 5g，柴胡 5g，瓜蒌 12g，清半夏 9g，丹参 15g，枳壳 10g，白术 12g，桂枝 6g，猪苓、茯苓各 15g，石韦 25g，7 剂。配合西药呋塞米利尿，每日 1 片。

二诊：2001 年 2 月 28 日。服药 7 剂，气短心悸明显减轻，浮肿消退，效不更方，14 剂。

三诊：服药后自觉无心悸、气短、胸闷、咽干，纳差等症状明显好转，仍脉律

不齐，调方升陷汤、生脉散合二陈汤加味。

处方：生黄芪18g，知母12g，升麻5g，柴胡5g，瓜蒌12g，清半夏9g，丹参15g，枳壳10g，白术12g，沙参15g，麦门冬9g，茯苓15g，陈皮9g，清半夏12g，丹参15g，苏叶6g，香橼6g，佛手6g，甘松12g，14剂。

四诊：2001年3月28日。服药食欲好转减轻，体力和精神状态良好，生活可以自理。嘱期继续服药1个月以巩固疗效。停药3个月后随访，病情持续稳定。

按：DC是糖尿病最常见的血管并发症，可表现为心肌缺血、心律失常、心力衰竭，是消渴病日久，内热伤阴耗气，气阴两虚，或阴损及阳，阴阳俱虚，久病入络，气虚血瘀水停所致。以其发病有虚的基础，胸痛常不典型，所以更当重视。其心悸、胸闷，而气短症状尤为突出，气短不足以息，是宗气虚陷，即所谓"胸中大气下陷"。"宗气出于胸中，贯心脉而行呼吸焉"，以宗气虚陷，不能贯通心脉而维持呼吸，故见心悸、胸闷、气短等症同见。治用升陷汤加味，加瓜蒌、枳壳宽胸理气，清半夏化痰和胃，丹参活血化瘀，白术、桂枝、猪苓、茯苓、石韦通阳化饮、利水消肿，乃"当以温药和之"之意。用石韦者，与车前子功效相似，利水兼可泻肺，咳喘症状突出者，还可加入炒葶苈子、桑白皮以泻肺利水。如为快速房颤，还可与五参汤相合，其中苦参对心悸脉数尤为有效。三诊合生脉散方，并加用陈皮、苏叶、香橼、佛手者，有香苏散之意。更加甘松既可行胃气，又可调心气，有心胃同治之趣。

十、现代研究进展

DC临床特征与证候学方面，北京中医医院魏执真教授等曾通过105例糖尿病并发冠心病与冠心病对比分析，经统计学方法处理后发现：糖尿病并发冠心病与单纯冠心病比较，在年龄、病程、舌苔、舌质、脉象及辨证分型方面都存在差异。临床治疗方面，广东省中医院王儒平、范冠杰教授等则重视DC气阴两虚、气滞血瘀病机，临床观察葛根饮2号方（葛根30g，西洋参15g，生地黄30g，丹参20g，党参20g，麦冬20g，降香10g，瓜蒌15g，薤白12g，郁金10g，炙甘草10g）治疗糖尿病并发心肌梗死60例，对照组采用常规西医治疗，7天为1个疗程，观察两疗程。结果发现：治疗组总有效率96.7%，对照组总有效率73.3%，治疗组疗效明显优于对照组。提示即使在心血管急症救治方面，配合中医药治疗也具有很大优势。

宋福印通过动物实验，观察了中药愈消通脉散（黄芪、西洋参、黄连、葛根、丹参组成）对糖尿病大鼠主动脉超微结构的影响的作用机制。结果发现糖尿病8周大鼠主动脉超微结构发生改变，同时血浆内皮素水平较正常对照组显著升高，二者比较有显著性差异，提示，中药可能通过调节糖尿病大鼠血浆内皮素-1和降钙素基因相关肽水平从而起到防治糖尿病性血管病变的作用。

十一、临证提要

DC证候特点是本虚标实，虚实夹杂，所以一定要重视明辨标本虚实。一般说来，急性发作期常以标实为主，缓解期多以本虚为主的特点，其治则应补其不足，泻其有余。临床观察发现：辨证常常是一组本虚证与一种、两种甚至几种本虚证并存。虚证治当以益气、养阴、温阳、益气养阴或滋阴壮阳为主，并根据兼血瘀、气滞、痰湿、痰热、寒凝、饮停、水停等标实证的不同，分别采用活血通络、解郁行气、化痰除湿、清热化痰、温阳散寒、通阳化饮、温阳利水等法，以标本同治。因为气虚血瘀、气阴两虚血瘀证最为多见，所以益气活血、益气养阴活血化瘀治法最常用，同时可根据具体情况选用理气、化痰除湿、清热化痰、通阳化饮、温阳散寒、利水等治法。病到后期，虚中有实，病情往往更为复杂，则宜标本兼顾，攻补兼施。一旦发生脱证之先兆，如疼痛剧烈、四肢厥冷或脉微欲绝等，必须尽早投用益气固脱之品，并予积极抢救。

DC既为消渴病，又为心系疾病，为临床常见病、多发病，临床思维辨证方法繁多，各具特色。辨病基础上分型辨证，辨病基础上辨方证、辨体质、辨病、辨证相结合，专病专方与辨证施治相结合，均体现中医临床思维中辨病与辨证相结合的重要性。脏腑辨证是中医理论体系"以五脏为核心"学术思想的体现；标本虚实辨证体现了疾病发展过程中正虚与邪实的矛盾关系。应该注意中医辨证思路具有复杂性和殊途同归性，辨证方法复杂多样，目标相同，运用时也可互通互化，如同武术招式、门派纷繁复杂，每种招式各具特色，只有掌握多种拳法，灵活选取，才能出奇制胜。全面掌握不同种类辨证方法，发挥中医多种临床思维优势，才能拓宽临床诊疗思路，提高疗效。

DC病程是一个不断进展的过程，DC的防治应该重视中医学"治未病"的理念，重视未病先防，既病防变。

未病先防：糖尿病患者不但要严格控制好血糖，应定期做心电图检查，半年左右查一次。同时，还应养成良好的生活习惯，调摄精神，清心寡欲，避免大怒、大喜、久思、大悲、惊恐，避免过劳过饱，戒烟限酒，避免寒凉，这样有利于气血运行通畅，减少气虚、气滞、痰凝、血瘀等致病因素。另外就是在辨证基础上，适当选用丹参、三七等活血化瘀药物，以阻断糖尿病继发心脏病的病程。

已病防变：糖尿病患者一旦发现了冠心病，则更重视养成良好生活方式，密切监测血糖、血压等，定期复查心电图，必要时甚至还可结合心脏超声、冠状动脉血管造影等检查。应该避免情绪激动、过分劳累、饮酒、饱食、受寒等可能诱发心肌缺血的因素。同时，尽早采取中西医结合治疗，以防止冠心病演变成致命性的心肌梗死，尤其是所谓无痛性心肌梗死。糖尿病并发冠心病已发生心肌梗死者，应高度警惕再梗，必须合理控制血糖、血压，纠正脂质代谢紊乱，并长期坚持辨证服用活血化瘀药等中药以及阿司匹林、双嘧达莫等抑制血小板活性的药物。心肌梗死急性期，患者则应绝对卧床，大小便也应在床上进行，避免活动使心肌耗氧量增多，伤人性命。患者应注意保持大便通畅，可预防性地服用缓泻药物，如麻仁滋脾丸、新清宁片、通便宁、番泻叶泡茶等，以避免因大便用力，诱发病情突然恶化。

参考文献

［1］吴淑馨，杨晓晖. 糖尿病心脏病变的诊断与处理［J］. 中华全科医学，2017，15（5）：733-734.

［2］Rubler S, Dlugash J, Yuceoglu YZ, et al. New type of cardio myopathy associated with diabetic glomerulus clerosis［J］. Am J Cardiol, 1972, 30（6）：595-602.

［3］刘道轩. 糖尿病心肌病的研究进展［J］. 中国实用内科学杂志，1998，18（6）：374.

［4］Greco A V, mingroneg, Metro D.Lipid lipoperoxidation and atherosclerosis［J］. minerva Medica, 1987, 78（15）：1139.

［5］周晓朋，钟学礼. 糖尿病心脏病的病理和发病机制［J］. 国外医学内科分册，1989，15（4）：170-172.

［6］晁恩祥. 明医之路道传薪火［M］. 北京：北京出版社，2013：342-351.

［7］栗明，栗德林，于阳，等．栗德林教授关于糖尿病并发冠心病中医病机新理论简介［J］．天津中医药大学学报，2008，27（4）：250-251.

［8］赵莹，杜丽坤，栗德林．糖尿病并发冠心病的发病机理及中医实验研究进展［J］．深圳中西医结合杂志，2002，12（6）：375-377.

［9］吴以岭，高怀林，贾振华，等．糖尿病合并心脏病中医诊疗标准［J］．世界中西医结合杂志，2011，6（05）：455-460.

［10］胡元会．冠心病心绞痛中医诊疗方案（初稿）［J］．中华中医药杂志，2008，23（9）：806-810.

［11］易京红．运用吕仁和教授"六对论治"思路诊治糖尿病心脏病［J］．世界中医药，2014，9（03）：340-342.

［12］杨晓晖．糖尿病心脏病的中医分期辨治探讨［J］．北京中医药，2006，25（7）：403-405.

［13］郭蕾，李振中，丁学屏，等．糖尿病血管病变的中医病机理论诠释［J］．中华中医药杂志，2009，24（07）：885-888.

［14］王聃红，南征，邓悦．糖尿病性心肌病的发病机理及中医药研究进展［C］．中华中医药学会内科分会消渴病第五届学术研讨会论文集，2006：159-163.

［15］邓悦，南征．糖尿病性冠心病从"毒损心络"论治的思考［C］．第八次全国中医药糖尿病学术大会论文汇编，2005：336-339.

［16］魏执真．糖尿病性心脏病中医辨证论治方案［C］．中华中医药学会第三届糖尿病（消渴病）国际学术会议论文集，2002：40-43.

［17］丁学屏．糖尿病性心脏病中医证治经验［C］．中华中医药学会第三届糖尿病（消渴病）国际学术会议论文集，2002：15-25.

［18］陈世波，倪青．林兰辨治糖尿病心肌病的遣药组方思路［J］．辽宁中医杂志，2006，33（8）：919-920.

［19］魏执真，桂亚梅，常彪．糖尿病并发冠心病的中医辨证特点－附病例分析105例［C］．中华中医药学会首届糖尿病（消渴病）国际学术会议论文集，1994：54-56.

［20］王儒平，范冠杰，陈雪梅．葛根饮－2对糖尿病性心肌梗死氧自由基影响的临床研究［C］．广东省中西医结合学会糖尿病专业委员会论文集，2005：13-16.

［21］栗明，栗德林，孟庆刚，等．芪玄益心胶囊对糖尿病大鼠急性缺血心肌NF-κBp50、IκBα、IL-1β及其mRNA的影响［J］．北京中医药大学学报，2007，30（1）：40-44.

［22］宋福印，吕明芮，刘广明．愈消通脉散对糖尿病大鼠主动脉超微结构及其相关因素的影响［J］．中医药信息，2005，22（06）：64-65.

（赵进喜，王昀，吴双）

第二节　糖尿病脑血管病

糖尿病脑血管病（Diabetic Cerebral vascular disease，DCVD），是指由糖尿病所并发的脑血管病变，在糖、脂肪、蛋白质等一系列代谢紊乱的基础上，所发生的包括颅内大血管、微血管病变。临床上可表现为缺血性脑血管病、脑出血、脑萎缩等。其临床特点、治疗及预后均有别于非糖尿病患者。糖尿病脑血管病中的脑血栓形成多发生于大脑中动脉，而腔隙性脑梗死则多见于脑内深穿支的供血区，如壳核、内囊、丘脑及脑桥基底等。由于糖尿病患者高血压发生率甚高（20%~60%），亦可发生出血性脑病。糖尿病合并脑血管病的患病率为16.4%~18.6%，高于非糖尿病患者群，其中脑出血的患病率低于非糖尿病患者群，而脑梗死的患病率为非糖尿病患者群的4倍。糖尿病患者脑卒中的死亡率、病残率、复发率较高，病情恢复较慢。由于发病程度轻重不一的特殊性，容易漏诊和误诊。尽管加强预防，复发率也经常在20%以上，复发者死亡率增高约2倍以上。

DCVD相关文献最早见于《内经》。《素问·通评虚实论》云："凡治消瘅、仆击、偏枯、痿厥、气满发逆，肥贵人，则膏粱之疾也。隔塞闭绝，上下不通，则暴忧之疾也。暴厥而聋，偏塞闭不通，内气暴薄也。不从内外中风之病，故瘦留著也。"相关描述包括消渴病继发的中风病。隋代巢元方在《诸病源候论》曰："夫渴数饮，其人必眩。"明代戴元礼《证治要诀·消瘅》曰："三消久之，精血既亏，或手足偏废，如风疾。"《临证指南医案·三消》指出："肝风厥阳，上冲眩晕，犯胃为消。"清代张璐《张氏医通·消瘅》云："此为痰壅塞于中，复加辛热助其淫火，始本阴虚，末传中消之患也，不急祛涤，必为狂痴之病。"这些古籍记载的病证均与今天的糖尿病脑血管病相关。国医大师任继学教授认为：消渴病久，必然本元大伤，久病入络，络病瘀血，血瘀痰生，热结毒生，毒伤脑络，脑络瘀塞，损伤神机，脑神失灵，而发消渴脑病。南征教授也主张统称之为"消渴脑病"，认为是消渴发展到后期出现的脑系病变合并证，其病机关键是肾精亏损为本，毒损脑络为标，治疗当以益脑解毒通络为大法。而丁学屏教授认为消渴病合并脑梗死，当属消渴病"中风

病"范畴。消证初起，肺胃燥热或脾胃湿热居多，劫烁津液，日久病由肺胃而及肝肾，精血耗伤，液亏风动，乘窍窃络，遂病中风。病由燥热而来，每挟瘀血；病由湿热而来，必挟痰浊。吕仁和教授则认为可统称之为"消渴病脑病"，认为属于消渴病日久不愈，久病入络，络脉血瘀所致，当属于"消瘅病"的一类。实际上，DCVD应该涵盖了消渴病继发的"眩晕""中风病""震颤""痴呆""郁证"等多种脑系病证。

一、病因病机

（一）中医对糖尿病脑血管病变病因病机的认识

DCVD，是在消渴阴津不足，肝肾阴虚，阴阳失调的基础上，复因气、火、痰、瘀等原因，致肝阳暴涨，气血上逆，挟痰挟火，横窜经络，蒙蔽清窍所致。其病因病机可归纳为以下几点。

1. 肝肾阴虚，肝阳上亢

消渴以阴虚为本，久则精血不足，肝肾阴虚，肝失所养，肝阳日见亢盛。若复因饮食劳倦等因素，致阴亏于下，肝阳鸱张，阳化风动，气火上逆，上蒙清阳，则发中风昏仆，半身不遂。

2. 五志过极，气火上逆

五志过极，心火暴甚，或暴怒伤肝，肝阳暴亢，气火俱浮，迫血上涌，心神昏冒，猝倒无知，则发为中风。《素问玄机原病式·六气为病》云："多因喜怒思悲恐之五志有所过极而卒中者，由五志过极，皆为热甚故也。"阐明了"五志过极"可以引发中风。

3. 饮食不节，痰阻经络

肥胖之人，形盛气弱，痰湿素盛，或过食肥甘厚味，醇酒炙煿，损伤脾胃，聚湿为痰，痰郁化热，引动肝风，肝风挟痰

火上扰，蒙蔽清阳，横窜经络，而为中风昏仆。

4. 禀赋不足，气虚血瘀

禀赋不足，气血两虚，气虚则鼓动无力，血行不畅，瘀阻脉络，而发半身不遂，口舌喎斜。

（二）中医对糖尿病脑血管病变病机的认识

DCVD 的发生，主要在于消渴患者阴虚燥热日久，伤阴耗气，气阴两虚，气虚运血无力，气虚运化无力，变生痰瘀，阻于脑脉，窍络窒塞，气血不相接续，神机失用；或阴亏于下，肝阳暴涨，阳亢风动，血随气逆，挟痰挟瘀，横窜精髓，挟风动肝，风痰瘀血，上犯清空，蒙蔽清窍，而形成上实下虚，阴阳互不维系，闭脑卒中，神机失用。核心病位应该在脑，涉及心、肝、肾诸脏；其病理因素有风、火、痰、瘀、虚；病性多为本虚标实，上盛下虚，其本为肝肾阴虚，气血两亏，其标为气血瘀滞，痰湿壅盛，风火相煽。

（三）西医对糖尿病脑血管病变发病机制的认识

糖尿病脑血管病是由于糖脂代谢异常导致大脑在结构、生理及精神等方面出现一系列病理性的改变。病理机制除细胞内高浓度葡萄糖的直接损伤外，氧化压力及慢性炎症反应也是重要的致病原因，同时在糖尿病患者脑内出现 β- 淀粉样蛋白（Aβ）沉积，微管结合（Tau）蛋白的磷酸化增多。糖尿病脑损伤的发病机制目前还不完全明确，但与胰岛素抵抗（IR）、Tau蛋白、Aβ 沉积、神经细胞突触改变、氧化应激、血管病变等有着密切的关系。

2 型糖尿病患者最基本的病理变化是胰岛素抵抗（IR）。胰岛素在脑内的作用除了参与葡萄糖代谢，很重要的一点可能具有类似神经营养因子的作用。目前已知的胰岛素信号转导途径至少有两条：一是通过胰岛素受体底物（IRS）激活磷脂酰肌醇 -3- 激酶（PI3K）途径，另一条是通过 Grb2 和原癌基因 c-ras 表达产物（RAS）蛋白活化丝裂原活化蛋白激酶（MAPK）途径。若 PI3K 途径出现障碍则会导致糖原合成酶激酶（GSK-3β）活性增加，而 GSK-3β 已被证实可通过调节分泌酶的活性而促进 Aβ40 及 Aβ42 的合成，导致了 Aβ 合成增加。通过注射链脲佐菌素（STZ）联合高脂饮食诱导的 T2DM 小鼠模型已经证实海马神经元存在结构的改变及胰岛素信号转导途径障碍，主要表现为海马神经元胰岛素受体以及 IRS-1 表达下调。

Tau 蛋白是一种磷酸化的微管蛋白，可见于正常的神经细胞中。正常情况下，Tau 蛋白与微管蛋白结合，对维持神经功能起重要作用。当 Tau 蛋白过度磷酸化时，形成不易溶解的双股螺旋细丝，丧失对微管蛋白的亲和力，微管便失去转运功能，从而导致神经元变性。Tau 蛋白的磷酸化受蛋白激酶和磷酸酶的调节，相关的激酶主要有糖原合成激酶（Glycogen Synthase Kinase，GSK）、有丝裂原活化蛋白激酶（Mitogen Activated Protein Kinase，MAPK）、周期蛋白依赖性蛋白激酶（Cyclin Dependent Kinase，CDK），其中 GSK-3β 是胰岛素信号转导途径（PI3K 途径）中重要激酶。当中枢神经系统发生胰岛素抵抗时，PI3K 活性下降，使 GSK-3β 由非活性转为活性形式，从而引起 Tau 蛋白的磷酸化；过度磷酸化的 Tau 蛋白沉积在神经元细胞内，形成神经原纤维缠（Neurofibrillary Tangle，NFT），NFT 作为认知功能障碍的主要病理特征之一，同样可作为胰岛素抵抗导致糖尿病脑血管病发生的重要病理机制。

研究发现细胞内 Aβ 的产生主要在内质网、高尔基体、内涵体 / 溶酶体系统中，因此细胞内 Aβ 沉积可导致内质网应激、氧化应激、线粒体损伤、细胞凋亡、突触障碍，并可影响细胞信号转导。因为胰岛素和 Aβ 在结构上的相似性，因此 Aβ 可以和胰岛素受体竞争性结合导致脑内胰岛素信号下降，进而抑制下游的 PI3K，蛋白激酶 B（PKB）等信号分子，加重神经细胞对 Aβ 损伤的敏感性，导致神经细胞死亡。在胰岛素信号异常的情况下，脑内 Aβ 沉积就变得更易发生，而糖尿病的主要病变就是胰岛素相对或绝对不足所致，因此推测，糖尿病所致的中枢神经系统损伤和脑内 Aβ 沉积有直接或间接的关系。

突触可塑性与神经系统的学习记忆功能密切相关。胰岛素影响海马突触可塑性，当胰岛素信号转导异常时大脑认知功能障碍。胰岛素受体信号通过作用于谷氨酸能神经递质的传递而在突触可塑性中发挥重要作用，也可通过降低突触后膜上 α- 氨基 -3- 羟基 -5- 甲基 -4- 异恶唑丙酸（AMPA）受体的表达量从而诱导长时程阻遏，或者增加功能性 γ- 氨基丁酸（γ-aminobutyric acid，GABA）受体的表达来消除 PI3K 的抑制作用进而调节学习记忆能力。

氧化应激目前已经被认为是糖尿病脑血管病发生的重要机制之一。有研究发现，胰岛素抵抗与氧化应激有明显相关性，由于胰岛素信号为线粒体 DNA 和蛋白质合成所必需，当胰岛素信号受损时线粒体作用降低，线粒体功能障碍又诱导氧化应激反应，因此，胰岛素信号异常增加氧化应激水平。线粒体是细胞中调整葡萄糖和脂质代谢的重要介质，胰岛素通过 PI3K/Akt 信号调节线粒体代谢和氧化能力。胰岛素抵抗可使活性氧化物质增加，抗氧化酶的活性减低，过氧化作用又损伤线粒体 DNA 使线粒体功能障碍，出现神经元细胞死亡，从而导致糖尿病脑病的发生。

糖尿病已经成为脑血管病的独立危险因素，发病率较高，其中 88% 是脑梗死。糖尿病高血糖可导致血管内皮功能紊乱和血小板凝集功能障碍，导致血液黏稠度增加，从而出现血管狭窄、阻塞，组织器官缺血缺氧损害，发展为腔隙性脑梗死等严重的并发症。糖尿病患者长期处于持续性高血糖状态时，体内的一些蛋白与糖发生非酶促反应，例如血红蛋白、血清蛋白、晶体蛋白等，生成糖基化蛋白，最终转化成为糖基化终末产物（AGEs）。AGEs 在血管壁逐渐沉积并与受体结合，不仅干扰了 NO 的合成及其血管扩张作用，还释放大量细胞因子，诱导组织因子样前凝血因子的释放，从而抑制抗凝血蛋白 C 途径，纤维溶酶原激活因子的合成和产生受到抑制，使局部血小板聚集，最终促进了血栓的形成，诱发脑卒中。

炎症是糖尿病和阿尔茨海默病（AD）的共同病理特征，慢性炎症参与胰岛素抵抗以及糖尿病的发生，2 型糖尿病患者循环炎症指标也有所升高。在痴呆患者中发现，脑部小胶质细胞的炎性反应被激活，AD 患者脑组织中的 IL -1、IL -6、TNF -α、粒单核细胞集落刺激因子，嗜酸性粒细胞趋化因子等炎症指标均有所升高。此外，炎症可引起内皮功能障碍，在糖尿病大鼠模型中发现了内皮型一氧化氮合酶（eNOS）和 BDNF 的表达降低。在糖尿病和痴呆患者中，也发现了血浆 BDNF 含量的降低。在糖尿病小鼠以及 3 xTg-AD 小鼠大脑皮质及海马区均发现自噬相关蛋白 7（ATG7）水平显著降低，提示自噬也在糖尿病相关认知障碍的发生发展中起到了一定的作用。

二、临床表现

糖尿病合并脑血管病，包括脑动脉硬化、急性血管病、慢性糖尿病脑病和大脑功能紊乱（糖尿病低血糖症）四种情况。

其中，中风病的前驱症状，主要表现为头晕、头痛、记忆力减退、肢体感觉异常或乏力、语言不利等。发作期典型表现则是突然肢体偏瘫，或肢体突然变得瘫弱无力，或头痛较剧，伴恶心、呕吐，或意识丧失，或有抽搐。根据梗死或出血部位、面积大小可有不同的症状和体征。

（一）脑动脉硬化

脑动脉硬化是指脑动脉粥样硬化、小动脉硬化、玻璃样变等脑动脉管壁变性引起的非急性、弥漫性脑组织改变和神经功能障碍，是糖尿病慢性脑病的较早期表现，其发病为非糖尿病者的 3 倍，临床表现为广泛的脑损害症状。

（1）神经衰弱综合征：头痛、头昏、健忘、注意力不集中，情绪容易激动且不易控制，睡眠增多或减少等，记忆力逐渐减退，神经系统可无阳性体征。

（2）脑动脉硬化性痴呆：糖尿病脑部广泛的微血管病变可引起的皮质下动脉硬化性脑病（BD）和多灶梗死性痴呆。表现为性格改变，思维贫乏，情感淡漠，主动性减退，沉默寡言，定向障碍，常出现抑郁状态，少数出现幻觉、妄想等精神症状，痴呆呈阶梯形进程。可伴有偏侧肢体力弱、共济失调、感觉障碍、偏盲、震颤麻痹、脑神经麻痹、周围神经炎、自主神经症状等。

（3）假性延髓麻痹：微血管病变累及两侧皮质延髓束出现上运动神经元性延髓麻痹时，临床表现为构音障碍，饮水呛咳，下颌反射亢进，掌颌反射阳性，只有咽反射存在。累及基底节可出现震颤麻痹。

（二）急性脑血管病

随着胰岛素和抗生素的广泛应用，患者因糖尿病急性代谢性昏迷和感染而死亡者显著减少，现今威胁糖尿病患者生命的主要原因是心、脑、肾的并发症，尤其是大血管病变有明显增高趋势。有资料显示，包括我国在内的东方人脑血管并发症发病率明显高于西方人，脑血管病变已成为糖尿病患者的主要致残、致死原因。

1. 症状性脑梗死

（1）颈内动脉系动脉硬化性脑梗死：大脑中动脉及其深穿支（供应大脑半球额、顶、颞叶外侧）最易受累。引起对侧偏身运动障碍，以面部及上肢为重，偏身感觉障碍及同向偏盲，双眼常向病灶侧凝视。优势半球受累出现运动性失语，非优势半球受累出现失用症。

（2）椎－基底动脉系动脉硬化性脑梗死：眩晕、眼球震颤、复视、同向偏盲、皮质性失明、构音障碍、咽肌麻痹、吞咽障碍、肢体共济失调、交叉性瘫痪或感觉障碍，甚至四肢瘫痪及意识障碍（无动性缄默状态）。

（3）腔隙性脑梗死：纯感觉性卒中、纯运动性偏瘫、共济失调性轻偏瘫、构音不全、手笨拙综合征及感觉运动性卒中等无意识障碍。

2. 无症状性脑梗死（SCI）

有脑梗死的影像学特征，但无脑梗死发生的病史和病理体征，因病灶小而不出现临床症状。糖尿病 SCI 的发生率较非糖尿病者明显增高，占糖尿病患者的 40% 左右。

（三）脑出血

发病率较非糖尿病为低，临床报道较少见。特征为：①多在动态下急性起病；②突发出现局灶性神经功能缺损症状，常伴有头痛、呕吐，可伴有血压增高、意识障碍和脑膜刺激征。

（四）慢性糖尿病脑病

以认知功能障碍为主要表现。对语言理解、记忆恢复、抽象推理和复杂的精神运动等智能测试均可有障碍，但智商测试（IQ）可能正常。还常见精神异常，出现抑郁、焦虑状态或神经衰弱证候群。

（五）大脑功能紊乱

糖尿病发生低血糖症，主要表现思维障碍以及心悸、出汗、手抖等交感神经兴奋症状。严重者可有谵语、抽搐、哭闹、定向力、识别力丧失等精神症状，甚至昏迷。血糖下降较快时出现大脑皮质抑制和交感神经兴奋症状；下降较慢、历时较久则影响皮质下中枢、基底节、下丘脑、中脑及脑干。

三、实验室及其他辅助检查

（一）影像学检查

脑动脉硬化时 MRI 可有双侧脑室前后角周围白质及半卵圆中心不规则的、基本对称的点片状异常信号影，可伴脑室轻度扩大；脑梗死时 CT 示脑皮质或基底节区片状或点状低密度影；脑出血时血肿在 CT 显示高密度影。TCD 检查可显示脑动脉硬化征象，TCD 通过检测血流动力学变化间接反映脑血管功能和形态的改变，以 PI 和 Vm 两参数有较确切的临床意义，它对缺血性脑血管病变的诊断有特殊价值。PI 值是反映血管顺应性和弹性的重要参数，PI 的显著改变表明糖尿病脑血管病均有不同程度的血管顺应性下降，且病理改变广泛，此时 PI 对糖尿病脑血管病变有较高的敏感性。Vm 反映动脉管径大小，有认为 Vm 高于正常值 0.6 倍即有诊断意义。

糖尿病合并脑梗死患者的病情凶险，而起病 24 小时内行 CT 检查易出现阴性结果，在起病 2~3 周出现"模糊效应"，影响诊断。此时用 TCD 观察血流动力学的变化，可以提供 CT 无法反映的信息，辅助诊断。

（二）腰穿检查

脑出血流入脑室或蛛网膜下腔时，腰穿可见血性脑脊液。

（三）一般生化检查

可见血糖增高和（或）血清胆固醇增高，大脑功能紊乱发作时血糖降低，低于 2.8mmol/L；脑出血时可见脑脊液血性，压力增高。

四、诊断与鉴别诊断

（一）中医的辨病要点和辨证要点

临床可参考 2012 年国家中医药管理局《中华人民共和国中医药行业标准中医证候诊断标准》中"消渴病""中风病"的诊断标准、2011 年中华中医药学会糖尿病分会制定的《糖尿病合并脑血管病中医诊疗标准》及赵进喜教授主编的《内分泌代谢病中西医诊治》等相关内容。DCVD，是在消渴阴津不足，肝肾阴虚，阴阳失调的基础上，复因气、火、痰、瘀等原因，致肝阳暴涨，气血上逆，挟痰挟火，横窜经络，蒙蔽清窍所致。中风以猝然昏仆，不省人事或发生口眼㖞斜，言语不利，半身不遂为主要症状。临床上分中经络和中脏腑两大类，中经络一般无神志变化，病情轻；中脏腑常有神志不清，病情重。中经络辨证分为肝阳暴亢证、风痰阻络证、痰热腑实证、气虚血瘀证、阴虚风动证；中脏腑辨证分为痰火闭窍证、痰湿蒙窍证、元气衰败证。后遗症中，半身不遂辨证分为肝阳上亢、脉络瘀阻证，气血两虚、瘀血阻络证；音喑辨证分为肾虚音喑，痰阻音喑；痴呆辨证分为髓海不足，肝肾亏损；口舌㖞斜则随证治之。

（二）西医诊断要点与鉴别诊断

1. 糖尿病脑血管病的诊断标准

DCVD 的诊断，可参考 2017 年美国糖尿病协会（ADA）《2017 年版糖尿病诊疗标准》、2013 年中华医学会糖尿病学分会制定的《中国 2 型糖尿病防治指南》、2014年中华医学会神经病学分会制定的《中国脑出血诊治指南》《中国急性缺血性脑卒中诊治指南》等相关标准。

首先，当然应该有明确的既往糖尿病病史，或在发病过程中明确诊断为糖尿病。同时，还应该满足脑血管病诊断的要求。

（1）缺血性脑血管疾患诊断：①可有前驱的短暂脑缺血发作史；②多数在静态下急性起病，动态起病以心源性脑梗死多见，部分病例在发病前可有一过性脑缺血（TLA）发作；③病情多在几小时或几天内达到高峰，部分患者症状可进行性加重或波动；④临床表现决定于梗死灶的大小和部位，主要为局灶性神经功能缺损的症状和体征，如偏瘫、偏身感觉障碍、失语、共济失调等，部分可有头痛、呕吐、昏迷等全脑症状；⑤可进行血液检查，血小板、凝血功能、血糖等；⑥影像学检查：脑的影像学检查可以直观地显示脑梗死的范围、部位、血管分布、有无出血、陈旧和新鲜梗死灶等，帮助临床判断组织缺血后是否可逆、血管状况，以及血流动力学改变。帮助患者选择溶栓、评估继发出血的危险程度。

（2）出血性脑血管疾患诊断：①多在动态下急性起病；②突发出现局灶性神经功能缺损症状，常伴有头痛、呕吐，可伴有血压升高、意识障碍和脑膜刺激征；③血液检查可有血糖升高等；④头颅 CT 扫描、头颅 MRI 检查显示出血灶；⑤腰穿检查：脑出血破入脑室或蛛网膜下腔出血时，腰穿可见血性脑脊液。

DCVD 的临床诊断，应该同时满足糖尿病与脑血管病的诊断。无论是在糖尿病的基础上发生脑血管病，还是患脑血管病后又证实有糖尿病，均可诊断为糖尿病脑血管病。一些患者在脑血管病前，糖尿病症状可以很轻，血糖在空腹状态下也可以正常。在发生急性脑血管病时，由于机体的应激状态，可使糖尿病症状典型化，血糖明显升高。另一方面，一些非糖尿病者发生急性脑卒中后，也可引起尿糖阳性，血糖升高。在此情况下，若仅是"应激性糖尿"，随着病情的稳定，患者的血糖水平也逐渐下降，恢复正常。当然，此种情况往往是糖耐量减退所致，可在患者康复后行口服糖耐量试验来确诊。若为糖尿病引起，病情稳定后，血糖虽有一定程度下降，但仍高于正常。

具备脑血管病的诊断（多为轻型脑卒中），血糖正常者，如存在下列条件之一者，应警惕糖尿病的存在：①发病年龄较轻的缺血性脑血管病，病因不明者；②既往有高血糖史者；③肥胖及（或）并发高血压、冠心病者；④有糖尿病阳性家族史者；⑤ CT、MRI 显示脑内多发性腔隙梗死。糖尿病脑血管病与非糖尿病脑血管在临床类型上无特异性差别，但由于其发病机制的特异性，糖尿病脑血管病不论在发病率、发病年龄、不同类型脑血管病发生率的分布及治疗、预后均有别于一般性脑血管病，有其本身的一些特点。糖尿病脑血管病的一个特点是中小动脉梗塞和多发性病灶较为多见，尤其是腔隙性梗死更常见。

2. 鉴别诊断

（1）脑卒中伴应激性高血糖：除有确切的糖尿病病史者，有部分患者无相关病史，急性起病，应激情况下血糖升高，应进一步检查血糖、糖耐量试验、糖化血红蛋白或糖化血清蛋白，以确诊有无糖尿病。

（2）颅内占位性病变：结合影像学检

查一般可以鉴别。原发颅内肿瘤来源于脑、脑膜、脑神经、血管、胚胎残余、腺垂体等，继发者有转移瘤与侵入瘤，颅内肿瘤的症状可概括为定位症状与颅内压增高症状两大类，各类肿瘤有其好发年龄与部位，一般为缓慢发病，进行性加重，少数情况下也可以颅内压增高引起脑疝危象，突然昏迷起病，根据病史与临床特点，结合 CT 和 MRI 检查，脑血管造影与脑室造影等可以确诊。

（3）颅脑外伤：一般有明确的外伤史。颅脑外伤系由暴力直接或间接作用于头部所引起，包括头皮颅骨和脑损伤，颅脑损伤分闭合性和开放性两类，中心问题是脑损伤。脑损伤包括原发性损伤（脑震荡、脑挫裂伤）和继发性损伤（颅内血肿、脑水肿等），患者一般均有明确的外伤病史，损伤部位不同，临床出现不同的症状和体征，根据临床症状及结合 CT、MRI 或颅骨 X 线片等可以确诊。

五、中医治疗

（一）治疗原则

首辨病位深浅，邪中经络者浅，中脏腑者深；二辨病程的急性期、恢复期、后遗症期不同阶段。三辨标本主次，虚、火、风、痰、瘀的盛衰变化；四辨病势的顺逆，根据不同的表现分别予以治标、治本或标本同治。因此，临床治疗的关键在恢复脑髓神机；治疗的重点应是祛除虚、痰、瘀、风、毒等病理因素。

从虚论治：虚有阴虚、气虚，常交互影响出现各种证候。气血亏虚、肝肾阴虚可致消渴脑病眩晕；心肝阴虚、气血不足可致消渴脑病之郁病；气阴不足、髓海空虚可致震颤、痴呆。

从痰论治：痰浊蒙窍可致眩晕、痴呆、郁病；风痰阻络、痰热蒙窍可致中风、震颤或郁病。

从瘀论治：血瘀是脑病最常见的病理变化，特别是近年来络病理论的发展，给脑病病位在脑以准确的定位，大大推进了活血化瘀治疗脑病的研究进程。

从风论治：消渴脑病之风常见阴虚风动、肝风内动，二者均可导致眩晕、震颤、中风。

从毒论治：著名中医学家国医大师任继学教授、王永炎院士提出了"毒损脑络"说，脑病浊毒的产生，是由消渴病气阴两虚、瘀血阻滞、痰浊内停，蕴积日久，酿生而成。

脑病浊毒可致消渴脑病的痴呆、郁病等。根据"毒损脑络"说，任继学、南征教授创立了治疗消渴脑病基础方——消渴脑安汤。其功效：滋阴潜阳，利湿化浊，解毒通络。方药组成：海蛤壳 30g，瞿麦 20g，黄精 15g，生地黄 15g，砂仁 10g，血竭粉 1.5g（冲服），川芎 15g，土鳖虫 10g，生蒲黄 15g，水煎。每次 120ml，日 3 次，饭后 20 分钟温服。魏子孝教授治疗糖尿病脑血管病，则注重标本先后，强调抓主症，辨标本，再辨证论治，确立基础方，然后进行加减。调控血糖，重视餐后高血糖，提出应该"必察其便"，分析病因。对空腹高血糖者，应询问其睡眠情况；血糖不稳者，应注意情绪波动。同时应重视顺应天时，明辨体质，考虑到妇女围绝经期对血糖的影响以及感染等血糖难控因素。临床上，糖尿病合并脑血管病血瘀显著者，善用三棱、莪术以破血行瘀；而对于痰热腑实者，重用栝楼以化痰通腑。同时，应重视预防性治疗，针对糖尿病患者在合并脑血管病发病前体质已经出现异常者，认为可通过整体调整，对发生合并脑血管病的因素辨证论治，去除合并脑血管的易患因素，以避免糖尿病脑血管病的发生。

（二）辨证论治

1.中风病－中经络

（1）肝阳暴亢证

临床表现：半身不遂，舌强言謇，口舌㖞斜，眩晕头痛，面红目赤，心烦易怒，口苦咽干，便秘尿黄，舌红或绛，苔黄或燥，脉弦有力。

治法：平肝潜阳。

方药：天麻钩藤饮（《杂病证治新义》）加减。

参考处方：天麻10g，钩藤3~12g，石决明6~20g，山栀6~10g，黄芩3~10g，牛膝5~12g，杜仲6~10g，桑寄生9~15g，益母草9~30g，夜交藤10~20g，茯神10~15g。每日1剂，水煎服。

临床应用：天麻钩藤饮是治疗肝阳偏亢，肝风上扰的有效方剂。以头痛，眩晕，失眠，舌红苔黄，脉弦为证治要点。《杂病证治新义》指出："本方为平肝降逆之剂。"阴虚者加生地、白芍滋阴敛阴；肝火偏旺者可加用丹皮增强清肝泄热之力；失眠者加龙齿、生龙牡重镇安神。伴头晕头痛加菊花、桑叶；心烦易怒加丹皮、山药；便干便秘加生大黄。若症见神志恍惚、昏蒙者，为风火上扰清窍，由中经络向中脏腑转化，可配合灌服牛黄清心丸或安宫牛黄丸以开窍醒神。若风火之邪夹血上逆，可加用凉血降逆之品以引血下行。

中成药：安宫降压丸、天麻钩藤颗粒等。

专家经验方推介：南征教授经验方消渴脑安汤加天麻10g，钩藤40g，黄芩10g，白芍20g，甘草5g。

（2）风痰阻络证

临床表现：半身不遂，口舌㖞斜，舌强言謇，肢体麻木或手足拘急，头晕目眩，舌苔白腻或黄腻。

治法：化痰息风。

方药：导痰汤（《妇人良方》）合牵正散（《杨氏家藏方》）加减。

参考处方：半夏3~9g，陈皮3~10g，枳实3~10g，茯苓10~15g，制南星3~9g，白附子3~6g，僵蚕3~6g，全蝎3~6g。每日1剂，水煎服。

临床应用：本证用导痰汤合牵正散加减治疗，是治风痰阻络，口眼㖞斜的常用方剂。若酌加蜈蚣、天麻、地龙等祛风止痉通络之品，可增强疗效。方中白附子和全蝎均为有毒之品，用量宜慎。苔黄腻、脉滑数，加天竺黄、竹沥；头晕目眩加天麻、钩藤。

中成药：脑栓通胶囊等。

专家经验方推介：南征教授经验方消渴脑安汤合二陈汤加减。

（3）痰热腑实证

临床表现：半身不遂，舌强不语，口舌㖞斜，口黏痰多，腹胀便秘，午后面红烦热，舌红，苔黄腻或灰黑，脉弦滑大。

治法：化痰通腑。

方药：星蒌承气汤（《验方》）加减。

参考处方：生大黄3~15g，芒硝6~12g，胆南星3~6g，全瓜蒌9~15g。每日1剂，水煎服。

临床应用：本证为痰浊壅盛、风阳内动，痰浊热化、上扰清空、下滞腑实的证候，多由肝阳化火而夹痰浊而生，关键在于痰与热结，临证特点在于痰热蒙窍和腑实便结。腹胀便秘甚者，加枳实、厚朴行气消胀；面颊泛红，发热、口渴，加栀子、丹皮清热除烦；偏瘫、失语，加白附子、地龙、全蝎息风化痰通络。热象明显者，加山栀、黄芩；年老体弱津亏者，加生地、麦冬、玄参。大便多日未解，痰热积滞较甚而出现烦扰不宁，时清时寐，谵妄者，此为浊气不降，携气血上逆，犯于脑窍而为中脏腑证，按中脏腑的痰热内闭清窍论治。

中成药：礞石滚痰丸、牛黄醒脑片等。

专家经验方推介：消渴脑安汤（南征教授经验方）合星蒌承气汤加减。

（4）气虚血瘀证

临床表现：半身不遂，肢体软弱，偏身麻木，舌歪语謇，手足肿胀，面色淡白，气短乏力，心悸自汗，舌质暗淡，苔薄白或白腻，脉细缓或细涩。

治法：益气行瘀。

方药：补阳还五汤（《医林改错》）加减。

参考处方：黄芪15~120g，当归尾6~12g，赤芍6~12g，地龙5~10g，川芎3~10g，桃仁5~10g，红花3~10g。每日1剂，水煎服。

临床应用：本证多由年老体弱者发为中风。临床兼见气虚证和血瘀证为本证的辨证要点。吐痰流涎者加制半夏、菖蒲、制南星、远志燥湿化痰。中风病恢复期和后遗症期多以气虚血瘀为基本病机，故此方亦常用于恢复期和后遗症期的治疗。气虚明显者，加党参、太子参以益气通络；言语不利，加远志、石菖蒲、郁金以祛痰利窍；心悸、喘息，加桂枝、炙甘草以温经通阳；肢体麻木加木瓜、伸筋草、防己以舒筋活络；上肢偏废者，加桂枝以通络；下肢瘫软无力者，加川续断、桑寄生、杜仲、牛膝以强壮筋骨；小便失禁加桑螵蛸、益智仁以温肾固涩；血瘀重者，加莪术、水蛭、鬼箭羽、鸡血藤等破血通络之品。

中成药：消栓再造丸、通心络胶囊等。

专家经验方推介：消渴脑安汤（南征教授经验方）加黄芪50g，当归尾20g，赤芍15g，桃仁10g，红花10g。

（5）阴虚风动证

临床表现：半身不遂，肢体软弱，偏身麻木，舌歪语謇，心烦失眠，眩晕耳鸣，手足拘挛或蠕动，舌红或暗淡，苔少或光剥，脉细弦或数。

治法：滋阴息风。

方药：大定风珠（《温病条辨》）加减。

参考处方：干地黄10~15g，白芍6~15g，麦冬6~12g，生龟甲9~25g，生鳖甲9~25g，生牡蛎9~30g，阿胶3~9g，五味子2~6g，甘草2~10g，麻仁10~15g，鸡子黄2枚。每日1剂，水煎服。

临床应用：本证多由于肝肾阴液过度亏损，阴不制阳，血不养筋，肝阳升动无制，阴虚风阳内动所致。临床症见阴虚不足，兼见风阳内动者为本证辨证要点。本证治疗重在育阴增液，如失治误治，则易遗有后遗症，且有复中之虞。头痛、面赤，加怀牛膝、代赭石；口歪、偏瘫，加白附子、地龙；语言謇涩，加远志、菖蒲、僵蚕。

中成药：麝香抗栓胶囊等。

专家经验方推介：消渴脑安汤（南征教授经验方），组成：海蛤壳30g，瞿麦20g，血竭粉1.5g（冲服），川芎15g，土鳖虫10g，生蒲黄15g，黄精15g，生地黄15g，砂仁10g。辨证要点：半身不遂，口舌歪斜，舌强语謇或不语，偏身麻木，倦怠乏力，舌质红或暗红，苔薄白，脉沉涩等。

2. 中风病－中脏腑

（1）痰火闭窍证

临床表现：突然昏倒，昏聩不语，躁扰不宁，肢体强直，项强；痰多息促，两目直视，鼻鼾身热，大便秘结；甚至抽搐，拘急，角弓反张，舌红，苔黄厚腻，脉滑数有力。

治法：清热涤痰开窍。

方药：导痰汤（《妇人良方》），送服至宝丹（《太平惠民和剂局方》）或安宫牛黄丸（《温病条辨》）加减。

参考处方：半夏3~9g，制南星3~6g，陈皮3~10g，枳实3~10g，茯苓10~15g，甘草2~10g。每日1剂，水煎服。

临床应用：本证多为急重症，当及时救治，防止出现内闭外脱之证。抽搐强直者加山羊角、珍珠母、僵蚕、全蝎息风解痉；便秘者加大黄、芒硝、瓜蒌泻下通便；热象明显者加黄芩、栀子、龙胆草清泄肝火。

中成药：牛黄醒脑片等。

专家经验方推介：参附汤、三生饮、甘遂半夏汤化裁（张发荣教授经验方），组成：西洋参、生南星、生附子、甘遂各15g，生川乌、半夏、白芍、川贝、天竺黄、三七、蒲黄各10g。水煎服。其中生南星、生附子、生川乌（另包，先煎2小时）。若发热、舌红、口渴者，加黄芩、黄连各10g，玄参15g；大便秘结者，加大黄10g；脑出血初期，加小蓟、仙鹤草各15g；尿少、瞳孔缩小或两侧瞳孔不等大者，加车前子30g。辨证要点：猝然昏仆，不省人事，喉间痰鸣，口舌㖞斜，半身不遂，或部分意识障碍，神志昏蒙，时清时昧，头痛呕吐，瞳孔缩小或两侧瞳孔不等大等。

（2）痰湿蒙窍证

临床表现：嗜睡，半身不遂，肢体瘫痪不收，面色晦垢，痰涎涌盛，四肢逆冷，舌质暗淡，苔白腻，脉沉滑而缓。

治法：燥湿化痰，开窍通闭。

方药：涤痰汤（《奇效良方》）合苏合香丸（《太平惠民和剂局方》）加减。

参考处方：制南星3~6g，制半夏3~9g，枳实3~10g，陈皮3~10g，竹茹5~10g，石菖蒲3~10g，党参9~30g，甘草2~10g。每日1剂，水煎服。

临床应用：本证患者多形体肥胖，脾虚不运，酿生痰湿，在情志剧烈变化之时，痰随风涌，蒙蔽清窍而发神志昏蒙，痰湿阻塞经络而见口舌㖞斜、半身不遂。临证若痰湿不去，易热化生燥，导致津亏液少，痰热伤阴，痰热闭窍，甚至阴绝阳脱。若苔黄腻，脉滑数者，说明痰湿有蕴而化热之象，加天竺黄、竹沥清热化痰。

中成药：醒脑静等。

专家经验方推介：消渴脑安汤（南征教授经验方）加胆南星6g，石菖蒲10g，天竺黄10g，竹沥10g。

（3）元气衰败证

临床表现：神昏，面色苍白，瞳神散大，手撒肢厥，二便失禁，气息短促，多汗肤凉，舌淡紫或萎缩，苔白腻，脉散而微。

治法：温阳固脱。

方药：参附汤（《校注妇人良方》）加减。

参考处方：人参15~30g，炮附子3~15g，生姜3片，大枣3枚。每日1剂，水煎服。

临床应用：本证多由于肝阳暴亢，挟风痰、瘀血闭阻脑脉，邪气过盛，正不敌邪，导致阴阳不相接续，元气突然脱失所致。此为中风恶证，病情笃重，预后不良。临床需中西医结合救治。若汗出不止者，加山茱萸、黄芪、煅龙骨、煅牡蛎益气敛汗，共奏回阳固脱之功。

中成药：人参注射液、参麦注射液等。

专家经验方推介：消渴脑安汤（南征教授经验方）加人参20g，干姜15g，附子15g。

3. 中风病后遗症

（1）半身不遂

①肝阳上亢，脉络瘀阻证

临床表现：头晕目眩，面赤耳鸣，肢体偏废，强硬拘急，舌红，苔薄黄，脉弦有力。

治法：平肝息风，活血通络。

方药：天麻钩藤饮（《杂病证治新义》）加减。

参考处方：天麻3~10g，钩藤3~12g，石决明6~20g，山栀6~10g，黄芩3~10g，牛膝5~12g，杜仲6~10g，桑寄生9~15g，益母草9~30g，夜交藤10~20g，茯神

10~15g。每日 1 剂，水煎服。

临床应用：本证患者多血压控制不稳，肝肾阴虚，肝阳上亢，故见头晕目眩，面赤耳鸣，肝阴不足，阴血涩滞，筋脉失养，而见肢体僵硬不遂。在方中可加入鸡血藤、苏木、秦艽、伸筋草等养血舒筋活络之品。临证可配合降压治疗。

中成药：麝香抗栓胶囊等。

专家经验方推介：消渴脑安汤（南征教授经验方）送服麝香抗栓胶囊。

②气虚血瘀，络脉瘀结证

临床表现：面色萎黄，体倦神疲，患侧肢体缓纵不收、软弱无力，舌体胖，质紫暗，苔薄。

治法：益气活血通络。

方药：补阳还五汤（《医林改错》）加味。

参考处方：黄芪 15~120g，当归尾 6~12g，赤芍 6~12g，地龙 5~10g，川芎 3~10g，桃仁 5~10g，红花 3~10g。每日 1 剂，水煎服。

临床应用：本证患者多由病久体虚，或治疗过用破血耗气之法，导致患者气血双亏，血行不畅，络脉瘀阻，筋脉失于濡养所致。气虚甚者，加党参、茯苓、白术等；血虚甚者，合用白芍、山萸肉、何首乌等；血瘀重者，配伍三棱、莪术、地龙等。

中成药：消栓再造丸、通心络胶囊等。

专家经验方推介：消渴脑安汤（南征教授经验方）加黄芪 50g，当归尾 20g，赤芍 15g，桃仁 10g，红花 10g。

（2）音喑

①肾虚音喑

临床表现：音喑，心悸气短，下肢软弱，阳痿遗精早泄，腰膝酸软，耳鸣，夜尿频多，舌质淡、体胖，苔薄白，脉沉细。

治法：滋阴补肾，开音利窍。

方药：地黄饮子（《宣明论方》）加减。

参考处方：熟地 9~15g，巴戟天 3~10g，山茱萸 6~30g，五味子 2~6g，肉苁蓉 6~10g，远志 3~10g，附子 3~15g，肉桂 1~5g，茯苓 10~15g，麦冬 6~12g，石菖蒲 3~10g。每日 1 剂，水煎服。

临床应用：本证属于消渴病继发中风病的后期，肺肾气虚，肾中阴阳俱损，肺气不足，肺失治节，发声功能颓废所致，治疗当以培元固本，滋养肺肾缓图之，辅以开窍利咽。如果只是不能行走，可以说话，应去除石菖蒲、远志；如果阴虚而痰热盛，应去除肉桂、附子，加入天竺黄、胆南星、川贝；如果不能行走，且骨节虚热者，加地骨皮、桑枝；兼有气虚，可加党参、黄芪。

中成药：龟鹿补肾丸等。

专家经验方推介：消渴脑安汤（南征教授经验方）合地黄饮子加减。

②痰阻音喑

临床表现：舌强语謇，肢体麻木，或见半身不遂，口角流涎，舌红，苔黄，脉弦滑。

治法：祛风化痰，宣窍通络。

方药：解语丹（《医学心悟》）加减。

参考处方：胆南星 3~6g，远志 3~10g，石菖蒲 3~10g，白附子 3~6g，全蝎 3~6g，天麻 3~10g，天竺黄 3~9g，郁金 3~10g。每日 1 剂，水煎服。

临床应用：本证多由风痰类中风之后、邪滞伤正，肺、脾、肾气阴亏虚，气血痰浊结喉门而病。治疗当以降火利喉开音为法。临证可合宣降肺气之法同施，加杏仁、桔梗、木蝴蝶等。

中成药：脑栓通胶囊等。

专家经验方推介：消渴脑安汤（南征教授经验方）合解语丹加减。

（3）口舌喎斜

临床表现：口舌喎斜，语言謇涩不利，舌红苔薄，脉弦细。

治法：化痰通络。

方药：牵正散（《杨氏家藏方》）加味。

参考处方：白附子 3~6g，僵蚕 5~10g，全蝎 3~6g。每日 1 剂，水煎服。

临床应用：本证为消渴中风之后，痰浊壅盛、风阳内动，风痰阻络所致。在临证中多合温胆汤、导痰汤、涤痰汤加减运用。病久气血亏虚者，加黄芪、当归以益气生血。

中成药：千金化痰丸等。

专家经验方推介：消渴脑安汤（南征教授经验方）合牵正散加减。

（4）痴呆

①髓海不足证

临床表现：头晕耳鸣，腰膝酸软，记忆模糊，精神呆滞，动作迟钝，肢体痿软，舌淡苔白，脉沉细弱，两尺无力。

治法：填精益髓。

方药：补天大造丸（《杂病源流犀烛》）加减。

参考处方：紫河车 2~3g，熟地黄 9~15g，枸杞 6~12g，杜仲 6~10g，白术 6~12g，生地黄 10~15g，牛膝 5~12g，五味子 2~6g，黄芪 9~30g，小茴香 3~6g，当归 6~12g，人参 3~9，远志 3~10g。每日 1 剂，水煎服。

临床应用：本证是消渴脑病后期常见的证候，多由消渴脑病日久，髓减脑消，神机失用而致。治疗当以补肾益髓、填精养神为大法，多配用龟甲、鳖甲等血肉有情之品。

中成药：补脑丸等。

专家经验方推介：消渴脑安汤（南征教授经验方）加熟地 15g，不老草 10g，红景天 10g，紫河车 3g。

②肝肾亏损证

临床表现：头晕眼花，耳鸣，腰膝酸软，颧红盗汗，眩晕耳鸣，舌红少苔，脉弦细数。

治法：滋补肝肾，安神定志。

方药：左归丸（《景岳全书》）加减。

参考处方：熟地黄 9~15g，山药 10~30g，山茱萸 6~12g，菟丝子 6~12g，枸杞 6~12g，牛膝 5~12g，鹿角胶 3~6g，龟甲胶 3~9g。每日 1 剂，水煎服。

临床应用：本证患者多由肝肾阴虚，虚阳上越，肝阴不足，阴血涩滞，脑髓失养而致，临证应滋补肝肾，兼养心肝，可配合大补阴丸，以充养脑髓、神明聪慧。

中成药：龟鹿补肾丸等。

专家经验方推介：安神定志汤（张发荣教授经验方），组成：黄芪 30g，黄精、枸杞、制首乌、郁金、合欢皮、川芎各 15g，当归、远志、菖蒲各 10g。辨证要点：以记忆力下降，反应迟钝，神呆为主症，可兼见失眠多梦，抑郁焦虑，半身不遂等。

（三）其他特色疗法

1. 中成药

（1）注射液：可选用醒脑静注射液、川芎嗪注射液、丹参注射液、血栓通注射液、脉络宁注射液、灯盏花注射液等静脉注射。

（2）口服中成药：可选用丹参片、银杏叶片、大活络丹、华佗再造丸、人参再造丸、安脑丸等。中成药的运用，一般情况下，在糖尿病合并脑血管病稳定之后，患者临床证候相对固定，可以辨证使用相应的中成药，长期服用，用以调养。安宫牛黄丸，每服 1 丸，视病情每日 1 丸或每周 1 丸，用于痰热闭阻清窍之中脏腑者。华佗再造丸：每服 1 丸，每日 2 次，用于血瘀阻络，风痰上扰之中经络者。消栓再造丸，每服 1 丸，每日 2 次，用于血瘀阻滞、气血亏损之中经络者。人参再造丸，每服 1 丸，每日 2 次，用于气血不足、痰瘀互阻之中经络者。活血通脉胶囊，每服

4粒，每日2~3次，用于血瘀阻滞之中经络者。

2. 针灸疗法

（1）体针：取内关、神门、三阴交、天柱、尺泽、委中等穴。语謇加金津、玉液放血；口歪流涎，配颊车透迎香；上肢取肩髃、曲池、外关、合谷；下肢加环跳、阳陵泉、足三里、昆仑；血压高加内庭、太冲。

对于各种中风，急性期发作治疗不宜早不宜迟，选穴宜少不宜多。急性期发作多以强通放血配以微通毫针治疗；恢复期多以微通毫针治疗；后遗症期多以微通毫针配以温通火针法治疗。持久治之不能操之过急。虚性多选太溪、太冲、气海、足三里等，以阴经腧穴为主。实证多用环跳、阳陵泉、曲池、合谷、绝骨、四神聪等，以阳经腧穴为主，加强通经活络之作用，同时施以补泻，给予适当的刺激量，宜守方而治。

（2）耳针疗法：取皮质下、脑点、心、肝、肾、神门及瘫痪相应部位，每次3、5穴，中等刺激，每次15~20分钟。

（3）头针疗法：取对侧运动区为主。

（4）穴位注射疗法：当归液、丹参液、参附液等，肩髃、曲池、合谷、手三里、环跳、阳陵泉、髀关、解溪等，轮流选用，每穴注射1~2ml。

3. 推拿治疗

上肢取大椎、肩髎、臂臑、曲池、手三里、大陵、合谷；下肢取命门、阳关、巨髎、环跳、阴市、阳陵泉、足三里、委中、承山、昆仑。用推、拿、按、搓、摇等手法。

4. 康复锻炼

糖尿病脑血管病患者，及早进行康复治疗，配合中医针灸、推拿、按摩以及导引，与早期的救治同步开始，可以提高疗效，减轻致残程度，提高生存质量。

六、中西医协同治疗

西医学治疗具体参考2017年美国糖尿病协会（ADA）《2017年版糖尿病诊疗标准》、2013年中华医学会糖尿病学分会《中国2型糖尿病防治指南》、2014年中华医学会神经病学分会制定的《中国脑出血诊治指南》《中国急性缺血性脑卒中诊治指南》。

（一）糖尿病脑血管病变分期治疗原则

1. 急性期

（1）增进血供、供氧及其利用：减少梗死区或半暗淡区，包括降低颅内压、改善血循环、促进脑细胞代谢、增加组织细胞供氧等。脑出血量较大或压迫重要部位时应考虑及时手术治疗。

（2）降低脑代谢：尤其是发热、高血糖等增高的代谢。

（3）防止并发症：如防止高渗性昏迷、肺部感染、消化道出血、中枢性高热、癫痫、脑心综合征、尿失禁等。

（4）预防复发：及早开展康复治疗。发病超过1~3个月的陈旧性脑卒中，任何治疗均难收效。

2. 恢复期

重视康复训练，体疗、针灸、理疗等有助于促进功能恢复，同时可防止复发。

（二）糖尿病脑血管病变治疗注意事项

糖尿病脑血管病与非糖尿病脑血管病治疗原则相同。但由于糖尿病脑血管病具有一定的特殊性，特别是脑卒中急性期的处理过程中，存在诸多引起血糖升高的因素，如何把握好治疗中的矛盾、降糖药物的选用、感染及各种并发症的预防都有别于一般脑血管病的处理，应引起注意。

1. 积极控制糖尿病

脑血管病发生和加重的因素与血糖水平密切相关，脑血管病本身对于糖尿病来说又是一个应激因素。血糖的过高与过低对糖尿病并发急性脑卒中都是不利因素，都可影响脑卒中的恢复，加重病情，增加死亡率。适宜的血糖控制是脑卒中的治疗基础，严密的血糖监测是预防糖尿病并发急性代谢紊乱的条件。糖尿病并发急性脑卒中时，多种因素都促使血糖进一步升高，使血糖不易控制。如卒中急性期的应激状态；为纠正脑水肿而使用利尿剂、脱水剂；因不能进食而静脉补充糖液，鼻饲高蛋白饮食；因免疫功能低下而易并发的各种感染等。糖尿病并发急性脑梗死时，梗死灶的大小及死亡率的高低，均与血糖水平相关。另一方面，降糖药物的应用不当，使在急性脑卒中时容易发生高血糖的众多因素存在的同时，又易引发低血糖。低血糖可引起神经细胞的功能障碍，在短期内即可致意识障碍，若不能及时发现、纠正，可导致脑水肿，直至死亡。长期、多次的低血糖可引起神经细胞的缺氧、水肿、坏死，血液外溢并产生软化灶，易与脑卒中相混淆。目前的经验表明，脑卒中的急性期，将血糖控制在 7.0~11.1mmol/L（126~200mg/dl）是适宜的，为追求血糖完全正常化的结果，常常导致低血糖的发生。

糖尿病合并急性脑卒中时，原则上应选用强化胰岛素治疗。强化胰岛素治疗方案包括一日 4 次法和胰岛素泵。一日 4 次法，即每餐前用短效胰岛素和睡前应用中效胰岛素。这个方法使就餐前有很大的灵活性，也可以防止早餐前注射中效胰岛素引起的下午胰岛素作用高峰。胰岛素泵即模拟正常胰腺胰岛素分泌模式，24 小时不停地向患者体内输入微量胰岛素，进食前再按需要输入负荷量，也叫"餐前大剂量胰岛素"。患者一般装泵前所需的胰岛素全天总量较开始泵治疗时少 10%~25%。将 50% 作为泵治疗的"基础量胰岛素"，另外 50% 用作"餐前大剂量胰岛素"。

糖尿病合并急性脑卒中的患者，在采用皮下胰岛素注射时，要注意末梢循环情况，必须保证周围血供良好，因严重的脱水状态，使周围血循环障碍，影响胰岛素正常吸收，使胰岛素的注射剂量增大，一旦周围血供改善，胰岛素吸收加速，易引起低血糖的发生，适当的补液是非常必要的。所以，糖尿病并发急性脑卒中的急性期应该使用胰岛素，纠正应激性高血糖和防止酮症酸中毒。同时，在脱水降颅压的过程中，应警惕高渗性昏迷。

2. 预防糖尿病急性代谢紊乱

糖尿病并发脑卒中急性期，血糖明显升高，可诱发糖尿病高渗性非酮性昏迷及糖尿病酮症酸中毒，死亡率都较高，特别是糖尿病高渗性非酮性昏迷，可达 40%。糖尿病高渗性非酮性昏迷似乎并不是由于胰岛素的绝对缺乏所致，在更多程度上是由于机体的血浆渗透压的调节障碍所引起，常常发生于病前无糖尿病史或轻型糖尿病的老年人。高渗性昏迷在临床上突出表现为显著的循环功能障碍及精神、神经症状，血糖明显增高，常超 33.3mmol/L，血浆渗透压明显增高，达 330~460mOsm/h，血钠 155mmol/L，尿糖检查呈强阳性而无酮体或较轻。对于此类患者，必须静脉大量、快速输入生理盐水和低渗液体，同时采用胃肠道内补液，这样可减少静脉补液，避免静脉补液不当引起的危险，同时达到纠正高渗及代谢紊乱的目的，降低死亡率。糖尿病酮症酸中毒，是由于胰岛素的绝对缺乏，不能抑制体内脂肪的分解，大量脂肪酸在肝内产生大量酮体，消耗体内储备碱，发生代谢性酸中毒，在临床上主要表现为高血糖与代谢性所产生的症状。实验室检查：血酮体升高，多在

4.8mmol/L（50mg/dl）以上，二氧化碳结合力降低，pH < 7.35。由于糖尿病患者多免疫功能低下，加之脑卒中时常合并的意识障碍、腔道导管的使用，常易并发肺部、泌尿道等部位的感染。感染也是诱发以上两种糖尿病急性代谢紊乱并发症的常见原因，加强对感染的预防及控制也是重要的。

（三）糖尿病合并缺血性脑血管病的治疗

短暂性脑缺血发作、脑血栓形成、腔隙性脑梗死均属于缺血性脑卒中，治疗原则与普通脑梗死相同，治疗目标应该是改善局部血液供应，加强侧支循环，防止并发症。

（1）恢复脑动脉通路：对超早期（6小时内）病例应用溶栓治疗，尿激酶、组织型纤溶酶激活剂（t-PA）等。

（2）抗凝治疗：防止脑梗死的早期复发、血栓的增大及防止堵塞远端的小血管继发血栓形成，促进侧支循环。可使用普通肝素或低分子肝素。

（3）降纤治疗：脑梗死急性期血浆中纤维蛋白原和血液黏滞增高。蛇毒制剂、巴曲酶、降纤酶可以显著降低血浆纤维蛋白原，增加纤溶活性及抑制血栓形成。

（4）阻止局部脑缺血后病理生理过程，保护脑组织：可使用钙离子通道阻滞剂（尼莫地平）、自由基清除剂（维生素 E、C，银杏制剂等）、兴奋性氨基酸递质受体拮抗剂及抑制性氨基酸受体增强剂等。

（5）改善血流动力学：疾病早期，梗阻面积较大者不宜用扩张血管剂，防止"盗血现象"；扩容治疗，可降低血黏度，改善微循环，常用低分子右旋糖酐，血糖过高者慎用。

另外，主干动脉闭塞的大面积梗死，应以脱水、降颅压为主，可用甘露醇等，注意防止出现糖尿病高渗昏迷。

深部腔隙性梗死者（包括 SCI），除改善血流外，重要的是预防再梗死，常用抗血小板聚集的阿司匹林。

运用促进和改善细胞代谢、有助于神经细胞功能恢复的细胞活性剂，如胞磷胆碱、脑活素、吡拉西坦、吡硫醇等。

紫外线光量子照射充氧自血回输疗法，改善微循环。

（四）糖尿病合并出血性脑血管的治疗

（1）一般治疗：保持呼吸道通畅，吸氧，镇静，预防感染。

（2）调控血压：不急于降低血压。应先降颅内压，再根据血压情况降压。

（3）降低颅内压：以高渗脱水药为主，如甘露醇，尽量不用类固醇。注意水、电解质平衡。

（4）止血药物：一般不用。凝血障碍者，可应用不超过一周。

（5）亚低温治疗：越早用越好。

七、疗效判定标准

糖尿病疗效评定标准，临床可参照《中药新药临床研究指导原则》，吕仁和、赵进喜教授主编的《糖尿病及其并发症中西医诊治学（第2版）》相关内容制定。在此重点介绍中风病疗效评定标准。

（一）临床疗效评定的依据

神经功能缺损积分值的减少（功能改善）。患者总的生活能力状态（评定时的病残程度）。

0级：能恢复工作或操持家务。

1级：生活自理，独立生活，部分工作。

2级：基本独立生活，小部分需他人帮助。

3级：部分生活活动可自理，大部分需他人帮助。

4级：可站立步行，但需他人随时照料。

5级：卧床，能坐，各项生活需他人照料。

6级：卧床，有部分意识活动，可喂食。

7级：植物人状态。

（二）中风病临床疗效评定分级标准

基本痊愈：功能缺损评分减少90%~100%，病残程度0级。

显著进步：功能缺损评分减少46%~89%，病残程度1~3级。

进步：功能缺损评分减少18%~45%。

无变化：功能缺损评分减少或增加在18%以内。

恶化：功能缺损评分增加18%以上。

（三）中医证候疗效判定标准

临床痊愈：中医临床症状、体征消失或基本消失，证候积分减少≥95%。

显效：中医临床症状、体征明显改善，证候积分减少≥70%。

有效：中医临床症状、体征均有好转，证候积分减少≥30%。

无效：中医临床症状、体征均无明显改善，甚或加重，证候积分减少不足30%。

八、经验传承

（一）吕仁和教授

吕仁和教授依据中医整体观、辨证论治和络病学说，结合糖尿病症状学、证候学特征及现代研究成果，创造性地提出了"微型癥瘕"病机理论和"六对论治"学说。根据古今文献和长期临床观察，通过对病名、病因病机、症状学、证候学特征和诊治规律的研究，分别制定了糖尿病及其并发症的诊疗规范。在对各种病证进行

分阶段、分层次系统研究的基础上，重视治疗方法与方案的研究；针对糖尿病及其并发症为多因素致病的特点，主张采用中药内服为主，与外治、理疗、针灸等相结合的综合调治方法。在中医药治疗为主的同时吸取西医学先进的诊疗技术，从整体、器官、细胞及分子水平进行深入研究和探讨其作用机理，提高了临床疗效和科研水平。临床上，吕仁和教授针对包括糖尿病脑血管病变在内的糖尿病多种血管神经并发症，提出了益气养阴、活血化瘀、化痰散结的治则，重视肝主疏泄，强调调畅气机。调气多从肝着手，而脾胃为气机升降之枢纽，故调中理气的治法临床也较为常用。加减四逆散为其临床常用方，方用柴胡10g，枳壳、枳实各10g，赤芍、白芍各15g，生甘草或炙甘草6g。中老年消渴病患者多肥胖，痰湿颇重，多饮多尿，阴液灼伤。肝肾阴虚为本，若阴虚阳亢，则肝火常夹痰上蒙清窍；或热郁气逆、气血并走于上，则突发昏仆、半身不遂，或气虚血瘀、脉络受阻，则力弱，活动不利等症出现。兼有中焦阻滞，以除滞为先，用加味四逆散为主施治。腰膝酸软无力，加川续断、狗脊、肉苁蓉；神志模糊，加菖蒲、郁金、远志；气血亏虚，加黄芪、当归、地龙；痰热不除，加瓜蒌、胆南星、生大黄、玄参。恢复期肢体痿弱无力，加肉苁蓉、桑寄生、土鳖虫、蜈蚣、丹参；口角歪斜，加僵蚕、全蝎、钩藤、白附子；肝火旺盛，加山栀、大黄、泽泻、龙胆草、黄连；肌肉挛缩强痛，加全蝎、地龙、钩藤、白芍、甘草等。

（二）王永炎院士

王永炎院士治疗中风病，包括糖尿病脑血管病方面，经验宏富。与著名中医学家国医大师任继学教授共同提出了"毒损脑络"说，痰瘀浊毒的产生，是由消渴病

气阴两虚、瘀血阻滞、痰浊内停，蕴积日久，酿生而成。消渴日久不愈，痰瘀浊毒内生，毒损脑络，可致消渴脑病的痴呆、郁病和中风。任继学教授、王永炎院士认为痰热腑实证是中风病急性阶段出现的重要证候，在中风病急性期，只要出现痰热腑实证，治疗要点即应重在通腑化痰。痰热渐化，腑气得通，浊邪下行，无上逆扰闭清窍之虑。胃气得降，脾气得升，中焦转输顺畅，气机运化有度，有助于中风患者脏腑功能、经脉气血运行的恢复，使诸症得减。化痰通腑法基本方为星蒌承气汤，主治中风病急性期痰热腑实证，药物组成为全瓜蒌、胆南星、生大黄、芒硝，方中全瓜蒌清热化痰，理气散结；胆南星息风化痰清热，配全瓜蒌功专清热化痰，祛中焦之浊邪；生大黄煎时后下，峻下热结，荡涤肠胃，通腑化浊；芒硝软坚散结，配生大黄通降腑气。四药相配，化痰热、通腑气，势宏力专，能改善中风病急性期诸症。星蒌承气汤可辨证加减。大便通而黄腻苔不退者，少阳枢机不利，气郁痰阻，配大柴胡汤化裁；风动不已，躁动不安，加镇肝息风之品，羚羊角、石决明、磁石之类；瘀血重者，加丹参、桃仁、红花以活血化瘀；黄腻苔呈斑块样剥脱，已见阴伤之势，减胆南星、全瓜蒌、芒硝、生大黄之量，加麦冬、玄参、女贞子、旱莲草等味，育阴生津，有增液承气之意。星蒌承气汤有较为明确的适应证，详辨细审，把握分寸，对症下药，用之无虞。

（三）丁学屏教授

丁学屏教授认为糖尿病脑血管病性变病因多端，必须辨证无误，方病相契，药证相符，才能取得疗效。辨证要点有四：首先要分清经络脏腑，深浅缓急。其次要权衡标本主客，审时度势，有主有从。再次，必伏其所主而先其所因。其阴虚液竭

而成音啡者，当滋液息风，用加减复脉汤、三甲复脉汤、大小定风珠；其发于脾瘅体肥者，多湿痰、风火相附，治当清火涤痰、息风开窍，方可用加味竹沥汤、涤痰汤、羚角钩藤汤、钩藤饮化裁。第四是"谨察阴阳而调之，以平为期"。必须辨阴阳，察虚实，明兼夹，一方面育阴潜阳，固其根本，一方面复入涤痰、祛瘀之法。丁学屏教授认为，消渴病合并脑梗死，属消渴病"中风"范畴。消证初起，肺胃燥热或脾胃湿热居多，劫烁津液，日久病由肺胃而及肝肾，精血耗伤，液亏风动，乘窍窈络，遂病中风。病由燥热而来，每挟瘀血；病由湿热而来，必挟痰浊。风痰乘窍窈络者，用涤痰开窍、息风通络法，方用涤痰汤（《济生方》，组成：天南星、半夏、枳实、茯苓、橘红、石菖蒲、人参、竹茹、甘草）；撮风散（《医宗金鉴·幼科杂病心法》，组成：蜈蚣、钩藤、朱砂、僵蚕、全蝎、麝香、竹叶）损益；肝肾阴亏，风痰上扰者，用育阴潜阳，息风涤痰法，方取镇肝熄风汤（《医学衷中参西录》，组成：怀牛膝、生龙骨、生牡蛎、生龟甲、生白芍、玄参、天冬、川楝子、茵陈、生麦芽、甘草）加味；瘀阻脉络者，用化瘀通络法，方用增损三甲散（《温病条辨》，组成：地鳖虫、醋炒鳖甲、生僵蚕、柴胡、桃仁泥），丁学屏教授临床常用其治动脉硬化性脑梗死见神情默默、表情木然、舌强语謇、肢体瘫痪之瘀阻脉络之证，疗效显著。燥伤精血，内风萌动者用息风和阳法，方取黄连阿胶汤（《伤寒论》，组成：黄连、黄芩、芍药、鸡子黄、阿胶）、三甲复脉汤（《温病条辨》，组成：炙甘草、干地黄、生白芍、麦冬、阿胶、麻仁、生牡蛎、生鳖甲、生龟甲）化裁。

（四）张发荣教授

张发荣教授认为糖尿病脑血管病变的

主要病机是肝肾不足，正气亏虚，痰瘀互结，损伤脑络。本病以正气亏虚为本，痰瘀为标，因于气虚不能推动血液正常运行，故可导致血瘀；气虚则津不化气，津液变生痰饮，故可形成停痰伏饮。痰瘀互结于体内，从而构成了脑血管病的发病基础。在情志过激、饮食不节、外邪入侵、劳累过度等因素的影响下，气血逆乱，上冲脑海，损伤脑络，血溢脉外，则发为脑出血病变；若气血逆乱于上，瘀阻脑络，则发为脑血栓形成、脑梗死病变。他在临床上将其分为两大类进行辨证论治：第一类为急性中脏腑证，此时常有脑水肿、颅内压增高的见证；第二类为中经络和急性中脏腑缓解期证候。分类简要，用药奇特，善用人参扶正，敢用三生（生川乌、生附子、生南星）攻邪。急性中脏腑证，无论是脑出血，还是脑血栓形成、脑梗死，均宜采用益气、活血、止血、化痰、逐饮、通腑法，以参附汤、三生饮、甘遂半夏汤化裁治疗，药用：西洋参、生南星、生附子、甘遂各15g，生川乌、半夏、白芍、川贝、天竺黄、三七、蒲黄各10g，水煎服。其中生南星、生附子、生川乌（另包，先煎2小时）。中经络和急性中脏腑缓解期，根据此期常见的风痰、偏瘫、失语、眩晕、神呆等五大主症予以分类进行辨证论治。①风痰：以喉间有痰，口角流涎，胸闷不适，舌强言謇为主症，兼见半身不遂，肢体麻木，舌苔厚腻，脉滑，治宜祛风化痰，理气通络法，以涤痰汤加减。②偏瘫：以半身不遂，痿软无力，口眼㖞斜为主症，兼见面色无华，舌质淡紫或有瘀斑，苔薄白，脉细弱或细涩，治用益气活血法，以补阳还五汤加减。③失语：从失语或语言謇塞不利为主症，兼见半身不遂，口眼㖞斜，舌苔淡白，脉细弱，治宜补肾开窍法，方用地黄饮子加减。④眩晕：以头目眩晕，耳鸣耳聋为主症，或兼有肢体麻木偏瘫、动风搐搦，舌红苔黄，脉弱，治宜平肝息风，活血通络，方用天麻钩藤饮加减。⑤神呆：以记忆力下降，反应迟钝，神呆为主症，可兼见失眠多梦，抑郁焦虑，半身不遂等，其病机多为肾气亏虚，清窍瘀阻，治宜补肾益气，活血通窍，自拟安神定志汤，药用黄芪30g，黄精、枸杞、制首乌、郁金、合欢皮、川芎各15g，当归、远志、菖蒲各10g。

（五）南征教授

南征教授治疗消渴脑病有其独到见解。

1. 识病首分标本

认为本病肾精亏虚为本，痰瘀阻络为标。脑为"诸阳之会""清阳之府"，五脏之精血、六腑之清气，皆上注于脑，脑又为"元神之府"，主持精神思维活动，脑髓有赖于肾精滋养生化。若先天禀赋不足或年老体弱，肾精亏虚，或消渴日久伤肾，肾精不能上充于脑，则出现眩晕、精神萎靡、健忘痴呆、思维迟钝等症，甚则水不涵木，阴虚风动，而成中风。肥者令人内热，甘者令人中满，过食肥甘厚味，损伤脾胃，脾失健运，湿阻中焦，聚湿成痰，痰火上蒙清窍，或阻于脑络则出现口舌歪斜，半身不遂，语言不利，甚则猝然昏仆，不省人事。消渴日久，气阴耗伤，或年老体弱，元气虚亏，气虚血行不畅，脉络瘀阻，则出现肢体麻木不利，甚则半身不遂，口舌歪斜，口角流涎。

2. 辨证兼顾痰瘀

南征教授认为消渴主要分为阴虚燥热、气阴两虚和阴阳两虚。气阴两虚是消渴最常见的证候，气虚、阴虚是消渴脏腑功能失调的必然结果，也是糖尿病脑血管病变的主要病理基础，瘀血、痰浊是主要的兼挟之邪。

3. 施治巧辨阴阳

南征教授治疗消渴脑病，无论是中脏

腑还是中经络，辨证以阴阳为纲。阳证以邪实内闭为主，发病急，变化快，病情重，以突然昏仆、不省人事、牙关紧闭、口噤不开、两手紧握、大便闭结、肢体痉挛拘急为特点。阴证以痰涎壅盛，四肢欠温，静卧不烦，口唇青紫，舌紫黯或有瘀斑苔白腻，脉沉滑为主要表现。

4. 用药重通脑络

南征教授认为消渴脑病的基本病机特点为本虚标实，本虚为气血阴阳、五脏亏虚，以肾为根本，标实多为血瘀、痰凝、湿阻、浊毒内生等，病机核心是毒损脑络。针对消渴脑病的临床特点，应注重气阴两虚、肾失封藏、瘀阻脑络，毒损脑络的病机，以此病机为依据，确立滋阴潜阳、利湿化浊、解毒通络法，创立了消渴脑安汤，组成：海蛤壳 30g，瞿麦 20g，血竭粉 1.5g（冲服），川芎 15g，土鳖虫 10g，生蒲黄 15g，黄精 15g，生地黄 15g，砂仁 10g。临证时，随症加减。

（六）赵进喜教授

赵进喜教授强调糖尿病脑血管病变，以缺血性病变多见，尤以多发性腔隙性脑梗死为多见。临床常表现为眩晕、呕吐，共济失调，呆傻等，半身不遂症状可不典型。反复发作，严重威胁患者，是糖尿病患者致死、致残的重要原因。相当于中医学"消渴病"继发"中风""风眩""风痱""仆击""偏枯"等。《素问·通评虚实论》所谓"消瘅、仆击"即论此病。金元名医李东垣《兰室秘藏》记载消渴患者可见"上下齿皆麻，舌根强硬"；明代戴元礼《证治要诀》更指出："三消久之，精血既亏，或目无所见，或手足偏废，如风疾。"皆为糖尿病脑血管病变相关论述。糖尿病脑血管病变的病因病机，乃消渴病热伤气阴基础上，多脑络痹阻所致。或夹热、夹痰，而致痰瘀痹阻脑络。或阴虚阳亢，肝风内动，而成风痰瘀热互结之症，而致脑窍闭塞、神机失用，从而出现神昏、失语、口舌歪斜、头痛、眩晕、四肢不收、偏瘫、偏盲等症。所以其辨证治疗应在明确缺血性脑病、出血性脑病基础上，分急性期、恢复期、后遗症期，进一步具体情况具体分析。

其中，辨证为风痰痹阻脉络者，治当息风化痰、活血通络，方可用半夏白术天麻汤、温胆汤化裁；痰热腑实者，治当通腑化痰、息风清热，方可用王永炎院士星蒌承气汤或调胃承气汤、小陷胸汤、三化汤等化裁；痰湿蒙窍、心神失用者，治当涤痰化湿、醒神开窍，方可用涤痰汤化裁；风阳暴涨、痰热上蒙者，治当清心化痰、醒神开窍，方可用羚角钩藤汤送服安宫牛黄丸等。而辨证为气虚血瘀者，则治当益气活血通络，方可用补阳还五汤加味；阴虚风动者，治当育阴息风、化瘀通络，方可用天麻钩藤饮、建瓴汤化裁；气阴两虚者，治当益气养阴，活血通络，方可用补阳还五汤合生脉散化裁；阴阳两虚、虚阳化风者，治当滋阴助阳，潜镇息风，方可用地黄饮子、潜阳汤、参附龙牡汤化裁。症见眩晕者，常用天麻、钩藤、葛根、丹参等；症见肢体不遂者，常用姜黄、桑枝、牛膝、木瓜、秦艽、豨莶草、鸡血藤等；舌根硬或失语者，常用全蝎、僵蚕、蝉蜕等；症见心烦失眠者，可配合牛黄清心丸、礞石滚痰丸等药。另外，针灸治疗糖尿病脑血管病也很有优势，如急性期"开四关""刺十二井""醒脑开窍"针法以及恢复期毫针、头针疗法等，都有较好疗效。

九、典型案例

（一）南征教授医案

王某，女，58 岁，2008 年 09 月 09 日初诊。患者恶心、呕吐 3 个月，上肢常年浮肿，麻木不仁，睡眠尚可，大便难，怕冷，乏力。现症：头晕，头胀，腹胀，腰痛，右半身麻木不仁，语言不利，舌尖红，质暗，左歪，苔黄腻，脉弦紧。既往高血压病史3年（最高血压达230/170mmHg）；糖尿病病史4年，现用胰岛素治疗。空腹血糖13.0mmol/L，餐后血糖17.0mmol/L；尿常规示：隐血（+），蛋白（++）；肾功示：肌酐190μmol/L，尿酸447μmol/L，尿素氮12.7mmol/L。

中医辨证：湿浊瘀毒阳亢证。

治法：滋阴潜阳，利湿化浊，解毒通络。

处方：消渴脑安汤加苏叶、黄连。海蛤壳30g，瞿麦20g，黄精15g，生地黄15g，砂仁10g，血竭粉1.5g（冲服），川芎15g，土鳖虫10g，生蒲黄15g，苏叶10g，黄连10g。14剂水煎服，120ml，日3次，饭后20分钟温服。

2周后，患者恶心、呕吐症状减轻，手足麻木减轻，语言自如，睡眠好转，但依然怕冷。尿常规示：隐血（+），蛋白（++）；肾功示：肌酐132μmol/L，尿酸346μmol/L，尿素氮6.0mmol/L。空腹血糖7.8mmol/L，餐后血糖10.8mmol/L。BP 130/90mmHg。予上方加制附子5g，以温通经络，扶助正气，共进30剂。1个月后，患者诸症明显减轻，尿隐血（+），蛋白（++），肌酐119μmol/L，尿酸321μmol/L，尿素氮5.0mmol/L。空腹血糖9.0mmol/L，餐后血糖11.0mmol/L。上方继续服用1个月，以巩固疗效。

按：消渴久病，必然本元大伤，虚损之象迭现。气虚则运血无力，阴虚则血行艰涩，而成久病入络之血瘀。所谓"病久入深，营卫之行涩"。瘀滞既成，则致陈者当去而不能去，新者当生而不能生，血愈虚而愈瘀，愈瘀而愈虚，互为因果，交相为患。血瘀痰生，热结毒生，脑之络脉瘀

塞，损伤脑之神机，神机失制而发为中风。方中以海蛤壳为君药，功专软坚散结。《本草纲目》载："止消渴，润五脏，清热利湿，化痰饮，消积聚……中风偏瘫。"瞿麦为臣药，《本草纲目》载："破血通经，利水，养肾气。"消渴日久，阴虚燥热，热灼津亏血瘀，瞿麦破血通经以治标，兼养肾气以治本。生地黄、黄精、川芎、生蒲黄共为佐药，生地黄滋阴清热、养心润燥、生津止渴，黄精润肺滋阴、补脾益气，亦治消渴，与生地黄合用共奏滋阴补肾之功；川芎功专活血行气，生蒲黄行血祛瘀，生用则活血不留瘀，与川芎合用寓"治风先治血，血行风自灭"之意，尚能防滋阴药黏腻碍胃之弊，四药合用，滋阴补肾、活络化瘀。血竭粉、土鳖虫、砂仁为使药，血竭《本草纲目》载其"散血滞诸痛，专入血分"，治疗久病入络之血瘀；土鳖虫破血逐瘀，与血竭伍用，可加强活血化瘀通络之功；砂仁辛散温通善于化湿、行气，且有引药入肾之功。诸药合用，共奏滋阴潜阳、化湿利浊、解毒通络之功。滋而不腻，补而不滞，寒而不伤阳，温而不伤阴，通经活络，化瘀生新，攻补兼施，调整阴阳。

（二）马云枝教授医案

郭某某，女，72岁，以"双下肢活动不遂2年余，头晕1个月"为代主诉于2011年03月25日入院，以"出血性中风"为诊断收入住院。患者既往有糖尿病史20余年，高血压史10余年。2年前因脑干出血出现昏迷，在郑州大学五附院治疗，并行颅脑微创术，6个月后病情好转出院，遗留言语不清、饮水呛咳、不能行走。1年前再次到郑州大学五附院住院行康复治疗后患者言语及吞咽功能稍好转。近1个月来患者因受凉出现头晕、头部昏沉，无伴恶心、呕吐及视物旋转等症，口服活

血化瘀药物治疗，效果不佳，遂来我院检查：精神萎靡、慢性病容、表情呆板、反应迟钝、形体肥胖、记忆力差、纳差、小便正常，大便干、5~6天排一次。口唇紫暗、轮椅推入病房、被动体位、检查欠合作。舌质暗红、苔少、脉弦滑。神经系统检查：意识清楚、双瞳孔等大等圆、双眼球各向活动充分，左上象限视野缺损。近记忆力、计算力差，双上肢肌力Ⅳ级，双下肢肌力Ⅳ⁻级，肌张力正常，腱反射活跃，右霍夫曼征（+）、左巴宾斯基征（+）、共济运动检查（+）。左侧浅感觉差，位置觉异常。颈部血管彩超示：双侧颈部动脉粥样硬化斑块形成。头颅MRI示：脑桥、右侧基底节区、双侧丘脑腔隙性梗死。头颅MRA示：左侧大脑后动脉严重狭窄，左侧椎动脉、双侧大脑前动脉及交通前段局限狭窄。

中医诊断：出血性中风（痰热闭窍）；消渴（痰湿内蕴）。

西医诊断：脑出血（后遗症期）；高血压3级（极高危）；2型糖尿病。

治法：化痰息风、活血化瘀。

处方：姜半夏9g，白术15g，天麻20g，茯苓30g，炙甘草3g，陈皮15g，生姜3片，石菖蒲15g，赤芍12g，川芎15g，川牛膝15g，决明子30g，山楂30g，太子参15g，麦冬15g，五味子6g。水煎服，日1剂。

二诊：服用5剂后患者全身症状较前好转，头部昏沉较前减轻，舌淡红，脉沉细。患者久病肝肾亏虚、痰浊上泛，肾亏髓空，记忆力下降。

处方：给予地黄饮子加减运用，具体用药如下。生地12g，山茱萸10g，麦冬15g，石菖蒲15g，远志12g，肉苁蓉9g，肉桂3g，巴戟天15g，薄荷10g，姜半夏9g，决明子20g，陈皮15g，茯苓30g，金钱白花蛇1条，炙甘草3g。水煎服，日1剂。

按：患者年老体弱，肝、脾、肾亏虚，加之患有消渴病，消渴阴虚为主，水不涵木，肝阳上亢，脾虚致运化失司，水谷不化精微，致痰浊内生，肝风挟痰上扰脑窍，发为本病。舌质暗红、苔少、脉弦滑。辨为风痰上扰、血行瘀滞之证。方中重用茯苓健脾，白术健脾燥湿，天麻息风止痉，平抑肝阳，祛风通络，白术、姜半夏、石菖蒲健脾燥湿化痰，赤芍活血柔肝，川芎活血化瘀，川牛膝引血下行，太子参、麦冬、五味子滋阴益气。全方共奏燥湿化痰息风、活血化瘀之功效。患者久病致阴阳两虚。方中生地、山茱萸、肉苁蓉补益肾精，巴戟天温肾壮阳，共为君药。肉桂之辛热可温养下元，引火归原。麦冬滋养肺肾，金水相生，壮水以济火。石菖蒲、远志、茯苓、姜半夏健脾化痰开窍、交通心肾。陈皮理气，金钱白花蛇活血通络。共奏滋肾阴、补肾阳、开窍化痰。君臣佐使配伍得当、药效显著。服用5剂后患者症状较前好转，反应较前灵敏。

（三）赵进喜教授医案

李某某，男，72岁，邯郸市棉纺三厂退休工人。主因糖尿病10余年，低血糖诱发脑梗死出现肢体不遂、神志恍惚、语言困难3周来诊。患者有糖尿病史10年余，近因服用西药磺脲类降糖药发生低血糖，继而发生神昏伴本身肢体不遂。查颅脑CT示多发腔隙性脑梗死，住院治疗十余日，神志转清，但头晕有头重脚轻之感，伴有肢体活动不利，语言謇涩，精神恍惚，目光呆滞，记忆力极差，生活不能自理，腰膝酸冷，大便不畅，夜尿频多。查舌质暗，舌苔腻，脉沉细。

辨证：阴阳俱虚，气虚血瘀，脑络痹阻。

治拟：滋阴助阳，益气活血，通络

开窍

处方：地黄饮子化裁。生地 30g，生当归 30g，肉苁蓉 30g，麦冬 12g，茯苓 12g，石斛 12g，巴戟天 9g，肉桂 3g，炮附子 6g，制远志 12g，石菖蒲 12g，葛根 30g，丹参 30g，生黄芪 60g，桃仁 12g，红花 12g，赤白芍各 25g，川芎 12g，地龙 15g，桑枝 30g，木瓜 15g，川怀牛膝各 15g，鸡血藤 30g。每日 1 剂，水煎服。

服药 14 剂，结合康复锻炼，精神好转，大便通畅，肢体功能明显好转，减少当归、肉苁蓉用量为 12g，4 周后复诊，语言功能基本恢复。原方出入，坚持治疗 2 个月余，记忆力恢复如常，诸症消失，举家称谢。

按： 此例糖尿病脑血管病变，为低血糖诱发，表现为多发性腔隙性脑梗死，肾虚症状比较突出，辨证属阴阳俱虚，气虚血瘀，脑络痹阻，所以治拟滋阴助阳，益气活血，通络开窍，方以地黄饮子合补阳还五汤化裁。加用葛根、丹参，为祝谌予教授常用活血化瘀对药，加用桑枝、木瓜、牛膝、鸡血藤等，可舒筋活络，所以有利于肢体功能恢复。尤其是重用生地、当归、肉苁蓉、赤白芍等，能滋阴养血、润肠通便。故能投方即效，大便一通，神志转清，诸症好转。足见中医治疗糖尿病脑血管病确实有一定优势。

十、现代研究进展

糖尿病脑血管病病因复杂。其中，线粒体作为脑内运用葡萄糖产生能量的最主要场所，线粒体途径作为一条多环节、多作用靶点的作用网络，参与维持神经元的生理功能，线粒体功能障碍参与了糖尿病缺血性脑损伤的病理过程，而高血糖和低血糖均能诱导线粒体功能障碍，加重糖尿病缺血性脑损伤，增加脑血管病发病风险。因此，糖尿病患者需控制高血糖，在降糖过程中避免低血糖的发生。糖尿病引起的认知功能障碍患者常常合并有血糖、血脂代谢紊乱，脑血管病变等疾病，为多种混杂因素共同作用引起的痴呆，目前临床缺乏统一的诊断标准，但在糖尿病患者群中的高发病率是值得引起重视的，定期行认知功能量表评估是早期筛查认知功能减退的简单而有效的手段。熊顶逆通过对 48 例糖尿病并发缺血性脑病患者综合治疗研究发现，饮食、运动、中药等综合治疗有助于迅速控制患者的血糖水平，对病情转归和预后有益，在病情稳定期，配合使用三七、丹参、赤芍、红花、桃仁等活血化瘀药口服治疗，有助于改善糖尿病并发缺血性脑病患者血液高凝状态，促进缺血病灶的恢复。李娟通过研究丹红注射液对老年糖尿病并发脑梗死患者血管内皮功能的影响，结论显示，丹红注射液能明显改善老年 2 型糖尿病合并脑梗死患者的临床症状，改善神经功能缺损评分、日常生活能力评级、中医证候评分及凝血系列、内皮功能等指标，对血常规、肝肾功能无不良影响。

应娜等通过当归芍药散对糖尿病模型鼠学习记忆功能和脑内炎症因子的实验研究，结论显示，当归芍药散在改善糖尿病小鼠血糖的同时，还可以通过抗炎的方式恢复其学习记忆能力，既能够缓解糖尿病脑病患者的糖尿病症状，又能帮助其改善认知障碍。孙铮等通过滋补脾阴法对糖尿病脑病大鼠皮质线粒体膜电位和活性氧的影响的研究，结果显示，滋补脾阴法（红参 30g，山药 15g，茯神 15g，白芍 15g，丹参 12g，扁豆 15g，莲肉 20g，石菖蒲 10g，远志 10g，檀香 4.5g，橘红 9g，甘草 9g）可改善糖尿病大鼠皮质线粒体功能，从而调节细胞的能量代谢水平，达到提高认知功能的目的。虞道锐等通过对高良姜提取物对糖尿病脑病大鼠认知功能障碍及海马病理改变的影响研究发现，高良姜提取物可显著改善糖尿病大鼠的认知能力，减轻海马病理改变，可能具有一定的防治糖尿病脑病功效。赵珩等通过红景天苷对糖尿病脑病模型大鼠学习记忆功能的影响研究发现，红景天苷对糖尿病脑病模型大鼠的学习记忆功能有改善作用。刘继平等通过对七福饮对糖尿病脑病模型大鼠认知障碍及神经病理改变的影响研究发现，七福饮可明显改善糖尿病脑病模型大鼠认知障碍，其机制可能是通过降血糖、改善胆碱能神经功能、改善糖尿病脑组织中 AGEs-RAGE-NF-κB 通路等途径实现的。姚欣艳等通过对温胆汤加味治疗糖尿病并发脑梗死临床观察的研究发现，温胆汤加味治疗糖尿病合并脑梗死急性期气阴两虚、痰瘀阻络证患者具有较好的临床疗效，且有降低血脂及 C- 反应蛋白水平的作用。张国良等通过临床观察了复脉饮对 2 型糖尿病合并急性脑梗死患者神经功能缺损及脑动脉狭窄的改善作用。研究发现中药治疗 2 型糖尿病合并急性脑梗死患者，能够有效改善其神经功能缺损及脑动脉狭窄。初步显示出中医药在防治糖尿病脑血管病变、保护患者神经功能缺损方面，具有特色优势。

十一、临证提要

糖尿病脑病多起病急骤，症见多端，变化迅速。其病因病机复杂，中医认为，该病与风、火、痰、瘀、虚有关，急性期以内风、邪热、痰浊、血瘀、腑实等标实为主；中风之后主要以"本虚"为主，兼以"标实"，"本虚"乃为气血不足，肝精亏虚；"标实"即痰浊、瘀血阻滞脑窍脉络，而痰浊瘀血又为正气亏虚所致。由于虚（阴虚、气虚）、痰（痰浊、风痰）、瘀（血瘀）、风（虚风、肝风）、毒（痰瘀之毒）等诸多病理因素综合影响大脑清窍、

神机失用所致。因此，临床治疗的关键在于恢复脑髓神机；治疗的重点应是祛除虚、痰、瘀、风、毒等病理因素。

首先，应该强调谨守病机。糖尿病脑血管病，继发于糖尿病，由消渴病迁延日久发展而来，临床辨证应谨守消渴病日久，伤阴耗气，气阴两虚的病机特点，治疗应该更重视益气养阴扶正治法，如选用大剂量黄芪以及复方生脉饮、地黄饮子等。同时，针对中风病基本病机脑髓神机失用，临床还经常需要采用醒神开窍等治法，常用药物如郁金、石菖蒲、远志等。

其次，应该突出辨证施治原则，及早采用综合救治措施。糖尿病脑血管病，重者病情危笃，变化迅速，在诊断、辨证明确的前提下，对中风病应早期应用综合手段进行综合救治，利用各种药物剂型、各种给药途径及治疗手段，充分发挥中西医各自的优势，予（介入）溶栓、手术清除血肿、中药针剂、口服液、灌肠、针灸及早期康复措施等方法进行综合救治，提高治愈率、降低病死率、减轻致残程度。中医辨证治疗不能只固守某一证，一成不变，必须密切观察病情、随证化裁，及时改变治疗方法和措施。

第三，祛瘀涤痰通络是糖尿病脑血管病的基本治则。从糖尿病患者的体质与发病年龄看，糖尿病中风之人，多先有伏痰存在，引起脏腑气血失调，每致痰浊内生。痰阻脑脉或痰随气升，阻滞脑髓脉络，即构成中风证候。中风之发病，其关键在于气血失调，痰瘀为患。因此，在临床中每将祛瘀涤痰通络作为糖尿病脑血管病基本治则之一。活血化瘀是祛除瘀血流通血脉的方法，具有改善血液循环，有止血和促进溢血吸收、消肿、消炎，改善神经营养作用等。不论出血性中风、缺血性中风，发病后其基本病理为脑脉瘀滞不畅，活血化瘀可改善脑组织血液循环，促进血肿吸

收和侧支循环的建立，以利功能恢复。涤痰常选用胆南星、牛黄粉、天竺黄、海藻、石菖蒲等，祛瘀则常选桃仁、红花、三棱、莪术、水蛭、三七、土鳖虫、丹参等。无论痰瘀胶结之危重症，还是后遗症痰瘀阻络之半身不遂、言语不利、头晕头痛等，辨证论治，均有良效。

第四，中风病急性期应该重视通腑、醒脑开窍。糖尿病脑血管病起病急骤，急性期多以标实为主，由风、火、痰、瘀内结所致腑气不通在中风病机变化中占重要地位，腑实既可作为中风的一种诱发因子，又可作为中风后的一种病理状态，持续存在于中风病病程中，多数伴有不同程度的大便秘结或大便困难，对重症患者，早期适当地运用通腑法能提高疗效，改善预后。有关的现代药理研究表明：急性脑卒中采用通腑法，可排出肠内容物，清除肠源性内毒素，增加腹腔脏器血流量，使胃肠功能得以恢复，并改善新陈代谢，保证机体能量来源，使自主神经功能紊乱得以调整，应激反应能力得以加强。此外，通腑攻下可减低腹压、稳定血压，使颅内压升高和脑水肿得以纠正，对改善脑细胞缺血缺氧十分有利。

另外，还应该强调中风病后期治疗，要注重益气活血与肝肾同治。糖尿病脑血管病急性期后主要以"本虚"为主，兼以"标实"。"本虚"乃为气血不足，肝肾阴精亏虚则脑脉失养，髓海空虚，肢体功能活动障碍。"标实"即痰浊、瘀血阻滞脑窍脉络，而痰浊瘀血又为正气亏虚所致，"急则治标，缓则治本"，宜补气补肾以益脑髓，扶正以驱邪，使气血流畅，精气充足，脑髓得充，痰瘀自消。

参考文献

[1] 王智明. 魏子孝老师治疗糖尿病经验拾

零[J]. 新中医. 2002, 34(5): 8-9.

[2] 徐佩英, 陆灏, 姚政. 丁学屏治疗糖尿病经验[J]. 上海中医药杂志. 2006, 40(6): 5-7.

[3] 穆继英, 吕丹丹, 宋焱峰, 等. 糖尿病脑病的发生机制[J]. 中国老年学杂志. 2014, 34(13): 3787-3791.

[4] 朱贵梅, 杨丝丝, 伍迪, 等. 胰岛素抵抗与糖尿病脑病[J]. 生理科学进展. 2016, 47(5): 395-400.

[5] 杜宇, 付剑亮. 糖尿病脑病危险因素及发病机制研究进展[J]. 国际神经病学神经外科学杂志. 2016, 43(4): 358-362.

[6] 韦丽忠. 糖尿病性脑血管病发病机制研究的最新进展[J]. 医学理论与实践. 2012, 25(9): 1040-1041.

[7] 冷一平, 禹华旭. 糖尿病脑病：起病隐匿机制复杂的并发症[J]. 中国糖尿病杂志. 2013, 21(12): 1144-1145.

[8] 杨晓辉, 田文杨. 糖尿病脑病的诊断及处理[J]. 中华全科医学. 2017, 15(2): 186~187.

[9] 邹忆怀. 王永炎教授应用化痰通腑法治疗急性期中风病的经验探讨[J]. 北京中医药大学学报. 1999, 22(4): 68-69.

[10] 简文佳, 时晶, 田金洲. 王永炎先生运用化痰通腑法治疗中风浅析[J]. 天津中医药. 2015, 32(2): 65-67.

[11] 夏城东. 丁学屏教授治疗糖尿病经验撷要[J]. 新中医. 2001, 33(2): 16-17.

[12] 蒋建云, 曾红兵, 杜兴民. 张发荣治疗糖尿病性脑病学术经验[J]. 四川中医. 1995, (3): 10-12.

[13] 李丰衣, 南征. 活络育阴汤治疗糖尿病合并脑梗死的临床研究[J]. 山东中医药大学学报. 2002, 26(2): 120-123.

[14] 李丰衣, 尤卫平. 南征教授治疗糖尿病性脑血管病经验举隅[J]. 泰山医学院学报. 2004, 25(5): 463-464.

［15］王慧萌，赵志刚．血糖水平对糖尿病缺血性脑损伤影响研究进展［J］．中华实用诊断与治疗杂志．2016，30（2）：114-116．

［16］陈金梁，孙悦，赵宇星，等．糖尿病脑病的现代认识［J］．重庆医科大学学报．2015，40（11）：1390-1394．

［17］熊顶逆．综合治疗糖尿病并发缺血性脑病的方法及临床价值研究［J］．糖尿病新世界．2014，21：86-87．

［18］李娟．丹红注射液对老年糖尿病合并脑梗死患者血管内皮功能的影响［D］．山东：山东中医药大学，2013．

［19］应娜，马世平，孙晓旭，等．当归芍药散对糖尿病模型鼠学习记忆功能和脑内炎症因子的实验研究［J］．中国卫生检验杂志．2017，10（27）：1406-1408．

［20］孙铮，战丽彬，孙晓昕，等．滋补脾阴法对糖尿病脑病大鼠皮质线粒体膜电位和活性氧的影响的研究［J］．中国老年学杂志．2016，4（36）：1804-1806．

［21］虞道锐，王涛，姬立平，等．高良姜提取物对糖尿病脑病大鼠认知功能障碍及海马病理改变的影响［J］．海南医学院学报．2016，17（22）：1929-1932．

［22］赵珩，蔺勇，张扬，等．红景天苷对糖尿病脑病模型大鼠学习记忆功能的影响［J］．中国实验诊断学．2010，14（11）：1722-1724．

［23］刘继平，程玥，关建建，等．七福饮对糖尿病脑病模型大鼠认知障碍及神经病理改变的影响［J］．中药药理与临床．2015，31（5）：15-19．

［24］姚欣艳，范良，张黎．温胆汤加味治疗糖尿病性脑梗死临床观察［J］．中华中医药学刊．2009，27（4）：867-869．

［25］张国良，史春林，刘建权，等．复脉饮对2型糖尿病合并急性脑梗死患者神经功能缺损及脑动脉狭窄的改善作用［J］．中国中医急症．2016，25（6）：1093-1095．

（南征　鲍鹏杰）

第三节　糖尿病肾病

糖尿病肾病（Diabetic Kidney Disease，DKD）是糖尿病继发的肾脏损害，可表现为尿微量白蛋白排泄率增加与肾小球滤过率降低。既往临床习惯多称之为糖尿病肾病（Diabetic Nephropathy，DN）。最新流行病学调查显示，随着我国糖尿病患病率的不断增长，糖尿病相关慢性肾脏病已经超过了肾小球肾炎相关慢性肾脏病，已成为导致终末期肾脏病的首位病因，2013年研究数据显示，我国有1.139亿糖尿病患者，以此估算，我国至少有2430万的DKD患者。2007年美国肾脏病基金会（National Kidney Foundation，NKF）制定了肾脏病生存质量指导指南，该指南建议用糖尿病肾病（Diabetic Kidney Disease，DKD）取代DN，指出DKD为临床诊断，糖尿病肾小球病硬化症（Diabetic Glomerulopathy，DG）为经过肾脏穿刺所证实的病理诊断。DKD属于中医学"消渴病"继发的"水肿""胀满""肾劳""关格"等，临床表现与中医古籍文献记载"肾消""消肾"密切相关。南征教授主张统称其为"消渴肾病"，吕仁和教授习惯统称之为"消渴病肾病"。该病名可提示本病继发于消渴病，中心病位在肾，护肾培元思想应该贯穿其防治始终。

一、病因病机

（一）中医对 DKD 病因的认识

DKD 是消渴病日久，失治误治，病情发展的结果，属于消渴病之消瘅期，即糖尿病并发症阶段，其病因与体质因素、饮食失节、情志失调、失治误治密切相关。

1. 体质因素

DKD 发病与消渴病患者禀赋不足、素体肾虚体质密切相关，如《灵枢·五变》云：“五脏皆柔弱者，善病消瘅……肾脆则善病消瘅易伤。”指出先天禀赋不足，是消渴病发病的重要内在因素，如果素体“肾脆”，易继发肾脏病变。观察发现：少阴肾虚体质确实最容易发生肾病。当然阳明胃热、太阴脾虚、少阳气郁、厥阴肝旺体质、胃肠结热、脾胃湿热、肝经郁热等，热伤气阴，累及于肾，也可以继发肾病。

2. 饮食失节

过食肥甘厚味或醇酒辛辣之品，日久损伤脾胃，脾胃运化功能失司，病久及肾，如《素问·通评虚实论》云：“凡治消瘅仆击，偏枯痿厥，气满发逆，肥贵人则膏粱之疾也。”指出过食肥甘厚腻，饮食不节，伤及脾胃，可旁及他脏，而发生消瘅。

3. 情志失调

急躁易怒、悲哀忧愁、过度思虑均会影响气机的升降出入，影响气血的正常运行，如《灵枢·五变》云：“怒则气上逆，胸中蓄积，血气逆留……故为消瘅。”指出消瘅发病与急躁易怒相关。

4. 失治误治

消渴病失治误治，治不得法，使得病情迁延，内热伤阴耗气，日久阴阳两虚，久病入络，湿热郁瘀内生，伤及肾络，肾失气化，水湿内停，可见肢体水肿，小便不利，肾失封藏，精微外泄，而成消渴病肾病。

（二）中医对 DKD 病机的认识

DKD 属于消渴病继发病证，国医大师吕仁和教授认为该属于“消瘅”范畴。《灵枢·五变》论消瘅病机主要为“血脉不行”，当包括糖尿病肾病在内。《圣济总录》论“肾消”：“以渴而复利，肾燥不能制约言之。此久不愈，能为水肿痈疽之病。”指出肾消可因肾失固摄，气化失调出现口渴多饮，小便频多，日久尚可表现为水肿、痈疽，是 DKD 中期常见症状，提示消渴病日久伤肾，肾虚气化不行，可以导致水肿。

时振声教授认为 DKD 病因有素因、主因、诱因三类，其中素因为素体肾虚，主因为过食膏粱厚味，诱因为感受外邪或情志失调，其中尤以肾虚更为突出，并指出 DKD 的病机特点为正虚邪实，其中正虚的病机演变是由阴虚→气阴两虚→阴阳两虚，邪实有外感风寒、风热、水湿、湿热、血瘀、气滞、浊毒等。

黄文政教授认为 DKD 是由于消渴病日久，气血阴阳亏虚，气虚不能充养，阳虚络失温运，血衰不得滋润，阴虚络道涩滞，肾络损伤，导致脏腑功能失调。

刘宝厚教授认为 DKD 初期以气阴两虚证为多见，但也有偏于阴虚或阴虚阳亢者，随着病情的发展，久病入络，由气阴两虚导致的痰、瘀、湿交阻脉络，深伏于肾络，形成微小癥积而发为中晚期 DKD，此时病情已阴损及阳，病理演变为脾肾气虚→脾肾阳虚→阴阳两虚，最终患者逐渐进入肾衰竭期。另外，刘宝厚指出湿热蕴结是导致 DKD 病情加重的主要因素，即“湿热不除，蛋白难消”。

林兰教授认为 DKD 是本虚标实之证，本虚为气阴两虚，标实为血脉瘀滞，肾虚血瘀病机贯穿 DKD 发展始终。张琪认为脾肾亏虚是 DKD 发病的主要病机，血瘀贯穿于 DKD 发病始终。

陈以平教授认为DKD基本病机为肾虚络瘀，治疗重视补肾益气、活血通络治法。

仝小林教授认为DKD的核心病机为虚、瘀、浊。

南征教授提出DKD"毒损肾络、邪伏膜原"病机理论，认为消渴病病久则入络，内生毒邪，毒伤肾络，肾络瘀塞，肾体受损，毒损肾络是DKD的主要病机关键，并贯穿于DKD发生、发展始终。

吕仁和教授提出DKD"微型癥瘕"病理学说，认为消渴病日久，体质因素加以情志、饮食失调等，内热或伤阴，或耗气，或气阴两伤，或阴损及阳，久病致虚基础上，久病入络，气虚血瘀，痰郁热瘀互相胶结，则可在肾之络脉形成微型癥瘕，使肾体受损，肾用失司。"聚者，聚也，聚散而无常也""瘕者，假也，假物以成形也""积者，积也，积久而成形也""癥者，征也，有形而可征也"。其意为癥瘕为病，初为瘕聚，有聚散无常、假物成形的特点，易治；终为癥积，有积久成形、有形可征的特点。DKD发生发展的过程，实际上就是肾之络脉病变，微型"瘕聚"，渐成"癥积"的过程。肾主藏精，肾气不固，精微外泄，则可见尿浊，或夜尿频多等。肾主水，肾失气化，水湿内停，溢于肌肤，故可见浮肿胀满。病情继续发展，肾体劳损，肾元虚衰，气血俱伤，气化不行，浊毒内留，则诸症蜂起。终成肾元衰败，五脏俱病，升降失常，三焦阻滞，水湿浊毒泛滥，一身气机升降出入俱废，则为关格危证，出现胀满，尿少，呕逆不能食，二便不畅，神昏厥逆等。

总之，DKD病位以肾为中心，常涉及肝、脾诸脏，后期还会涉及心肺，导致五脏俱病。病性多虚实夹杂，基本病机为肾体受损，肾用失司。早中期普遍存在肾气虚，肾之络脉瘀结，肾精不固，病情再进一步发展至晚期，气阴两虚进展为气血阴

阳俱虚，肾元虚衰，湿浊内留，三焦闭塞，五脏受累，气机逆乱。

（二）西医对DKD发病机制的认识

DKD西医学发生发展机制尚未完全明了。目前认为在遗传因素影响下，由胰岛素分泌或（和）作用缺陷导致的长期高血糖是DKD发生的始动因素。高血糖导致的肾脏血流动力学变化及代谢异常是造成肾损害的基础，众多细胞因子活化及炎症介质的释放在DKD发病过程中也发挥着重要作用。DKD在高血糖、游离脂肪酸、肥胖等代谢异常的基础上，诱导激活蛋白激酶C（Protein Kinase C，PKC）等多种信号通路，产生大量细胞因子，这些细胞因子一方面可以直接损害肾脏，另一方面可以激活下游信号通路，从而产生连锁反应，间接损害肾脏。DKD是以肾小球病变为主，可以合并肾小管间质病变。转化生长因子β（Transforming Growth Factor β，TGF-β）是DKD发病的重要因素，研究证实DKD时TGF-β在系膜细胞表达增强，它通过调节细胞外基质（Extra Cellular Matrix，ECM）的基因表达，增加ECM蛋白积聚，从而促进DKD发生、发展。足突间的滤过裂孔是构成肾小球滤过屏障的结构之一，在生理状态下，足细胞不仅构成滤过屏障，对血浆蛋白发挥选择性滤过作用，而且还参与了GBM的更新和修复。糖尿病状态下高糖、非酶糖基化反应引起足细胞裂空膜蛋白nephrin表达下调，导致足细胞足突消失；另一方面肾小球高灌注、高滤过造成的机械牵张力进一步影响足细胞功能，削弱足细胞与肾小球基底膜（Glomerular Basement Membrane，GBM）的附着，加速足细胞凋亡。在高糖环境下，活性氧簇产物过度表达，氧化-抗氧化平衡遭破坏，也能诱导足细胞结构和功能损伤。足细胞

损伤导致患者出现大量蛋白尿，而大量蛋白尿本身又会进一步加重足细胞损伤，形成恶性循环，最终导致肾小球硬化。此外，在糖尿病及其并发症中，内皮损伤被认为是多种血管病变发生的重要机制。导致糖尿病血管内皮损伤的因素包括高血糖、血脂异常、氧化应激反应、炎症因子及血管紧张素Ⅱ（Angiotensin Ⅱ，Ang Ⅱ）活化等，尤其是炎症因子。内皮损伤可表现为内皮细胞通透性增加、舒缩功能障碍及黏附分子表达上调等。近期研究发现，免疫失调和炎症反应与 DKD 的发生、发展有密切关系。

二、临床表现

DKD 早期临床症状不典型，可表现为咽干口燥，乏力倦怠，腰膝酸软，夜尿频多；临床期可表现为颜面肢体水肿，甚则胸水腹水，晚期可表现为眼睑苍白，面色萎黄，或面色鲞黑，唇甲色淡，口中异味，皮肤瘙痒，恶心呕逆，腿脚抽筋，甚者出现心悸气短，胸闷喘憋不能平卧，少尿或无尿，神昏厥逆，常可兼见头晕耳鸣，视物模糊，肢体麻木疼痛，肌肤甲错，腰酸背痛，腿抽筋，皮肤瘙痒。男子可见阳痿早泄；女子可见月经量少，甚至闭经。

三、实验室及其他辅助检查

（一）微量白蛋白尿检测

微量白蛋白尿是 DKD 早期的临床表现，也是诊断 DKD 的主要依据。其评价指标为尿白蛋白排泄率（UAE）或尿白蛋白/尿肌酐（ACR）。因尿白蛋白排泄受影响因素较多，需在 3~6 个月内复查，3 次结果中至少 2 次超过临界值，并且排除影响因素如 24 小时内剧烈运动、感染、发热、充血性心力衰竭、明显高血糖、怀孕、明显高血压、尿路感染，可做出尿白蛋白排泄异常诊断。微量白蛋白尿的筛查有三种方法：①留取任何时间点的尿液，测定 ACR；②留取 24 小时尿液，测定 24 小时尿白蛋白量；③留取一段时间内的尿液（4 小时或过夜），测定尿白蛋白排泄率。第一种方法留尿方便，结果也较准确，适用于患者就诊当天检查。不同检查检查方法微量白蛋白尿的定义见表 5-3-1。

表 5-3-1　尿白蛋白排泄异常的定义

尿白蛋白排泄	单次样本	24h 样本	某时段样本
	ACR（mg/g）	24 UAE（mg/24h）	UAE（μg/min）
正常白蛋白尿	< 30	< 30	< 20
微量白蛋白尿	30~300	30~300	20~200
大量白蛋白尿	> 300	> 300	> 200

DKD 的诊断依据之一。

（二）眼底检查

糖尿病视网膜病变常早于 DKD 发生，大部分 DKD 患者患有糖尿病视网膜病变，但在透析的 DKD 患者中，糖尿病视网膜病变的发病率反而减少，糖尿病视网膜病变被 NKF/KDOQI 指南作为 2 型糖尿病患者

（三）肾功能评价

肾功能改变是 DKD 的重要表现，反映肾功能的主要指标是 GFR，根据 GFR 和其他肾脏损伤证据可进行慢性肾脏病（CKD）的分期，见表 5-3-2。

表 5-3-2　慢性肾脏病的肾功能分期

分期	特征	GFR
1	肾脏损害，GFR 正常或升高	≥ 90
2	肾脏损害，GFR 轻度降低	60~89
3a	GFR 轻中度降低	45~59
3b	GFR 中重度降低	30~44
4	GFR 重度降低	15~29
5	肾衰竭	< 15

四、诊断与鉴别诊断

（一）中医的辨病要点和辨证要点

DKD 的中心病位在肾，涉及肝、脾、心、肺，病性为本虚标实。DKD 证候学研究发现：早期普遍存在肾气不足，同时本虚证可兼有阴虚、阳虚，或阴阳两虚，辨证可分为三型，其中气阴两虚最为多见。标实证有血瘀、气滞、痰湿、热结、郁热、湿热之分，辨证可分为六候，其中血瘀普遍存在，热结、痰湿也比较为多见。DKD 中期，本虚证与早期相类，标实证除表现为早期六证外，还常表现为水湿、停饮证，共八证。而 DKD 晚期肾元虚衰、湿浊内生，普遍存在气血亏虚，本虚证可兼有阴虚、阳虚，甚或气血阴阳俱虚，三者均存在气血之虚，辨证可分为三型。标实证除可表现为早中期八证外，更可表现为湿浊内留、肝风内动、浊毒动血、浊毒伤神，患者普遍存在湿浊内留证候，辨证共分十二候。所以，DKD 不同阶段，辨证方案当有所区别。参照 1992 年山东明水中华中医药学会糖尿病分会第三次大会通过的《消渴病中医分期辨证与疗效评定标准——消渴病辨证诊断参考标准》和《糖尿病及其并发症中西医诊治学（第二版）》，我们把 DKD 早期分为三型六候，中期分为三型八候，晚期分为三型十二候。

（二）西医 DKD 诊断要点

根据中华医学会糖尿病学分会微血管并发症学组起草《糖尿病肾病防治临床指南（2019 年版）》，DKD 的诊断分为病理诊断和临床诊断。肾脏病理被认为是诊断金标准。糖尿病主要引起肾小球病变，表现为肾小球系膜增生、基底膜增厚和 K-W（Kimmelstiel-Wilson）结节等，是病理诊断的主要依据。目前 DKD 临床诊断的依据有尿白蛋白和糖尿病视网膜病变，临床诊断标准见表 5-3-3。

表 5-3-3　DKD 临床诊断标准

美国肾脏病基金会肾脏病预后质量倡议（NKF/KDOQI）指南标准	在大部分糖尿病患者中，出现以下任何一条考虑肾脏损伤是糖尿病引起的：
	①大量蛋白尿
	②糖尿病视网膜病变伴微量白蛋白尿
	③在 10 年以上糖尿病病程的 1 型糖尿病中出现微量白蛋白尿
中华医学会糖尿病分会微血管并发症学组工作建议	①大量白蛋白尿
	②糖尿病视网膜病变伴任何一期慢性肾脏病
	③在 10 年以上糖尿病病程的 1 型糖尿病中出现微量白蛋白尿

应该强调的是临床如果存在下列情况，

就应该考虑肾脏病的病因非糖尿病所致。

①无糖尿病视网膜病变；

② GFR 较低或迅速下降；

③蛋白尿急剧增多或有肾病综合征；

④顽固性高血压；

⑤尿沉渣有红、白细胞；

⑥其他系统性疾病的症状或体征；

⑦血管紧张素转换酶抑制剂（ACEI）或血管紧张素Ⅱ受体拮抗剂（ARB）类药物开始治疗后 2~3 个月内肾小球滤过率下降超过 30%。

（三）DKD 的临床分期

2 型糖尿病患者的 DKD，目前认为可参考 Mogensen 提出的 1 型糖尿病所致 DKD 分期方案进行。

Ⅰ期：肾小球滤过率增高，肾体积增大，尿无白蛋白，无病理组织学损害。肾血流量、肾小球毛细血管灌注及内压均增高，其初期改变为可逆性。

Ⅱ期：正常白蛋白尿期。尿白蛋白排泄率（UAE）正常。GBM 增厚，系膜基质增加，GFR 多高于正常。

Ⅲ期：早期 DKD。尿白蛋白排泄率（UAE）持续在 20~200μg/min 或 30~300mg/24h。GBM 增厚，系膜基质增加明显，出现肾小球结节型和弥漫型病变及小动脉玻璃样变，肾小球荒废开始出现。

Ⅳ期：临床 DKD 或显性 DKD。UAE 持续 200μg/min 或尿蛋白 > 0.5g/24h，血压增高，水肿出现。肾小球荒废明显，GFR 开始下降。

Ⅴ期：终末期肾功能衰竭。GFR < 10ml/min。肾小球广泛荒废，血肌酐、尿素氮增高，伴严重高血压、低蛋白血症和水肿。

（四）鉴别诊断

DKD 临床上应与多种原发性、继发性肾小球疾病及心衰、高血压等所引起的肾脏损害相鉴别。

1. 糖尿病合并泌尿系感染

糖尿病合并泌尿系感染，尤其是合并肾盂肾炎时，常有尿糖、尿蛋白阳性，与 DKD 相似。但前者有尿频、尿急、尿痛、腰痛、少腹拘急等症状，尿检有白细胞，其中有慢性肾盂肾炎病史者，还可见肾脏体积缩小。而 DKD 患者无尿频尿急等膀胱刺激征，尿中无白细胞，尿培养阴性，肾脏不缩小，早期甚至可增大，眼底检查常有糖尿病视网膜病变，常并发有其他糖尿病慢性血管神经并发症。

2. 糖尿病合并原发性肾小球疾病

糖尿病合并慢性肾炎，可发生于糖尿病病程较短的患者，可出现持续性蛋白尿、镜下血尿，甚至肉眼血尿，尿红细胞形态学检查可证实为肾小球性血尿，或伴有红细胞管型。于各种感染后，旋即引起蛋白尿、血尿、水肿加重，或迅速出现肾功能减退，眼底检查无糖尿病视网膜病变。DKD 则发生于糖尿病发病后多年，持续性蛋白尿，血尿少见，与感染关系不大，眼底检查常伴有糖尿病视网膜病变。肾活检病理检查则有助于最后确诊。

3. 糖尿病合并高血压性肾损害

糖尿病合并高血压性肾损害，可发生于糖尿病病程较短，而有长期高血压病史的患者，可出现较少量的蛋白尿，一般无血尿，可伴有水肿，肾功能减退，眼底检查多呈动脉硬化，无糖尿病的视网膜病变，若有眼底出血，多呈火焰状出血。常常伴有高血压性心脏病、动脉硬化闭塞症等。

4. 其他

近年来，随着高尿酸血症发病率的提高，痛风性肾病发病率也在提高，所以也应该注意鉴别。其他如糖尿病合并其他继发性肾小球疾病，如狼疮性肾炎、乙型肝炎相关性肾炎，如糖尿病合并充血性心力衰竭、糖尿病合并肝硬化、肝肾综合征等，也可表现为蛋白尿、肾功能损害等，也应该与 DKD 相鉴别。

五、中医治疗

（一）治疗原则

"防治结合，寓防于治，分期辨证，综合治疗"是 DKD 治疗的总原则。因为 DKD 不同阶段，证候特点不同，核心病机有别，所以必须在明确分期的基础上，进一步辨证治疗。在此根据国家中医药管理局医政司 2011 年发布的《消渴病肾病早中期临床路径与诊疗方案》《消渴病肾病晚期临床路径与诊疗方案》，把 DKD 分为早中晚三期，早期即尿微量白蛋白尿期，辨证分为三型六候，中期即临床显性蛋白尿阶段，辨证分为三型八候，晚期即肾衰阶段，辨证分为三型十二候，体现了分期辨证、综合治疗的精神。早中期 DKD 以中医内治为主，或配合中药足浴、穴位注射等，应重视益气补肾、化瘀散结治法；晚期中医内治的同时，可以配合中药保留灌肠、中药结肠透析、药浴等治疗手段，当重视益气护肾、和胃泄浊解毒治法。

（二）辨证论治

1. 早期（包括气阴虚血瘀证、阳虚血瘀证、阴阳俱虚血瘀证，共三证）

（1）本虚证三证

①阴虚型（气阴虚血瘀证，气虚、阴虚、血瘀证同见）

临床表现：神疲乏力，腰膝酸软，四肢困倦，气短声低，平素易感，口燥咽干，五心烦热，心烦失眠，或午后低热，自汗、盗汗，尿频量多，口渴欲饮，大便偏干，肢体麻木，舌质暗红，舌苔薄黄或少苔，脉沉细或数。

治法：益气养阴、化瘀散结。

方药：参芪地黄汤（《沈氏尊生书》）、二至丸（《医方集解》）、金锁固精丸（《医方集解》）、清心莲子饮（《太平惠民和剂局方》）等方化裁。

参考处方：黄芪 15~30g，沙参 12~15g，生地 12~25g，玄参 12~25g，知母 12~15g，当归 9~12g，川芎 9~12g，葛根 15~30g，丹参 15~30g，鬼箭羽 12~15g，地骨皮 15~30g，茯苓 9~15g，土茯苓 15~30g，石韦 15~30g，夏枯草 9~15g。每日 1 剂，水煎服。

临床应用：此方适用于 DKD 早中期气阴两虚血瘀证。多见于少阴阴虚体质者，或阳明胃热、厥阴肝旺体质者。肺肾阴虚者，配合麦味地黄丸；心肾阴虚者，配合天王补心丹；厥阴阴虚肝旺体质，肝肾阴虚者，配合杞菊地黄丸；厥阴阴虚肝旺体质，肝阳上亢病机突出者，可配合镇肝熄风汤、建瓴汤，或加用磁石、黄芩、夏枯草、怀牛膝、钩藤等；兼胃肠结热，大便干结者，治当清泄热结，可配合增液承气汤、三黄丸加味，或加用生大黄等；兼肝经郁热，视物模糊者，治当解郁清热，可配合小柴胡汤，或加用柴胡、黄芩、决明子等；兼血脉瘀阻突出，手足麻木疼痛，肌肤甲错，舌质紫暗，脉弦或涩者，治当活血化瘀，可配合桃红四物汤，或加用山楂、大黄、姜黄、水蛭粉、三七粉等。

中成药：六味地黄丸（水蜜丸、颗粒剂）、生脉胶囊等。

专家经验方推介：止消通脉宁（吕仁和教授经验方），组成：黄芪、葛根、玄参、生地、夏枯草、山楂、枳实、丹参、桃仁、大黄。方中黄芪补脾肺之气；葛根鼓舞脾胃之气而生津止渴；生地、玄参滋阴清热；夏枯草清热散结消肿；丹参、桃仁活血化瘀；枳实理气化痰；大黄既能凉血活血又能通腑泄浊。诸药合用可起益气养阴、化瘀散结的作用。

②阳虚型（阳虚血瘀证，气虚、阳虚、

血瘀证同见）

临床表现：神疲乏力，心悸气短，自汗易感，夜尿频多色清，或有浮肿，腰膝冷痛，畏寒肢冷，阳痿早泄，肢体麻痛冷凉，大便溏稀，舌体胖大，舌质暗淡，有齿痕，舌苔白或灰腻水滑，脉沉细无力。

治法：益气温阳、化瘀散结。

方药：黄芪汤（《太平惠民和剂局方》）、参苓白术散（《太平惠民和剂局方》）、水陆二仙丹（《洪氏集验方》）等方化裁。

参考处方：黄芪 15~30g，生晒参粉 3g（冲服），苍术 12~15g，白术 12~15g，茯苓 12~15g，肉桂 3~6g，淫羊藿 12~15g，芡实 12~30g，金樱子 9~12g，当归 9~12g，川芎 9~12g，葛根 15~30g，丹参 15~30g，鬼箭羽 12~15g，穿山龙 15~30g。每日 1 剂，水煎服。

临床应用：该方在补气的基础上温阳补肾，常用于久病肾虚，阳虚气弱之人。阳虚突出，畏寒，男子阳痿，妇女带下清稀，治当补肾壮阳，方可用五子衍宗丸、玄菟丸，药可加用菟丝子、沙苑子、枸杞、仙茅、淫羊藿加鹿茸片、露蜂房等；若兼胃肠结热、大便干结者，治当清泄热结，药可加用熟大黄等；兼脾虚湿停、脘腹胀满者，可健脾化湿，药可加用苍术、白术、苏叶、藿香、佩兰等；脾肾阳虚，水饮内停，呕吐痰涎、清水，背寒，或眩晕，或脘腹痞满，或肠鸣辘辘，治当通阳化饮，可配合苓桂术甘汤，药可用猪苓、泽泻、土茯苓、石韦等；久病入络，手足麻木疼痛，舌质紫暗，脉弦或涩者，治当活血化瘀，配合桃红四物汤，或加用水蛭、地龙、姜黄、三七等，活血通络。

中成药：参苓白术丸（水丸）、桂附地黄丸等。

专家经验方推介：止消温肾宁（吕仁和教授经验方），组成：黄芪、淫羊藿、鬼箭羽、大黄。吕仁和教授认为DKD乃消渴病治不得法，日久伤阴耗气、阴损及阳，致气阴两虚、阴阳两虚，久病入络，痰浊、邪热、血瘀、气郁互相胶结，形成"微型癥瘕"使肾体受损、肾用失司所致，因此，在DKD临床期，治疗当在重视益气养阴或滋阴助阳的基础上，重视化瘀散结，以保护肾功能为要务，故以黄芪益气扶正，淫羊藿温补肾阳，鬼箭羽化瘀散结，大黄活血消癥。

③阴阳俱虚型（阴阳俱虚血瘀证，气虚、阴虚、阳虚、血瘀证同见）

临床表现：神疲乏力，气短懒言，口干咽燥，腰膝冷痛，夜尿频多，或有浮肿，怕冷怕热，阳痿早泄，妇女月经不调，或手足心热而手足背冷凉，肢体麻痛，肌肤甲错，大便时干时稀，舌体胖大，舌质暗淡，或暗红，有齿痕，舌苔白或黄腻，或灰腻，脉沉细无力。

治法：滋阴助阳、益气固肾。

方药：黄芪汤（《太平惠民和剂局方》）、金匮肾气丸（《金匮要略》）、右归丸（《景岳全书》）、二仙汤（验方）、玄菟丸（《太平惠民和剂局方》）、五子衍宗丸（《摄生众妙方》）等方化裁。

参考处方：黄芪 15~30g，生熟地各 12g，山茱萸 12~15g，山药 12~15g，黄连 9~12g，肉桂 1.5~3g，当归 9~12g，川芎 9~12g，白术 12~15g，茯苓 10~15g，黄精 12~15g，鹿角片 6~9g，磁石 15~30g（先煎），牛膝 12~15g，枸杞 12~15g，地骨皮 15~30g，淫羊藿 12~15g。每日 1 剂，水煎服。

临床应用：该方滋阴助阳、益气补肾，在滋阴补气的基础上温阳，常用于久病及肾，阴阳俱虚之人。偏重于阴虚者，可加用黄柏、黄连等清热；阳虚突出，畏寒，男子阳痿者，治当补肾壮阳，可加用仙茅、巴戟天，甚至肉桂、炮附子等。若兼胃肠结滞、大便干结者，可加用熟大黄等；兼脾虚湿停、脘腹胀满者，可加用苍术、白术、苏叶、藿香、佩兰等；兼脾肾阳虚、脘腹胀痛，泄泻，甚至完谷不化者，可配用附子理中丸，药可加炮附子、人参、苍术、白术、干姜等；脾肾阳虚，水饮内停，呕吐痰涎、清水，背寒，或水肿者，可配用五苓散，可加用猪苓、泽泻、桂枝、白术、冬瓜皮、玉米须等；络脉瘀结，出现多种并发症，见胸痛、胁痛、肢体偏瘫、手足麻木疼痛，肌肤甲错，舌质紫暗，脉弦或涩，可加用水蛭、僵蚕、地龙、姜黄、三七、鬼箭羽等，活血通络。

中成药：玉屏风颗粒、金匮肾气丸、五子衍宗丸等。

专家经验方推介：糖肾宁（黄文政教授经验方），组成：生黄芪、太子参、山茱萸、丹参、菟丝子、土茯苓、鬼箭羽。治以培元补肾、活血化瘀，阳虚明显者，加用淫羊藿、巴戟天、菟丝子等温而不燥之药，慎用干姜、附子等刚燥之品；阴虚常用生地黄、枸杞、山茱萸、女贞子、旱莲草等滋而不腻的养阴药，慎用寒凉药。另外，黄文政教授认为DKD临床期久病气机瘀滞、血行不畅、顽痰血瘀阻于络脉，治疗当加用活血化瘀又消癥通络的虫类药物，如水蛭等，这样既可引药入经达其病所，又可协同诸药活血化瘀通络。

（2）兼夹证六候

包括DKD早期存在的血瘀证、气滞、痰湿、结热、郁热、湿热，共六候。

①血瘀证：胸痛，或有肢体麻木疼痛，或有半身不遂，肌肤甲错，舌质暗淡，或暗红，脉细涩。

治法：活血化瘀。

方药：桃红四物汤（《医宗金鉴》）、下瘀血汤（《伤寒论》）、丹参饮（《时方歌括》）等方化裁。

参考处方：桃仁、红花、当归、川芎、赤芍、山楂、葛根、丹参、酒大黄、水蛭、姜黄、三七粉、鬼箭羽等。

临床应用：活血化瘀、散结通络药物，适合于DKD血瘀证。以早期DKD普遍存在络脉瘀结病机，实际上血瘀证普遍存在，不同于一般兼夹证，所以普遍适合于早期DKD患者。气虚突出，乏力体倦者，治当益气活血，方可用补阳还五汤，重用生黄芪30~60g；少阳肝郁体质，或有气滞血瘀者，当行气活血，可加用柴胡、枳壳、郁金等；兼痰湿阻滞、肢体沉重、口中黏腻者，治当重视化痰活血，药可加僵蚕、清半夏、栝楼等；兼痰火阻滞、烦闷失眠、头晕者，治当化痰清火活血，可加用黄连、瓜蒌、清半夏、海蛤壳、僵蚕等；久病入络，或见肢体麻木、疼痛、偏瘫、痿痹者，可加用地龙、鸡血藤、忍冬藤等。常可配合海藻、昆布、夏枯草、莪术、薏苡仁等软坚散结。

中成药：血府逐瘀胶囊（颗粒）、桂枝茯苓胶囊、活血通脉胶囊等。

专家经验方推介：复方解毒通络保肾方（南征教授经验方）。丹参、地龙、大黄、黄连、榛花、西洋参、枸杞、黄芪、生地黄、益母草，该方针对DKD毒损肾络之病机，突出解毒、通络、保肾治法。方中丹参、地龙、益母草活血通络解毒，大黄、黄连、榛花具解毒保肾，以奏祛瘀化湿通络之功；黄芪、生地黄、西洋参、枸杞益气健脾补肾，使阴津得补，正气得复，瘀毒湿浊无以化生，体现治病求本，益肾保肾之法。

②气滞证：情志抑郁，胸胁脘腹胀满，嗳气，善太息，腹满痛得矢气则舒，舌暗苔边多有浊沫，脉弦。

治法：理气开郁。

方药：四逆散（《伤寒论》）、大七气汤（《寿世保元》）、五磨饮子（《五磨饮子》）、柴胡疏肝散（《医学统旨》）等方化裁。

参考处方：柴胡、白芍、陈皮、苏梗、香附、乌药、香橼、佛手、大腹皮、荔枝核等。

临床应用：理气开郁，行气散结治法，主要适用于DKD气机阻滞病机突出者。多见于少阳气郁体质之人。虚气留滞、气虚突出者，治当益气扶正，可加用生黄芪15~30g；兼痰湿阻滞、肢体沉重、口中黏腻者，治当重视化痰除湿、软坚散结，可加用僵蚕、清半夏、栝楼、海藻、昆布、夏枯草、薏苡仁等；久病入络，或见肢体麻木、疼痛、偏瘫、痿痹者，可加用水蛭、地龙等虫类药。

中成药：逍遥丸、四磨汤口服液等。

专家经验方推介：加减四逆散（吕仁和教授经验方），组成：银柴胡、枳实、枳壳、赤芍、白芍、香橼、佛手、香附、乌药，吕仁和教授将柴胡改为银柴胡，既能清虚热，又可疏泄，特别是防止久用柴胡伤肾的危险，若气郁化火症见急躁易怒、头晕目眩或双目干涩、口苦咽干者，可加黄芩、菊花、枸杞、密蒙花、龙胆草，以加强清肝明目的作用；若手足寒冷，脉沉细等兼有肾阳不足证者，方中加入鹿角片、淫羊藿、巴戟天、九香虫等温补肾阳、活血通脉。若肝胃失和、反有多食、肥胖、便干者，加玉竹、酒大黄，玉竹养阴益气，使人少吃而不饥，体重减而不甚乏力；若湿热内盛体重肥者，加茵陈、炒栀子清利湿热。

③痰湿证：形体肥胖，胸脘满闷，或呕吐痰涎，或咳嗽有痰，肢体困重，舌苔白腻，脉滑。

治法：化痰除湿。

方药：二陈汤（《太平惠民和剂局方》）、指迷茯苓丸（《全生指迷方》）、白金丸（《本事方》）等方化裁。

参考处方：陈皮、清半夏、茯苓、白术、茵陈、泽泻、桑白皮、僵蚕、海藻、夏枯草、薏苡仁、海蛤壳、瓦楞子等。

临床应用：化痰除湿治法，主要适用于DKD肥胖体形属痰湿阻滞证候者。多见于太阴脾虚、少阳气郁体质者。太阴脾虚体质，气虚突出者，治当重视健脾益气，方可用六君子汤，药可用苍术、沙参等；少阳气郁体质气郁痰阻者，当重视疏肝解郁，药可加枳壳、栝楼、荔枝核等；痰郁化火，心胸烦闷，头晕沉重，失眠多梦，四肢沉重，口干黏腻，舌红，苔腻而黄，脉滑数或弦滑而数者，治当化痰清火，方用温胆汤、礞石滚痰丸、导痰汤，药用黄连、山栀、瓜蒌、清半夏、陈皮、枳壳、大黄、胆南星、海蛤壳、僵蚕等，心胸烦闷、失眠多梦症状突出者，应重用清半夏12~15g，即《内经》半夏秫米汤和《金匮要略》栝楼薤白半夏汤之意；痰湿中阻、气机痞塞，脘腹胀满，恶心呕吐者，可加用苏叶、藿香、佩兰、灶心土等。

中成药：二陈丸、荷丹片等。

④热结证：口渴多饮、多食、大便干结、小便频多、喜凉、舌红苔黄干，脉滑数而实。

治法：清热泻结。

方药：三黄丸（《千金翼方》）、黄连解毒汤（《外台秘要》）、增液承气汤（《温病条辨》）、凉膈散（《太平惠民和剂局方》）等方化裁。

参考处方：生大黄、黄连、黄芩、草决明、栀子等。

临床应用：该方由大黄黄连泻心汤和升降散加味而成，清泄结热的同时，有活血散结之用，适用于DKD见胃肠结热证候者。多见于阳明胃热体质者。若热毒壅盛，有疮疖、皮肤瘙痒、灼热，便干尿黄，舌质红，苔黄，脉数者，治当清热解毒，方可用野菊花、银花、蛇莓、地肤子、猫爪草、倒扣草等；若兼肝经郁热，口苦咽干，胸胁脘腹胀满者，治当清泄肝胃郁热，方可用柴胡、黄芩、大黄、赤芍、白芍、枳壳等；肾阴虚兼胃肠结热，则当重视补肾阴，可加用女贞子、墨旱莲、枸杞、黄精等。

中成药：新清宁、功劳去火片等。

专家经验方推介：加味玉女煎（林兰教授经验方），组成：生石膏、知母、生地黄、麦冬、黄连、栀子、牛膝，本方适用于以热盛证为主兼见阴虚证者为阴虚热盛型。表现为肺燥阴伤，口渴引饮，胃火亢盛，消谷善饥，或心火亢盛而心烦、失眠、心悸怔忡等，舌红，苔黄，脉细数。若大便秘结者加玄参、石斛以加强滋阴清热生津之效；心悸失眠加柏子仁、炒枣仁以养心安神。

⑤郁热证：口苦、咽干、头晕目眩、心烦眠差、恶心欲呕，食欲不振，胸胁苦满、嗳气，舌略红，舌苔略黄，脉弦或数。

治法：清解郁热。

方药：小柴胡汤（《伤寒论》）、丹栀逍遥散（《内科摘要》）化裁。

参考处方：柴胡、黄芩、山栀子、夏枯草、丹皮、枳壳、茵陈、决明子、薄荷等。

临床应用：清解郁热治法，适用于DKD见肝经郁热证候者。多见于少阳气郁、郁热体质者。兼胃肠热结，大便干结者，治可清泄胃热，可加用黄连、知母、姜黄、大黄等；兼肾阴亏虚，腰膝酸软者，当重视滋阴补肾，可加用枸杞、生地、玄参、知母、女贞子、墨旱莲等。

中成药：加味逍遥丸、小柴胡颗粒等。

⑥湿热证：头晕沉重，脘腹痞闷，四肢沉重，口中黏腻，大便不爽，小便黄赤，舌偏红，舌苔黄腻，脉滑数或濡数滑、弦滑。

治法：清热化湿。

方药：三仁汤（《温病条辨》）、四妙丸（《成方便读》）、茵陈蒿汤（《伤寒论》）等方化裁。

参考处方：苍术、白术、茯苓、黄连、黄芩、黄柏、薏苡仁、陈皮、半夏、茵陈、土茯苓、石韦、萆薢、半枝莲、白花蛇舌草等。

临床应用：清热化湿治法，适用于DKD湿热内蕴证候者。多见于太阴脾虚体质者。湿热在中焦，黄连平胃散为主，湿热下注，四妙散为主，湿热影响三焦，可用三仁汤化裁。湿热阻于膜原，见恶寒发热、头身疼痛、胸脘痞闷、舌苔白如积粉者，可用柴胡达原饮加味。脾虚湿热邪内困，脘腹胀满，食欲不振，口渴不欲饮，恶心，四肢沉重，头晕头沉，舌苔白腻，脉象濡缓者，治当化湿醒脾，可加用苍术、白术、云苓、陈皮、藿香、佩兰、菖蒲、草果、苏梗等，甚至用参苓白术散、七味白术散加苍术、黄连等；胃热夹湿，大便干结，数日一行，舌质红，苔黄厚，脉滑数者，治当清泄，可加用生大黄、黄连、莱菔子等，或用升降散加味。

中成药：二妙丸、四妙丸等。

专家经验方推介：清热健肾方（刘宝厚教授经验方），组成：白花蛇舌草、半枝莲、青风藤、龙葵、蝉蜕、益母草。如有蛋白尿者，加水蛭、地龙；刘宝厚教授治疗慢性肾脏病提出"湿热不除，蛋白难消"的学术观点，强调清除湿热的重要性。特别对一些病情反复，迁延不愈的患者，应仔细通过辨证的方法检查有无湿热证的存在，如有湿热之邪潜伏，即应配合清利湿热药物，方能稳定和减轻病情。

2. 中期

包括气阴虚血瘀证、阳虚血瘀证、阴阳俱虚血瘀证，共三型。本虚证三证：具体辨证分型与早期DKD相同。夹证八候：除了DKD早中期普遍存在的血瘀证以及兼夹证气滞、痰湿、结热、郁热、湿热六候外，还可见水湿证、停饮证，共八候。

（1）水湿证：面目及肢体浮肿，或小

便量少，四肢沉重，舌体胖大有齿痕，苔水滑，脉弦滑，或沉。

治法：利水除湿。

方药：五苓散（《伤寒论》）、五皮饮（《中藏经》）、导水茯苓汤（《普济方》）等方化裁。

参考处方：猪苓、茯苓、陈皮、桑白皮、大腹皮、白术、苍术、泽泻、车前子、冬瓜皮、薏苡仁、土茯苓、石韦等。

临床应用：行气利水治法，可加用当归、川芎、丹参、牡蛎等化瘀散结，适用于DKD中期水肿症突出者。脾气虚突出者，可重用黄芪30~120g等；腹胀甚、恶心、呕吐清水，气滞水停者，可加重行气药用量，或加用炒莱菔子、木香、槟榔、砂仁等；恶心、呕吐症状突出者，治当和胃降逆，药可加用清半夏、苏叶、生姜等；胸闷气喘，咳逆倚息不得平卧者，可加用葶苈子、车前子等，泻肺利水；畏寒肢冷、背寒，或脘腹冷凉、痞满者，可加用桂枝、生姜等。

中成药：五苓片（胶囊）等。

专家经验方推介：加味当归芍药散（聂莉芳教授经验方），处方组成：当归尾、生白术、赤芍、白芍、泽兰、川牛膝、怀牛膝、川芎、茯苓、丹参。本方有活血利水之功，临床应用过程中，如遇肿甚者加车前子30g，冬瓜皮30g；女性患者伴有月经量少或闭经时，加益母草30g，红花10g；气虚明显者加生黄芪30g或西洋参5~10g；伴阳虚者加桂枝10g，甚者加制附片6g。

（2）停饮证：背部恶寒，咳逆倚息不得卧，或胸膺部饱满，咳嗽引痛，或心下痞坚，腹胀叩之有水声，舌苔水滑，脉沉弦或滑。

治法：通阳化饮。

方药：苓桂术甘汤（《伤寒论》）、茯苓甘草汤（《伤寒论》）、木防己汤（《金匮要略》）、葶苈大枣泻肺汤（《金匮要略》）等方。

参考处方：猪苓、茯苓、白术、桂枝、泽泻、桑白皮、炒葶苈子、车前子、石韦、土茯苓等。

临床应用：通阳化饮治法，遵照《金匮要略》"病痰饮者，当以温药和之"之旨，于淡渗利水诸药中，加入了桂枝通阳。药用车前子、石韦、炒葶苈子等，有泻肺利水作用，对于心衰所致的肺水肿有一定疗效。气短、胸闷、心慌，气虚症状突出者，治当重视益气养心，方可用生脉散或用升陷汤加味，药可加用黄芪、太子参、沙参等。胸闷、腹满、气滞水停者，当重视理气行水，药可加枳壳、大腹皮、木香、槟榔等。

中成药：五苓片（胶囊）等。

3.晚期

包括气阴虚血瘀湿浊证、阳虚血瘀湿浊证、气血阴阳俱虚血瘀湿浊证，共三型。

（1）本虚证三证

①阴虚型（气阴虚血瘀湿浊证，气虚、血虚、阴虚、血瘀、湿浊证同见）

临床表现：神疲乏力，面色苍黄，口燥咽干，双目干涩，乏力体倦，头晕心悸，腰膝酸软，五心烦热、心烦失眠，多饮尿频，皮肤瘙痒，灼热干燥，或小腿抽筋，爪甲色淡，爪甲色淡，舌暗红，或暗淡，舌体瘦，苔薄黄腻，脉沉细或数。

治法：益气养血、滋阴补肾、化瘀散结、泄浊解毒。

方药：当归补血汤（《内外伤辨惑论》）、八珍汤（《正体类要》）、六味地黄汤（《小儿药证直诀》）、麦味地黄汤（《寿世保元》）、归芍地黄汤（《北京市中药成方选集》）等方化裁。

参考处方：黄芪15~30g，黄精12~15g，生地12~30g，当归9~12g，川芎9~12g，鬼箭羽12~15g，茯苓12~15g，葛根15~30g，丹参15~30g，石韦15~30g，土茯苓15~30g，夏枯草12~15g，熟大黄

9~12g。每日 1 剂，水煎服。

临床应用：该方适用于 DKD 晚期气血不足、肾阴虚、血瘀湿浊证。尤多见于少阴阴虚体质者。因该期有湿浊内留病机，所以方中用大黄泄浊解毒，恶心呕吐症状突出者，药可加用苏叶、黄连清热和胃。肺肾阴虚患者，可配合麦味地黄丸；心肾阴虚患者，可配合天王补心丹；肝肾阴虚患者，可配合杞菊地黄丸。心胸烦闷，恶心欲呕，头晕，便干者，可配合升降散加味。

中成药：金水宝胶囊、百令胶囊等。

专家经验方推介：加减参芪地黄汤（时振声教授经验方），党参或太子参、生黄芪、生地、山茱萸、山药、白术、茯苓、陈皮、丹皮、丹参、当归、制大黄。参芪地黄汤出自《沈氏尊生书》，时振声教授常用本方化裁治疗慢性肾功能衰竭辨证属气阴两虚，血瘀湿浊证，并根据病情变化可作适当调整。伴恶心、呕吐者加竹茹 6g，黄连 3~10g，皮肤瘙痒者加地肤子 30g，蝉蜕 6g 或配服防风通圣丸；大便干结者去制大黄，加生大黄 6~12g（后下），面色萎黄，身倦乏力突出者加西洋参 3~6g 或东北人参 3~10g 另煎兑服；头晕明显者加生龙骨、生牡蛎各 30g，杭菊花 12g；伴浮肿者加牛膝 10g，车前子 30g。气阴两虚、肝肾阴虚证也可用保肾乙丸（邹云翔经验方），组成：太子参、生黄芪、地黄、山茱萸、何首乌、枸杞、杜仲、怀牛膝、桃仁、红花、泽泻。

②阳虚型

阳虚血瘀湿浊证，气虚、血虚、阳虚、血瘀、湿浊证同见。

临床表现：神疲乏力，面色苍白无华，体倦懒言，畏寒肢冷，头晕心悸，视物模糊，腰膝冷痛，腹胀喜暖，恶心呕吐清水，大便稀溏，嗜卧，夜尿频多，小便清长，爪甲色淡，舌胖大，舌质淡暗，舌苔白腻

或灰腻，脉沉细无力。

治法：益气养血，温阳补肾。

方药：当归补血汤（《内外伤辨惑论》）、十全大补汤（《太平惠民和剂局方》）、济生肾气丸（《严氏济生方》）、人参汤（《伤寒论》）、温脾汤（《备急千金要方》）、大黄附子汤（《金匮要略》）等方化裁。

参考处方：黄芪 15~30g，苍术 9~15g，白术 9~15g，茯苓 12~15g，枸杞 12~15g，当归 9~12g，川芎 9~12g，丹参 15~30g，苏梗 6~12g，陈皮 9~12g，法半夏 9~12g，淫羊藿 12~15g，熟大黄 6~12g。每日 1 剂，水煎服。

临床应用：该方适用于 DKD 晚期气血不足、肾阳虚、血瘀湿浊证。尤多见于少阴阳虚、太阴脾虚体质者。因有湿浊内留，所以可用熟大黄泄浊解毒。如大便偏稀，可用熟大黄，更配干姜、砂仁等；恶心，呕吐清水症状突出者，可加用苏叶、生姜、吴茱萸温中和胃。肾阳虚症状突出的患者，可配合肾气丸；小便不利的患者，可配合济生肾气丸。畏寒肢冷，恶心，呕吐清涎，大便不通者，可配合大黄附子汤加味。阳虚突出，畏寒，男子阳痿，妇女带下清稀，治当补肾壮阳，方可用五子衍宗丸、玄菟丸，药可加用菟丝子、沙苑子、枸杞、仙茅、淫羊藿加鹿茸片、露蜂房等。

中成药：金水宝胶囊、百令胶囊等。

专家经验方推介：保肾甲丸（邹云翔教授经验方），组成：黄芪、党参、巴戟天、鹿角片、地黄、枸杞、丹参、六月雪，邹云翔教授认为 DKD 发展至晚期肾功能衰竭基本病理是肾元虚损，而外感、水湿、湿热、血瘀等病理因素常是加重肾衰发展的可逆因素。因此，治疗原则当维护肾元，治病求本，保肾甲、乙丸应用于治疗始终，但临证的辨证方药从权衡标本缓急着手，动中求变，变中求证，动态认识标与本的

关系。一般病情稳定时，以扶正维护肾元为主，佐以和络泄浊祛邪，标急危重时，以祛邪为主略加扶正，通过治标祛邪，清除可逆因素，为治本创造更为有利的条件。

③阴阳俱虚型

气血阴阳俱虚血瘀湿浊证，气虚、血虚、阴虚、阳虚、血瘀、湿浊证同见。

临床表现：神疲乏力，表情淡漠，面色黧黑，头晕耳鸣，视物模糊，心悸气短，咽干口燥，口中尿味，嗜睡，或心烦失眠，腰膝酸冷，手足心热而手足背寒，自汗盗汗，夜尿频多，大便时干时稀，爪甲色淡，舌体胖大，暗淡有齿痕，舌苔黄腻，或白腻，或灰腻，脉沉细或沉细而数。

治法：益气养血，滋阴助阳，补肾培元，活血化瘀，泄浊解毒。

方药：当归补血汤（《内外伤辨惑论》）、人参养荣汤（《太平惠民和剂局方》）、金匮肾气丸（《金匮要略》）、右归丸（《景岳全书》）、大补元煎（《景岳全书》）等方化裁。

参考处方：黄芪15~30g，生熟地各12g，山茱萸12~15g，山药12~15g，当归9~12g，川芎9~12g，白术9~12g，茯苓9~15g，猪苓9~15g，黄精9~15g，鹿角片6~9g，枸杞12~15g，陈皮9~12g，半夏9~12g，淫羊藿12~15g，熟大黄9~12g。每日1剂，水煎服。

临床应用：该方滋阴助阳、益气养血、补肾培元、活血化瘀、泄浊解毒，适用于DKD晚期尿毒症属气血阴阳俱虚之人。尤多见于少阴阴阳俱虚体质或久病及肾，气血阴阳俱虚者。若兼胃肠结滞、大便干结者，可加用生大黄、蝉蜕、僵蚕、姜黄等；兼脾虚湿停、脘腹胀满、食欲不振者，可加用苍术、白术、苏叶、香橼、佛手、藿香、佩兰等；兼脘腹胀痛、泄泻者，可加用苍术、白术、干姜、黄连、砂仁等；阳虚水饮内停，症见呕吐痰涎、清水，背寒，

或水肿者，可配用五苓散，可加用猪苓、泽泻、桂枝、白术、冬瓜皮、玉米须、石韦、土茯苓等。

中成药：金水宝胶囊、百令胶囊等。

专家经验方推介：加减龟鹿二仙胶（吕仁和教授经验方），组成：鹿角胶、龟甲胶、黄芪、当归、川芎、丹参、水红花子、猪苓、茯苓、灵芝、红景天。龟鹿二仙胶出自《医便》，由鹿角胶、龟甲胶、枸杞、人参组成，具有滋阴填精、益气壮阳之功效，主治真元虚损，精血不足证。吕仁和教授将其化裁，并加入黄芪、当归、川芎、丹参等益气活血养血之品，治疗DKD晚期肾元亏虚，气血阴阳俱虚者。

（2）兼夹证十二候

包括早中期常见八候，晚期DKD普遍存在的湿浊证以及动风、动血、窍闭证。

①湿浊证：食欲减退，恶心欲吐，口中黏腻，甚或口中尿臭，皮肤瘙痒。

治法：化湿泄浊。

方药：二陈汤（《太平惠民和剂局方》）、温胆汤（《备急千金要方》）、升降散（《伤寒温疫条辨》）等方化裁。

参考处方：陈皮、法半夏、茯苓、藿香、佩兰、土茯苓、萆薢、六月雪、蝉蜕、僵蚕、姜黄、大黄等。

临床应用：因DKD晚期患者，普遍存在湿浊内停病机，所以化湿泄浊治法普遍适用。兼气滞湿阻者，当重视理气，可加用枳壳、苏梗、香橼、佛手等；湿浊痰火相兼，心胸烦闷，脘腹痞满，口干黏腻，舌红苔腻而黄，脉滑数者，方可用温胆汤加味。寒热错杂，心下痞满，呕恶心烦，舌苔黄白相间者，治当辛开苦降，方可用半夏泻心汤、黄连汤化裁。寒湿内结，大便不通，畏寒，脉沉弦者，方可用大黄附子汤加味；食谷则呕者，可用吴茱萸汤，散寒降逆。

中成药：新清宁片、尿毒清颗粒等。

专家经验方推介：保肾泄浊方（吕仁和教授经验方），组成：黄芪、当归、赤芍、丹皮、丹参、川芎、水红花子、猪苓、茯苓、熟大黄、炒枳实。吕仁和教授认为气血两虚，瘀阻脉络，湿浊内停为DKD晚期慢性肾功能衰竭的重要病机，故益气养血、活血化瘀、利湿泄浊为其重要治法。方中黄芪、当归为当归补血汤，益气养血，以后天之气血充养先天之肾元；赤芍、丹皮、丹参、水红花子凉血活血，使血脉畅通，改善肾脏硬化；炒枳实、熟大黄通腑泄浊，给邪以出路；猪苓、茯苓利湿健脾以去湿浊。诸药并用，标本兼治，扶正祛邪。

②风动证：肢体抽搐，甚则角弓反张，或手足震颤，小腿抽筋，全身骨骼酸痛、乏力，舌淡，脉细弱，或弦细。

治法：解痉息风。

方药：芍药甘草汤（《伤寒论》）、驯龙汤（《医醇賸义》）、桂枝加龙骨牡蛎汤（《金匮要略》）等方化裁。

参考处方：白芍、川怀牛膝、木瓜、珍珠母、钩藤、生薏米、生龙骨、生牡蛎、甘草等。

临床应用：《伤寒论》芍药甘草汤加介类潜镇息风药，可缓急止痛，更加薏米缓急解痉，对于DKD肾衰低钙血症肢体抽筋，有良好疗效。肢体畏寒，骨骼疼痛者，可加入桂枝等，温经通络，或用川草乌、白芷、细辛等，水煎外洗，有引火下行的功效。

中成药：天麻钩藤颗粒、龙牡壮骨颗粒等。

③动血证：牙龈出血，皮下紫癜，呕血，咯血，吐血，便血。

治法：凉血宁血。

方药：犀角地黄汤（《备急千金要方》）、大黄黄连泻心汤（《伤寒论》）等方化裁。

参考处方：生地、白芍、大黄、三七粉、黄芩、侧柏叶、桑叶、生地榆、槐花、生龙骨、生牡蛎、仙鹤草。

临床应用：清热凉血、活血止血治法，适用于DKD晚期浊毒内留、毒邪伤血的证候。"入血尤恐耗血动血，直须凉血散血"，所以可用生地、白芍、大黄、三七粉等凉血、活血、止血之品。若表现为呕血者，可加用白及；若为皮下出血，可加用紫草、茜草根等。咯血加桑叶、桑白皮；尿血加白茅根、生地榆、大小蓟等。

中成药：云南白药等。

④窍闭证：表情淡漠，或躁扰不宁，嗜睡，甚则意识蒙眬，昏不知人，神昏谵语。

治法：化浊醒神。

方药：大黄甘草饮子（《医方考》）、菖蒲郁金汤（《温病全书》）、苏合香丸（《太平惠民和剂局方》）、玉枢丹（《外科正宗》）等方化裁。

参考处方：陈皮、法半夏、茯苓、石菖蒲、郁金、大黄、藿香、佩兰、荷叶等。

临床应用：湿浊之邪，蒙闭清窍，可表现为神志异常。治当除湿浊，泄下解毒，醒脑开窍。药用石菖蒲、郁金可化湿醒神，藿香、佩兰、荷叶可醒脾化湿、升发清阳。适用于DKD晚期尿毒症脑病神志异常者。临床除可以积极采取透析疗法外，也可给予清开灵、醒脑静注射液静脉滴注。恶心呕吐症状突出者，也可暂用玉枢丹内服。

中成药：苏合香丸、安宫牛黄丸、至宝丹等。

专家经验方推介：芪归升降散（赵进喜教授经验方），组成：生黄芪、当归、川芎、丹参、土茯苓、萆薢、石韦、六月雪、石菖蒲、郁金、炒麦芽、蝉蜕、僵蚕、姜黄、大黄，适用于DKD失治误治，久病入络，阴阳俱虚，气血痰湿瘀浊，诸邪互相胶结，形成"微型癥瘕"，使肾体受损，肾用失司，日久损及肾元，肾主一身之气化功能失职，则浊毒内停。浊毒不仅可损伤气血，更可再伤肾元，阻滞气机升降出入，胃气失和，则可见胃脘不舒、恶心呕吐，浊毒困扰，清阳不升可见头昏、嗜睡。故选用当归补血汤益气养血，川芎、丹参、姜黄活血化瘀，菖蒲、郁金化浊开窍，升降散升清降浊，土茯苓、萆薢、石韦、六月雪、大黄前后分消、泄浊解毒，炒麦芽健脾和胃，正所谓"泄浊毒即所以保肾元，和胃气即所以护肾元"。

（三）单验方

（1）玉米须代茶饮：玉米须30~60g，水煎或开水冲泡，当茶频饮。功能：利尿消肿，适用于DKD水肿患者。

（2）黄芪、玉米须、糯稻根各30g，炒糯米10g。煎水代茶，分数次饮。每日1剂，连服3个月。定期查尿常规。若尿蛋白消失，可隔1~2日服1剂。尿蛋白量少者服半年，量多者服1年。功能：健脾利水，适用于DKD辨证属气虚水停者，症见神疲乏力，面色萎黄无华，尿蛋白日久不消者。

（3）黄芪鲤鱼汤：鲤鱼1条（约500g），黄芪60g，当归12g，紫苏叶15g，白芷6g，陈皮12g，冬瓜皮30g，生姜3片，米醋30ml，不加盐，文火清炖，稍加酱油佐味，吃肉喝汤。功能：益气健脾、利水消肿。适合于DKD辨证属气虚水停者，症见久病水肿，尿多浊沫，乏力，或兼腹满、食少者。

（四）外治法

（1）DKD晚期肾衰灌肠方：一般可选用清热泄下、活血解毒、收敛固涩之剂。可用生大黄15~30g，丹参15~30g，蒲公英15~30g，煅牡蛎30g等。腹满畏寒者，可酌加温中散寒之剂，可用大黄附子汤加味，可用上方加炮附子9~12g，肉桂9~12g。水煎浓缩至100~200ml，高位保留灌肠，每日1次。

（2）药浴疗法：药浴方可用升散透达之剂，如荆芥、防风、麻黄、桂枝、地肤子等，有利于排泄浊毒。

（五）其他特色疗法

（1）中药注射剂静脉滴注：可酌情选用补气或活血化瘀的中药注射液静脉滴注。如黄芪注射液、川芎嗪注射液、肾康注射液、丹红注射液、银杏叶提取物注射液等。

（2）针灸疗法：选脾肾、肾俞、气海、中脘、足三里、关元、三阴交等穴位，适用于DKD症状以小便频、量多，尿多泡沫，腰酸乏力，舌质淡，苔白，脉沉辨证属脾肾两虚。可用补法针刺，得气后留针20分钟。

（3）养生功法：DKD早期可采用太极拳、五禽戏、八段锦等传统锻炼功法，适量活动，不宜剧烈运动；DKD肾功能衰竭者应以休息为主，活动量不宜过大，不可过劳，可选用内养功等静功法。以平衡人体阴阳，调和气血，通畅经络为目的，对病体康复有一定辅助作用。

（六）饮食疗法

DKD患者应避免高蛋白饮食，严格控制蛋白质每日摄入量，不超过总热量的15%，微量白蛋白尿者每千克体重应控制在0.8~1.0g，显性蛋白尿者及肾功能损害者应控制在0.6~0.8g，摄入的蛋白质应以生物学效价高的优质蛋白质为主，可从家禽、鱼等中获得，限制钠盐摄入，每日摄入量控制在2000~2400mg。适当增加碳水化合物（低GI食物为主）和（或）脂肪摄入，以保证热量供给。肾功能衰竭患者应禁食高钾食物，如橘子、香蕉、菠菜等。

（七）情志疗法

针对性开展DKD科学知识宣教，指导患者及早采用中医药措施积极治疗，以防治病情进展。针对晚期患者则应注意讲解积极治疗的意义，减轻患者心理负担，稳定患者情绪，使其了解保持乐观情绪对提高生存质量、延长生存时间的重要意义。

六、中西医协同治疗

DKD 的协同治疗分为三个阶段。

第一阶段为 DKD 的预防，对重点人群进行糖尿病筛查，发现糖耐量受损或空腹血糖受损的患者，采取改变生活方式，改变生活方式包括饮食治疗、运动、戒酒、戒烟、控制体重，同时服用中药，有利于延缓 DKD 进展，保护肾功能必要时应用降糖药物控制血糖等措施，预防糖尿病及 DKD 的发生。

第二阶段为 DKD 早期治疗，出现微量白蛋白尿的糖尿病患者，予以中西医结合治疗，减少或延缓大量蛋白尿的发生。合理运用降糖药物、胰岛素控制血糖，充分使用 ACEI、ARB 类药物，降低血压，减轻肾脏高滤过。同时，中医辨证论治，可采用本虚定证型，标实定证候，在益气化瘀散结基础上，重视祛风通络治法，延缓 DKD 进展，改善生活质量。

第三阶段为预防或延缓肾功能不全的发生或进展，积极治疗并发症，GFR 低于 15ml/（min · 1.73 m²）的 DKD 患者选择肾脏替代治疗，包括血液透析、腹膜透析和肾脏移植等。DKD 的西医治疗以控制血糖、控制血压、调脂为基础，此时降糖药物和胰岛素的用量应根据 GFR 水平逐渐减量，甚至停用，避免造成药物体内蓄积，增加低血糖事件的发生，本阶段禁止使用 ACEI、ARB 类药物控制血压，以免减少肾灌注，加重肾衰竭。中医重视和胃泄浊解毒治法的应用，延迟透析时间，提高生活质量。

1. 生活方式指导

每周应至少进行 150 分钟以上中等强度的有氧运动（运动时心率达到最高值的 50%~70%），每周至少运动 3 天，每周至少安排 2 次对抗性训练。

2. 控制血糖

DKD 患者的血糖控制应遵循个体化原则。血糖控制目标：糖化血红蛋白（HbA1c）不超过 7%。对中老年患者，HbA1c 控制目标适当放宽至不超过 7%~9%。抗高血糖药物的选择：包括双胍类、磺脲类、格列奈类、噻唑烷二酮类、α- 糖苷酶抑制剂、二肽基肽酶Ⅳ（DPP-4）抑制剂、胰高血糖素样肽 1（GLP-1）类似物及胰岛素。某些在肾脏代谢或排泄的药物，在 DKD 尤其是肾功能不全的患者中，经肾排泄减少或其活性代谢产物的清除减少，可引起低血糖等不良反应，这些药物在 GFR 低于 60ml/（min · 1.73m²）时需酌情减量或停药。

3. 控制血压

糖尿病患者的血压控制目标为 140/90 mmHg，对年轻患者或合并肾病患者的血压控制目标为 130/80mmHg，ACEI 或 ARB 在 DKD 中有控制血压、减少蛋白尿、延缓肾功能进展的作用，是目前治疗 DKD 一线药物，使用期间应监测血清肌酐及血钾水平，不推荐联合使用 ACEI 和 ARB。ACEI 或 ARB 降压效果不理想时，可联合使用钙通道阻滞剂（CCB）、噻嗪类或袢利尿剂、β 受体拮抗剂等降压药物。肾功能减退患者，需酌情减量或停药。

4. 纠正脂质代谢紊乱

DKD 患者血脂干预治疗切点：血 LDL-C ＞ 3.38mmol/L，TG ＞ 2.26mmol/L。治疗目标：LDL-C 水平降至 2.6mmol/L 以下（合并冠心病降至 1.86mmol/L 以下），TG 降至 1.5mmol/L 以下。建议所有糖尿病患者均应首选口服他汀类药物，以 TG 升高为主时可首选贝特类降脂药。肾功能减退患者，需酌情减量或停药。

七、疗效判定标准

1992年山东明水中华中医药学会糖尿病分会第三次大会通过了《消渴病中医分期辨证与疗效评价标准》和《消渴病辨证诊断参考标准》，主张消渴病在明确分期基础上，以分型辨证。2007年中华中医药学会糖尿病分会又组织专家编写了《糖尿病中医防治指南》，针对DKD分列气阴两虚、肝肾阴虚、气血两虚、脾肾阳虚四个主证，水不涵木、血瘀、膀胱湿热三个兼证，浊毒犯胃、溺毒入脑、水气凌心三个变证，辨证未在分期基础上进行，也未制定疗效评定标准。DKD的疗效评价，应该在明确分期的基础上，采用证候疗效评价与实验室相关指标相结合的方法。本标准主要参照《糖尿病及其并发症中西医诊治学（第二版）》与国家中医药管理局医政司2011年发布的22个专业95个病种中医临床路径提出的《消渴病肾病早中期中医临床路径》和《消渴病肾病晚期中医临床路径》相关方案制定。强调在分期基础上，综合症状积分与实验室指标，进行分期疗效评价。

（一）早期糖尿病肾病疗效判定标准

1. 早期糖尿病肾病疾病判定标准

显效：临床主要症状积分减少≥50%，ACR减少≥50%，或恢复正常。

有效：临床主要症状积分减少≥30%，但<50%，ACR≥30%，但<50%。

无效：未达到上述有效标准者。

2. 早期糖尿病肾病证候判定标准

显效：临床主要症状积分减少≥50%。

有效：临床主要症状积分减少≥30%，但<50%。

无效：未达到上述有效标准者。

3. 早期糖尿病肾病相关指标判定标准

显效：ACR减少≥50%，或恢复正常。

有效：ACR≥30%，但<50%。

无效：未达到上述有效标准者。

（二）中期糖尿病肾病疗效判定标准

1. 中期糖尿病肾病疾病疗效判定标准

显效：临床主要症状积分减少≥50%，尿蛋白定量减少≥50%，或恢复正常。

有效：临床主要症状积分减少≥30%，但<50%，尿蛋白定量减少≥30%，但<50%。

无效：未达到上述有效标准者。

2. 中期糖尿病肾病证候疗效判定标准

显效：临床主要症状积分减少≥50%。

有效：临床主要症状积分减少≥30%，但<50%。

无效：未达到上述有效标准者。

3. 中期糖尿病肾病相关指标判定标准

显效：尿蛋白定量减少≥50%。

有效：尿蛋白定量≥30%，但<50%。

无效：未达到上述有效标准者。

（三）晚期糖尿病肾病疗效判定标准

1. 晚期糖尿病肾病疾病疗效判定标准

显效：临床症状积分减少≥30%，3个月内eGFR升高≥10%，或血肌酐降低≥10%。

有效：临床症状积分减少≥15%，但<30%，3个月内eGFR稳定，或升高<10%，或血肌酐稳定，或降低<10%。

无效：未达到上述有效标准者。

2. 晚期糖尿病肾病证候疗效判定标准

显效：临床症状积分减少≥30%。

有效：临床症状积分减少≥15%，但<30%。

无效：未达到上述有效标准者。

3.晚期糖尿病肾病相关指标评定标准

显效：3 个月内 eGFR 升高 ≥ 10%，或血肌酐降低 ≥ 10%。

有效：3 个月内 eGFR 稳定，或升高 ＜ 10%，或血肌酐稳定，或降低 ＜ 10%。

无效：未达到上述有效标准者。

（四）糖尿病肾病疗效评价方法

应该特别指出的是，糖尿病肾病是一种不断进展的疾病，如果没有有效的干预措施，糖尿病肾病一旦发生，病情就将进行性发展，早期糖尿病肾病进一步会发展为临床糖尿病肾病，临床糖尿病肾病进一步发展就会发展为肾衰直至终末期尿毒症，所以疗效评价仅仅着眼于症状改善与肾脏相关指标改善，实际上是存在问题的。因此，引入终点事件评价疗效，也就是把早期糖尿病肾病发展到临床糖尿病肾病显性蛋白尿期的发生危险性降低，把临床糖尿病肾病发展到肾衰尿毒症或血肌酐翻倍、需要透析替代治疗以及死亡发生危险性降低，作为疗效评价的核心指标，才能科学评价糖尿病肾病干预措施的实际临床疗效。

八、经验传承

（一）吕仁和教授

吕仁和教授遵照施今墨老师"古为今用"突出能用、"洋为中用"力求好用，秦伯未老师注重中医阴阳平衡学说，以及祝谌予老师重视钻研《内经》的师训，尊崇《内经》，从《素问·奇病论》和《灵枢·五变》所论"脾瘅""消渴""消瘅"，发掘出糖尿病分期辨证思想，提出糖尿病微血管并发症"微型癥瘕"病理学说与 DKD 化结消癥治法，使糖尿病及其并发症活血化瘀治法得到进一步拓展。吕仁和教授临床上常用"六对论治"方法治疗 DKD，包括对症论治、对症辨证论治、对症辨病与辨证论治相结合、对病论治、对病辨证论治、对病分期辨证论治，体现的是一种病、证、症并重的精神。治疗 DKD 在主张分期辨证的基础上，提出以本虚定证型，以标实定证候，把 DKD 早期分为三型六候，中期分为三型八候，把晚期分为三型十二候。早中期重视益气养阴、凉血活血、利水消肿，药物常用太子参、麦冬、五味子、赤芍、丹皮、猪苓、茯苓、炒白术等；晚期重视益气活血、泄浊解毒、化结消癥治法，常用药物如太子参、黄芪、当归、灵芝、红景天、丹参、鬼箭羽、川芎、赤芍、丹皮、枳实、大黄等。另外，吕仁和教授继承施金墨、祝谌予应用"药对"治病的经验，常用药对如枳壳、枳实，猪苓、茯苓，苍术、白术，赤芍、丹皮，荆芥、防风，陈皮、半夏，黄芪、当归，苏叶、苏梗，桃仁、红花，佛手、香橼，香附、乌药，橘核、荔枝核，枸杞、菊花，黄芩、黄连等。有时吕仁和教授还经常把相对固定三个药或四个药组合到一起应用，可以理解为是对"药对"应用的继承和发展。如治疗 DKD 外感风热，临床常用的荆芥、防风、炒山栀、蝉蜕，治疗 DKD 合并腰痛，临床常用狗脊、木瓜、续断、杜仲等，用之得宜，每获良效。

（二）南征教授

南征教授提出消渴病病位散膏新说，针对 DKD 提出了"毒损肾络、邪伏膜原"病机新理论。临证强调益气养阴、活血化瘀、固护散膏，重视解毒通络、调散膏、达膜原，擅用对药、虫类药。南征教授认为毒损肾络是 DKD 的主要病机关键，并贯穿于 DKD 发生、发展始终。南征教授认为 DKD 病因为素体肾虚，加之消渴病病变日久，失治或治不得法，痰、湿、郁、热、毒等各种病邪不能及时化解，一方面可直接损伤经脉，另一方面病久则传化，毒邪常夹痰、夹瘀，循经入络，波及肾脏，影响肾络的气血运行和津液的输布，致使肾之血络肿胀，肾体受伤，肾用失职。肾精失藏，开合失职，固摄无能，清浊难分，阴精外泄，邪浊内聚，水湿滞留，酝酿成毒而形成恶性循环。所以临床上应该明辨热毒、湿毒、浊毒等。不同性质的毒邪可见于DKD不同患者，DKD发展的不同阶段，所以治疗方法也有清热解毒、利湿解毒、化浊解毒、泄浊解毒之异。并根据多年临床经验，潜心研制了消渴肾安方，该方针对DKD毒损肾络之病机，方由榛花、大黄、土茯苓、黄芪、黄精、覆盆子、金荞麦、紫荆皮、木蝴蝶、血竭、丹参、槟榔、草果、厚朴组成，本方独特之处在于选用了达原饮之草果、槟榔、厚朴，充分重视毒邪、膜原、咽喉等在DKD中不可忽视的作用。加减：气阴两虚兼瘀毒证加人参、枸杞、熟地；脾肾阳虚兼瘀毒证加制附子、淫羊藿、紫河车、菟丝子、肉桂、小茴香；肝肾阴虚兼瘀毒证加麦冬、五味子、墨旱莲、熟地黄、沙参、枸杞、麦冬、当归、川楝子、生地黄；心肾阳衰证加附子、肉桂、葶苈子；阴阳两虚兼瘀毒证加冬虫夏草、鹿角胶、玉竹；湿浊瘀毒证加藿香、竹茹、姜半夏、白豆蔻；痰浊兼瘀毒证加天竺黄、黄药子、瓜蒌、胆南星；气滞血瘀兼瘀毒证加郁金、虎杖、益母草。

（三）栗德林教授

栗德林教授治疗糖尿病肾病经验丰富。认为糖尿病肾病当属于中医水肿、虚劳、关格等范畴，其病因病机可概括为："五脏柔弱，内热熏蒸，伤津耗气，血稠液浓，蓄浊失精"，所以治疗应该以益气养阴、温阳固肾、祛瘀化浊为法。其经验方麦地参肾消胶囊，组方：君药为人参、麦冬、五味子；臣药为黄芪、山药、牛蒡子、玄参、

肉桂；佐药为小茴香、川楝子、黄连、五味子、草果、水蛭、大黄。

（四）林兰教授

林兰教授提出"三型辨证"糖尿病的学术观点，即将糖尿病分为"阴虚热盛""气阴两虚""阴阳两虚"三个证型，反映了糖尿病早、中、晚三个阶段，阴虚为三型的共性，"气阴两虚"为基本证型。林兰教授强调中西医结合早期干预DKD，重视微观辨证与宏观辨证相结合，病证结合，分期制宜，突出从瘀论治。认为DKD是本虚标实之证，本虚为气阴两虚，标实为血脉瘀滞，肾虚血瘀病机贯穿DKD发展始终，故治疗重视补肾化瘀治法。肾虚与血瘀相互影响，肾主气化，肾虚则气化失司，水液失运，湿浊邪毒内生，血脉不畅则为血瘀；反之，血脉不畅可影响到肾之功能发挥从而导致肾用失司。补肾以固护肾元，化瘀以祛除邪气，二者共用为标本兼治之法。临床常用补肾活血处方如桃红四物汤（桃仁、红花、当归、川芎、赤芍、熟地）、大黄化瘀汤（大黄、川芎、丹参、益母草、水蛭）、莪棱消渴方（三棱、莪术、桃仁、丹皮、牛膝、生黄芪、生龙骨、生牡蛎、丹参）、加减二陈汤（半夏、陈皮、茯苓、白术、苍术、决明子、丹参、葛根）、资生汤（生山药、玄参、白术、鸡内金、牛膝）、补阳还五汤（黄芪、当归、川芎、桃仁、红花、赤芍、地龙）等。

（五）赵进喜教授

赵进喜教授继承吕仁和教授分期辨证DKD学术思想，崇仲景而师百家，提出化瘀散结全程干预DKD方案，早期重视益气化瘀散结治法，晚期重视和胃泄浊解毒治法。临床倡导辨体质、辨病、辨证"三位一体"诊疗模式，强调"辨方证，选效

药"，即包括针对疾病及其相关指标的效药，如DKD合并高尿酸血症用虎杖、金钱草、萆薢、土茯苓等；包括针对症状的效药如咽痒咳嗽就加薄荷、钩藤、桔梗、甘草等。对DKD晚期肾功能不全的治疗，以保护肾功能为中心，重视益气活血、补肾培元、泄浊解毒，药物常用生黄芪、当归、川芎、丹参、牛蒡子、穿山龙、土茯苓、萆薢、石韦、蝉蜕、僵蚕、姜黄、大黄等，DKD晚期肾元虚衰，肾之脏真之气已伤，单纯补肾往往难以取得良好疗效，故赵进喜教授临床更强调健脾和胃，肾为先天之本，脾胃为后天之本，补后天可以养先天，药物常用炒麦芽、苏叶、黄连、炒白术等。考虑到正邪关系，同时也非常重视选用大黄等泄浊解毒。即所谓"护胃气即所以护肾元""泄浊毒即所以保肾元"。赵进喜教授基于DKD炎症、免疫损伤机制与中医学风邪致病相关理论，提出DKD从风论治，主张DKD在强调益气养阴、化瘀散结的同时，重视祛风通络治法，药物常用牛蒡子、穿山龙、青风藤、海风藤、蝉蜕、僵蚕等，临床取得较好疗效。

九、典型案例

（一）吕仁和教授医案

例1 朱某，男，57岁，2013年4月2日初诊。主因"发现血糖升高17年，尿蛋白（++）8个月"来诊。患者17年前体检发现血糖12.0mmol/L，诊断为"2型糖尿病"，间断服用二甲双胍、阿卡波糖、格列苯脲等控制血糖，血糖控制不佳，遂改用胰岛素控制血糖，目前应用诺和灵30R早28U、晚22U控制血糖，空腹血糖波动在7~8mmol/L，餐后血糖波动在8~9mmol/L。体重80kg，标准体重65kg。刻下症：视物模糊，急躁易怒，纳眠可，大便偏干，小便有泡沫，腰酸痛，双下肢无水肿。舌尖红，舌质暗，

苔薄黄，脉沉。尿蛋白（++），尿微量白蛋白700mg/L。

西医诊断：2型糖尿病，糖尿病肾病，糖尿病视网膜病变。

中医诊断：消渴病肾病–消瘅期，肝肾亏虚，心肝火旺，瘀热内生。

治法：养肝益肾、清心肝火、凉血活血。

处方：菊花10g，枸杞10g，川牛膝30g，鬼箭羽15g，丹参30g，丹皮25g，赤芍25g，龙胆草10g，黄连10g，川芎15g，白芍20g。患者诺和灵30R［精蛋白生物合成人胰岛素注射液（预混30R）］改为早26U、晚20U皮下注射，监测血糖。

二诊：5月10日，服上方，腰酸疼痛较前减轻，尚有乏力，口中异味，舌红，苔黄腻，脉沉滑。空腹血糖6~8mmol/L，餐后血糖8~10mmol/L，尿蛋白（++），尿微量白蛋白668mg/L，嘱其诺和灵30R改为早24U、晚18U皮下注射。

处方：4月2日方加太子参30g，茵陈30g，炒栀子10g。

三诊：6月21日，服上方，口中已无异味，尚乏力明显，舌质暗红，苔薄白，脉沉。空腹血糖4~8mmol/L，餐后血糖8~11mmol/L，尿蛋白（++），尿微量白蛋白518mg/L。嘱其诺和灵30R改为早22U、晚16U皮下注射。

处方：4月2日方加生黄芪30g，当归10g，太子参20g。

四诊：8月2日，服上方乏力改善，偶有头晕，舌红，苔黄腻，脉沉滑。空腹血糖7~8mmol/L，餐后血糖9~10mmol/L，尿蛋白（±），尿微量白蛋白121mg/L，诺和灵30R改为早20U、晚14U皮下注射。

处方：4月2日方加太子参30g，茵陈30g，炒栀子10g。

五诊：9月6日，服上方头晕、乏力好转，近日着凉，左下腹冷痛，胸闷，腹胀，

偶有恶心，舌体胖大，苔白腻，脉弦细。空腹血糖6~7mmol/L，餐后血糖8~9mmol/L，尿蛋白（±），尿微量白蛋白124mg/L。嘱患者诺和灵30R改为早18U，晚12U皮下注射。

处方：香附10g，乌药10g，香橼10g，佛手10g，陈皮10g，姜半夏10g，九香虫10g，猪苓20g，茯苓20g。其后病情长期稳定。

按： 糖尿病，中医称之为消渴病，吕仁和教授基于《内经》"脾瘅""消渴""消瘅"论述，提出分期辨证消渴病学术思想，其中"脾瘅"相当于糖尿病前期，"消渴"相当于糖尿病临床期，"消瘅"相当于糖尿病并发症期，DKD属于消瘅期，《灵枢·五变》云："怒则气上逆，胸中蓄积，血气逆留，臗皮充胀，血脉不行，转而为热，热则消肌肤，故为消瘅。"明确指出消瘅期的病机为血脉不行。祝谌予教授在20世纪70年代率先提出应用活血化瘀治法治疗糖尿病及其并发症，疗效显著，影响较大。吕仁和教授师从祝谌予教授，临床重视活血化瘀治法治疗DKD，并在整理挖掘古代文献的基础上，参照西医学DKD相关认识，结合自己临床实践，提出DKD"微型癥瘕"病理学说，认为DKD的发生、发展，实质上是消渴病治不得法，迁延不愈，伤阴耗气，痰、郁、热、瘀互相胶结，积聚于肾之络脉，形成微型癥瘕，由瘕聚渐成癥积的过程。因此，吕仁和教授提出化瘀散结治法治疗DKD，可以说是对活血化瘀治法的进一步发展。本案为消渴病肾病，分期当属消瘅期，消瘅期的病机特点为虚实夹杂，结合本患者，"腰为肾之府"，肾虚故见腰酸乏力，肝开窍于目，肝肾亏虚，目窍失养故见视物模糊，肝主疏泄，肝气郁结化火故急躁易怒，舌尖红为心火上炎所致，舌质暗为血瘀之象，综合舌脉，辨证为肝肾亏虚，心肝火旺，瘀热内生，病

性为本虚标实，肝肾亏虚为本，瘀热、心肝火旺为标，治法以养肝益肾，清心肝火，凉血活血，故一诊以枸杞、牛膝、菊花以补肝肾，龙胆草、黄连以清心肝之火，赤白芍、丹参、丹皮、川芎凉血活血，鬼箭羽化瘀散结，以上诸药，扶正祛邪，标本兼治。二诊、四诊加入茵陈、炒栀子以清利湿热，当以舌苔黄腻、体胖为辨证要点。三诊加黄芪、当归、太子参益气养阴以扶正。五诊患者受寒致寒凝气滞，《金匮要略》云："夫病痼疾加以卒病，当先治其卒病，后乃治其痼疾也。"故以香附、乌药、香橼、佛手疏肝理气，陈皮、半夏燥湿化痰，九香虫散寒和胃，兼以解郁，猪苓、茯苓利湿健脾，提高免疫力。吕仁和教授认为胰岛素的用量多少不仅要关注血糖，尚应该重视体重，体重超标的人，在控制饮食的基础上，胰岛素用量应逐渐减少，体重不达标的人，胰岛素用量可以适当增大，最终使他们的体重达到标准体重，只有这样，才有利于把血糖控制平稳，减轻动脉硬化程度，延缓糖尿病并发症发生。本患者体重严重超标，故在控制饮食的基础上，逐渐减少胰岛素用量，服用中药一方面缓解症状，另一方面改善胰岛素抵抗，改善肾脏血流，减轻肾小球高滤过率，延缓肾小球硬化进程，故尿微量白蛋白逐渐减少，取得了较好疗效。

例2 宋某某，男，67岁，初诊：1990年5月1日。患者述5年前行膀胱癌手术时发现血糖升高，诊断为糖尿病。现查尿蛋白（++），血肌酐150μmol/L，血尿素氮在8mmol/L，血压高。心电图示：ST-T改变。膀胱癌术后行放疗至今已5年，病情仍较稳定。西医诊断为DKD，给予降糖、降压药物治疗，血糖、血压控制尚可。刻下症：胸闷，腰痛腿酸，寐少梦多，大便常干，舌胖质暗，脉沉弦滑。辨证为心肾虚劳，血脉不活。

治法：补益心肾，通活血脉。

处方：太子参20g，狗脊10g，川续断10g，川牛膝30g，杜仲10g，生地20g，丹参30g，川芎15g，莪术10g，鬼箭羽20g，山楂10g，全瓜蒌30g，元明粉6g。14剂，每日1剂，水煎服。告知其饮食、活动和心态调整的方法，嘱患者依照执行。

二诊：5月16日，服药14剂后，自觉诸症均改善。宗初诊方，14剂。

三诊：8月16日，上方服用2个月。精神、饮食俱佳。复查尿蛋白（＋）~（＋＋），肌酐145μmol/L，尿素氮7.5mmol/L。宗初诊方，14剂。

四诊：1999年10月15日，上方隔日服1剂，一般情况尚可。宗初诊方，14剂。

五诊：2000年2月5日，间断服药，大便干、胸闷、腰腿酸痛，服药几日则可缓解。嘱依照原方间断服药。

六诊：2003年5月5日，时有转筋、恶心，小便欠畅，大便常干。舌胖暗，脉沉弦。查：尿蛋白（＋＋），血肌酐250μmol/L，尿素氮10mmol/L。提示病情在缓慢发展，所以应加强治疗。用胰岛素、降压药控制血糖和血压，服用碳酸钙、活性维生素D₃治疗转筋。嘱忌鸡、鸭、鱼各种肉食和海鲜，每日饮用牛奶1斤；活动宜轻、缓、少，勿疲劳；保证睡眠好，不要着急生气。处方：初诊方加熟大黄10g，石韦30g以利谷道和水道，加猪苓30g，白花蛇舌草30g。14剂。

七诊：2004年5月6日，时年81岁，仍能自行来诊。间断服药，饮食、睡眠、二便尚好，然近来皮肤时时瘙痒难耐。查尿蛋白（＋）~（＋＋），继续随诊。六诊方加白蒺藜10g，白鲜皮20g祛风止痒。有效后可间断服药。

八诊：2005年5月16日，时年82岁，自行来诊。间断服药，饮食、睡眠、二便尚可，皮肤瘙痒消失。查血肌酐450μmol/L，

尿素氮20mmol/L，尿蛋白（＋＋）。嘱其继续宗原方案治疗。

按：患者初诊之时，尿蛋白定性（＋＋），肾功能不全代偿期，血肌酐轻度升高，结合病史以及眼底检查等，诊断消瘅期，消渴病肾病虚劳期。根据患者腰痛腿酸、寐少梦多、胸闷、舌胖暗、脉沉弦滑，已知其血气瘀阻、血脉不活，微小癥结已成，损伤心、肾。方中太子参补气养心，生地补肾益精，狗脊、川断、川牛膝、杜仲既可补益肝肾、强壮腰膝，又能通活督、任、冲、带脉和足太阳膀胱经、足少阴肾经、足太阴脾经等周身血脉，川续断、川牛膝兼有活血化瘀之功；卫矛又名鬼箭羽，有"鬼箭、神箭"之称，破血通经，配合莪术破气化结消癥。川芎、丹参益气活血，山楂酸甘化阴、消积活血。全瓜蒌、元明粉宽胸化痰、利肺养心，增水行舟、通腑泄浊保肾。应用此方，1990~2000年10年间，患者病情稳定，血脉通活，肾功能尚可维持。至2003年，患者病情进展，原方加用熟大黄、石韦通利谷道和水道。嘱重视综合治疗的方法，皮肤痒加白鲜皮、白蒺藜对症治疗有良好疗效。现患者已82岁，肾病进入虚衰期，间断服药，一般情况尚可，生活尚能自理，带病延年。

例3 王某，女，60岁，2013年7月30日初诊。主因发现血糖升高16年，蛋白尿6年，患者于1996年因外阴瘙痒就诊于当地医院查空腹血糖12mmol/L，诊断为"2型糖尿病"，予二甲双胍口服治疗，具体剂量不详，血糖控制不佳，2007年发现尿中有泡沫，在当地医院查尿蛋白（＋），服用多种药物（具体不详），症状未见改善。目前应用诺和灵30R早18U，晚16U控制血糖，既往高血压病史20年，刻下症：乏力，腰酸腿疼，口干、口黏，纳眠可，小便有泡沫，夜尿3次，双下肢水肿，大便可，舌质暗，苔黄腻，脉弦数。查尿

蛋白（4+），随机血糖9.9mmol/L，血生化：血肌酐113μmol/L，尿素氮7.08mmol/L。

西医诊断：慢性肾功能不全（代偿期），糖尿病肾病，糖尿病视网膜病变，高血压病。

中医诊断：慢性肾功能衰竭，气血两虚，血脉不和，湿热内阻。

治法：益气养血，活血化瘀，清热利湿。

处方：生黄芪50g，当归10g，丹参30g，茵陈30g，栀子15g，炒苍术10g，白术10g，茯苓30g，猪苓30g，白芍30g，泽兰30g，川牛膝30g，甘草10g。嘱其胰岛素用量早晚各减2U。

二诊：8月13日，口干口黏、双下肢水肿好转，尚有腰酸腿疼，小便多泡沫，舌质暗，苔黄腻，脉弦数。查尿蛋白（4+），血肌酐89.4μmol/L，尿素氮5.16mmol/L。

处方：狗脊10g，川续断10g，川牛膝30g，丹参30g，川芎15g，赤芍10g，丹皮10g，枳实10g，熟大黄10g，土茯苓30g，泽兰30g，猪苓30g，茵陈30g，栀子10g。

三诊：9月6日，服上方后腰酸腿疼好转，尚有小便多泡沫，大便稀，每日2~3次，查尿蛋白（2+），继以上方加减服用至今，血肌酐维持在80μmol/L左右。

按：慢性肾功能衰竭发病，常虚损劳衰不断加重，气血两虚，瘀阻脉络，浊毒内停为其重要病机，故益气养血、活血化瘀、泄浊解毒为吕仁和教授治疗慢性肾功能衰竭的常用治法，临床灵活变通运用，可起到保护肾功能，降低血肌酐，延缓肾衰进一步发展的作用。吕仁和教授认为DKD是消渴病久治不愈，久病及肾，久患者络，络脉瘀结，形成"微型癥瘕"，使肾体受损，肾用失司所致。肾元既虚，湿浊邪毒内生，更伤肾元，耗伤气血，败坏脏腑，阻滞气机升降，进而形成关格危候，所以临床治疗不仅应重视补肾，同时应重视活血化瘀散结，狗脊、续断、川牛膝、杜仲是吕仁和教授临床常用药串，可以补肾通督，配合当归补血汤可以益气养血，大黄、土茯苓可以泄浊排毒。本患者属DKD导致血肌酐升高早期，辨证属气血两虚，血脉不和，湿热内阻，治以当归补血汤益气养血，丹参活血化瘀，茵陈、栀子、茯苓、猪苓、泽兰清热利湿消肿，苍白术健脾化湿，芍药甘草汤缓急止痛，川牛膝补肝肾。二诊水肿减轻，尚有腰酸痛，小便多沫，加用狗脊、川续断补肝肾，土茯苓利湿泄浊，大黄、炒枳实泄浊毒。纵观全方，标本兼治，虚实同调，故取得较好的疗效。

（二）南征教授医案

例1　患者，男，58岁，2010年4月5日初诊。患糖尿病肾病病史3年，近2个月水肿症状加重。现尿频，夜尿多，颜面、四肢水肿，神疲乏力，腰膝酸痛，畏寒肢冷，纳少腹胀，大便溏薄，舌有瘀斑，苔白腻，脉沉细无力。血压：135/90mmHg。实验室检查：空腹血糖9.0mmol/L，餐后血糖13.0mmol/L，尿常规：蛋白（++）。曾应用胰岛素强化治疗1个月余后自行停用胰岛素。

中医诊断：消渴肾病（脾肾阳虚兼瘀毒）。

治则：健脾温肾，解毒通络，活血化瘀，开达膜原。

处方：制附子5g，菟丝子20g，生地10g，知母15g，黄连10g，覆盆子10g，人参10g，黄芪50g，丹参10g，络石藤10g，白蔻仁10g，小蓟10g，白茅根50g，血竭（冲服）3g，土茯苓60g，草果10g，槟榔10g，厚朴10g，金荞麦10g，木蝴蝶10g。每日1剂，每次120ml，每日4次温服。并结合控制饮食，适量运动，避免劳累。

二诊：5月22日。复查空腹血糖9.0mmol/L，餐后血糖约 11.0mmol/L，尿常规：蛋白（－）。患者主诉双下肢仍感发凉，故上方加肉桂10g，连服 8 剂。患者自述近日饮食控制欠佳，空腹血糖 9.2mmol/L，餐后血糖 12.0mmol/L；尿常规：蛋白（++）。

三诊：6 月 19 日。空腹血糖 8.5mmol/L，餐后血糖约 10.0mmol/L；尿常规：蛋白（++），红细胞（－）。患者主诉睡眠不佳，故上方加酸枣仁 30g，柏子仁 20g。口服汤剂连服 6 剂后空腹血糖降至 7.6mmol/L，餐后血糖 10.0mmol/L；尿常规：蛋白（－）。

四诊：7 月 31 日。空腹血糖 8.0mmol/L，餐后血糖约 9.0mmol/L；尿常规：蛋白（+），患者主诉偶感恶心，故上方加苏叶10g，黄连 10g。以上方加减服用半年，患者空腹血糖均维持在 6.8mmol/L 左右，餐后血糖控制在 8.0mmol/L；尿常规检查均阴性。

按：《圣济总录》曾提出"消肾"的概念，"消肾，小便白浊如凝脂，形体羸弱"，或为消渴肾病出现的蛋白尿。方中附子和菟丝子为君药，温肾助阳，以化气行水，兼暖脾火，以温运水湿。知母质润多补肾水真阴；黄连，《本草纲目》载其"止消渴"，上二药以养阴润燥，凉血泻火。人参，《本经》载："大补元气，止渴生津，补五脏，安精神。"黄芪补气升阳补虚，可补脾肺之气，为补气要药。两者补五脏，补气健脾，津血得生，帅血有力，瘀血通畅。白蔻仁化湿行气；络石藤凉血消肿；土茯苓解毒除湿，通利关节。共奏化湿行气，利水消肿，解毒通络。小蓟、白茅根凉血止血；覆盆子以固肾培元。金荞麦，《本草纲目拾遗》云："治喉闭，喉风喉毒。"木蝴蝶，《晶珠本草》云："清热解毒，治咽喉病。"共奏清热解毒利咽之功。血竭活血化瘀止痛，止血收敛生肌（《雷公炮炙论》）；丹参化瘀经络，养血除烦。《温疫论》云："槟榔能消能磨，除伏邪，为疏

利之药，又除岭南瘴气；厚朴破戾气所结；草果辛烈气雄，除伏邪盘踞，三味协力，直达其巢，使邪气溃败，速离膜原，是以为达原也。"即调散膏，达膜原之意。

例 2 患者，男，48 岁，2010 年 1 月 6 日初诊。患者糖尿病史 14 年，糖尿病肾病 4 年，现用胰岛素诺和灵 30R 治疗，早 18U，晚 14U。现口干、口渴，乏力，晨起眼睑水肿，近日明显消瘦，体质量减轻约 5kg，舌质紫暗，苔黄，脉沉弦。血压：140/90mmHg。化验检查：尿蛋白（++），空腹血糖 10.0mmol/L，餐后血糖 15.0mmol/L。

中医诊断：消渴病肾病（气阴两虚兼瘀毒证）。

治法：益气养阴、活血化瘀、解毒通络、开达膜原。

处方：黄芪 50g，党参 10g，络石藤 10g，白蔻仁 10g，覆盆子 10g，益母草 30g，白茅根 50g，土茯苓 60g，金荞麦 10g，木蝴蝶 10g，血竭（冲服）3g，丹参 10g，草果 10g，槟榔 10g，厚朴 10g。每日 1 剂，每次 120ml，每日 4 次温服。并结合控制饮食，适量运动，避免劳累。

二诊：2 月 7 日，复查空腹血糖 8.5mmol/L，餐后血糖约 13.0mmol/L；尿常规：蛋白（±）。患者主诉口干，口渴有所好转，但仍时有乏力感，于上方加黄精 50g。

三诊：3 月 28 日，复查空腹血糖 8.5mmol/L，餐后血糖约 11.0mmol/L；尿常规：蛋白（－）。患者口干、口渴感已消失，仅偶感乏力，上方人参的量调整为 20g。以上方加减服用半年，该患者空腹血糖均维持在 6.6mmol/L 左右，餐后血糖均控制在 9.0mmol/L 左右，尿常规示正常。

按：《素问病机气宜保命集·消渴》曰："肾消者，病在下焦，初发为膏，淋下如膏油之状，至病成而面色黧黑，形瘦而耳焦，小便浊而有脂。"方中党参益气、生津、养血。《本草正义》云："党参力能

补脾养胃，润肺生津，健运中气，本与人参不甚相远，其尤可贵者，则健脾运而不燥，滋胃阴而不湿，润肺而不犯寒凉，养血而不偏滋腻，鼓舞清阳，振动中气，而无刚燥之弊。"黄芪补气升阳补虚，补脾肺之气。《珍珠囊》载："黄芪甘温纯阳，其用有五：补诸虚之不足，一也；益元气，二也；壮脾胃，三也；去肌热，四也；排脓止痛，活血生血，内托阴疽，为疮家圣药，五也。"糖尿病迁延日久不愈，毒损肾络。《内经》指出："足少阴肾经上贯肝膈，入肺中，循喉咙，夹舌本。"同时足阳明胃经和足厥阴肝经亦均循喉咙，可见喉咙为络病关键所在，故予木蝴蝶、金荞麦共奏清咽利喉之功效。覆盆子以固肾培元。白蔻仁、络石藤、益母草、土茯苓化湿行气，利水消肿，解毒通络。白茅根凉血止血，血竭、丹参活血化瘀通经活络。槟榔除岭南瘴气，厚朴破戾气，草果祛除伏邪，三味协力直达巢穴，使邪气溃败，速离膜原，共奏调散膏，达膜原之效。

（三）赵进喜教授医案

例1 植某某，男，56岁，日本人。2008年5月18日初诊。患2型糖尿病10余年，发现糖尿病肾病1年余。目前注射胰岛素，血糖控制不满意。刻下：双下肢轻度浮肿，口渴，尿多浊沫，腰酸，大便偏干，化验尿蛋白（+），尿糖（+），糖化血红蛋白7.5%，体形肥胖，舌暗略红，苔薄腻，脉沉。

中医辨证：消渴病日久，热伤气阴，络脉瘀结，肾虚水湿不化。

治法：益气养阴、清热、活血、利湿。

处方：生黄芪15g，沙参15g，当归12g，川芎12g，丹参15g，生薏苡仁25g，土茯苓25g，石韦25g，夏枯草15g。30剂，每日1剂，水煎服。给予清补糖宁胶囊，

每次5粒，每日3次，空腹服用。

2008年7月30日复诊：无口渴，大便稀，小便黄，自述6月28日复查尿糖、尿蛋白转阴，空腹血糖6.6mmol/L，肝肾功能、血脂指标均阴性，体重减轻4kg，复查糖化血红蛋白7.0%，舌苔略腻，脉沉。继续给予清补糖宁胶囊，汤剂原方继续服用。后患者诉大便稀，嘱停服汤药，配合参苓白术丸治疗。随访3年，病情继续稳定。

按：糖尿病肾病乃消渴病日久，热伤气阴，久病入络，血瘀水停所致，因此治疗应该重视益气养阴扶正与清热、活血、利湿祛邪治法相结合。该患者即糖尿病肾病临床期患者，血糖控制不甚满意，在原治疗不变的情况下，加用清补糖宁胶囊控制血糖，更配合汤剂益气养阴、化瘀散结、清热利湿，即正邪两顾之法。所以治疗月余，尿蛋白消失，3个月后血糖也得到良好控制。坚持治疗近1年，终于使糖尿病肾病得以逆转，随访3年病情持续稳定。提示中医药不仅可以降糖，更可有效防治并发症。

例2 李某某，女，62岁，1996年11月18日初诊。主因口渴疲乏10年，加重伴恶心呕吐1年来诊。患者发现糖尿病10年，发现糖尿病肾病合并肾功能不全1年，既往还有皮肤黑色素瘤病史。刻下：恶心呕吐、心悸胸闷、气短不足以息，伴周身瘙痒、双下肢浮肿，小便不利。目前应用胰岛素，日用量59U，血糖仍控制不满意，生活不能自理。遂求中医诊治。诊见面色黄，肌肤甲错，遍身抓痕，爪甲色淡，舌质淡暗，苔腻，脉象沉细，化验血肌酐345μmol/L，尿素氮18.6mmol/L，血红蛋白72g/L。

辨证：肾元虚衰，浊毒内停，胃气失和，气血受损，宗气虚陷，血瘀水停。

治法：先拟补气养血、升阳举陷、泄浊和胃，兼以活血利水、化湿止痒。

处方：生黄芪、知母、升麻、柴胡、陈皮、半夏、丹参、炒葶苈子、土茯苓、石韦、地肤子、苦参，送服尊仁保肾丸。服药 15 剂。

复诊：药后气短、心悸减轻，大便每日 3 次，30 剂药尽，心悸、气短、瘙痒等症状明显好转，仍述恶心，时有呕吐，调方当归补血汤合二陈汤加味，送服尊仁保肾丸（含大黄等）。30 剂后恶心明显减轻，精神状态良好，生活已能自理。复查血肌酐 150μmol/L，尿素氮 100mmol/L，血红蛋白 100g/L。效不更方。直至 1997 年 2 月 18 日。服药 30 剂，血红蛋白升至 112g/L。停中药汤剂，继续服用保肾丸，每日 12g，分 3 次温水冲服。坚持服用 2 年，病情稳定。每日用胰岛素 32U 单位，血糖控制良好。3 年后随访，病情持续稳定。

按： 糖尿病肾病发展至晚期肾衰竭的治疗，由于肾元虚衰、气化不行，湿浊内生，损伤气血，败坏脏腑，阻滞气机升降，所以普遍存在气血亏虚、湿浊内留证。治疗当以保护肾功能为中心，重视益气养血、补肾培元、泄浊解毒，但是由于糖尿病肾病发展到这一阶段，肾元虚衰，肾之脏真之气已伤，单纯补肾往往难以取得良好疗效，所以我们临床更强调健脾和胃，肾为先天之本，脾胃为后天之本，补后天可以养先天。考虑到正邪关系，同时也非常重视选用大黄等泄浊解毒之品。这就是所谓"护胃气即所以护肾元""泄浊毒即所以保肾元"。此患者即糖尿病肾病肾功能不全患者，表现为恶心呕吐，周身瘙痒，双下肢浮肿，小便不利，是肾元虚衰，浊毒内停，胃气失和，气血受损。心悸、胸闷、气短症状突出，气短不足以息，动则喘甚，是宗气虚陷，治用升陷汤加味，同时加用和胃、泄浊、活血、利湿、解毒药。其后虽该方当归补血汤、二陈汤加减，但基本思路不变，长期坚持服用中药汤剂和保肾丸

等，仍为泄浊解毒、保护肾元之意，所以取得了满意疗效。

十、现代研究进展

中医药治疗 DKD 历史悠久，在综合调节糖脂代谢、延缓肾脏病发生、发展与改善生活质量方面有一定优势。近年来，单味中药及其有效组分、中药复方等治疗 DKD 取得了一系列临床和实验证据，提示中医药治疗 DKD，在改善症状，延缓终末期肾病的发生方面具有广阔前景。Meta 分析显示，与对照组相比，黄芪注射液可以降低尿白蛋白，升高人血白蛋白，并能改善肾功能。实验研究发现黄芪注射液可以抑制 DKD 小鼠 TGF-β1/Smad 信号通路，发挥肾脏保护作用。研究发现与缬沙坦比较，雷公藤总苷可明显降低尿蛋白水平，差异有统计学意义。马松涛等通过随机双盲安慰剂对照多中心研究发现，与安慰剂对比，牛蒡子苷可显著降低 DKD 患者的 24 小时尿蛋白，实验研究发现，牛蒡子苷能保护 DKD 大鼠肾小球滤过屏障。我们承担的国家"十五"科技攻关计划"DKD 肾功能不全优化防治方案研究"项目，采用随机、单盲、平行对照和多中心临床研究方法，将入选的 221 例 DKD 肾功能不全患者随机分为中医辨证论治方案组、氯沙坦治疗方案组和中医辨证论治加氯沙坦治疗方案组，疗程 3 个月。研究发现建立在饮食、降糖、对症治疗基础上的中医辨证论治方案在改善肾功能方面具有较好的疗效和安全性。我们承担的国家"十一五"科技支撑"中医全程干预 DKD 综合方案研究"项目采用多中心、分层、随机、安慰剂对照研究方法，将 315 例 DKD 患者随机分为治疗组 157 例、对照组 158 例，两组患者均给予基础治疗，治疗组辨证给予止消通脉宁颗粒剂（由黄芪、生地黄、夏枯草等组成）、止消温肾宁颗粒剂（由黄芪、

鬼箭羽、淫羊藿等组成）、止消保肾宁颗粒剂（由黄芪、山茱萸、姜黄等组成）；对照组给予厄贝沙坦片及安慰剂，进行 24 个月随访观察，研究发现建立在饮食控制、降糖、降压、调脂等治疗基础上的中医药综合治疗方案可降低 DKD 患者终点事件发生率。实验研究显示止消通脉宁可通过调节 TGF-β1/Smad 信号通路，抑制肾小管上皮细胞转分化，阻止 DKD 肾脏间质纤维化。我们承担的国家自然科学基金项目"基于 PI3K/Akt 信号通路从风论治 DN 机制研究"前期研究发现祛风通络颗粒可以通过降低 p-PI3K、p-Akt、NF-κB、MCP-1 蛋白及 mRNA 表达水平来调控 DN 大鼠 PI3K/Akt/NF-κB 信号通路，减轻肾脏损伤，作用较单用黄芪或祛风通络颗粒明显。总之，中药可充分发挥其多靶点、多途径的优势，从而延缓或阻止 DKD 的发生、发展，减少终末期肾病事件的发生。今后，我们还需要采用更严谨的科研设计方法，开展多种临床研究，为中医药治疗 DKD 积累更多、更高的循证医学证据。

十一、临证提要

DKD 分期辨证、综合治疗，当以护肾元为核心。DKD 是糖尿病最典型的微血管并发症之一，是消渴病日久，失治误治，内热伤阴耗气，气阴两虚，或阴损及阳，阴阳俱虚，久病入络，气血痰湿热诸邪互相胶结，形成"微型癥瘕"，使肾体受损，肾用失司所致。肾为先天之本，《内经》云："肾者，主蛰，为封藏之本。"肾体受损，不能藏精，故出现蛋白尿；《内经》云："肾主水液。""肾者，胃之关也，关门不利，故聚水而从其类也，上下溢于皮肤，故为浮肿。浮肿者，聚水而生病也。"肾用失司，主水不能，可见水肿；日久损及肾元，肾主一身之气化功能失职，则浊毒内停。浊毒不仅可损伤气血，更可再伤肾元，

阻滞气机升降出入，胃气失和，则可见恶心呕吐、大小便不通，终可致关格危候。DKD 不同阶段，证候特点与核心病机不同，所以临床应重视分期辨证，综合治疗。同时，DKD 一旦形成，虚损劳衰不断加重，就会逐渐进展而为关格危候。所以 DKD 治疗又当紧紧围绕肾功能保护开展治疗，护肾元理念应该贯穿始终。一般说，DKD 早期益气补肾的同时，应重视化瘀散结，药物常用生黄芪、当归、川芎、丹参、金樱子、芡实、鬼箭羽、夏枯草、海藻、昆布、鳖甲、牡蛎等。晚期肾元虚衰，湿浊邪毒内停，则更应重视和胃泄浊解毒治法，药物常用生黄芪、当归、川芎、丹参、炒麦芽、土茯苓、萆薢、石韦、陈皮、法半夏、蝉蜕、僵蚕、姜黄、大黄等，前后分消，利湿化浊，泄浊解毒，以护胃气，保肾元。通过健脾和胃，以后天养先天；通过泄浊解毒，以祛邪扶正。此即所谓"护胃气即所以护肾元""泄浊毒即所以保肾元"。

DKD 水肿治疗，应广开思路，不能见水利水。水肿是 DKD 最常见的症状之一，临床治疗不可囿于利水消肿，当重视补气、祛风、解毒、理气、活血治法的运用，即所谓"治水需祛风，风去水自清；治水需解毒，毒去水易除；治水需理气，气行水不聚；治水需活血，血行水自解；治水需补气，气足水易去"。DKD 属于消渴病之消瘅期，《内经》云："余闻百疾之始期也，必生于风雨寒暑……或为消瘅。"明确指出"消瘅"发病与风邪相关，一方面外感风寒或风湿或风热邪气，可以使得 DKD 病情加重，另一方面可能存在风邪入里伏于肾络，与痰湿、瘀血相互胶结，从而使得 DKD 病情缠绵，从微量白蛋白尿发展至大量蛋白尿，病情恶化。祛风通络中药大多辛温，具有"升、散、透、窜、通、燥、动"等特性，在 DKD 治疗中具有多维度、多靶点的效果，因此在辨证基础上，加用

牛蒡子、徐长卿、青风藤、穿山龙等祛风除湿通络中药，常可提高临床疗效。DKD治不得法，病情迁延，发展至慢肾衰，湿浊邪毒内留，表现为乏力倦怠、恶心纳差、皮肤瘙痒、大便干，当重视解毒治法的使用，药物常用土茯苓、萆薢、石韦、白鲜皮、地肤子、蝉衣、僵蚕、姜黄、大黄等。DKD水肿常伴有气滞症状，如嗳气，呃逆，胸脘痞闷，腹胀，大便不畅等，单纯运用利尿消肿药物效果不佳，因此需辨证加入理气之品。上焦药物常用苏叶、苏梗、瓜蒌、炒枳壳、苦杏仁、桑白皮、葶苈子等；中焦多用陈皮、半夏、大腹皮、木香、砂仁等；下焦药物多用木香、槟榔、荔枝核、乌药等。DKD病程迁延，久病入络，故均存在不同程度的瘀血阻络证，症见面黑唇暗，肌肤甲错，舌质暗、有瘀斑，使用活化瘀治法，方用桃红四物汤、大黄䗪虫丸，药用地龙、水蛭、丹参、三七等治疗此类水肿，常收到较好效果。即《内经》"去菀陈莝"之意趣。DKD水肿普遍存在气虚病机，具体有肺气虚、脾气虚、肾气虚之别。肺主通调水道，脾主运化水湿，肾主水液蒸化，三脏气虚均可出现水肿，故临床治疗当重视补肺健脾益肾治法，药物常用生黄芪、炒白术、苍术、防风、茯苓、金樱子、芡实等。尤其是黄芪，最擅补益，剂量可适当重用，可以用30g甚至150g。

应该指出的是，健康的生活方式是防治DKD的基石。临床常见许多DKD患者，饮食不节，过多摄入豆制品等植物蛋白、鸡鸭牛羊等高蛋白饮食，或情绪急躁易怒，情绪波动较大，或运动过于剧烈，导致DKD快速进展，因此，做好患者健康教育对于DKD防治来说至关重要。特别是对于DKD晚期的患者，电解质酸碱平衡紊乱，容易发生高钾血症和低钙高磷血症，应嘱咐患者避免食用高钾、高磷食物，如橘子、香蕉、动物内脏、肉汤等。同时要特别强调避免使用肾毒性药物。保护肾功能应贯穿DKD防治的始终，因此，在DKD的防治中要尽量避免使用或慎用肾毒性药物，中药如关木通、广防己（木防己）、青木香、马兜铃、朱砂莲、寻骨风、天仙藤等；西药如非甾体抗炎药（对乙酰氨基酚、布洛芬、阿司匹林、吲哚美辛等）、抗菌药物（氨基糖苷类抗生素、磺胺类药物、抗真菌药物等）、肿瘤化疗药（顺铂、卡铂、丝裂霉素等）、造影剂（碘普罗胺、碘海醇、泛影葡胺等）、免疫抑制剂（环孢素、他克莫司、骁悉、硫唑嘌呤、环磷酰胺等）。

参考文献

［1］Zhang L, Long J, Jiang W, et al. Trends in Chronic Kidney Disease in China ［J］. New England Journal of Medicine, 2016, 375（9）: 905-906.

［2］Levin A, Rocco M. KDOQI clinical practice guidelines and clinical practice recommendations for diabetes and chronic kidney disease ［J］. American Journal of Kidney Diseases, 2007, 49（2）: S10-S179.

［3］邢淑丽, 郑君芙. 黄文政教授治疗早期糖尿病肾病临床经验撷英［J］. 天津中医药, 2006, 23（4）: 270-271.

［4］薛国忠, 戴恩来. 刘宝厚教授治疗糖尿病肾病经验［J］. 中国中西医结合肾病杂志, 2007, 8（6）: 314-315.

［5］林兰, 倪青, 董彦敏. 糖尿病肾病中西医结合治疗的热点问题述评［J］. 医学研究通讯, 2000, 29（7）: 50-52.

［6］林兰, 倪青. 2型糖尿病"三型辨证"的理论与实践［C］// 全国中西医结合内分泌代谢病学术大会暨糖尿病论坛论文集. 中国中西医结合学会. 2012: 1-5.

［7］王晓光, 王亚丽, 张琪. 张琪教授治疗

糖尿病肾病经验［J］. 陕西中医, 2004, 25（12）: 1116-1118.

［8］熊艳文, 金周慧, 陈以平. 补肾消渴方结合西医常规疗法治疗肾虚络瘀型糖尿病肾病临床研究［J］. 上海中医药杂志, 2013, 47（7）: 60-62.

［9］仝小林, 周强, 赵林华, 等. 糖尿病肾病的中医辨治经验［J］. 中华中医药杂志, 2014, 29（1）: 144-146.

［10］丁英钧, 肖永华, 傅强, 等. 糖尿病肾病"微型癥瘕"病理假说解析［J］. 中华中医药杂志, 2009, 24（1）: 27-30.

［11］谌贻璞. 肾内科学（第二版）［M］. 北京: 人民卫生出版社, 2015: 62-64.

［12］王海燕. 肾脏病学（第三版）［M］. 北京: 人民卫生出版社, 2008: 1414-1421.

［13］Navarro-González J F, Mora-Fernández C, de Fuentes M M, et al. Inflammatory molecules and pathways in the pathogenesis of diabetic nephropathy［J］. Nature Reviews Nephrology, 2011, 7（6）: 327-340.

［14］Hickey F B, Martin F.Diabetic kidney disease and immune modulation［J］. Current opinion in pharmacology, 2013, 13（4）: 602-612.

［15］中华医学会糖尿病学分会微血管并发症学组. 中国糖尿病肾脏疾病防治临床指南［J］. 中华糖尿病杂志, 2019, 11（1）: 15-28.

［16］Mogensen C E. Microalbuminuria, blood pressure and diabetic renal disease: origin and development of ideas.［J］. Diabetologia, 1999, 42（3）: 263-285.

［17］孙军. 止消通脉宁治疗早期糖尿病肾病的临床研究［J］. 北京中医, 1999, 4: 50-52.

［18］王翠茵. 黄文政教授运用糖肾宁治疗2型糖尿病肾病V期非透析治疗患者40例临床观察［C］// 中国中西医结合学会肾脏疾病专业委员会. 中国中西医结合学会肾脏疾病专业委员会2015年学术年会资料汇编. 中国中西医结合学会肾脏疾病专业委员会. 2015: 1211-1212.

［19］玉山江. 林兰辨治糖尿病经验浅述［J］. 中华中医药杂志, 2009, 24（10）: 1311-1313.

［20］刘宝厚. 提高对糖尿病肾病的认识及防治措施［J］. 中国中西医结合肾病杂志, 2012, 13（10）: 847-850.

［21］张燕, 徐建龙, 孙红颖, 等. 聂莉芳教授中医辨治糖尿病肾病的经验［J］. 中国中西医结合肾病杂志, 2014, 15（9）: 757-759.

［22］余仁欢, 谷明志, 王国栋, 等. 益气养阴法治疗慢性肾功能衰竭52例观察［J］. 中国中西医结合杂志, 1994, 14（3）: 169.

［23］王钢, 孔薇, 周迎晨, 等. 运用邹云翔经验治疗慢性肾衰148例临床观察［J］. 江苏中医, 1997, 14（3）: 40-42.

［24］中华中医药学会. 糖尿病中医药防治指南［M］. 北京: 中国中医药出版社, 2007: 14-19.

［25］国家中医药管理局医政司. 22个专业95个病种中医诊疗方案［S］. 2010: 209-217.

［26］耿嘉, 王丹, 朴胜华, 等. 栗德林教授辨治糖尿病肾病的学术思想简介［J］. 中国中西医结合肾病杂志, 2005, （5）: 253-254.

［27］魏军平. 林兰教授糖尿病三型辨证学术思想渊源与临床经验整理研究［D］. 中国中医科学院, 2012.

［28］王颖辉, 谭倩, 庞博, 等. 散结法治疗糖尿病肾病理论初探［J］. 吉林中医药, 2010, 30（5）: 379-380+409.

［29］Li M, Wang W, Xue J, et al. Meta-analysis of the clinical value of Astragalus membranaceus in diabetic nephropathy

［J］. Journal of ethnopharmacology, 2011, 133（2）: 412-419.

［30］Ge Y, Xie H, Li S, et al. Treatment of diabetic nephropathy with Tripterygium wilford Ⅱ Hook F extract: a prospective, randomized, controlled clinical trial［J］. J Transl Med, 2013, 11（134）: 1-9.

［31］Ma R, Xu Y, Jiang W, et al. Combination of Tripterygium wilford Ⅱ Hook F and angiotensin receptor blocker synergistically reduces excretion of urinary podocytes in patients with type 2 diabetic kidney disease［J］. Biotechnology & Biotechnological Equipment, 2015, 29（1）: 139-146.

［32］马松涛, 刘冬恋, 牛锐, 等. 牛蒡子苷治疗糖尿病肾病的随机双盲安慰剂多中心Ⅲ期临床试验［J］. 中国临床药理学杂志, 2011, 27（1）: 15-18.

［33］刘冬恋, 莫正纪, 马松涛, 等. 牛蒡子苷对糖尿病肾病大鼠肾小球滤过屏障损伤的保护作用［J］. 华西药学杂志, 2011, 26（6）: 536-539.

［34］孙文, 吴丽丽, 皮特, 等. 止消通脉宁对糖尿病肾病小鼠肾间质纤维化作用机制的研究（英文）［J］. 中华中医药杂志, 2013,（5）: 1466-1470.

（赵进喜　申子龙）

第四节　糖尿病周围神经病变

糖尿病周围神经病变（Diabetic Peripheral Neuropathy, DPN）是指在排除其他原因的情况下，糖尿病患者出现周围神经功能障碍相关的症状和（或）体征，常见症状为肢体麻木、疼痛、灼热或其他异常感觉。无症状的糖尿病神经病变，依靠体征筛查，如肌肉无力和萎缩，肢体局部浅感觉减退，腱反射减弱或消失等，或依据神经电生理检查可诊断。糖尿病周围神经病变是糖尿病常见的慢性并发症之一。中华医学会糖尿病学分会在 1991 年 1 月到 2000 年 12 月对 24496 例糖尿病患者的分析发现神经病变患者占 60.3%，其中，1 型糖尿病占 44.9%，2 型糖尿病 61.8%。糖尿病周围神经病变的发生率与病程相关。随着病程的延长，患有糖尿病周围神经病变的患者逐渐增多。

糖尿病周围神经病变（DPN），按照临床症状描述，DPN 可归属于中医消渴病继发般"痿证""麻木""血痹""不仁""络痹"等范畴。《中藏经》云："痹者闭也，五脏六腑感于邪气，乱于真气，闭而不仁，故曰痹也。又痹病或痛痒，或麻，或急，或缓而不能收持，或举而不能舒张，或行立艰难……或上不通于下，或下不通于上，或六腑闭塞，或左右疼痛……种种诸证，皆出于痹也。"《金匮要略·血痹虚劳病脉证并治》云："血痹，阴阳俱微，寸口关上微，尺中小紧，外证身体不仁，如风痹状，黄芪桂枝五物汤主之。"金代李杲《兰室秘藏》记载消渴患者有时"上下齿皆麻，舌根强硬，肿疼，四肢痿弱，前阴如冰"；元代朱震亨《丹溪心法》载消渴："肾虚受之，腿膝枯细，骨节酸疼。"明代《普济方》更有"肾消口干，眼涩阴痿，手足烦疼"等描述，皆与 DPN 极为相似。现代中医多以"消渴痹证"命名。吕仁和教授习惯称之为"消渴病痹痿"，认为 DPN 多因痹而痿，先痹后而成痿。赵进喜教授则基于 DPN 络脉瘀痹病机，主张称之为"消渴病·血痹"，或与糖尿病动脉硬化闭塞症称为"脉痹"

相对应，称以微血管病变为基础的DPN为"络痹"。并强调应该与"风寒湿三气杂至"所致的痹证进行区别。

一、病因病机

（一）中医对糖尿病周围神经病变病因病机认识

糖尿病周围神经病变（DPN）主要表现为肢体或躯干的麻木、针刺样疼痛、异物感、烧灼感、发凉等异常感觉。现代中医认为DPN为消渴病逐渐发展加重而引发，是因消渴日久，耗伤气阴，阴阳气血亏虚，血行瘀滞，脉络痹阻，筋脉失养，而见肢体疼痛、麻木、无力、肌肉萎缩等症状。诚如《类证治裁》所谓"诸气血凝滞，久而成痹"。但在具体认识上，各家论述不一。《神农本草经读》云："五脏为藏阴之地，热气伤阴即为邪气，邪气伏于中则为热中，热中则津液不足，内不能滋润脏腑而为消渴，外不能灌溉经络而为周痹。"《普济方》指出："夫消渴者，多变声音疮癣痤痱之疾，皆肠胃燥热怫郁，水液不能浸润于周身故也。"提示燥热灼伤津液，津液不能荣畅经络，可致肢体或麻木不荣。至于当代中医学者对DPN病因的认识，有认为消渴病阴虚为本，日久阴虚生内热，热耗阴津，气血津液更为不足，经脉失养闭阻发为本病者；也有认为消渴病久病则元气亏虚，标实当责之于血瘀为患者。元气亏虚、推动无力则血流缓慢，加重血瘀的发展，血瘀又影响气血的流通，血因气虚而瘀阻，气因血瘀而壅滞，互为因果，致气血不能通达四肢，肌肉筋脉失于濡养而出现四肢发凉、麻痛等症。再有认为消渴日久，耗伤气血津液，气血阴阳亏虚，经脉失养而发。乃因虚致实，本虚标实之证。方朝晖等结合叶天士络脉理论，将本病归属于"络病"，认为络脉瘀阻伴

随本病始终，其病性为本虚（气血阴阳不足）标实（瘀血、痰浊、湿热阻滞脉络），采用辛润通络法论治本病。仝小林认为消渴病久脾气亏虚，运化不利，土壅木郁，郁而化热或脾虚运化水谷不利，聚而成痰湿，痰湿瘀阻脉络；或脾虚不能温养四末，阳虚寒凝成瘀，痹阻经络，均可导致本病，本病证属本虚标实证。余江毅认为糖尿病周围神经病变的基本病机为脉络瘀阻，以寒痹为多见，故温经通络为主要治法。赵进喜教授强调消渴病久病入络，络脉瘀结是核心病机，所以治疗强调化瘀通络治法。

总之，本病病位在络脉，内及肝、肾、脾等脏腑，以气血亏虚为本，瘀血阻络为标。DPN的病机有虚有实。虚有本与变之不同。虚之本在于阴津不足，虚之变在于气虚、阳损。虚之本与变，既可单独起作用，也可相互转化，互为因果；既可先本后变，也可同时存在。实为痰与瘀，既可单独致病，也可互结并见。临床上，患者既可纯虚为病，所谓"气不至则麻""血不荣则木""气血失充则痿"；又可虚实夹杂，但一般不存在纯实无虚之证。虚实夹杂者，在虚实之间，又多存在因果标本关系。常以虚为本，如阴虚、气虚、阳虚等，以实为标，常表现为痰浊瘀血阻滞络脉，络脉瘀结。

（二）西医对糖尿病周围神经病变发病机制的认识

糖尿病周围神经病变的发病原因和发病机制目前尚未完全阐明，现认为其主要原因为在血糖控制不佳的情况下，代谢紊乱所导致的氧化应激、血管性缺血缺氧、神经生长因子（NGF）缺乏等。另外，自身免疫因素、维生素缺乏、遗传和环境因素等也可能与DPN的发生有关。

1. 代谢紊乱

血糖升高，葡萄糖在神经细胞外的浓度增高，经过醛糖还原酶和山梨醇脱氢酶催化，生成的山梨醇和果糖生成过多，大量堆积在周围神经内，使神经细胞内的渗透压升高，最终引起细胞水肿及纤维变性坏死。另外，因葡萄糖与肌醇结构相似，使得高血糖在神经组织中拥有竞争优势，导致肌醇被迫合成磷酸肌醇，破坏神经细胞结构，引起周围神经运动传导速度减缓。再有，高血糖状态同样可影响机体的脂质代谢，导致神经膜细胞内脂质沉积、脂质合成异常、构成髓鞘的脂质比例失调等，从而造成神经功能障碍。

2. 氧化应激

长期高血糖状态下，非酶糖基化作用产生的糖胺通过自身氧化，在体内产生大量氧自由基。过量的活性氧自由基不能被及时清除，体内抗氧化能力减弱，造成机体生长因子的凋亡和细胞内过度自噬，最终使得神经细胞出现代谢异常，甚至细胞死亡。另外，高血糖引起生存 AGE、PKC 激活、氨基己糖通路、多元醇通路，导致氧化应激增强。血液呈高凝状态，血管内皮功能紊乱、动脉粥样硬化。

3. 血管性缺血缺氧

糖尿病患者血液黏滞度增高，血小板功能异常，凝血因子水平升高，并有明显的血细胞聚集和管袢周围渗出，血液呈高凝状态，血流速度明显减慢，易形成堵塞血管的微血栓，造成神经组织供血供氧不足，引发神经病变。

4. 神经生长因子（NGF）缺乏

神经元、神经纤维的营养来源于细胞自身的供给、支配靶器官产生的神经生长因子和神经营养因子。任何因子的缺乏，都会影响神经的正常生理功能或损伤后修复再生能力，导致不同程度的神经病变。有研究表明糖尿病患者神经生长因子明显低于非糖尿病患者，应用醛糖还原酶抑制剂之后神经生长因子可升高。

5. 自身免疫因素

有的糖尿病患者出现神经病变可能与自身免疫机制有关。除了在糖尿病患者中发现抗神经组织的自身抗体外（如 β- 微球蛋白抗体、抗微球相关蛋白抗体），现还发现针对运动神经和感觉神经结构的循环自身抗体，可选择性地损害神经组织，并伴有血管血栓形成的可能性。

6. 遗传因素

有些患者在糖尿病早期，就可出现神经病变，甚至较严重；然而，部分患者糖尿病病程长，严重高血糖，神经病变反而轻微或缺如，这提示有可能与个体的遗传易感性有关。目前，遗传因素在 DPN 的发病机制中的影响尚无定论，仍待进一步的研究。

7. 维生素缺乏

其中与吸收不良有关的维生素 B_{12} 缺乏是最为常见的。二甲双胍是 2 型糖尿病患者的一线降糖药物，但至少一部分长期服用二甲双胍的患者可以发生维生素 B_{12} 的缺乏。因此，对于长期服用较大剂量二甲双胍的 2 型糖尿病患者，有必要监测 B_{12} 水平。

糖尿病周围神经病变的主要病理变化是无髓鞘神经纤维轴突变性，甚至消失；有髓鞘神经纤维髓鞘节段性或弥散性皱缩或脱髓鞘，以及髓鞘再生引起的朗飞结节间长度改变。糖尿病周围神经病变主要病理改变如下。一是节段性脱髓鞘：髓鞘发生损害而轴突保持完好，损害仅限于神经膜细胞的区域；脱髓鞘性神经病变时，长的纤维比短的更易于达到足以使传导发生阻滞的程度，所以临床上运动和感觉障碍也以四肢远端明显。二是轴突变性：中毒或代谢障碍，使细胞体合成蛋白质等物质发生障碍或轴浆运输受阻，使最远端的轴突不能得到营养。因此其变性通常从轴突的最远端开始向近端发展，病理变化首先发生于长而直径大的轴突。而引起 DPN 这些病理变化的关键，应该认为还是糖脂代谢紊乱基础上的微血管病变，导致周围神经的变性坏死等。

二、临床表现

糖尿病引起的神经病变改变广泛，可累及周围神经、自主神经、脑神经等。典型的糖尿病周围神经病变临床表现为患者自诉感觉异常，感觉减退或有麻痛、刺痛、烧灼等感觉，症状以夜间为重，症状多呈对称性，从四肢末梢向近端发展，下肢症状多于上肢，典型的可呈手套或袜套样感觉，病情隐匿，进展缓慢。DPN 多以感觉神经受累为主，也有累及多处的运动神经，而出现肌无力甚至肌萎缩，通常相对较晚出现。应注意询问是否有排汗异常、腹泻、便秘、性功能障碍等症状，从而了解有无自主神经受累。少数患者可出现肢体疼痛剧烈难忍，严重影响工作和睡眠，这类患者多有血糖控制波动较大，部分患者有使用胰岛素治疗快速降低血糖史。患者因为疼痛，影响生活质量，易出现体重下降、情绪易波动、焦虑、烦躁不安、苦闷、视力障碍、记忆力减退、注意力不集中等。

1. 病史

有糖尿病病史或诊断糖尿病的证据，诊断糖尿病时或之后出现的周围神经病变，排除导致周围神经病变的其他原因。

2. 临床表现

主要表现为麻木、疼痛、感觉异常等症状。有感觉神经和运动神经障碍的临床表现，通常为对称性，下肢较上肢严重。早期先出现感觉神经障碍的临床表现，首先出现肢端感觉异常，如袜子或手套状，伴麻木、针刺、灼热、蚁走感、发凉或如踏棉垫感，有时伴有痛觉过敏。随

后有肢痛，呈隐痛、刺痛或烧灼样痛，夜间及寒冷季节加重。晚期则出现运动神经障碍的临床表现：肌张力减弱，肌力减弱以至肌萎缩、瘫痪。肌萎缩多见于手、足小肌肉和大腿肌。无临床症状者，结合体征、理化检查进行评价。体征：腱反射减弱或消失，尤以跟腱反射为著。震动感减弱或消失，触觉、温度觉、针刺痛觉、压力觉有不同程度减退。患者可有足部或手部小肌肉的无力和萎缩，但通常出现较晚。糖尿病患者出现感觉缺失意味着 DSPN 的存在，是糖尿病足溃疡的危险因素。临床上可以应用小纤维和大纤维神经功能的检查。反映小纤维的检查是针刺觉和温度觉；大纤维的功能检查是 10g 尼龙单丝检查和踝反射。至少联合应用两种检查可以增加检测的敏感性和特异性。糖尿病周围神经病变患者的感觉异常往往较复杂，有一定的主观性，其症状不能清晰地描述，一些科学的评估方法可以指导患者了解和评估自己身体的异常状态，如 DNE 评分（Diabetic Neuropathy Exa min ation）和 DNS 评分（Diabetic Neuropathy Symptom），有助于量化正确评估神经病变的严重程度。

至若肌电图检测方面，在临床症状出现前，神经电生理检查可发现 F 波异常、感觉神经传导速度（SCV）和运动神经传导速度（MCV）减慢、动作电位波幅下降、远端潜伏期延长。

三、实验室及其他辅助检查

（一）生化检查

（1）血糖相关检查：对于周围神经病患者，应常规进行空腹血糖、葡萄糖负荷后 2h 血糖和糖化血红蛋白测定，明确患者有无糖尿病。

（2）其他实验室检查：根据患者临床表现的差异，可选择不同的化验检查进行

鉴别，如：血常规、肝肾功能、肿瘤筛查、免疫指标、免疫固定电泳、甲状腺功能、叶酸和维生素 B_{12} 检测等，必要时可进行毒物筛查、腰椎穿刺脑脊液检查等。

（二）神经电生理检查

神经电生理检查能够确认周围神经病变，并辅助判断其类型以及严重程度；对于无症状的糖尿病患者，电生理检查有助于发现其亚临床周围神经病变。当病史和体检已经能够明确周围神经病变及其类型时，神经电生理检查并非必需。

1. 神经传导测定

神经传导测定在 DPN 的诊断中具有重要作用。感觉和运动神经传导测定应至少包括上、下肢各 2 条神经。

（1）感觉神经传导测定：主要表现为感觉神经动作电位波幅降低，下肢远端更为明显，传导速度相对正常，符合长度依赖性轴索性周围神经病的特点。当存在嵌压性周围神经病时，跨嵌压部位的感觉神经传导速度可有减慢。在以自主神经表现为主者，感觉传导可以正常。感觉神经传导测定有助于发现亚临床病变。

（2）运动神经传导测定：远端运动潜伏期和神经传导速度早期通常正常，一般无运动神经部分传导阻滞或异常波形离散，后期可出现复合肌肉动作电位波幅降低，传导速度轻度减慢。在单神经病或腰骶丛病变时，受累神经的复合肌肉动作电位波幅可以明显降低，传导速度也可有轻微减慢。在合并嵌压性周围神经病者，跨嵌压部位传导速度可明显减慢。

2. 针极肌电图检查

①针极肌电图检查可见异常自发电位，运动单位电位时限增宽、波幅增高，大力收缩时运动单位募集减少。②针极肌电图能够证实运动神经轴索损害，发现亚临床病变，并协助不同神经病变分布类型的定位。③在以自主神经或感觉神经受累为主的周围神经病变，针电极检测的阳性率较低。

F 波和 H 反射：可有潜伏期延长，以下肢神经为著。

（三）皮肤交感反应测定

有助于发现交感神经通路的异常。表现为潜伏期延长，波幅降低或引不出波形。

（四）定量感觉测定

可以定量评估深感觉和痛温觉的异常，常用于 DPN 的临床研究；对于痛觉纤维的评估，有助于小纤维神经病变的判断，对糖尿病自主神经病的诊断有辅助作用。

（五）心率变异度测定

可反映副交感神经的功能，是诊断小纤维受累为主周围神经病变的主要方法之一。痛觉诱发电位也可以评估痛觉通路的异常，目前主要用于临床研究。

（六）影像学检查

对于神经根或丛病变者，可选择影像学检查排除脊柱与椎管内病变和盆腔内占位性病变。

（七）神经或皮肤活体组织检查

皮肤活体组织检查有助于小纤维神经病的诊断，在糖尿病自主神经病的诊断中具有一定价值。神经活体组织检查主要用于鉴别其他疾病，并非诊断 DPN 的常规手段，仅在病因诊断困难的情况下根据病情选择。

（八）其他自主神经功能的测定

不同的自主神经功能有相应的检测方法，如测定卧位和立位或 Valsalva 试验引起的血压变化和心率变化，可以反映心脏自主神经功能；B超检测膀胱残余尿和尿动力学测定有助于排尿困难的鉴别诊断。

四、诊断与鉴别诊断

临床上，不论DM病程有多长，如果出现周围神经损害的症状，均应考虑糖尿病神经病变可能。典型病例诊断容易，有困难时可行神经功能测定。糖尿病神经病变的临床表现、实验室检查与特殊检查均缺乏特异性，故必须排除非糖尿病神经病变可能。所有T2DM患者在确诊时就应接受DPN筛查，T1DM患者则在确诊5年后每年至少接受一次筛查。对有周围神经病变症状的糖尿病前期患者须进行筛查。具体评估应该包括仔细的病史采集和测定温度觉或针刺觉（小纤维功能）和128 Hz的音叉振动觉（大纤维功能）。对所有糖尿病患者均应该有年度的10g尼龙单丝的检查以确定是否存在足溃疡甚至截肢风险。对临床表现不典型（以运动而不是感觉的、发病急、非对称性的神经病变表现）、诊断不明确、怀疑有其他病因，应给予患者做电生理检查或转诊给神经病学专科医师。

（一）中医诊断和辨证要点

中医诊断可参照2007年由中华中医药学会颁布的《糖尿病中医防治指南·糖尿病周围神经病变》诊断标准进行。

病史：有消渴病史。

主要症状：四肢远端感觉、运动障碍，以"麻、凉、痛、痿"四大证为主要表现，症见四末发凉、肢体麻木、挛急疼痛、肢体无力或肌肉萎缩等。

（二）西医诊断要点

临床上，糖尿病周围神经病变的定义是，糖尿病患者有周围神经功能受损的症状和/或体征，且能排除其他原因所致。DPN的诊断具体参考2013年中国2型糖尿病防治指南中的关于远端对称性多发性神经病变的诊断标准：①明确的糖尿病病史；②诊断糖尿病时或之后出现的神经病变；③临床症状和体征与DPN的表现相符；④有临床症状（疼痛、麻木、感觉异常等）者，5项检查（踝反射、针刺痛觉、震动觉、压力觉、温度觉）中任1项异常；无临床症状者，5项检查中任2项异常，临床诊断为DPN。DPN的诊断是排他性诊断，非糖尿病所致的神经病变也可以存在于糖尿病患者，这些病变可以有特殊的治疗方法。

（三）鉴别诊断

在DPN诊断过程中，需要与多种其他病因导致的神经病进行鉴别，特别是当临床存在明显的肢体无力或神经电生理显示传导速度明显减慢时，诊断DPN应该慎重。临床常需要与其鉴别的疾病包括：如颈腰椎病变（神经根压迫、椎管狭窄、颈腰椎退行性变）、脑梗死、格林–巴利综合征，排除严重动静脉血管性病变（静脉栓塞、淋巴管炎）等、甲状腺功能减退、恶性肿瘤、结缔组织病、感染性疾病以及遗传病等。DPN为排除性诊断，如临床表现典型时，通常不需要进行各种复杂的检查。如病情不典型，需要进行鉴别诊断的患者，可做神经肌电图检查。

五、中医治疗

（一）治疗原则

糖尿病周围神经病是糖尿病的慢性并发症，是糖尿病长期血糖控制不佳的结果，既有糖尿病的病理基础，也有其自身特点。故辨证须总体考虑辨证分析。气血阴阳亏虚是本病产生的病理基础，而瘀血是重要病理产物，对本病发生发展有重要影响，也是病机的关键所在。参照中华中医药学会糖尿病分会 2016 年颁布的《糖尿病周围神经病变中医临床诊疗指南》强调中医治疗 DPN，应注重辨证，首先应辨虚实主次：本病属本虚标实之证，本虚以气虚、阴虚为主，渐至阴阳两虚，标实则责之瘀血、痰浊等，总以脉络不通为主。治疗当辨证施治。同时，瘀血既是病理产物，又是致病因素，遣方择药前提下，酌情选加化瘀通络之品，取其以通为补、以通为助之义。本病在治疗手段的选择上，除口服、注射等常规的方法外，还可灵活选用熏洗、针、灸等外治法，内外同治，以提高疗效。

（二）辨证论治

1. 气虚血瘀证

临床表现：手足麻木，如有蚁行，肢末时痛，多呈刺痛，下肢为主，入夜痛甚，伴少气懒言，神疲倦怠，腰腿酸软，或面色白，自汗畏风，易于感冒，舌质淡紫，或有紫斑，苔薄白，脉沉涩。

治法：补气活血，化瘀通痹。

方药：补阳还五汤（《医林改错》）加减。

参考处方：生黄芪 15~30g，当归尾 5~15g，川芎 10~15g，赤芍 15~30g，桃仁 10~15g，红花 5~10g，地龙 10~25g。每日 1 剂，水煎服。

临床应用：该方以本方重用生黄芪，补益元气，意在气旺则血行，瘀去络通，为君药。当归尾活血通络而不伤血，用为臣药。赤芍、川芎、桃仁、红花协同当归尾以活血祛瘀；地龙通经活络，力专善走，周行全身，以行药力，亦为佐药。适用于 DPN 之气虚血瘀证。病变以上肢为主加桑枝、桂枝尖，以下肢为主加川牛膝、木瓜。若四末冷痛，得温痛减，遇寒痛增，下肢为著，入夜更甚，可选用当归四逆汤（《伤寒论》）合黄芪桂枝五物汤（《金匮要略》）化裁。

中成药：木丹颗粒、通心络胶囊、糖脉康颗粒、川芎嗪注射液、血栓通注射液。

专家经验方推介：黄芪桂枝五物汤加减（林兰教授经验方），组成：生黄芪 20g，桂枝 6g，赤芍 15g，白芍 15g，当归 10g，丹参 15g，大枣 6 枚，生姜 3 片，甘草 6g。其辨证要点为：肢体麻木不仁、肢凉刺痛，下肢为甚，入夜痛剧，得温痛减，遇寒加重，面色苍白，神疲倦怠，舌淡苔白，脉细无力。

2. 阴虚血瘀证

临床表现：腿足挛急，酸胀疼痛，肢体麻木，或小腿抽搐，夜间为甚，五心烦热，失眠多梦，腰膝酸软，头晕耳鸣，口干少饮，多有便秘，舌质嫩红或暗红，苔花剥少津，脉细数或细涩。

治法：滋阴活血，柔肝（筋）缓急。

方药：芍药甘草汤（《伤寒论》）合四物汤（《太平惠民和剂局方》）加减。

参考处方：白芍 15~30g，甘草 5~10g，地黄 15~30g，当归 5~10g，川芎 10~20g，木瓜 15~40g，牛膝 15~30g，炒枳壳 10~15g。

临床应用：方中以芍药酸寒，养血敛阴，柔肝止痛，合熟地补血养阴；甘草甘温，健脾益气，酸甘化阴，缓急止痛，配以辛温的当归、川芎（血中气药）相配，动静结合，补血而不滞血，活血而不伤血，有柔筋止痛之效。如腿足挛急、时发抽搐，加全蝎、蜈蚣；五心烦热加地骨皮、胡黄连、知母；大便秘结加玄参、麦冬、生地黄；口苦咽干，目眩加柴胡、黄芩等。

中成药：津力达颗粒，生脉注射液等。

专家经验方推介：六味地黄汤和生脉散加减（张发荣教授经验方），组成：生地、麦冬、五味子各 15g，黄芪 60g，熟地 15g，山药 30g，山茱萸、丹皮、茯苓、泽泻各 15g，三七粉 3g，细辛 5g。其辨证要点为：手足麻木灼痛，渐至整个肢体，盗汗自汗，五心烦热，倦怠乏力，少气懒言，腰膝酸软，口干思饮，大便偏干不畅，舌红少苔或无苔，脉细。

（3）痰瘀阻络证

临床表现：麻木不止，常有定处，足如踩棉，肢体困倦，头重如裹，昏蒙不清，体多肥胖，口黏乏味，胸闷纳呆，腹胀不适，大便黏滞，舌质紫暗，舌体胖大有齿痕，苔白厚腻，脉沉滑或沉涩。

治法：祛痰化瘀，宣痹通络。

方药：双合汤（《杂病源流犀烛》）合指迷茯苓丸（《证治准绳》）加减。

参考处方：当归5~10g，川芎10~15g，白芍10~20g，生地15~30g，陈皮5~15g，半夏（姜汁炒）10~15g，白茯苓10~15g，桃仁10~15g，红花5~15g，白芥子10~15g，甘草5~10g，桂枝10~15g，苍术10~15g，薏苡仁15~30g。

临床应用：方中以芍药酸寒，养血敛阴，柔肝止痛，合熟地补血养阴；甘草甘温，健脾益气，酸甘化阴，缓急止痛，配以辛温的当归、川芎（血中气药）相配，动静结合，补血而不滞血，活血而不伤血，有柔筋止痛之效。如腿足挛急、时发抽搐，加全蝎、蜈蚣；五心烦热加地骨皮、胡黄连、知母；大便秘结加玄参、麦冬、生地黄；口苦咽干，目眩加柴胡、黄芩等。

中成药：血塞通软胶囊、血府逐瘀胶囊、丹参注射液、丹红注射液。

专家经验方推介：吕仁和教授常以活络止消方为基本方加减：狗脊、续断、川芎、鬼箭羽各10g，丹参、牛膝、木瓜各15g，土鳖虫5g，水蛭3g，蜈蚣2条，生甘草3g。若瘀血阻滞加大基本方药量，还可选加桃仁、红花、地龙、僵蚕；痰湿阻滞选加陈皮、半夏、茯苓、白芥子、菖蒲。

南征教授常以消渴周痹安汤方为基本方加减：黄芪50g，龟甲10g，蝉蜕10g，僵蚕10g，姜黄10g，大黄10g，牡蛎50g，地龙10g，全蝎10g，蜂房10g，白芍20g，

当归10g，土鳖虫5g。口干加玄参、石斛、天花粉、五味子、葛根；消食善饥加麦冬、石膏；多尿加益智仁、诃子。

（4）肝肾亏虚证

临床表现：肢体痿软无力，肌肉萎缩，甚者痿废不用，腰膝酸软，骨松齿摇，头晕耳鸣，舌质淡，少苔或无苔，脉沉细无力。

治法：滋补肝肾，填髓充肉。

方药：壮骨丸（《丹溪心法》）加减。

参考处方：龟甲10~15g，黄柏10~15g，知母10~15g，熟地黄10~15g，白芍10~15g，锁阳10~15g，牛膝10~15g，当归10~15g，牛骨髓10~15g。

临床应用：肾精不足，腰膝酸软，肾精不足明显加龟甲、菟丝子；阴虚明显，五心烦热，加白芍、枸杞、女贞子、银柴胡等。

中成药：六味地黄丸、虎潜丸。

专家经验方推介：虎潜丸合芍药甘草汤加减（林兰教授经验方），组成：熟地12g，龟甲15g，黄柏、知母、牛膝、当归各10g，白芍15g，甘草6g。临床要点：手足麻木，四肢挛急疼痛，伴头晕目眩，腰酸耳鸣，五心烦热，舌红少苔，脉弦细或细数。

（5）阳虚寒凝证

临床表现：手足冷痛，或呈刺痛，以下肢末梢为主，入夜痛甚，局部肤温低，肌肉萎缩，伴神疲倦怠，腰腿酸软，怕冷，舌质淡暗，或有紫斑，苔薄白，脉沉细无力。

治法：温经散寒，通络止痛。

方药：当归四逆汤（《伤寒论》）加减。

参考处方：当归10g，桂枝9g，赤芍10g，细辛3g，通草5g，大枣10枚，炙甘草5g。

临床应用：以下肢，尤以足疼痛为甚者，可酌加制川乌（1.5~3g），续断、牛

膝、狗脊、木瓜；内有久寒，见水饮呕逆者，加吴茱萸、生姜、半夏等。

中成药：六味地黄丸、虎潜丸。

专家经验方推介：地黄饮子、虎潜丸、金匮肾气丸等方化裁（赵进喜教授经验方），组成：生黄芪30g，生熟地各12g，山茱萸12g，鹿角片12g，淫羊藿10g，丹参15g，鬼箭羽15g，桃仁12g，红花9g，赤白芍各25g，狗脊15g，川怀牛膝各15g，木瓜15g，桂枝6g，黄连6g，薏苡仁25g，生甘草9g。临床要点：四肢麻木疼痛，遇冷加重，四肢凉，肤冷，并可见肌肉瘦削，面色少华，多汗或少汗，神疲倦怠，少气懒言，心慌气短头晕，舌质淡苔薄白，脉细沉弱。

（6）湿热阻络证

临床表现：下肢麻痹疼痛，多呈灼热感，针刺感，甚则肢体痿软无力，伴有腹胀，口干口苦，大便不爽或秘结，小便黄，舌质红，苔白黄腻，脉滑数。

治法：清热利湿，活血通络。

方药：当归拈痛汤（《医学启源》）加减。

参考处方：羌活、甘草、茵陈、防风、苍术、当归身、知母、猪苓、泽泻、升麻、白术、黄芩、葛根、人参、苦参。

临床应用：适于糖尿病久病脾气虚弱，湿热内蕴，复感风邪，或风湿化热而致风湿热三邪合而为患者，但以湿邪偏重为其特点。风湿热邪留滞经脉，气血运行不畅，故遍身肢节烦痛；且湿邪偏盛，其性重浊，故肩背沉重；湿热下注，则脚气肿痛、足膝生疮；舌苔白腻微黄，脉弦数乃湿热内蕴之征。治疗宜以祛湿为主，辅以清热疏风止痛。方中重用羌活、茵陈为君。羌活辛散祛风，苦燥胜湿，且善通痹止痛；臣以猪苓、泽泻利水渗湿；黄芩、苦参清热燥湿；防风、升麻、葛根解表疏风。分别从除湿、疏风、清热等方面助君药之力。

佐以白术、苍术燥湿健脾，以运化水湿邪气；本证湿邪偏胜，所用诸除湿药性多苦燥，易伤及气血阴津，以人参、当归益气养血；知母清热养阴，能防诸苦燥药物伤阴，使祛邪不伤正。使以炙甘草调和诸药。若以肢体灼热为甚者，可酌加黄连、苦参、桃仁；肢体重着者，加薏苡仁、萆薢、泽泻等。

中成药：四妙丸。

专家经验方推介：四妙勇安汤合茵栀莲汤加减（范冠杰教授经验方），组成：金银花、玄参、当归、牛膝、黄柏、茵陈、栀子、半边莲、连翘、紫花地丁、桔梗。其辨证要点为：患肢局部灼热、皮色潮红或紫红，触之皮温高，严重者可累及全足或全小腿，舌质红绛，苔黄腻，脉滑数。

（三）其他特色疗法

糖尿病周围神经病变以麻木疼痛、下肢拘挛为临床表现，主要是由于气血瘀滞，营卫行涩，经络不通，气血不能通达于四肢末梢，肌肉筋脉失于濡养所致，故除中医内服药物外，中医外治法可直接作用于病变部位，在治疗DPN上有着独有的经验和优势，现参考2017年《中医杂志》发表的《糖尿病周围神经病变中医临床诊疗指南（2016年版）》，对糖尿病周围神经病变中成药治疗以及针灸治疗等外治法，总结如下。

1. 中成药

治疗DPN专科中成药逐渐上市，木丹颗粒为我国自主研发生产的首个治疗DPN的中药制剂。其主要成分是三七、黄芪、丹参、赤芍、红花、苏木、川芎、鸡血藤、延胡索等，有活血化瘀之功。适用于气虚血瘀型DPN。芪丹通络颗粒为国家"九五""十五""863"计划中药现代化重大攻关新药，主要成分：黄芪、丹参、当归、附子（制）、桂枝、赤芍、川芎、川牛膝、细辛、土茯苓、知母、麻黄。具有活血温阳，通络止痛之功用。用于治疗糖尿病周围神经病变属气虚血瘀、寒凝脉阻证。其他如血塞通软胶囊、葛酮通络胶囊、血府逐瘀胶囊、丹参注射液以及丹红注射液均为活血化瘀中成药，主治非为 DPN 专设，但也见临床报道。

2. 针灸疗法

针灸治疗具有疗效确切、操作方便经济、安全而无副作用等诸多优点，且疗法多样，多是以脏腑经络理论为指导，辨证论治。针灸治疗本病主要是通过调整阴阳平衡，调和脏腑，疏通经络，扶正祛邪等作用对机体进行整体调节。针对致病因素的众多环节，在多层次上发挥作用。

（1）体针：气虚血瘀证取穴内关、气海、合谷、血海、足三里、三阴交、胰俞、肺俞等。阴虚血瘀证取穴肝俞、肾俞、胰俞、足三里、三阴交、太溪、曲池、合谷等。痰瘀阻络证取穴合谷、曲池、脾俞、胰俞、血海、足三里、三焦俞、三阴交、丰隆、解溪、太冲、梁丘。肝肾亏虚证取穴肝俞、脾俞、肾俞、胰俞、足三里、三阴交、承山、伏兔等。阳虚寒凝证取穴外关、曲池、肾俞、命门、腰阳关、关元、环跳、阳陵泉、阴陵泉、绝骨、照海、足临泣、胰俞、手三里等。湿热阻络证取穴大椎、阴陵泉、曲池、内庭、合谷、三阴交、太溪、养老等。

（2）艾灸：取穴太溪、三阴交、足三里、合谷、曲池、涌泉、承山、委中、太冲、行间等。适用于气虚血瘀证、痰瘀阻络证。

（3）梅花针：取穴以脊柱两侧为主，病变在上肢加刺臂内、外侧，手掌、手背及指端点刺放血。病变在下肢加刺小腿内外侧、足背，以及足趾端点刺放血。手法：中度或重度刺激。

3. 中药熏洗法

（1）四藤一仙汤外洗方加减：方用海风藤、鸡血藤、忍冬藤、钩藤各 30g，当归、威灵仙、玄参各 15g，黄芪、丹参各 20g。上药水煎 30 分钟后，取汁 400ml，待水温 40℃左右，泡洗患肢，每次 30 分钟，药液随时加温。用于气虚血瘀证、阴虚血瘀证、肝肾亏虚证、痰瘀阻络证。

（2）糖痛外洗方：透骨草、桂枝、川椒、艾叶、木瓜、苏木、红花、赤芍、白芷、川芎、川乌、草乌、生麻黄。搪瓷盆中，加水 5000ml 浸泡 100~200 分钟，文火煮沸后，再煮 30 分钟，离火后先熏手足，待药液温度降至 38~42℃时，再将手足入药液中浸泡 30 分钟。用于阳虚寒凝证、痰瘀阻络证。

4. 物理疗法

物理疗法利用光波电磁波及温热源原理治疗局部病变，可作为糖尿病周围神经病变治疗的一种尝试，目前也有临床应用报道。①特定电磁波谱治疗仪，糖尿病周围神经病变各证型均可选用。②安诺治疗仪，糖尿病周围神经病变各证型均可选用。

六、中西医协同治疗

糖尿病周围神经病变的发病机制复杂，病因不明，与多因素有关，近期研究较多的是氧化应激机制。研究显示，DSPN 至少发生于 20% 的病程 20 年以上的 T1DM。10%~15% 新确诊的 T2DM 患者可以有 DSPN，10 年以上病程的则可达 50%。故其治疗原则应为综合治疗，本书参考了美国糖尿病学会（ADA）2017 年发表在 Diabetes Care 上的《ADA 糖尿病神经病变立场声明》，中华医学会神经病学分会肌电图与临床神经电生理学组与中华医学会神经病学分会神经肌肉病学组 2013 年制定的《糖尿病周围神经病诊断和治疗共识》以及《中国 2 型糖尿病防治指南（2013 年版）》，综合如下。

（一）控制血糖

积极控制血糖是治疗 DPN 最根本和重要手段，对于 T1DM 患者，血糖控制可有效降低 DPN 的发病率，相对风险下降达 78%，而 T2DM 仅 5%~9%。因而对于 DPN，应保持血糖稳定，控制血糖。建议将糖化血红蛋白控制在 7% 以内，但具体控制程度应个体化。

（二）避免危险因素

鉴于 T2DM 患者可能具有其他多种危险因素可引发及加重 DPN，因此除血糖控制外，还应尽早控制其他多种危险因素，如血压、血脂、戒烟等，更为重要。

（三）改善微循环

周围神经微循环障碍是导致 DPN 发生的一个重要因素，通过改善血液高凝状态和微血管功能状态，提高神经细胞的血氧供应，可有效改善 DPN 的临床症状。临床上常用的钙离子拮抗剂和血管紧张素转化酶抑制剂可以通过增加神经内毛细血管的密度及血流量扩张血管，改善神经供血供氧不足的情况。前列地尔等前列腺素 E 类似物能够抑制血小板聚集，类似于抗血小板药物作用机制，有效改善神经血管的末梢微循环，从而减轻神经病变带来的损害。非肽类内皮素受体拮抗剂可抑制体外非酶促糖基化，拮抗内皮素受体扩张血管，从而改善微循环灌注。常用药如前列腺素 E_1、贝前列素钠、西洛他唑、己酮可可碱、胰激肽原酶、钙拮抗剂和活血化瘀类中药等。

（四）营养神经

B 族维生素参与细胞内核酸、脂质及相关蛋白质的代谢，对维持神经细胞的正常功能有着重要作用。研究表明，糖尿病周围神经病变患者常存在维生素 B_1 和 B_{12} 的代谢障碍。补充外源性维生素 B_{12} 如甲钴胺（维生素 B_{12} 钴酰胺制剂）可修复损伤的神经轴突细胞，改善糖尿病患者肢体麻木、自主感觉异常等症状。醛糖还原酶抑制剂（ARI）如依帕司他可通过有效的抑制醛糖还原酶活性减少神经细胞内及细胞周围山梨醇的含量，营养神经，提高感觉和运动神经传导速度，有效的治疗糖尿病周围神经病变。神经细胞的分化、发育及维持正常功能同样离不开神经生长因子的作用。补充外源性神经生长因子可加速轴突的生长，有促进各种神经元的修复和生长，以及神经传导速度的恢复，并能很好的改善神经功能。

（五）减少氧化应激

氧化应激是机体在高糖、缺血缺氧等损伤因素的作用下，体内产生的高活性分子如活性氧过多或清除减少导致的组织损伤。通过抑制脂质过氧化，增加神经营养血管的血流量，增加神经 Na^+-K^+-ATP 酶活性，保护血管内皮功能。常用药如硫辛酸等。

（六）改善代谢

通过抑制醛糖还原酶、糖基化产物、蛋白激酶 C、氨基己糖通路、血管紧张素转化酶而发挥作用，如醛糖还原酶抑制剂依帕司他等。

（七）缓解疼痛

糖尿病周围神经病变患者常出现神经病变性疼痛，严重影响生活质量。抗癫痫药物如普瑞巴林可通过减少钙离子内流抑制神经递质释放，降低神经敏感性，从而缓解神经性疼痛，并能改善患者焦虑症状。倘若疼痛较为剧烈，可选择抑制去甲肾上腺素再摄取的抗抑郁药如阿米替林。在上述止痛药治疗后神经疼痛仍难以忍受的患者可选择阿片类止痛药，主要有羟考酮、硫酸吗啡及曲马朵，但鉴于具有高度成瘾风险以及其他并发症，并不推荐作为一线或二线治疗与DPN有关的疼痛。

七、疗效判定标准

（一）评价标准

1.疗效性指标

评价多伦多临床评分、震动感觉阈值及神经传导速度疗效评价，治疗前后各测一次。按多伦多临床评分、测定震动感觉阈值数值及神经传导速度疗效评价进行治疗前后对照观察评价。

2.多伦多临床评分评定标准

参照多伦多临床评分系统。其中，按照Perkins等的分级标准，0~5分者不存在糖尿病周围神经病变，6~8分者为轻度糖尿病周围神经病变，9~11分者为中度糖尿病周围神经病变，12~19分者为重度糖尿病周围神经病变。多伦多临床评分越高，表明神经功能受损越严重。

3.震动感觉阈值变化评定标准

根据数字震动感觉阈值检查仪通用的诊断标准，即：震动感觉阈值VPT＜15V提示无明显DPN；VPT15~25V提示存在DPN，并有发生神经性溃疡的中度风险；VPT＞25V提示存在严重的DPN，并有发生神经性溃疡的高度风险。

以上多伦多临床评分、震动感觉阈值疗效评价，治疗前后各测一次的结果，参照尼莫地平法即：N＝［（治疗前症状积分 － 治疗后症状积分）÷ 治疗前症状积分］× 100%，及原国家卫生部发布的《中药新药临床研究指导原则》，具体如下。

临床痊愈：多伦多临床评分、震动感觉阈值的得分下降≥90%；

显效：多伦多临床评分、震动感觉阈值的得分下降≥70%；

有效：多伦多临床评分、震动感觉阈值的得分下降≥30%；

无效：多伦多临床评分、震动感觉阈值的得分下降＜30%。

4.神经传导速度疗效评定标准

采用丹麦DANTEC公司DEYPOINT型肌电图机测定腓总神经、胫神经、腓肠神经、正中神经、尺神经感觉神经传导速度。显效：肌电图神经传导速度增加5m/s，或恢复正常；有效：肌电图神经传导速度增加＜5m/s，无效：肌电图神经传导速度无变化。

八、经验传承

（一）林兰教授

林兰教授创建了"糖尿病三型辨证"理论，并将其运用到对DPN的辨证论治中。林兰教授认为气阴两虚是DPN的发病基础，阴阳两虚是其病情加重的重要原因，瘀血、痰、湿是其主要致病因素，病变涉及五脏系统，症状表现复杂。根据糖尿病临床实践，进一步提出以"益气养阴法""活血化瘀法"作为糖尿病及其并发症的治疗大法，并研制出一系列中药新药。临证上，将DPN分为四型，即阴阳两虚脉络瘀阻型、肝肾阴虚血不荣经型、脾胃两虚痰瘀互阻型、阴阳两虚寒湿痹阻型，分别处以基础方如自拟糖痛方（太子参、黄芪、川芎、红花、桃仁各、丹参、土鳖虫、牛膝各、生地）、虎潜丸合芍药甘草汤（龟甲、鳖甲、生地、熟地、枸杞、决明子、五味子、知母、牛膝、当归各、白芍、甘草、红花、桃仁、生龙牡）、指迷茯苓丸合桃红四物汤（茯苓、半夏、枳实、延胡索、陈皮、党参、白术、大腹皮、当归、川芎、桃仁、红花）、黄芪桂枝五物汤合独活寄生汤（生黄芪、桂枝、赤芍、白芍、当归、丹参、独活、桑寄生、杜仲、细辛、苍术、秦艽、防风、肉桂）。

（二）吕仁和教授

吕仁和教授治疗糖尿病周围神经病变主张分阶段、分层次，以虚辨证型、以实定证候，以中医药为主的方法综合防治糖尿病周围神经病变，将DPN分为早、中、晚三个时期，认为既可以明确病情的轻重程度，又有利于辨证治疗，并认为治疗越早越好。根据不同时期的病机特点，将糖尿病周围神经病变根据本虚分为四大证型，包括气阴两虚证、脾肾阳虚证、肝肾阴虚证、精亏髓乏证。另外，标实又具体包括肺胃燥热、肝郁气滞、脾胃湿热、胃肠积滞、瘀血阻滞、痰湿阻滞、湿热下注、肝胆湿热8个证候。吕老认为，正虚的症状相对比较稳定，邪实的症状容易改变。某一时期的具体患者，总要表现为某种证型，同时又常常兼有一种或几种不同的证候。具体辨证论治方面，特别重视活血通络，本病在早中晚三期均表现出不同程度血脉不畅、瘀血阻络之象，具体治疗方药创制了活络止消方：狗脊、续断、川芎、鬼箭羽各10g，丹参、牛膝、木瓜各15g，土鳖虫5g，水蛭3g，蜈蚣2条，生甘草3g。在此方基础上加味。气阴两虚选加太子参、麦冬、五味子、黄精；肝肾阴虚选加熟地、山药、桑寄生、黄精；脾肾阳虚选加生黄芪、党参、肉桂、制附子；精亏髓乏选加鹿角胶、龟甲胶、枸杞、紫河车、熟地；肺胃燥热选加麦冬、天冬、石膏、知母、沙参、石斛、酒大黄；肝郁气滞选加柴胡、枳壳、白芍、木香、陈皮、香附、乌药；脾胃湿热选加苍术、黄柏、薏苡仁、藿香；胃肠积滞选加大黄、芒硝、郁李仁、桃仁；瘀血阻滞加大基本方药量，还可选加桃仁、红花、地龙、僵蚕；痰湿阻滞选加陈皮、半夏、茯苓、白芥子、菖蒲；湿热下注选加苍术、黄柏、防己、萆薢；肝胆湿热选

加龙胆、黄芩、栀子、柴胡、车前子。

（三）张发荣教授

张发荣教授指出，糖尿病周围神经病变的病机特征为本虚标实。本虚在于气阴不足，阴津耗损，兼内有虚热；标实在于痰浊闭阻，瘀血阻滞，痰瘀交阻，络脉不通。其中标实（痰瘀阻络）是糖尿病周围神经病变发病的直接病因。张发荣教授认为DPN临床主要表现为麻木、疼痛，因此可归属于中医"痹证"范畴，并根据其临床表现和病情特点，合理分为三期辨证。初期，阴虚燥热、痰瘀阻滞，病机特点以肺燥胃热为主，阴伤燥热特点突出；中期，多为初期进一步发展而来，因阴虚燥热耗气伤津，故患者气阴两伤症状明显；晚期，多为病情反复迁延所致，患者多有阴阳两虚症状，全身状况较差，神经损害较重，除疼痛、麻木外，多数尚伴患肢无力，治疗效果不如初、中期。张发荣教授根据多年经验，研制成了治疗糖尿病及DPN的系列中成药。同时针对不同病期之病情特点，分别于初期配合服用糖复康3号胶囊（血竭、黄连、赤芍、枸杞等）；中期配合服用糖复康浓缩丸（太子参、三七、枣皮、桃仁、大黄等）；后期配合服用糖肾康胶囊（黄芪、麦冬、枸杞、菟丝子等）。辨证方面，张发荣教授认为NPN以阴虚为本，痰瘀交阻为标，证候分为四型，即气阴两虚型、脾虚湿滞型、肝肾阴虚型和痰瘀交阻型，基础用方有六味地黄汤合生脉散（生地、麦冬、五味子、黄芪、熟地、山药、山茱萸、丹皮、茯苓、泽泻、三七粉、细辛）、葛根芩连汤合平胃散（葛根、黄芩、黄连、生甘草、陈皮、厚朴、炒麦芽、鸡内金、丹参、薏苡仁、草果）、滋水清肝饮（当归、白芍、柴胡、茯苓、白术、生甘草、生姜、薄荷、山药、山茱萸、丹皮、茯苓、泽泻、炒麦芽、郁金）、二陈汤合补

阳还五汤（法半夏、陈皮、茯苓、生甘草、黄芪、地龙、水蛭、丹参、鸡血藤、延胡索、白芷、白芥子、生乳没）等。

（四）仝小林院士

仝小林院士认为在DPN中，脏腑热、经络寒常常同时存在。病因病机方面，糖尿病周围神经病变属于糖尿病"郁、热、虚、损"四大阶段中的虚、损阶段。通补兼施、寒热并用，是辨治糖尿病周围神经病变脏腑热、经络寒的治疗大法。辨证论治上，针对经络寒，黄芪桂枝五物汤为治疗经络寒的最理想方剂。对于脏腑热，用寒热同调、辛开苦降法，据证而用。如胃肠湿热明显者，用葛根芩连汤加减；如属痰热明显者，用小陷胸汤加减；如胃肠热明显，则选用大黄黄连泻心汤加减；如肝胆郁热明显，合用大柴胡汤加减；肺胃热明显，常用白虎汤加减等。脏腑热需据证而选用清热之方药。总以黄连、黄芩配干姜或生姜为多，全方用药特点为温热药和寒凉药同时应用，各药自走一经，分而治之。

（五）南征教授

南征教授治疗糖尿病肾病，提出"毒损肾络"病机与通络解毒治法。临床常用经验方——消渴肾安方，组成：榛花10g，大黄10g，土茯苓60g，黄芪50g，黄精50g，覆盆子10g，金荞麦10g，紫荆皮10g，木蝴蝶10g，血竭3g，丹参10g，槟榔10g，草果10g，厚朴10g。功用：扶正祛邪，攻补兼施，调散膏，达膜原。方中榛花解毒消肿止痛；大黄清热解毒，推陈出新；土茯苓除湿、解毒、通利关节。三药共为君，重在解毒排毒、除湿通络。现代药理研究发现大黄有显著降低血尿素氮的作用，促进尿素和肌酐排出体外，纠正其脂代谢紊乱和减少蛋白尿。黄芪益气升阳、扶正抗毒；黄精补气养阴、健脾生血、润肺益肾；覆盆子补肝肾、缩小便。上三味合用共同助君益气养阴、滋补肝肾、安和脏腑为臣药。临床发现黄芪对缓解尿蛋白有一定疗效，黄精能显著抑制血糖过高。金荞麦清热解毒、利湿；紫荆皮活血通经、消肿解毒；木蝴蝶润肺利喉；丹参活血化瘀通络；血竭散瘀；槟榔能消能磨，除伏邪，为疏利之药，又除岭南瘴气；厚朴破戾气所结；草果辛烈气雄，除伏邪盘踞，三味协力直达其巢穴，使邪气溃败，速离膜原，是以为达原也。诸药配伍共奏益气养阴、活血化瘀、解毒通络、益肾达邪之意，共解消渴肾病血瘀、痰饮、郁浊等互结之毒。全方攻补兼施、扶正祛邪、协调五脏气血阴阳，通肾络，扩排毒之路，解肾毒，扶抗毒之力，使毒浊去，肾气旺，诸络通，肾安毒解，膜原透达。临床加减：若口干者，加玄参、石斛、天花粉、五味子、葛根；若见消食善饥者，可加麦冬、石膏；若见多尿，可加益智仁、诃子；若手足心热者，加青蒿、黄柏；若腰酸者，加杜仲、寄生；若盗汗者，加牡蛎、麻黄根；若畏寒者，加肉桂、附子、干姜；若便溏者，加白术、茯苓；若阳痿者，可加巴戟天、肉苁蓉。

（六）赵进喜教授

赵进喜教授认为DPN的发病机理与消渴病日久，伤阴耗气，气阴两虚甚至阴阳俱虚，气虚血瘀，脉络痹阻，气血不能濡养四肢，阳气不能布达四末，以及久病损伤肝肾，肝肾亏虚，筋骨失养有关。络脉痹阻是糖尿病周围神经病变的典型病变，但临床所见该病也常表现为风寒湿邪气留滞，痰湿、湿热诸邪阻止经脉气血，加重糖尿病周围神经病变的症状，或气血不能布达于四肢，导致经脉拘挛者。糖尿病中后期，并发周围血管神经病变而见四肢麻木、发凉者，赵进喜教授以补阳还五汤、黄芪桂枝五物汤等为基础方，加用水蛭、地龙、土鳖虫、九香虫等虫蚁搜剔之品，以达到活血通络化瘀之效。具体论治上，气虚血瘀，经脉痹阻者，用补阳还五汤等方化裁；气阴两虚，经脉痹阻者，药用生脉散、莶至阴汤、顾步汤等方化裁；阴虚血少，经脉痹阻者，药用归芍地黄汤、杞菊地黄汤、补肝汤、芍药甘草汤等方化裁；阴阳俱虚，经脉痹阻者，药用地黄饮子、虎潜丸、金匮肾气丸等方化裁。

（七）刘文峰教授

刘文峰教授认为糖尿病日久不愈，久病必虚，久病必瘀，久病生痰，久病入络，而致"诸气血凝滞，久而成痹。"刘教授提出气血亏虚，营卫不和，痰瘀阻络，血行不畅，筋脉失养是 DPN 的基本病机。针对 DPN 以麻木为主症者，自拟荣络除麻汤，具体组方为，黄芪 60g，白术 20g，当归 10g，川芎 15g，白芍 20g，生地 10g，桃仁 10g，红花 10g，陈皮 15g，茯苓 15g，全蝎 10g，清半夏 15g，白芥子 15g。治以益气化痰、除痰通络，并酌加引经药，如下肢麻木加牛膝，上肢麻木加桑枝；麻木甚者，酌加鹿角胶、鸡血藤、青风藤、络石藤、海风藤，以增养血通络之功；麻木兼见局部肤色紫暗者，酌加蜈蚣、水蛭，以增化瘀通络之力；肢麻冷痛者，酌加桂枝、制附片、五灵脂、没药，以温阳通脉化瘀止痛；麻木兼灼热刺痛者，是痰瘀化热之象，黄芪、白术、半夏减量，白芍易赤芍，酌加银花、黄芩、地龙、玄参，以清热凉血、化瘀通络；麻木兼恶风者，酌加桂枝以和营卫；下肢麻木兼酸困沉重无力者，酌加牛膝、杜仲、薏苡仁，以益肾除湿；麻木兼下肢急痛者，加木瓜、山萸肉、牛膝、甘草，以酸甘化阴、养肝柔筋、缓急止痛。临床疗效显著。

九、典型案例

（一）林兰教授医案

例1 赵某，女，52 岁。初诊时间：2010 年 06 月 20 日。主诉：消瘦、乏力、自汗 2 年。2008 年体重开始下降，乏力，倦怠，自汗，甚则大汗淋漓，手指麻木，血糖（餐后）17.7mmol/L，当地医院诊断为糖尿病，予那格列奈、罗格列酮钠、甲钴胺片治疗，大便正常。舌质红，舌苔薄白，脉弦细。既往史：患卵巢囊肿 4 年。体格检查：心率 76 次 / 分，身高 160cm，体重 60kg。辅助检查：平均血球血红蛋白浓度测定 9.4%，快速血糖 9.2mmol/L，尿常规镜检白细胞 250/μL，尿蛋白定量 0.25g/L，尿红细胞 1665/μL。

中医诊断：消渴病，气阴两虚挟瘀。

西医诊断：2 型糖尿病，糖尿病周围神经病变。

治法：滋阴益气，补肾活血。

处方：太子参 12g，五味子 10g，麦冬 10g，柏子仁 15g，生地 15g，熟地 15g，山萸肉 10g，云茯苓 15g，泽泻 15g，丹皮 10g，枸杞 10g，知母 10g，黄柏 10g，苍术 10g，石韦 20g，冬葵子 15g。

二诊：2010 年 06 月 27 日，患者遵医嘱服上方 7 剂，乏力、自汗、右手麻木减轻，大便正常。舌质暗淡，舌苔白腻，脉弦细。辅助检查：快速血糖 7.4mmol/L，尿常规检查（－）。证属气阴两虚，挟湿挟瘀。治宜滋阴益气，活血通络。

处方：太子参 12g，五味子 10g，麦冬 10g，柏子仁 15g，炒枣仁 15g，玉竹 10g，黄柏 15g，丹参 20g，砂仁 6g，半夏 10g，枳实 10g，生黄芪 20g。

按：中医文献对糖尿病周围神经病变无确切的记载和专门的病名，但就该病的临床表现，可将其大致归属于"痹证""痿证""脉痹""血痹""不仁""麻木"等。林兰教授认为本病是消渴病日久损及肝肾，导致肝肾气阴亏损，久病入络，络脉痹阻，不通则肌肤失荣，而出现肢体麻木、疼痛、局部发凉等症状，最终导致四肢痿废不用。故糖尿病周围神经病变的病机特征为本虚标实。本虚在于气阴不足，阴津耗损，兼内有虚热；标实在于痰浊闭阻，瘀血阻滞，痰瘀交阻，络脉不通。其中标实（痰瘀阻络）是糖尿病周围神经病变发病的直接原因。本案以生脉散合知柏地黄丸补气滋阴，补肾活血获效。

例2　赵某某，男，38岁，2015年9月22日因"血糖升高2年伴下肢麻木、疼痛"初诊。患者2年前体检时发现血糖升高（具体不详），诊断为"2型糖尿病"，未经系统治疗，后出现体重明显下降，口干多饮，双手发麻，双下肢冷痛。现予"二甲双胍片1/2片，早晚餐前"降血糖，平素血糖控制尚可。刻下症：双手麻木、双下肢疼痛，下肢发冷，不能久立，口干多饮，偶有饥饿感，纳寐可，大便溏结不调，小便可，舌淡苔白腻，脉数。辅助检查：2015年6月24日肌电图：双侧胫、双侧腓总运动神经传导速度减低；双侧腓浅、双侧腓肠感觉神经传导速度减低。结果提示多发对称性周围神经病变。今测空腹血糖6.3mmol/L。尿常规未见异常。

西医诊断：2型糖尿病，糖尿病周围神经病变。

中医诊断：消渴病，消渴痹证（阴阳两虚，寒湿闭阻）。

治法：温补气血，散寒止痛。

处方：太子参12g，麦冬10g，五味子10g，酸枣仁15g，柏子仁12g，丹参20g，砂仁（后下）6g，檀香6g，苍术10g，厚朴10g，当归10g，白芍10g，川芎10g，制乳没各10g，土鳖虫10g，桂枝10g，姜黄12g，防风10g，生黄芪20g。30剂，日1剂，水煎，早晚餐后温服。

足浴方：当归10g，红花10g，川芎10g，制乳没各10g，桂枝10g，制草乌10g，土鳖虫10g，防风10g，细辛4g。14剂，温水外洗泡脚。嘱其三餐定时定量，饮食以素食为主，控制蛋白质饮食，禁食稀粥，餐后健步走半小时，避免剧烈运动。

二诊（2015年10月28日）：上方口服、外洗1个月，患者诉双手麻木明显好转，双下肢仍有疼痛感，四肢发冷，畏寒，纳寐可，二便调。舌淡苔白腻有齿痕，脉沉数。今测空腹血糖6.7mmol/L。

处方：湿邪已去大半，寒象仍存，原方去苍术、厚朴，加牛膝10g，益智仁12g，覆盆子12g，温补肾阳、引火向下。30剂，日1剂，水煎，早晚餐后温服。外洗方在原方基础上加附片10g，白芥子10g，以温化寒痰；赤白芍各10g活血柔筋。14剂，温水外洗泡脚。

三诊（2015年11月25日）：1个月后患者诉双手麻木较前减轻，双手拇指、双膝下仍有冷感，双脚疼痛感，晨起口干、无多饮，纳寐可，大便不成形，每日1~2次，舌质淡边有齿痕，苔白腻，脉滑。

处方：寒邪未散，冷痛较为明显，原方加肉桂4g，附片6g。日1剂，水煎，早晚餐后温服。外洗方药同前，温水外洗泡脚。后多次复诊，均以此方为基础辨证加减，症状逐渐平稳，病情稳定。随访：患者坚持内服外洗半年余，现手足麻木、疼痛、发冷症状明显减轻，已能正常站立工作，嘱其坚持隔日口服汤药、外洗泡脚1次以巩固疗效。

按：患者症见口干多饮、消瘦，诊断消渴病无误，后出现下肢麻木、疼痛，属于消渴痹证范畴。林兰教授临证分析、治疗如下：①案中该患者消渴病日久，耗伤气血，卫外不固，温煦无力，外寒湿邪乘虚而入，《证治汇补》云："有因虚而风寒湿三气乘之，周身掣痛，麻木并作者。"寒湿闭阻血脉成瘀，肢体麻木、疼痛，是为痹证。林教授认为，患者虽以手足疼痛、发冷等寒湿证为主要症状，但究其根源是气血亏虚所致，治疗时应该以温补气血为大法，佐以散寒除湿止痛。②足浴方以糖痛方活血化瘀为基础，添加乳香、没药增强活血通经之效，《素问·举痛论》云"寒邪入经而稽迟，泣而不行"，复加防风解表散寒、除湿止痛，草乌温经散寒除湿。研究显示，糖痛方外洗治疗糖尿病周围神经病变能够有效缓解肢体麻木疼痛，同时能够使部分的神经传导速度得以恢复；乳香、没药提取物能够有效抑制血小板凝集，改善血循环，且配伍合用后效果优于单个药物。③复诊时患者手足发麻程度减轻，说明补养气血之功业已奏效，然第一方温补之力略显不足，患者服用1个月后仍有明显下肢发冷，添加益智仁、覆盆子温补肾阳，牛膝补肝肾、引火下行，外洗方中添加附片、白芥子温经散寒，化下肢经络寒痰湿邪，寒痰化而血脉通，气血达于四末，手足麻木、冷痛症状自当缓解。三诊时患者仍诉下肢冷痛，大便不成形，当是久病阳虚，穷必及肾，肾阳亏虚不能温煦四末，命门火衰不能助脾腐熟水谷，以致大便不成形，治疗时加肉桂、附片补火助阳以散寒止痛、实大便。④纵观前后，患者从手足冷痛、难以久立，到麻木、冷痛缓解，能够正常站立工作，症状渐渐减轻，病情得以改善，证明以益气养阴为前提，温养气血、散寒除湿、活血止痛之法对阴阳两虚、寒湿闭阻型痹证有效，为治疗糖尿病周围神经病变提供新思路，可供参考借鉴。

例3 靳某某，女，57岁。2011年10月26日因"血糖升高12年"初诊。患者于1999年因口渴，多次查血糖升高（具体不详），确诊为"2型糖尿病"，未经系统治疗，后出现口干口渴加重，头晕，视物模糊，夜寐欠佳，手足麻木，曾查肌电图提示：多发对称性轻度周围神经病变。平时血糖控制在空腹6~8mmol/L，现注射胰岛素"诺和锐"早20U、晚14U，"来得时"晚上6~10U，口服"格列苯脲1mg午餐前，罗格列酮钠4mg睡前"。刻下症：下肢麻木，局部肤温高，失眠多梦，午后有烘热感，头晕，视物模糊，饮食可，二便调，舌暗红苔白，脉沉细。家族史：母亲患有糖尿病。辅助检查：今测早餐后半小时血糖14.2mmol/L，尿常规（−）。

西医诊断：2型糖尿病；糖尿病周围神经病变。

中医诊断：消渴病消渴痹证（肝肾阴虚挟瘀）。

治法：滋肝补肾，活血化瘀。

处方：太子参12g，麦冬10g，五味子10g，酸枣仁15g，柏子仁12g，生熟地各15g，山萸黄12g，茯苓15g，泽泻10g，丹皮10g，当归15g，白芍10g，川芎10g，牛膝10g，桂枝10g，姜黄15g，木香10g，黄连6g，杜仲10g，生黄芪20g。60剂，日1剂，水煎，早晚餐后温服，第3次煎煮药渣泡脚半小时至1小时。嘱其三餐定时定量，饮食以素食为主，控制蛋白质饮食，禁食稀粥，餐后健步走半小时，避免剧烈运动。

二诊（2012年1月11日）：上方口服、外用60剂后，自觉下肢发麻、发凉较前改善，视物不清，阵发头晕、头痛，偶感腹胀呃逆，余无明显不适。舌暗红苔薄白，脉滑。辅助检查：今日测餐后1.5小时血糖11.2mmol/L，尿常规（−）。患者手足发麻、发凉症状改善，说明药已中的，根据效不更方的治则，予原方加减续服，去生熟地、山萸黄、茯苓、泽泻、丹皮、木香、黄连、杜仲，加红花10g，旋覆花10g，代赭石20g，柿蒂10g，紫河车10g，丹参20g，砂仁（后下）6g，檀香6g。30剂，日1剂，水煎，早晚餐后温服，第3次煎煮药渣泡脚半小时至1小时。后多次复诊，均此方为基础辨证加减，症状逐渐平稳，病情稳定。

按：本患者以口干口渴、手足麻木为主。林兰教授认为，消渴病初发时多为阴虚热盛型，迁延日久，热邪耗伤元气，出现气阴两虚，痰瘀互结，脉络瘀阻，发为痹证。①林兰教授认为，该患者病程十载，久病必虚，加之年迈体衰，肾精衰竭，《素问·上古天真论》曰："肾者，主水，受五脏六腑之精而藏之。""女子……七七，任脉虚，太冲脉衰少，天癸竭。"《景岳全书》言："五脏之伤，穷必及肾。"以"三补"滋补肾阴为主，"三泻"清虚热、除湿浊为佐，肾阴得养，肝、肺、胃诸阴得复，热清湿除，阴阳平衡。②患者病程日久，瘀血阻碍气机，胃气不降，加砂仁、檀香、柿蒂、旋覆花、代赭石以降逆止呕、行气和胃。且丹参活血化瘀，通经止痛；砂仁、檀香行气化湿，三药能行气活血，可令气血不致停滞脉络，糖尿病患者常有胃轻瘫，丹参饮能活血行气和胃，于食欲不振、胃胀不舒者更佳。③林兰教授认为，物尽其用，药渣煎煮泡脚，药物直接作用于局部病变部位，能改善局部血液循环，且全身副作用小，使用方便，一定程度上可以增强疗效。

（二）吕仁和教授医案

例1 李某，女，65岁。2008年7月7日初诊。主诉：多饮、消瘦7年余，伴手脚发凉、疼痛10个月。患者2001年无明显诱因出现口渴多饮、下肢消瘦，经检查空腹血糖15.0mmol/L，餐后2h血糖20.0mmol/L，诊断为2型糖尿病。口服盐酸二甲双胍肠溶片0.25g/次，3次/天，服用1年后因过敏而停用。改为服消渴茶，服用2年后，因胃肠不适而停用。此后间断用药，具体药物不详，血糖控制不良。2007年9月开始出现手脚发凉、疼痛，此后开始注射胰岛素，当时用量为早16U，晚20U，餐前30分钟皮下注射。后因出现低血糖，自行调整胰岛素用量为早12U，晚10U，餐前30分钟皮下注射。目前空腹血糖6.0~7.0mmol/L，餐后2小时血糖9.0~10.0mmol/L。刻下症见：手脚发凉、疼痛，指甲黑，腰腿酸痛，双下肢浮肿，汗多，急躁易怒，视物模糊，大便尚可，每日2行，小便调。舌体胖，舌质淡暗，苔白，脉细。

西医诊断：2型糖尿病，糖尿病周围神经病变。

中医诊断：消渴病消瘅期，消渴病痹痿病。

中医辨证：肝肾亏虚、气滞血瘀。

治法：补肝肾、通督任、行气血、活脉络。

处方：枸杞15g，菊花10g，狗脊10g，川续断10g，川牛膝30g，炒杜仲10g，柴胡10g，丹参30g，威灵仙10g，秦艽15g，羌活30g，生甘草10g。14剂，水煎服，1剂/天。

二诊：2008年7月21日。患者诉双下肢浮肿，视物模糊、汗多均减轻。手脚发凉、疼痛，指趾甲黑，腰腿酸痛，睡眠浅，纳可，二便可。舌体胖，舌质淡暗，苔白，脉细，两寸偏弱。考虑患者存在气血不足，上方加生黄芪30g，当归10g以增强益气养血之力。28剂，水煎服，1剂/天。

三诊：2008年8月18日，患者诉手脚发凉疼痛、指甲黑、腰腿酸痛等诸症均减轻，但有时反酸，纳可，眠安，二便调。舌体胖，舌质暗红，苔薄黄，脉细数，两寸不足。7月21日方加川芎10g以助活血通脉，加煅瓦楞子30g以制酸。

处方：狗脊10g，川续断10g，川牛膝30g，炒杜仲10g，丹参30g，威灵仙10g，秦艽15g，羌活30g，菊花10g，枸杞15g，柴胡 10g，生甘草 10g，生黄芪 30g，当归 10g，煅瓦楞子 30g，川芎 15g。42 剂，水煎服，1 剂/天。

四诊：2008 年 10 月 6 日。患者诉腿痛减，脚转暖，指甲暗，排尿不畅。舌质暗红，苔薄黄，脉数。8 月 18 日方加乌梢蛇 5g 以化瘀通脉，加石韦 30g 以利尿。14 剂，水煎服，1 剂/天。

五诊：2008 年 11 月 3 日。患者诉咽炎、口干，偶有恶心、胃灼热，指甲转红，手脚疼痛明显好转，脚亦转暖，腰腿酸痛等均减轻。舌体胖，苔薄黄，脉滑数。治宜补益肝肾、活血通络、清热利咽。

处方：狗脊 10g，川续断 10g，川牛膝 30g，炒杜仲 10g，丹参 30g，威灵仙 10g，秦艽 15g，菊花 10g，枸杞 15g，柴胡 10g，生甘草 10g，葛根 30g，牛蒡子 10g，桃仁 10g，红花 10g。14 剂，水煎服，1 剂/天。

按： 吕仁和教授认为，糖尿病病程长，其可分为糖尿病前期、糖尿病期、糖尿病并发症期，与之相应的中医诊断为脾瘅期、消渴期、消瘅期。糖尿病周围神经病变是消瘅期最常见的慢性并发症之一，由于个体的差异，临床表现多样，或感觉障碍，或感觉敏感，给患者带来极大的痛苦，所以早期治疗尤为重要。通过吕仁和教授治疗此例糖尿病周围神经病变，我们体会到了"六对论治"在临床中的灵活应用。①补肝肾，强腰督，辨证治本。患者糖尿病多年，以手脚发凉、疼痛，指甲黑，腰腿酸痛，双下肢浮肿，汗多，急躁易怒，视物模糊为主要就诊症状，其舌体胖，舌质淡暗，苔白，脉细。消渴病早期以阴虚燥热为常见病机，但随着疾病的发展常逐渐转化为脾肾阳虚、肝肾阴虚、气血亏虚等，同时阴虚、气虚、阳虚等又导致瘀血、痰浊等病理产物产生，并能够进一步作为致病因素对机体产生影响，痰浊瘀血阻滞脉络而致脉络失养，出现疼痛、麻木等症状。本例患者之手脚凉、疼痛、腰腿疼痛，形成的原因可能为气虚、脾肾阳虚、温煦失职，痰浊瘀血阻络、肌肤失养，肾阳虚、督脉失养等多种因素。肝开窍于目，故肝之阴血亏虚，会出现视物模糊症状。因此在辨证论治中以补益肝肾之狗脊、川续断、川牛膝、炒杜仲、枸杞为扶正之主要药物，以达到补肝肾、强腰督的目的。此系针对患者病之本进行辨证论治。②明症状，除标证，辨病论治。现代研究认为糖尿病周围神经病变的发生与微循环障碍有密切关系，改善微循环治疗有一定的效果。还有研究认为，动脉硬化与炎症有一定的关系。因此，在本例患者的治疗中，加丹参、川芎以活血化瘀，加威灵仙、秦艽、羌活、乌梢蛇以通经络、止痹痛，共奏通络之效。丹参有活血养血祛瘀之功，现代药理研究认为丹参有改善微循环、促进组织的修复与再生作用。川芎为血中之气药，既能活血化瘀，又能行气开郁，现代药理研究认为川芎有扩张血管、改善微循环、抗血栓形成的作用。威灵仙、羌活、秦艽、乌梢蛇都具有祛风湿、通经络、止痛的功效，现代研究也证实这些药物有镇痛、抗炎作用。患者反酸，可能为糖尿病胃肠神经病变之肠蠕动减慢所致，加用煅瓦楞子以制酸，动物实验证明瓦楞子具有促进十二指肠、盲肠蠕动的作用。③畅情志，调气机，对症论治。肝主疏泄，调畅气机，推动血液与津液运行。而肝郁气滞，不仅会出现急躁易怒的症状，还会出现气滞血瘀等病理变化。因此在方药中加用柴胡以疏肝解郁。气为血帅，气行则血行，在疏肝气的同时，兼以行气活血化瘀。④审虚实，辨病因，对症辨证论治。患者睡眠浅，或因于肝郁，或因于气血亏虚。结合患者的舌脉，可以明确患者之睡眠浅系气血亏虚、阳不能入阴所致，因此在治疗上加当归补血汤以益气养血，气血充沛则可柔肝敛阳。

根据患者的症状进行辨证治疗，较之单纯应用重镇安神之品更能针对其病因治疗，从根本上解决问题。患者指甲黑，其原因可能为气虚血瘀、气滞血瘀、阳虚血瘀等导致气血不能布达于四末，筋脉失养，但结合舌体胖、舌质淡暗、脉细，可以明确患者之指甲黑为气血亏虚、气不运血而致血瘀所致，因此加当归补血汤益气养血，气血充沛，达于四末，则可通络，如此对症辨证论治，更能奏效。同时，生黄芪能够益卫固表，对患者怕冷等症状的改善也有一定的效果。⑤辨标本，审缓急，标本兼治。糖尿病周围神经病变是难治性疾病，需要长期治疗才能奏效。但在本病的治疗中除针对其形成的原因治疗以外，尚有许多药物是针对患者非本病的症状进行治疗。这样不仅不会分散药力，而且标证的解除亦有利于本病的治疗。《素问·标本病传论》云："病发而有余，本而标之，先治其本，后治其标；病发而不足，标而本之，先治其标，后治其本。"吕仁和教授在临证中灵活应用标本先后的治疗方法，患者症状得到改善的同时，还增强了患者战胜疾病的信心，这对本病的治疗起到了促进作用。如患者因糖尿病周围神经病变所致之疼痛是本病，睡眠不安是标证，若一味地强调改善周围神经病变之后睡眠就会得到改善，则患者可能会长期地忍受由于睡眠不足导致的烦躁、乏力等症状，不利于本证的治疗。而针对睡眠进行治疗，可以改善患者因睡眠不足而带来的一系列症状，从而提高患者对治疗的认知，提高患者的生活质量。

（三）张发荣教授医案

例1 陈某，女，49岁。体形偏瘦，2007年6月18日初诊。主诉：发现血糖升高12年。自诉因子女问题而精神焦虑，身心俱疲，加之服药不规律，近一周来自觉手脚心发热，双下肢麻木，走路稍久即有灼痛感，经常低热，晚上更甚，伴有盗汗，头目昏眩，失眠多梦，四肢无力，心烦胸闷，小便频数，大便稍干，平时性格急躁易怒，舌尖红，苔薄黄，脉弦细。平时服用二甲双胍和格列吡嗪降血糖，血糖控制尚可。今天早晨测空腹血糖9.5mmol/L。

西医诊断：糖尿病周围神经病变。

中医诊断：属肝肾阴虚型。

治法：滋阴益肾，疏肝柔肝。

处方：方选滋水清肝饮加减。当归15g，白芍30g，柴胡10g，茯苓30g，白术15g，生甘草10g，生姜10g，薄荷10g，山药30g，山茱萸15g，丹皮10g，茯苓25g，泽泻15g，郁金10g，生首乌10g，炒麦芽30g，每日1剂，水煎服，分2次口服，原口服降糖药不变。另嘱其畅情志，忌食辛辣和甜食，适当体育锻炼。

二诊：6月25日，服药7剂后手足心热和低热明显减轻，失眠盗汗有所改善，情绪有好转，大便不干，但仍觉手足麻木，舌淡红苔薄黄，脉细。自测空腹血糖6.8mmol/L。前方减生首乌，加丹参20g，水蛭10g，黄芪50g。并加用中药正清风痛宁胶囊配合治疗，嘱其继服1个月后复诊。

三诊：7月23日，患者自述小便频数、乏力等症已基本消失，手足麻木明显减轻，但仍不能久立或久行，血糖在正常范围内，波动不大。效不更方，继以上方服1个月。后来患者因他病来就诊述服上方后症状已完全缓解。

按： 糖尿病周围神经病变当属糖尿病最常见和最多发的并发症之一，张教授在多年治疗糖尿病的临床经验中积累了较为丰富的经验，取得了较好的临床疗效，深受患者及家属的信赖。分析张教授处方用药，有以下几点是其独到之处。①重视调理脾胃。脾胃为后天之本，气血生化之源，脾升胃降则机体才能维持正常的生理功能。临床上发现糖尿病周围神经病变常伴有纳差、脘腹痞闷、二便失调等脾胃运化症状，因此张教授在处方中喜用炒麦芽、炒山楂、神曲、鸡内金等健运脾胃。②重视验方和成药的运用。张教授认为除了汤剂外，应该辅以验方和成药，才能取得更好的临床疗效。临证时根据患者的证型和病情需要，可酌情加用藿香正气水化湿和胃，正清风痛宁胶囊祛瘀止痛，肠泰口服液调理肠胃，逍遥丸疏肝理脾。③善用虫类药物。糖尿病周围神经病变多因瘀血引起，并伴有血液黏滞度升高，因此在治疗时张老师除加用活血药物外，常辅以水蛭、土鳖虫、地龙、全蝎、蜈蚣等一两味虫类药以提高疗效。④经方和时方联合应用。张老师常教导我们说临床不应局限于经方和时方，应该针对患者的病情和症状选择合适、对症的处方方能为良医。对于药量变化，如黄芪一般用量在30g以上，对于个别患者张老师曾用至200g。而对于贵重药物和有毒药物，其用量则慎之又慎。

（四）仝小林院士医案

例1 患者，男，50岁，2011年05月30日就诊。主诉：双下肢发麻、发凉、疼痛。患者于16年前因口渴于当地医院检查发现血糖升高，口服二甲双胍治疗，2006年开始注射胰岛素治疗，2010年10月因双下肢麻木、发凉、疼痛住院治疗，疗效不佳，故来诊。刻下症见：双下肢发麻、发凉、疼痛，全身乏力，下肢痒甚、活动不利，手指发麻、手面发红，纳眠可，大便成形，每天2次，小便正常。舌有裂纹、苔黄厚腐腻，脉数。既往有高血压病史，母亲患有糖尿病。

西医诊断：糖尿病，糖尿病周围神经病变。

中医诊断：血痹。

治法：温阳益气，散寒通痹。

处方：黄芪桂枝五物汤加减。黄芪45g，桂枝30g，白芍30g，鸡血藤30g，制川乌30g（先煎2小时），黄连30g，生姜5大片，三七6g。此方以黄芪桂枝五物汤加乌头、鸡血藤，是针对经络寒，神经功能障碍，而以黄连配生姜，是针对脏腑热而血糖升高。

三诊：2011年9月5日。精神状态较前好转，患者双下肢发麻、发凉、疼痛均较前改善，走路时间久则头晕，有脚踩棉花感，纳眠可，二便调。舌偏红、苔黄厚腐腻，脉偏数、尺弱。双下肢血管超声提示：双下肢动脉内中膜增厚，伴多发斑块形成。

处方：黄芪30g，桂枝30g，制川乌30g（先煎2小时），鸡血藤30g，葛根30g，黄芩30g，黄连30g，天花粉30g，三七9g。此方仍用黄芪桂枝五物汤加乌头温通经络之寒，黄连、黄芩、天花粉以清脏腑热。三诊因双下肢动脉内中膜增厚，伴多发斑块形成，故加三七、鸡血藤以化脉中之血瘀斑块。

六诊：2011年11月28日。双下肢疼痛、发凉麻木减大半，食指麻木已基本消失，手指胀消失，脚踩棉花感减轻，现仍有凉感，视物模糊，纳眠可，二便调。上方加荷叶30g，滑石30g，甘草15g以加强利湿清热之力。

七诊：2012年01月09日。双下肢痛、麻、木、凉感较前次又有缓解，乏力，髋部潮湿感，视物模糊，耳鸣，纳眠可，二便调。肌电图示：右侧腓总运动神经传导速度轻度减轻。右侧下肢局限轻度周围神经病变。

处方：黄芪30g，桂枝30g，白芍45g，鸡血藤45g，黄连30g，法半夏30g，知母45g，瓜蒌仁30g，生姜5片，继服。

按： 该病例由于病久入络，脾虚胃热，痰、湿、浊互结日久，导致脉络和络脉同时受损，相当于西医血管和神经的双重病变。故合小陷胸汤加强化络脉中的痰浊阻滞。初诊考虑患者疼痛、舌苔黄厚腐腻，治疗给予黄芪桂枝五物汤温阳益气，加鸡血藤活血通络，黄连、生姜配伍取辛开苦降法治疗脾虚胃热。三诊时患者的症状已经稍有改善，但是下肢血管多发斑块已经形成，因此，难以速效，需要缓攻。六诊、七诊时继续给予温经络、益脾气、去湿热的药物治疗，下肢的麻木感明显减轻，疼痛、发凉感减轻，已初见成效，尚需继续治疗。此病例属于典型的脏腑热、经络寒病例，治疗主要以黄芪桂枝五物汤加葛根芩连汤或小陷胸汤清利湿热，化痰消浊，益气散寒通痹。但是具体用药，需注意由于脏腑热是以脾虚为根本的脾虚胃热，因此，不能纯用苦寒之药，而要选用辛开苦降、寒热同调法，寒凉药和辛温药同时配伍，以防加重脾虚，从而加重络脉损伤的病理进程。

例2 周某，女，54岁。2008年5月22日因右足趾及背部麻木，视物模糊就诊。患者血糖升高7年。2001年因欲行子宫摘除术做常规检查，发现空腹血糖6.22mmol/L，手术前及术中注射胰岛素，出院后即停用胰岛素，亦未服药，仅饮食控制。2007年因手足麻木查餐后血糖7.9mmol/L，同时诊为"神经炎"，一直服用甲钴胺胶囊1粒，每日3次。2007年11月19日查颈动脉超声示：双侧颈动脉球部内膜增厚伴斑块形成（单发）。脑动脉超声未见明显异常。近几个月开始服用阿卡波糖1片，每日2次，配合饮食运动疗法，血糖控制较好。现症见：右足趾及背部麻木，视物模糊，眠差易醒，夜尿2~3次，大便干，日1次。查空腹血糖5.1mmol/L，餐后血糖5.6mmol/L，糖化血红蛋白5.4%。既往高血压史1个月，现用尼麦角林1片，日1次口服，复方罗布麻片2片，日2次口服。舌暗红，边有齿痕，苔少，脉弦硬。

西医诊断：糖尿病，颈动脉硬化斑块。

中医诊断：糖尿病络病，血痹。血虚络瘀证。

治法：养血活血通络。

处方：黄芪桂枝五物汤加减。黄芪30g，川桂枝30g，白芍30g，鸡血藤30g，首乌藤30g，当归30g，水蛭粉12g，莪术9g。嘱下次就诊前查下肢血管超声及肌电图。

二诊：2008年6月18日，服药28剂。右足趾及背后麻木减轻约50%。现左手指麻木，左眼可见一结节。右下肢浮肿，夜尿2~3次。查双下肢动静脉B超未见异常，双侧胫腓神经传导速度稍减慢。当日血压135/75mmHg。复方罗布麻片减至2片，日1次，口服。上方加怀牛膝30g，生薏米30g，水蛭粉增至15g。

三诊：2008年8月13日，服上方45剂。右足趾及后背麻木减轻90%，右下肢浮肿减轻60%，现双手指尖麻木。随机血糖4.7mmol/L，血压110/70mmHg。守方加海藻30g，怀牛膝30g。

四诊：2008年10月8日，服药54剂。足趾、背部及双手指尖麻木感完全消失，下肢浮肿完全消失，血糖控制较好，余无不适。

按：既往有手术史，血海已亏，加之瘀血斑块阻塞经脉，致络脉空虚，血行不畅，失于荣养，故见足趾及背部麻木。黄芪、桂枝、白芍益气养血和营；鸡血藤、首乌藤养血活血通络；当归养血活血；水蛭粉活血通络；莪术破血逐瘀，《药品化义》言其"主破积消坚，去积聚癖块"，是治疗癥积、斑块常用经验药。水蛭粉用量较大，亦是借其灵动走窜，吮血之性以化瘀消斑。二诊，足趾及背部麻木好转，但出现左手指麻木以及左眼结节，右下肢浮肿，此属血水不利所为，故加生薏米利水渗湿，水蛭增量，加怀牛膝活血利水，同时补益肝肾。三诊，浮肿明显减轻，故去薏米，指尖麻木恐仍与颈动脉斑块有关，故加海藻30g合莪术为临床治疗血管斑块之经验药对。四诊时，诸处麻木均消失，临床已然获效，可继服以巩固疗效。

（五）赵进喜教授医案

梁某某，男，71岁。1996年11月13日初诊。主诉：口渴10年余，伴双下肢麻木、疼痛、冷凉1年。患者发现糖尿病10年余，有心梗、心肌室壁瘤心脏手术史。长期服用西药磺脲和双胍类降糖药，并已注射胰岛素，血糖控制一般。近期出现双下肢麻木、疼痛，不能步履，生活不能自理。西医诊断为糖尿病周围神经病变。嘱服胰激酞原酶片，治疗无效，求中医诊治。刻下：咽干不欲多饮，头晕目花，有时心悸胸闷，疲乏无力，肢体麻木、疼痛、冷凉，夜间痛甚，伴四末冷凉，大便偏干。患者持杖艰于步行，痛苦异常。诊查：形体消瘦，肌肤甲错，爪甲枯萎，舌质暗红，苔薄腻，脉象沉细略弦。

辨证：气阴两虚，气虚血瘀，络脉痹阻。

治法：益气养阴，活血通络、化瘀开痹。

处方：生黄芪30g，沙参15g，玄参25g，赤白芍各25g，当归30g，丹参15g，葛根25g，狗脊15g，木瓜15克g，淫羊藿15g，桂枝6g，黄连6g，银花15g，桃仁12g，红花9g，鬼箭羽15g，地龙3g，水蛭3g，土鳖虫3g，僵蚕3g，三七粉3g（冲服）。30剂。

二诊：1996年12月12日，服药后大便通畅，肢体麻痛症状明显好转，精神状态良好，可持杖步行散步。效不更方，30剂。

三诊：1997年1月12日，诸症均减，体力与精神状态良好，已不需拐杖自行散步。继续守方30剂。

四诊：1997年2月10日，病情平稳，复查血糖化验正常。基本无症状，精神体力均佳，视力改善。坚持服用汤药半年余，病情持续稳定。多次化验血糖，控制良好，2年后随访，肢体麻木疼痛未进展。

按：糖尿病周围神经并发症，病情复杂，治疗困难，是消渴病日久，失治误治，内热伤阴耗气，或阴损及阳，久病入络所致，病在肢体之络脉。本例患者辨证即属于气阴两虚，气虚血瘀，络脉痹阻，所以治宜益气养阴，活血通络、化瘀开痹。处方选用了清代名医王清任的补阳还五汤加味，该方重用生黄芪，一般30~60g，最大可用至120g。加沙参、玄参者，兼以养阴，配大剂量赤白芍、当归，即可养血活血，柔筋缓急止痛，又可通便。丹参、葛根为祝谌予教授所谓活血对药，狗脊、木瓜是吕仁和教授脊瓜汤之配伍。淫羊藿、桂枝补肾温经以活血，黄连、银花清热坚阴以对病。其他如桃仁、红花、鬼箭羽、地龙等，总为活血化瘀、通络开痹之意，其中虫药最善搜风通络。三七粉为活血药，有较好的止痛作用，散剂冲服，效果较好。

（六）祝谌予教授医案

例1　患者，女，60岁，1993年4月19日初诊。患者于2月27日突感全身皮肤针刺疼痛，触摸后明显，尤以双下肢、足跟和足底严重，行走困难，影响睡眠和日常生活。当地医院查空腹血糖14.4mmol/L，尿糖（+++），诊为非胰岛素依赖型糖尿病合并周围神经病变，给予口服降糖药、扩血管药、镇静止痛药及维生素B族药治疗，血糖降至7.8mmol/L，但疼痛未减。4月6日收住院，查体全身皮肤触痛，腱反射亢进，双下肢肌力减弱，空腹血糖7.2mmol/L，午餐后2h血糖9.8mmol/L；肌电图示：轻度周围神经损害。予口服格列本脲、苯乙双胍及静脉滴注复方丹参注射液，治疗2周，疼痛仍著，乃邀请祝师会诊。见患者痛苦面容，肌肉瘦削，乏力，全身皮肤针刺样疼痛，尤以双下肢、足跟及足底疼痛为甚，以致不能下床行走，夜间加重，舌尖红，苔薄白，脉弦滑。

辨证：肝肾两虚，寒湿痹阻。

治法：益肝肾，除寒湿，通血脉。

处方：鸡血藤30g，海风藤15g，络石藤15g，钩藤15g，威灵仙15g，羌活、独活各10g，钻地风10g，桑寄生20g，川续断15g，枸杞10g，金毛狗脊15g，千年健15g。每日1剂。

二诊：服药7剂，皮肤疼痛、触痛均明显减轻，舌淡红，脉细弦。守方加熟地10g，细辛3g，当归15g，白芍30g，续服14剂。

三诊：皮肤刺痛、触痛均不明显，活动自如，唯略有乏力，舌暗淡，脉细弦。5月10日欲离京返乡，拟带方出院以益气养阴、通络止痛为治。

处方：生黄芪30g，生地30g，苍术15g，玄参30g，葛根15g，丹参30g，鸡血藤30g，海风藤15g，络石藤15g，钩藤15g，威灵仙15g，独活10g，桑寄生20g，金毛狗脊15g，千年健15g。并嘱之仍可通信治疗，祝其早日康复。

按语：此系一典型糖尿病合并周围神经病变患者，祝师辨证论治，扶正祛邪，益肝肾、强筋骨以扶正，散寒除湿、通络止痛以逐邪，标本同治，四藤一仙合羌活、独活、桑寄生、狗脊、川断、千年健、枸杞以及熟地、当归、白芍、细辛等药，前后21剂，效验神速。虑其病之缠绵复作，又以降糖基本方合四藤一仙加味，既治糖尿病之病本又治并发症之标，以巩固疗效，

堪为用心之良苦，大医之风范也。

例2 患者，女，47岁，1994年12月7日初诊。1994年10月10日，因多饮、易饥，消瘦乏力而在某医院就诊，确诊为非胰岛素依赖型糖尿病，予服格列本脲、苯乙双胍各1片，日3次。现患者心慌、乏力，汗出，全身刺痛，下肢尤甚，时皮肤作痒，头晕寐差，腰酸痛，易饥口渴，尿多，大便日1行，舌质淡暗胖大有齿痕，苔薄白，脉细弦。查空腹血糖18.3mmol/L，尿糖（+++）。

辨证：气阴两虚，寒凝阻络。

治法：益气养阴，通脉疗痹。

处方：生黄芪30g，生地、熟地各15g，丹参15g，玄参30g，苍术15g，葛根15g，海风藤10g，络石藤10g，钩藤10g，鸡血藤30g，威灵仙10g，羌活、独活各10g，桂枝10g，桑寄生20g，每日1剂，连服14剂。

二诊：1994年12月21日，言身刺痛明显减轻，口渴多饮、易饥乏力亦有好转，汗已止，腰酸痛亦不明显，舌淡暗胖大，舌苔白，脉弦细，守上方加减，坚持治疗又近2个月。

三诊：1995年2月16日，查空腹血糖9.6mmol/L，尿糖（++）。但患者云：身痛痊愈，而今出现下肢麻木，两足发凉，左足拇趾甲发黑，仍有乏力感，大便偏干，舌淡暗胖大，苔薄白，脉细弦。

辨证：气阴两虚，寒凝血滞。

治法：益气养阴，温经活血。

处方：生黄芪30g，生地、熟地各15g，丹参30g，玄参30g，葛根15g，苍术15g，鸡血藤30g，桂枝10g，威灵仙15g，桑寄生20g，苏木10g，刘寄奴10g，益母草30g，每日1剂，连服14剂。

四诊：1995年3月3日，谓下肢麻木减轻，足发凉亦好转，查空腹血糖9.2mmol/L，尿糖（+），舌质淡暗，舌苔薄白，脉细

弦。守上方继续治疗80余天，于5月24日复诊，喜言下肢麻木全消失，双足转温，右足拇趾甲黑色亦消失，但面部及颈部呈现红疹发痒，查空腹血糖8.8mmol/L，尿糖（＋）。于前方加白蒺藜10g，白鲜皮10g，服7剂后面及颈部红疹消失，乃守上方加减，改配丸剂，坚持治疗，以巩固疗效。

按语： 本例患者患糖尿病后先合并周围神经病变，后又合并周围血管病。祝师辨证论治，谨守病机，灵活运用，在降糖基本方治本之基础上，随证而治。并发围神经病变者除痹通脉，加用四藤一仙及羌活、独活、桂枝、桑寄生治之；并发围血管病者，温经活血、祛瘀通络，加用桂枝、威灵仙、鸡血藤、桑寄生、刘寄奴、苏木、益母草治之，前后兼顾，整体论治，是以效验显著。

（七）南征教授医案

耿某，女性，54岁，2000年1月22日初诊。主诉：手足麻木1个月，加重伴刺痛1周。现症：患者糖尿病病史3年，口干渴，多饮，多食易饥，多尿，乏力，自汗、盗汗，耳鸣，双手及双足麻木刺痛，发冷，感觉障碍，饮食未控制，睡眠差，舌质紫暗，苔白，舌体略大，边有瘀点，脉沉细涩。3年前饮一溲一，体重明显下降，查空腹血糖高（具体数值不详），尿糖阳性，某医院确诊为糖尿病周围神经病变，间断服用"消渴丸""瑞易宁"等药物，1个月前开始出现双下肢麻木、发冷，现服用瑞易宁2片，日1次，餐前半小时服用，血糖未系统监测，病情时轻时重。查空腹血糖13.30mmol/L，餐后2h血糖17.80mmol/L，肝功、肾功、血尿酸正常，血尿常规均正常。BP：130/80mmHg。

辨证：气阴两虚夹瘀毒。

治法：益气养阴，蠲痹息风，活血通络。

处方：消渴周痹安汤加减。豨莶草30g，益母草30g，大黄10g，陈皮10g，地龙30g，金银花20g，甘草5g，7剂。日1剂水煎服。重用黄芪以益气，生地、知母、玉竹、黄连、地骨皮、大黄、金银花共奏滋阴清热之效。丹参、益母草、地龙以活血通络。嘱其严守"一则八法"，严格控制饮食，控制血糖，并配合宣痹通脉止痛浴足汤加减，7剂。日2次，煎汤外用。

二诊：用药1周后，患者服药后口干渴多饮明显减轻，双下肢麻木刺痛亦改善，汗出较少，尿路灼热，舌质淡，苔黄腻，脉沉细。查空腹血糖13.60mmol/L，餐后2h血糖15.30mmol/L，尿常规示：白细胞散在满视野。症状有所减轻，辨证兼夹下焦湿热，随证加用土茯苓100g以清热解毒除湿化浊，12剂水煎服，外用浴足继用。

三诊：2周后再诊，患者双下肢麻木刺痛于劳累后出现。自述服药后小腹凉，便溏，日行1次，查空腹血糖10.90mmol/L，餐后2h血糖12.30mmol/L，尿常规示白细胞1~3个/HP。患者症状明显减轻，但见小腹凉，大便溏，考虑上方偏于寒凉，故调整方剂，上方去大黄、土茯苓，加肉桂5g，小茴香5g以温补脾肾之阳，上药6剂，2日1剂水煎服。

四诊：6剂后，患者状态好，无不适感，双手双足麻木刺痛消失，饮食控制较好，并能配合运动，舌质红，苔白，脉沉，查空腹血糖6.60mmol/L，餐后血糖10.30mmol/L。患者诸症消，舌脉调和，调整方剂以益气养阴清热为主，佐以活血通络之品，巩固疗效。

处方：生地黄30g，玉竹10g，黄连5g，知母10g，槐花15g，枸杞30g，青蒿10g，丹参15g，益母草15g，豨莶草15g，甘草5g，12剂，水煎服。

五诊：6剂后，舌质红，苔白，脉沉

细，查空腹血糖 5.60mmol/L，餐后 2h 血糖 7.30mmol/L。上方 3 剂加紫河车 300g 研面冲服，每次 3g，每日 3 次，温开水冲服。嘱其严守"一则八法"严格控制饮食，控制血糖，适当运动，定期测血糖，病情有变化，随时来医院就诊。

按：此例即采用消渴周痹安方加减，针对的糖尿病周围神经病变"毒损络脉"的核心病机，药用活血通络药，通则不痛；应用益气养阴药，养血合营，荣则不痛。应用清热解毒药物，则是针对毒损络脉病机。诸药合用，共成益气养阴，解毒通络，息风止痛之功用。再配合中药足浴外治之法，颇有利于突显中医综合治疗之优势。所以取得了较好疗效。

（八）史载祥教授医案

张某，男，62 岁，2001 年 7 月 24 日。主诉：四肢疼痛、麻木 1 年，加重 1 个月收住本院神经内科。患者自诉 12 年前发现糖尿病，未予以正规治疗。近 1 年来始用降糖药，但血糖控制不理想。1 年前逐渐出现四肢酸痛、麻木，近 1 个月加重，入院诊为糖尿病周围神经炎。予以胰岛素治疗，血糖控制尚可，静脉滴注血栓通，口服索米痛片、芬必得、卡马西平、维生素 B 等，疗效不明显，患者要求服用中药治疗。现症见：肢体疼痛、麻木以夜间为甚，伴头晕耳鸣，面目浮肿，胸闷憋气，便秘，舌质暗，苔薄黄腻，脉沉细弦。

辨证：气阴不足，水湿内蕴，血瘀络阻。

治法：益气养阴，散寒除湿，活血通络。

处方：方以四藤一仙汤加减。生黄芪、山茱萸、络石藤、鸡血藤、三棱、莪术各 15g，天花粉 50g，威灵仙 10g，青风藤、鸡内金各 12g，忍冬藤 20g，益母草 30g，北五加皮 2g。7 剂，每日 1 剂，水煎，早晚分服。

二诊：7 月 31 日，服上药后，四肢酸痛、麻木如前，面目浮肿、胸闷减轻，舌淡暗，苔薄白，脉沉细。守上方去青风藤，加海风藤、僵蚕各 15g，天花粉 60g，鸡内金 15g。7 剂。

三诊：8 月 7 日，服上药后，四肢酸痛、麻木稍减，面目浮肿同前，舌暗，苔白腻，脉沉细。辨证属阳虚水泛，经络阻塞。治宜温肾利水，活血通络。方以真武汤和四藤一仙汤加减。

处方：熟附子 8g，猪苓、忍冬藤、鸡血藤、茯苓各 15g，络石藤、白芍各 12g，苍术、白术、干姜、海风藤、威灵仙各 10g，天花粉 50g。7 剂。

四诊：8 月 14 日，服上药后，四肢疼痛大减，浮肿亦减，已停服止痛药，近 5 天可安睡，舌淡暗，苔薄白，脉沉细。效不更方，上方熟附子用至 10g，加山茱萸 12g，生黄芪 10g。继服 7 剂。

五诊：8 月 21 日，服上药后，四肢疼痛消失，轻微麻木，浮肿基本消退，仍头晕耳鸣，舌有齿痕，苔薄白，脉左沉细，右细弦。守上方加减，继服 14 剂，以巩固疗效。随访 4 年，虽四肢有时轻微麻木，但疼痛再未复发。

按：史载祥教授认为糖尿病病史日久，合并周围神经病变，病机以气阴不足为主。久病入络，不通则痛，故见四肢疼痛、麻木。临证以通络活血之四藤一仙汤为主加减治疗。初诊治以益气养阴、活血通络为主，方以通络活血之四藤一仙汤治疗，酌加三棱、莪术、鸡内金活血化瘀，北五加皮祛湿，黄芪、天花粉、山茱萸益气养阴，症状虽减但不明显。史载祥教授认为糖尿病周围神经病变主要病机是肾气亏虚，瘀血阻络，患者脉象始终以沉细为主，考虑患者消渴日久，阴损及阳，久病及肾，导致肾阳不足，水气不化而面目浮肿，故治疗应标本兼顾，改用真武汤合四藤一仙汤加减，一则温肾壮阳利水，二则通络活血止痛。并针对气阴、肾阳不足，调整方药变化，守变结合，终收显效且疗效巩固。

（九）梁家利教授医案

王某某，男，52 岁，2014 年 3 月 26 日初诊。患者平素体弱，于 11 年前体检时发现血糖升高，后确诊为 2 型糖尿病，现降糖方案为：二甲双胍每次 0.5g，每天 3 次；阿卡波糖片每次 50mg，每天 3 次；门冬胰岛素 30 注射液，早 18IU，晚 20IU。现空腹血糖控制在 7.0mmol/L 左右，餐后血糖控制在 9.0mmol/L 左右。既往高血压病史，血压控制在 140/90mmHg，平素双下肢麻木冷痛，劳累后加重。患者近 3 个月来自觉上肢末端麻木怕冷，时感针刺样疼痛，现逐渐加重。现症见：面色萎黄，时感双上肢末端麻木怕冷，针刺样疼痛，肢节酸痛，自觉胃寒，腰部酸软冷痛，双下肢麻、冷、痛、乏力，小便清长，舌淡苔薄白，脉沉细。双下肢神经电图示：右腓浅神经、右腓肠神经（表面电极）SCV 减慢，波幅可。提示：右腓浅神经、右腓肠神经感觉传导速度减慢。中医证属血虚寒厥证，治以当归四逆汤化裁。

处方：当归 15g，桂枝 12g，芍药 12g，细辛 6g，甘草 9g，通草 10g，大枣 8 枚（肥者），黄芪 10g，生姜 10g，吴茱萸 9g，乌药 9g，川断 10g，牛膝 10g，鸡血藤 10g。14 剂，每天 1 剂，水煎分 2 次温服。

二诊：4 月 10 日，患者自觉胃寒稍减轻，上肢末端针刺样疼痛减轻，双下肢麻木冷痛，仍觉关节酸楚。原方生姜加量至 12g 并加木瓜 10g。14 剂，水煎温服。

三诊：4 月 26 日，患者诉胃寒症状较前明显减轻，上肢末端针刺样疼痛较前有显著改变，双下肢疼痛怕冷、肢节酸痛及腰部酸软冷痛显著好转，双下肢乏力减轻，故以原方加小茴香 10g，14 剂，以巩固疗效。后随访半年，患者坚持服用方药，双上肢末端麻木冷痛症状明显改善，双下肢疼痛偶有发作，麻木怕冷、乏力症状较前显著改善。治疗效果显著。

按： 周围神经病变是 2 型糖尿病的常见并发症，也是一种慢性病，在治疗上不可急功近利，应注意长远的预后调理，既要重视治标，又要顾护其本。梁家利认为 2 型糖尿病周围神经病变的血虚寒厥证多由中焦脾胃虚弱，导致阳气虚弱，营血化生不足，进而寒邪侵入经脉，致血行不畅。又因阳气无力推动血行，温煦不足，血虚寒凝，气血运行不利，不能温达四肢，肌肉筋脉失于温养，因而出现冷、麻、痛、痹等症状。《伤寒论》载："手足厥寒，脉细欲绝者，当归四逆汤主之。"《注解伤寒论》载："手足厥寒者，阳气外虚，不温四末，脉细欲绝者，阴血内弱，脉行不利。与当归四逆汤，助阳生阴也。"故梁家利教授在治疗上不仅重视温经散寒、养血通脉，还尤为重视调理脾胃中焦。中焦脾胃生理功能正常，可化生阳气营血，使一身阳气振奋，营血丰沛，得以祛除寒邪，畅通血行以温养肌肉经脉。本案症状乃因中焦脾胃虚弱不能化生阳气，阳气不足则营血虚弱无力推动血行，温煦不足，血虚寒凝，气血运行不利，不能温达四肢，肌肉筋脉失于温养所致，证属本虚标实，故使用当归四逆汤化裁治疗。方中当归补血和血，桂枝温经通脉，善祛血中之寒，两者补益阴血，黄芪补益元气，共为君药；芍药养血和营，助当归补益营血，细辛、小茴香、乌药通达表里，宣发阳气，通畅气机，以散寒邪，吴茱萸、生姜驱散内寒，共为臣药；通草、川断、牛膝、鸡血藤、木瓜通达表里，温通血脉，引药下行，活血化瘀共同为佐；甘草、大枣益气健脾，调和诸药，共为使药。诸药合用，温而不燥，补而不滞，共奏温经通脉，补益中焦之功，使阴血充，客寒除，阳气振，经脉通，手足温而脉亦复。本病治法标本兼顾，表里同治，先后同调，立法处方精准，故能获桴鼓之效。

（十）刘文峰教授医案

聂某，女，59岁，退休工人，2012年1月9日初诊。主因双足冷凉伴麻木、疼痛3年余就诊。既往糖尿病史11年，平时服用阿卡波糖、盐酸二甲双胍片等降糖药物治疗，但血糖时常波动，控制不满意，遂改用诺和锐30R胰岛素皮下注射控制血糖。近半年来相继出现双足冰冷，麻木疼痛尤甚，曾服用依帕司他、甲钴胺等药物治疗，麻木疼痛症状未见明显缓解。患者自感治疗不除根本，遂求于中医药调理。初诊时查体症见双下肢冰冷，双足尤甚，足背颜色苍白，痛、温觉反应迟钝。足背动脉搏动减弱，舌淡胖有齿痕，舌色暗淡，舌边有瘀斑，苔白滑，脉细涩。查HbA1c：8.0%，空腹血糖8.7mmol/L，餐后2h血糖14.7mmol/L，血压140/80mmHg。

西医诊断：糖尿病周围神经病变。

中医诊断：血痹（气血亏虚，痰瘀阻络）；治疗予刘文峰教授拟荣络镇痛汤加味。

处方：生黄芪30g，白术20g，当归20g，川芎20g，山茱萸10g，桃仁10g，红花10g，五灵脂20g，没药10g，白芥子20g，半夏15g，薏苡仁30g，络石藤20g，虎杖20g，葛根30g，全蝎3g，甘草10g。7剂，水煎服，日1剂2煎，分2次服。嘱避风寒，注意休息，忌食辛辣肥甘，保持情志舒畅，适当体育锻炼。继续应用胰岛素合理控制血糖。

二诊：患者双足冰凉症状较前缓解，但麻木感仍甚，同时伴纳差、脘腹痞闷，舌质淡暗，苔薄，脉细涩。遂加用水蛭10g，鸡血藤15g，炒麦芽15g，鸡内金15g，继服7剂。

三诊：患者双足麻凉感明显好转，疼痛症状明显减轻，纳差、脘腹痞闷症状均消失。考虑腹胀、纳差症状以除，遂去炒麦芽、鸡内金，继服上方1个月后。平均每月1~2次求刘老调理，仍守荣络镇痛汤加减，病情未见反复。

按：刘文峰教授认为，患者年近六旬，久病消渴，正气日衰，脉络空虚，正虚邪凑，外邪乘虚入中经络，使脉阻络痹，经脉失于濡养而见肢体疼痛、麻木不仁；消渴日久，伤阴耗气，阴损及阳，血行无力，脉络失于温煦，寒凝血瘀则出现肢体不温、麻木疼痛；久病则脾肾亏虚，痰浊内生，痰瘀互结，留于经髓脉络，阻遏气血流通，导致络阻血瘀则见肢体局部发凉、疼痛症状。结合舌、脉、证、四诊合参可辨为气血亏虚，痰瘀阻络而发的消渴病，法当益气化瘀，除痰通络为正治。方中黄芪补脾肺之气，扶正以杜痰瘀之源，以增行血化痰之力是为君药；白术健脾祛湿，增脾运化是为臣药；当归、川芎、桃仁、红花、五灵脂、没药、络石藤、山茱萸以活血化瘀通络，半夏、白芥子、全蝎、虎杖、葛根合而祛其痰瘀，通其经络，是为佐药；甘草调和诸药，是其使药。诸药合用，共奏益气、除痰、化瘀、通络之效。本方标本兼顾，以通为用，以通为荣，使气血流通，营卫调和，筋脉得养，故对气虚痰瘀阻络而致的糖尿病合并周围神经病变之主症为麻木者，疗效较好。

十、现代研究进展

（一）中医证候学研究

吕仁和教授将糖尿病周围神经病变统称"消渴病痹痿"，将糖尿病周围神经病变证型分为肝肾阴虚型、气阴两虚型、精亏髓乏型、脾肾阳虚型；王志强等通过对 200 例糖尿病周围神经病变患者进行回顾性分析，认为该病的常见证型有气虚血瘀、阴虚血瘀、痰瘀阻络；张倩等收集 660 例北京协和医院中医科病房以 DPN 为第一诊断患者的资料，观察患者中医证型分布，得出中医证型比例由大到小依次为阴虚血瘀（39.24%，259 例）、阳虚血瘀证（29.39%，194 例）、痰瘀滞络证（19.24%，127 例）、阴虚风动证（12.12%，80 例），对自变量行多分类 Logistic 回归分析后结论是 DPN 患者血糖控制差与阴虚血瘀证有关，阳虚血瘀证患者病程可能更久并与 SBP 控制不佳及肾功能恶化有关，DPN 合并糖尿病肾病者更易出现阳虚血瘀证。张宏等采用聚类分析的统计方法对 200 例糖尿病周围神经病变患者进行中医证候分析，认为糖尿病周围神经病变临床证候可分为毒瘀神络、气阴两虚，毒瘀神络、气阳两虚，毒瘀神络、阴阳两虚三类。2017 年《中医杂志》发表的《糖尿病周围神经病变中医临床诊疗指南（2016 年版）》在 2011 年版指南的基础上增加了阳虚寒凝证及湿热阻络证，最终归纳证型为，气虚血瘀证、阴虚血瘀证、痰瘀阻络证、肝肾亏虚证、阳虚寒凝证及湿热阻络证共六个中医证候，糖尿病周围神经病变辨证分型逐渐规范和统一。

（二）中药复方、单味中药研究

研究近年来，单味中药及其有效组分、中药复方等治疗糖尿病周围神经病变取得了一系列临床和实验证据，提示中医药治疗 DPN，在改善临床症状，提高患者生活质量方面具有广阔前景。白清将 118 例糖尿病周围神经病变患者随机分为两组，对照组给予甲钴胺注射液、维生素 B_1 和阿司匹林肠溶片，在对照组的基础上，观察组加服黄芪桂枝五物汤，观察两组治疗疗效及治疗前后的神经传导速度。结果对照组总有效率为 79.31%，观察组总有效率为 93.33%，两组治疗后的血液流变学指标，感觉神经传导速度，血浆黏度和血小板聚集和运动神经传导速度均得到了明显改善（$P < 0.05$），提示黄芪桂枝五物汤通过改善神经传导功能和降低血液黏稠度治疗糖尿病周围神经病变。何颂华等运用化痰通络法对 58 例糖尿病周围神经病变患者治疗了 2 个月，治疗前后对比发现，NO 与 NOS 水平、Na^+-K^+-$ATPase$ 活性明显升高（$P < 0.05$）；FBG、PBG 明显降低（$P < 0.05$）；胫神经和正中神经 MCV、SCV 明显加快（$P < 0.05$）；提示化痰通络法通过多靶点、多环节改善高血糖引起的代谢异常及周围神经损伤而达防治糖尿病周围神经病变的作用。陈琳等观察了强力天麻杜仲联合甲钴胺治疗糖尿病合并周围神经病变患者，治疗 8 周后，临床症状缓解率提高，神经传导波幅改善，胫神经 H 反射潜伏期缩短，血 IL-6、TNF-α 水平显著降低、血流变指标改善。马洪伟等对 DPN 大鼠模型的实验研究发现，远志可降低 DPN 大鼠坐骨神经 AR（醛糖还原酶）活性，对 DPN 大鼠坐骨神经具有良好的保护作用；杨宏莉等研究发现山药多糖具有保护和修复胰岛细胞的作用，具有降糖作用，能够降低血清中的胰高血糖素水平。

十一、临证提要

糖尿病周围神经病变分期辨证、综合治疗。糖尿病周围神经病变是糖尿病常见并发症之一，是消渴病日久，内热伤阴耗气，气阴两虚，久病入血入络；亦可见阳虚寒凝、痰瘀痹阻等，其中血瘀证贯穿始终，在本病的发生、发展过程中起到重要作用。治疗上，多采用分型论治、分期论治及根据主要症状进行治疗；遣方用药时多使用活血化瘀药、补虚药，采取以益气活血化瘀为主的手段治疗糖尿病周围神经病变；但活血化瘀治疗上要根据患者体质，辨证分型灵活运用，可用益气活血，补肾活血法、清热活血、温阳活血化瘀法、益气养阴活血法等一系列的活血法。血为阴，得温则通，故一般活血多用温药，常用方药有黄芪桂枝五物汤，当归四逆汤等。但有些体质因素，或久病瘀热，也可早期予清热凉血活血法，如桃核承气汤，但宜中病即止，不宜久用。血瘀证为贯穿糖尿病整个病程的病因，活血化瘀是治疗的关键，但活血药也易耗气损伤正气，故不宜长期大量使用，或在理血药中加入理气补气之品，如生黄芪、人参、党参，如阳气不足，尚可加用少量附子、干姜、菟丝子。针对糖尿病周围病变临床上比较有效活血药常用有：当归、鬼箭羽、乳香、没药、桃仁、牛膝、忍冬藤、姜黄等。另外糖尿病瘀血痰浊诸邪常易互相胶结，形成"微型癥瘕"，加重糖尿病周围神经病变。故除活血化瘀法外尚须注意运用化痰通络法，临床见肥胖，多痰，四肢以麻木感为主，多兼有痰浊，应重视化瘀散结通络法，常用药物有皂角刺、远志、丝瓜络、夏枯草、海藻、昆布、法半夏、牡蛎等。

糖尿病周围神经病变核心病机是络脉瘀结，所以应重视应用虫类药化瘀通络。糖尿病周围神经病变为消渴日久不愈，痰浊瘀血，胶结一处，流于经隧脉络，阻碍气血流通，脉络血瘀，血脉失和，导致肢体麻木、疼痛等症的产生。基于以上病机，治疗上在活血通络化痰的基础上，运用虫类药善行数变，取其搜剔钻透驱邪之特征，搜剔络道之瘀，达到通络化痰止痛之特效，对糖尿病周围神经病变顽固性麻痹疼痛有良好的效果。现代研究揭示了全蝎提取液可扩张血管，降低血压，抑制实验大鼠下腔静脉血栓形成，可调节机体的抗凝和纤溶功能，蝎毒素是一种镇痛活性肽，对各种疼痛模型有强烈的镇痛作用；地龙、僵蚕溶栓、抗凝、镇痛，对肢体麻木疼痛有较好疗效。故临床上对糖尿病病史较长，症状顽固的周围神经病变可在辨证的基础上加用虫药，往往可达到柳暗花明又一村的效果，常用药物有：地龙、水蛭、䗪虫、牡蛎、僵蚕、蝉蜕等。

另外，临床选方用药，还应该考虑病变部位，分部位辨证用药。临床表现为上肢躯干麻木疼痛，可用桑枝、姜黄、葛根；以下肢麻木疼痛为主，桃仁、川牛膝、酒大黄。除注意麻木疼痛外还要注意其他兼杂症的改善，糖尿病周围神经病变症状以麻止木疼痛为主，但多兼伴其他症状如因麻木而引起睡眠障碍，而睡眠异常又加重主要症状，进而影响生活质量，甚至影响到精神情绪，导致治疗困难。同时糖尿病周围神经病变也多大便异常，患者多有便秘，腹胀，排便困难，也有的患者多合并男性功能异常，如阳痿早泄，逆行射精等等。临床上宜详细询问病史症状，综合辨证施治，全局考虑，发挥中医药整体施治的优势，除了针对主症用药外，兼顾并发症，往往取得良好疗效。糖尿病周围神经病变患者，特别是痛性神经病变，病久后，由于西药治疗尚无特效药物，症状严重影响了工作，以及生活质量，患者往往心情忧郁，信心不足，医者除药物治疗外，还需言语鼓励，也可与心理专科合作，帮助患者树立信心，才取得更好疗效。

应该指出的是DPN的预防调护也非常重要。日常工作中，应该加强健康教育，提高患者自我护理能力。积极控制血糖、高血压和高脂血症，改变生活方式，控制体重，避免吸烟和过度饮酒。特别要注意早期发现空腹血糖受损以及糖耐量异常的患者，并进行积极干预。对无症状糖尿病神经病变，也应该注意筛查。只有早期识别，早期干预，积极防止其病情进展，才能减少糖尿病足坏疽的发生与截肢致残率。

参考文献

［1］中华医学会糖尿病学分会慢性并发症调查组. 1991~2000 年全国住院糖尿病患者慢性并发症及相关大血管病变回顾性分析［J］. 中国医学科学院学报，2002（05）：447-451.

［2］方朝晖，赵进东. 从叶天士辛润通络法论治糖尿病周围神经病变［J］. 天津中医药，2013，30（07）：410-411.

［3］仝小林. 糖尿病中医防治指南［M］. 北京：中国中医药出版社，2007：25.

［4］朱琳，余江毅. 余江毅教授治疗糖尿病周围神经病变经验［J］. 长春中医药大学学报，2013，29（02）：214-215.

［5］中国 2 型糖尿病防治指南（2013 年版）［J］. 中国医学前沿杂志（电子版），2015，7（03）：26-89.

［6］中华中医药学会糖尿病分会. 糖尿病周围神经病变中医临床诊疗指南（2016 年版）［J］. 中医杂志，2017，58（7）：627-628.

［7］张瑞清. α- 硫辛酸治疗糖尿病周围神经病变效果观察［J］. 中国综合临床，2012，28（6）：614-616.

［8］王晓，崔宏旻，任芳，等. 木丹颗粒联合甲钴胺、α- 硫辛酸治疗糖尿病周围神经病变的效果观察［J］. 中国综合临床，2015，31（2）：124-126.

［9］何涛，郝拥玲. 血塞通软胶囊治疗糖尿病周围神经病变 33 例［J］. 中国中西医结合杂志，2005，25（2）：166.

［10］周慎，黄江波，李佑生，等. 葛酮通络胶囊治疗脑梗死恢复期瘀血痹阻脉络证的 II 期临床研究［J］. 现代中西医结合杂志，2013，22（23）：2514-2517.

［11］王志敏. 血府逐瘀胶囊联合前列地尔治疗糖尿病周围神经病变 20 例临床体会［J］. 北京中医药，2009，28（2）：126.

［12］穆瑞庆，仉雅娟，回建峰. 复方丹参注射液配合甲钴胺治疗糖尿病周围神经病变的临床疗效观察［J］，包头医学，2011，35（4）：201-203.

［13］隋文乐，李爱萍. 丹红注射液联合甲钴胺注射液治疗糖尿病周围神经病变临床观察［J］. 新中医，2014，46（8）：132-134.

［14］庞国明，闫镛，朱璞，等. 糖尿病周围神经病变中医诊疗规范初稿［J］. 中华中医药杂志，2010，25（2）：260-264.

［15］赵慧玲，高欣，高彦彬，等. 针刺治疗糖尿病周围神经病变的临床观察［J］. 中国中西医结合杂志，2007，27（4）：312-314.

［16］TONG YQ, GUO HY, HAN B. Fifteen-day acupuncture treatment relieves diabetic peripheral neuropathy［J］. J Acupuncture Meridian Stud, 2010, 3（2）: 95-103.

［17］ZHANG C, MA YX, YAN Y. Clinical effects of acupunture for diabetic peripheral neuropathy［J］. J Tradit Chin Med, 2010, 30（1）: 13-14.

［18］易建昌，许丽娜，张赛. 温针灸治疗糖尿病性周围神经病变临床观察［J］. 河北中医，2012，34（2）：242-244.

［19］于建军，孙忠人，闫冬梅，等. 近 10 年针灸治疗糖尿病周围神经的临床研究概况［J］. 针灸临床杂志，2011，27（4）：64-67.

［20］张小峰. 艾灸联合弥可保治疗糖尿病周围神经病变 40 例［J］. 上海针灸杂志，2007，26（12）：18-19.

［21］秦奇，林良才. 梅花针联合活血化瘀法治疗糖尿病周围神经病变临床观察［J］. 四川中医，2017，35（05）：195-198.

［22］董敬新. 四藤一仙汤外洗法治疗糖尿病下肢周围神经病变临床研究［J］. 世界最新医学信息文摘，2015，15（18）：100-77.

［23］闫镛. 糖痛外洗方治疗糖尿病周围神

经病变 60 例 [J]. 河南大学学报（医学版），2005（02）：57-58.

[24] 王健，续青. 特定电磁波与归龙二川汤治疗糖尿病周围神经病变 32 例临床观察 [J]. 新中医，2001，33（8）：27-28.

[25] 杨灵红，蒙雯雯，莫建勋，等. 安诺血管神经治疗仪联合甲钴胺治疗周围神经病变的临床观察 [J]. 实用糖尿病杂志，2013，9（3）：30-31.

[26] American Diabetes Association. Standards of medical care in diabetes—2013.Diabetes Care, 2013, 36 Suppl 1: S11-66.

[27] 中华医学会糖尿病分会. 中国 2 型糖尿病防治指南（2013 年版）[J]. 中华糖尿病杂志，2014，6（7）：447-498.

[28] 中华医学会神经病学分会肌电图与临床神经电生理学组等. 糖尿病周围神经病诊断和治疗共识 [J]. 中华神经科杂志，2013，46（11）：787-789.

[29] 郑亚琳. 林兰教授辨治糖尿病周围神经病变的临床经验挖掘及相关机制研究 [D]. 北京：中国中医科学院，2014.

[30] 肖昌庆. 吕仁和治疗糖尿病周围神经病变的经验 [J]. 中国中医药信息杂志，2001，8（9）：86.

[31] 王明选，钟家芳，童萍. 张发荣教授辨治糖尿病周围神经病变经验 [J]. 中医药通报，2007，6（6）.

[32] 金杰，陈海燕，张芳等. 张发荣教授治疗糖尿病周围神经病变的经验 [J]. 四川中医，2000，18（6）：1-2.

[33] 赵锡艳，余秋平，刘阳等. 仝小林教授辨治糖尿病周围神经病变经验 [J]. 中医杂志，2013，54（10）.

[34] 牟新. 赵进喜教授治疗糖尿病周围神经病变经验 [J]. 实用中医内科杂志，2005，19（6）.

[35] 金建宁. 赵进喜治疗糖尿病经验，中医杂志 [J]，2013，54（6）：526-528.

[36] 刘文峰，王德惠. 刘文峰中医学术思想及临床经验集 [M]. 中国中医药出版社，2016.

[37] 魏军平. 林兰教授糖尿病三型辨证学术思想渊源与临床经验整理研究 [D]. 北京：中国中医科学院广安门医院，2012.

[38] 易泳鑫. 林兰教授治疗糖尿病周围神经病变经验探讨 [D]. 北京：北京中医药大学，2016.

[39] 娄树静，马静敏. 吕仁和教授"六对论治"在糖尿病周围神经病变中的应用 [J]. 北京中医药学报，2009，16（5）：26.

[40] 仝小林. 黄芪桂枝五物汤治疗糖尿病周围神经病变 [J]. 中国乡村医药杂志，2011，18（1）：10-11.

[41] 王道瑞. 中国百年百名中医临床医家丛书 - 祝谌予 [M]. 北京：中国中医药出版社，2000.

[42] 尹涛. 大国医经典医案诠解病症篇糖尿病 [M]. 北京：中国医药科技出版社，2016.

[43] 孙威帅. 梁家利治疗 2 型糖尿病周围神经病变验案 1 则 [J]. 湖南中医杂志，2015，31（11）：106-107.

[44] 李冰，王德惠. 刘文峰教授治疗糖尿病周围神经病变验案 [J]. 长春中医药大学学报，2013，29（1）：77-78.

[45] 李俊美. 吕仁和教授治疗糖尿病周围神经病变的经验 [J]. 四川中医，2008（10）：7-8.

[46] 王志强，庞国明，闫镛，等. 糖尿病周围神经病变的中医证型分布规律研究 [J]. 中医学报，2011，26（04）：487-489.

[47] 张倩，梁晓春，王超，等. 660 例糖尿病周围神经病变患者中医证型及临床特点分析 [J]. 中国中西医结合杂志，2017，37（01）：62-67.

[48] 张宏，刘美奇，王旭昀，等. 200 例糖尿病周围神经病变患者中医证候调查分析 [J]. 长春中医药大学学报，

2015, 31（01）: 99-101.

[49] 白清. 黄芪桂枝五物汤对糖尿病周围神经病变的疗效及神经传导速度的影响 [J]. 中成药, 2015, 37（5）: 962-964.

[50] 何颂华, 方邦江, 陈浩, 等. 化痰通络法治疗糖尿病周围神经病变的临床研究 [J]. 上海中医药大学学报, 2007, 21（4）: 35-36.

[51] 陈琳, 喻明, 曹玉莉. 强力天麻杜仲胶囊联合甲钴胺治疗糖尿病周围神经

病变观察 [J]. 中成药, 2012, 34（8）: 1451-1455.

[52] 马洪伟, 付秀美, 付文亮, 等. 远志对糖尿病周围神经病变大鼠坐骨神经的保护作用 [J]. 中国医科大学学报, 2010, 39（12）: 1001-1004.

[53] 杨宏莉, 张宏馨. 山药多糖对2型糖尿病大鼠降糖机理的研究 [J]. 河北农业大学学报, 2010, 33（3）: 100-103.

（范冠杰　刘振杰）

第五节　糖尿病足

糖尿病足（Diabetes Foot，DF）是指糖尿病患者由于合并神经病变及各种不同程度末梢血管病变而导致下肢感染、溃疡形成和（或）深部组织的破坏。是糖尿病患者致残、死亡和能力丧失的一个重要原因。1956年Oakley等首先提出"糖尿病足"这一名词，1999年世界卫生组织给予定义。其临床特点为早期肢端麻木、疼痛、发凉和（或）有间歇性跛行、静息痛，继则出现下肢远端皮肤变黑、组织溃烂、感染、坏疽。由于此病变多发于四肢末端，因此又称为"肢端坏疽。"西医学认为DF的发病与糖尿病并发血管病变、神经病变、肌腱病变、感染及免疫多种诱因有关。其病理基础是动脉粥样硬化、毛细血管基膜增厚、内皮细胞增生、红细胞变形能力下降、血小板聚积黏附力增强、血液黏稠度增加、中小动脉管腔狭窄或阻塞、微循环发生障碍，致使组织器官缺血、缺氧及同时并发神经病变等造成坏疽。DF溃疡使患者生活质量严重下降，疗程长，医疗费用高。国外资料显示在所有的非外伤性低位截肢手术中，糖尿病患者占40%~60%，在糖尿

病相关的低位远端截肢中，有85%是发生在足部溃疡后。糖尿病患者中足部溃疡的患病率为4%~10%。国内多中心研究资料显示我国50岁以上糖尿病患者下肢动脉病变的比例为19.5%。单中心研究显示60岁以上糖尿病患者下肢动脉病变的比例为35.4%。我国糖尿病患者1年内新发溃疡发生率为8.1%，糖尿病足溃疡患者1年内新发溃疡发生率为31.6%。

糖尿病足属中医学消渴病继发的"血痹""筋疽""脱疽""厉疽"等范畴。临床统称"消渴病足病"。中华医学会糖尿病学会第一届全国糖尿病足学术会议制定的《糖尿病足（肢端坏疽）检查方法及诊断标准（草案）》把糖尿病足分早、中、晚期。将西医诊断为糖尿病足0期、Ⅰ期的患者归于中医消渴病足的早期；将Ⅱ期、Ⅲ期的患者归于中医消渴病足的中期；将Ⅳ期、Ⅴ期的患者归于中医消渴病足的晚期。糖尿病足为本虚标实之证，以气血阴阳亏虚为本，以湿热、邪毒、络阻、血瘀为标，病位在血、脉、筋。吴以岭院士提出"脉"是经脉理论中以运行血液为主要功能的重

要系统，又是"心（肺）-血-脉"循环系统的血行通道，遍布全身的"脉"被视为一个独立的实体脏器——奇恒之腑，因此提出"脉络-血管系统病"概念，认为全身的脉络都可视作一个整体进行治疗。糖尿病足是周围血管病变，是糖尿病日久累及肢体大、中、小及微血管的一种并发症，亦属于"脉络-血管系统病"研究的范畴。因此治疗时一应以"络以通为用"为总的治疗原则。

一、病因病机

（一）中医对糖尿病足病因病机认识

糖尿病足发病因素，由于糖尿病日久，耗伤气阴，五脏气血阴阳俱损，肌肤失养，血脉瘀滞，日久化热，灼伤肌肤和（或）感受外邪致气滞、血瘀、痰阻、热毒积聚，以致肉腐骨枯所致。若过食肥甘、醇酒厚味，损伤脾胃，致湿浊内生，湿热互结，气血运行不畅，络脉瘀阻，四肢失养；或脾运失常，痰湿内停，阻遏气机，气滞血瘀，久而化热，热盛肉腐；或肝阴亏虚，疏泄失职，气血瘀滞，郁久化热，热瘀相合，筋烂肉腐；或年高脏腑功能失调，正气不足，肝肾之气渐衰，水亏火炽，火毒炽盛，热灼营血；复因感受外邪及外伤等诱因，致皮肤经脉受损，局部瘀血阻滞，瘀久化火，蕴热湿毒灼烁脉肉、筋骨而发为坏疽、溃疡。

对于糖尿病足的病机，现代中医根据其症状特征与证候演变，临床分为三个阶段。①早期：气阴两虚，脉络闭阻。本病因糖尿病日久，耗气伤阴，气虚则血行无力，阴虚则热灼津血，血行涩滞，均可酿成血瘀，瘀阻脉络，气血不通，阳气不达，肢端局部失养而表现为肢冷、麻木、疼痛。②中期：湿热瘀毒，化腐成疽。若燥

热内结，营阴被灼，络脉瘀阻；或患肢破损，外感邪毒，热毒蕴结；或肝经湿热内蕴，湿热下注，阻滞脉络；或脉络瘀血化热，淫气于筋，发于肢末，则为肢端坏疽，而致肉腐、筋烂、骨脱。若毒邪内攻脏腑，则高热神昏，病势险恶。③晚期：病情若迁延日久，气血耗伤，正虚邪恋，伤口迁延难愈。表现为虚实夹杂，以肝肾阴虚或脾肾阳虚夹痰瘀湿阻为主。病情发展至后期则阴损及阳，阴阳两虚，阳气不能敷布温煦，致肢端阴寒凝滞，血脉瘀阻而成。若治疗得当，正气复，气血旺，毒邪去，则可愈合。糖尿病足由消渴日久，脾失健运，气阴两伤，痰瘀阻络所致，属本虚标实之证，脉络瘀阻贯穿病变始终，为糖尿病足发病的关键病理环节。

（二）西医对糖尿病足发病机制的认识

糖尿病足的发病机制十分复杂，涉及遗传因素、环境因素、高血糖、糖基化终末产物（AGEs）等多种致病因子。

1. 糖基化终末产物（AGEs）

近年研究发现AGEs与糖尿病足发生发展密切相关。AGEs是在非酶促条件下，蛋白质、氨基酸、脂类或核酸等大分子物质的游离氨基与还原糖的醛基经过缩合、重排、裂解、氧化修饰后产生的一组稳定的终末产物。发生糖尿病时，长期血糖控制不佳及氧化应激均会导致AGEs蓄积大量增多。增多的AGEs会以下几种方式导致细胞损伤，对神经组织的直接损伤作用。①AGEs的沉积：在糖尿病患者腓肠神经和股神经的神经轴突和髓鞘中均发现有AGEs的沉积，其程度与神经病变的严重性呈正相关。②激活核转录因子（NF-κB）：活化的NF-κB进入细胞核促进血栓素-1、组织因子的基因转录，同时也调节多种炎性细胞因子如肿瘤坏死因子α、白介素-1、

白介素 -6 的产生，还使细胞间黏附分子、血管细胞黏附分子的表达增加血管通透性，促进局部形成血栓。③增强氧化应激：AGEs 与其受体结合后，提高 NADPH 氧化剂的活性，可促进活性氧族（reactive oxygen species，ROS）生成，增强氧化应激。过量的 ROS 产生后，超过细胞抗氧化能力，就会对正常脂质、蛋白质、DNA 等氧化作用增强，这些损伤最终会抑制细胞的功能，破坏细胞整体性。此外，AGEs 介导的细胞损伤还涉及促进蛋白激酶 C（PKC）活化、参与多元醇途径等相关机制。因此，AGEs 在高血糖引起的细胞损伤中发挥重要的作用，参与糖尿病足的发生、发展。因此，糖尿病足的治疗除缓解症状、严格控制血糖等措施外，必须高度重视针对 AGEs 的治疗。

2. 氧化应激

氧化应激是指机体受到各种有害刺激时，ROS、活性氮族（reactive nitrogen species，RNS）等活性分子生成增多或抗氧化剂清除防御作用减弱引起的体内氧化与抗氧化的平衡紊乱，从而导致的组织损伤。线粒体 ROS 合成可能受到一氧化氮（NO）调控，而过量的 NO 会产生细胞毒性作用，造成微血管损伤、轴突变性和神经性疼痛，从而参与糖尿病足的发展。在高血糖环境刺激下，过氧化物过度蓄积，导致细胞氧化应激反应增强及抗氧化能力减弱，持续的氧化应激状态又可通过刺激细胞凋亡，损伤神经细胞、血管内皮细胞，削弱组织修复功能，增强炎性反应，加重皮肤病变，促进糖尿病足皮肤的"内源性损害"，从而加重糖尿病足损伤。

3. 神经病变

感觉神经病变是糖尿病足的重要原因。60%~70% 的 DM 患者有神经病变，多呈袜套样分布的感觉异常甚至感觉缺失。自主神经病变使皮肤出汗和温度调节异常，造

成皮肤干燥、皲裂，皮肤裂口则成为感染的入口，自主神经病变常与 Charcot 关节病的发生有关。运动神经病变可引起跖骨和足尖变形，增加足底压力。当足底脂肪垫因变形异位时，足底局部的缓冲力降低，压力增大，指间关节弯曲变形，使鞋内压力增加导致溃疡。

4. 血管病变

血管栓塞可引起 DM 患者溃疡和坏疽，DM 患者外周血管动脉硬化的发生率增加，DM 血管疾病发生年龄早，妇女发生率比非 DM 患者高，病变较弥漫。下肢中、小动脉硬化闭塞，血栓形成，微血管基底膜增厚，管腔狭窄，微循环障碍引起皮肤、神经营养障碍，加重了神经功能损伤。DM 足合并血管病变者较单纯由神经病变所致的 DM 足的预后要差。

5. 免疫障碍

糖尿病患者白细胞功能障碍易致感染，多核细胞的移动趋化功能降低，噬菌能力下降，感染使代谢紊乱加重，导致血糖增高，酮症又进一步损害患者的免疫功能。

另外，Jade 等报道，DM 足溃疡患者，一氧化氮合成酶活性及精氨酸酶活性均增加，而转型生长因子 -β 浓度降低，一氧化氮合成酶代谢增强可损伤组织，精氨酸酶活性增强可使基质沉积。体外研究发现 IGF-1 能刺激角化细胞增殖。IGF-2 在正常人、DM 和 DM 并发症三组患者的上皮细胞中均可见，在溃疡边缘最明显，而 IGF-1 在非 DM 的上皮细胞可见，在 DM 未损伤的皮肤颗粒层和棘层表达减少，而在溃疡的基底层则缺乏，成纤维细胞缺乏 IGF-1。因此认为，基底层和成纤维细胞缺乏 IGF-1 可能使伤口延迟愈合。

二、临床表现

糖尿病足常有以下的临床表现。

①患者皮肤瘙痒，干而无汗，肢端凉。

浮肿或干枯，颜色变暗及色素斑。毳毛脱落。

②肢端刺痛、灼疼、麻木、感觉迟钝或丧失，脚踩棉絮感，鸭步行走，间歇性跛行，休息疼，下蹲起立困难。

③肢端营养不良，肌肉萎缩张力差。关节韧带易损伤，骨质破坏可发生病理性骨折。

④常见腓骨头下陷，跖趾关节弯曲形成弓形足槌状趾、鸡爪趾、夏科氏关节（charcot）等。

⑤肢端动脉搏动减弱或消失，血管狭窄处可听到血管杂音，深浅反射迟钝或消失。

⑥肢端皮肤干裂或瘢痕、血疱、糜烂、溃疡、坏疽或坏死。

三、实验室及其他辅助检查

（一）实验室检查

①测定空腹血糖、餐后 2 小时血糖及糖化血红蛋白（HbA1c）。

②尿常规检查、尿糖定性及 24 小时定量、尿蛋白及酮体。

③血常规检查：RBC、Hb、WBC。

④血液流变学检查。

⑤血脂检查：总胆固醇、甘油三酯、高密度脂蛋白及血浆蛋白、白蛋白、球蛋白、尿素氮或非蛋白氮。

⑥坏疽局部分泌物细菌学培养。

（二）特殊检查

1. 肢体血流图

可了解血管壁弹性及肢端供血情况，但其准确性及定位定量不够理想，近年来已被彩色多普勒所代替，但可作为一项参考指标。

2. 超声诊断、彩色多普勒（Doppler）检查

下肢多检测股动静脉、腘动静脉及足背动脉定位定量分析，空军总医院检查指标如下。

（1）早期病变：血管腔狭窄低于正常人的 25% 以下，血流量少于正常人的 35%，加速度 / 减速度比值大于 1.2~1.4，为早期病变。

（2）轻度病变：血管腔狭窄低于正常人的 25%~50%，血流量少于正常人的 35%~50%，加速度 / 减速度比值大于 1.4~1.6，为轻度病变。

（3）中度病变：血管腔狭窄低于正常人的 50%~75% 血流量少于正常人的 50%~70%，加速度 / 减速度比值大于 1.6~1.8，为中度病变。

（4）重度病变：血管腔狭窄低于正常人的 75% 以上，血流量少于正常人的 70% 以上，加速度 / 减速度比值大于 1.8 或等于"0"，为重度病变。

3. 微循环检查

皮肤微循环在早期动脉闭塞时可见血管袢顶扩张。盆腔内髂总静脉不全阻塞时下肢皮肤微血管扩张并呈现螺旋状血流而且数目增多，微血流停滞时可判定有深静脉阻塞。甲皱微循环：异形管袢及袢顶瘀血大于 30%，血流速度较慢呈粒摆流或泥沙流、串珠样断流及血管袢周围有渗出或出血斑较多。

4. 下肢神经病变检查

多采用肌电图传导速度诱发电位或振动觉测定有无周围神经病变及程度。

5. 动脉造影，下肢血管 CT、MRI

可显示动脉管壁内病变（如血栓、狭窄和闭塞）的部位及范围及侧支循环情况。以动脉造影最为精确。多适用于截肢平面术前定位或外科血管重建术术前检查，他能准确了解血管腔内各种病变而便于定位，但属创伤性甚至可能引起造影后引起血管痉挛使肢体缺血加重。

6. X 线片

可显示局部骨质破坏，骨髓炎、骨关节病变以及软组织肿胀、脓肿、气性坏疽等征象。

7. 多功能血管病变诊断仪

可观察下列指标：①趾压指数（TBI），即趾动脉压/踝动脉压比值；②踝压指数（ABI），即踝动脉压/肱动脉压比值。评判标准：以 ABI 或 TBI 值为标准，＜0.9 为轻度供血不足；0.5~0.7 易出现间歇性跛行；0.3~0.5 可产生静息性足痛；＜0.3 提示发生肢端坏疽的可能性很大。

此外，Semmes-Weinstein 单根神经传导试验和 Rydel-Seiffer 逐级音叉试验是简单而有效的评估糖尿病足的方法。

8. 糖尿病足的筛查

防治糖尿病足的关键是组织定期筛查，识别有发展成糖尿病足危险因素的患者。及时发现有危险因素的患者。筛查项目包括：眼底检查、血压、尿蛋白、神经功能以及足的检查等见表 5-6-1。

表 5-6-1 糖尿病足病变的有关检查

	临床检查	实验室检查
皮肤	颜色、干燥、皲裂、出汗、感染	望诊、触诊
形态和畸形	足趾的畸形	足部 X 片
	跖骨头的突起	足部压力检查
	Charcot 畸形	
	胼胝	
感觉神经功能	针刺感觉	细针针刺
	音叉振动感觉	Biothesiometer
	温度感觉	温度阈值测试
	压力感觉	尼龙丝触觉检查 足压力测定仪
运动神经功能	肌萎缩肌无力	电生理检查
	踝反射	
自主神经功能	出汗减少、胼胝	定量发汗试验
	足温度、足背静脉曲张	皮温图
血管	足背动脉搏动、足苍白	非创伤性多普勒检查
	足凉、水肿	$TcPO_2$

四、诊断与鉴别诊断

（一）诊断要点

1. 中医辨病要点和辨证要点

糖尿病足诊断标准按照 2007 年中华中医药学会发布的《糖尿病中医防治指南》的诊断标准。

①糖尿病患者并有肢端血管和神经病变或合并感染。

②糖尿病患者肢端并有湿性坏疽或干性坏疽的临床表现和体征，并符合 0~5 级坏疽标准者。

③踝/肱血压指数比值 0.9 以下并有缺血的症状和体征。

④彩色多普勒超声检查，肢端血管变

细，血流量减少造成缺血或坏疽者。

⑤血管造影证实，血管腔狭窄或阻塞，并有临床表现者。

⑥电生理检查，周围神经传导速度减慢，或肌电图体感诱发电位异常改变者。

⑦微循环障碍明显。

⑧经皮氧分压测定低于30mmHg，提示周围血管供应不足，溃疡不易愈合。

⑨皮肤温度的检查，皮温下降。

⑩X线检查，骨质疏松脱钙，骨质破坏，骨髓炎或关节病变，手足畸形及夏科关节等改变者。

具备前2条结合后3~10条任何1条即可确诊。

糖尿病足的诊断应结合病史、临床表现和理化检查等。

2. 糖尿病足分期

1. Wagner 分级

糖尿病足溃疡和坏疽的原因是多方面的，主要是神经病变、血管病变和感染。根据病因，可将糖尿病足溃疡和坏疽分为神经性、缺血性和混合性。根据病情的严重程度进行分级的常用方法为 Wagner 法，见表5-6-2。

表5-6-2　糖尿病足的 Wagner 分级法

分级	临床表现
0级	有发生足溃疡危险因素存在，但无溃疡
1级	皮肤表面溃疡，无感染
2级	较深的溃疡，常合并软组织炎，无脓肿或骨的感染
3级	深部感染，伴有骨组织病变或脓肿
4级	局限性坏疽（趾、足跟或前足背）
5级	全足坏疽

0级：是指存在有发生溃疡的危险因素者。对于这些患者应定期随访、加强预防教育，积极预防 DM 足的发生。DM 患者足溃疡和坏疽的高危因素有：周围神经病变、自主神经病变；周围血管病变；以往有足溃疡史；足畸形，如鹰爪足、Charcot 足；并有胼胝；失明或视力严重减退；合并肾脏病变，特别是慢性肾功能衰竭者；老年人，尤其是独居生活者；不能观察自己足的患者；DM 知识缺乏；感觉缺失（用特殊的尼龙丝检查触觉）。

1级：足部皮肤表面溃疡，但无感染表现。突出表现为神经性溃疡，好发于足的突出部位，即压力承受点（如足跟部、足或趾底部），溃疡多被胼胝包围。

2级：表现为较深的穿透性溃疡，常合并有软组织感染，但无骨髓炎或深部脓肿，致病菌多为厌氧菌或产气菌等。

3级：深部溃疡常影响到骨组织，并有深部脓肿或骨髓炎。

4级：其特征为缺血性溃疡伴坏疽，通常合并有神经病变（无严重疼痛的坏疽即提示为神经病变），坏死组织的表面可有感染。

5级：坏疽影响到整个足部，病变广泛而严重，有时发展迅速。

2. TEXAS 分级分期

近年来，为了更好地评估 DM 足的分型，判断预后，提出了一些新的诊断和分类标准。较为常用的为 TEXAS 大学 DM 足分级（分期）法。见表5-6-3。该分类方法的目的是评估足与下肢溃疡的程度并进行分类（包括溃疡的深度、感染和缺血的程度）。对于病变的深度、感觉神经病变、血液供应不足和感染制定了标准化的评估标准。

表5-6-3　TEXAS 大学糖尿病足分级分期方法

	分级		分期
1	足部溃疡病史	A	无感染无缺血
2	表浅溃疡	B	合并感染
3	溃疡深达肌腱	C	合并缺血
4	溃疡累及关节	D	合并感染和缺血

3. 糖尿病足溃疡的分类

正确的分类与分级有助于选择合适的治疗方法和判断糖尿病足预后。糖尿病足溃疡还可按照病变性质分为神经性溃疡、缺血性溃疡和混合性溃疡。

（1）神经性溃疡：神经病变在病因上起主要作用，血液循环良好。足部温暖，但有麻木感，皮肤干燥，痛觉不明显，足部动脉搏动良好。神经病变性 DM 足可有两种后果：神经性溃疡（主要发生于足底）和神经性关节病（Charcot 关节病）。

（2）神经 - 缺血性溃疡：常伴有明显的周围神经病变和周围血管病变，足背动脉搏动消失。这类患者的足部冷凉，休息时疼痛加剧，足部边缘有溃疡或坏疽。

（3）单纯缺血性溃疡：单纯缺血所致的足溃疡不伴神经病变，较少见。研究表明，DM 足溃疡患者在初次就诊时约 50% 为神经性溃疡，约 50% 为神经 - 缺血性溃疡。国内 DM 足溃疡以神经 - 缺血性为主，神经性溃疡较少见。最常见糖尿病足溃疡的部位是前足底，常为反复机械压力所致，由于周围神经病变引起的保护性感觉缺失，患者不能感觉到这种异常的压力变化，没有采取相应的预防措施，发生溃疡后极易并发感染，溃疡难以愈合，最后发生坏疽。因此，足溃疡和坏疽往往是神经病变、压力改变、血循障碍、并发感染等多种因素共同作用的结果。

4. 糖尿病足坏疽的分类

根据肢端坏疽的性质及临床表现可分为湿性坏疽、干性坏疽和混合坏疽这三种临床类型。

（1）湿性坏疽：多发生于肢端动、静脉血流同时受阻；循环与微循环障碍；皮肤损伤、感染化脓。病灶轻重不一，浅表溃或严重坏疽。局部常有红、肿、热、疼，严重时多伴有全身不适或毒血症、菌血症等表现。

（2）干性坏疽：多发生在肢端动脉及小动脉粥样硬化、血管腔狭窄或动脉血栓形成，使血流逐渐或骤然中断，但静脉血回流仍然畅通，组织液减少导致局部不同程度的缺血性坏死。

（3）混合坏疽：多见于肢端某一部位动脉或静脉阻塞，血流不畅合并感染。湿性坏疽和干性坏疽病灶同时发生在同一个肢端的不同部位。一般病情较重，坏疽面积较大，常涉及足的大部或全足坏疽。

（二）鉴别诊断

1. 血栓闭塞性脉管炎

本病为中小动脉及伴行静脉无菌性、节段性、非化脓性炎症伴腔内血栓形成导致的肢体动脉缺血性疾病。好发于 40 岁以下的青壮年男性，多有吸烟、寒冷冻伤、外伤史。有 40% 左右的患者同时伴有游走性血栓性浅静脉炎。手足均可发病，表现为疼痛、发凉、坏疽。坏疽多局限于指趾，且以干性坏疽居多，继发感染者，可伴有湿性坏疽或混合性坏疽。X 线、造影、CTA、MRA 检查显示无动脉硬化，无糖尿病病史。

2. 肢体动脉硬化闭塞

本病是由于动脉粥样硬化，导致肢体管腔狭窄或闭塞而引起肢体怕凉、间歇性跛行、静息痛，甚至坏死等缺血缺氧临床表现的疾患。本病多发于中老年患者，男性较多，同时伴有心脑动脉硬化、高血压、高脂血症等疾病。病变主要发生于大中动脉，呈节段性，坏疽多为干性，疼痛剧烈，远端动脉搏动减弱或消失。血糖正常。

3. 雷诺病（肢端动脉痉挛证）

多见于青年女性，上肢较下肢多见，好发于双手，每因寒冷和精神刺激手出现发凉苍白，继而发绀、潮红，最后恢复正常的三色变化（雷诺现象），患肢动脉搏动正常，一般不出现肢体坏疽。

五、中医治疗

（一）中医治疗原则

糖尿病足在糖尿病的各个阶段均可以起病，与湿、热、火毒、气血凝滞、阴虚、阳虚或气虚有关，为本虚标实之证。由于本病既有糖尿病和其他并发症的内科疾病的表现，又有足部病变的外科情况，临床处理较为棘手，一旦发病，病情发展急剧，病势险恶。故临证辨治要分清标本，强调整体辨证与局部辨证相结合，注意扶正与祛邪并重，根据正邪轻重而有主次之分，或以祛邪为主，或以扶正为主。同时，脉络瘀阻贯穿病变始终，为糖尿病足发病的关键病理环节，"络以通为用"为总的治疗原则。

（二）辨证论治

1. 脉络寒凝，瘀血阻络证

临床表现：患肢发凉、麻木、酸胀、疼痛，间歇性跛行。患肢局部皮肤温度下降，皮肤颜色正常（或苍白或苍黄），舌质淡暗，舌苔白润，脉弦紧或沉迟，趺阳脉波动正常或减弱。患肢发凉、间歇性跛行是本证的主症。

治法：温经活血，通络止痛。

方药：当归四逆汤《伤寒论》加减。

参考处方：当归 15g，赤芍 12g，桂枝 12g，细辛 3g，川牛膝 30g，川芎 15g，鸡血藤 30g，熟地 15g，黄芪 30g，麦冬 15g，全蝎 6g，水蛭 6g。

临床应用：如凉甚，加制川乌 9g（先煎），肉桂 9g；如疼痛重加延胡索 12g，制乳没各 9g。

中成药：桂枝茯苓丸、通心络胶囊。

2. 脉络瘀热，瘀血阻络证

临床表现：患肢酸胀麻木，烧灼疼痛，遇热痛甚，遇凉痛缓，夜间痛剧。皮肤呈紫红色、干燥、脱屑、光薄或皲裂，趾甲增厚、变形、生长缓慢，汗毛稀少或脱落，肌肉萎缩，舌质红或绛，苔黄，脉沉涩或细涩，趺阳脉波动减弱或消失。

方药：顾步汤（《辨证录》）合犀角地黄汤（《备急千金要方》）加减。

参考处方：川牛膝 30g，金银花 15g，连翘 15g，生地 20g，玄参 15g，丹皮 15g，石斛 15g，忍冬藤 30g，泽兰 15g，地龙 15g，全蝎 6g。

临床应用：血热较重加毛冬青 20g，鬼箭羽 15g；疼痛重加元胡 15g，制乳没各 9g。

中成药：通心络胶囊，活络效灵丹。

3. 热毒伤阴，脉络瘀阻证

临床表现：足局部红、肿、热、痛，或伴溃烂，神疲乏力，烦躁易怒，口渴喜冷饮，舌质暗红或红绛，苔薄黄或灰黑，脉弦数或洪数，趺阳脉可触及或减弱。

治法：滋阴清热，化瘀通络。

方药：顾步汤（《辨证录》）合四妙勇安汤（《验方新编》）加减。

参考处方：生地 20g，玄参 15g，丹皮 15g，石斛 15g，忍冬藤 30g，川牛膝 20g，泽兰 15g，地龙 15g，全蝎 6g，蜈蚣 3 条，制乳药各 6g，延胡索 12g。

临床应用：热痛较重可加金银花 30g，地丁 15g，毛冬青 15g；阴伤重可重用玄参 50g。

中成药：西黄丸。

4. 气阴两虚，脉络瘀阻证

临床表现：患肢麻木、疼痛，状如针刺，夜间尤甚，痛有定处，足部皮肤暗红或见紫斑，或间歇性跛行；或患足肉芽生长缓慢，四周组织红肿已消；局部皮温凉；舌质紫黯或有瘀斑，苔薄白或少苔，脉细涩，趺阳脉波动减弱或消失。

治法：益气养阴，化瘀通络。

方药：生脉散（《丹溪心法》）合桃红

四物汤（《医垒元戎》）加减。

参考处方：西洋参 12g（另兑），麦冬 15g，五味子 12g，桃仁 12g，黄芪 30g，生地 20g，玄参 15g，丹参 30g，当归 15g，粉葛根 30g，川牛膝 30g，地龙 15g。

临床应用：口干口渴加天花粉 30g，沙参 20g，重用玄参 50g；疼痛加制乳香、没药各 9g，延胡索 15g。

中成药：通心络胶囊、生脉饮。

5. 脾肾阳虚，脉络瘀塞证

临床表现：肢体发凉、萎缩，腰痛，足跟痛，腰膝酸软无力，全身畏寒怕冷，神疲乏力，或伴有阴冷，阳痿，性欲减退，或食少纳呆，腹部胀满，舌苔白，舌质淡，脉象沉细。

治法：温补脾肾，化瘀通络。

方药：金匮肾气丸（《金匮要略》）加通络药物。

参考处方：制附子 9g（先煎），桂枝 12g，熟地 20g，山茱萸 30g，山药 15g，黄精 30g，枸杞 15g，三七粉 3g（冲服），水蛭粉 2g（冲服），川牛膝 30g。

临床应用：肢体发凉疼痛加制川乌 15g，制草乌 15g（先煎、久煎）。

中成药：通心络胶囊、八子补肾胶囊。

6. 湿热毒盛，脉络瘀阻证

临床表现：患足红肿，扪之灼热，不痛或微痛，肿胀明显，很快延及全足或小腿，皮肤坏死破溃出脓，但以深部组织的坏死为主，且坏死范围往往大于皮肤的溃疡面积，切口周围皮肤色红或紫暗，皮下及深部腐肉较多，如烂棉絮，甚有烂筋死骨腐肉难脱难化，漫延走窜。舌暗红，苔白腻或黄腻，脉弦滑。

治法：清热祛湿，化瘀通络。

方药：四妙丸（《成方便读》）加味。

参考处方：黄柏 20g，苍术 20g，牛膝 30g，薏苡仁 30g，黄芪 30g，天花粉 20g，地丁 20g，金银花 30g，连翘 30g，当归 20g，玄参 15g，土茯苓 30g，地龙 15g，水蛭 6g，甘草 10g。

临床应用：脾虚纳食差加山楂 15g，山药 15g；苔黄腻加黄连 15g，蒲公英 15g。

中成药：脉络宁口服液、通心络胶囊。

专家经验方推介：消渴足安汤方（南征教授经验方），组成：玄参 20g，双花 20g，当归 10g，黄芪 50g，鸡血藤 10g，地龙 15g，血竭 3g，蜈蚣 1 条，全蝎 5g，土鳖虫 5g，核桃 2 个，甘草 5g。大便干加当归、肉苁蓉滋阴通便；肿痛甚加皂刺活血止痛；肢凉加附子、肉桂、小茴香；疼痛剧加乳香、没药以活血止痛；口干、心悸加麦冬、龟甲坚阴培元。

（三）单方验方、土方

①每日用毛冬青（毛披树根）100~200g 煎水 400ml，分 2 次口服。

②复方丹参注射液 2~4ml 肌内注射，每日 1~2 次；或复方丹参注射液 20ml 加入 10% 葡萄糖溶液 500ml 中，静脉滴注，每日 1 次，2~4 周为 1 个疗程。

③木耳散治疗足溃疡：木耳（焙干研末），白砂糖各等份和匀，以温水浸如糊，敷于溃疡处，无菌纱块敷盖。治疗慢性溃疡，局部虚损之证。每日 1 次。

④马勃粉或麝香粉适量外敷治疗：因马勃"主恶疮马疥"，麝香能活血散结，走窜力极强，每日 1 次，外用于局部溃疡疗效好。

⑤血竭：每日 1 次局部涂敷血竭粉治疗足溃疡。治疗局部创面，效果良好。

（四）外治法

1. 清创术

主要分为一次性清法和蚕食清法两种。

（1）一次性清法：适用于湿性坏疽（筋疽）或以湿性坏疽为主，而且坏死达筋膜肌肉以下，局部肿胀明显、感染严重、血糖难以控制者。予以过氧化氢快速冲洗 3 次以上，然后碘伏消毒铺巾，切开坏死皮肤或组织，逐层分离，彻底清除变性坏死的肌腱、韧带和筋膜等致密结缔组织；沿筋膜钝性分离，探查坏死组织的边缘，注意保持引流通畅，防止死腔形成，然后用无菌敷料填塞适度压力包扎。

（2）蚕食清法：适用于生命体征不稳定，全身状况不良，预知一次性清创难以承受；干性坏疽（脱疽）、分界清楚或以干性坏疽为主，伴有湿性坏疽、分界不清者；感染、血糖控制良好者。逐渐清除坏死组织，一般从远到近，疏松者先除，牢固者后除；坏死的软组织先除，腐骨后除，并尽量保护筋膜及肌腱组织。

2. 中药外敷

在抗生素应用及清创的基础上，根据患者情况，选择外敷药物，每次取适量调成糊状，敷于创面，每日 1 次。

（1）湿热毒盛：疮面糜烂，脓腔，秽臭难闻，肉腐筋烂，多为早期（炎症坏死期），宜祛腐为主，方选九一丹等。

（2）正邪分争：疮面分泌物少，异味轻，肉芽渐红，多为中期（肉芽增生期），宜祛腐生肌为主，方选红油膏等。

（3）毒去正胜：疮面干净，肉芽嫩红，多为后期（瘢痕长皮期），宜生肌长皮为主，方选生肌玉红膏等。

部分患者创面肉芽高出皮肤，所以创面用高渗盐水湿敷，每日换药 1 次。部分患者创面肉芽水肿。主要由炎症、低白蛋白所致，加用缠敷疗法。

（五）其他特色疗法

1. 股动脉药物注射

川芎嗪 80mg 加生理盐水股动脉注射，或前列地尔 10μg。1 天 1 次，7~10 天为 1 疗程。

2. 箍围（贴敷）疗法

将药物研为细末，与各种不同的液体调制成糊状制剂，敷贴于患部或穴位。

温经散寒通络方：附子（制）、制川乌、肉桂、吴茱萸、延胡索、白芷、干姜、细辛。

祛瘀活血通络方：桃仁、红花、牛膝、丹参、川芎、乳香、没药。

清热利湿通络方：蚤休、苦参、明矾、芒硝、芙蓉叶、商陆。

3. 膏药外敷

糖尿病足的创面可以使用外用膏药促进创面愈合。

（1）湿热毒盛：疮面糜烂，脓腔，秽臭难闻，肉腐筋烂，多为早期（炎症坏死期），宜祛腐为主，方选九一丹等。

（2）正邪交争：疮面分泌物少，异味轻，肉芽渐红，多为中期（肉芽增生期），宜祛腐生肌为主，方选红油膏等。

（3）毒去正胜：疮面干净，肉芽嫩红，多为后期（瘢痕长皮期），宜生肌长皮为主，方选如紫草油膏、湿润烧伤膏、京万红、大黄油砂、生肌玉红膏、生肌散、化腐散、愈疡灵等药物。

糖尿病足的创面属于干性坏疽者，可在消毒创面后给予无菌纱布包扎，不使用粉、膏类外用药物；创面属于湿性坏疽者，脓腐组织多可先用解毒洗药外洗创面，再用抗生素湿敷纱布或化腐散外敷，待脓液减少改用大黄油纱外敷，创面干净无脓腐组织时，可用生肌玉红油膏或生肌散外敷换药。

（六）饮食疗法

根据患者的体重、年龄及体力活强度，计算每日总热量，合理分配餐次。指导患者有规律地进食，早、中、晚三餐食量分配各 1/3，忌烟酒，避免饱餐。食物以低脂、低热为主，碳水化合物占总热量的

50%~60%，蛋白质占总热量的 15%~20%，脂肪占总热量 20%~30%，胆固醇摄入量每日小于 300mg，食盐摄入量每日小于 6g，伴有高血压、水肿每日摄入盐量不超过 2g。日常生活中要做到以下几点：避免肥胖，维持理想且合适的体重；定量，每餐饮食按照计划分量进食，不可任意增减；少吃油煎、油炸、油酥及猪皮、鸡皮、鸭皮等含油脂高的食物；烹调多采用清蒸、水煮、凉拌、涮、烤、烧、炖、卤等方式，不可太咸，食盐摄入量以每天 6g 以下为宜；饮食不可太咸，少吃胆固醇含量高的食物，如腰花、肝、肾等动物内脏类食物；烹调宜用植物性油脂；经常选用含纤维质高的食物，如未加工的蔬果等。

（七）情志疗法

由于 DF 致残率和截肢率较高，治疗过程长，因此要向患者解释病情，减轻患者恐惧心理，提高战胜疾病的勇气，以解除其思想负担，保持乐观豁达的人生态度，积极配合治疗。

六、中医西医协同治疗

（一）内科基础治疗

包括控制血糖，血压高时控制血压，高血脂时调脂，心脑血管疾病常规处理。

（1）控制高血糖：溃疡面大，感染严重者最好用胰岛素控制血糖，饮食中可适当增加蛋白质含量，注意血脂及血压的控制。低蛋白血症、营养不良的患者，应加强支持治疗，必要时可输注血浆、白蛋白或复方氨基酸液。

（2）改善循环功能：用扩张血管、活血化瘀等药物改善微循环功能。①前列腺素 E_1；②低分子右旋糖酐；③山莨菪碱制剂；④必要时可试用蝮蛇抗栓酶或速避凝等。

（3）改善神经功能：可用 B 族维生素、

神经生长因子等。

（4）抗生素：在治疗糖尿病足感染中使用抗生素的基本原则为：治疗开始阶段，在未知病原菌的情况下可以使用广谱抗生素。对于严重的感染可用氨苄西林加舒巴坦（或注射用亚胺培南西司他丁钠）并可加用抗厌氧菌的药物。细节培养，在病原菌明确之后，抗生素的使用应改用敏感抗生素治疗。对于未累及骨的感染，治疗时间约需 2 周，有骨髓炎者则需几个月。

（5）高压氧：高压氧适用于 Wagner 分级中 3、4 级或较严重、不易愈合的 2 级溃疡。对于非厌氧菌的严重感染患者，尤其是合并肺部感染者不宜用高压氧治疗。

（6）中药：配合中药活血祛瘀、局部生肌等有协同作用。具体包括静脉滴注扩血管和改善血液循环，前列地尔、丹参、川芎嗪、肝素、山莨菪碱等药物有一定的辅助治疗效果。

（二）局部处理

（1）广泛清创：包括清除所有失活组织和胼胝以全面暴露伤口，充分引流脓液，去除感染严重的组织以降低细菌蛋白酶阻止伤口愈合的作用，移除慢性肉芽组织内衰老的结缔组织等。主要方法有手术清创、机械清创、酶清创和敷料清创等。

（2）局部外用药：抗生素、生长因子、自体血小板凝胶、重组人血小板衍化生长因子、重组粒细胞集落刺激因子（GM-CSF）、中药等可提高溃疡愈合率，如局部可用胰岛素敷料。

（3）缺血性病变的处理：糖尿病足主要是由于动脉闭塞和组织缺血所致，如果患者为 4 期糖尿病足，应该行介入支架植入、球囊扩张、血管置换、血管成形或血管旁路术。坏疽患者在休息时有疼痛及广泛的病变不能行以上手术者，要果断截肢。

（4）Charcot 关节病的治疗：主要是长

期制动。患者可以用矫形器使足上的异常压力减轻，鞋内放特殊的垫子。Charcot 关节支具（casting）能较好地应用于 Charcot 关节病的保护与治疗。

（三）外科治疗

（1）两阶段清创和延期缝合：第一阶段清创包括溃疡及溃疡下骨性突出物的切除；第二阶段清创一般在 4~8 天后进行，包括伤口的再次清创和进一步骨切除，为关闭伤口提供有利条件，然后用新鲜组织闭合伤口，适于非手术治疗失败的顽固性溃疡或有明显骨髓炎和深部感染的患者，但也有学者提倡将其作为早期治疗方法。

（2）限制性前足骨切除术：神经性溃疡常发生于前足，当并发骨髓炎时可限制性切除前足骨的感染部分，因为骨髓炎时伴有死骨，该方法有利于增强药物的渗透性；可防止骨髓炎的扩散；能使患者能保持较佳的足外形和功能。

（3）重建术：包括受损关节的复位及融合术，但对于有坏疽或感染未控制者不能采用。术后约需 5 个月的时间达到固定，此期间患肢一定要避免负重，术后要加强一般治疗和支持治疗。

（4）皮肤移植：对于全层皮肤缺损较大的溃疡可考虑皮肤移植，要求伤口无坏死组织及感染，无暴露的肌腱、骨或关节，无不可清除的瘘或窦道。

（四）其他疗法

根据病情需要和临床实际，可配合应用肢体循环驱动治疗仪和红光照射仪、腿浴治疗器、足疗仪、磁振热治疗仪、超声波治疗仪等，以改善局部血运，促进侧支循环形成。

根据患者病情需要，亦可采用手术治疗，如动静脉转流术、动脉旁路术、动脉介入成形术、干细胞移植术等。

（五）功能康复锻炼

适用于早期和恢复阶段的患者，但已有溃疡形成者禁用。患者仰卧位，先将患肢从水平位抬高 45 度以上，维持 1~2 分钟，然后下垂 1~2 分钟，再放置水平位 2 分钟，继而作患肢的旋内旋外，以及屈曲伸展活动，如此反复约 20 分钟。可根据患者不同的情况，每日练习。

七、疗效判定标准

2007 年中华中医药学会糖尿病分会编写《糖尿病中医防治指南》对糖尿病足分 5 个证型：湿热毒蕴，筋腐肉烂证；热毒伤阴，瘀阻脉络证；气血两虚，络脉瘀阻证；肝肾阴虚，瘀阻脉络证；脾肾阳虚，痰瘀阻络证。但未制定疗效判定标准。本标准按照 2011 年发布的 22 个专业 95 个病种的《外科病种中医诊疗方案》中脱疽（糖尿病足 – 糖尿病肢体动脉闭塞症）未溃期诊疗方案的疗效判定标准。

（一）中医疗效评定标准

1. 单项症状疗效评价标准

消失：疗前患有的症状消失，积分为零。

好转：疗前患有的症状减轻，积分减低，但不为零。

无效：疗前患有的症状未减轻或加重，积分未降低。

2. 中医证候疗效判定标准

按照尼莫地平法计算：

疗效指数（n）＝[（疗前积分 – 疗后积分）÷ 疗前积分]×100%；

临床痊愈：症状、体征消失或基本消失，积分减少≥ 90%；

显效：临床症状、体征明显改善，积分减少≥ 70%；

有效：临床症状、体征均有好转，积

分减少≥ 30%；

无效：临床症状、体征均无明显改善，甚或加重，积分减少不足 30%。

（二）西医疗效评定标准

参照 2002 年中国中西医结合学会周围血管疾病专业委员会制订《糖尿病肢体动脉闭塞症临床诊断与疗效标准》（草案）。

1. 皮肤温度

正常为 4 分；

有时发凉为 3 分；

持续性发凉或比正常穿得多才能缓解为 2 分；

冰凉，局部保暖后仍有寒凉感为 1 分；

在 20℃以上的环境中，穿着比正常人多仍然感到肢体冰凉为 0 分。

2. 疼痛

正常为 4 分；

运动后或劳累后出现疼痛，或灼热感者为 3 分；

静息状态下，间断出现疼痛或灼热感者为 2 分；

持续性静息痛或灼热感，尚能忍受为 1 分；

持续性静息痛或灼热感，不能忍受，影响睡眠者为 0 分。

注：伴有糖尿病末梢神经病变无痛足者例外。

3. 皮肤色泽

皮肤色泽正常为 4 分；

皮肤间断性苍白或苍黄为 3 分；

皮肤持续性苍白或苍黄为 2 分；

皮肤呈紫红色 1 分；

皮肤呈紫黑色或紫褐色者 0 分。

4. 间歇性跛行（跛行指数）

≥ 4 分；

≥ 3 分；

≥ 2 分；

≥ 1 分；

0 分。

注：设治疗前行走距离为 A，A 应大于≥ 1 米；治疗后行走距离为 B，每行走 10 米计 0.1。B/A 为跛行指数，3 分以上为显效，2~3 分为良好，1~2 分为改善，0 分为无效。

5. 踝/肱比测定（ABI 每增加 0.1 为 1 分，依此类推）

≥ 0.4 分；

≥ 0.3 分；

≥ 0.2 分；

≥ 0.1 分；

0 分；

注：ABI 血压指数是一种简便易行的方法，可了解下肢胫前动脉、胫后动脉及膝动脉供血情况。检查方法：取普通血压计，先测定上肢肱动脉收缩压值，然后将血压计袖带置于踝关节处，听诊器置于内踝上内侧可听到胫后动脉，置于踝关节前外侧可听到胫前动脉，置于外踝后外侧可听到腓动脉。一般正常人踝动脉要比腓动脉收缩压值稍高，血压指数胫后动脉或足背动脉的收缩压与肱动脉收缩压比值。正常人比值为 1~1.4，其比值小于 0.9 以下，可有轻度供血不足；0.5~0.7 可有跛行；0.3~0.5 可有缺血性休息痛，其比值小于 0.3 以下可发生坏死。

6. PPG 测定

注：设治疗前波峰值为 A，治疗后波峰值为 B。B/A 为波峰指数，指数 3 分以上为显效，2 分到 3 分为良好，1 到 2 分为改善，0 分为无效。

7. 溃疡

完全治愈为 4 分；

疡面积缩小 50% 以上为 3 分；

溃疡面积缩小 20%~50% 以上为 2 分；

溃疡面积缩小 20% 以内为 1 分；

溃疡面积不变为 0 分。

注：对溃疡项目的评价采用给药后溃

病面积与给药前的溃疡面积缩小率记分。整个肢体循环改善度，由皮肤温度、疼痛程度、皮肤色泽、间歇性跛行（跛行指数）、踝/肱比测定、PPG测定、溃疡的记分进行评价。上述各项临床症状中任何一项的改善度为4时则为显效。上述各项临床症状中任一项目的改善度未达到4时，应将其分数累加后的总分数除以检测指标数所得的结果来评价。包括：皮肤温度、疼痛程度、皮肤色泽、间歇性跛行（跛行指数）、踝/肱比测定、PPG、溃疡测定。如受试者用药前有的检测指标数缺如，只能用其六项、五项、四项、三项，甚至二项来评估。

表5-6-2　糖尿病肢体动脉闭塞症疗效评定标准

	七项	六项	五项	四项	三项	二项
得分	总分/7	总分/6	总分/5	总分/4	总分/3	总分/2
显效	≥3	≥3	≥3	≥3	≥3	≥3
良好	≥2	≥2	≥2	≥2	≥2	≥2
改善	≥1	≥1	≥1	≥1	≥1	≥1
无效	<1	<1	<1	<1	<1	<1

八、经验传承

（一）奚九一教授

奚九一教授常应用清消方及祛腐清筋术治疗糖尿病足筋疽。奚九一教授经大量的临床研究，发现在糖尿病足中，非缺血性的肌腱变性坏死症的发生率最高，约占糖尿病足的85%以上，其导致的截肢率高、危害大。1984年奚教授首先提出糖尿病足肌腱变性坏死症——"奚氏糖尿病足筋疽"，这一新的病理类型和命名的病症，并根据糖尿病足的主要病变部位和发病机制将其分为五种类型：皮肤变性水疱型、血管闭塞缺血型、肌腱变性坏死型、末梢神经变性麻痹型、趾跖骨变性萎缩型。此五种临床类型可同时并见或相继发生，但多以某一种病理改变为主。其中以肌腱变性坏死症类型最多见，其特征是：病变主要发于趾、跖、踝、小腿等部位的肌腱、筋膜，发生变性、坏死、分解腐败，并继发感染。患部呈巨型肿胀性湿性坏死，患足血供良好，肢端无缺血征象，坏疽始终不发生缺血性的干性坏死分界脱落现象。多伴有持续高血糖及低蛋白血症，易并发心、脑、肾等并发症，可危及生命。对于本病症奚教授认为筋疽的中医病机是久消气阴两耗，筋腱失养；高糖生湿，湿滞筋痹；郁而化热，筋腐成疽。辨证属热证、阳证者，急则清之，可内服清热解毒祛湿的中药奚氏清消方，结合祛腐清筋术，清除变性坏死的肌腱。急性期予祛腐清筋、祛除坏死肌腱的方法，在保肢中起到主要作用，效果显著。治疗糖尿病足筋疽重症取得了满意的临床效果，较大程度地降低了临床截肢率，取得了较高的保肢成功率。

内治法：糖尿病足筋疽急性期症见患足灼热肿胀、破溃筋腐，分泌物多且稠厚、秽臭，或有全身发热、口苦、便秘，舌苔黄腻、脉滑数。辨证为湿热证。治法：清热解毒利湿。处方：选奚氏清消方。组成：茵陈、苦参、黄芩、大黄、甘草等，按制剂常规制成无糖颗粒冲剂。用法：1包/次，2次/天，温开水冲服。

外治法：

（1）清创方法：运用奚氏祛腐清筋术。①常规消毒、铺巾、局麻。②探查创面及窦道等，切开皮肤或扩展疮面，暴露变性坏死肌腱。③创面周围用苯扎溴铵酊消毒，用"啄食法"清除病灶处肌腱、筋膜及周围已发生坏死的组织。④消灭潜在的死腔，清除深部积脓及分泌物。⑤用过氧化氢或甲硝唑注射液冲洗创面，纱条引流或填塞，加压包扎。⑥术后观察创面渗液、渗血情况及体温、血压。

（2）换药方法：①渗出较多的创面用过氧化氢冲洗或甲硝唑注射液冲洗。②创周用苯扎溴铵酊消毒。③探查创面有无脓腔，按压有无渗脓、波动感，观察皮温、动脉搏动等。④蚕食清除松动的腐坏组织及变性坏死的肌腱。⑤用消毒中药棉球清理创面。⑥用甲硝唑注射液冲洗、湿敷，保持引流通畅。⑦无菌敷料包扎，肿胀明显、皮温高者以芙蓉膏箍围消肿。⑧换药1次/天，渗出多者每日2次或多次；腐去肌生，肉平皮长时可2天1次。⑨创面周围红肿明显、皮温高者给予芙蓉膏箍围消肿；腐祛脓尽，给予生肌之药外用或进行植皮术。

（二）张庚扬教授

张庚扬教授主张将糖尿病足坏疽分为轻度、中度、重度三类。

轻度：①患足趾端坏死，足趾软组织感染，皮肤出现溃疡，无肌腱坏死及感染。②无全身感染中毒症状。

中度：①患足足背及足跖部软组织坏死及感染，足趾坏死或出现趾骨骨髓炎。部分肌腱坏死、感染。②全身中毒症状较轻。

重度：①患足足背及足跖部出现坏死及肌腱坏死感染，出现趾骨或跖骨、跗骨骨髓炎。②全身感染中毒症状明显。

将糖尿病足辨证分为气阴两虚、湿热毒盛、气血两虚三型，并组创了专治糖尿病足的消疽系列汤剂。

（1）气阴两虚坏疽型：患足暗红肿胀，疼痛剧烈，干枯焦黑，溃破腐烂，疮流血水，肌腱坏死则脓水剧臭。伴高热烦躁、寒战，口渴汗出，心悸气短，大便秘结，舌红苔薄，脉弦细无力而数。治以益气养阴、和营解毒。消疽1号方：黄芪、党参、石斛、玄参、当归、牛膝、丹参、银花、地丁、连翘、白芍、白花蛇舌草等。

（2）湿热毒盛坏疽型：患足紫红肿胀，足趾坏疽溃烂，迅速向四周扩散，疮色灰黑，脓为污浊秽水，腥臭难闻，疼痛剧烈，伴壮热口渴，烦躁，便秘溲赤，舌红苔黄腻，脉滑数。治以清热利湿、和营解毒。消疽2号方：知母、玄参、黄柏、草薢、桃仁、红花、当归尾、牛膝、赤芍、白芍、银花、白花蛇舌草、连翘、地丁、车前子、甘草、赤苓等。

（3）气血两虚坏疽型：患足疼痛肌肉萎缩，皮肤干燥或浮肿，坏疽溃烂，疮色棕灰脓似粉浆污水，气味恶臭，脓腐难脱，肉芽淡红，久不敛口，伴发热寒战，面黄肌瘦，不思饮食，神疲乏力，心悸气短，自汗，溲清便溏，舌淡有齿痕，苔腻，脉沉细无力。治以补益气血，和营解毒。消疽3号方：黄芪、当归、川芎、赤芍、白芍、生地、皂刺、党参、白术、白花蛇舌草、地丁、甘草等。

以上三型兼瘀阻脉道者，加蜈蚣、全蝎、土鳖虫、水蛭等虫类药物。若出现壮热不退，神昏谵语者加安宫牛黄丸或紫雪丹。

（三）南征教授

南征教授治疗糖尿病足经验方，即消渴足安汤方。药物组成：玄参20g，金银花20g，当归10g，黄芪50g，鸡血藤10g，地龙15g，血竭3g，蜈蚣1条，全蝎5g，土鳖虫5g，核桃2个，甘草5g。功用：益气养阴，清热解毒，活血通络。本方来源于吴有性《温疫论》中的三甲汤、升降散，以及《验方新编》四妙勇安汤合而化裁而成。方中玄参味苦，微寒，入肝、肾、胃经，清热养阴，解毒散结，滋阴降火，凉血解毒；双花味苦，性寒，清热解毒，清泄疏散，与玄参、当归、甘草配伍，治疗热毒脱疽，二药合用共奏清热泻火解毒，既清气分邪热，又解血分热毒，为君药。

人参、生地、养阴益气，当归温润，活血化瘀，生血养血，疏通血脉；黄芪益气升阳，补中通络，托里生肌；鸡血藤行血补血，舒筋活络，止血疗疮，六药合用，共奏益气养血，活血化瘀，生肌疗疮为臣药。方中地龙味咸微寒，入肝、脾、肾经，清热息风，活血通络，消肿止痛。全蝎、蜈蚣味辛平，息风止痛，解毒散结，通络止痛；土鳖虫苦咸入肝经，破血逐瘀，消癥散结，疗伤止痛；核桃，补气养血，补肾益精，润通血脑，解毒散肿。黄连清热燥湿。丹皮、地骨皮滋阴以清虚热。槟榔、草果、厚朴取达原饮之意，能导邪外出。更用清热解毒之豨莶草，更通络导邪。以上十二味合用，共奏活血通络，解毒消肿，疗伤止痛为佐药，方中甘草补中益气、解毒增效、调和诸药，为使药。以二十二上味，共奏解毒泻火，活血通络，消癥散结，疗伤止痛，是治疗脱疽有效方剂也。临床具体应用若大便干者，重用当归、肉苁蓉润肠通便；肿痛甚加皂刺活血止痛；肢凉加附子、肉桂、小茴香；疼痛剧加乳香、没药以活血止痛；口干、心悸加麦冬、龟甲坚阴培元。

（四）赵进喜教授

《内经》所谓"膏粱之变，足生大丁"，就是强调消渴病也就是糖尿病多是过食膏粱厚味大鱼大肉所致，进一步发生变化，可以引起糖尿病足生大疮。宋代朱瑞章《卫生家宝》更是明确记载消渴病尿味至甜，进一步发展可以导致"足膝发恶疮，至死不救"，说明糖尿病足失于治疗往往预后不良。至于糖尿病足的病因病机，中医学认为：糖尿病贯穿着热伤气阴的基本病机，糖尿病迁延日久，内热伤阴耗气，可以导致气虚，或气阴两虚，甚或阴阳两虚，并表现为血脉瘀阻，可表现为经脉闭阻或肢体的络脉瘀滞，气血不能布达于四肢，

可表现为肢体麻木、疼痛，甚至发生肌肉萎缩、足部畸形。这种情况下，若内生邪毒，或外受湿热、热毒之邪侵袭，则可壅遏气血，导致肉腐血败、伤筋动骨，就不免发生手足坏疽。失治误治，还可能发生痈毒内陷，而成高热神昏以致危及患者生命。所以中医药治疗糖尿病足强调活血化瘀贯穿始终，合并感染者，更强调常用清热解毒、利湿解毒治法。临床上，常根据糖尿病足患者各自的体质不同，病程不同，曾经治疗用药情况不同，习惯上分别四证进行论治。

（1）气虚血瘀：肢端麻木、疼痛、凉冷、皮色苍白，或干枯发黑，间歇性跛行，患肢夜间疼甚，四肢冷凉、倦怠乏力，趺阳脉沉伏不见，舌淡暗苔白，脉沉细而涩，或弦细沉，治当益气活血，通阳开痹，方可用补阳还五汤，黄芪桂枝五物汤等方化裁。常随证加用水蛭、土鳖虫、地龙、全蝎、蜈蚣、乌梢蛇、白花蛇等通络搜风之品，或用尊仁活络散活血通络。同时可配合丹参注射液、川芎嗪注射液、蝮蛇抗栓酶静脉滴注，或服用蚓激酶等。如阳虚寒凝症状突出，肢体冷凉疼痛，或有阳痿、便溏等，可选用阳和汤。更可用制川乌12g，制草乌12g，追地风30g，透骨草30g，苏木30g，红花15g，水煎外洗，皮肤甲错、干燥者，更可加芒硝15g，同煎外洗，应注意中药洗剂温度不可太高，以避免烫伤。

（2）阴虚血瘀、热毒内蕴：肢端麻木，灼热疼痛，疼痛夜甚，或肢端溃疡，溃烂流水，口干咽燥，心烦失眠，便干尿黄，趺阳脉沉伏不见，舌暗红，苔少或黄苔，脉弦细数，或细滑数，治当育阴活血，清热解毒，方可用增液汤、四妙勇安汤等方化裁。可随方加入公英、地丁、野菊花、红藤等，以加强清热解毒之力。皮肤溃烂、流水不止、湿痒者，可加地肤子、土茯苓、

萆薢、生薏米等祛湿解毒。同时可配合脉络宁注射液、清开灵注射液静脉滴注。对肢体皮肤红肿发烫者，可用黄连粉、三七粉、血竭粉、冰片、乳香末、没药末，加水或香油局部外敷。皮肤顽固性溃疡，久不愈合者，可用尊仁鹊鸣黑散外敷。

（3）气阴两虚、热毒瘀滞：肢体麻木疼痛，神疲乏力，气短懒言，口干咽燥，肢端干枯色黑，或溃烂流水，舌质淡暗或暗红，苔少，脉沉细或数，治当益气养阴、活血解毒，方可用顾步汤、五神汤等方化裁。随方可以加用清热解毒，或利湿解毒以及活血通络之药。气血亏虚不能托毒外出，脓水清稀，久不收口者，可用当归补血汤加天冬、麦冬、阿胶等，甚至可加用五味子、山茱萸、芡实、金樱子等。

（4）阴阳俱虚、热毒瘀滞：神疲乏力，腰膝冷痛，肢体麻木，冷凉疼痛，夜间为甚，口干咽燥，肢体浮肿，五心烦热，肢端溃疡久不收口，舌淡暗，舌体胖大，苔白或黄，脉沉细无力，或数，治当滋阴助阳、活血解毒，方可用地黄饮子、二仙汤、四妙勇安汤等化裁。一般说来，糖尿病足晚期虚象毕露，不可过用走窜之品。强调处理好中西医的关系、内科与外科的关系、内治与外治的关系、扶正治本与祛邪治标的关系、清热解毒与温通的关系，是糖尿病足取效的关键。

九、典型案例

（一）南征教授医案

耿某，女性，54岁，初诊：2000年1月22日。主诉：口干渴，多饮，多尿3年。现症：口渴喜饮，甚则饮一溲一，体重明显下降，查空腹血糖高，尿糖阳性，而诊断为糖尿病。间断服用格列齐特、瑞易宁、康络素等药物，1个月前开始出现双下肢麻木、刺痛发冷，右足趾颜色暗黑，出现紫红色点状溃疡面。现服用瑞易宁2片，日1次，早餐前半小时服，血糖未系统监测，病情时轻时重。口干渴，多饮，多食易饥，多尿，乏力，自汗、盗汗，双足麻木刺痛，发冷，感觉障碍，睡眠差，舌质紫暗，苔白，舌体略大，边有瘀点，脉沉细涩。查空腹血糖：20.30mmol/L，尿糖（+++）。心电图正常，BP 122/80mmHg。

诊断：消渴病足（气阴两虚挟瘀证）。

治法：益气养阴，清热解毒，活血通络。

处方：①消渴足安汤加生地30g，黄连10g，豨莶草30g，丹参30g，地骨皮20g，人参10g，黄芪50g，厚朴10g，草果仁10g，槟榔10g。7剂。水煎服，日1剂，一日3次，一次120ml。饭后口服。②嘱患者坚持"一则八法"，坚持饮食控制及运动，适寒温，调情志，外用足浴法，药用：土茯苓100g，防风10g，苦参10g，地肤子10g，百部10g，蛇床子10g，透骨草10g，苏木10g，威灵仙15g，伸筋草15g，木瓜15g，双花20g，制附子10g，甘草15g。水煎服取汁2000~3000ml。泡脚20~30分钟。配合运动疗法。

2月17日四诊：患者状态好，无不适感，双手双足麻木、刺痛、溃疡点消失，颜色饮食控制较好，并能配合运动，舌质红，苔白，脉沉，查空腹血糖6.60mmol/L。调整方剂：西洋参10g，黄芪50g，生地30g，玉竹10g，黄连5g，知母10g，榛花15g，枸杞30g，青蒿10g，丹参15g，益母草15g，豨莶草15g，生姜10g，甘草5g，3剂打粉，一次口服3g，日3次温水冲服，嘱患者坚持"一则八法"，坚持饮食控制及运动，适寒温，调情志，定期复查血糖，血尿酸，有变化随时就诊。随访至今未见复发。

按：糖尿病足是一种慢性进行性波及大中小微血管病变的临床表现，主要由肢端缺血、神经病变、感染、代谢紊乱及多种诱发因素所致。具体可分为神经性、血管性和混合性。神经病变与血管病变，常常是同时存在。此例糖尿病足患者，属于神经与血管病变同时存在，表现为足趾麻痛冷凉，色暗而见溃疡，属于1期患者，所以投以消渴足安方加味，益气养阴，活血通络而安。

（二）魏子孝教授医案

患者，女，57岁，2003年10月20日初诊。患者有糖尿病病史11年，2年前开始逐渐出现双足发凉、麻木，并时有针刺样疼痛，2周前因行走过多右足小趾出现破皮、发红，但未引起重视，逐渐出现局部流水、流脓，且范围扩大，2天前开始发热，体温最高达38.9℃，伴神倦乏力，夜眠差，舌略黯红，苔薄黄微腻，脉弦数。查体：T 38℃，BP 130/85 mmHg，P 91次/分钟，心、肺、腹部未见明显阳性体征。双下肢膝跳、跟腱反射均减弱，双足皮温凉，痛觉弱，足背动脉搏动微弱，右足小趾外缘破溃流脓。空腹血糖3.9mmol/L，餐后血糖18.7mmol/L，尿糖（+++），尿酮体（+），血常规：WBC $1.4 \times 10^9/L$，N 78%。

中医诊断：脱疽（湿热内蕴夹血瘀）。

西医诊断：糖尿病足。

治法：清热解毒、化湿通络。

处方：金银花15g，野菊花10g，蒲公英12g，紫花地丁12g，玄参10g，土茯苓30g，王不留行10g，木瓜15g，黄柏12g。每日1剂。

二诊：3周后，破溃处分泌物消失，可看见新鲜的肉芽组织，患者精神佳，夜眠转安，血糖稳定。仍见双足发凉、麻木、时有针刺样疼痛，舌略黯，苔薄白，脉弦。此时湿热已去，且大量苦寒药恐伤及阴液，故此时治以益气养血、活血通络。

处方：生黄芪15g，鸡血藤15g，当归20g，赤白芍各15g，桂枝12g，细辛3g，

生地黄15g，玄参12g，桃仁10g，红花10g，水蛭10g，姜黄10g。每日1剂。继续服药3个月，伤口逐渐好转，麻木、发凉、刺痛等症状亦明显好转。

按：《圣济总录·消渴门》明确指出："消渴者……久不治，则经络壅涩，留于肌肉，变为痈疽。"因糖尿病患者并发皮肤感染具有反复发作、迁延难愈的特点，易诱发脏器感染，故历代医家都提出要积极防治疔、痈等消渴变证，如《备急千金要方》告诫人们："消渴之人，愈与未愈，常须虑有大痈……当备痈药以防之。"糖尿病皮肤软组织病变临床表现复杂多变，大多与代谢障碍和血管、神经损害所引起的皮肤、肌肉、脂肪组织营养不良有关。由于微血管病变是其关键环节，故简称继发于血管病的皮肤软组织感染。治疗过程中应注意两点：①不见肢冷、畏寒等阳虚之象时，选择用药可远温近凉。如化瘀选赤芍、牡丹皮、桃仁、没药等，逐湿（伴浮肿者必用）选车前子、防己、冬瓜皮等。②若内外一派寒象，选药又宜远寒近温，如化瘀选川芎、当归、莪术、刘寄奴、红花等；祛湿则当配伍通阳助火之品，仿五苓散或真武汤等方意；解毒则可选土茯苓、赤小豆、全蝎、蜈蚣等；如仅见肢端冷痛、畏凉，也不能据此认定是寒证，若舌红、苔黄腻、脉滑，则应先考虑清热化湿通络。所以然者，肢凉是宿疾，即先病为本，后病为标，此时应急治其标（清热、解毒、燥湿），兼顾其本（益气养血通络）。该患者系继发于血管神经病变的皮肤软组织感染。先治其标，以清热解毒化湿浊；后顾宿疾，以益气养血、温经通脉为主。

（三）赵进喜教授医案

蒋某某，女，72岁，住北京市南苑。初诊：1997年3月26日。主因发现糖尿病10余年，足坏疽3个月余来诊。患者曾长

期服用西药降糖药，发生足坏疽后，开始注射胰岛素，血糖控制尚可。西医诊断为糖尿病足，内科治疗2个月，花费两万余元无显效，而来我院。查见左足坏疽，五趾俱受其累，局部黑烂，骨露于外，流水，味臭，皮肤溃烂已至足背，伴有肢体麻木，夜间疼痛甚，影响睡眠，大便数日一行。痛苦异常。诊之肌肤甲错，双手爪甲枯萎，舌质暗红，苔腻略黄，脉象沉细而滑。

辨证：气阴两虚，络脉血瘀，热毒壅滞。

治法：益气活血通络，清热散结解毒。

处方：黄芪桂枝五物汤、四妙勇安汤加桃仁、红花、怀牛膝、川牛膝、木瓜、丹参、鬼箭羽、淫羊藿、桂枝、黄连等，尊仁活络散（水蛭、三七粉等）。30剂。配合中药鹊鸣黑散（珍珠粉、五倍子粉等）外用。

二诊：1997年4月26日。肢体疼痛减轻，足背创面已缩小，大便日1次，原方加蒲公英，30剂。

三诊：肢体疼痛明显减轻，能正常睡眠，足背创面基本愈合，精神状态良好。继续守方。30剂。

四诊：1997年6月28日。足坏疽基本控制，精神体力均佳，中趾自然脱落，其他四趾完全愈合。随访3年，病情持续稳定。足坏疽未再复发。

按语：糖尿病足治疗，应重视中西医结合、内治外治结合，并在明确分期基础上，分阶段辨证论治。一般说来，糖尿病足未发生坏疽者，可治以益气活血通络、益气养阴活血通络、滋阴助阳活血通络，应注意搜风通络虫类药物、舒筋活络藤类药物和温通中药的应用；已发生坏疽者，当重视解毒治法，或清热解毒，或利湿解毒，处理好清热解毒药物与温通药物的关系，处理好扶正治本与祛邪治标的关系，处理好内治与外治的关系。所以用桂枝、

淫羊藿之类温通者，"血得热则行""活血不远温"故也。配合中药外治，解毒、敛创、生肌，更是治病尤当着力之处。诸药相合，标本并治，动静结合，温凉同用，内治外治相合，则有希望取得较好疗效。治疗4个月，总花费不足4000元，就使患者免于截肢致残之苦。充分显示了中西医结合治疗糖尿病足的特色和优势。

十、现代研究进展

中医药治疗DF疗效肯定，近年来从辨证分期论治、辨证分型论治、内治法、外治法等方面取得进展。临床根据DF发展趋势、DF感染情况等有多种DF分期。

姚沛雨根据DF发展趋势，将本病分为5期。①初期：辨证属气虚血瘀型，治宜八珍汤加减。②急性发作期：辨证属湿热毒盛型，治宜四妙勇安汤合四妙丸加减。③蕴脓溃破期：辨证属浊毒壅盛型，治宜五味消毒饮合四物汤加减。④好转缓解期：辨证属湿热瘀阻型，治宜四妙丸合补阳还五汤加减。⑤恢复期：辨证属正虚血瘀型，治宜人参养荣汤合补阳还五汤加减。

彭娟等根据DF感染情况，将本病分为3期。①感染初期：辨证证属气血瘀阻，治则以"消"祛邪，常用：二陈汤合桃红四物汤加减。②感染进展期：辨证属邪毒壅盛，治则以"下"祛邪，常用：黄连解毒汤合清营汤加减。③感染稳定期：辨证属气血亏虚，治则以"扶正"祛邪，常用：补阳还五汤合阳和汤加减。

范冠杰等按照西医诊断标准将DF分为3期。①将Ⅰ期归属于早期；辨证属气阴两虚、阳虚血瘀，治宜增液汤合四逆散。②将Ⅱ、Ⅲ期归属于中期，辨证气血亏虚、湿毒内蕴，治宜当归补血汤合四妙勇安汤。③将Ⅳ、Ⅴ期归属于晚期：辨证肝肾阴虚、痰阻血瘀，治宜六味地黄丸加减。

张宇等研究糖尿病足证型分布：发现

糖尿病足以血脉瘀阻证最常见，其次是气血两虚证、湿热壅盛证、寒湿阻络证，热毒伤阴证最少见，按照溃疡特点及患者全身症状进行辨证分型和针对性治疗有助于提高疗效。

王国强将本病分为：气阴两虚型、湿热困脾型、脾肾阳虚型3型。①气阴两虚型：治宜益气养阴、温通血脉，可给予黄芪桂枝五物汤加减。②湿热困脾型：治宜化湿清热、活血化瘀，可给予黄连温胆汤加减。③脾肾阳虚型：治宜温阳通脉、补脾益肾，可给予金匮肾气丸加减。

吕延伟教授治疗DF经验，将其分为湿热毒盛型和气血两虚型2型。①湿热毒盛型：辨证气血亏虚，痰瘀阻滞，治宜"清热利湿，解毒消肿"，方选糖足1号（黄芪、黄柏、苍术、天花粉、葛根、金银花、当归、鸡血藤、红花、丹参、牛膝、生地、蜈蚣、水蛭）。②气血两虚型：辨证属气血亏虚，治宜"益气养血，温经通脉"，方选糖足2号（黄芪、当归、白术、熟地、党参、白芍、牛膝、鹿角胶、阿胶、丹皮、泽泻、甘草）。

《糖尿病足溃疡的中医循证临床实践指南》将DF溃疡分为湿热毒盛型、血脉瘀阻型、热毒伤阴型及气血两虚型4型。①湿热毒盛型，采用四妙勇安汤及奚氏清消方。②血脉瘀阻型，采用桃红四物汤及血府逐瘀汤。③热毒伤阴型，采用顾步汤。④气血两虚型，采用人参养荣汤、补阳还五汤及八珍汤。

外治法治疗DF是中医的一大特色，主要包括手术疗法（清筋术、蚕食法）、贴敷疗法（箍围药贴敷油膏外敷）、中药熏洗疗法等，治愈率及有效率高，致残率低，患者生活质量得到提高。清筋术由上海市名老中医奚九一教授首先提出，主要应用于糖尿病湿性坏疽，可迅速控制炎症扩散，保存患肢，疗效显著。探查创面及窦道后，

选择患足肿胀波动处或溃破口顺肌腱走行做纵行切口，对坏死变性肌腱选择一次性清除，切开部分肌鞘并保持引流通畅；肿胀肌腱则选择分次清除，之后根据创面情况行引流或填塞，加压包扎。邢鹏超等采用奚氏清筋术治疗DF筋疽重症90例。

赵诚等应用祛腐清筋术治疗DF中度筋疽病例137例。结果显示奚氏清消方及祛腐清筋术治疗糖尿病足筋疽重症具有较好的临床疗效。中药油膏剂根据创面情况采用清热解毒、凉血活血、敛疮生肌为法，促进创面愈合。

李可可等用油调膏外敷治疗湿热蕴毒型DF溃疡，油调膏是由黄柏及煅石膏用香油调和而成，结果显示，油调膏能够明显消除疮面红肿，能够进一步促进创面愈合。

王秀阁等采用通痹汤外用熏洗治疗DF，认为通痹汤熏洗患足通过热与药的双重作用达到松弛肌筋、疏松肌理、活血通络，活血化瘀等作用。

陈云仙等采用芪桂生肌通络熏洗方治疗DF，方中：黄芪、透骨草、威灵仙、伸筋草、大黄、当归、红花、黄柏、黄连、桂枝、乳香、没药具有活血化瘀、止痛生肌、消肿止痛等作用，同时可抑制细菌的滋生提高溃疡创面的愈合。我们以通络法治疗糖尿病足可改善患者临床症状，提高临床疗效，且无不良反应。我们在863计划项目中研究通络中药通心络可能通过改善糖尿病足干细胞移植的局部微环境，促进干细胞移植后治疗性血管新生及侧支循环建立，改善缺血下肢血流灌注量，改善缺血血供。

叶炳华等研究表明，ApoE基因多态性确实影响机体的血脂、脂蛋白及脂质过氧化水平，ε4等位基因以及携带ε4的ε2/4、ε3/4基因型与高TCHLDL、氧化应激及DF的发生存在明显关联，这对于DF的早期

识别及防治具有一定的指导意义。

十一、临证提要

糖尿病足的治疗，常需要中西医结合治疗，西药控制血糖以及抗生素治疗也具有重要意义。另外，内科治疗以外，如果存在肢端坏疽者，尤其是动脉硬化闭塞症所致骨坏死等外科治疗也很必要。而且，中医外治技术也应该给予充分重视。清创、外敷药、渍渍疗法、籀围疗法等，适应证各有不同，应注意区别应用。至于辨证论治中药汤剂治疗，则应该重视活血化瘀治法。因在络病初期，多属气血失调，络痹较轻，草木类药物尚能奏效。但久病邪气入络，络痹深重，则非草本类药物或一般之法可以获效，唯有取虫类药，灵动深入络道，搜剔络中深处之邪。因此，对于络痹深重顽固之久病络疾，虫类搜剔之品应为首选。所以在糖尿病足治疗中可酌加水蛭、全蝎、乌蛇、地龙等虫类药，常可收到事半功倍的效果。感染性糖尿病足，则常有热毒、湿毒、湿热邪毒壅郁，所以清热解毒、利湿解毒、清热利湿解毒治法也应该给予重视。唯糖尿病足热毒壅郁有血瘀基础，而"血得热则行，遇寒则凝"，所以常需要配合桂枝、白芷甚至肉桂、白芥子、鹿角片等温通之药。

中医外治疗法治疗糖尿病足时，还应注意以下几点。①针对缺血肢体创面，忌用腐蚀性和刺激性药物。②应该根据患足有无溃疡、有无感染等情况合理选用外治疗法。③应用熏洗疗法时，一定要注意药液的温度适宜，防止烫伤。④干性坏疽或坏疽处在发展阶段，一般说不宜应用熏洗疗法和贴敷疗法。⑤对于严重肢体缺血和急性缺血期，应慎用外治疗法。⑥待手术或者介入治疗者，支架、球囊扩张等恢复血流后，积极应用外治疗法，促进创面早期愈合。

另外，糖尿病足的预防很重要。①禁止吸烟，少食辛辣炙煿及醇酒之品。②戒除不良的穿鞋习惯：不要赤足走路，选择柔软舒适的布鞋、软皮鞋和运动鞋，穿鞋前要检查鞋里是否存在粗糙的接缝或异物。冬季户外工作时，注意保暖，鞋袜宜宽大舒适，每天用温水泡洗双足。③避免足部烫伤、保持足部润滑。足部用热水袋保暖时，切记用毛巾包好热水袋，不能使热水袋与患者皮肤直接接触，以免烫伤。④每天进行足部的自我检查：糖尿病患者可在清洁足部后观察双足包括足底有无红肿、水疱、伤口、裂口以及其他创伤等，早期发现糖尿病足的隐患，要尽早到医院诊治，避免病情加重。⑤正确处理鸡眼、老茧及足癣：要注意正确修剪趾甲。不要自行用剪刀处理鸡眼及老茧，也不要用化学药物、强的腐蚀液治疗，应去医院找专业人员处理。如果有足癣要及时治疗，以免足癣诱发足部感染。趾甲不要剪得过深或过短，否则易引起甲沟炎。另外，应横剪趾甲，不要将趾甲的边缘修成圆形或有角度，否则容易损伤甲沟皮肤，造成感染。

调护方面应注意如下。① DF 患者以低糖、高蛋白、高纤维素、适量脂肪为原则。忌食甜食，少食或不食高热量、高胆固醇、低维生素、低矿物质及煎炸食品。多食新鲜蔬菜和藻类食物，增加粗粮的摄入，提高膳食中纤维的含量，如玉米、小米、燕麦片、全麦粉、苦荞麦及豆粉类食物。②患肢护理：尽量避免交叉腿、盘腿、"跷二郎腿"、膝下垫枕、抬高患肢、长时间采用坐位等，患肢避免过冷过热刺激，避免足部碰撞、压伤。糖尿病足患者多伴有周围神经病变，感觉异常，中药熏洗时建议药液温度不超过 40.0℃。③功能锻炼：适量运动可以控制体重。患者应选择适合自身的运动方式进行锻炼，循序渐进，持之以恒。但要注意减轻足部病变部位的负重和压迫，不可长时间站立，行走时使用拐杖。必要时限制活动，减少体重负荷，抬高患肢，以利于下肢血液回流。而当患肢出现疼痛时，则应原地休息至疼痛缓解。患侧肢体运动锻炼，可促进患肢侧支循环。具体方法：患者仰卧，抬高下肢20~30分钟，然后两足下垂床沿4~5分钟，同时两足及足趾向下、上、内、外等方向运动10次，再将下肢平放4~5分钟，每日运动3次。坏疽感染时禁用。对神经性糖尿病足患者进行多种方法训练有助于糖尿病足的预防，复发性溃疡的发生率较常规训练组降低。④小的趾端坏疽偶尔在控制感染后，会自行脱落。截肢手术后的患者，要给予康复治疗。要帮助患者尽快利用假肢恢复行走。由于一侧截肢后，另一侧发生溃疡或坏疽的可能性增加，因而必须对患者加强有关足部保护的教育和预防。

参考文献

［1］中华中医药学会. 糖尿病中医防治指南［M］. 北京：中国中医药出版社，2007.54-59.

［2］管琦，刘志民，李光伟，等. 50岁以上糖尿病患者群周围动脉闭塞性疾病相关因素分析［J］. 中华医学杂志，2007，87（1）：23-27.

［3］王爱红，许樟荣，王玉珍，等. 有心血管危险因素的老年糖尿病患者有更高的下肢动脉病变患病率［J］. 老年医学与保健，2005，11（3）：147-149.

［4］Jiang Y, Wang X, Xia L, et al. A cohort study of diabetic patients and diabetic foot ulceration patients in China［J］. Wound Repair Regeneratio, 2015, 23（2）: 222-230.

［5］李仕明. 糖尿病足（肢端坏疽）检查方法及诊断标准（草案）. 中国糖尿病杂志 1996，4（2）：126.

［6］吴以岭. 脉络论［M］. 北京：中国科学技术出版社，2010.50-121.

［7］吴以岭. "脉络－血管系统"相关性探讨［J］. 中医杂志，2007，48（1）：5-8.

［8］吴以岭. 络病学［M］. 北京：中国中医药出版社，2006.97.

［9］高怀林，贺会仙，孔青，等. 通络治疗糖尿病足临床疗效分析［J］. 河北中医药学报，2015，30（3）：18-20.

［10］Islam S, Harnarayan P, Cawich S, et al. Epidemiology of diabeticfoot infections in an eastern Caribbean population: a prospectivestudy. Perm J, 2013, 17（2）: 37-40.

［11］Luevano-Contreras C, Chapman-Novakofski K.Dietary advanced glycation end products and aging.Nutrients, 2010, 2（12）: 1247-1265.

［12］Bagyanszki M, Bodi N.Diabetes-related alterations in the enteric nervous system and its microenvironment. World J Diabetes, 2012, 3（5）: 80-93.

［13］Wang Y, Zhang ZY, Chen XQ, et al. Advanced glycation end products promote human aortic smooth muscle cell calcification in vitro via activating NF-kappaB and down-regulating IGF1R expression. Acta Pharmacol Sin, 2013, 34（4）: 480-486.

［14］Santos J C, Valentiv IB, de Aranjo OR, et al. Development of nonalcoholic hepatopathy: contributions of oxidative stress and advanced glycation end products. Int J Mol Sci, 2013, 14（10）: 19846-19866.

［15］Yu L, Zhao Y, Xu S, et al. Advanced glycation End Product（AGE）-AGE Receptor（RAGE）System Upregulated Connexin43 Expression in Rat Cardiomyocytes via PKC and Erk MAPK Pathways. Int J MolSci, 2013, 14（2）: 2242-2257.

［16］Hashimoto Y，Yamagishi S，Mizukami H，et al. Polyol pathway and diabetic nephropathy revisited：Early tubular cell changes and glomerulopathy in diabetic mice overexpressing human aldose reductase.J Diabetes Investig, 2011, 2（2）: 111–122.

［17］Kojima H，Kim J，Chan L.Emerging roles of hematopoietic cells in the pathobiology of diabetic complications.Trends in Endocrinology and Metabolism, 2014, 25（4）: 178–187.

［18］Bolajoko EB，Mossanda Ks，Adeniyi F，et al. Antioxidant and oxidative stress status in type 2 diabetes and diabetic foot ulcer. Samj South African Medical Journal, 2008, 98（8）: 614–617.

［19］Laughlin RT，Calhoun JH，Mader TT. The diabetic foot.Am Acad Orthop Surg 1995；3: 218–225.

［20］Sanjeeri CB，Kanungo A，Shtauvere A，et al. Association of HLA class Ⅱ alleles with different subgroups of diabetes mellitus in eastern India identify different associations with IDDM and malnutrition-related diabetes.Tissue Antigens（Abstract）1999；51（1）: 83–87.

［21］姚沛雨. 中医药外治法治疗糖尿病足临床经验［J］. 四川中医，2012，30（11）: 28–29.

［22］彭娟，张朝晖，孙玉芝，等. 基于"护场"理论探讨糖尿病足感染期内治法［J］. 辽宁中医杂志，2015，42（1）: 48–50.

［23］范冠杰，吕仁和. 分期辨证为主治疗糖尿病足及其对下肢动脉超声多普勒血流动力学变化的影响［J］. 中国中西医结合杂志，1999，19（9）: 520–523.

［24］张宇. 糖尿病足中医证型及其临床特点的分析［D］. 辽宁中医药大学，2017.

［25］王国强. 辨证分型治疗 0 级糖尿病足60 例［J］. 中医研究，2013，26（4）: 34–36.

［26］贾铁东，吕延伟. 吕延伟教授分期治疗糖尿病足经验总结［J］. 中医外治杂志，2014，23（6）: 63–64.

［27］中华中医药学会外科分会. 糖尿病足溃疡的中医循证临床实践指南［J］. 糖尿病天地，2016，10（1）: 42–45.

［28］邢鹏超，曹烨民，吴九一. 吴氏清消方及祛腐清筋术治疗糖尿病足筋疽重症 90 例临床观察［J］. 北京中医药大学学报（中医临床版），2013，20（3）: 16–20.

［29］赵诚，曹烨民. 祛腐清筋术治疗糖尿病足筋疽 137 例［J］. 中医外治杂志，2012，21（2）: 28–29.

［30］李可可，李大勇. 油调膏外敷治疗湿热毒盛型糖尿病足溃疡的临床效果观察［J］. 中国当代医药，2016，23（12）: 116–118.

［31］王秀阁，王国强，赵芸芸. 通痹汤外用熏洗治疗糖尿病足的临床研究［J］. 辽宁中医杂志，2013，56（2）: 301–302.

［32］陈云仙，陈育群. 芪桂生肌通络熏洗方对糖尿病足溃疡愈合情况影响观察［J］. 新中医，2016，45（2）: 130–132.

［33］高怀林，贺会仙，孔青，等. 通络治疗糖尿病足临床疗效分析［J］. 河北中医药学报，2015，30（3）: 18–20.

［34］郭勇英，常丽萍，张军芳，等. 通心络对糖尿病足大鼠缺血下肢移植外周血间充质干细胞的微环境影响［J］. 中国药理学通报，2017，33（7）: 1032–1033.

［35］叶炳华，孙筱晔，蒋泽，等. ApoE 基因多态性与血脂、氧化低密度脂蛋白、糖尿病足的相关性分析［J］. 中国医学创新，2017，14（23）: 49–52.

（高怀林）

第六节 糖尿病视网膜病变

糖尿病视网膜病变（Diabetic Retinopathy，DR）是糖尿病临床常见的严重微血管并发症之一，与糖尿病肾病、糖尿病神经病变，合称为"三联症"，在糖尿病相关眼病如糖尿病并发白内障、屈光不正、虹膜睫状体炎、眼球运动神经麻痹、青光眼等疾病当中，是糖尿病患者最常见的致盲原因。近年来，随着糖尿病发病率日益提高，我国 DR 发病率也在逐年增长。据文献报告，糖尿病病程大于 16 年者 DR 发病率为 63%，大于 30 年者达 95%。1 型糖尿病患者中 99% 的人，2 型糖尿病患者中 60% 的人，病程 20 年以后，都会存在不同程度的糖尿病视网膜病变。目前，DR 已经成为 20~74 岁人群新诊断失明的最常见的原因。据估计全世界每年有约有 20 万人会因为 DR 而致盲。

糖尿病视网膜病变在传统中医文献中属于消渴病继发的内障眼病，应该属于"消渴病·视瞻昏渺"范畴。全国统编中医眼科学教材主张把 DR 中医病名称为"消渴目病"。

一、病因病机

（一）中医对 DR 病因病机的认识

DR 发病是以消渴病为基础。金代刘河间《宣明方论》就曾指出消渴病"可变为雀目，或内障"。此内障眼病，就应该包括 DR 在内。中医病因，当包括体质因素、情志失调、饮食失节等多方面因素有关。临床观察发现：DR 最多见于少阳气郁、郁热体质之人以及厥阴肝旺、阴虚肝旺体质之人。少阳气郁体质者，性格内向，喜抑郁，敏感，多忧思，焦虑，如果加以情志失调，就特别容易化生郁热，肝经郁热，郁热上冲，就容易发生消渴病目病。而厥阴肝旺体质者，性情暴躁，控制情绪能力较差，暴怒伤肝，肝火上炎，或肝阳上亢，肝阳化风等，也可导致头晕眼花等证。当然，消渴病饮食失宜，失治误治，日久多瘀，久病入络，才是 DR 发生的病理基础。

当代学者，都认为 DR 的发生发展，是热伤气阴，阴虚、气阴两虚终至阴阳俱虚的演变过程。消渴病的核心病机是热伤气阴，初病可见阴虚，而气阴两虚最为多见。因为阴阳互根，消渴病阴虚日久，阴损及阳，气虚日久也可转化为阳虚，最终更可见于阴阳俱虚。气阴两虚以致阴阳俱虚，可以说是糖尿病多种微血管并发症的共同基础，而血瘀证应该是贯穿于 DR 病程的始终。消渴病，阴虚内热，津亏液少，影响气血运行；或过嗜醇酒厚味，痰湿阻滞，阻碍气血运行；或情志郁结，忧思恼怒，气机郁结，气滞血瘀，或郁而化热，上熏于目，灼伤目络，络破血溢，也可为瘀血。至于气阴两虚，气虚无力退血运行；或阴损及阳，阳虚寒凝等，也都可以导致血瘀。所以，络脉血瘀，尤其是络脉瘀结，在糖尿病并发症发生发展过程中，居于重要地位。

DR 的中心病位在目络，与肝脾心肾，尤其是肝关系密切。而 DR 的证候特点，应该多为本虚标实，本虚证可表现为阴虚、气阴两虚，晚期可见阴阳俱虚。标实证，最常见的是瘀血阻络，也常兼有肝气郁结、肝经郁热，或兼有痰湿阻滞或水饮内停等。

（二）西医学对 DR 发病机制的认识

糖尿病视网膜病变的基本病理改变是微血管病变。早期表现为视网膜毛细血管周细胞丧失，微血管瘤形成，毛细血管内皮细胞基底膜增厚，随后内皮细胞屏障功能损害，血液成分渗出，造成视网膜水肿、渗出、出血。日久，视网膜毛细血管闭塞、形成无灌注区，视网膜缺血。广泛的视网膜缺血缺氧导致新生血管形成，新生血管破裂造成视网膜或玻璃体积血。新生血管周围伴有纤维组织的增生，逐渐形成纤维膜，由于膜的收缩可造成牵拉性视网膜脱离。DR 作为典型糖尿病微血管病变，高血糖是其最重要的发病基础。DR 的发生和发展，应该是高血糖与生长因子过度表达、高血压、血流动力学异常、微循环障碍、糖基化蛋白终末产物、多元醇通路、遗传等诸多致病因素相互作用的结果。多元醇通路的增加、糖基化终末产物的过量生成、蛋白激酶 C 的激活、线粒体活性氧产生增多、免疫炎症因素、遗传因素及其他因素等，都与 DR 发病密切相关。

二、临床表现

DR 的临床表现，主要是不同程度的视力障碍。DR 早期可没有症状，或仅仅表现为视物模糊，非常容易漏诊。有时候，可表现为眼前有黑影。DR 非增殖期，黄斑水肿、渗出、出血，均可导致视力下降。DR 增殖期，眼底新生血管并发玻璃体积血、牵拉性视网膜脱离，临床可表现视力严重下降，甚至失明。视网膜水肿者，可引起光散射，而表现为闪光感；玻璃体积血、混浊者，可表现为眼前黑影飘动。

三、相关检查

（一）检眼镜检查

1. 非增殖型糖尿病视网膜病变

（1）微血管瘤：DR 检眼镜下最早可见的体征就是微血管瘤。可见针尖大小的小红点，有的可大至 1/2 血管直径。按照我国现行 DR 分期标准，微血管瘤在 I ~ Ⅵ 期均出现，早期大多可数，常分布于黄斑周围或散在分布在视网膜后极部；病变进一步发展，微血管瘤数目就会增多，常可见于毛细血管异常的区域。也可见于扩张的毛细血管、毛细血管无灌注区周围。微血管瘤数目的多少，能够反映 DR 的病情轻重。如果微血管瘤数量增加，提示 DR 病情加重；如果微血管瘤数量减少，提示 DR 病情减轻。当然，除了 DR 以外，视网膜静脉阻塞、低灌注视网膜病变等，亦可出现视网膜微血管瘤。

（2）出血：眼底出血 DR 常见。其中，早期 DR 出血多位于视网膜深层，常呈点状或斑点状出血，被描述为"蚤咬样出血"。新旧出血可同时存在。而随着病情发展，则可有浅层条状，或火焰状出血，甚至可表现为视网膜前出血，呈现出半月形出血，其上方可见液面。

（3）水肿和硬性渗出：血管内体液渗出，可以导致视网膜局限或弥漫水肿，浅层或深层水肿。长期黄斑区弥漫水肿，常可以导致黄斑囊样水肿形成，会严重影响到患者视力。水肿后常有硬性渗出，呈现出黄白色，边界清楚，可点状散在分布或呈星芒状、环形沉积，严重者可相互融合呈大斑片状，多位于黄斑区和后极部。经过较长时间，硬性渗出可以逐渐吸收。可表现为视网膜上新旧渗出同时存在。新鲜渗出饱满，表现为边缘圆钝，陈旧渗出边缘则呈锯齿状。

（4）棉绒斑：棉绒斑为边界不清的灰白色斑，直径 1/4-1/3DD，仅在前小动脉和毛细血管闭塞的情况下才会出现，FFA 检查可表现为小片毛细血管无灌注区。单纯毛细血管闭塞 FFA 表现为无灌注区，不会出现棉绒斑。棉绒斑可以消退，但消退比较缓慢。陈旧的棉绒斑，表现为色淡而边界较清。如果出现大量棉绒斑，则提示病情进展较快。

（5）视网膜血管病变：DR 视网膜动脉和静脉异常，常以静脉扩张为主，可见视网膜动脉稍稍变细。DR 病变早期，视网膜静脉常表现为均一性扩张、色暗红；病情进一步发展可表现为串珠状或腊肠状扩张，并可扭曲呈袢状。DR 静脉血管的典型表现，就是这种串珠状的静脉改变。视网膜静脉管径异常的程度，可以提示 DR 病情较重。如果出现 2 个及 2 个以上象限静脉串珠样改变，一般提示是重度 NPDR，同时也提示 DR 将逐渐进展到增殖期。至于视网膜毛细血管，主要以毛细血管闭塞为特点。检眼镜下常不易观察，但通过 FFA 则不难发现。早期毛细血管闭塞，可以形成岛状无灌注区。无灌注区周围的毛细血管扩张，同时可有微血管瘤形成。晚期大量毛细血管闭塞，甚至可表现为前小动脉、小动脉闭塞，并形成大片无灌注区。这就预示着病变将进入 DR 增殖期。

2. 增殖型糖尿病视网膜病变（proliferative diabetic retinopathy，PDR）

PDR 除具有 DR 非增殖期微血管瘤、视网膜出血、硬性渗出、棉绒斑等 NPDR 病变以外，眼底新生血管的生成这一最重要的临床特征。视网膜或视盘表面出现新生血管时，是 DR 进入增殖期的重要标志。同时，还常有纤维增生。

（1）新生血管：包括视盘新生血管与视网膜新生血管。前者是指视盘上及其附近 1DD 范围的新生血管。而其他视网膜任何部位的新生血管即视网膜新生血管。视网膜新生血管形成的早期，位于视网膜平面内，非常细小，所以检眼镜不易发现，而后会穿过内界膜，在视网膜和玻璃体后界面之间，形成海贝状或扭曲成不规则线团状的新生血管，多数分布于视网膜中周部，也就是说位距视盘 4~6 个 DD 的范围之内，其中尤其以沿四支大血管分布者为多。严重的患者，新生血管还可长入玻璃体。观察发现，合并视盘新生血管的患者，DR 增殖病变常比较严重，甚至可导致视力丧失。视盘新生血管早期，表现为卷丝状位于视盘表面，而后随着病情加重会逐渐长大，可超出视盘 1-3DD 不等。由于新生血管内皮细胞的紧密联结结构不良，血管管壁容易渗漏，而且易于破裂，所以容易造成视网膜、玻璃体积血。研究发现：新生血管是造成 DR 患者视力损害的主要原因之一。美国糖尿病视网膜病变研究组（DRS）强调：视盘或距视盘 1DD 以内有中度或重度新生血管的情况，视盘或距视盘 1DD 以内存在轻度新生血管并有新出血的情况，距视盘 1DD 以外，存在中度或重度新生血管并有新出血的情况，都是 DR 增殖期高危险征。如果存在这三种情况，患者视力丧失的发生率就会明显增高。

（2）纤维增生：增殖期早期，伴随新生血管生长的纤维组织很薄，所以一般难以发现。而后随着新生血管不断生长，纤维组织也会不断增厚，逐渐可形成能够观察到的半透明纤维膜，伴随新生血管在玻璃体内生长者，即可形成增生性玻璃体视网膜病变。晚期纤维血管膜上的新生血管逐渐退行，则纤维膜愈来愈厚。纤维膜收缩，即可牵拉新生血管破裂，更可导致牵拉性视网膜脱离，直接导致视力丧失。因伴随新生血管生长的纤维膜，是以血管内皮细胞为主，主要来自视盘及视网膜大血管，所以 DR 纤维增生常发生于视盘及其附近与大血管，可表现为黄白色或白色条带状。

（二）眼底荧光血管造影（fundus fluorescein angiography，FFA）

1. FFA 对糖尿病视网膜病变的临床意义

FFA 能提高 DR 的诊断率，如实评估 DR 的病变程度，有利于判断激光治疗的时机。检眼镜检查不能发现的 DR，造影常可发现有微血管瘤、毛细血管扩张。FFA 还可发现检眼镜不易发现的毛细血管无灌注区。如果出现大片毛细血管无灌注区（通常指＞5DD），即应尽接受视网膜光凝疗法，以避免形成新生血管。

2. DR 的 FFA 征象

微血管瘤可呈现为点状强荧光，可散在或成簇分布，增殖期造影后可见荧光素渗漏。出血呈现出遮蔽荧光。如果视网膜水肿，即可见毛细血管荧光素渗漏，晚期则可呈模糊不清的强荧光。毛细血管无灌注区常呈现出荧光素充盈缺损的弱荧光。新生血管因荧光素明显渗漏可呈现出局部强荧光。如果新生血管进入玻璃体，造影则可见大量荧光素进入玻璃体。而纤维增殖条带，造影可见荧光着染。

3. 适应 FFA 检查的指征

①首次确诊的糖尿病患者。大约有 25% 的初诊糖尿病患者存在 DR。主要是指 2 型糖尿病患者。②DR 患者行视网膜激光光凝治疗 1~2 个月之后，需要复查 FFA，以确定是否需要再次行激光光凝治疗。③DR 患者视力突然下降，或眼前出现黑影飘动，或原有症状突然加重，在屈光介质尚清的情况下，应当及时进行 FFA 检查，及时了解病情变化。

（三）视觉电生理

稳态图形视网膜电图（P-ERG）主要是反映黄斑区神经节细胞的电活动。高时间频率刺激的稳态反应，对早期 DR 更为敏感，其振幅下降程度与 DR 严重程度有关。视网膜电图振荡电位（OPS），是视网膜电图（ERG）的亚成分，可以客观而敏感的反映 DR 患者视网膜内层血循环状态。

（四）视野

DR 早期患者视敏感度就可有下降。如果出现眼底有大量出血和无血管灌注区，视野就会表现出相应位置的缺损。

（五）光学相干断层扫描检查

光学相干断层扫描检查（optical coherence tomography，OCT），可以确切了解 DR 患者黄斑区病变情况，及时发现黄斑部不同程度的水肿。研究发现：黄斑水肿存在与否，程度如何，对于维护视力具有重要意义。

（六）眼 B 超

DR 患者常存在屈光介质不清，眼底难以窥清的情况，此时就应常规进行眼 B 超检查。这个检查可以了解视网膜是否脱离、玻璃体有无机化牵拉视网膜等情况。

（七）血液流变学检测

DR 患者，大部分都存在全血黏度、血浆黏度、纤维蛋白原、红细胞压积增高等血液流变学异常的情况。

（八）眼压检查

眼压检查主要用于鉴别 DR 患者是否新生血管性青光眼并发症。中晚期 DR 患者因严重的视网膜缺血、缺氧导致虹膜和房角新生血管生成，眼压常明显升高。

（九）眼三面镜检查

眼三面镜检查与眼 B 超检查一样，主要是鉴别 DR 患者是否存在视网膜脱离。

四、诊断与鉴别诊断

（一）诊断标准

DR 的诊断，首先应该有明确的糖尿病史。其次应该具备 DR 眼底镜检查结果。但仅仅根据眼底镜检查是不够的，还要重视彩色眼底照相、荧光血管造影检查等。同时，有鉴于黄斑水肿的重要临床价值，通过 OCT 检查了解是否存在黄斑水肿以及黄斑水肿程度，也对诊断 DR、明确其分期具有非常重要的价值。2018 年 4 月，中华医学会糖尿病学分会视网膜病变学组发布了《糖尿病视网膜病变防治专家共识》应予重视。

（1）轻度非增生性视网膜病变（NPDR）：因血管通透性增加，出现微动脉瘤。临床可能有临床意义的黄斑水肿（CSME）。处理及治疗方法：每年复查随访1 次。如果存在 CSME 可考虑彩色眼底照相、荧光血管造影和光凝治疗。

（2）中度 NPDR：患者比仅有微动脉瘤者轻度 NPDR 严重，但较之重度 NPDR 者要轻。患者可能有 CSME。处理及治疗方法：无 CSME 者，每 6~12 个月随访 1次，并行彩色眼底照相。如果存在 CSME者，则每 3~4 个月随访 1 次，可考虑给予彩色眼底照相、荧光血管造影和局部光凝治疗。

（3）重度 NPDR：4 个象限每个都有20 个以上的视网膜出血；2 个以上象限有确定的静脉串珠状；1 个以上象限有明确的视网膜内微血管的异常；无增生性视网膜病变特征。以上四种情况，即为重度NPDR。处理及治疗策略：每 3~4 个月随访一次，行彩色眼底照相，可能需要接受全视网膜光凝疗法。如果存在 CSME，则需要每 3~4 个月随访一次，可以考虑彩色眼底照相、荧光血管造影和局部光凝治疗。

（4）增生期视网膜病变（PDR）：表现为缺血所致的新生血管形成（位于视盘或视网膜其他部位），出现玻璃体积血，严重者可出现视网膜牵引、撕裂和脱离，可能存在 CSME。处理及治疗策略：每 2~4 个月随访一次，根据情况可行彩色眼底照相、全视网膜光凝（每 3~4 个月随访一次）、玻璃体切割术。如果存在 CSME 者，当行荧光血管造影、局部光凝疗法。

表 5-7-1　糖尿病视网膜病变国际临床分类法

疾病严重程度		散瞳检眼镜可观察的发现
无明显视网膜病变		无异常
非增生性	轻度	仅有微动脉瘤
	中度	比仅有微动脉瘤者重，但比重度者轻
	重度	有以下任意一者： 　4 个象限每个都有 20 个以上的视网膜出血 　2 个以上象限有确定的静脉串珠状 　1 个以上象限有明确的 IRMA
增生性		以下一种或者更多 　新生血管 　玻璃体积血 　视网膜出血

表 5-7-2　糖尿病黄斑水肿国际临床分类法

疾病严重程度	散瞳检眼镜可观察的发现
无明显的DME	后极部无明显的视网膜增厚或硬性渗出
有明显的DME	轻：有些视网膜增厚或硬性渗出，但远离黄斑中心区
	中：视网膜增厚或硬性渗出趋向，但没有累积中心
	重：视网膜增厚或硬性渗出累积黄斑中心

现行的 DR 临床分型分类标准，更重视眼底照相以及 OCT 检查结果。这与既往的 1984 年全国眼底病学术会议提出的 DR 分型分期标准具有明显的不同。

表 5-7-3　1984 年全国眼底病学术
会议 DR 分型分期标准

型别	分期	视网膜病变
单纯型	I	有微血管瘤或并有小出血点（＋）较少易数，（＋＋）较多不易数
	II	有黄白色"硬性渗出"或并有出血斑（＋）较少易数，（＋＋）较多不易数
	III	有白色"软性渗出"或并有出血斑（＋）较少易数，（＋＋）较多不易数
增殖型	IV	眼底有新生血管或并有玻璃体积血
	V	眼底有新生血管和纤维增生
	VI	眼底有新生血管和纤维增生，并发视网膜脱离

这种 DR 分型分期标准是根据检眼镜所见划分，不包括 FFA 表现以及 OCT 所见。不利于更好地把握视网膜激光光凝治疗的最佳时机，所以最新的 DR 分类标准强调眼底照相与 OTC 检查所见黄斑水肿情况。认为不同分期 DR 患者存在黄斑水肿，或重度非增生前期糖尿病视网膜病变（NPDR），眼底镜检查表现为严重的视网膜出血，可见于 4 个象限；静脉串珠样改变，

可见于 2 个象限；视网膜内微血管异常仅出现在一个或更多象限者，就应该积极接受视网膜激光光凝治疗。

（二）鉴别诊断

1. DR 与视网膜中央静脉阻塞的鉴别

DR 与视网膜中央静脉阻塞，眼底皆可见视网膜出血、硬性渗出、棉绒斑、微血管瘤、毛细血管闭塞区、新生血管、黄斑水肿等，均具有视网膜激光光凝治疗或玻璃体手术的适应证。但 DR 是双眼发病，继发于糖尿病，视网膜出血类型多样，可在视网膜散在分布，病变后期虽然静脉也可表现为扩张迂曲，但一般不特别突出。而视网膜中央静脉阻塞多单眼发病，高血压、动脉硬化、颈动脉疾病、糖尿病都可引发该病，视网膜出血主要是浅层火焰状出血，多分布在后极部，表现为静脉高度扩张迂曲。至于 DR 合并视网膜静脉阻塞者，可表现为双眼病变不对称，合并眼底出血量多，视力损害常比较严重。

2. DR 与高血压性视网膜病变的鉴别

DR 与高血压性视网膜病变，均为双眼发病，眼底可见视网膜出血、硬性渗出、棉绒斑、微血管瘤等。但 DR 为糖尿病并发症。眼底视网膜出血类型多样，可在视网膜散在分布，微血管瘤出现早，而且数量多。而高血压性视网膜病变，由高血压病引发。临床表现以视网膜动脉改变为主，可见视网膜动脉变细、动脉硬化。虽也可见微血管瘤，但一般为数较少。眼底视网膜出血以围绕视盘的浅层线状出血为主。急进性高血压性视网膜病变，在视网膜后级部也可见灰白色棉绒斑。至于糖尿病患者合并高血压患者，眼底除 DR 典型表现外，也常可兼见视网膜动脉硬化。

（三）中医辨证标准

参考吕仁和、赵进喜主编《糖尿病及

其并发症中西医诊治学》相关内容，结合DR本虚标实的证候特点，本虚证可见肝肾阴虚、脾气虚弱、气阴两虚以及阴阳两虚证；标实证包括肝气郁结、肝经郁热、痰湿阻滞、血络瘀滞等。观察发现：DR非增殖期多表现为气阴两虚，增殖期多表现为阴阳俱虚，而标实证中血瘀普遍存在。

1. 本虚证

（1）肝肾阴虚证：主症见视物昏花，目睛干涩，头晕头痛，腰酸膝软，口干咽燥，五心烦热。次症：口干欲饮，大便干结，尿少色黄，舌淡红少苔，脉沉细或弦细。

（2）脾气虚弱证：主症见视物昏花，精神倦怠，四肢乏力，食少纳呆。次症：大便稀溏，舌淡苔白，脉细无力。

（3）气阴两虚证：主症见视物昏花，目睛干涩，倦怠乏力，气短懒言，五心烦热，口干咽燥。次症：口渴喜饮，心悸失眠，溲赤便秘，舌体胖大，舌红少津，脉细数。

（4）阴阳两虚证：视物昏花，目睛干涩，腰酸膝软，手足冷凉、麻痛，口干。次症：口干不欲饮，大便秘结，尿频色淡，男子阳痿，女子性欲淡漠，舌淡红苔薄白，脉沉细。

2. 标实证

（1）气机郁滞证：胸胁满闷，情志抑郁，善太息，舌苔起沫；次症：脘腹胀满，少腹不舒，或妇女月经不调，脉弦。

（2）肝经郁热证：口苦咽干，头晕目眩，心烦郁闷；次症：胸胁满闷，善太息，失眠多梦，舌质红，苔薄黄，脉弦数。

（3）痰湿阻滞证：体形肥胖，口中黏腻，舌苔白腻；次症：四肢沉重，神疲嗜睡，脘腹胀满，脉象滑或濡缓。

（4）血行瘀滞证：视物昏花，目睛干涩，面色晦暗，舌质紫暗或有瘀点瘀斑；次症：肌肤甲错，肢体麻木，脉涩或细涩。

五、中医治疗

（一）中医辨证治疗

糖尿病视网膜病变的中医药治疗，最应强调全身辨证与局部辨证相结合。糖尿病视网膜病变是糖尿病的眼部并发症，患者全身症状较为明显，故根据全身证候进行整体辨证，实属必要。随DR病程发展，证候主要表现为气阴两虚、阴阳两虚，并兼血瘀证候。而糖尿病视网膜病变眼部表现多样：新旧出血、渗出、纤维增生等常同时存在，故还应根据眼底局部情况或止血活血，或活血化瘀，或化痰软坚，随症加减用药。

1. 肝肾阴虚、瘀阻目络（多见于非增殖期糖尿病视网膜病变）

治法：滋补肝肾，活血通络。

方药：杞菊地黄丸、犀角地黄汤等方化裁。

参考处方：生地25g，沙参15g，石斛15g，玄参25g，枸杞15g，菊花12g，当归12g，夏枯草15g，白芍25g，赤芍12g，丹皮12g，柴胡9g，黄芩6g，决明子15g，葛根25g，丹参15g，蒲黄9g，地锦草15g，防风6g，三七粉6g（分冲）。每日1剂，水煎服。

临床应用：糖尿病视网膜病变，郁热伤阴，风火上熏目络，络破血溢，络脉血瘀者比较多见，治当养阴清热、凉血止血、活血通络。因眼病多以肝经郁热上炎或风火上冲为诱因，所以治疗在选用杞菊地黄丸、犀角地黄汤的基础上，加用了夏枯草、柴胡、黄芩、决明子之类。用葛根、丹参、蒲黄、地锦草、三七粉者，凉血活血止血也；大便偏干者，可加大黄清热凉血、活血止血，或用土大黄，兼有清热解毒、凉血止血之用。而选用防风者，则是基于"目病多郁"的理论，更有引药上行之意，临床观察发现该类药应用不可忽略。

优糖明Ⅱ号方（《中西医结合眼科学》），组成：生地15g，山茱萸6g，葛根15g，牛膝10g，枸杞10g，生蒲黄10g（包煎），三七粉3g（冲服），车前子10g（包煎），水蛭3g，适合于DR非增殖期以及增殖早期肝肾阴虚、目络失养患者。若有新鲜出血，可配合生蒲黄汤，出血静止期可配合桃红四物汤。国医大师廖品正教授常用此方思路治疗DR，屡有佳效。

2.气阴两虚、瘀阻目络（多见于非增殖期糖尿病视网膜病变）

治法：益气养阴、活血通络。

方剂：参芪地黄丸加减。

典型处方：生黄芪30g，生地25g，沙参15g，石斛15g，玄参25g，枸杞15g，菊花12g，当归12g，夏枯草15g，白芍25g，柴胡9g，黄芩6g，决明子15g，牡蛎25g（先煎），浙贝母9g，茺蔚子9g，葛根25g，丹参15g，蒲黄9g，地锦草15g，防风6g，三七粉6g（分冲）。每日1剂，水煎服。

临床应用：糖尿病视网膜病变，气阴两虚血瘀者，非常多见，治当益气养阴、活血通络。但临床观察发现：眼病多有肝经郁热上炎或风火上冲的病机，所以治疗在选用生脉散、杞菊地黄汤、石斛夜光丸的基础上，同样加用了夏枯草、柴胡、黄芩、决明子、茺蔚子之类。用葛根、丹参、蒲黄、地锦草、三七粉者，凉血活血止血；大便偏干者，可加大黄清热凉血。用牡蛎、浙贝者，软坚散结也。眼底检查渗出多者，可配合白术泽泻汤，或加入茯苓、泽泻、苍白术、生薏米、车前子等祛湿之品。

优糖明Ⅰ号方（《中西医结合眼科学》），组成：黄芪、生地、葛根、五味子、决明子、茺蔚子、丹参、红花，适合于DR非增殖期与增殖早期气阴两虚、目络失养的患者。视网膜出血量大者，加三七、墨旱莲、丹皮等；黄斑水肿者，可酌加白术、茯苓、薏苡仁、车前子等。此方即国医大师廖品正教授芪明颗粒之基础用药，研究结果显示治疗DR独具优势。

3.阴阳两虚、瘀阻目络（多见于增殖期糖尿病视网膜病变）

治法：滋阴温阳，活血散结。

方药：金匮肾气丸或右归饮加减。

典型处方：生黄芪30g，生熟地各12g，肉桂3g，淫羊藿12g，石斛15g，玄参25g，枸杞15g，菟丝子12g，车前子15g（包煎），鹿角片12g，当归12g，夏枯草15g，白芍25g，牡蛎25g（先煎），浙贝母9g，茺蔚子9g，葛根25g，丹参15g，防风6g。每日1剂，水煎服。

临床应用：糖尿病视网膜病变晚期，阴阳俱虚血瘀者，非常多见，治当养阴助阳、活血通络、软坚散结，但临床上如兼有肝经郁热上炎或风火上冲的病机，仍可加用夏枯草、柴胡、黄芩、决明子、茺蔚子之类。胃肠结热，多食、烦热而大便偏干者，可配合大黄黄连泻心汤清热凉血。但应该指出的是：DR用药必须参考眼底检查的结果，重视微观辨证。见眼底出血久不吸收，则用三七、丹参活血止血；见眼底新鲜出血，则用丹皮、槐花、生蒲黄、黄芩、三七、大黄等凉血止血，或用云南白药治疗；絮状渗出，则用车前子、茯苓、泽泻利水渗湿；硬性渗出，或眼底增殖性改变者，则加用海藻、昆布、浙贝母、牡蛎化痰散结；眼底出血后机化的物质或陈旧性玻璃体积血，则用海藻、浙贝母、山楂、山慈菇，甚至三棱、莪术、鬼箭羽化瘀散结。

（二）其他疗法

1.中成药

（1）明目地黄丸：适用于肝肾阴虚，视物模糊，双目干涩者。

（2）石斛夜光丸：适用于肝肾亏虚，阴虚火旺，内障眼病，视物昏花者。

（3）芪明颗粒：适用于DR气阴两虚血瘀、目络失养，视物模糊者。

2. 中药离子导入

玻璃体积血的DR存在玻璃体积血的患者，可采用血栓通注射液（主要成分为三七皂苷）离子导入，可以改善眼局部微循环，有利于出血吸收。

3. 针灸治疗

DR非增殖期患者，出血较少者，可谨慎应用针刺疗法，取穴：太阳、阳白、攒竹、足三里、三阴交、光明、肝俞、肾俞等，可以分两组轮流取用，每次取眼区穴1~2个，四肢即背部俞穴3~5个，平补平泻。DR合并糖尿病视神经病变，糖尿病眼肌麻痹的患者，配合局部取穴、远端取穴治疗，也常有较好疗效。

六、中西医协同治疗

（一）基础治疗

研究发现：优化血糖控制以降低视网膜病变的风险或延缓其进展。优化血压和血脂控制以降低视网膜病变的风险或延缓其进展。DCCT研究显示，严格的血糖控制可使1型糖尿病患者发生视网膜病变危险性下降76%，HbA1c下降2%，进展至少下降50%。UKPDS研究显示，严格血糖控制（HbA1c下降0.9%）可使2型糖尿病患者视网膜病变进展减少21%。而威斯康星糖尿病视网膜病变流行病学研究则显示：1型糖尿病进展到增生性视网膜病变与高收缩压之间存在相关性。而适当的糖尿病患者血压控制（ABCD）试验研究结果表明：重度血压控制对减少视网膜病变进展具有重大意义，无论选择ACEI，还是钙通道阻断剂，主要是实现血压较好控制，即可获益。

（二）药物治疗

导升明：2,5-二羟基苯磺酸钙，作为一种血管保护剂，能够防止视网膜毛细血管基底膜增厚，加强毛细血管壁强度，减少渗漏等，所以可用于预防和治疗早期DR。

递法明：内含欧洲越橘果提取物，β-胡萝卜素，能增加静脉张力，保护血管，所以也被用于DR防治。

阿司匹林：能抑制前列腺素合成酶和环氧化酶，防止异常血小板凝集及血栓形成，有利于视网膜微循环及全身微循环。作为心脏病常用药。研究发现不会增加视网膜出血的风险。

弥可保：甲基维生素B_{12}。在神经组织中迅速达到并维持较高的浓度，可明显改善视网膜电图a、b波波幅。

（三）玻璃体内注射疗法

针对DR黄斑水肿，除激光局部治疗以外，玻璃体内注射抗血管内皮生长因子（VEGF）兰尼单抗治疗目前已很常用，相较于传统的全视网膜激光光凝治疗，该疗法疗效不错，而且对增殖性糖尿病视网膜病变，可以降低失明风险。康柏西普，英文名"Conbercept"，作为一种抗血管内皮生长因子的融合蛋白，可以抑制病理性血管生成，治疗DR取得了较好疗效。推荐给药方案为：初始3个月，每个月每只眼每次玻璃体腔内给药0.5mg（相当于0.05ml的注射量），之后每3个月玻璃体腔内给药1次。而玻璃体内注射抗血管内皮生长因子用于中心型糖尿病性黄斑水肿，也有较好的疗效。因中心型黄斑水肿，病灶位于中心凹下方，可能威胁视力，所以常被推荐应用。另外，玻璃体内注射氟羟泼尼松龙具报告也有疗效，但尚有待于试验证实。而生长抑素类似物奥曲肽，主要对增生前期或早期增生型视网膜病变患者有益，观察发现可以阻止视网膜病变的进展，延迟广泛视网膜光凝术的需要。

（四）激光光凝治疗

视网膜激光光凝治疗将缺血区、视网膜中周部需氧量最高的外层视网膜灼伤成斑痕，从而可使后极部及内层得到较多氧的供应，可以防止因缺氧而产生血管内皮生长因子。可以说是目前治疗 DR 最有效的方法。只是在激光光凝治疗之前（最好在 2 周内）行 FFA 检查，以充分了解视网膜病变程度以及毛细血管无灌注区范围与新生血管所在部位等。激光光凝治疗之后，部分患者会有轻微眼痛，一般不必惊慌，多可自行缓解。研究发现：高危增殖性糖尿病视网膜病变和部分严重非增殖性糖尿病视网膜病变的患者，全视网膜激光光凝治疗可以明显降低失明的危险。糖尿病视网膜病变研究（DRS）结果显示：激光光凝治疗的眼睛相较于没有进行激光光凝治疗的眼睛，严重视力减退的危险性可以从 35% 下降至 15%。50% 存在严重副作用。ETDRS 设计为与 DRS 相似的对照试验，研究结果显示激光光凝治疗可降低黄斑水肿及视力减退风险。中医药配合激光光凝疗法，可以巩固疗效，防治视力减退。

激光治疗适应证：有任何程度黄斑水肿、严重非增殖性糖尿病视网膜病变（增殖性糖尿病视网膜病变的前兆）或任何增殖性糖尿病视网膜病变（PDR）的患者，就应该立即转诊给有处理和治疗糖尿病视网膜病变丰富经验的眼科医师。具体适应证包括非增殖期 DR，存在黄斑水肿者；重度 NPDR；增殖期 DR 以及伴有局限性继发视网膜脱离者以及虹膜出现新生血管的 DR 患者。

激光治疗种类：①增殖期及增殖前期病变采用全视网膜激光光凝疗法：一般分

4 次完成，每次间隔约 1 周。激光治疗后 1~2 个月应该复查 FFA 一次，了解视网膜病变具体病情，以确定是否需要补打激光。②非增殖期病变根据病变范围和黄斑水肿情况，可采用局部光凝，格栅样光凝。③继发新生血管性青光眼者，则当行超全视网膜激光光凝术，急诊处理。

（五）玻璃体切割术

玻璃体切割术的适应证：严重的玻璃体积血，3~6 个月仍不吸收的患者；视盘或其周围视网膜受到牵拉的患者；存在牵拉性视网膜脱离的患者；存在进行性纤维血管增生的患者。

七、疗效评价

参照中华中医药学会眼科消渴目病协作组《糖尿病视网膜病变中医诊疗方案》分显效、有效、无效、恶化四个等级进行疗效评价。

（1）显效

①视力进步 ≥ 4 排，或视力 ≥ 1.0。

②眼底检查显示微血管瘤 +3 减少到 +2，+2 减少到 +1；眼底出血量 +3 减少到 +1，+2 减少到消失；渗出 +3 减少到 +2，+2 减少到 +1，+1 减少到消失。要求三项当中，两项以上达标。

③眼底荧光造影照相。视网膜平均循环时间明显缩短；黄斑水肿明显减轻；视网膜毛细血管无灌注区明显缩小；血管渗漏明显减少。要求两项以上指标达标。变化程度 ≥ 20%。

（2）有效

①视力进步 ≥ 2 排。

②眼底检查显示：微血管瘤 +3 减少到 +2，+2 减少到 +1；眼底出血量 +3 减少到 +1，+2 减少到消失；渗出 +3 减少到 +2，+2 减少到 +1，+1 减少到消失。要求三项当中一项达标。

③眼底荧光造影照相，视网膜平均循环时间缩短；黄斑水肿减轻；视网膜毛细血管无灌注区缩小；血管渗漏减少。要求一项以上指标达标。变化程度≥10%。

（3）无效：未达到以上程度。

（4）恶化

①视力退步2排。

②眼底检查显示：视网膜出现新生血管形成等增殖性改变或加重。

③眼底荧光造影照相，视网膜毛细血管无灌注区扩大；黄斑水肿加重；血管渗漏增加。

（5）无效：未达到以上程度。

应该指出的是，糖尿病视网膜病变疗效评价：①视力应采用国际标准视力表，视力不及0.1者，每0.02计为1排；②眼底相关指标，采用检眼镜或彩色眼底照片评定，微血管瘤以眼底荧光血管造影负片为准：+1表示较少，易数；+2表示较多，不易数；+3表示很多，不可数，出血、渗出，融合成片；③疗效评定时，视力、眼底及眼底荧光血管造影三项当中须具备一项；④单项疗效指标，按以上疗效评定标准进行判断。

八、医家经验

（一）唐由之教授

唐由之教授认为DR属中医"消渴目病"范畴。病机乃为病久气阴两虚，气虚无力行血致血行瘀滞、目失濡养，阴虚火旺灼伤目络、血溢目络之外而致。气阴两虚夹瘀为其主要病机。证候特点是本虚标实，气阴两虚为本，目络不通、血溢络外为标。消渴病久体衰，肾之精气渐亏，气血生化减少，且鼓动无力，眼底出现血瘀，日久产生视网膜新生血管。针对DR眼底出血，根据多年的临床经验，主张分早、中、晚3期。早期为出血期，以清热凉血

止血为主；中期因离经之血多为瘀血，当重视活血化瘀；后期患病日久，正气多虚，当在活血化瘀药同时酌加扶正益气药。主要治法当为补气养阴、凉血止血、活血化瘀明目。整个治疗过程应该始终以凉血止血、补气养阴药物为主，佐以活血化瘀药物，慎用破血逐瘀药物。玻璃体混浊、眼底纤维增殖明显者，可加用软坚散结药。临床常用经验方为生蒲黄汤合二至丸加减。一方面用黄芪、墨旱莲、女贞子、山萸肉、枸杞等益气养阴；一方面用生蒲黄、姜黄、丹参等止血活血。如果玻璃体混浊、眼底纤维增殖明显者，可加用浙贝母、法半夏；如果肝肾亏虚明显者，可加用生熟地黄、金樱子、楮实子、五味子等；如果血虚明显者，可加用当归。习惯重用黄芪益气扶正。

（二）廖品正教授

廖品正教授传承中医眼科名医陈达夫经验，长期从事中医药防治DR的临床与科研工作，研发首个糖尿病视网膜病变中药新药芪明颗粒。临床治疗DR，尤其擅用活血利水化瘀大法治疗DR不同阶段眼底出血。认为DR是糖尿病引起的眼部并发症，所以控制血糖是重要的基础治疗。眼局部的病变与全身病情密切相关，而就眼局部而言，气阴两虚，肝肾亏损，目失滋养，是DR发生的基本病因，而血瘀痰凝、目络阻滞，是DR形成的重要病机。所以基于DR本虚标实、虚实夹杂的证候特点，治疗当局部结合整体，权衡标本缓急，辨证论治。如果眼底病变轻缓（多属轻、中度非增殖期DR）者，治当以全身病情为主，结合眼局部病变论治。如果眼底病变急重（多属重度非增殖期DR或增殖期DR）者，则应以眼局部病变为主，结合全身病情论治。DR眼局部病变多种多样，可表现为视网膜微循环障碍、微血管瘤、出

血、水肿、渗出、新生血管和机化物等，中医看来当属于"瘀血""痰湿"范畴，所以治当重视活血化瘀、祛痰除湿治法。若为痰瘀互结者，则当兼用软坚散结。病情稳定者，当扶正祛邪、标本同治。而当视网膜及玻璃体积血量大者，则当急则治标，当重点治疗眼内出血，可分出血期、出血静止期、瘀血滞积期论治。出血期治当以止血为主，酌加化瘀止血药物；出血静止期（一般指出血静止后 1~2 周），瘀血尚未吸收者，治疗渐转向活血化瘀为主，消散离经瘀血，以促进视力恢复；瘀血滞积期，如果瘀血紫暗浓厚，日久不消，渐至痰瘀互结，或产生白色有机物等，则治当活血逐瘀，软坚散结。根据 DR 病因病机及病程发展，主张分为气阴两虚、脉络不利，气阴两虚、脉络瘀阻，阴损及阳、痰凝血瘀，阴阳两虚、痰瘀互结 4 个证型，分别采用优糖明系列方药。

（三）高健生教授

高健生教授治疗 DR 经验丰富，强调认为心肾不交、心火上炎扰目是糖尿病视网膜病变不容忽视的重要病机之一。临床常用交泰丸（黄连、肉桂）有效防治心肾不交、心火上亢型 DR。方中君药黄连清心火，心火不亢，则邪不犯目，目中血脉自安。佐药肉桂温肾阳，肾阳得复则血脉瘀阻自可改善。高健生教授经验方——密蒙花方，方药组成：生黄芪、黄连、肉桂、乌梅、女贞子、益母草、密蒙花，组方特点是通补结合、寒温并用、动静结合、补散同用，可广泛应用于 DR 患者。临床观察显示该方可用于防治 DR，可提高治疗效果，同时更有利于血糖控制。

（四）王明芳教授

王明芳教授师承眼科名老中医陈达夫，治疗 DR 临床经验丰富。强调随着 DR 的发生发展，病证逐渐由阴虚－气阴两虚－阴阳两虚演变，同时，患者常兼瘀血表现而且随病情进展不断加重。DR 的发生发展与五脏虚损相关，其相关程度依次为肾、肝、心、脾、肺。其中，肝肾虚损、阴损及阳、目窍失养是导致糖尿病视网膜病变的基本病机。心脾亏虚、因虚致瘀、目络阻滞是影响 DR 发生发展的重要因素。所以临床诊治 DR，应该以补益肝肾、填精益气、调和阴阳以治本，同时重视活血化瘀、疏理气血兼治其标。临床常用驻景丸加减方加减，重视补肝肾、益精血，滋补与活血相结合。而针对 DR 眼底出血，强调出血期治以止血兼活血，瘀血期治以活血化瘀，死血期治以痰瘀同治，干血期治以扶正散结。

（五）赵进喜教授

赵进喜教授认为 DR 作为糖尿病最典型的微血管并发症之一，该病发病机制，乃消渴病日久，失治误治，内热伤阴耗气，或阴损及阳，久病入络所致。观察发现：糖尿病患者，所以会出现不同并发症，与患者体质类型有密切关系。一般说，少阳体质（肝郁）、厥阴体质（肝旺）者，最易发生糖尿病眼病和自主神经病变。所以治疗重点应该调肝，灵活应用疏肝解郁、清肝泻火、平肝潜阳以及养肝、柔肝、敛肝的治法。更因该病病程中，常有郁怒导致肝火上炎，或风火上熏于目，热灼血络，络破血溢，所以治疗当仿叶天士"入血直须凉血散血"治法，随方加用凉血活血之药。赵进喜教授常用经验方——解郁明目方，方药组成：柴胡 9g，黄芩 9g，葛根 30g，丹参 30g，三七粉 6g（冲服），白芍 30g，薄荷 6g（后下），防风 6g，决明子 15g，茺蔚子 9g，浙贝母 9g，夏枯草 15g，每日 1 剂，必要时配合尊仁糖宁明目丸（三七粉、大黄粉、珍珠粉等）。功用：疏肝解郁，化瘀散结，祛风明目。主治：糖尿病视网膜病变，证属肝气郁结，瘀结络脉，风邪袭目，体质属少阳气郁、厥阴肝旺者。症见情绪急躁，或性格内向，多愁善感，头晕目眩或视物昏花，纳眠可，大便偏干，舌质暗红，苔白，脉弦者。加减运用：急躁易怒，头晕目眩甚者，加夏枯草15g，桑叶15g，菊花12g；头痛者，加川芎12g，白芷10g，蔓荆子10g；双目干涩者，加枸杞10g，菊花10g；迎风流泪者，加木贼草10g。

九、典型案例

（一）廖品正教授医案

古某，女性，59岁。出诊：2008年6月22日。糖尿病病史11年，左眼视物模糊7年。双眼眼底血管荧光造影检查示：双眼糖尿病视网膜病变（重度非增殖期），右眼矫正视力1.0，左眼矫正视力0.4，纳眠可，大便溏，小便可，舌淡红，苔薄黄少津，脉细弦。

中医辨证：气虚肾亏、阴损及阳、血瘀痰凝。

治法：益气补肾、化瘀通络、化痰散结，拟方优糖明2号加减。

处方：生黄芪20g，山药20g，茯苓15g，枸杞20g，山茱萸15g，墨旱莲30g，生蒲黄15g（包煎），茜草15g，三七粉4g（冲服），地龙15g，瓦楞子15g。

二诊：2008年7月29日，视力好转，右眼矫正视力1.2，左眼矫正视力0.8，原方出入，2008年8月26日复诊：视力稳定，右眼矫正视力1.2，左眼矫正视力0.9。

按：此例为DR非增殖期重症患者，属于阴阳俱虚、气虚血瘀、痰瘀互结，所以治疗应该标本同治、邪正两顾。国医大师廖品正教授应用经验方优糖明2号，药用枸杞、山茱萸、山药平补肾之阴阳，温润而不燥，应用生黄芪、地龙益气活血通络，墨旱莲、生蒲黄、茜草、三七粉，既可止血又能活血，更有瓦楞子化痰散结，可谓对症良方。所以坚持服药3个月余，视力持续好转。

（二）赵进喜教授医案

李某某，女，41岁，住北京市石景山区。初诊：1996年12月6日。主因口渴、口苦12年，加重伴便秘、视物模糊、肢体麻木、皮肤瘙痒1年余来诊。患者发现糖尿病12年，长期服用西药降糖药，近期已注射胰岛素，日用量60单位，血糖控制欠满意。西医诊断为糖尿病视网膜病变、周围神经病变、自主神经病变。治疗无显效。求中医诊治。刻下：口渴欲饮，口苦咽干，头晕目眩，双目视物不清，心悸胸闷，心烦失眠，伴周身瘙痒，肢体麻木，夜间疼痛，四末冷凉，大便数日一行。患者已不能正常工作，痛苦欲死，悲观异常。诊查：肌肤甲错，爪甲枯萎，舌质暗红，苔腻略黄，脉象细而弦。

辨证：少阳郁热，肝肾阴虚，络脉血瘀。

治法：清解少阳郁热，滋补肝肾，兼以活血通络、凉血止痒。

处方：柴胡9g，黄芩6g，沙参15g，生地25g，玄参25g，赤白芍各15g，丹参15g，葛根25g，决明子15g，茺蔚子12g，地肤子24g，苦参9g，枳壳9g，大黄粉3g（冲服），三七粉5g（冲服），30剂。

二诊：1997年1月8日。服药5剂，大便通畅，30剂药尽，口苦、眼花、肢体麻痛、瘙痒等症状明显好转，睡眠情况好转，精神状态良好。效不更方，30剂。

三诊：1997年2月6日。诸症均减，精神状态良好，能正常上班。继续守方，30剂。

四诊：1997年3月8日。服药30剂，胰岛素注射日用量46单位，血糖化验正常。基本无症状，精神体力均佳，视力改善。坚持服用2年，病情持续稳定。多次化验血糖，控制良好。

按：糖尿病眼病包括糖尿病白内障和糖尿病视网膜病变等。前者是消渴病日久，肝肾阴虚，不能养目使然。后者则为消渴病日久，治不得法，内热伤阴耗气，或阴损及阳，久病入络，目络瘀结所致。若再加以情志失调。肝火上熏于目，灼伤目络，则可致眼底出血。观察发现：糖尿病患者，所以会出现不同并发症，与患者体质类型有密切关系。本例患者就是属于少阳之体，少阳郁热不解，可致肝肾阴虚，肝开窍于目，阴虚目窍失养，郁热上熏目络，则可致视物模糊，眼底出血；肝主筋，肝肾阴虚，筋脉失于濡养，久病入络，肢体络脉血瘀，故可见肢体麻木疼痛，气血不能布达于四末，故见肢体冷凉。这种肢体冷凉，是因瘀致寒，与因寒致瘀的病机完全不同。所以，治疗清解少阳郁热为主，滋补肝肾，兼以活血通络、凉血止痒，不用温药而肢体转温。处方是四逆散、小柴胡汤化裁，药用决明子、茺蔚子，有凉肝、养肝明目之功，大黄粉、三七粉，可凉血活血止血，有助于糖尿病视网膜病变眼底出血吸收。应该指出的是：中医有"目病多郁"之说，治疗眼病应适当应用柴胡、羌活、防风、薄荷等风药，以开郁，并诸药上行于头目。另一方面，中药治疗，守方十分重要。本病例正因为坚持服药2年多，所以才取得了稳定疗效。

十、现代研究进展

DR作为糖尿病典型微血管并发症，络脉血瘀普遍存在。中华医学会糖尿病学会DR专家共识，认为丹参滴丸、血栓通（三七制剂）可用于DR治疗。针对DR非增殖期好转，及早应用中药活血化瘀药，常可取得较好疗效。

关于DR的证候特点，周婉瑜教授曾对糖尿病视网膜病变分期与中医证候关系展开研究，观察136例（258只眼）2型糖尿病患者按照中医辨证分为三型：其中，阴虚燥热型52例104只眼；气阴两虚型58例106只眼；阴阳两虚型26例48只眼。根据糖尿病视网膜病变分期：单纯期40只眼，增殖前期25只眼，增殖期39只眼。研究结果显示：气阴两虚型和阴阳两虚型糖尿病视网膜病变的发病率明显高于阴虚燥热型；病程5年以下者主要是阴虚燥热型，病程5~15年者主要是气阴两虚型，病程15年以上者主要是阴阳两虚型；糖尿病视网膜病变分期：阴虚燥热型均为单纯期，气阴两虚型主要为单纯期或增殖前期，阴阳两虚型主要为增殖期。而且气阴两虚型和阴阳两虚型的黄斑病变与阴虚燥热型有显著差异（$P=0.044$，$P=0.001$）。提示糖尿病中医证候与视网膜病变的发病率、病程、分期有一定相关性；视力与黄斑病变分期有关。李志英等研究指出：血瘀伴随DR的整个发生发展过程。DR发展到增殖期可见随着糖尿病病情的加重和DR的发生发展，其血瘀证候也随之加重。说明瘀血的形成，一方面与病证阴损及阳的演变有关，其产生之因在于因虚致瘀；另一方面瘀血又可能对DR的发生发展起促进作用。因为瘀血阻滞，闭阻目络，气血津液不能上承于目，目失所养，且瘀血还可遮蔽目窍，使目失所见。因此，血瘀伴随DR的整个发生发展过程。许永春认为：黄斑病变是DR视力下降的主要原因。DR早期病理改变为选择性毛细血管周细胞丧失、微血管瘤形成和毛细血管基膜增厚，进一步产生血-视网膜屏障破裂、毛细血管闭塞、前小动脉和前小静脉闭塞、新生血管形成。黄斑中心毛细血管只有一层血管形成黄斑拱环，易受糖尿病侵犯而破坏，导致黄斑病变的发生。中医认为，DR发生黄斑水肿的病机是由于"血与水本不分离"

及"血积已久，亦能化为痰水"。盖水为至阴，其本在肾，水化于气，其标在肺，水惟畏木，其制在脾。黄斑色黄居中亦属脾，这是水肿易发生在黄斑的病机。成都中医药大学段俊国教授等曾通过多中心流行病学研究方法，收集 DR 不同阶段中医证候信息、微血管病理特征、血糖控制、风险因子、肾损害等生物学信息，建立 MCD 数据库，并用聚类分析、相关分析、logistic 回归模型等统计学方法，研究糖尿病微血管病变症状和证候的频率、聚类、序列、影响因子等，研究发现：DR 不同阶段中医证候特点不同。调查 DR 病例 603 例，临床前期 166 例（27.5%）、非增殖期 296 例（49.1%）、增殖期 141 例（23.4%）。DR 不同阶段都有气虚、阴虚和阳虚证候，而随着病情的发展，阴虚渐重，燥热亢盛，阳气渐衰，阴损及阳，终为阴阳俱虚。晚期证候常表现为气血阴阳俱虚。结果表明 DR 的证候特点是虚实夹杂，气阴两虚是基本病机，为本，血瘀肝郁为重要兼证，为标。所以治当虚瘀并治。国家"十五"科技攻关计划课题所用中药新药芪明颗粒，由黄芪、枸杞、生地、水蛭、茺蔚子等中药组成，具有益气生津，补益肝肾，化瘀通络的功用，即体现着虚瘀并治的精神，研究发现其治疗非增殖型 DR 疗效确切。姚沛雨等曾采用随机对照方法，应用降糖明目片（生黄芪、蒲黄、地黄、丹参、墨旱莲、女贞子、黄芩炭、赤芍、丹皮、茺蔚子、菊花、决明子、车前子等）针对 DR 非增殖期患者，对照组为市售和血明目片，治疗 8 周，总有效率 90%。对照组 70%。他如中药制剂葛根素、灯盏花素、血栓通、丹参滴丸等治疗 DR，也取得了肯定的临床疗效。李晟等更在 DR 激光光凝疗法基础上，配合中医辨证论治，气阴两虚型应用黄芪、生地、山萸肉、山药、枸杞、茯苓、葛根、茺蔚子、草决明、丹参、生三七粉为主方化裁），阴阳两虚型应用淫羊藿、黄芪、山药、枸杞、生地、葛根、海藻、昆布、瓦楞子、丹参、生三七粉为主方化裁，研究结果显示光凝疗法结合中药治疗组患者视力提高优于中药组、光凝组，眼底出血、水肿、渗出吸收时间缩短，对新生血管也有作用。初步显示出中医药既可以改善视网膜微循环，更能够减轻激光对视网膜细胞所造成的损伤，可以促进视力的保存和恢复。

实验研究方面，李瑞荃等通过建立实验性糖尿病模型，观察了滋养肝肾、活血化瘀复方（干地黄、枸杞、丹参、生蒲黄、葛根等）对实验动物视网膜病理损害的影响，结果发现中药对早期糖尿病视网膜病变有较好的防治作用，能够减轻糖尿病大鼠视网膜病理损害，作用机制可能与改善微循环、抑制山梨醇通路活性和改善肌醇代谢等多种机制有关。马丽等观察了灯盏花素对糖尿病大鼠视网膜的影响，结果发现：灯盏花素可以明显改善糖尿病大鼠的视网膜血流动力学，增加血流量和灌流量。吴正正等更观察了中药密蒙花方抗缺氧状态下血管内皮细胞增生作用，研究结果表明密蒙花方有抑制血管内皮增生的作用。刘爱琴等观察了芪明颗粒对糖尿病大鼠视网膜抗氧化作用，研究结果表明芪明颗粒可以增强糖尿病大鼠抗氧化能力，减轻视网膜的氧化损伤。邓辉等研究红参对糖尿病视网膜神经节细胞的神经保护作用，研究结果证实：红参可以减少糖尿病大鼠视网膜神经节细胞的凋亡，减轻糖尿病视网膜神经节细胞损害。

十一、临证备要

DR 作为糖尿病最典型的微血管并发症，病程的不同阶段，临床证候与病机特点不同，临床上首先要把握其核心病机。研究发现 DR 早期多阴虚、气阴两虚，日久多阴阳俱虚，病情不断进展。证候特点是本虚标实，本虚证可表现为阴虚、气虚、气阴两虚甚至阴阳俱虚，标实证多见气郁、郁热、痰湿、血瘀、水湿等。以 DR 属于消渴病久病入络所致，络脉瘀结的病机贯穿始终。所以治疗 DR 应注意在明辨标本虚实的基础上，重视化瘀散结治法。

DR 为内障眼病，以肝开窍于目，目病多郁，临床观察发现尤其多发于少阳气郁、郁热体质与厥阴肝旺体质者。临床辨证不仅可表现为肝肾阴虚等，更可见肝气郁结、肝经郁热、肝火上炎等。所以 DR 治疗应该特别重视从肝论治。具体包括疏肝解郁、清解郁热、清肝泻火以及滋肝养肝、柔肝、敛肝等法。逍遥散、龙胆泻肝汤、杞菊地黄丸、建瓴汤等，可酌情应用。

DR 眼底出血，应根据是否新鲜出血，出血量大小等选方用药。新鲜出血，出血量大者，凉血止血为主，酌加活血止血药物如蒲黄、三七粉等。陈旧性出血，则应以活血化瘀甚至化瘀散结为主。眼底检查表现为纤维增殖者，可用软坚散结、化痰散结等药。黄斑水肿者，可参考水饮内停思路，相应利水化饮药物如白术、茯苓、泽泻、车前子等。

至于 DR 的预防，除了应强调血糖、血压控制与血脂调节以外，重视 DR 筛查，早期发现具有重要意义。《糖尿病视网膜病变专家共识》要求：成人 1 型糖尿病患者在糖尿病发病后的 5 年内，应该接受眼科医师或验光师散瞳后综合性眼检查。2 型糖尿病患者确诊后应当接受眼科医师或验光师散瞳后综合性眼检查。如每年进行一次或多次眼科检查没有视网膜病变，而且血糖控制良好，则可以考虑每 1~2 年进行一次检查。如果存在任何程度的 DR，则应由眼科医生至少每年进行散瞳视网膜检查。如视网膜病变进展或视力受到威胁，则应该增加检查的频率。眼底视网膜照相

是视网膜病变的一个重要的筛查工具，但并不能替代全面眼科检查。特别是对于计划怀孕或已经怀孕的 1 型或 2 型糖尿病妇女，应该咨询糖尿病视网膜病变发生和（或）进展风险，并在妊娠前或妊娠早期进行眼科检查，其后每 3 个月和产后 1 年各复查眼底一次。

参考文献

［1］Rathmann W, gianing.global prevalence of diabetes: estimates for the year 2000 and projections for 2030.Diabetes Care. 2004；27（10）：2568-2569.

［2］第三届全国眼科学术会议. 糖尿病视网膜病变分期标准［J］. 中华眼科杂志，1985，（2）：113.

［3］中华医学会糖尿病学会专家组. 糖尿病视网膜病变防治专家共识［J］. 中华糖尿病杂志，2018，10（4）：241-247.

［4］中华中医药学会. 糖尿病中医防治指南［M］北京：中国中医药出版社，2007.20-21.

［5］仝小林，刘铜华. 糖尿病中西医防治的关键问题和临床对策诊治学［M］. 北京：中国医药科技出版社，2007.109-112.

［6］钟舒阳，周尚昆. 国医大师唐由之教授治疗糖尿病视网膜病变经验［C］. 全国第九次中医、中西医结合眼科学术年会论文集. 青海：2010，40-41.

［7］柴彦军. 黄红勤. 李修奎. 赵进喜对糖尿病及其并发症辨治经验［J］. 中医杂志，2004，45（12）：897-898.

［8］周婉瑜，李越虹，黄佳娜，等. 糖尿病视网膜病变分期与中医证候关系探讨［J］. 中国中西医结合杂志，2006（5）：410.

［9］李志英，余杨桂，张淳，等. 糖尿病视网膜病变与血瘀关系的探讨［J］. 广州中医药大学学报，1999，（4）：275-278.

［10］许永春，郝为华，李爱顺，等. 90 例

糖尿病性黄斑病变的临床观察 [J]. 中国实用眼科杂志，2000，18（11）：682-683.

［11］廖品正，段俊国，吴烈，等. 糖尿病微血管并发症中医证候特征的研究——603例多中心临床研究报告 [J]. 中医眼耳鼻喉杂志，2011，01（1）：11-14.

［12］李晟，刘爱琴，廖品正，等. 激光联合中药治疗糖尿病性视网膜病变的临床观察 [J]. 中国实用眼科杂志，2002，01（4）：276-278.

［13］李瑞荃，谢学爱，廖品正，等. 滋养肝肾、活血化瘀中药对实验性糖尿病大鼠视网膜超微结构的影响 [J]. 中国中医眼科杂志，1996，6（2）：67-70.

［14］马丽，朱邦豪，周家国，等. 灯盏花素对糖尿病大鼠视网膜血液流变学变化的影响 [J]. 中山大学学报，2004，25（6）：554-556.

［15］吴正正，高健生，接传红，等. 密蒙花方对缺氧状态下人血管内皮细胞的作用及机理研究 [J]. 中国中医眼科杂志，2008，（3）：138-140.

［16］刘爱琴，廖品正，郑燕林，等. 芪明颗粒在糖尿病大鼠视网膜抗氧化反应中的作用 [J]. 中国中医眼科杂志，2003，（3）：128-130.

［17］邓辉，金明，潘琳，等. 红参对糖尿病大鼠视网膜血管内皮细胞生长因子表达及神经细胞凋亡的影响 [J]. 中日友好医院学报，2010，01（1）：94-96.

（赵进喜　王若溪）

第七节　糖尿病胃轻瘫

糖尿病胃轻瘫（Diabetic Gastroparesis，DGP）这一概念最先由 Kassander 于1958年提出，是糖尿病常见的慢性消化系统并发症之一，是由糖尿病引起内脏自主神经功能紊乱所致的以非梗阻性胃排空延迟为特点的一组临床证候群。目前其发病机制尚不明确。西医认为其主要与胃外在神经系统和肠神经系统（ENS）病变，胃肠平滑肌运动障碍、胃肠激素失调，微血管病变，幽门螺杆菌感染，组织学细胞学病变如 Cajal 间质细胞减少（ICC），M1、M2型巨噬细胞极化不平衡，心理因素，高血糖等因素有关。有研究报道，DGP 在1型糖尿病（T1DM）和2型糖尿病（T2DM）均可发生，发生率约50%，老年患者更为多见。对于病程较长的 T1DM 患者，DGP 发生率可高达71%~75%。目前，DGP 在糖尿病患者中发病率正逐年增高，多数患者都伴有消化道症状，程度轻重不一，但主要表现为恶心、呕吐、嗳气、早饱、腹胀、腹痛、食欲不振，并可导致营养不良、体重下降，严重者还可出现脱水与电解质紊乱。此外，DGP 患者往往合并药物代谢或吸收障碍，导致血糖波动大，难以控制平稳，久而形成恶性循环并加速其他急慢性并发症的出现，造成患者生活与生存质量显著下降，严重增加家庭及社会的负担。

DGP 在中医文献中，乃属中医"消渴病"继发"痞满""胃胀""呕吐"等病证范畴，其病多与禀赋不足、饮食失节、情志失调、劳逸过度、脾胃虚弱等有关，病位主要在胃，且与肝脾肾密切相关，病性多为虚实夹杂，本虚标实，治疗以补虚泻实为总原则，以恢复中焦气机的正常升降为关键。目前 DGP 的西医治疗主要是在调整饮食结构基础上应用改善胃动力、营养神经、止吐等药物治疗及非药物治疗。DGP 患者往往需要长期服药，且效果常不理想，并有一定副作用，长期应用更会产生耐药性。中医药在 DGP 治疗中具有临床优势。近年来，中医在 DGP 方面做了大量研究，在治疗该病方面积累了丰富经验，经准确辨证后可有效指导该病的治疗，具有很高的应用价值及临床意义。

一、病因病机

（一）中医对 DGP 病因病机认识

DGP 相关文献散见于"消渴病"继发的"痞满""呕吐""胃胀"等病证。唐代孙思邈《千金翼方》记载："食不消，食则气满，小便数起，胃痹也，痹者闭也，疲也"。明代孙一奎《孙文垣医案》记载："一日夜小便余度……味且甜……载身不起，饮食减半，神色大瘁……不能食者必传中满鼓胀。"喻嘉言《医门法律·续论》云："脾气不濡，胃气乃厚之意，为消渴之源，精矣微矣。"近代名医张锡纯《医学衷中参西录》提出："糖尿病，其证起于中焦，是诚有理，因中焦胰病，而累及于脾也。"皆可理解为 DGP 相关论述。提示历代医家对 DGP 已经有一定的认识，而且其所述进食后胃蠕动减慢，无法正常向小肠输送，与西医学胃排空障碍有相似之意。

现代中医对 DGP 病因的认识，主要可归纳为以下几方面。①禀赋不足：先天肾精亏虚，体质偏颇，肾阴肾阳不足，或脾阳脾气不足，脾失健运，胃气不降。尤以阴虚燥热或气阴两虚者最易罹患。②饮食失节：过食肥甘厚腻或辛辣刺激之品，易伤脾胃，致运化失司，痰湿内蕴或久而化热，阻于中焦，气机郁闭，脾胃升降运化功能失常。③情志失调：恼怒惊恐，肝失疏泄，易乘脾生痰生湿，甚则郁久化热，横逆犯胃，或忧思过度，气机郁结，脾胃升降失司，可致胃气上逆。④劳逸过度：房事过度，或过于安逸，精气亏损，脾胃虚弱，中焦气机不畅，或气滞血瘀，或痰湿食积，致脾胃升降失司，胃气不降反而上逆。此外，久病耗气耗阴，身体虚弱亦为重要病因。消渴病日久，气阴两伤，阴损及阳，脾胃虚弱，升降运化功能失司，致食积、痰浊、湿热、血瘀、气滞等，造成 DGP 的发病。

而对于 DGP 的病机，当代医家多认为是本虚标实，脾胃虚弱应视为其本，气滞、痰浊、湿热、食积、血瘀可视为其标，而脾胃升降运化失职、中焦气机逆乱则是其根本病机。吕仁和教授认为本病发生属消渴病中的消瘅期，是按照脾胃虚、损、劳、衰发展的一种病变。临床上常分三期九度进行论治，即虚损期、虚劳期、虚衰期，每期分为早、中、晚三度论治。何春认为本病主要病机为消渴日久，阴损耗气，致中气虚弱、脾胃升降失常，以脾气虚弱、运化无力为本，而以胃失和降为标，病位主要在脾胃。邱保国从整体观念出发，认为该病病位在胃，病因病机在全身，主要病理表现为脾肾阳虚，胃阳衰败，痰湿内阻；或脾胃气虚，无力运化；或胃阴不足，失于濡养，致使脾胃虚弱，中焦气机不利，脾胃升降失职而发病。朱国茹认为本病是继发于消渴病的脾胃病变，其病机为消渴日久，脏腑虚弱，复受损于情志不遂、饮食失节、劳欲过度等，导致脾胃虚弱，升降失司，中焦气机不利，并根据其气机受损程度，将本病归纳为"消渴并痞满"及"消渴并呕吐"两范畴进行辨证施治，认为脾胃虚弱为本病发病之本。仝小林院士认为中焦气机逆乱，脾胃功能失常是 DGP 的基本病机；病位在脾胃，病机特点多为本虚标实，以脾胃虚弱、运化无力为本，以痰浊、血瘀、气滞等病理产物阻滞为标。

综上可见，DGP 病位主要在胃，但与肝、脾、肾三脏功能密切相关。胃主受纳和腐熟水谷，其气主通降；脾主运化水谷精微和水湿，其气主升。肝喜条达而恶抑郁，其正常疏泄是脾胃正常升降的重要条件。肝气横逆可犯胃，致胃气失降；或肝气过旺，木火克土，致脾虚失运、升降失职；又或肝郁日久，化热化火，耗伤津液，致胃火亢盛甚则胃阴亏虚。肾藏精，主生殖发育，为先天之本；脾主运化，为气血生化之源，为后天之本。先天生后天，后天养先天，脾阳须得依赖于肾阳温煦才得以强盛。消渴日久，致脾失健运，肝失疏泄，或脾肾阳虚，使得食积、气滞、痰浊、湿热、血瘀等形成，阻于中焦脾胃致使中焦气机郁闭，脾胃升降运化功能失常而表现为胃胀、纳差、呕吐、嗳气等。DGP 多虚实夹杂，但仍以本虚为主，治疗时应注重补虚泻实，以恢复中焦气机的正常升降及脾胃正常生理功能为根本原则。

（二）西医对 DGP 发病机制的认识

西医认为胃排空延迟是 DGP 主要病理生理特点，而胃排空是一个复杂的过程，需要在中枢神经系统精密调控下，由胃外在神经系统、ENS、平滑肌、胃肠激素及各种细胞协调共同完成。其中任何一个环节的异常均可引起胃排空功能障碍。DGP 的发病机制尚未能完全阐明，目前认为主要有以下机制。

1. 胃外在神经系统病变

胃外在神经系统（包括交感神经及迷走神经）介导平滑肌的收缩，调节胃排空并支配胃肠道的运动。任何引起神经细胞变性及神经元数目减少等神经病变的因素可引起胃轻瘫。DGP 患者中，高血糖诱导的氧化应激状态可引起神经细胞的退化及

凋亡。DGP 患者胃的交感神经及迷走神经元均有细胞损害、脱髓鞘等病变，尤其迷走神经功能缺陷后导致神经传导及神经递质分泌障碍，对胃肠运动造成了影响，引起胃排空障碍。

2. ENS 病变

ENS 受到胃外在神经元的支配，可直接或间接影响胃肠的分泌及运动，其损害亦可引起胃排空运动的延迟。无论是在 DGP 动物模型还是人体组织中，都发现肠神经元存在病变。有研究者用电子显微镜观察 DGP 患者全层胃组织的肠神经元，发现神经元末梢空泡样变、神经元周围基质的增厚、神经元髓鞘增厚等神经的病变，同时通过标记物标记神经元发现其数目减少，这提示肠神经元的数量有减少。肠神经元中氮能神经元分泌的一氧化氮（NO）是 ENS 主要的抑制性神经递质，对胃肠蠕动起抑制性作用，有研究认为 NO 在 DGP 发病中有重要作用。更有研究发现，DGP 患者的 NO 和其合成所需的关键酶神经型一氧化氮合酶（nNOS）在 DGP 的患者及动物模型中都有所减少，遂猜想 NO 及 nNOS 的表达减少可能是胃排空延迟的主要原因之一。此外，Korenaga 等研究发现可通过胰岛素强化治疗改善因糖尿病导致的胃肠动力障碍，糖基化的终末产物可抑制胃肠神经元型一氧化氮合酶的活性，增加胃窦部胆碱能和氮能神经元数量，继而促进胃蠕动。

3. 胃肠激素分泌失调

胃肠道可分泌多种激素，包括胃动素（MOT）、胃泌素（GAS）、抑胃肽和生长抑素（SS）、P 物质、胆囊收缩素（CCK）、胰高血糖素（GLU）、胰高血糖素样肽 -1（GLP-1）、血管活性肠肽（VIP）等都对胃排空具有影响，其中 MOT、GAS、P 物质起促进作用，SS、抑胃肽、CCK、GLU、GLP-1、VIP 则可能主要起抑制作用。DGP 患者胃排空延迟，使得 MOT 和 GAS 代偿

性释放，从而导致其在血浆中的水平与正常对照组比较显著升高。吴慧萍等通过测定 DGP 患者的 SS 水平，了解 SS 分泌时相的特点。结果正常对照组 SS 分泌峰出现在 30~60 分钟，而糖尿病组和 DGP 组在 60~120 分钟，且下降平缓，因而认为 SS 分泌异常可能是 DGP 发病的重要原因之一。此外，还可能与 P 物质减少有关，EL-Salhy M 等实验证实糖尿病大鼠胃窦部肠神经系统的 P 物质明显减少，从而导致胃窦蠕动减慢，胃窦 – 十二指肠协调运动失常。CCK 的增多与胃排空减慢显著相关；DGP 胃肠血管活性肠肽减少；GLU 具有促进胰岛素分泌，刺激生长抑素释放，抑制胃酸产生与延长胃排空等生理功能，它可能在抑制胃排空的机制中发挥重要作用。有学者论证，T2DM 发病是胰高血糖素带动胰岛素分泌的结果。GLP-1 可能直接或者通过下调血浆胃促生长素（ghrelin）水平或降低下丘脑中 ghrelin/ 肥胖抑制素（obestatin）比值参与延迟胃排空 DGP 患者胃排空延迟可能与空腹及餐后 30 分钟血浆 GLP-1 水平升高有关。其他如胰多肽、5- 羟色胺等亦与胃排空有关。

4. 组织细胞学病变

包括 ICC 的减少、成纤维细胞（FLCs）病变、免疫细胞（尤其是平滑肌中巨噬细胞）的病变、平滑肌细胞病变等，而 CD206$^+$M2 巨噬细胞所产生的抗氧化剂血红素氧合酶 –1（HO-1）减少成为最近研究的热点，并发现其可能是所有组织细胞学病变的核心。ICC 是胃肠运动的起搏细胞，通过产生慢波而控制平滑肌收缩，促进胃肠蠕动。其损害与胃排空延迟有着密切的关系，其严重减少会导致难治性 DGP。由美国国立卫生研究所（NIH）成立的胃轻瘫临床研究联合会（Gp CRC）的一项研究示 50% 的 DGP 患者存在 ICC 数量的大幅度（＞50%）减少。Harberson 等将 14

例 DGP 患者的胃窦进行全层活检，发现其中 6 例患者的肌层有轻度淋巴细胞浸润。FLCs 是正常胃动力所需要的细胞，这些细胞与平滑肌细胞之间存在缝隙连接，类似于 ICC 的功能。FLCs 的病变尚存在争议，尚需要更多基础实验来研究 FLCs 在 DGP 患者中的变化。大量研究发现巨噬细胞在胃排空延迟发展过程中起着关键性作用。活化的巨噬细胞主要可分为 M1 型即经典活化的巨噬细胞，和 M2 型即替代性活化的巨噬细胞，M1 型巨噬细胞具有抗炎作用，M2 型巨噬细胞可下调免疫应答，二者之间的动态平衡对 DGP 的发展都具有重要的作用。Ejskjaer 等将因伴有严重消化道症状而行胃切除术的 DGP 患者所切除的胃组织进行活检，其结果显示平滑肌细胞存在变性和纤维化，并出现嗜酸性包涵体。而最新研究发现，用血红素或白介素 –10 上调 HO-1 来治疗伴随胃排空延迟的糖尿病小鼠，会增加肌层的 M2 巨噬细胞数量，同时 HO-1 上调可增加 nNOs 的表达，保护 ICC 不受损伤，以逆转胃排空延迟。CD206$^+$M2 型巨噬细胞分泌的 HO-1 在阻止胃轻瘫的发展中有关键作用，诱导产生 HO-1 可以逆转胃轻瘫。另外，DGP 还与微血管病变、幽门螺杆菌感染、心理因素等因素有关，血糖的变化也可引起胃肠运动的变化，尤其是急性的高血糖可抑制头期胃的容受性舒张，同时也能抑制胃体、胃窦及小肠收缩，并刺激幽门局部的收缩，从而导致胃排空延迟。血糖与胃排空互为因果，无论是健康者还是糖尿病患者，胃排空率对其餐后血糖均有影响，而胃排空延迟会引起餐后血糖升高，胃排空增快又可以引起餐后低血糖的发生。因此，严格控制血糖是预防 DPG 发生的关键。

二、临床表现

患者常有或无典型"三多一少"症状，

伴有恶心、呕吐、嗳气、早饱、上腹部不适或疼痛、食欲不振等消化道症状。查体：多无典型体征，有时表现为上腹部轻度压痛、体重下降。

三、实验室及其他辅助检查

（一）胃放射性核素闪烁照相

胃显像是最常见且使用最广泛的测量胃排空延迟的方法，且普遍认为其为诊断胃轻瘫的金标准。其检测方法是通过口服由 99mTc 硫胶体标记的固体餐或用同位素 In-DTPA 的液体餐后由 X 射线闪烁仪扫描胃内容物来反映胃内残留的食物量。显像的时间最好持续 4 小时，这样更能提高结果的准确性。但最新的临床试验证明餐后 2 小时的检查结果也有意义。该检查应在放松的状态下进行，坐位或站立位皆可，但需要在整个测试中保持一个姿势。当餐后 1h 胃潴留 > 90%，1.5h 胃潴留 > 65%，2h 胃潴留 > 60%，4h 胃潴留 > 10% 则可诊断为胃排空延迟。但该法因价格高、有辐射，患者难以接受，故临床上应用不多。另外，胃排空易受血糖、药物、吸烟等多种因素的影响，因此在测试前应检测血糖浓度，使其低于 10mmol/L，并在测试前 48~72h 停用可能影响胃排空的药物，测试当天避免吸烟，方可进行胃排空检测。

（二）¹³C- 辛酸呼气试验

呼气实验将非放射性 ¹³C 掺入固体或液体食物中，例如辛酸和乙酸，再结合显像计算胃的排空率。其检测方法是通过口服 ¹³C 与中链甘油三酯（辛酸）标志的试验餐后，分别于餐后 15、30、45、60、75、90、105、120、150、180、210、240 分钟时各收集 10ml 气体，最后通过质谱仪等多种一起测定 ¹³CO₂ 的量间接计算胃排空时间（T1/2）。一般认为 T1/2 > 130 分钟即为胃排空延迟。其原理为 ¹³C 标志的食物进入肠道被快速吸收后，在肝脏代谢氧化为 ¹³CO₂，然后通过肺排出。该试验敏感性为 75%，特异性为 86%。该检查是一个相对安全、价格适中的筛查方法，临床上更容易让患者接受。但对于严重胃排空延迟的患者，检查结果并不理想。

（三）无线动力胶囊（WCE）

WCE 是一种比较简便的测量胃功能的方法，包括一次性智能胶囊、数据接收器和数据处理工作站，可以通过记录 pH 值、压力和温度来计算胃排空时间，它可以穿过整个胃肠道。其方法为吞服无线动力胶囊，将接受器固定在腰部或颈部，检测胶囊进入近端小肠的时间。通过检测远端胃和近端小肠在 pH 上的变化，因此可计算从摄取至到达小肠的时间。一般认为胃排空时间 > 5h，即为胃排空延迟。其敏感性为 87%，特异性为 92%。由于有胶囊滞留的风险，现临床上使用不多。

（四）胃十二指肠测压

该检查方法是从鼻腔将导管插入十二指肠，将导管压力感受器放置在消化道不同部位来测知空腹及进食后胃肠各部位的压力变化，并描出图形。因胃十二指肠测压是侵入性检查，且价格昂贵，故其临床价值有限。然而，它可以评估全胃近端小肠收缩的频率和强度及移行性复合运动Ⅲ相是否存在，有助于区分神经病变与非神经病变，同样可以预测胃和小肠的容受性。

（五）超声检查法

经腹超声是一个简单、非侵入性的评估胃排空率的技术。它可准确检测出胃排空情况，并且也能提供胃内容物的储存情况。2D 超声可以通过量化胃窦面积的变化以直接测量胃排空率，研究表明在禁食和糖尿病患者餐后的状态下，胃窦的面积都会较正常人有所增加。3D超声效果更佳，可检测胃内食物分布和胃的容量，故可以更好地评估胃的功能。但是该检查耗时长，对于操作者的专业技术要求高，且它易受肥胖的干扰，故对于与肥胖相关的T2DM患者，其临床价值较小。

（六）胃电图

胃电图是评估胃肌肉的电活动的重要手段，可检测胃电节律，并描记胃肠平滑肌的肌电图变化，胃肌肉的电活动由动作电位和慢波电位组成，慢波频率决定了胃收缩运动的传播方向、传播速度和频率。该方法可从体表检测或经口腔将电极放入胃内以了解胃电节律是否异常，是否有胃电过缓，临床上可作为辅助检查。

四、诊断与鉴别诊断

（一）诊断要点

1. 中医辨病辨证要点

本书主要采纳2012年国家中医药管理局《中华人民共和国中医药行业标准——中医证候诊断标准》"消渴病""呕吐""痞满"诊断标准、2016年糖尿病中医药临床循证实践指南、糖尿病中医防治指南、中医病证诊断疗效标准及中药新药临床研究指导原则及参考前期的文献研究相关内容。DGP应根据病因、病位、寒热、虚实等不同而辨证论治，病机的根本在于脾胃失职、胃气不和。临床辨证分型可分为"三型五候"，主要是脾胃气虚、胃阴亏虚及脾胃虚寒三型，痰浊中阻、瘀血停滞、肝郁气滞、湿热内阻及饮食积滞五候。鉴别诊断方面，痞满应与鼓胀鉴别，二者均为腹部病证，均有胀满之感，但鼓胀以腹部外形胀大如鼓为特征，且病在大腹，或有形或无形，

按之腹皮急；痞满则主要为自觉满闷，外无胀大之形，病在胃脘，按之柔软。呕吐应与反胃、噎膈鉴别。反胃表现为饮食入胃，停滞胃内，良久尽吐而出，吐出转舒；噎膈虽有呕吐症状但以进食梗阻不畅，食不得入或食入即吐为主要表现，病位在食管，病情较重，病程较长，预后差，治疗困难；而呕吐以有声有物为特点，实者食入即吐，或不食亦吐，无规律，虚者时吐时止，或干呕恶心，但多吐当日之食，病位在胃，病程较短，病情较轻，预后良好。

2. 西医诊断及鉴别诊断

DGP的诊断标准可参考2013美国胃肠病学杂志DGP临床处理指南。DGP是以胃动力下降、胃排空延迟、胃运动节律紊乱为主要特点，临床上胃轻瘫的诊断需要符合以下标准。

①具有胃轻瘫症状。

②排除幽门器质性病变所导致的出口梗阻。

③确诊胃排空延迟。

其中，胃排空延迟是DGP诊断的主要依据，而胃神经、肌肉及细胞方面的病变是胃排空异常的客观证据，但缺乏这方面的检测方法。

ACG推荐三种主要手段诊断胃排空延迟：胃部闪烁照相、呼吸试验及WCE，而胃十二指肠测压、超声检查法、EGG可作为诊断DGP的辅助方法。当然，前提是患者既往糖尿病诊断明确。

鉴别诊断，主要是应与慢性胃炎、消化性溃疡等慢性胃病鉴别。

五、中医治疗

（一）治疗原则

2016年糖尿病中医药临床循证实践指南强调DGP病位在胃，与肝脾肾密切相关，病性多虚实夹杂，本虚标实，治疗以

补虚泻实为总原则，补其不足，泻其有余。虚证以益气健脾养阴为主，根据兼以瘀血、食积、湿热、痰浊、气滞等情况分别采用活血祛瘀、消食导滞、清热利湿、祛痰化浊、疏肝行气等标本同治的原则，旨在恢复中焦气机的正常升降。临床往往以虚实夹杂情形更为多见，治疗时往往需要标本兼顾。因此本书提出"三型、五候"辨证方法，首先将DGP患者分为脾胃气虚、胃阴亏虚、脾胃虚寒三型，再根据合并痰浊、瘀血、湿热、气滞、食积五候的情况进行辨证论治。在临床应用中通过辨证分型，结合抓主症，采用辨病与辨证分型分候相结合的诊疗模式。

（二）辨证论治

1. 本虚三证

（1）脾胃气虚

临床表现：脘腹满闷，时轻时重，胃脘隐痛或痞胀，按之觉舒，食欲不振，或得食痛减，食后胀甚，嗳气，口淡不渴，面色萎黄，气短懒言，神疲倦怠，舌质淡，苔薄白，脉弱。

治法：补气健脾。

方药：香砂六君子汤或补中益气汤或黄芪建中汤加减。

参考处方：生黄芪 15~30g，太子参 9~15g，白术 12~15g，升麻 6~9g，柴胡 6~9g，陈皮 9~15g，茯苓 12~18g，甘草 6g。每日1剂，水煎服。

临床应用：若痞满较甚，可加木香、砂仁、枳实以理气消痞或选香砂六君子汤加减；若脾阳虚弱，畏寒怕冷，可加肉桂、附子、吴茱萸以温阳散寒；若湿浊内盛，苔厚纳呆者，可加茯苓、薏苡仁以淡渗利湿；若水饮停胃，泛吐清水痰涎，可加吴茱萸、生姜、半夏以温胃化饮；如属表邪内陷，与食、水、痰相合，或因胃热而过食寒凉，或因寒郁化热而出现寒热错杂，

心下痞满，按之柔软者，喜温喜按，呕恶欲吐，口渴心烦，肠鸣下利，舌淡红，苔白或黄，可用半夏泻心汤加减；若中虚较甚，可加甘草以补中气，有甘草泻心汤之意；若水热互结，心下痞满，干噫食臭、肠鸣下利者，则加生姜以化饮，有生姜泻心汤之意。

中成药：香砂养胃丸、香砂六君丸等。

（2）胃阴亏虚

临床表现：口干咽燥，食后饱胀或疼痛，饥不欲食，时有干呕，呃逆，或便秘纳差，舌红少津，苔薄黄，脉细数。

治法：养阴益胃。

方药：麦门冬汤或益胃汤或增液汤加减。

参考处方：沙参 15~25g，麦冬 12~25g，生地 15~25g，玉竹 9~15g，芍药 15~25g。每日1剂，水煎服。

临床应用：若胃阴亏虚较甚，可加石斛；若兼有饮食积滞，可加神曲、山楂以消食和胃；若痛甚，可加香橼、佛手；若脘腹灼热，嘈杂反酸，可加左金丸；若胃热偏盛，可加生石膏、知母、芦根以清胃泻热；若日久肝肾亏虚，可加山萸肉、玄参滋补肝肾；若日久胃阴难复，可加乌梅、山楂肉、木瓜等酸甘化阴。

中成药：养胃舒胶囊、摩罗丹等。

（3）脾胃虚寒

临床表现：脘腹痞满，喜温喜按，恶心欲吐，纳差，身倦乏力，大便溏，四肢不温，畏寒怕冷，面白少华，舌淡苔白，脉沉细。

治法：温中健脾，和胃止呕。

方药：理中丸或附子理中丸加参苓白术散加减。

参考处方：党参 9~15g，干姜 6~9g，白术 12~15g，甘草 6g。每日1剂，水煎服。

中成药：理中丸、附子理中丸等。

临床应用：若有泛吐清水痰涎者，加陈皮、白术、茯苓、姜半夏以健脾化痰；若嘈杂反酸者，加乌贼骨、吴茱萸，以暖肝制酸；若中寒偏盛者，加附子、蜀椒、肉桂等以温中散寒；若腰膝酸软、头晕目眩、形寒肢冷等肾阳虚证者，可加附子、巴戟天、仙茅等以助肾阳温脾和胃。

2. 标实五候

（1）痰浊内阻

临床表现：脘腹痞闷，闷塞不舒，胸膈满闷，头晕目眩，肢体沉重倦怠，恶心呕吐，不思饮食，口淡不渴，小便不利，舌大，边有齿痕，苔白厚腻，脉濡弱或滑。

治法：健脾祛湿和胃。

方药：二陈汤或平胃散加减。

参考处方：苍术 9~15g，法半夏 6~9g，厚朴 9~15g，陈皮 9~15g，茯苓 12~25g，甘草 6g。每日 1 剂，水煎服。

临床应用：若气逆不降，嗳气不除者，可加旋覆花、代赭石以化痰降逆；胸膈满闷较重者，可加薤白、菖蒲、枳实、瓜蒌以理气宽中；咯痰黄稠，心烦口干者，可加黄芩、栀子以清热化痰。

中成药：藿香正气软胶囊（水/液）、二陈丸等。

（2）瘀血停滞

临床表现：胃脘疼痛，痛如针刺，食后腹胀，面色晦暗，恶心，口渴不欲饮，大便时干时溏，或见吐血，黑便，舌紫黯或有瘀斑，脉涩。

治法：活血祛瘀。

方药：丹参饮合失笑散加减。

参考处方：丹参 15~30g，檀香 3~6g，砂仁 3~9g，蒲黄 12~15g，五灵脂 9~15g。每日 1 剂，水煎服。

临床应用：若痛甚，可加延胡索、三七粉、三棱、莪术，并加理气之品如枳壳、木香等；若血瘀胃痛，伴呕血、黑便时，当辨其虚实寒热。

中成药：血府逐瘀颗粒、复方胃痛胶囊等。

（3）湿热中阻

临床表现：脘腹痞闷，或嘈杂不舒，或反酸，恶心呕吐，口干不欲饮，口苦，纳少，舌红苔黄腻，脉细数。

治法：清热化湿，和胃降逆。

方药：泻心汤或黄芩汤加减。

参考处方：大黄 6~12g，黄芩 9~15g，黄连 6~12g，枳实 9~15g，竹茹 6~12g。每日 1 剂，水煎服。

临床应用：若便秘心烦者，可加全瓜蒌、栀子以宽中开结、清心除烦；若口渴欲饮者，可加天花粉、连翘以清热生津；若气滞胀满者，可加厚朴、大腹皮；若寒热错杂，可用半夏泻心汤加减。

中成药：枫蓼肠胃康、四妙丸等。

（4）肝郁气滞

临床表现：脘胁胀痛，走窜不定，嗳气，呃逆，不思饮食，情绪抑郁，善太息，或烦躁易怒，舌红苔薄黄，脉弦。

治法：疏肝理气，健脾和胃。

方药：柴胡疏肝散或越鞠丸或枳术丸加减。

参考处方：柴胡 9~12g，白芍 9~15g，川芎 6~12g，枳壳 6~15g，陈皮 6~15g，香附 6~15g，甘草 6g。每日 1 剂，水煎服。

临床应用：若气郁较甚，胀满明显者，可加佛手、香橼、郁金或合四逆散以助肝理气；若气郁化火，口苦咽干者，可加龙胆草、川楝子，或者左金丸以清肝泻火；若气虚明显，神疲乏力者，可加党参、生黄芪以健脾益气。

中成药：气滞胃痛颗粒、胃苏颗粒、四磨汤口服液等。

（5）饮食积滞

临床表现：胃脘痞满，按之尤甚，嗳腐吞酸，恶心呕吐，厌食，大便不调，苔厚腻，脉弦滑。

治法：消食导滞，和胃消痞。

方药：保和丸加减。

参考处方：生山楂 9~15g，莱菔子 6~15g，神曲 12~25g，法半夏 6~9g，陈皮 6~15g，茯苓 12~25g。每日 1 剂，水煎服。

临床应用：若食积较重者，脘腹胀满者，可加枳实、厚朴以行气消痞；若食积化热，大便秘结者，可加大黄、槟榔清热导滞通便；若脾虚食积，大便溏薄者，可加白术、生黄芪以健脾益气。

中成药：保和丸、加味保和丸、越鞠保和丸、六味安消胶囊等。

专家验方推介：消渴胃安汤方（南征教授经验方）：莱菔子 10g，水红花子 10g，山楂 30g，麦芽 30g，神曲 30g，鸡内金 30g，香附 30g，佛手 10g，香橼 10g，青皮 10g，厚朴 10g，柴胡 5g。适用于消渴胃病毒损胃络，症见不欲食、纳呆者。

六、中西医协同治疗

DGP 的治疗主要以消除诱因，缓解胃肠道症状，优化血糖控制，改善营养状况为目标。

（一）治疗原发病

高血糖可引起胃节律异常及延缓胃排空。良好的血糖控制可进一步改善胃动力紊乱，故应积极使 DM 患者血糖控制在理想水平。建议合并胃轻瘫 T2DM 患者选用胰岛素控制血糖，其疗效优于口服降糖药物，而 T1DM 患者可选用胰岛素泵。

（二）饮食治疗

DGP 患者推荐少食多餐（平均 6~8 次/d）。低脂、低纤维饮食能减轻患者胃轻瘫症状，含有不可溶纤维素或高脂肪食物及酒精等都会影响胃排空，应减少每次食物的摄取量，并建议戒烟。由于患有固体食物延缓排空的胃轻瘫患者液体排空经常仍

存在，因此增加患者饮食中的液体含量是有益的。DGP 可引起患者体重下降、脱水及电解质紊乱，最后导致严重营养不良，故评估 DGP 患者的营养状态至关重要。由于胃轻瘫及 T2DM 患者起病初期体型肥胖，其营养不良往往会被忽略。

（三）药物治疗

1. 改善胃肠动力药

①多巴胺受体拮抗剂：甲氧氯普胺、多潘立酮均为多巴胺受体 2 拮抗剂，其能促进胃排空，增强胃窦收缩，促进幽门扩张，协调胃、幽门肌十二指肠的运动，两者缓解恶心、呕吐等症状的效果相同。甲氧氯普胺是唯一一个被 FDA 所批准用于治疗 DGP 的药物，其主要作用在上消化道，可以提高胃肠道括约肌的张力、增强胃和食管蠕动能力、防止胃-食管反流，促进胃排空。有实验表明该药可使胃排空增加，使症状严重程度减轻，但患者若长期服用会使其作用逐渐减弱，其主要毒副作用是用药者可出现嗜睡、焦虑、忧郁及锥体外系症状等不良反应。而多潘立酮不能通过血-脑屏障，其锥体外系副作用发生率较低，故在临床中使用更广泛，但其可延长 QT 间期，发生心源性猝死的可能性大。最近也有研究表明多巴胺受体 3 激动剂可以抑制幽门的松弛及胃的排空，故多巴胺受体 3 拮抗剂和多巴胺受体 2 拮抗剂二者联合使用可能效果会更好，但这需要更多的研究来评估其效果。

② 5-HT$_4$ 受体拮抗剂：通过激活胃肠道胆碱能神经元肌间神经丛的 5-HT$_4$ 受体，可使之释放乙酰胆碱，从而促进胃肠道运动。莫沙比利为新一代高选择性 5-HT$_4$ 受体激动剂，通过激活肌间神经丛及胃肠道胆碱能中间神经元的 5-HT$_4$ 受体，使其释放乙酰胆碱，从而促进上消化道（胃和小肠）运动，无锥体外系等副作用。依托

比利为新型全胃肠道促动力药，不良反应更轻，吸收更快；而替加色罗为新型部分 $5-HT_4$ 受体激动剂，可增加胃肠动力。

③胃动素激动剂：红霉素及其衍生物大环内酯类抗生素，也是促胃动素受体激动剂。目前有很多研究表明红霉素能促进胃排空。其作用于胃动素受体，诱发胃肠消化间期Ⅲ相复合运动增加，改善胃功能，还能提高肠道的运动，主要激活胃动素受体，也可能作用于胆碱能神经元。长期使用可产生耐药性，从而导致细菌的二重感染。米坦西是一个具有耐酸性的胃动素受体激动剂，有报道其在 DGP 患者中可以促进胃排空。

2. 止吐药

包括 $5-HT_3$ 拮抗剂、多巴胺受体 2 拮抗剂、组胺拮抗剂等。格雷司琼、昂丹司琼为高选择性 $5-HT_3$ 受体拮抗剂，通过对呕吐化学感受区或上段小肠腹部向心神经纤维和孤束核的 $5-HT_3$ 受体的阻断作用，从而抑制恶心、呕吐，有报道其可缓解 DGP 患者的恶心、呕吐。氟哌啶醇为多巴胺受体 2 拮抗剂，有研究表明其对 DGP 患者出现的恶心、呕吐等症状的有效率为 100%，但需注意锥体外系反应。异丙嗪是组胺拮抗剂，可用于止吐，可能与抑制延髓的催吐化学感受器有关。大麻素、阿片类受体激动剂、苯二氮䓬类药物也可以用来控制症状，但需要更多随机双盲实验来评估其效果。

3. 其他药物

生长素释放肽是生长激素促释放素受体的内源性配体，这些受体主要表达在胃迷走神经传入神经元及肠神经元。研究显示，生长素释放肽在 DGP 患者中可以促进胃排空，然而其促胃动力的机制尚不明确，且其半衰期很短。生长素释放肽受体激动剂（TZP-101）已在人类中进行了试验，其显示 DGP 患者对其有很好的耐受性，且能够促进其胃排空。胰岛素类似物普兰林肽

能够延迟糖尿病患者的胃排空率，无论是 T1DM 还是 T2DM。艾塞那肽是一种 GLP-1 类似物，常用于 T2DM，类似的短效天然 GLP-1 激素可以延迟胃排空率，但此效果在已经发生胃排空延迟的患者中作用不明显。此外，α- 干扰素、质子泵抑制剂及抗酸药也有一定作用。

（四）非药物治疗

1. 胃电起搏治疗

对于难治性 DGP 患者，胃电起搏治疗运用越来越广泛。其作用机制是通过刺激胃以促进胃排空。Enterra 系统是被美国 FDA 批准的低能量、高频的一个胃电刺激设备，其可用于有难治性恶心、呕吐的 GDP 患者。胃电刺激治疗机制尚不明确。一项长期、无限制、开放标记的 156 位患者的追踪研究显示植入刺激电极可有效减轻药物无效的胃轻瘫症状。但并发症，如胃糜烂或感染，发生率占 5%~10%。

2. 内镜治疗

有报道显示 DM 患者存在幽门痉挛，可抑制胃排空。故可以采用内镜下注射肉毒杆菌素以减少幽门张力。虽然最初的开放试验结果很可观，但是最近的随机对照试验显示其不能改善临床症状。因此目前临床上不推荐此法。

3. 外科手术

对于内科治疗无效的顽固性 DGP 患者，可考虑外科的手术治疗，包括胃造口术、幽门口扩张术、幽门成形术、胃大部切除术等。Watkins 等有报道胃大部切除术能够缓解 DGP 所致的恶心、呕吐。目前尚无确切的证据来支持其作为常规应用。

七、疗效判定标准

（一）疾病疗效判定标准

临床痊愈：临床症状、体征消失，理

化检查恢复正常。

显效：临床主要症状、体征基本消失、积分减少 2/3 以上，理化检查结果明显改善。

有效：临床主要症状、体征减轻，但积分减少 1/3 以上，理化检查有所改善。

无效：达不到上述有效标准或恶化者。

失，证候积分减少≥95%。

显效：症状体征均有好转，证候积分减少≥70%。

有效：症状体征均有好转，证候积分减少≥30%。

无效：症状、体征均无明显改善，甚或加重，证候积分减少不足 30%。

（二）证候疗效判定标准

临床痊愈：症状、体征消失或基本消

表 5-8-1　痞满症状分级量化表

症状	轻	中	重
胃脘或脘腹胀满	轻微胀满，时作时止，不影响工作及休息	胀满明显但可忍受，时有发作，影响工作及休息	胀满难忍，持续不止，常需服理气消导药缓解
胃脘疼痛	轻微胃痛，时作时止，不影响工作及休息	胃痛可忍，发作频繁，影响工作及休息	胃痛难忍，持续不止，常需服止痛药缓解
嗳气反酸	偶有嗳气吞酸	时有嗳气吞酸	频频嗳气反酸
饮食减少	食量减少 1/4	食量减少 1/3	食量减少 1/2
疲乏无力	肢体稍倦，可坚持轻体力工作	四肢乏力，勉强坚持日常活动	全身无力，终日不愿活动
口苦口干	偶觉口苦口干	时觉口苦口干	整日觉口苦口干
恶心呕吐	偶有恶心	时有恶心，偶有呕吐	频频恶心，时有呕吐
胸闷	轻微胸闷	胸闷明显，时见太息	胸闷如室
喜太息	轻微频作	精神刺激则太息发作	偶有太息
大便不畅	大便稍有不畅	大便不畅	大便明显不畅
身重困倦	肢体稍感困重	四肢困重，不见活动	肢体困倦沉重难动
小便短黄	小便稍黄	小便黄而少	小便深黄，尿量明显减少
大便稀溏	大便不成形	每日 2~3 次，便溏	每日 3 次以上，便稀溏

（三）主要症状的疗效评价

临床控制：疗程结束后，症状消失。

显效：疗程结束后，症状分级减少 2 级。

有效：疗程结束后，症状分级减少 1 级。

无效：达不到上述显效、有效标准。

（四）主要辅助检验检查结果的疗效评价

根据所涉及的西医疾病选择主要的辅

助检查检测指标变化，进行疗效分析。

八、经验传承

（一）吕仁和教授

吕仁和教授基于"整体观"和"辨证论治"的思想，结合长期临床经验总结出"六对论治"的辨证思维，包括对症论治、对症辨证论治、对症辨病与辨证论治相结合、对病论治、对病辨证论治、对病分期辨证论治，临证运用广泛，疗效显著，在 DGP 的诊治中亦有很好的体现。

1. 对症论治

即某一症状出现时，选用针对该症状的药物，使症状得到迅速缓解或消除。DGP 患者经常出现上腹胀、嗳气、恶心、呕吐等症状。吕仁和教授临床诊治本病时，针对患者的主要症状选用相应的药物，如腹胀为主，多选用枳实、枳壳行气散结消痞；嗳气为主选用香橼、佛手行气宽中。

2. 对症辨证论治

此法最为常用，主要用于不宜选用有针对性的药物解除的复杂症状或无有效治疗办法的症状。针对糖尿病患者出现以胃脘部痞塞、满闷不舒为主症时，吕仁和教授也常采用辨证论治。

（1）饮食积滞证：症见嗳腐吞酸，胃脘满闷，痞塞不舒，按之更甚，舌苔厚腻，脉弦滑。治以消食导滞、行气除痞，方选保和丸。

（2）痰湿内阻证：症见脘腹痞满，恶心呕吐，头晕目眩，头重如裹，身重肢倦，舌胖有齿痕，苔白腻，脉沉滑。治以祛湿化痰、理气宽中，方选平胃散合二陈汤。

（3）肝郁气滞证：症见脘腹不舒，痞塞满闷，胸胁胀满，嗳气则舒，心烦易怒，时作太息，苔薄白，脉弦。治以疏肝解郁、理气消痞，方选四逆散合越鞠丸。

（4）胃虚弱证：症见脘腹不舒，痞塞胀满，喜温喜按，不知饥，不欲食，体倦乏力，气短懒言，大便偏溏，舌淡苔白，脉沉弱。治以补气健脾、升清降浊，方选补中益气汤。

（5）胃阴不足证：症见脘腹痞闷不舒，恶心，干呕，口燥咽干，胃中嘈杂，似饥不欲食，舌质红，少津，脉细数。治以滋养胃阴、消痞除满，方选麦门冬汤。

3. 对症辨病与辨证论治相结合

症是指疾病造成的患者主观的不适感，也包括舌脉等体征，是疾病的临床表现，是疾病诊断的线索或主要依据，也是确定证型和证候的依据。病是致病因素作用于人体，导致人体阴阳失调，气血津液功能紊乱，而出现具有特异性病理改变的整体过程。病概括了疾病的全过程，每一个疾病都有其自身发生、发展、转化及预后规律。证候是对疾病某一阶段病理改变的概括，体现了现阶段疾病的本质。同一证候可见于多种疾病，但是每种疾病的自身发展规律却相差甚远。所以临床治疗中，对症辨病为首要，在明确疾病的基础上，针对疾病进行辨证论治。呕吐可见于多种疾病，包括 DGP、急性胃炎、肠梗阻、慢性肾功能衰竭等。吕仁和教授临床诊治以呕吐为主症的患者时，首先判断造成呕吐的原因。若诊断为 DGP，再针对该病进行辨证论治。

4. 对病论治

主要是针对某一疾病的病因或病机治疗，适用于对病因或病机比较明确且具有有效治疗方法的疾病，其治疗目标多较单一。吕仁和教授针对 DGP 的病因病机，多选用理气健脾、消积导滞药物，以四逆散最为常用。药物主要为：柴胡 10g，枳壳 10g，枳实 10g，赤芍 15g，白芍 15g，生甘草或炙甘草 6g。

5. 对病辨证论治

即对疾病进行辨证，按照不同的证型，分型论治的方法，适用于一般疾病的治疗，在糖尿病及其并发症中应用相当广泛。吕仁和教授提出"以正虚定证型，以标实定证候"的方法，把证型和证候分开，在证型相对固定的基础上，根据邪实的变化随时辨证候，调整用药，以利于提高疗效。吕仁和教授临床辨治 DGP 多分为脾胃虚弱证、胃阴不足证、肝气郁滞证、痰湿内阻证。

（1）脾胃虚弱证：临床以胃部痞满，

乏力，伴恶心，纳呆，面色㿠白，便溏，舌质淡，脉细弱为主要表现。治法以益气健脾、和胃降逆为主，方选香砂六君子汤加减。

（2）胃阴不足证：临床以口干咽燥，食后饱胀，伴干呕，呃逆，舌红少津，苔薄黄，脉细数为主。治法以滋养胃阴、降逆止呕为主，方选麦门冬汤加减。

（3）肝气郁滞证：临床表现以脘胁满闷，易怒，伴嗳气，喜叹息，舌淡，苔薄白，脉弦为主，每因精神因素而加重。治法以疏肝解郁、理气消满为主，方选四逆散加减。

（4）痰湿内阻证：临床以胸脘痞塞，眩晕，伴纳呆，呕恶，身重，咯痰不爽，舌苔白腻，脉滑。治法以祛湿化痰、顺气宽中为主，方选平胃散加减。

6. 对病分期辨证论治

是"六对论治"的核心，特别是按照中医"虚、损、劳、衰"不同程度分期认识和治疗疾病，符合客观规律。分期，一般多以西医理化检查指标为依据，用以明确疾病的阶段性；辨证，则采用中医传统的四诊合参的方法进行。吕仁和教授在总结古人经验基础上，结合多年的临床实践，将DGP分为"虚损、虚劳、虚衰"三期，每期根据个体和病情的差异分为早、中、晚三度。①虚损期：本期患者以糖尿病症状为主，消化道症状不突出。早期以肝气郁滞为主，治以疏肝理气和胃，方药多选用四逆散加减。随着病情的进展，中期以肝气乘脾、痰湿内阻为主，治以顺气宽中、祛湿化痰，方药多选用平胃散合二陈汤加减。晚期以肝气犯胃、肝胃郁热为主，治以疏肝清热和胃，方药选用舒郁清解汤加减。②虚劳期：本期患者在糖尿病症状的基础上，消化道症状较前加重，多表现为食欲减退，腹胀满，呃逆，嗳气。早期主要表现为脾胃虚弱、痰浊内阻证，治以健

脾益胃、降逆止呃，方药选用旋覆代赭汤加减。中期主要表现为气阴两虚、寒热错杂证，治以益气养阴、辛开苦降，方药选用泻心汤加减。晚期则以胃阴不足、瘀血内停证为主，治以益胃养阴、凉血活血，方药多选用麦门冬汤加味。③虚衰期：本期患者主要表现为消化道症状和全身虚损的症状，如纳差、拒食，腹胀如鼓，恶心、呕吐，精神萎靡不振，少言，表情淡漠。病机以本虚为主，兼有标实，预后不良。早期主要为气血亏虚、运化失常，治以益气养血、健脾和胃、润肠通便，方药选用当归补血汤合润肠丸加减。中期主要为津液枯竭、瘀热内阻，治以养阴生津、散瘀清热，方药选用生脉饮合增液承气汤加减。晚期主要为脾肾阳虚、命门火衰，根据具体表现，可治以温补脾肾，方药可选用济川煎或四神丸合诃子散。

（二）南征教授

消渴胃安汤组成：莱菔子10g，水红花子10g，山楂30g，麦芽30g，神曲30g，鸡内金30g，香附30g，佛手10g，香橼10g，青皮10g，厚朴10g，柴胡5g。功用：止渴消导、解毒通络、行气养胃。久病消渴不愈，阴虚燥热不除，气阴两虚，脾胃运化失司，升降功能失常，或因情志不畅，肝的疏泄不利，导滞气滞血瘀，痰热瘀毒互结，毒损胃络，使脾胃络脉受阻，胃之体用皆损，导致消渴胃病。消渴胃病，以不欲食，纳呆为主症的消渴并证。方中莱菔子，辛甘而平，入脾胃经，消食除胀。《本草纲目》曰："消食除胀。"水红花子，归肝胃二经，消积软坚止痛，善治食积脘胀之症。《本草衍义》曰："消积，止痛。"上二药合用共起消导理气之功为君药。鸡内金，健脾消食。《滇南本草》曰："宽中健脾，消食磨胃。"焦山楂、炒麦芽、焦六神曲，均为消食和胃之味，常合用而效。

白芍，敛阴柔肝止痛。《名医别录》曰其缓中。上诸药合用，健脾消食，理气和胃，散寒止痛，辅君药消导止痛，为臣药。木香，行气调气止痛。《珍珠囊》曰："散滞气、调诸气、和胃气。"香附，疏肝理气止痛，《本草纲目》曰其："消饮食积聚，痞满。"香橼，疏肝解郁、理气和中、燥湿化痰，《本草从新》曰其："平肝疏郁，理肺气，通经利水。"佛手，疏肝解郁、理气和中、燥湿化痰。《本草再新》曰："治气疏肝，和胃化痰，破积，治噎膈反胃，消癥瘕瘰疬。"青皮，苦泄下行，可破气散结消滞，《本草图经》曰其："主气滞，下食，破积结及膈气。"厚朴行气消积下气，味辛行散，疏利气机，为行气除胀要药，《名医别录》曰其："消痰下气。"上六药，以疏肝理气为主，健脾消食为辅，使肝气条达，胃气和降，共为佐药。柴胡，苦辛微寒，归肝胆经，疏肝解郁，《本经》曰："主肠胃结气。"《医学启源》曰："柴胡，少阳、厥阴引经药也。"作为使药。全方治胃为本，因胃气以通降为顺，故以理气消导为主，顺其性，并注重肝胃同治，使肝气条达，无以克伐脾胃，而中焦功能自复。缓急止痛之品的选用配伍精良得当，君臣相配，佐使相合，共奏止渴消导、解毒通络、行气养胃之功。临床应用：若辨证为肝胃郁热证，可用消渴胃安汤合玉女煎加减；若痰瘀阻络证，可用消渴胃安汤合二陈汤、桃红四物汤加减；若肝气犯胃证，可用消渴胃安汤合逍遥散加减；若肝气郁滞证，可用消渴胃安汤合柴胡疏肝汤加减；若肝胃不和，可用消渴胃安汤合半夏泻心汤加减；若中气下陷证，可用消渴胃安汤合补中益气汤加减；若胃阴精亏证，可用消渴胃安汤合六味地黄汤加减；若毒损胃络证，可用消渴胃安汤合达原饮加减。

（三）仝小林院士

仝小林院士 DGP 的治疗经验丰富，认为 DGP 的不同分期所表现的特点及病情的轻重程度不同，治疗重点亦不同。急性期将消除呕吐、胃胀等在内的主症作为主要方向来遣方用药；待病情缓解后，根据体质及主症、兼症等确定患者的中医证型。常见中医辨证分型为：中焦壅滞，寒热错杂；中焦虚寒，脾肾阳衰；脾胃虚弱，痰湿阻滞；并认为中焦虚寒是 DGP 中后期的最常见证型，可以附子理中汤为主方治疗；同时结合患者的血糖状况进行治疗，临证紧扣症－证－病结合的辨治思路，取得良好疗效。

治疗方面，在急性期，仝小林院士根据"急则治标"的原则，治疗特色在于"抓主症"，即不直接做病机辨析（包括病因、病位、病势、病性），而将对主症的辨析融入病机辨析中，主症多与首选方剂的选择联系在一起，多见于急病、重病及疑难杂症的治疗中。消除患者强烈呕吐及腹胀所致不适为急性期的首要任务，对仝小林院士门诊重症胃瘫 47 例患者的调查显示，仝院士在治疗 DGP 急性期或重度胃瘫引起恶心呕吐的症状，使用小半夏汤、苏连饮的频率最高，且随症状评分增高，应用剂量适当增加；如患者热象明显，使用苏连饮效佳；小半夏汤乃止呕之祖方，无论何种呕吐用之皆效如桴鼓；如患者伴有强烈呃逆感、胃脘痞闷或胀满、频频嗳气，或呕吐严重而前方效缓，则使用旋覆代赭汤、左金丸等；如患者有胃胀、腹胀、痞满症状时，则首选枳术汤。临床选方多结合具体病情，如症状严重时多方合用的可能性较大。急性期时，对于剧烈呕吐或强烈腹胀等危急重症患者以 3 天为复诊日期，采用小口频服方式给药，症状缓解后以 7、14 天为复诊周期，每剂中药日服 2 次，定期复诊，根据患者每次复诊症状的改变调整处方。而在缓解期，仝小林院士则强调针对主症论治往往可以直接扭转病势，待患者剧烈呕吐及强烈腹胀等症状缓解后，仝小林院士在临证中转而"缓则治其本"，针对基本病机按疗程进行治疗。《施今墨临床经验集》指出："糖尿病常使中焦不运。"因此，辛开苦降、燮理中焦应该贯穿疾病治疗的始终；此病患者多消渴已久，脾胃阳气受损的程度逐步加重，累及肾阳，最终导致脾肾阳衰。

在疾病的缓解期，仝小林院士更加注重"病－证结合"的思想，以切中病机为要，并根据患者的血糖状况、所患其他疾病的特点进行综合考虑，从而在治疗中获取佳效。

DGP患者主要分为以下3个证型。

①中焦壅滞，寒热错杂：此证多见于糖尿病四大阶段的"郁、热"阶段，与胃、脾、肝三脏相关。消渴发病后，脾胃失于充养，运化失司，寒热痰食之邪阻于中焦，使精微不布，湿邪内生，脾不升清，胃不降浊，痞塞不畅而致；或因肝热横逆犯胃，胃易伤阴而生燥热，使胃热气逆，而脾易伤阳而生寒湿，使寒热错杂；或因肝气犯胃，胃失和降，气行不畅，气机上逆，血行瘀滞，常表现为寒热相因，虚实夹杂，气机升降失常。患者症状为呕吐，食入或饮水即吐，胃胀，伴恶心、反酸、口苦，恶寒，乏力，胸胁部窜痛，大便正常或偏干，舌偏红，苔黄厚腐腻或薄白，脉弦。治疗大法是辛开苦降，燮理中焦，恢复枢机运转。代表主方主要包括半夏泻心汤，辨证为偏肺胃湿热者加苏连饮，偏脾胃热盛者加大黄黄连泻心汤，可根据患者的症状配伍苏叶黄连饮、枳术汤、四逆散等。值得一提的是，根据《内经》"六腑者以通为用"，叶天士也反复强调"胃腑以通为补"的观点，在治疗中可根据患者实际

病情及体质适当加入酒大黄（生大黄），以通腑泄毒，推陈出新，另外，血糖控制不佳是导致DGP的重要因素，治疗DGP时仍应该把糖尿病治疗放在首位，如患者血糖情况控制不好，可加知母、天花粉等现代药理具有降糖作用的中药。

②中焦虚寒，脾肾阳衰：在临证中针对虚寒体质及处于四大阶段中"虚、损"阶段的DGP患者，仝小林院士善以附子理中汤加减化裁。患者消渴日久，脾胃运化功能损伤殆尽，脾不升清，胃不降浊，久致脾肾亏虚，胃阳衰败，"因阳虚者，由中宫之阳不足，以致阴邪隔据于中，阻其呼吸往来接续之机"，患者反复呕吐，甚至呕吐涎沫或血丝，腹胀如鼓，进食困难，身体日渐消瘦，舌淡暗，脉沉细，后天水谷精微来源匮乏，先天之精不得充养，一派阳气衰败之象，应以温阳散寒、益气健脾为基本治疗方法，采用的基本方为附子理中汤，方中重用淡附片15~30g为君，现代药理研究显示附子理中汤可增强人体的免疫机能。临证上，常以附子理中汤合苏连饮治疗糖尿病胃轻瘫之恶心，合旋覆代赭汤治疗糖尿病胃瘫之呕吐，合枳术汤治疗糖尿病胃瘫之胃胀，合苓桂术甘汤治疗糖尿病胃轻瘫之呕吐。治疗中阳虚寒型的胃轻瘫，应用反药是一特点，尽管"十八反"中明载半夏反乌头，但是半夏与附片合用温阳降逆止呕之功尤为显著。通过多年临床实践，未发现二药同用引起的毒副作用。

③脾胃虚弱，痰湿阻滞：《古今医统大全·呕吐哕》云："久病吐者，胃气虚不纳谷也。"《证治汇补》云："大抵心下痞闷，必是脾胃受亏。"糖尿病胃轻瘫日久，耗伤正气，脾胃虚弱，则容易外邪内陷，劳倦过度，胃虚不能盛受水谷，脾虚不能化生精微，或饮食不节，停滞中焦，虽然常有气滞、食积、湿热、痰饮、血瘀的阻滞，也多为虚实夹杂之证，患者常表现为恶心

甚至呕吐，食少纳呆，全身乏力，胃有轻微撑胀感，食后尤甚，早饱，厌食，呃逆嗳气，口吐大量黏涎液，胃振水声阳性，喜热饮，舌胖大齿痕，苔薄白或白腻，脉缓，治疗以降逆和胃，化痰下气为法，应用旋覆代赭汤加味。临床治疗以化痰理气之要，同时"久病体虚"，治疗该重视补虚，根据寒热偏盛灵活加减，如脾气虚寒明显，可加大温中补气、培补中焦的力度，合并使用黄芪建中汤；脾虚湿盛可合并使用苓桂术甘汤；如脾虚下陷，可合并使用补中益气汤、四君子汤；如胃阴亏虚，可则合并益胃汤或麦门冬汤等。

（四）赵进喜教授

1. 辨证思路

（1）重视体质，便于治病求本：赵进喜教授基于张仲景三阴三阳有关论述，研究发现，三阴三阳是人体生理功能的六大系统，同时又是人群体质划分的六个类型，而DGP患者中属少阳肝郁者多见肝郁气滞、肝胃不和；属阳明胃热体质之人多见胃肠热结、气机阻滞，或湿热内阻、气机不通；属太阴脾虚者多见寒湿阻滞、气机不通，从而致痞满不适等症状。其病位在胃，与诸脏腑尤其是肝、脾、肠等关系较为密切。临床中通过重视辨体质和辨疾病与辨证候三者相结合来指导治疗，真正做到"治病求本"。

（2）调理脾胃，重视气机升降：赵进喜教授认为DGP的发生与脾胃升降功能失常有关。从生理而言，脾以升为健，胃以降为顺，升降有序来共同完成人体饮食的消化、吸收和输布精微的作用。若脾胃升降失宜，清阳不升、浊阴不降，壅滞中焦，痞满乃成。但由于个体体质不同，具体病因各异，其发病与肝、肾、大小肠功能失调也常有密切关系。所以治疗DGP以调理脾胃气机升降为第一要义。而调整之法并

非仅限于理气、升提与通下，还应根据患者具体病情，或消导，或旁达，或行辛开苦降之法，更当重视疏肝，或结合补肾、宽肠等法综合运用。务使壅滞得消、痞满得除。

（3）虚气留滞，治疗勿忘补虚：《证治汇补》云："大抵心下痞闷，必是脾胃受亏。"意思是说脾胃虚弱就容易致外邪内陷，或饮食积滞，或痰湿内生，从而阻碍气机而发生"痞满"。DGP多见于消渴久病，"久病必虚"，其病机常存在气虚或虚，脾胃不足为之本。虽然常有气滞、食积、湿热、痰饮、血瘀的阻滞，也多为虚实夹杂之证。所以治疗当重视补虚。临床往往有理气太过而忽视本虚者，故难取效。赵进喜教授则多采用健脾益气、养胃益阴、温阳散寒等法，结合理气、消积、清热、祛湿、化瘀等品，常可取得较好疗效。

（4）气血同病，重视活血化瘀：DGP虽以中焦气机阻滞为病机关键，当其发病时多见于消渴久病患者，"久病多瘀""久病入络"，所以还常存在"血瘀""胃络瘀结"的病机。可表现为胀痛、刺痛或灼痛，常兼见肌肤甲错、唇舌紫黯等血瘀见症。赵进喜教授对久病不愈者重视活血化瘀，甚至选用活血通络之品，如刺猬皮、炮山甲等，活血以祛瘀生新。中阳不足者，温阳活血；胃阴不足者，养阴和络；胃热灼痛者，更可选用仙方活命饮加减以清热解毒、行气和血、祛瘀止痛。

（5）医患结合，强调寓防于治：中医治病非常重视调动患者的积极性，而不仅是单凭用药一途。《素问·汤液醪醴论》云："病为本，工为标，标本不得，神不使也。"赵进喜教授认为医患双方，患者是根本，如果得不到患者良好配合，神医也会束手无策。临床观察发现DGP发病及病情进退多与饮食、心理失衡等有关，患者往往情绪悲观，所以医生必须综合分析，科

学地向其告知病情及治疗方案，争取合作，使其保持乐观情绪等以改善疾病之可逆因素，提高疗效并预防复发。

2.治法方药

（1）疏肝理气，和胃降逆法：适用于肝郁气滞，肝胃不和证。症见胸胁胀闷，胃脘胀满、痞闷、疼痛，善太息，嗳气频繁，或有恶心呕吐，急躁易怒，舌苔起沫，脉弦。赵进喜教授常以四逆散、柴胡疏肝散、柴平煎、香苏散等方化裁。药用：柴胡、陈皮、香附、枳壳各9g，赤白芍各25g，丹参15g，炙甘草、苏梗、香橼、佛手各6g，焦三仙各10g。每日1剂，水煎服。因DGP基本病机是气机郁滞，以肝主气机，故当重视疏肝理气，少阳肝郁体质的患者尤其如此。但痞满以胃为中心，所以必用苏梗、陈皮、枳壳、香橼、佛手等调理中气、消痞除满之药。兼肠道气滞、大便不畅者，可加用木香、槟榔，或重用炒莱菔子15~30g，行气化滞宽肠。气郁化热、胃阴受伤、舌苔少者，可加用百合30g，乌药9g，育阴理气两不相违。

（2）通腑泻热，理气降逆法：适用于胃肠热结，气机郁滞证。症见胃脘胀满，食后则呕，口干口臭，大便数日一次，小便黄赤，舌质红、苔黄干，脉滑数。赵进喜教授常以厚朴三物汤、调胃承气汤、大黄甘草汤等方化裁。药用：大黄12g，厚朴、枳实、槟榔各9g，赤白芍各25g，木香、炙甘草各6g，丹参、瓜蒌、炒莱菔各15g。每日1剂，水煎服。因胃肠热结痞满，治疗在理气导滞的同时，当重用清泄结热之品。方中以大黄为主药，并配伍了行气破结药物，适用于阳明体质糖尿病便秘患者。食欲减退者，加用生当归、生地、天花粉各15~30g，或用增液承气汤加味以增液行舟；阴虚者，予百合丹参饮育阴活血，理气消滞。

（3）清化湿热，宣通气机法：适用于湿热内阻，气机不通证。症见胸脘痞满，恶心呕吐，大便不调，口干黏腻，舌偏红、苔黄腻，脉弦滑。赵进喜教授常以三仁汤、芩连平胃散、半夏泻心汤、苏叶黄连汤等方化裁。药用：清半夏12g，干姜、黄芩、白术、陈皮、香附各9g，苏叶、黄连、香橼、炙甘草、佛手各6g，丹参15g。每日1剂，水煎服。临床应用：湿热阻滞气机，可见痞满，治疗要调理气机，必先清化湿热，可用辛苦开降之法。可随方加入陈皮、枳壳、香橼、佛手等理气消痞之药。兼肠道气滞、大便不畅者，可加用槟榔12g，炒莱菔子15~30g行气导滞，或加大黄泄下通腑。

（4）散寒除湿，宣通气机法：适用于寒湿阻滞，气机不通证。症见胃脘胀满，痞闷疼痛，喜温喜按，四肢畏寒，小便清白，大便不调，舌淡、苔白腻，脉沉弦滑。赵进喜教授常以平胃散、大黄附子汤、理中汤等方化裁。药用：苍术、白术、清半夏各12g，丹参15g，枳壳、陈皮、姜黄、厚朴、干姜、乌药、香附各9g，苏叶、炙甘草、香橼、佛手各6g。每日1剂，水煎服。因"脏寒生满病"，故DGP寒湿阻滞证也时有所见，多表现为腹满冷凉，入夜加重或遇寒尤甚，治当温中散寒、行气消痞。大便不通兼腰膝酸软肾虚者，济川煎加减。中气不足、虚气留滞者，加用人参3g（另煎兑入）。

九、典型案例

（一）吕仁和教授医案

患者某，女，63岁。2003年11月2日初诊。主因发现血糖升高10年，胸脘痞闷反复发作5年就诊。患者1993年发现血糖升高，空腹血糖14mmol/L，诊断为2型糖尿病，近年来体质量逐渐减轻，服用降糖药血糖控制良好。1998年无明显诱因出现胸脘痞闷，反复发作，每于情绪急躁时症状加重。刻下症：胸脘痞闷，颜面及下肢浮肿，舌暗苔黄，脉弦滑。

中医诊断：消渴病痞满。

辨证：肝气郁滞，痰湿内停。

西医诊断：T₂DM，DGP。

治法：疏肝行气，化痰利湿。

处方：四逆散加味。柴胡10g，赤芍10g，白芍10g，枳实10g，枳壳10g，苏梗20g，香橼10g，佛手10g，丹参15g，牡丹皮15g，桑白皮20g，车前子（包煎）30g，青皮10g，陈皮10g，半夏10g，香附10g，乌药10g，炙甘草6g，14剂，水煎服。嘱患者严格控制饮食，适量运动，舒畅情志，配合按摩治疗。

复诊：2003年12月1日，患者诉诸症减轻，继用前方出入加强化湿利水，调理脾胃之功。

按： 患者糖尿病病史10年，以胸脘痞闷为主症，西医诊断为DGP。肝主情志、主疏泄，脾主运化。患者平素情志不遂，气机阻滞，肝气乘脾，脾运受损，则出现胸脘痞闷；气机阻滞，水湿不运，聚湿生痰，痰湿内停，溢于肌肤，则出现颜面下肢水肿；舌暗苔黄、脉弦滑提示气机阻滞有化热、血瘀趋势。吕仁和教授诊治该患者时运用了"六对论治"中对症辨病与辨证论治相结合的辨证思路。患者以胸脘痞满为主症，辨病属于中医"消渴病痞满"范畴，体现对症辨病论治思路。患者辨证属于肝气郁滞、痰饮内停证，故治疗时选用四逆散为主方以疏肝行气，并加用枳实、枳壳行气消痞除满，苏梗、香橼、佛手理中焦气机，桑白皮、车前子利水，香附、乌药、青皮疏肝理气，陈皮、半夏化痰，血瘀证贯穿于糖尿病及其并发症的始终，且本患者有化热的趋势，故加用丹参、牡丹皮清热活血，均体现对症辨证论治思路。因吕仁和教授临床灵活运用"六对论

治"辨证思路，辨证准确，用药灵活，药后患者诸症缓解。

（二）赵进喜教授医案

冯某某，女，58岁，北京市通州区。1998年9月15日初诊。患者有糖尿病病史，长期服用西药降糖药，血糖控制不满意。近半年出现头痛，伴见胃脘胀满不舒，食后倒饱，大便不畅，舌暗，舌苔腻，脉细弦，查尿糖（＋），参后血糖10.5mmol/L。

辨证：脾胃不和，气滞血瘀。

治法：调理脾胃，理气活血。

处方：香苏散加味。香附10g，苏梗6g，陈皮6g，枳壳10g，香橼6g，佛手6g，炙甘草6g，生白术25g，茯苓15g，川芎15g，鬼箭羽15g，荔枝核15g，葛根25g，丹参15g。7剂。

二诊：1998年10月13日。服药后胃脘胀满消失，头痛明显改善，大便日1次。停用中药。

三诊：1998年11月17日。近期又出现胃脘胀满，睡眠易醒，大便时干时稀，舌暗红，舌苔黄腻水滑，脉细滑，复查尿糖阴性，餐后5.1mmol/L。考虑痰阻热郁、脾胃不和，治拟化痰化热、调中和胃。

处方：陈皮9g，清半夏15g，黄连6g，云苓15g，生炒枣仁各12g，炙甘草6g，酒军6g，石斛12g，通草5g，大枣6枚，丹参15g，五味子6g，甘松6g，香附10g，苏梗6g，陈皮6g，枳壳10g，香橼6g，佛手6g。7剂。

四诊：1998年11月24日。服药后胃脘胀满明显减轻，睡眠醒后可以再睡。效不更方。并嘱其继续坚持服药。其病情平稳，血糖控制良好（《内分泌代谢病中西医诊治》）。

按： 糖尿病胃轻瘫，中医辨证常为气机阻滞，病在脾胃，治疗重在调理气机。本例即脾胃气滞，故见胃脘胀满不舒，食

后倒饱，大便不畅；气滞日久则成血瘀，故见头痛，舌暗。所以治疗以《局方》香苏散为底方，重用生白术意在甘润通便，重用川芎意在活血治疗头痛。鬼箭羽、荔枝核、葛根、丹参则可以活血理气、生津止渴。后因停药反复，症见胃脘胀满，睡眠易醒，大便时干时稀，舌暗红，舌苔黄腻水滑，脉细滑者，辨证为痰热中阻、脾胃气滞，所谓"胃不和则卧不安"也，故选用黄连温胆汤合香苏散加味方，化痰清热、和胃安神。并加用生炒枣仁、五味子养心敛神安神。而配合酒大黄、石斛、通草、大枣，乃是民间专门治疗睡眠易醒，醒后不能入睡的经验方，原方本为木通，为养阴分消邪热之方。今因关木通肾毒性而代以通草，或用栀子、竹叶等，也有疗效。

（三）南征教授医案

王某，男，46岁，工人，2015年2月6日初诊。主诉：发现血糖6年，不吃不饿，消瘦1个月。现症：该患糖尿病病史6年，时见口干渴，多饮，多尿，甚则饮一溲一，查血糖高，只控制饮食，行运动疗法，不用药物治疗，然而病状无改善，有所加重故到某医院就诊，诊断为"糖尿病"。应用胰岛素治疗3年，空腹血糖控制在9.2mmol/L，餐后2h血糖13.6mmol/L，糖化血红蛋白8.6%。1个月前开始出现倦怠乏力，不思饮食，纳呆，消瘦4kg，血糖未系统监测，病情时轻时重。症见倦怠乏力，不思饮食，纳呆，上腹部疼痛，时有隐痛，时有刺痛，怒则加重，饥饿时疼痛尤甚，吞酸呕呃，肢体麻木，皮肤甲错，时有耳鸣，足跟疼痛，怕冷或怕热，便干或便溏，舌质红有瘀斑，苔白滑腻，脉沉涩结代。检查示：空腹血糖10.20mmol/L，餐后2h血糖11.69mmol/L，糖化血红蛋白8%。脂肪肝，高脂血症，血尿常规正常，

血压140/90mmHg，心电图示：心肌劳损。中医辨证：毒损胃络，气阴两虚兼瘀毒证。

治法：益气养阴，和胃消食，消积导滞，解毒通络。

处方：消渴安汤加减。莱菔子10g，水红花子10g，木香5g，香附30g，柴胡5g，延胡索20g，鸡内金30g，三仙90g，小茴香10g，肉桂10g，佛手10g，香橼10g，甘草5g，榛花10g，厚朴10g，大黄（后下）10g，草果5g，槟榔5g，白芍20g，生姜10g，7剂，水煎服。

二诊：诸症减轻，仅有恶心、呕吐、反胃，舌质红苔薄白，脉沉细。效不更方，上方加苏叶10g，黄连10g。

三诊：胃脘不痛，纳呆、恶心、呕吐、反胃消失，舌质红苔薄白，脉沉细，上方加西洋参5g，枸杞15g，生姜10g，7剂，水煎服。

四诊：诸症消失，舌质红苔薄白，脉沉缓。查空腹血糖7.00mmol/L，餐后血糖7.80mmol/L，继续用胰岛素以控制血糖。

处方：西洋参5g，莱菔子10g，水红花子10g，山楂30g，麦芽30g，神曲30g，鸡内金30g，木香5g，香附30g，佛手10g，香橼10g，青皮10g，厚朴10g，柴胡5g，生姜10g。7剂，水煎服。

五诊：诸症消失，舌质红苔薄白，脉沉缓。空腹血糖7.20mmol/L，餐后2h血糖7.90mmol/L，糖化血红蛋白6%。血清总胆固醇5.20mmol/L，血清甘油三酯1.70mmol/L，血尿常规正常，BP 120/70mmHg，心电图示：正常。上方3剂，压面，每次3g，每日3次，温水冲服，嘱患者坚持"一则八法"，坚持饮食控制及运动，适寒温，调情志，定期复查血糖，查肝功，有变化随时就诊。随访至今未见复发。

（四）仝小林院士医案

患者某，女，32岁，于2012年3月

6 日初诊。患者 2009 年 7 月时查空腹血糖：10.98mmol/L，查糖尿病三项抗体 ICA、GAD、IAA 均为阴性，诊断为 2 型糖尿病，出现腹泻伴呕吐症状，口服降糖药物血糖控制不佳，至 2010 年患者因体重下降，头晕乏力入院，以人工胰岛素控制血糖，血糖波动大，至 2010 年下半年腹泻症状加重，呈水样性腹泻，甚至大便失禁，一天数次至数十次，2011 年 7 月患者怀孕，复因剧烈呕吐终止妊娠，2011 年 8 月至现在基本都在住院治疗。刻下症：剧烈呕吐，呕吐前有胃疼，吐后伴有腹泻，完谷不化，吐至不能说话，不能起床，现呕吐剧烈时 1 天吐 20~30 次，1 个月吐 25 天，甚至伴酮症酸中毒，胃凉，服灼热食物胃部无感觉，精神萎靡，纳差，眠差，小便可。舌淡，中有裂纹，苔薄白，舌底滞到瘀，脉沉细。FBG 9.6mmol/L；餐后 2h 血糖 13.1mmol/L；糖化血红蛋白 7.2%。胃电图示：餐前胃电节律低，餐后胃电节律正常。餐后 / 餐前＞1；全胃肠通过时间（TGITT）：48h，排出 30%（正常＞90%），直肠乙状结肠以上 45%，直肠乙状结肠以下 25%；全消化道造影：未见异常。

西医诊断：T2DM，重度胃瘫。

中医辨证：脾肾虚寒，气机逆乱证。

治法：温补脾肾，和胃止呕。

处方：附子（先煎 2h）30g，红参（单煎兑入）30g，炒白术 30g，诃子 30g，生姜 30g，藿香、苏梗各 9g，旋覆花 30g，代赭石 15g，吴茱萸 9g，黄连 1.5g，7 剂，水煎服，不拘时，小口频服。

二诊（2012 年 3 月 13 日）：患者服药 7 剂后，呕吐减轻，期间共发作 2 次呕吐，胃凉好转，用热食可感觉胃部变暖，饭后胃胀，疲劳乏力，纳少，眠差，经期全身水肿，晚饭后泻水样便，2 次左右。查 FBG：7.9mmol/L，2hPG：12.6mmol/L；舌脉同上，上方去诃子，加枳实 15g，生大黄

3g，炒酸枣仁 60g，茯苓 45g。28 剂，水煎服，分早、中、晚、睡前 4 次服用，吃完药就吃饭，少食多餐，吃易消化食物，接近半流食。

三诊（2012 年 4 月 10 日）：患者服药 28 剂后，呕吐完全止住，经期水肿消失，多汗减轻 60%，胃凉减轻 50%，纳可，睡眠改善，大小便调。查 FBG：7.1mmol/L，2hPG：11.2mmol/L，丙氨酸转氨酶（ALT）：19U/L，谷草转氨酸酶（AST）：36U/L，肌酐（Cr）：59.9μmol/L；尿素氮（BUN）：7.4mmol/L，由二诊方去茯苓、旋覆花、代赭石，改附子 15g，加黄芪 60g，当归 15g。28 剂水煎服，1 天分早、晚 2 次服用。2 个月后改为丸剂继服。其后，坚持服用中药丸剂，随访半年，呕吐发作 1~2 次，血糖检测持续平稳，精神可。

按：患者表现为剧烈呕吐，胃凉，甚至服灼热食物都没有知觉，为中焦虚寒至极，纳运无权，气机升降失司的表现，辨证为中焦虚寒、气机逆乱。根据"症－证－病"结合的思想，此患者目前以剧烈呕吐的主症为靶向，以脾胃虚寒证为基础，以糖尿病为参考，故以降逆止呕为首要任务，以温建中州为原则，以降糖通络为长远计划。方选附子理中汤为主方，取附子辛温大热，走而不守，健旺中阳，通经达络之功，与生姜合用，温脾、胃、肾三者之阳；又以苦甘温燥之白术，健运中州，达补虚之功；郑钦安《医理真传》所述"非附子不能挽救欲绝之真阳，非姜术不能培中宫之土气"，再以红参培补正气，取其温润之性，恢复脾胃斡旋布达之机；很多药物配伍组成的小方、药对在此方中得到体现，比如苏连饮、旋覆代赭汤、左金丸等，以组合成最佳疗效。对于本病的治疗，药物煎服法是非常具有特色的，3 次诊疗的药物服法各不相同，从小口频服，到 1 天分 4 次服用，到 1 天早、晚两次正常服药，

至最后以水丸缓缓收尾，这都是根据病情需要，为体现治疗效果而特定设置的，所以药物煎服法是体现中医疗效的重要部分。

（五）徐远教授医案

张某某，女，61岁。初诊：2011年9月24日。主诉：发现血糖升高12年，胃脘胀满6个月余。病史：患者12年前因体检发现血糖升高，开始规律服用阿卡波糖及二甲双胍，4年前因血糖控制不佳换用胰岛素诺和灵30R 23~25IU，早晚餐前皮下注射。空腹血糖控制在7mmol/L，餐后血糖控制在9mmol/L。近半年来自觉胃脘胀满，阵发隐痛，口干咽痛，饥不欲食，食后还饱，大便干。舌红，苔少，少津，脉细。

中医诊断：消渴病、痞证。

治法：益胃养阴。

处方：沙参15g，麦冬12g，玉竹15g，生地黄30g，丹参15g，玄参15g，川贝母10g，生牡蛎30g（先煎），枇杷叶10g，芦根30g，当归15g，火麻仁15g。

二诊：2011年10月15日。服药后症状减轻，口干咽痛已减，胃脘胀满，阵发隐痛及便干亦减轻，舌红，苔薄黄，脉细。原方加白芍30g，继续服用。

随诊至2012年1月，患者坚持服药3个月，症状消失，食纳与体重均增加，精神状态良好。

按： 中医认为太阴湿土，得阳始运，阳明燥土，得阴自安。胃为阳土，喜润恶燥，主受纳，其气以降为顺。胃病迁延不愈，每致胃阴耗损，胃络失养，以致胃脘隐痛；胃阴亏虚，故不能腐熟水谷，食后倒饱。胃之阴津不足，津亏液少且不能敷布及滋润口咽，故口干咽燥，但因无大热消灼，故虽口干却不欲多饮。津液缺乏，肠道失于濡润则便秘干结。舌红，苔少，乏津，脉细，符合胃阴不足之象。益胃即养胃体，体为阴，用为阳，故益胃也

有养胃阴之意，养阴寓生津之意。胃阴不足胃津即亏，益胃养阴应重在助长胃津，胃津生长则胃酸来复，这与西医学强调使胃尽量恢复其泌酸功能以助消化的用意是一致的。治疗痞证，不宜动辄以枳壳、柴胡、香附类治之，如香燥伤阴，则弊端立现，宜和降胃气以助运化，尤其对胃阴不足，饥不欲食或食后还饱者，不可以苦寒下夺，以损胃气。宜选甘平，或甘凉濡润之品，养胃之阴，则津液来复，胃气自然通降而已。脾胃之病，临床上需要详细辨明虚实寒热，治疗上宜燥还是宜润。人云：诸病"阳虚好补，阴虚难疗"，临床上阴虚为主的病常常是慢性难治性疾病，胃阴不足，尤其被诊断为糖尿病胃轻瘫者，为慢性疾病，特点是病程长，多属本虚，需要守方待效，医者及患者均应树立信心，坚持用药，不可半途而废。另外，对于很多慢性病或难治性病徐教授根据印会河教授的临床经验，在确定主方的基础上加用玄参、川贝母、生牡蛎（消瘰丸）增强疗效，且与益胃汤养阴生津之功相合。对于便秘者，加当归、火麻仁养血生津，润肠通便，或佐以入肺经的枇杷叶，芦根既生津益阴，又取肺与大肠相表里，达到和胃降浊通便的作用。

十、现代研究进展

DGP临床证型与证候分类方面，北京中医药大学东直门医院吕仁和教授将其分为"虚损、虚劳、虚衰"三期，每期又分为三证。①虚损期：分肝气郁滞证，肝气乘脾、痰湿阻滞证，肝气犯胃、肝胃郁热证，方药分别为四逆散、平胃散合二陈汤、舒郁清解汤。②虚劳期：分脾胃虚寒、痰浊内阻证，气阴两虚、寒热错杂证，胃阴不足、瘀血内停证，方药分别为旋覆代赭汤、泻心汤、麦门冬汤。③虚衰期：分气血亏虚、运化失常证，津液枯竭、瘀热内

阻证，脾肾阳虚、命门火衰证，方药分别为当归补血汤合润肠丸、生脉饮合增液承气汤、济川煎或四神丸合柯子散。中国中医科学院广安门医院仝小林院士则将DGP分为急性期和缓解期。急性期方药多用小半夏汤合苏连饮。缓解期又分为三证，中焦壅滞、寒热错杂证，中焦虚寒、脾肾阳虚证，脾胃虚弱、痰湿阻滞证，方药分别用半夏泻心汤、附子理中汤、旋覆代赭汤。

实验研究方面，张丰华等观察了经典名方半夏泻心汤对DGP模型大鼠的影响，给药后与模型组比较，发现半夏泻心汤高、中、低剂量组大鼠体重增加，胃排空率下降，胃窦组Kit呈阳性表达，并且MOT、SP含量及胃窦ICC含量显著增长。半夏泻心汤治疗糖尿病胃轻瘫的结果显示，半夏泻心汤可增加血浆MOT、GAS和NO，抑制VIP，调节胃肌间神经丛，增加c-kit蛋白含量，促进胃排空，提高胃肠动力。王吉娥等主要对DGP中的胰岛素抵抗做研究，观察GLUT4及GSK-3两指标，发现GLUT4以外周组织对葡萄糖的摄取和代谢为主，GSK-3可抑制糖原合成、阻碍胰岛素细胞内信号转导，表明半夏泻心汤对DGP大鼠呈现胰岛素抵抗时可以加强GLUT4的表达、减弱GSK-3的表达，并且与二甲双胍作用相当。张燕等探讨Cx43（缝隙连接蛋白）和ICC在半夏泻心汤治疗DGP豚鼠时发现，ICC的数量显著减少并发生变性是导致DGP的一个重要原因，而半夏泻心汤能显著增加豚鼠ICC的数量并修复其受损的结构，进而增加其胃动力并恢复功能。强兴从细胞分子生物学角度探讨半夏泻心汤的分子作用机制，发现半夏泻心汤可以通过调节细胞间物质、电信号的传递，增强胃肠道运动，改善胃肠道功能。其作用机制为促进Cx43抑制性转染SMC的增殖及抑制其凋亡，使细胞在G1期的百分比增加，通过促进PKA mRNA、

PKC mRNA、MAPK mRNA的表达从而影响细胞间的缝隙连接功能；半夏泻心汤可能抑制PKA mRNA、促进PKC mRNA、MAPK mRNA的表达从而影响SMC细胞间的缝隙连接功能。此外，税典奎等给予胃动力低下模型大鼠旋覆代赭汤，发现旋覆代赭汤可使胃动力低下大鼠胃窦平滑肌细胞兴奋性脑肠肽促胃液素受体（GASR）mRNA的阳性细胞平均光密度升高，平均灰度值降低；而抑制性脑肠肽血管活性肠肽2受体（VIPR2）mRNA的阳性细胞的平均光密度降低，平均灰度值升高（$P < 0.05$ 或 $P < 0.01$）。谢胜等通过研究发现，旋覆代赭汤可使胃动力低下大鼠兴奋性脑肠肽胃泌素、P物质在血液及组织中含量升高，使抑制性脑肠肽生长抑素在血液及组织中含量降低。此外，有研究通过预先椎管注射氟柠檬酸（FCA）抑制脊髓胶质细胞功能后，观察电针足三里穴对调控糖尿病胃轻瘫大鼠胃电活动及延髓内神经元和星形胶质细胞功能的变化发现，椎管注射FCA对针刺调控糖尿病大鼠胃运动功能有抑制作用，脊髓胶质细胞参与了针刺调控DGP大鼠胃运动的作用。

十一、临证提要

DGP病位在脾胃，病机特点多为本虚标实，以脾胃虚弱、升降失常、斡旋失司为本，以痰浊、血瘀、气滞、食积、湿热等阻滞为标。治疗以补虚泻实为总原则，补其不足，泻其有余。虚证以益气健脾养阴为主，根据兼以瘀血、食积、湿热、痰浊、气滞等情况分别采用活血祛瘀、消食导滞、清热利湿、祛痰化浊、疏肝行气等标本同治的原则，旨在恢复中焦气机正常升降。

DGP既为消渴病，又为胃系病变，为临床常见病、多发病，临床辨证方法多样，各具特色。辨病基础上进行分型分候，专

病专方与辨证施治相结合，可充分显示中医临床思维中辨病与辨证、分型分候相结合的重要性。全面掌握不同辨证方法，发挥中医特色，殊途同归，拓宽诊疗思路，灵活选取，才能出奇制胜。

DGP 发病缓慢，病程长，是不断进展的疾病。治疗时应强调中医"治未病"的理念，重视未病先防，既病防变。①未病先防：糖尿病患者应严格控制血糖，控制饮食，适当运动，养成良好的生活习惯，保持精神愉悦，切勿情绪过度，如大喜大悲、惊恐久思，勿劳欲过度，避免寒凉，戒烟酒，减少气滞、血瘀、痰浊等病理产物积累而致病。同时应注意定期复查胃电图、WCE 或 ^{13}C 呼气试验协助明确是否有胃节律改变或胃动力障碍。此外，部分 DGP 患者在早期即可合并糖尿病神经病变，如感觉或运动神经障碍，症见肢端感觉异常，分布如袜子或手套状，伴麻木、针刺、灼热或踩棉垫感，有时痛觉过敏，随后可有肢痛，晚期可见肌张力及肌力减低，甚至肌萎缩和瘫痪；又如自主神经功能障碍，出现汗腺功能失常，下肢皮肤干、凉，出汗减少或无汗，而上半身、面部及胸部大量汗出，或引起心脏自主神经功能紊乱，出现心肌变异率减低，静息心率 > 90 次 / 分或不易受各种条件反射影响的固定心率及出现体位性低血压等；此外，其他内脏自主神经功能紊乱还可引起男性勃起功能异常、阳痿、神经源性膀胱、尿潴留、大便失禁等；一旦糖尿病患者出现以上神经病变表现，就应警惕 DGP 是否同时发生，及时完善相关检验检查明确诊断并尽早尽快治疗。②既病防变：糖尿病患者一旦诊断 DGP，应更加注重改善生活方式、监测血糖、血压、血脂等，避免劳累、受凉、情绪波动、饮酒、吸烟、饱食等潜在加重因素，推荐 DGP 患者少食多餐（平均 6~8 次 / 天）、低脂、低纤维饮食，减少每次食物的摄取量，并建议戒烟。同时尽早采用中西医结合治疗的办法，控制病情进一步发展演变。推荐在中医辨病辨证基础上，强调标本兼顾，在中药治疗的同时，应用包括食疗、针灸推拿、耳穴、红外线治疗等综合手段在内的综合治疗，以期达到更好的疗效。

参考文献

［1］ Kassander P.Asymptomatic gastric retention in diabetetics（gastroparesis diabeticorum）［J］. Ann Int Med, 1958, 48（4）: 797-812.

［2］ Rodrigues ML, Motta ME. Mechanisms and factors associated with gastrointestinal symptoms in patients with diabetes mellitus［J］. J Pediatr（Rio J）, 2012, 88（1）: 17-24.

［3］ CHOUNGRS, LOCKEGR, SCHLECKCD, etal. Risk of gastroparesis in subjects with type 1 and 2 diabetes in the general population［J］. The American Journal of gastroenterology, 2012, 107（1）: 82-88.

［4］ 衡先培. 实用糖尿病中西医治疗［M］. 北京：人民军医出版社, 2006.

［5］ 柯美云, 蓝宇. 糖尿病胃肠并发症的动力障碍及其机制［J］. 中华内分泌代谢杂志, 2003, 19（3）: 10-11.

［6］ 高彩霞, 徐志强, 祝捷, 等. 糖尿病胃轻瘫中医研究现状［J］. 世界中医药, 2016, 4（11）: 748-752.

［7］ 逄冰, 顾彦冬. 糖尿病胃轻瘫的中医治疗进展［J］. 中国临床医生, 2013, 10（41）: 21-23.

［8］ 张忠勇. 糖尿病胃轻瘫中西医结合治疗进展［J］. 中国中医药现代远程教育, 2015, 24（13）: 152-153.

［9］ 李宗平. 中医药治疗糖尿病胃轻瘫的研究进展［J］. 中医研究, 2015, 4（28）73-75.

［10］仝小林. 糖尿病中医药临床循证实践指南［M］. 科学出版社, 2016.

［11］周国民. 吕仁和教授分期论治糖尿病胃肠自主神经病变的经验［J］. 世界中医药, 2013, 9 (8): 1074-1078.

［12］何春. 温中补虚, 和胃降逆法治疗糖尿病胃轻瘫［J］. 中医临床研究, 2012 (16): 79.

［13］杜文森. 邱保国教授治疗糖尿病胃轻瘫经验［J］. 中医研究, 2014, 27 (12): 37-39

［14］吕超. 朱国茹教授治疗糖尿病胃轻瘫经验总结, 2014.

［15］逄冰, 周强, 李君玲, 等. 仝小林教授治疗糖尿病性胃轻瘫经验［J］. 中华中医药杂志, 2014, 29 (7): 2246-2249.

［16］Vittal H, Farrugiag, gomezg, et al. Mechanisms of disease: the pathological basis of gastroparesis—a review of experimental and clinical studies ［J］. Nature clinical practice.gastroenterology & hepatology, 2007, 4 (6): 336.

［17］高铁铭. 糖尿病胃轻瘫发病机制新进展［J］. 山西医药杂志, 2013 (12): 1383-1384.

［18］Faussone-Pellegrini MS, Grover M, Pasricha PJ, et al. Ultrastructural differences between diabetic and idiopathic gastroparesis ［J］. J Cell Mol Med, 2012, 16 (7): 1573-1581.

［19］Thazhath SS, Jones KL, Horowitz M, et al.Diabetic gastroparesis: recent insights into pathophysiology and implications for management［J］. Expert Revgastroenterol Hepatol, 2013, 7 (2): 127-139.

［20］Korenaga K, Micci MA, Taglialatelag, et al. Suppression of nNOS expression in rat enteric neurons by the receptor for advanced glycation end-products ［J］. Neuro gastoenterol Motil, 2006 (18): 392-400.

［21］许瑾瑾, 刘倩. 糖尿病胃轻瘫发病机

制的研究进展［J］. 医学综述, 2017, 18 (23): 3680-3684

［22］刘晓娜. 胃肠激素与糖尿病胃轻瘫发病机制的关系研究进展［J］. 长春中医药大学学报, 2016, 1 (32): 209-212.

［23］EL-SALHY M, SPANGEUS A.Substance P in the gastrointestinal tract of non-obese diabetic mice, Scand Jgas-troentero, 1998, 33 (4): 394-400.

［24］Shin A, gamilleri M, Busciqlio I, et al. The ghrelin agnoist RM-131 accelerates gastric emptying of solids and reduces symptoms in patients with type 1 diabetes mellitus ［J］. Clingastroenterol Hepatol, 2013, 11 (11): 1453-1459.

［25］Harberson J, Thomas R M, Harbison S P, et al. gastric neuromuscular pathology in gastroparesis: analysis of full-thickness antral biopsies ［J］. Digestive Diseases and Sciences, 2010, 55 (2): 359.

［26］Ejskjaer N T, Bradley J L, Buxton-Thomas M S, et al. Novel surgical treatment and gastric pathology in diabetic gastroparesis ［J］. Diabetic Medicine, 1999, 16 (6): 488-495.

［27］Choi K M, gibbons S J, Nguyen T V, et al. Heme oxygenase-1 protects interstitial cells of Cajal from oxidative stress and reverses diabetic gastroparesis ［J］. gastroenterology, 2008, 135 (6): 1-2.

［28］Rivera L R, Poole D P, Thacker M, et al. The involvement of nitric oxide synthase neurons in enteric neuropathies ［J］. Neurogastroenterology & Motility, 2011, 23 (11): 980-988.

［29］孔艳华, 祝捷, 郜同心. 糖尿病胃轻瘫发病机制的研究进展［J］. 中国医药导报, 2012, 33 (9): 25-26.

［30］吴波, 郑长青. 幽门螺杆菌、胃肠激素与糖尿病胃轻瘫的关系［J］. 世界华人消化杂志, 2010 (15): 1616-1619.

［31］Abell TL, Camilleri M, Donohoe K, etal.

Consensus recommendations for gastric emptying scintigraphy: a joint report of the American Neurogastro enterology and Motility Society and the Society of Nuclear Medicine. [J]. gastroenterol. 2008, 103: 753–763.

[32] Ziegler D, Schadewaldt P, Pour Mirza A, et al. [13C] octanoic acid breath test for non-invasive assessment of gastric emptying in diabetic patients: validation and relationship to gastric symptoms and cardiovascular autonomic function. Diabetologia 1996, 39: 823–30.

[33] Rao SSC, Kuo B, Mc Callum RW, et al. Investigation of colonic and whole gut transit with wireless motility capsule and radio opaque markers in constipation. Clingastroenterol Hepatol, 2009, 7: 537–544.

[34] humshirn M, Bruninga K, Camilleri M. Simplifying the evaluation of postprandial antral motor function in patients with suspected gastroparesis. Am J gastroenterol, 1997, 92: 1496–5000.

[35] Tefera S, gilja OH, Olafsdottir E, et al. Intragastric maldistribution of a liquid meal in patients with reflux oesophagit is assessed by three-dimensional ultrasonography. gut, 2002, 50: 153–158.

[36] Riezzog, Russo F, Indrio F.Electro-gastrography in Adults and Children: The Strength, Pitfalls, and Clinical Significance of the Cutaneous Recording of the gastric Electrical Activity [J]. 2013, 2013 (11): 282757.

[37] Camilleri M, Parkman H P, Shafi M A, et al. Clinical guideline: management of gastroparesis [J]. American Journal of gastro enterology, 2013, 108 (1): 18–37.

[38] Hasler WL.gastroparesis [J]. Curr Opingastroenterol, 2012 (28): 621–628.

[39] 侯登峰, 宁丽娜, 熊杰. 糖尿病胃轻瘫的发病机制及其治疗的研究进展 [J]. 光明中医, 2012 (5): 1062–1064.

[40] 胡婷, 黄天生. 糖尿病胃轻瘫中西医诊疗研究进展 [J]. 湖南中医杂志, 2016, 5 (32): 200–202.

[41] 刘福生. 糖尿病胃轻瘫临床特征及治疗综述 [J]. 中国乡村医药, 2011 (7): 78–79.

[42] Sawhney MS, Prakash C, Lustman PJ, et al. Tricyclic an tid epressants for chronic vomiting in diabetic patients. Dig Dis Sci, 2007, 52: 418–424.

[43] Dass NB, Munonyara M, Bassil AK, et al. growth hormone secretagogue receptors in rat and human gastrointestinal tract and the effects of ghrelin.Neuroscience, 2003, 120: 443–453.

[44] Wat Kins PI, Buxton-Thomas MS, Howard ER. Long-term outcome after gastrectomy for in tractable diabetic gastroparesis [J]. Diabet Med, 2003, 20 (1): 58–63.

[45] 逄冰, 周强, 李君玲等, 仝小林教授治疗糖尿病性胃轻瘫经验 [J]. 中华中医药杂志, 2014, 7 (29): 2246–2248.

[46] 张丰华, 孙香娟, 邱桂兰, 等. 半夏泻心汤对糖尿病胃轻瘫大鼠胃动力调控机制的研究 [J]. 中药药理与临床, 2014 (2): 4–6.

[47] 王吉娥, 刘童婷, 黄秀深, 等. 半夏泻心汤对糖尿病胃轻瘫大鼠胰岛素抵抗中 GLUT4 和 GSK-3 表达的影响 [J]. 中药药理与临床, 2015 (4): 1–3.

[48] 强兴. 半夏泻心汤对 CX43 介导的 SMC 及其抑制性转染 GJIC 功能的影响 [D]. 北京: 北京中医药大学, 2016.

[49] 税典奎, 谢胜. 旋覆代赭汤对胃动力低下大鼠胃窦组织中脑肠肽受体 mRNA 表达的影响 [J]. 中国中西医结合消化杂志, 2011, 19 (2): 84–87.

[50] 谢胜, 税典奎. 旋覆代赭汤对胃动力低下大鼠血液及组织中 gAS、SP 及 SS

含量的影响［J］. 中医药学报，2010，38（5）：65-68.

［51］常燕磊. 旋覆代赭汤临床应用及实验研究进展［J］. 辽宁中医药大学学报，2013，3（15）：86-88.

［52］秦明，饶志仁，王景杰，等. 脊髓胶质细胞对针刺调控糖尿病胃轻瘫大鼠胃运动作用的影响［J］. 中医药导报，2011，（10）：11-14.

（祝捷　徐远　吴佳芳）

第八节　糖尿病阳痿

糖尿病阳痿（Impotence In Diabetes）是由糖尿病导致的男性阴茎不能勃起，临床以糖尿病代谢异常所引发的男性阳事痿而不举，或临房举而不坚，或坚而不久，不能进行满意的性生活为特征，是糖尿病常见的并发症之一。属于西医勃起功能障碍（Erectile Dysfunction，ED）范畴。常表现为阴茎持续不能达到和维持足以进行满意性生活的勃起，时间超过 6 个月。流行病学调查显示：糖尿病患者的阳痿发病率比正常人群高 3~4 倍，糖尿病男性患者中有 23%~75% 并发阳痿，发病率随年龄增长逐渐增高，40 岁以下糖尿病患者的发病率约为 30%，40 岁以上者约为 50%，70 岁以上者可达 70% 以上，与非糖尿病相比较，糖尿病患者阳痿的发病要早 10~15 年。糖尿病病史 10 年以上者发生阳痿可能性较发病 5 年以下者高出 1 倍。同时，阳痿可能是糖尿病和高血压的早期标志。属于中医学消渴病继发的"阳痿"范畴，在古代中医文献中也称"阴痿""阴器不用""宗筋弛纵"等。

一、病因病机

（一）中医对糖尿病阳痿病因病机的认识

1. 体质因素

糖尿病阳痿的发生与消渴病患者禀赋不足、素体肾虚体质密切相关，如先天不足，相火偏旺之人易发消渴病，病后仍恣情纵欲，房事过度，或手淫，极易导致阴精耗损，或由于糖尿病日久耗伤气血阴液，久病损伤脾胃，气血化源不足，致宗筋失养而发生阳痿；或糖尿病后房事不节，不知持满，肾精亏损，或糖尿病日久，阴损及阳，命门火衰，精气虚惫，精不化阳，阳事不振，渐成阳痿。

2. 七情失调

糖尿病患病日久，长期精神压抑，情志不遂，忧思郁怒，肝失疏泄，宗筋所聚无能，乃成阳痿；或思虑过度，损伤心脾，则生化乏源，气血不足，宗筋失养，则阳事不举而成阳痿；或忧思郁怒，肝气郁结，宗筋所聚无能而致阳痿；或素有胆气不足，糖尿病后顾虑重重，惧怕不治，担心变证繁多，长期精神压抑，心理压力较重，忧思惊恐，伤及肾精，肾气失助，难充其力，对房事信心不足，或临时不兴，以致痿而不举或举而不坚。

3. 饮食不节

过食醇酒厚味，脾胃运化失常，聚湿生痰；或形体肥胖，痰湿内盛，阻滞宗筋气血，宗筋失于充养，易发阳痿；或痰湿郁久化热，或肝郁化火，灼液为痰，湿热下注，经络阻滞，气血不荣宗筋乃成阳痿。

4.血脉瘀滞

糖尿病日久，气阴亏虚，气虚不能推动血液运行，易致气虚血瘀；阴虚血燥，阴血黏稠，运行不畅亦致血瘀；或肝气郁滞，气郁日久，均可导致瘀血阻滞，血不养筋，而玉茎痿弱不起。

对于糖尿病阳痿的病机，虚、热、瘀，应为本病之重要特点。消渴病的核心病机是热伤气阴，日久阴伤及阳，导致阴阳两伤，络脉瘀阻，并发症丛生。而糖尿病阳痿的病理性质为本虚标实，虚实夹杂；"虚"乃本虚，为脏腑气血阴阳亏虚，《灵枢·五变》曰："五脏皆柔弱者，善病消瘅。"指出脏腑亏虚是消渴病继发病证发病的基础，消渴病热伤气阴，日久可表现为气虚、阴虚、气阴两虚，气虚日久为阳虚，阴损及阳，为阴阳俱虚，普遍存在"虚"的发病基础。"热""瘀"为标实，"热"包括脾胃湿热、肝经郁热、心火、痰火等。"瘀"或因虚致瘀，或因气虚、阴伤、气滞、痰湿、痰火、湿热等均可致瘀。在病理过程中，虚、热、瘀三者，常可相互兼夹，互相转化。如阴虚火旺可生热。气虚、阳虚、阴阳俱虚，可表现为脾肾阳虚，气机阻滞，血行不畅而致血瘀。邪热伤阴耗气，气虚血行不畅，或阴伤津涸，血液黏滞，运行不畅均可致瘀。

总之，糖尿病阳痿，其病位虽在宗筋，但其发病与心、肝、脾、肾诸脏有密切关系，是在脏腑气血阴阳失调的基础上而形成的。病理性质有虚实之分，且多虚实相兼。肝郁不疏、气滞血瘀、痰湿阻滞、湿热下注属实，多责之于肝、脾；恐惧伤肾、心脾亏虚、阴阳两虚、命门火衰属虚，多与心、脾、肾有关；阴虚火旺为虚实兼夹，与肾相关。

（二）西医对糖尿病阳痿发病机制的认识

糖尿病阳痿是由糖尿病代谢异常而导致。糖尿病许多生理病理的改变，如自主神经功能紊乱、微循环障碍、内分泌激素失调等都可以导致阳痿的发生。①心理因素和性心理障碍：性心理异常是阳痿的重要原因，尽管糖尿病阳痿多由器质性病因引起，而性心理障碍对其具有重要影响。研究认为，勃起功能障碍精神心理因素者占85%~90%。所以，糖尿病时尽管有器质性病因存在，相当的精神心理因素亦参与在其中。②血管异常血流灌注不足：糖尿病患者血流动力、微循环异常等常常引起阴茎血流灌注不足，血压偏低，勃起不充分或勃起强度不够。③自主神经功能紊乱和体神经功能障碍：糖尿病经常伴发自主神经功能紊乱和周围神经传导障碍而导致阳痿。阴茎是由自主神经和体神经来支配的，长期的高血糖状态使自主神经功能紊乱和体神经功能障碍，导致阴茎勃起障碍。

二、临床表现

糖尿病阳痿除具有糖尿病相关临床症状外，可见性欲减退或消失，阴茎勃起无力，或临房举而不坚，或坚而不久，或完全不能勃起，不能进行满意的性生活为特征。临床诊断时可参考《勃起功能国际问卷（ⅡEF-5）评分》。此表是由国际勃起功能指数调查问卷表（international index of erectile function，ⅡEF）15个问题简化成现在的5个问题而形成的（ⅡEF-5），在临床诊断ED过程中被广泛应用。患者可以根据过去6个月内的情况进行回答，医生通过最后的评分给出客观的评估。

表 5-9-1　勃起功能国际问卷（ⅡEF-5）评分表
（请根据过去 6 个月内的情况评估）

	0	1	2	3	4	5	得分
1. 对阴茎勃起及维持勃起有多少信心？		很低	低	中等	高	很高	
2. 受到性刺激后，有多少次阴茎硬度能够进入阴道？	无性活动	几乎没有或完全没有	只有几次	有时或大约一半时候	大多数时候	
3. 性交时，有多少次能在进入阴道后保持阴茎勃起？	没有尝试性交	几乎没有或完全没有	只有几次	有时或大约一半时候	大多数时候	
4. 性交时，保持勃起至性交完毕有多大困难？	没有尝试性交	非常困难	很困难	有点困难	不困难	
5. 尝试性交时是否感到满足？	没有尝试性交	几乎没有或完全没有	只有几次	有时或大约一半时候	大多数时候或每次	

总分：

注：总分 > 21 分为正常，≤ 21 分可诊断为 ED 存在；ⅡEF-5 诊断 ED 的灵敏度为 8%，特异性为 88%。

三、实验室及其他辅助检查

（一）夜间阴茎胀大试验

夜间阴茎不随意勃起是自主神经活动的一个组成部分，多发生于睡眠的快速动眼期。各种年龄的正常男子夜间都可以发生阴茎勃起，但勃起的次数和持续的时间因年龄而有差异。检测睡眠中的阴茎勃起可排除心理因素的干扰，可作为一种鉴别精神性阳痿与器质性阳痿的方法。若无夜间勃起或勃起程度在同年龄的正常值以下，即有器质性阳痿的可能，若夜间勃起正常，则功能性阳痿的可能性较大。目前临床常用的测定方法有以下三种。

①邮票试验：入睡前，用 4 张联孔邮票环绕阴茎体部，将其重叠部分黏住使其成为一环阴茎体中部，松紧适中，清晨起床检查邮票是否沿联孔处撕裂，如有撕裂，表明夜间阴茎曾有勃起发生。此方法简单方便，但不能估计勃起的硬度及次数。

②周径测量尺：用带状软尺，一端连接一方形搭扣，睡前将带尺用胶布固定于阴茎，带尺围绕阴茎一端从搭扣中穿出，使其能任意活动，根据刻度记录基数，次日晨起再取得另一刻度数记录，两数之差代表夜间阴茎勃起周长的增加量。正常人的增值范围为 1.5~4.1cm，均值为（2.65 ± 0.8）cm。一般认为，勃起功能障碍患者阴茎周长增大值小于 1.5cm 者，则可能是器质性阳痿。因为阴茎周径的改变与阴茎的大小及勃起后的硬度并不是线性比例，故本法也不能准确地反映阴茎夜间勃起后的质量。

③阴茎体积描记器：通过测量阴茎大小变化来反映阴茎勃起的程度、勃起次数和勃起后持续时间的一种方法，本方法能比较准确地反映阴茎夜间勃起的质量。描记器为两根灌注水银管子，内径为 0.004cm，外径为 0.1cm，检测时用一根管子均匀的绕置于阴茎龟头后部，另一根绕于阴茎体根部，用电极连接，阴茎勃起后

两根管子间的周径差别和勃起持续的时间，可经体积描记器放大后表现出来或记录于记录纸上。以后改进为单根充满水银的弹性毛细管应变仪，环绕阴茎固定，在阴茎周径增大，其电阻增大量与延伸量成正比例。通过连续测定三夜，即可获得较完整的记录。

（二）血管系统检查

①阴茎收缩压测定：将 3cm 宽气囊带围绕阴茎根部，充气至大于患者肱动脉收缩压，用 9.5MHz 多普勒听诊器放置于气囊带远侧的阴茎背外侧部，与阴茎中心成角。检测时气囊带逐渐放气至听到血管开放音出现，记录为阴茎深动脉的收缩压，再测肱动脉血压。若两者相近取其平均值，若有明显的不同则分别记录。一般阴茎血压略低于肱动脉收缩压，其差值大约为 20mmHg（2.666kPa）。通常应用阴茎收缩压与肱动脉收缩压的比值来评价（又称阴茎及肱动脉指数 PEI），正常比值应在 0.75 以上，如比值小于 0.6，表明血管供血不足，介于 0.6~0.75 之间表示可能有供血不足。

②阴茎脉搏容量记录：随着心脏的每次搏动，萎软阴茎血管就有一次扩张，这种扩张可用脉搏容量记录仪记录。方法为用 3cm 宽的气囊带围绕置于阴茎根部，气囊带压力定于 50mmHg（6.665kPa），接上脉搏容量记录仪，取得几次脉搏容量之后，气囊带的压力加至 60mmHg（7.998kPa）再作记录。以后每增加 10mmHg（1.333kPa），记录一次，直至压力升至患者的平均肱动脉压。通常最佳脉搏容量记录恰好在平均动脉压或稍低于平均动脉压，若气囊带压力超过平均动脉压力，脉搏容量将减少。脉搏容量记录的大小，可通过直接测定其高度来决定，再根据波坡、波峰、曲线下区域来了解有无血管病变。性功能正常的

人，脉搏容量记录的波形为快速上升，波峰相对较高，下波呈双凹型，曲线下区域较大；而血管性阳痿患者，波形上升缓慢，峰值低，无双重性切迹，曲线下区域亦小。

③盆腔窃血试验：主-髂动脉阻塞的患者，由于血流来源减少，在尾部及股部肌肉活动血流需要增多的情况下，只能从阴部血管将血窃至大的侧支，通道而引入尾部及股部肌肉动脉。因此在性交开始时，阴茎勃起尚正常或接近正常，但在性交进入高潮时因臀部及股部肌肉的收缩，就是阴茎的血液被动转移而硬度消退，同时阴茎可发生痉挛性疼痛。

试验方法：先在患者腿部活动前测定阴茎动脉压，求得阴茎及肱动脉指数，然后在立位或仰卧位，要求患者用膝关节及髋关节对抗地板或墙壁作屈伸运动，持续不超过 3 分钟，直至患者感到肢体疲劳或极度疲劳为止，运动后再测阴茎及肱动脉指数。若阴茎及肱动脉指数降低 0.1 以上，表示运动后阴茎动脉血流减少，有盆腔窃血综合征存在。

④阴茎血流入量测定：局麻后穿刺远端海绵体，输注肝素化生理盐水，使阴茎被动勃起，输注时最好使用输液泵，使能较精确地测定输入量，测量能使阴茎勃起所需的入量（OOE），维持能使阴茎勃起所需的流入量（OME），然后测量阴茎胀大及完全勃起后的周径。正常人 OOE 为（136±24.5）ml，OME 为（66±10.6）ml。由此了解静脉流出道的情况，流入量增高说明流出道静脉关闭不全，流入量减少表示流出道受阻存在。

⑤罂粟碱试验：将 80mg 罂粟碱注入阴茎海绵体，由于血管扩张，动脉流入量增加，海绵体内压力上升而勃起。注射后 2~5 分钟时药物作用最为显著，勃起可持续 100~200 分钟。若有血管性勃起功能不

全存在，术后数天内勃起将明显改善，非器质性勃起功能不全则无此变化。由于罂粟碱的毒性作用较大，现在多用前列腺素。

⑥阴茎海绵体造影：本项检查临床应用较少。正常情况下，注射造影剂后两侧阴茎海绵体均显影，阴茎的体积可稍有增大。通常造影时造影剂不注入尿道海绵体，所以龟头不显影。阴茎背静脉虽然能显影，但由于静脉瓣膜的缘故显影多不均匀，在后来的几张摄片中可见到静脉引流情况。有时注射造影剂后可产生勃起，X线片就不能显示出盆腔引流。当阴茎海绵体被破坏时，海绵体就能均匀充盈。故有纤维性海绵体炎的患者，部分勃起的手术后的患者，造影时充盈也不良，且造影剂分布不均匀。所以通过显影情况可识别有无先天性或获得性阴茎异物勃起和纤维性海绵体炎等病变。

⑦盆腔血管核素扫描：将370MBq（10mCi）99Tc 静脉注入，于注入后2s起，作盆腔血管的γ照相，连续跟踪60s，然后根据扫描图上盆腔血管和阴茎海绵体的核素显示情况进行分析，有病变者显影不良。本方法较为客观，且无损伤，可作为阴茎重建术前后的自身对照检查。

⑧阴部内动脉造影：动脉造影适用于经其他检查排除精神性勃起功能障碍的可能，已诊断为血管性勃起功能障碍且准备进行血管手术治疗的患者。但由于本检查为创伤性检查，操作及读片均需一定的技巧和熟练程度，故不易普及。

⑨心理测试：视听觉性刺激反应（VSS），给患者观看性爱录像，测定勃起阴茎粗度及皮肤温度。心理性阳痿者实验正常，器质性勃起患者异常。

四、诊断与鉴别诊断

（一）中医的辨病要点和辨证要点

临床可参照2012年国家中医药管理局《中华人民共和国中医药行业标准·中医证候诊断标准》中"阳痿""阴痿""阴器不用""宗筋弛纵"的诊断标准、中华中医药学会于2007年发布的《糖尿病中医防治指南》以及吕仁和、赵进喜主编的《糖尿病及其并发症中西医诊治学》（第二版）相关内容进行诊断。主要是基于糖尿病阳痿的主症特点，即具有确切的糖尿病诊断，或正在进行糖尿病治疗；男性患者，可见性欲减退或消失，阴茎勃起无力，或临房举而不坚，或坚而不久，或完全不能勃起，不能进行满意的性生活为特征，除其他因素外导致的阳痿。临床常见到的8个证型进行辨证论治，肝气郁结证、肝经湿热证、瘀血阻络证、痰湿阻滞证等为标实证；心脾两虚证、胆虚惊恐伤肾证、肾阴亏虚证、命门火衰证等为本虚证。但由于本病的临床特点，在病理发展过程中往往虚实夹杂，须认真详询病史、证候，仔细辨证。

（二）西医诊断要点

糖尿病阳痿的诊断标准参考1999年WHO糖尿病专家委员会提出的糖尿病诊断标准、2014年中华医学会糖尿病学分会制定的《中国2型糖尿病防治指南》、吕仁和、赵进喜主编的《糖尿病及其并发症中西医诊治学》（第二版）、苗述楷等主编的《糖尿病并发症防治学》（第二版）及黄宇烽等主编的《实用男科学》（第一版）相关内容制定。既往无阳痿病史，患糖尿病后阳痿病程在3个月以上，国际勃起功能评分≤21分可诊断，排除泌尿生殖道外伤、脊髓神经病变、药物因素等器质性阳痿，除外单纯心理性阳痿后，方能临床诊断为糖尿病阳痿。

起阳痿的其他疾病，糖尿病阳痿主要和心理性阳痿相鉴别。详见表5-9-2。

（三）鉴别诊断

通过详细分析临床资料，排除可能引

表5-9-2　糖尿病阳痿与心理性阳痿的鉴别

鉴别要点	糖尿病阳痿	心理性阳痿
起病	有糖尿病史，缓慢发病	突然起病
病程与进展	渐进性的、进展缓慢	间歇的、进展迅速
在性刺激下	对性刺激缺乏反应，勃起消失	阴茎能勃起，企图性交时勃起消失
影响因素	与DM控制不良有关，不受环境和配偶影响	与情绪有关，受环境和配偶影响
勃起丧失特点	完全不能勃起，任何刺激仍不能勃起	选择性、阵发性、对手淫等性刺激有反应
晨起勃起	阙如	存在
夜间遗精	阙如	存在
性欲	较低、早期性欲存在，久之丧失	存在
睾丸的敏感性	减低或阙如	存在
程度演变	治疗有难度，阳痿逐渐加重	正常
糖耐量试验伴随	异常	正常
其他自主神经病变	常伴有心血管、胃肠道、泌尿系统等自主神经病变	常阙如

五、中医治疗

（一）治疗原则

中华中医药学会2007年发布的《糖尿病中医防治指南》强调本病的辨治要点在于把握糖尿病治疗和阳痿治疗的关系。糖尿病是本，阳痿是标，当治病求本；还必须把握降糖与治痿的主次关系，有效控制血糖是治疗本病的前提。而改善血运，调节局部的血管神经的功能状态是关键。本病有虚实之分，或虚实夹杂，故治疗应首辨虚实。标实者需区别气滞、湿热、血瘀；本虚者应辨气血阴阳虚损之差别及病变脏器之不同；虚实夹杂者，先别虚损之脏器，再辨夹杂之病邪。其治疗原则：实证者，

肝郁宜疏通，湿热应清利，血瘀宜活血；虚证者，肾虚者宜温补，结合养精；心脾血虚当调养气血，佐以温补开郁；虚实夹杂者需标本兼顾。

（二）辨证论治

1. 肝气郁结证

临床表现：阳事不起，或起而不坚，情志抑郁，善太息，或烦躁易怒，胸胁或少腹胀满，或窜痛，舌红少苔，脉弦。

治法：疏肝解郁，行气振痿。

方药：逍遥散加减。

参考处方：柴胡9g，薄荷9g（后下），枳实12g，炒川楝子9g，炒白芍15g，当归10~15g，川芎15g，白术15g，白蒺藜15g，九香虫9g，炙甘草6g。每日1剂，

水煎服。

临床应用：该方为逍遥散加减而成，主治因情志不畅，肝木不能调达，则肝体失于柔和，以致肝郁血虚诸证。肝主宗筋，肝气抑郁，气机逆乱，疏泄不及可致阳痿；肝郁血虚，宗筋失于濡养亦致阳痿。病因七情所伤，以致肝气郁结，故治宜疏肝解郁为主，遣以逍遥散加减治之。若肝气郁结久病不治，易郁久化火，表现为胸胁胀痛，目赤口干，舌红苔黄，脉弦数等，治宜丹栀逍遥散加味，以解肝郁、清肝热。

中成药：逍遥丸，丹栀逍遥丸等。

专家经验方推荐：逍遥散合四逆散加味（徐福松教授经验方）：柴胡9g，枳实9g，薄荷9g，当归12g，芍药15g，白蒺藜15g，紫梢花10g，川楝子9g，醋延胡索12g，九香虫9g，炙甘草9g。每日1剂，水煎服。辨证要点为阳事不起，或起而不坚，情志抑郁，善太息，或烦躁易怒，胸胁或少腹胀满，或窜痛，舌红少苔，脉弦。

2. 肝经湿热证

临床表现：阴茎痿软，勃而不坚，阴囊潮湿气臊、瘙痒，口苦泛恶，腹胀纳呆，肢体困重，大便不调，小便短赤，舌红，苔黄腻，脉滑数。

治法：清热利湿，佐以振痿。

方药：龙胆泻肝汤加减。

参考处方：龙胆草9g，黄芩12g，炒栀子9g，柴胡9g，茯苓15g，泽泻12g，车前子30g（布包煎），川木通9g，当归10~15g，生地黄15g，蛇床子15g，淫羊藿15g，甘草9g。每日1剂，水煎服。

临床应用：龙胆泻肝汤主治肝胆实火上炎，或湿热循经下注所致之病证；功能清肝胆实火，泻下焦湿热。加入蛇床子、淫羊藿益肾壮阳以振痿，蛇床子既可燥湿，又能温肾壮阳以治阳痿，为治疗下焦湿热之阳痿常用药；淫羊藿既能除湿，又能补肾壮阳以治阳痿。全方共同起到清利肝胆

湿热，佐以振痿之功效。

中成药：龙胆泻肝丸等。

专家经验方推介：龙胆泻肝汤加减（喻文球教授经验方），组成：龙胆草20g，黄芩10g，山栀子10g，川木通10g，车前子15g，柴胡15g，泽泻12g，生地黄12g，当归12g，生甘草6g。辨证要点为阴茎不能勃起，或勃而不坚，常伴阴囊潮湿，坠胀疼痛，心烦口苦，肢体困倦，小便短赤，大便稀薄或秘结，舌红、苔黄腻，脉滑数。

3. 瘀血阻络证

临床表现：阳痿不举，龟头青暗，胸胁胀闷窜痛，或见腰、小腹、阴部刺痛，舌质紫暗或有瘀斑瘀点，脉弦涩。舌质紫暗或有瘀斑、瘀点，脉涩。

治法：活血化瘀，通络起痿。

方药：少腹逐瘀汤加减。

参考处方：小茴香9g，干姜9g，延胡索12g，当归15g，川芎15g，肉桂5g，赤芍药15g，生蒲黄9g（布包煎），五灵脂10g（布包煎），路路通30g，蜈蚣2条（研末冲服），水蛭粉6g（冲服），九香虫10g，黄芪30g，炙甘草9g。每日1剂，水煎服。

临床应用：少腹逐瘀汤为王清任著名的五首逐瘀汤之一。功能活血祛瘀，温经止痛；主要针对少腹瘀血积块疼痛或不痛，或痛而无积块，或少腹胀满；或经期腰酸少腹胀，或月经一月见三五次，连绵不断，断而又来，其色或黑，或有瘀块，或崩漏兼少腹疼痛，或瘀血阻滞，久不受孕等证。因本方配有温里祛寒之小茴香、官桂、干姜等药，故温经止痛作用较优，所以主治血瘀少腹、月经不调、痛经等常用。因气血运行不畅，瘀血阻于宗筋络脉，以致宗筋失养则发为阳痿。投加味少腹逐瘀汤以益气、活血、通络，气血运行通畅，宗筋得以充足濡养而重新焕发朝气。临证若见阴部刺痛甚者，可加三棱、莪术、丹参；阴茎举而不坚者，加楮实子、石燕子、阳

起石等；阴部发冷加熟附片、淫羊藿、肉苁蓉、鹿茸等。

中成药：血府逐瘀胶囊等。

专家经验方推介：蜈蚣达络汤（徐福松教授经验方），组成：蜈蚣2条，川芎9g，丹参10g，赤芍10g，水蛭6g，九香虫6g，白僵蚕10g，柴胡10g，黄芪18g，紫梢花10g，川牛膝10g。其辨证要点为阳痿伴见睾丸刺痛，胸胁胀闷窜痛，性情急躁，胁下痞块，腹腰阴部刺痛，舌紫暗有瘀斑、瘀点，脉涩者。

4. 痰湿阻滞证

临床表现：阴茎痿软，勃起迟缓，或举而不坚，形体丰腴，体倦易疲，晨起痰多，头晕目眩，肢体困重，或见胸闷、泛恶，口中黏腻，舌淡苔白腻，脉沉滑或弦滑。

治法：化痰除湿，通络振痿。

方药：导痰汤加减。

参考处方：制半夏15g，橘红10g，茯苓15g，天南星10g，黄芪30g，荷叶15g，苍术15g，葛根30g，丹参30g，蜈蚣3条，露蜂房10g，淫羊藿15g，原雄蚕蛾9g（研末冲服），炙甘草9g。每日1剂，水煎服。

临床应用：该方为导痰汤化裁而来，功能化痰除湿，通络振痿。主治痰湿阻滞证之阳痿，形体丰腴，体倦易疲，晨起痰多，头晕目眩，肢体困重，或见胸闷、泛恶，口中黏腻，舌淡苔白腻，脉沉滑或弦滑。2型糖尿病患者多形体超重或肥胖，肥胖之人多责之脾虚，脾虚不能运化水湿，痰湿壅滞于体内，络脉受阻，阳气不达，宗筋失充，故致阳痿。方中加入丹参、蜈蚣、露蜂房、淫羊藿、原雄蚕蛾以通络振痿。

专家经验方推介：健脾化痰燥湿方加减（张良圣教授经验方），组成：苍术12g，半夏12g，陈皮15g，白茯苓9g，白术9g，砂仁6g，生薏苡仁20g，生黄芪20g，枸杞

9g，淫羊藿15g。辨证要点为阴茎举而不坚，勉为房事，面色萎黄少华，纳少便溏，乏力懒言，平时饮酒过度，嗜食肥腻，脉滑无力，舌质淡胖，苔白腻。

5. 心脾两虚证

临床表现：阳痿不举，精神不振，失眠健忘，胆怯多虑，心悸自汗，面色无华，或失眠多梦，食少纳呆，腹胀泛恶，舌淡，苔薄白，脉细弱。

治法：健脾养心，补益气血。

方药：归脾汤加减。

参考处方：党参20g（或人参10g），黄芪30g，龙眼肉9g，白术15g，当归15g，生、熟地黄各15g，茯神30g，酸枣仁20g，远志12g，木香9g，枸杞15g，菟丝子20g，鹿角胶12g（烊化兑服），炙甘草9g。每日1剂，水煎服。

临床应用：归脾汤主治证是心脾两虚，气血不足所致，心藏神而主血，脾主思而统血，消渴久病不愈，思虑劳倦过度，损伤心脾。脾胃为气血生化之源，脾虚则气衰血少，心无所养，不能藏神，故心悸、胆怯多虑，精神不振，失眠健忘，面色无华，或失眠多梦，舌淡，苔薄白，脉细弱等见症；脾气虚则运化失职，则见食少纳呆，腹胀泛恶等症状。阴器之用，以气血为本，气血不足则宗筋失养而致阳痿。"治病必求于本"，故以归脾汤健脾养心、补益气血，心脾康复，气血得复，宗筋得以气血濡养而阳痿得愈。临证加入枸杞、菟丝子、鹿角胶等益肾温阳之品以振痿。

中成药：人参归脾丸等。

专家经验方推介：归脾汤合补中益气汤加减（陈德宁教授经验方），组成：黄芪20g，党参15g，白术15g，茯神15g，莲子20g，五味子10g，远志10g，升麻5g，柴胡10g，淫羊藿20g，巴戟天20g，鹿角霜20g，大枣20g，炙甘草5g。辨证要点为劳累过度而致性欲减淡，阴茎勃起困难，面

有倦色，语声低微，食欲不佳，失眠多梦，大便溏，舌淡、苔白，脉细无力。

6. 心胆虚怯、惊恐伤肾证

临床表现：阳事不举，悸动易惊，胆怯多疑，唉声叹气，失眠多噩梦，健忘，形体消瘦，腰膝酸软，头晕耳鸣，遗精，舌苔薄白，脉弦细。

治法：益肾补肝，壮胆宁神。

方药：启阳娱心丹加味。

参考处方：人参9g（另煎兑服），菟丝子30g，当归15g，炒白芍15g，远志10g，茯神30g，石菖蒲9g，酸枣仁30g，砂仁9g（后下），白术15g，山药30g，柴胡9g，橘红9g，海马15g，肉苁蓉15g，淫羊藿15g，炙甘草9g。

临床应用：该方为启阳娱心丹加味方，启阳娱心丹原为《辨证录》治疗"志意不遂，阳气不舒，心火抑郁而不开，肾火虽旺而不应"之阳痿而设，具有益肾补肝，壮胆宁神之功效。糖尿病患者多顾虑重重，担心患病终生，且并发症繁多，或担心性功能障碍，思想压力重，长期恐惧，易伤肾精，而致阳痿。临证加入海马、肉苁蓉、淫羊藿等增强益肾壮阳之功。

中成药：龙牡固精丸、养心安神丸、逍遥丸等。

专家经验方推介：宣志汤加减（毕焕洲教授经验方），组成：人参15g，远志15g，熟地黄15g，龙骨20g，牡蛎20g，柴胡15g，升麻15g，巴戟天15g，淫羊藿20g，蜈蚣3条。水煎服。辨证重点为因惊恐而致，阴茎不能勃起，胆怯多虑，精神苦闷，每逢性交时焦虑恐慌，心有余悸，心悸失眠，多梦惊惕，舌质淡青，苔薄，脉弦细。

7. 肾阴亏虚证

临床表现：阳事不举，形体消瘦，口干咽燥，腰膝酸软，头晕耳鸣，失眠多梦，遗精，舌红少津，脉细数。

治法：滋阴补肾，填精益髓。

方药：左归丸加味。

参考处方：熟地黄30g，枸杞15g，山茱萸15g，龟甲胶30g（烊化兑服），鹿角胶30g（烊化兑服），川牛膝15g，菟丝子30g，山药30g，黄精30g，麦冬30g，制何首乌30g。每日1剂，水煎服。

临床应用：该方为左归丸加味方，重在滋阴填精。因糖尿病日久，肾阴耗伤，真阴不足，症见阳事不举，形体消瘦，口干咽燥，腰膝酸软，头晕耳鸣，失眠多梦，遗精等。治当滋阴补肾，填精益髓，临证加入黄精、麦冬、制何首乌增强养阴益肾、填补肾精之功。若见潮热盗汗，五心烦热，溲黄便干等阴虚火旺证者，可加生地黄、牡丹皮、女贞子、墨旱莲等以滋阴降火或合知柏地黄丸加减。

中成药：左归丸、六味地黄丸、知柏地黄丸等。

专家经验方推介：还少丹合大补元煎加减（吴维城教授经验方），组成：鹿角胶10g，龟甲30g，菟丝子30g，杜仲15g，枸杞15g，熟地黄30g，山药30g，山茱萸15g，泽泻10g，淫羊藿15g，巴戟天15g，党参20g，当归15g。每日1剂，水煎服。其辨证要点为阳痿伴精神萎靡，气短乏力，腰膝酸软，下元虚冷，舌淡苔薄，脉细弱。

8. 命门火衰证

临床表现：阳事不举，面色㿠白或黧黑，头晕耳鸣，精神萎靡，腰膝酸软或酸痛，畏寒怕冷，或肢冷以下肢为甚，大便久泄不止，或完谷不化，或五更泄，水肿腰以下甚，按之不起，舌淡胖，苔白，脉沉细。

治法：温补命门，壮阳振痿。

方药：右归丸加味。

参考处方：熟附子15g，肉桂6g，杜仲15g，菟丝子15g，枸杞15g，山茱萸15g，鹿茸5g（研末冲服），炒山药30g，熟地黄30g，当归15g，淫羊藿15g，巴戟天15g，阳起石20g，原雄蚕蛾9g（研末冲服），炙甘草9g。每日1剂，水煎服。

临床应用：该方为右归丸加味方。右归丸主治肾阳不足，命门火衰证。症见因年老或久病气衰神疲，畏寒肢冷，腰膝软弱，阳痿遗精，或阳衰无子，或饮食减少，大便不实，或小便自遗，舌淡苔白，脉沉而迟等。因肾为水火之脏，元气所聚，为元阳之根。糖尿病日久不治，阴虚及阳，肾阳不足，命门火衰，不能温煦，故可致阳痿发生。方中诸药合用，肝脾肾阴阳兼顾，仍以温肾阳为主，妙在阴中求阳，使元阳得以归原，故名"右归丸"。临证加入淫羊藿、巴戟天、阳起石、原雄蚕蛾等加强温肾壮阳之品，以利阳痿复起。

中成药：七味消渴胶囊、右归丸、金匮肾气丸等。

专家经验方推介：七味消渴方（程宜春教授经验方）：黄芪50g，原雄蚕蛾9g（研末冲服），枸杞15g，黄精15g，葛根30g，天花粉30g，熟大黄6g。其辨证为阴阳两虚，兼瘀血阻络；主治糖尿病阳痿，症见口干咽燥，面色㿠白，头晕耳鸣，精神不振，腰膝酸软，倦怠乏力，性欲淡漠，阳事不举，小便清长，舌淡胖，苔白，脉沉细等。

（三）其他特色疗法

1. 中成药

中成药的选用必须符合该品种的中医证候，切忌盲目使用。建议选用无糖颗粒剂型、胶囊剂、浓缩丸或片剂。归纳常见阳痿用中成药用法如下。

七味消渴胶囊：消渴病（糖尿病2型，阴阳两虚兼气虚血瘀证）。每次4粒，每日3次口服。

参茸丸：肾虚肾寒，阳痿早泄，梦遗滑精，腰腿酸痛，形体瘦弱，气血两亏等。

每次60粒，每日2次口服。

五子衍宗丸：肾虚精亏所致的阳痿不育、遗精早泄等。每次6g，每日2次口服。

左归丸：真阴不足，腰膝酸软，盗汗，神疲，口干。每次9g，每日2次口服。

右归丸：肾阳不足，命门火衰，腰膝酸冷，精神不振，怯寒畏冷，阳痿遗精，大便溏薄，尿频而清。每次9g，每日3次口服。

还少胶囊：脾肾虚损，腰膝酸痛，阳痿遗精，耳鸣目眩，精血亏耗，肌体瘦弱，食欲减退，牙根酸痛。每次5粒，每日3次口服。

六味地黄丸：头晕耳鸣，腰膝酸软，骨蒸潮热，盗汗遗精。每次8粒，每日3次口服。

知柏地黄丸：阴虚火旺，潮热盗汗，口干咽痛，小便短赤。每次8粒，每日3次口服。

金匮肾气丸：肾虚水肿，腰膝酸软，小便不利，畏寒肢冷。每次5g，每日3次口服。

金锁固精丸：肾虚气亏，夜梦遗精，精神疲倦，阴虚盗汗。每次40粒，每日2次口服。

龙胆泻肝丸：肝胆湿热，头晕目赤，耳鸣耳聋，胁痛口苦，尿赤，湿热带下。每次3~6g，每日2次口服。

人参归脾丸：心脾两虚，气虚不足，所致的心悸、怔忡、失眠健忘，食少体倦，面色萎黄以及脾不统血所致的便血、崩漏、带下诸症。每次9g，每日2次口服。

2. 针灸疗法

（1）针刺疗法：根据"盛则泻之，虚则补之，热则疾之，寒则留之，陷下则灸之"的基本理论为原则，可针对病机确定主穴，同时可结合辨证取穴。

普适性针刺取穴处方：取穴神阙、气海、关元、肾俞、命门、百会、太溪、足三里。前三穴用灸法，余用针刺施以补法，使腹部穴热感传至阴部。

主穴取大赫、命门；配穴取足三里、气海、关元。操作采用"探刺感传法"，随意轻微捻转，使针感传向阴茎；取"烧山火"补法，作龙眼推使，完毕，左手拇、食指用力夹住针柄上端，不使针向回松动，以右手拇指指甲从上向下刮动针柄。退针时，用左手拇、食指向下轻压，待针下松弛时，右手将针快速撤出，急速揉按针孔。

主穴取中极、归来、大赫；配穴取风池、内关。操作：针刺中极、归来、大赫时，需使针感传至尿道；针刺风池时，应使针感放射至整个头部。

辨证取穴：若命门火衰者，加腰阳关、命门、关元；心脾受损者，加脾俞、足三里、神门；肝气郁结者，加肝俞、太溪、阳陵泉；惊恐伤肾者，加心俞、志室、神门；湿热下注者，加足三里、膀胱俞、丰隆。

另外，也可取穴次骨、曲骨、阴廉、大敦。针刺次骨、阴廉穴以局部出现酸胀、重感为度。针刺曲骨穴以出现电击感自尿道根部放射为止。大敦穴用艾条灸5分钟，火力要足，用雀啄法，2~3天针刺1次，10次为1疗程。

更可针刺加灸：取肾俞、三阴交、八髎、阴谷、足三里或复溜、关元、然谷、中极、曲骨，或每次取4~6个穴位，交替用。方法：先将艾绒搓成团，然后再把生姜切成像2分硬币大小的薄片，定好穴位后，针刺，以平补平泻手法，得气后留针；先把切好的生姜片套在针柄上端固定好将艾团放在上面点燃，直到艾绒燃完为止，注意防止灼伤皮肤。用手法时，每次针感直达阴茎效果最好，每日针一次，10天为一个疗程。治疗时间不能性交。

（2）耳针取穴：精宫、外生殖器、睾丸、屏间、脑、神门、内分泌，每次选2~3穴，用0.5寸毫针，中等刺激，留针15分钟，每日或隔日1次。适用于各型患者。

（3）电针取穴：腰阳关、命门、肾俞、次髎、曲泉、足三里、太溪、催欲穴（阴茎上下左右各1穴），用电针仪以每分钟60~120次频率的脉冲电波刺激20~30分钟，10日为疗程。适用于非器质性病变患者。

（4）灸法取穴：关元、神阙、中极、肾俞、腰阳关、命门。取姜片置于穴位上，取艾炷置于姜片上，点燃至尽。每次选用3~5穴位，每穴位每次灸3~5壮，每日2次，7~10次为1个疗程或病愈为止。或取穴气海、关元、三阴交。每次用艾条灸各10分钟，每日2次，5~7天为1个疗程或病愈为止。

（5）穴位注射：①用维生素B_1注射液50mg或丙酸睾酮5mg，轮流注入关元、中极、肾俞穴，每隔2~3日1次，4次为一疗程；②用鹿茸精注射液注射气海、关元、中极、曲骨、足三里（双）各0.5ml，命门1ml，进针深度以酸胀为宜。

3. 推拿疗法

（1）腹部掌按法：取中脘、关元穴，每穴5分钟；再取督脉、膀胱经近督脉侧线，从长强至大杼方向，捏脊各1遍；继按揉肾俞、三阴交各1分钟，掌擦八髎3~5分钟。若命门火衰者，加按揉腰阳关、命门、太溪各1分钟；心脾受损者，加点按膻中、肝俞各1分钟；惊恐伤肾者，加点按内关、大陵、神门各1分钟；湿热下注者，加点按肝俞、大肠俞、曲泉各1分钟，用掌运法施于天枢、中极3~5分钟。

（2）穴位推拿法：取关元、神阙、命门、肾俞、三阴交、气海、太溪、复溜、神门等穴。手法：推、揉、按等。操作：患者取仰卧位，术者蘸少许润滑剂，先在腹部施以揉、按法数分钟，然后点按中极、关元、气海，掌揉神阙穴1分钟，两侧腹部擦法数分钟。患者仰卧位，术者指压神门穴1分钟，揉按足三里、三阴交、复溜、太溪各1分钟，两腿外侧逆推数次。患者俯卧位，术者先在肩背部施以推、按、滚法数分钟，然后依次点按肾俞、命门、腰阳关、次髎、上髎、关元俞各1分钟，接着在腰骶部施以横推法数分钟，拿提肩井，按压大椎1分钟。

（3）合阴阳按摩法：夫妇互相搓、摸、按、揉对方的性敏感区。性敏感区主要是阴茎部、包皮系带、阴茎皮肤、唇、舌、大腿内侧、脐下腹部皮肤、乳头等。其中男子的阴茎、唇、舌等最为敏感，女子阴蒂、阴阜、乳头、唇、舌处最为敏感。若男方性欲减退，可以重点推拿肾经、膀胱经，捏揉会阴、会阳、京门、长强等穴位，搓揉阴茎的冠状沟、包皮系带，并沿尿道走行刺激阴茎皮肤。

（4）壮阳固精按摩法：有按摩涌泉和肾俞两法。摩涌泉法：患者平坐或一脚置于另一腿上盘坐，双手摩搓至热后，再用一手握持足趾，另一手旋转摩按涌泉穴，摩至发热为度，将足趾略微转动，左右足心更手握摩。摩肾俞法：患者睡前坐于床，垂手解衣，略作吐纳闭息，舌舐上腭，意守肚脐，提缩肛门数十次。然后两掌贴于肾俞穴，中指正对命门穴，作环型摩擦120次。

（5）兜肾囊法：练习时间在19~23时（戌亥之时），盘膝端坐，解衣调息。先将双手搓摩至热，再用左手兜起阴囊，稍向上用力，右手摩擦脐下气海、关元等部位，兜擦81次，再左右互换兜擦81次。兜肾囊法刺激强度较大，适合于已婚男子患阳痿、早泄、遗精等性功能障碍的患者。按摩时要掌握一定的手法，用力切忌粗暴，夫妇双方共同练习时要互相体贴，密切合作，方能取得良好效果。

六、中西医协同治疗

糖尿病阳痿的治疗与非糖尿病的阳痿治疗基本一致，但糖尿病阳痿须注意患者血糖的控制，并重视用药对血糖的影响。经过广大中医工作者的不断研究，临床实践中采用中西医结合或中西医协同治疗的措施，使本病的治疗效果显著提高。

（一）基础治疗

1. 生活方式的干预

如同糖尿病其他并发症一样，糖尿病阳痿的治疗亦与健康的生活方式密不可分，包括适量运动、健康饮食、戒烟限酒、保证足够的休息、保持轻松愉悦的心情等。饮食方面，要做到"饮食有节"，不可"以酒为浆"，过食肥甘，以免湿热内生。应在糖尿病饮食的基础上，适量进食高蛋白食物和新鲜果蔬，尤其是对本病有益的诸如海虾、泥鳅、鹌鹑蛋、鸽子蛋以及枸杞、韭菜子等。运动既要适量，又要坚持不懈，既达到锻炼身体，提高身体素质，又要愉悦身心，避免过度劳累，适得其反，可根据自身条件和爱好选择散步、慢跑、游泳、气功、八段锦、五禽戏、太极拳等锻炼项目。

2. 心理治疗

对糖尿病和糖尿病阳痿，都应给予积极的心理治疗，尤其是功能性的阳痿的治疗主要是心理治疗和性教育。目前对糖尿病，尤其是糖尿病阳痿的治疗仍然非常困难，给患者甚至是医生都容易产生悲观情绪，必然会给患者和治疗带来消极影响，因此，有必要尽量解除各种社会心理因素、家庭因素的影响，克服本病的精神障碍，不使其产生恐惧感，树立性交成功的信心，往往能取得一定的疗效。性心理治疗采取心理和行为相结合的方法，应夫妻双方共同进行，以性教育结合性感集中训练为代表，其有效率可达 60%~70%。

3. 性教育

对所有接受性教育治疗的患者，除正确的糖尿病知识教育外，均可采用性教育治疗方法。对患者及其配偶进行必要的性知识教育，使男女双方都能了解性生理反应的全过程，以免产生不必要的恐惧和顾虑。近年来国外盛行性教育治疗法，首先是停止男女之间的性接触，通过性教育，循序渐进地学习正确的性行为模式，相互配合，使性焦虑消除。

4. 性感集中训练

马斯特和约翰逊倡导的行为疗法核心就是性感集中治疗。该训练疗法分为 3 个阶段进行，各阶段是下一阶段的基础，训练应循序渐进，男女相互配合完成。

（1）非生殖器官性感集中训练：皮肤是人体的最大器官，也是人类性系统的中心器官，由抚摸而触发的身体感受是性的最重要肉体因素，双方互相探寻对方最喜爱的触摸部位，了解如何通过爱抚传达温柔、爱慕、愉悦等感受，令患者把注意力集中在性感的知觉上，并逐步过渡到性欲的激发。该训练只进行非生殖器官如面、手及身体其他部分的接触，以消除紧张的心理状态，提高身体感受力，为下一阶段治疗做准备。

（2）生殖器官性感集中训练：此阶段主要进行生殖器官的接触，男方触摸的范围可扩大到女方乳房和生殖器等高敏感的区域，女方注意抚摸男方的大腿、下腹部、

阴茎和阴囊。通过采取刺激－停止再刺激的技术训练，进一步消除恐惧感，唤起性反应，使男方领悟到勃起的失去并不可怕，再刺激它还会重新勃起，建立勃起信心。训练可选在男方反应最强的早晨进行。

（3）阴道容纳：是针对勃起功能障碍的特殊训练，目的是进一步减轻焦虑并向性交过渡，多采用女上位进行。女方将阴茎刺激到一定程度的勃起后用手扶持阴茎刺激自己的阴唇、阴蒂，最后引导插入阴道。插入后双方静止不动，让男方体验性感受，当阴茎变软时，可收缩阴道或稍微上下移动摩擦阴茎，以便维持阴茎的勃起。重复训练可使女方阴道容纳时间逐渐延长。阴茎变软时也可令其自然脱出，由女方重新刺激，使其勃起坚硬后再放入阴道内。这一过程可以增强男方的信心，不再担心勃起的暂时消失。

（4）阴道内容纳与活动：在性治疗的最后阶段，采取女方上位并由女方先活动，当达到相当的兴奋后男方再活动，先慢后快，不断增强活动的幅度，直到完成性交。

（二）控糖治疗

治疗糖尿病阳痿，首先应良好控制血糖。糖尿病治疗措施和血糖控制目标参照中华医学会糖尿病分会《中国 2 型糖尿病防治指南》（2013 年版）有关 2 型糖尿病综合控制目标。

表 5-9-3　中国 2 型糖尿病综合控制目标

指标	目标值	
血糖（mmol/L）	空腹	4.4~7.0
	非空腹	10.0
糖化血红蛋白（%）		< 7.0
血压（mmHg）		< 140/80
总胆固醇（mmol/L）		< 4.5

指标	目标值	
高密度脂蛋白胆固醇（mmol/L）	男性	> 1.0
	女性	> 1.3
低密度脂蛋白胆固醇（mmol/L）	合并冠心病	< 1.8
	未合并冠心病	< 2.6
甘油三酯（mmol/L）		< 1.7
体重指数（kg/m²）		< 24.0
尿白蛋白 / 肌酐比值（mg/mmol）	男性	< 2.5（22.0）
	女性	< 3.5（31.0）
尿白蛋白排泄率（μg/min）		< 20（30）
主动有氧活动（分钟 / 周）		≥ 150 分钟

（三）阳痿的药物治疗

1.雄激素补充治疗

（1）原发性性腺功能低下：睾丸肿瘤、克兰费尔特综合征、外伤、手术等原因可导致体内睾酮水平下降、FSH 和 LH 水平增高，此类患者采用外源性睾酮替代治疗效果最好。可使用庚酸睾酮 300mg 肌内注射，每 3 周 1 次；长效油剂睾酮酯（内含丙酸睾酮）250mg 肌内注射，每 3~4 周 1 次。

（2）继发性性腺功能低下：下丘脑及垂体病变，由于缺乏促性腺激素造成性腺发育停滞，体内睾酮、FSH 和 LH 水平均降低。可用 HCG1000~2000IU 皮下注射，每周 3 次，经过一段治疗后，可出现睾丸增大、精子产生、性欲提高及勃起功能改善。也可用 GnRH 皮下微量泵治疗，可是体内产生大量 LHRH，并促使 LH 和 FSH 分泌水平增高，进一步出现睾丸间质细胞和生精上皮发育，从而提高性欲，改善勃起，该种治疗效果好但价格昂贵。

2.非激素类药物治疗

治疗勃起功能障碍的药物较多，根据药物作用的部位大致可将其分为以下几类。

（1）育亨宾：是可逆性的肾上腺受体拮抗药，自 20 世纪 60 年代广泛应用至今，是现有治疗勃起功能障碍药物中应用时间较长的口服药。常用剂量为 20~30mg/d，不良反应包括恶心、头痛、消化不良、一过性血压升高等。

（2）脱水吗啡：为多巴胺激动药，最先用于治疗 Parkinson 病，后来发现该药可以使性功能正常者产生勃起，经研究证实它可刺激中枢神经系统与性有关的多巴胺受体，也可通过骶副交感神经丛扩张阴茎海绵体血管。但因有打哈欠、低血压、恶心、头晕等不良反应限制了其应用。

（3）溴隐亭：是另一种多巴胺类口服药，作用于垂体，抑制泌乳素分泌，故可用于治疗高泌乳素血症引起的勃起功能障碍。起始剂量 1.2mg，每日 2 次，每 3~7 天增加 1.25mg，可逐渐增大到 10mg/d。

（4）曲唑酮：是一种三类的三唑吡啶类抗抑郁药，既可以用作中枢 5- 羟色胺受体，抑制 5- 羟色胺重吸收，也有抗胆碱活性和肾上腺受体阻断作用，故该药引起勃起的机制是复杂的、多方面的。该药最早用于治疗抑郁症，在应用中发现正常性功能者出现异常勃起，遂开始关注其诱发勃起机制，并逐渐应用于临床治疗勃起功能障碍。

（5）西地那非：是 PDEs 抑制药。海绵体平滑肌张力的调控十分复杂，NO 是最重要的物质，它在性刺激下由内皮细胞和副交感神经末梢释放，刺激鸟苷酸环化酶，使鸟苷酸（guanosine triphosphate，GTP）变为环鸟苷酸（cyclic guanosine monophosphate，cGMP），后者为第二信使，可松弛平滑肌。磷酸二酯酶（PDE）可使 cGMP 分解为 GMP。抑制 PDE 则可提高 NO 的作用强度。推荐剂量为 50mg，最大推荐剂量为 100mg，于性活动前 1 小时服用，或在性活动前 30 分钟至 4 小时内服用，每天只能服用一次。

（6）酚妥拉明（phentola mine）：常用于注射。1988 年 Cwinup 首先应用该药 50mg 口服治疗勃起功能障碍。研究证实，该药对轻、中度勃起功能障碍患者性交前服用可起到一定效果。

（7）外用药物：如硝酸甘油膏剂或贴片、前列腺素 E_1 乳膏等。该类药使用简便、无侵袭性、效果肯定，有望成为勃起功能障碍治疗的另一种手段。

负压吸引缩窄装置（vacuum constriction device，VCD）早在 1982 年获 FDA 批准，从那以后十余年来，各种负压吸引装置相继问世，并在全世界范围广泛应用。

（四）血管活性药物海绵体内注射

1. 常用药物

海绵体内注射罂粟碱或酚苄明数分钟后，可引起阴茎勃起。该方法是一种新的、有效的、安全的治疗方法。目前，临床上最常用的药物有罂粟碱、酚苄明、前列腺素 E_1 和酚妥拉明。

（1）罂粟碱：是最早，也曾是应用最多的 ICI 药物，但目前已很少单独应用，是因为其效果不如前列腺素 E_1，而其不良反应为：延长勃起、海绵体纤维化等发生率比其他新药高。罂粟碱是非特异性磷酸二酯酶抑制药，阴茎内主要有 2、3、5 型

磷酸二酯酶，通过阻断 cGMP 和 cAMP 降解，使细胞内钙离子浓度下降，导致海绵体平滑肌松弛。

（2）酚妥拉明：单独应用无明显改善阴茎勃起功能的效果。由于它是 α_1 受体拮抗药，故与罂粟碱或血管肠肽（VIP）合用，或与罂粟碱加前列腺素 E_1 三联用药，可降低引起平滑肌收缩的交感神经张力，使阴茎动脉平滑肌松弛，增加阴茎动脉血流，有利勃起，酚妥拉明 5- 羟色胺也有一定影响。

（3）前列腺素 E_1（PGE_1）：是目前单独应用于海绵体注射治疗最多的药物，因为相比之下，单独应用时其改善勃起功能效果最佳，不良反应最少。

（4）酚苄明：是非选择性 α 受体拮抗药，由于其半衰期长，超过 24 小时、易产生延长勃起和异常勃起，加之疼痛和纤维化等不良反应，目前已很少应用。

2. 用法用量

（1）PGE_1：建议首次剂量从 5μg 开始，以后每次以 5μg 递增。

（2）罂粟碱：一般患者首次剂量为 30mg 必要时以每次 30mg 递增，若 90mg 仍无效，应改用联合用药。罂粟碱 +PGE_1 或罂粟碱 + 酚妥拉明或三药联用。神经性勃起功能障碍者首剂 7.5mg。心理性勃起功能障碍者首剂 15mg，每次增加 15mg。

（3）酚妥拉明：由于不易引起异常勃起，其剂量是 10~20mg。

（4）VIP+ 酚妥拉明：有 25μgVIP+1mg 酚妥拉明和 25μgVIP+2mg 酚妥拉明二种制剂，临床效果无明显差异。

3. 禁忌证

使用 PGE_1 海绵体内注射治疗应特别禁忌下列情况：已知患者对前列地尔或者其他前列腺素过敏者；患有某些易出现阴茎异常勃起的疾病如镰刀型贫血、多发性骨髓瘤及白血病者；阴茎解剖结构异常；不

宜进行性活动或性活动禁忌者。近3个月内有心脑血管病变者也列为禁忌。有出、凝血功能障碍者应慎用。

（五）经尿道给药

尿道内给药治疗（MUSE）方法是指将血管活性药物直接放于尿道内，通过尿道黏膜直接吸收并刺激阴茎而产生阴茎勃起反应的方法。血管活性药物被尿道黏膜吸收后首先弥散至尿道周围的尿道海绵体，然后通过尿道海绵体与阴茎海绵体之间的通道到达阴茎海绵体。研究证实尿道周围静脉及其属支为其药物弥散的通道。

MUSE是PGE₁尿道给药的一种特殊工具。其他尿道应用药物尚处在研究阶段，国内有前列地尔尿道栓，并已完成了Ⅱ期临床试验，不久有望上市。MUSE的装置是：约3.2cm长的塑料栓体，内有栓柄，在栓柄前部装有半固定体状 alprostadi 颗粒。PGE₁的剂量有125μg、250μg、500μg及1000μg，根据个体差异可加以选择。

安全性问题：尿道给药的主要不良反应是尿道胀痛，约占30%，但多数仍坚持用药，而且随着应用技术逐步熟练，尿道疼痛发生率可降至10%左右。少数患者应用MUSE后发生尿道轻度损伤而引起尿血或流血。

（六）阴茎假体置入

一般药物治疗无效者，假体置入就是一种效果较好的外科治疗方法。

目前市场上的阴茎假体主要有半硬性、可弯性（非充水式）阴茎假体和可膨胀性（充水式）阴茎假体。

（七）血管重建手术

主要解决动脉供血不足和静脉回流增加问题，但并发症较多，手术效果差异较大，远期效果也不佳，其价值有待重估。

七、疗效判定标准

糖尿病阳痿的疗效评判标准可参考勃起功能国际问卷（ⅡEF-5）评分表评定，即总分＞21分为正常。

八、经验传承

（一）国医大师吕仁和教授

吕仁和教授治疗糖尿病阳痿，主张分型辨证论治。肾阳不足者，阳痿阴冷、头晕耳鸣、面色㿠白、精神萎靡、腰膝酸软、畏寒肢冷、气短乏力、舌淡胖，或有齿痕，脉沉细尺弱。治以温补肾阳。方药选右归丸加减：鹿角胶10g，附子6g，肉桂6g，熟地黄12g，菟丝子10g，当归12g，杜仲10g，山药15g，山茱萸10g，枸杞10g。心脾两虚者，阳痿不举、精神不振、心悸气短、乏力自汗、形瘦神疲、夜寐不安、胃纳不佳、面色不华，舌质淡，脉沉细。治以补益心脾。方药选归脾汤加减：黄芪15g，白术10g，茯神12g，龙眼肉12g，人参10g，木香10g，当归12g，远志21g，甘草6g，酸枣仁10g。湿热下注者，阳痿茎软、阴囊潮湿、臊臭或痒痛、下肢酸痛、小便短赤，舌苔黄腻、脉濡数。治以清热利湿。方药选龙胆泻肝汤加减：龙胆草6g，黄芩10g，山栀子10g，泽泻10g，车前子10g，当归10g，柴胡10g，生地黄15g，薏苡仁30g，甘草6g。肝郁气滞者，阳痿失用、情志抑郁或易于激动、失眠多梦、腰膝酸软，舌黯苔白、脉沉弦细。治以疏肝理气兼以活血。方药选四逆散加减：柴胡10g，枳实10g，枳壳10g，当归10g，白芍12g，蜈蚣2条，甘草6g，佛手12g，刺猬皮9g。临床擅用九香虫、刺猬皮、蜈蚣等兴阳通络药物。

（二）程宜春教授

程宜春教授通过长期的临床研究形成了糖尿病"脾虚致消"和"健脾益消"理论，认为脾肾亏虚是2型糖尿病发生的关键，为病之本。程老认为2型糖尿病多见于中老年人，尤其是老年人多见，老年人身体渐衰，诸脏器形质脆弱，尤以脾肾为著。机体内虚的体质特点构成了糖尿病发病的内在基础，发生糖尿病后则更伤脾肾，盖肾藏精，主生殖，开窍二阴；脾之经脉皆聚于阴器，故男性2型糖尿病患者常伴发阳痿。程老倡导治疗应以健脾益肾为大法。在此理论指导下，程老创立了健脾补肾经验方用于临床每获良效。常用药如：黄芪30g，山药30g，苍术15g，黄精15g，菟丝子30g，肉桂6g，淫羊藿15g，鹿角胶15g，肉苁蓉15g，山茱萸15g，葛根15g，丹参15g，当归12g。每日1剂，水煎服。程老还总结几十年的临床经验研制成用于治疗糖尿病阳痿的国家级中药新药"七味消渴胶囊"（雄蚕蛾、枸杞、山茱萸、天花粉、熟大黄、黄芪、黄精），正式上市后，深受广大患者的欢迎，取得了良好的社会及经济效益。

（三）王琦院士

王琦院士认为糖尿病阳痿的发生机制，其实并不主要在于糖尿病本身，而是糖尿病所致的神经、血管功能改变引起阳痿，血管以及支配血管的末梢神经的损害，导致阴茎勃起过程中血管不能充分充盈而致阴茎勃起不全或完全不能勃起。糖尿病阳痿的初期阶段虽已有实质性损害，但其损害程度毕竟不重，况且同时尚多伴有功能性因素。因此，应抓紧病变初期的治疗，不可延误太久，一旦其神经、血管的损害逐渐得以加深、加重，则可能产生不可逆性的病理改变，至此，其治疗难度则明显加大，甚至难以获效。对于糖尿病阳痿的治疗，王琦院士认为糖尿病的主要病机在于阴虚，而出现神经及血管病变致阳痿的病理机制，则多责之于在阴虚的基础上出现血瘀或气阴两虚的病理改变。因此，在滋阴清热治疗糖尿病的基础上，须加入益气活血通络改善阴茎勃起功能的药物。方剂以增液汤、生脉散、竹叶黄芪汤加减为主。常用药物有：生黄芪、山药、苍术、玄参、生地黄、熟地黄、麦冬、天花粉、葛根、石斛、楮实子、黄精、覆盆子、川芎、当归、丹参、红花、赤芍、川牛膝、菟丝子、生牡蛎等。

（四）赵进喜教授

赵进喜教授治疗糖尿病阳痿一方面重视补肾，一方面重视活血通络，临床常分肾亏阳虚、心脾两虚、肝郁气滞、湿热下注四证，进行辨证论治。其肾阳虚者，实际上多阴阳俱虚，治疗当滋阴壮阳，补肾填精，活血强筋。方药可用五子衍宗丸合滋肾紫蛾胶加减。药用枸杞15g，菟丝子15g，五味子12g，蛇床子15g，车前子12g（包煎），淫羊藿15g，仙茅12g，巴戟天12g，山茱萸15g，山药15g，鹿角片6g，九香虫9g，露蜂房9g，蜈蚣2条。其中九香虫、露蜂房、蜈蚣，不仅可兴阳，而且可以通络而固宗筋。另用：巴戟天24g，紫河车18g，大蛤蚧6对，大海马66g，海龙66g，枸杞69g，龟甲75g，鹿茸75g，熟地黄66g，党参18g，黄芪78g，当归24g，覆盆子66g，女贞子26g，锁阳21g，黄精21g，淫羊藿21g。诸药共为细末，熬胶，或加山药粉，水泛为丸，每次6g，每日3次，温开水送下。为滋肾紫蛾胶方，据传是匈奴王献给汉武帝治疗消渴病的秘方，有记载说汉武帝曾命御医调配该药，坚持用半年多大验。从方剂组成来看，似更适合于糖尿病阳痿阴阳俱虚患者。更有雄蚕蛾，功擅补肾，为山东中医药大学程宜春教授习用，随证而用，确有疗效。湿热阻滞筋脉，宗筋失用者，多见于糖尿病伴前列腺炎患者，治疗在清湿热的同时，应注意健脾补肾。腰腿痛者，可用四妙丸加味；外阴湿痒，可配合地肤子、蛇床子、苦参水煎外洗，蛇床子有较好的温肾兴阳作用，可以内服，也可外用。

（五）冯建华教授

冯建华教授强调糖尿病阳痿的辨治重点在于把握糖尿病治疗和阳痿治疗的关系。糖尿病是本，阳痿是标，当治病求本；还必须把握降糖与治痿的主次关系，有效控制血糖是治疗本病的前提。而改善血运，调节局部的血管神经的功能状态是关键。本病有虚实之分，或虚实夹杂，故治疗应首辨虚实。标实者需区别气滞、湿热、血瘀；本虚者应辨气血阴阳虚损之差别及病变脏器之不同；虚实夹杂者，先别虚损之脏器，再辨夹杂之病邪。其治疗原则：实证者，肝郁宜疏通，湿热应清利，血瘀宜活血；虚证者，肾虚者宜温补，结合养精；心脾血虚当调养气血，佐以温补开郁；虚实夹杂者需标本兼顾。在辨证论治的基础上，随证选用活血通络、益肾振痿之品，诸如蜈蚣、九香虫、露蜂房、原雄蚕蛾、海马、海龙、鹿茸、鹿角胶、石燕子、阳起石、巴戟天、淫羊藿、肉苁蓉、仙茅等。另外，对心因性阳痿患者应心理治疗和药物治疗双管齐下，使患者解除各种社会心理因素、家庭因素的影响，克服本病的精神障碍，不使其产生恐惧感，树立性交成功的信心，往往能取得更理想的疗效。

九、典型案例

（一）程宜春教授医案

陈某某，男，48岁，教师。2006年9月4日初诊。患者2型糖尿病史6年，一直坚持口服降糖药（盐酸二甲双胍，0.5g，每日3次；格列奇特，80mg，每日1次）因饮食未控制，血糖控制不理想。主诉：近3个月来出现阴茎勃起次数减少，且勃而不坚，并呈进行性加重，近期几次性交不成功，伴见神疲乏力，腰部怕冷、酸痛，四肢不温，五更泄，夜尿频数，舌淡紫、苔薄白，脉沉细。实验室检查：空腹血糖12.4mmol/L，糖化血红蛋白8%，尿糖（+++）。

西医诊断：2型糖尿病，勃起功能障碍。

中医诊断：消瘅、消渴病阳痿。

中医辨证：脾肾阳虚兼瘀血阻络。

治法：温补脾肾，通络振阳。

处方：黄芪50g，人参9g（另煎兑服），肉桂6g，炒山药60g，白术30g，茯苓15g，补骨脂15g，吴茱萸9g，肉豆蔻12g，五味子10g，淫羊藿15g，鹿角胶15g，肉苁蓉15g，阳起石15g，丹参30g，蜈蚣3条（研末冲服），雄蚕蛾9g（研末冲服），炙甘草9g。每日1剂，水煎服。

二诊：2006年9月11日。服药7剂，自诉身体自觉轻松，精力增长，腰冷酸痛消失，自觉阴茎有热感，夜间有勃起，大便溏泻好转，舌脉同前。上方去肉豆蔻、五味子，改白术15g，加菟丝子30g，继服7剂。

三诊：自诉上方服药14剂，阴茎勃起恢复正常，夫妻性生活同前，舌质红、紫色变淡，苔薄微黄，脉有力。化验空腹血糖10.6mmol/L，尿糖（+）。给予消渴七味胶囊，每次4粒，每日3次口服，以滋阴壮阳，益气活血，巩固疗效。随访3年，病情未见复发，夫妻生活和谐。

按：本例患者为糖尿病阳痿，诊断明确。由于患者长期不注意饮食控制，虽坚持服用降糖药治疗，但血糖一直控制不理想，而并发糖尿病阳痿。脾肾亏虚是2型糖尿病发生的关键，本例患者发生糖尿病后脾肾更伤，盖肾藏精，主生殖，开窍二阴；脾之经脉皆聚于阴器，故患者并发阳痿。患者神疲乏力，腰部怕冷、酸痛，四肢不温，五更泄，夜尿频数等临床症状，亦责之于脾肾阳虚，脾阳虚不能温养四肢，故见四肢不温、乏力等；腰为肾府，肾阳亏虚，命门火衰，阳虚则生内寒，故见腰冷、酸痛；脾肾阳虚，则见五更泄；肾阳亏虚，下焦失于温煦，膀胱气化无力，故见夜尿频数；舌淡紫、脉沉细为阳气亏虚，鼓动血脉无力之证。故治宜温补脾肾，通络振阳。选用黄芪四君子汤合四神丸加减，方中重用黄芪健脾、益气、升阳，更用人参大补元气，兼能生津止渴而医消渴为君；山药、白术、茯苓助君药健脾；补骨脂、吴茱萸、肉豆蔻、五味子四神丸方，重在温肾暖脾、固肠止泻为臣；肉桂补火助阳、温通血脉；淫羊藿、鹿角胶、肉苁蓉、阳起石、雄蚕蛾等温肾壮阳、益肾填精；蜈蚣、丹参活血通络以助振痿共为佐；炙甘草益气调和诸药为使。诸药合用，共奏温补脾肾，通络振阳之功。

（二）南征教授医案

曹某，男，45岁，2004年5月29日初诊。患者主诉：发现血糖高4年，浮肿1年，加重二周。现症：身体消瘦，饥饿感明显，小便频数，混浊如膏，形寒怕冷，大便溏薄，阳痿不举，腰膝酸软，舌红苔黄有裂纹，脉沉细无力。曾在某医院确诊为糖尿病，服用盐酸二甲双胍等各种降糖药物疗效不佳，故来我院就诊。化验空腹血糖14.50mmol/L，餐后2小时血糖19.50mmol/L，糖化血红蛋白（HbA1c）8.9%，果糖胺4.10mmol/L，肾功能示：尿素氮8.00mmol/L，肌酐128μmol/L；尿常规示：尿潜血（++），尿蛋白定性（++）。

西医诊断：2型糖尿病肾病，2型糖尿病阴茎勃起功能障碍，氮质血症期。

中医诊断：消渴肾病兼阳痿。

中医辨证：脾肾阳虚兼湿浊瘀毒。

治法：补脾益肾，祛湿化浊，化瘀通络，解毒导邪法。

处方：消渴肾安汤、延龄长春丹加减。肉桂10g，小茴香10g，枸杞15g，覆盆子15g，菟丝子15g，人参10g，黄芪50g，熟地黄15g，山药10g，土茯苓60g，榛花10g，白茅根50g，藿香30g，竹茹20g，姜半夏5g，茯苓15g，泽泻15g，车前子30g，丹参10g，甘草5g。投方12剂，每日1剂，水煎日服4次。

同时用灌肠方保留灌肠（大黄、金银花、厚朴、枳实、生牡蛎、泽泻、黑顺片、土茯苓），水煎外用，2日1剂，每日1次，每次100ml，睡前保留灌肠。同时服用延龄长春丹，1次4~6粒，每日3次，用温开水送服。嘱患者严守"一则八法"，注意控制饮食，根据体重指数按日需热量给予饮食。

服药2周后复诊，患者饥饿感减轻，下肢出现轻度浮肿，阳痿不举，上方将榛花调为15g，泽泻调为5g，车前子调为10g，12剂，每日1剂，日4次，水煎服。上方服2周后，患者饥饿感消失，怕冷、怕热、腰膝酸软症状改善，仍有阳痿不举。查空腹血糖11.50mmol/L，餐后2小时血糖16.50mmol/L，果糖胺2.20mmol/L，肾功能：尿素氮6.70mmol/L，肌酐112μmol/L；尿常规提示：血尿（+）、尿蛋白定性（++）。继服上方2周后，患者饥饿感消失，怕冷、怕热感消失，腰膝酸软症状好转。查空腹血糖7.50mmol/L，餐后2小时血糖10.50mmol/L，果糖胺2.00mmol/L，肾功能：尿素氮6.00mmol/L，肌酐100μmol/L；尿常规提示：血尿（+）、尿蛋白定性（+）。上方继服。

服上方 2 周后，患者腰膝酸软症状明显好转。复查空腹血糖 7.0mmol/L，餐后 2 小时血糖 8.50mmol/L，果糖胺 2.00mmol/L；肾功能示：尿素氮 6.00mmol/L，肌酐 100μmol/L；尿常规示：潜血（－），尿蛋白定性（－）。上方加海米 12g 继服 12 剂，另加紫河车粉 300g，每次 3g，每日 2 次温水冲服。嘱患者严守"一则八法"，自测血糖、尿常规，有变化及时就诊。

服用 4 周后复诊，尿常规检查提示：血尿（－）、尿蛋白定性（－），血糖控制理想。患者自诉晨时有阴茎勃起，但仍举而不坚，不能过性生活，舌质淡，苔薄白，脉沉细无力。

处方：枸杞 15g，覆盆子 15g，菟丝子 15g，人参 10g，黄芪 50g，黄精 50g，熟地黄 15g，鹿茸 5g，龟甲胶 10g，蛇床子 10g，蜂房 10g。7 剂，水煎服，2 日 1 剂，1 次 120ml，日服 3 次，饭后 20 分钟温服。方中蜂房味平甘，归胃、肝经，《新修本草》曰其："治阴痿。"以上诸药共奏补脾益肾，益火壮阳，化瘀通络之功效。

2 周后复诊，血尿糖均正常，阴茎始有勃起，但举而不坚，且时间较短，效不更方，继续服前方加海米 12g，继服 12 剂，2 日 1 剂，1 次 120ml，每日 3 次。4 周后复诊，血、尿糖均正常，肝功、肾功、尿酸、心电、血压均正常，性功能恢复，1 个月能过 1 次性生活。继续服前方加延龄长春丹。随访至今，随诊半年，血糖均维持在 6~8mmol/L，餐后 2 小时血糖 8~11mmol/L，HbA1c5.1%。尿常规、肝功、肾功、尿酸、心电、血压均正常，建议继服上方定期复查。

按：此医案因消渴病日久失治，情志不遂，饮食失节，过度劳累等导致糖尿病肾病兼阳痿。我们根据久病入络，伤及脾肾之阳，水湿毒邪泛溢，瘀血贯穿始终病机特点，法以温补脾肾，解毒通络，活血利水。使血糖、血压趋于稳定，尿蛋白及尿潜血呈阴性，肾功能恢复正常，性功能恢复如常。方中以枸杞、覆盆子、菟丝子、肉桂、小茴香等温补肾阳，微微生火；土茯苓、榛花、藿香、竹茹、半夏、金银花等解毒降糖；久病入络则以丹参活血化瘀通络，《经》云："邪之所凑，其气必虚。"故用人参、黄芪补气健脾，扶正气，增强机体抗病能力，再佐以泽泻、车前子、白茅根利水渗湿消肿，以甘草为使调和诸药，诸药合用，共奏温补脾肾，解毒通络降糖之功，配灌肠药达到泻毒之目的。中医学认为，肾为水火之脏，阴阳命门寄焉。肾为人生命之本，性命之根。当消渴病时，致使阳气不施，阴精不化，肾间动气虚馁，命门内虚，相火不生而成阳痿虚之证。延龄长春丹系国医大师任继学教授研制的准字号新药，由鹿茸、海马、蛤蚧、黄精、熟地黄、龟甲胶、生晒参、山茱萸、钟乳石、大海米、何首乌、淫羊藿、鹿睾丸、蛇床子等组成，具有补肾壮阳，益火之源和强身健体，延年防老之功效，主治腰膝酸痛，形寒肢冷，体倦乏力，阳痿早泄，精冷无子等阳虚诸证。延龄长春丹治疗 93 例阳虚证有效率达 89.24%，其中对 63 例阳痿的治疗有效率达 88.88%；对 57 例早泄的治疗有效率达 89.47%。为此可以认为，延龄长春丹是治疗阳虚证，尤其是治疗阳痿、早泄之有效安全可靠之良药。治本案关键是嘱其严守"一则八法"，该患者坚持写日记，严格遵守"吃、喝、拉、撒、睡、动、情、测"等方面的规定要求，自测空腹血糖及餐后 2 小时血糖；一周检测一次尿常规，坚持中药治疗，有变化及时就诊，医患同心协力共同努力，疗效满意。

（三）冯建华教授医案

例 1 张某某，男，50 岁，2011 年 11 月 8 日初诊。患者糖尿病史 8 年，坚持口服降糖药（二甲双胍 0.5g，每日 3 次；格列吡嗪，5mg，每日 2 次），血糖控制时好时差，长期有烟酒嗜好。因妻子半年前去世，近半月与一离异妇人同居，刚开始双方性生活尚可以，近日逐渐出现力不从心，以致阳痿，对方欲离他而去，故来求治。自诉阳痿不举，倦怠乏力，口干不欲饮，食欲不振，阴囊湿痒，腰骶酸痛，心烦不寐，大便干，小便短赤而数，尿后余沥，舌质黯红、苔黄厚腻，脉弦滑。实验室检查：空腹血糖 9.6mmol/L，糖化血红蛋白 8%，尿常规无明显异常，前列腺 B 型超声提示前列腺增生。

西医诊断：2 型糖尿病；阴茎勃起功能障碍；前列腺增生。

中医诊断：消瘅，消渴阳痿，淋证。

中医辨证：湿热下注，肾虚血瘀。

治法：清热利湿，补肾活血。方用龙胆泻肝汤化裁。

处方：龙胆草 9g，盐黄柏 12g，炒山栀子 9g，车前子 30g（布包煎），泽泻 12g，苍术 15g，土茯苓 20g，蛇床子 15g，淫羊藿 15g，巴戟天 15g，丹参 30g，川芎 15g，蜈蚣 3 条（研末冲服），九香虫 9g（研末冲服），原雄蚕蛾 9g（研末冲服），炙甘草 9g。每日 1 剂，水煎服。嘱其严格戒烟忌酒、勿食辛辣。

二诊：进得诊室即笑容满面地感谢，并说医生救了他，救了他这个家庭。自诉服药第 4 剂后即有性冲动，第 10 剂即可勉强性交，但仍未恢复至病前状态，酸懒乏力，食欲较前好转，舌质红淡紫、苔黄厚，脉仍弦滑。前方去土茯苓，加生地黄 30g，佩兰 9g，继服 10 剂。

三诊：自诉每周能成功性交 2 次，双方较满意，除仍有不耐劳累、大便偏干外，其他症状基本消失，舌质转淡，苔薄黄，脉弦细。

处方：盐黄柏 10g，生地黄 30g，山药 30g，茯苓 15g，牡丹皮 15g，泽泻 12g，山茱萸 15g，枸杞 15g，鹿角霜 15g，肉苁蓉 15g，阳起石 15g，菟丝子 30g，丹参 30g，葛根 30g，原雄蚕蛾 9g（研末冲服）。继续服用以巩固疗效，随访 3 年，患者自感性功能减退时，即到医院按前方取药服之，夫妻性生活和谐。

按：该案患者虽患糖尿病，但从未中断烟酒嗜好，嗜酒无度，脾胃受损，中焦不运，水谷不得正化，湿热内生，蕴积于中焦，下注于肝经，筋脉弛纵，故发阳痿；湿热下侵，故阴囊潮湿、瘙痒、臊臭等；湿热内阻，气机不利，故心烦不寐、口干不欲饮、食欲不振、舌红苔黄厚而腻、脉弦滑等；湿热下注膀胱，气化不利，故小便短赤而数、尿后余淋等；舌质黯痰湿内阻，瘀血阻络所致。所以治疗当以龙胆泻肝汤加减治之，以龙胆泻肝汤加苍术、土茯苓、蛇床子等清肝经实热，泻下焦湿热；蛇床子、淫羊藿、巴戟天、九香虫、原雄蚕蛾益肾壮阳以振阳痿；丹参、川芎、蜈蚣活血通络以振痿；炙甘草调和诸药。共同起到清热利湿、补肾活血之功效。

例 2 刘某某，男，43 岁，2005 年 11 月 30 日初诊。患者 2 型糖尿病史 3 年。一直口服降糖药物治疗，但血糖控制不理想，空腹血糖持续在 8~11.4mmol/L 之间，1 年前出现性欲减退，阴茎举而不坚，难以完成夫妻性生活，进入冬季以来病情加重，阴茎不能勃起，伴畏寒怯冷，四肢不温，腰膝酸软，神疲乏力，大便溏稀，小便清长，舌淡苔白润，脉沉迟。化验空腹血糖 10.2mmol/L，糖化血红蛋白 10.1%，尿糖（++）。

西医诊断：糖尿病勃起功能障碍。

中医诊断：消瘅，消渴阳痿。

中医辨证：肾阳不足，命门火衰。

治法：温肾壮阳。

处方：方选右归丸加减。熟地黄 30g，

山茱萸 15g，枸杞 15g，鹿角胶（烊化）10g，菟丝子 30g，杜仲 15g，当归 15g，肉桂 6g，熟附片 15g，巴戟天 15g，淫羊藿 15g，肉苁蓉 15g，红花 10g，丹参 30g，原雄蚕蛾 10g（研末冲服）。每日 1 剂，水煎服。

二诊：患者自诉连服 7 剂后，会阴部有热感，阴茎夜间有勃起，但不坚挺，畏寒怯冷、四肢不温、腰膝酸软、神疲乏力较服药前大有好转，其他症状同前。前方加黄芪 50g，人参 10g（另煎兑服），炒山药 60g，补骨脂 15g，九香虫 10g（研末冲服），继续服用。

三诊：服上方 14 剂后复诊，自诉服药期间性欲增强，阴茎勃起，能进行夫妻性生活，但时间较短，易早泄，畏寒怯冷，四肢不温，腰膝酸软，神疲乏力，大便溏稀，小便清长等症状基本痊愈。上方加莲须 20g 继续服用。

四诊：患者服用上方 14 剂后，症状基本痊愈，阴茎勃起基本恢复于病前状态，精力充沛，夫妻性生活和谐。为巩固疗效，将前方加减制作成水丸，每次 9g，每日 2 次，温开水送服。随访 2 年未复发。

按：本案患者阳痿发生和加重均在冬季，冬季阳气蛰藏，阴气偏盛。又因患者素患糖尿病，阴损及阳，素体阳虚，阴寒外扰，元阳愈惫，命门火衰而发病。治宜"益火之源，以培右肾之元阳"，故用右归丸加减治之，方中附子、肉桂、鹿角胶补肾中元阳，温里祛寒；熟地黄、山茱萸、枸杞等滋阴益肾、填精补髓，取"阴中求阳"之义；菟丝子、杜仲补肝肾、健腰膝；当归养血活血，与补肾之品相配，以补养精血；又加入巴戟天、淫羊藿、肉苁蓉等峻补元阳，以雄蚕蛾血肉有情之品益肾填精；红花、丹参活血通络以振痿。诸药合用，重在温补肾阳，妙在阴中求阳，使元阳得以归原，阳痿遂除。

十、现代研究进展

糖尿病阳痿，较之普通阳痿治疗难度更大，近年逐渐成为研究热点。临床上，应重视整体辨证、局部辨证与微观辨证的整体应用。而从核心病机而言，除了肾虚以外，络脉病变更为突出。因为消渴病，久病不愈，久病入络，久病多瘀，最容易导致阳痿发生。李海松教授认为，糖尿病阳痿与中风病半身不遂相似，病机为瘀血阻于阴茎络脉，所以治疗应重视活血行气、活血化瘀、破血逐瘀治法。基于阴茎中风学说，采用经验方通络息风汤作为治疗阳痿的主方，"通络息风汤"由水蛭、蜈蚣、川牛膝、郁金、柴胡、白芍、当归、青皮、白蒺藜、巴戟天组成。若伴有阴茎、睾丸、会阴及小腹部坠胀疼痛可配伍川芎、延胡索、乳香、没药等，以行气活血止痛，若瘀滞明显，可配伍丹参、王不留行、红花、凌霄花以增强全方活血通经之力；若血瘀重著日久，可配伍三棱、莪术破血逐瘀。虫类药物可走络中血分，力强而性猛，也可配伍瓦楞子、土鳖虫增强破血逐瘀之功；全蝎、僵蚕增加全方息风通络之效。虫类药物治疗阳痿效果显著，但具有一定毒性，临床应用时谨慎用之。而且，阳痿虽然主要病位在肾，也与心、肝、脾多脏相关，所以治疗有强调从心论治者，又强调从肝论治、从脾肾论治者。

统计近 20 年中医治疗糖尿病阳痿相关方剂 72 首，单味药用药频次依序是山茱萸、蜈蚣、淫羊藿、川芎、当归、枸杞、生地、黄芪、巴戟天、熟地、山药、肉苁蓉、牛膝、五味子、杜仲、菟丝子、白芍等，涉及补肾、健脾、疏肝以及活血通络药等。组方离不开六味地黄丸、五子衍宗丸、二仙汤、四物汤、还少丹、柴胡疏肝散等方。研究发现：枸杞多糖可调节机体内氧化应激状态，保护神经细胞免受氧化应激损伤。淫羊藿苷能抑制糖尿病大鼠阴茎组织细胞凋亡，并上调亚硝基谷胱甘肽还原酶蛋白表达。而蜈蚣粉为主的建阳胶囊，研究发现可调节 NO/ET 平衡，显著提高 NO 以及 iNOS 表达，可保护血管内皮细胞，有利于维持 NO 水平，从而改善阳痿。柴胡疏肝散方治疗肝郁阳痿实验研究结果显示：可提高模型动物性能力，提高总 NOS，降低 iNOS，有利于维持勃起功能。而蛇床子，更可提高去势大鼠雄激素、促性腺激素以及 NO 合成酶活性，所以治疗糖尿病阳痿有效。

十一、临证提要

糖尿病阳痿的临床诊治，首先应该重视辨体质、辨病、辨证的统一。如少阴肾虚者，发病肾虚常比较突出，而少阳气郁体质者，肝郁证往往也比较突出。所以应在辨体质、辨病基础上，辨方证，选效药。

其次，应重视整体辨证、局部辨证与微观辨证的统一，不仅一见阳痿，就认定肾虚。而且，肾虚也不仅限于肾阳虚，更有肾气虚、肾阴虚、气阴两虚甚至阴阳俱虚，应重视调补阴阳，阴中求阳，阳中求阴。具体药物选择方面，临床多用性平、血肉有情之品，应注意慎用大辛大热之属。如温肾助阳多用仙茅、淫羊藿、鹿角胶、柴狗肾，慎用附子、桂枝；滋阴补肾多用龟甲、鳖甲、枸杞等。药物的配伍方面，喜欢在补阳之中加以滋肾养阴的药物，养阴之中辅以益气温阳之品，淫羊藿和枸杞配伍应用，正所谓"善补阳者，必于阴中求阳，则阳得阴助，而生化无穷；善补阴者，必于阳中求阴，则阴得阳升，而泉源不竭"。所谓"左右中和"，即左归丸、右归丸、中和种子丸，皆有阴阳互生互补的思想。

再次，糖尿病阳痿就病位而言，虽然是肾虚为主，更多心肾同病、肝肾同病、脾肾同病，甚至多脏同虚。所以不可拘泥于补肾治法。若症见心悸怔忡，失眠多梦，同房时射精不能而同房后遗精，玉茎举而不坚，舌淡苔白，脉细，治以养神益精通窍之法，方用归脾汤合交泰丸。若症见阴道内射精不能、情志不舒、胁肋满闷、嗳气、小腹睾丸坠胀、舌质暗红、苔薄白、脉弦之肝郁气滞者，治以行气解郁、柔肝以开窍，则用四逆散合菖蒲郁金汤加味。

另外，糖尿病阳痿，不仅仅是虚、络脉血瘀病机尤其突出。所以应重视"从络论治"，重视活血行气、活血化瘀、破血逐瘀治法。气滞血瘀者，行气活血通络；气虚血瘀者，益气活血通络；阳虚血瘀者，益气温阳活血通络。水蛭、蜈蚣等虫类药的应用，常可以明显提高疗效。

应该指出的是，糖尿病阳痿的发生与情绪等关系密切。患者因躯体症状长期反复存在，给患者的生活工作带来极大的困扰，生活质量降低，进一步发展则引起患者心理症状的产生，常存在焦虑抑郁状态。因此，临床上应基于叙事医学思维，重视心理行为调治。因为叙事医学体现了中医思维最核心精神，即急患者之所急、想患者之所想，体现出中医仁医特点，应予充分重视。

参考文献

［1］许曼音，陆广华，陈名道．糖尿病学（第 2 版）[M]．上海：上海科学技术出版社，2010，611-612.
［2］朱禧星．现代糖尿病学 [M]．上海：复旦大学出版社，2002，363.
［3］苗述楷，蔡惠文．糖尿病并发症防治学（第 2 版）[M]．北京：中国医药科技出版社，2005，359-366.
［4］高天舒，侯雁，于世家，等．2 型糖尿

病患者勃起功能障碍危险因素分析［J］.
中华男科学杂志，2006，12（6）：559-
560.

［5］柳其中．糖尿与勃起功能障碍病因研究
进展［J］.中华男科学，2002，8（3）：
215-217.

［6］黄宇烽，李宏军．实用男科学［M］.北
京：科学出版社，2009，466-496.

［7］陈在贤．实用男科学［M］.北京：人民
军医出版社，2006，102-110.

［8］冯建华，高思华，程宜春，等．糖尿病与
勃起功能障碍中医诊疗标准［J］.世界中
西医结合杂志，2011，6（2）：180-184.

［9］中华中医药学会．糖尿病中医防治指南
［M］.北京：中国中医药出版社，2007，
31-34.

［10］王琦，秦国政．现代中医男科荟萃
［M］.北京：华夏出版社，1990，154.

［11］王琦．王琦男科学［M］.郑州：河南
科学技术出版社，1997，245.

［12］仝小林．糖尿病中医防治指南解
读［M］.北京：中国中医药出版社，
2009，130-147.

［13］冯建华，郭宝荣．内分泌与代谢性疾
病中医治疗［M］.北京：人民卫生出
版社，2001，317-336.

［14］徐福松，刘承勇．阳痿中医特色疗法
［M］.北京：人民军医出版社，2015，
65-133.

［15］金保方，李相如，周翔．徐福松教授
辨治阳痿经验［J］.南京中医药大学学
报，2008，24（5）：292-295.

［16］李鹏超，秦超，王增军，等．国产三
件套可膨胀型阴茎假体植入治疗勃起
功能障碍［J］.南京医科大学学报（自
然科学版），2012，32（1）：150-152.

［17］李海松，韩富强，王彬．男科络病初
探［J］.北京中医药大学学报，2009，
32（10）：719-720.

［18］应荐，徐福松，鲁龙光．心理疏导疗
法治疗勃起功能障碍临床研究［J］.中
国心理卫生杂志，2004，18（11）：780-

781.

［19］吴茂林．从毒损络瘀论治糖尿阳痿思
路探析［J］.中医研究，2007，20（85）：
9-10.

［20］中国2型糖尿病勃起功能障碍多中心
调查协作组．2型糖尿病勃起功能障碍
患病率及西地那非的疗效和安全性评
价［J］.Chin J Endocrinol Metab，2005，
21（4）：348-352.

［21］蔡万春．86例2型糖尿病男子性功
能障碍调查［J］.中国男科学杂志，
2000，14（2）：122-123.

［22］薛兆英，许又新，马晓年．现代性
医学［M］.北京：人民军医出版社，
1995，490.

［23］郑辉，李光伟，范立文．327例男性糖
尿病患者阳痿的病因分析［J］.中华内
科杂志，1999，38（8）：546-549.

［24］柳林，刘长山，王秀军．勃起功能障
碍基因治疗研究进展［J］.国际遗传学
杂志，2006，29：155-158.

［25］黄萍．2型糖尿病患者勃起功能障碍
与性激素的相关性［J］.山东医药，
2010，50（25）：95-96.

［26］江鱼．谈糖尿病与性功能障碍［J］.中
国男科学杂志，2002，16（2）：80-85.

［27］刘立华，唐正秀．中医治疗阳痿的近
况［J］.陕西中医学院学报，1993，16
（4）：40-42.

［28］杨得放．解郁起痿汤治疗功能性阳痿
120例［J］.陕西中医，2008，29（10）：
131-133.

［29］Rosen RC, Riley A, Wagnerg, et al.The
International Index of Erectile Function
(HEF); a multidimensional scale for the
assessment of erectile dysfunction.Urology,
1997, 49: 822-829.

［30］Ledda A Diabetes, hypertention and erectile
dysfunction［J］. Curt Med ResOpin,
2000, 16(S1): 17-20.

［31］Hecht MJ, Neundorfer B, Kiesewetter F,
et al. Neuropathy is a major contributing

factor to diabetic erectile dysfunction [J]. Neurol Res, 2001, 23（3）: 651–654.

［32］ DeAngelisL, MarfellaMA, SiniscalchiM, et al.Erectile and endothelial dysfunction in Tyoe Ⅱ diabetes: a possible link [J]. Diabetologia, 2001, 44（6）: 1155–1160.

［33］ Sullivan ME, Mumtaz FH, Dashwood MR, et al.Enhanced relaxation of diabetic rabbit caver nosal smooth muscle in response to nitric oxide: potential relevance to erectile dysfunction [J]. Int J Impot Res, 2002, 14（6）: 523.

［34］ Quek KF, Sallam AA, Ng CH, et al.Prevalence of Sexual Problems and Its Association with Social, Psychological and Physical Factors among Men in a Malaysian: A Cross–Sectional Study [J]. J Sex Med, 2008, 5（1）: 70.

［35］ Derosag, Tinelli C, DAngelo A, et al, Glycometabolic profile among type 2 diabetic patients with erectile dysfunction [J]. Endocr J, 2012, 59（7）: 611–619.

［36］ Afif–Abdo J, Teloken C, Damiao R, et al.Comparative cross–over study of sildenafil and apomorphine for treating erectile dysfunction [J]. BJU international, 2008, 102（7）: 829–834.

［37］ minervini A, Ralphg, Pryor JP.Outcome of penile prosthesis implantation for treating erectile dysfunction: experience with 504 procedures [J]. BJU international, 2006, 97: 129–133.

［38］ NIH Consensus Conference: lmpotence. NIH Consensus Development Panel on Impotence.JAMA, 1993, 270: 83–90.

［39］ Feldman HA, Goldstein I, Hatzichriston DG, et al. Impotence and its medical and psychosocial correlates of the Massachusetts male aging study.JUrol, 1994, 151: 54–61.

［40］ 南征. 南征医学文集 [M]. 长春: 长春出版社, 2008, 409–413.

［41］ 毛淳. 程宜春教授辨治阳痿的临床经验三味 [J]. 中华现代中西医杂志, 2005, 3（8）: 721–722.

［42］ 吴宏东. 王琦教授"阳痿从心肝同治"的思路与经验 [J]. 北京中医药大学学报, 2007, 30（10）: 717–718.

［43］ 陶寰. 刘永年运用疏肝解郁法治疗阳痿经验 [J]. 河南中医, 2001, 42（1）: 18.

［44］ 邓伟明. 吴维城治疗阳痿临床经验 [J]. 辽宁中医杂志, 2007, 34（12）: 1679–1680.

［45］ 尹柱汉, 马志国, 刘存志. 针刺治疗阳痿的作用机理初探 [J]. 针灸临床杂志, 2004, 20（5）: 1–2.

［46］ 张潋. 张良胜主任医师治疗阳痿验案四则 [J]. 中医药导报, 2010, 16（7）: 91–95.

［47］ 吴同启. 刘永年达郁兴阳治疗阳痿经验 [J]. 浙江中医杂志, 2011, 46（8）: 554–555.

［48］ 官傅浩, 王继升, 耿金海, 等. 浅谈中医男科特色望诊 [J]. 中国性科学, 2018, 27（03）: 103–106.

［49］ 莫旭威, 王彬, 赵冰. 李海松教授从络论治阳痿经验 [J]. 世界中医药, 2018, 13（05）: 1202–1204.

［50］ 党进, 代恒恒, 王继升, 等. 李日庆教授基于微调阴阳论治男性不育症的临证经验 [J]. 现代中医临床, 2018, 25（03）: 18–20.

［51］ 王继升, 代恒恒, 王彬, 等. 勃起功能障碍中医与西医诊治策略的对比 [J]. 中国性科学, 2017, 26（08）: 23–26.

［52］ 马凰富, 马健雄, 赵冰, 等. 李海松教授"阴茎中风"学说在治疗勃起功能障碍中的应用 [J]. 环球中医药, 2016, 9（05）: 594–596.

［53］ 李海松, 马健雄, 王彬, 等. 阴茎中风探讨 [J]. 中医杂志, 2015, 56（23）: 2064–2066.

［54］ 李海松, 王彬, 赵冰. 慢性前列腺炎

中医诊治专家共识 [J]. 北京中医药, 2015, 34（05）：412-415.

[55] 赵冰，莫旭威，王彬，等. 从气论治阳痿 [J]. 环球中医药, 2015, 8（09）：1119-1121.

[56] 宣志华，王彬，李曰庆. 李曰庆教授治疗男性不育症临床经验 [J]. 中国性科学, 2014, 23（02）：84-86.

[57] 王彬，宣志华，李曰庆. 李曰庆从肝肾论治阳痿经验 [J]. 中国性科学, 2013, 22（11）：49-51.

（冯建华　王宣权）

第九节　糖尿病合并骨质疏松症

糖尿病合并骨质疏松症（Diabetes osteoporosis，DOP）作为糖尿病常见的并发症之一，是代谢性骨病的一种，是以骨量的减少或骨组织结构的破坏为特征的周身性骨骼疾病。随着糖尿病发病率的逐年上升，DOP已成为糖尿病患者致残的重要原因之一。然而人们对于骨质疏松症（Osteoporosis，OP）重视程度缺乏，普遍处于失防失治状态。根据报道有 1/2~2/3 的糖尿病患者伴有骨密度减低，其中有近 1/3 的患者可诊断为骨质疏松症，已构成威胁人民健康的重大社会问题，一旦发生骨折，如不及时治疗可最终致残致死。

DOP 相当于中医学"消渴病"继发的"骨痿""骨痹"。吕仁和教授认为可统称为"消渴病骨痿、骨痹"，南征教授主张统称其为"消渴骨痿"（消渴骨痿病、消渴病骨痿），中医基本病机是以脾肾亏虚为病之本，尤以肾虚髓空为关键，血瘀、痰浊为病之标，其病位在骨与关节、与肝相关，为本虚标实之虚实夹杂之证。

一、病因病机

（一）中医对DOP病因病机的认识

DOP 是消渴病日久，失治误治，病情逐渐恶化发展的结果，属于糖尿病并发症阶段，其发病原因与以下因素有关。

1. 体质因素

《素问·六节藏象论》曰："血旺髓充则骨健筋强而步履轻捷。"肾为先天之本，先天禀赋不足，脏腑柔弱，特别是阴虚体质，肾脏虚弱，肾主骨功能失调，血脉失养，经络不和，血流瘀滞，骨骼失养而出现骨痿。《内经》云："正气存内，邪不可干。邪之所凑，其气必虚。"平素体虚，正气不足，易冒触邪气，天之虚逢人之虚，两虚相得，乃客其形，病情亦甚。

2. 消渴病日久不愈

《素问·痿论》云："肾气热，则腰背不举，骨枯而髓减，发生骨痿。"《灵枢·经脉》指出："足少阴气绝则骨枯……故骨不濡则肉不能著也，骨肉不相亲则肉软却……发无泽者，骨先死。"素体阴虚，阴虚内热，消渴日久，燥热内生，肝肾精血不足，筋骨失养日久，则并发此病。

3. 饮食不节

《素问·生气通天论》云："是故谨和五味，则骨正筋柔；气血以流，腠理以密，如是则骨气以精。"《金匮要略·中风历节病脉证并治》提出："味酸则伤筋，筋伤则缓，名曰泄。咸则伤骨，骨伤则痿，名曰枯。枯泄相搏，名曰断泄。"消渴患者，长期过食肥甘厚腻之品，致使脾胃功能受损，脾失健运，精微物质不能转运及输布，津不气化而聚之生痰，痰浊阻遏经络，气血运行不畅，形成痰瘀互结；同时脾气虚弱，气血生化乏源，日渐羸弱，筋骨无以滋养而发生骨质疏松。

4. 劳欲过度

肾所藏之精为生命之本源，主生长发育生殖，是构成人体和维持人体生命活动的物质基础，对机体的生、长、壮、老、已具有重要调节作用，若劳逸失当，房事不节，劳欲太过，则肾精亏损，功能衰惫，无以生髓养骨濡养筋脉，筋脉失养不能充运而发为本病。

5. 情志失调

急躁易怒、精神紧张、悲哀忧愁、思虑过度或情志不遂均会影响气机的升降出入，影响气血的正常运行。《丹溪心法》云："气血冲和，万病不生，一有怫郁，诸病生焉，故人生诸病，多生于郁。"肝火横逆犯胃，胃火旺盛，或肝火下汲肾水，消灼肺、胃、肾之阴津，或肝气郁滞，气机不畅，气滞血瘀，脉络受阻，均可发为本病。

而 DOP 的病因病机历代医家多认为本病虚实兼见，肾虚、脾虚、肝肾不足、血瘀为重要病机，其中尤以脾肾虚为病之本、血瘀为病之标，初起时以实证或虚证多见，发病日久则多发展为虚实夹杂之证，既具有消渴病燥热偏盛、阴津亏耗的病机特点，又具有骨痿肾精亏虚、骨骼失养的病机特点，同时兼有消渴病久入经络、血瘀阻塞的病机特点。其病位主要在骨与关节，其病性为本虚标实、虚实夹杂。

1. 本虚证

（1）肾精亏虚证：肾精是生命之源，是脏腑形体官窍功能活动的物质基础。《素问》中有"肾之合骨也""肾主身之骨髓"的记载。《医经精义》云："肾藏精，精生髓，髓养骨，故骨者，肾之合也，髓者，精之所生也，精足髓足，髓在骨内，髓足则骨强。"说明肾、精、髓、骨之间存在着密切的生理联系。元·朱震亨《丹溪心法》云："消肾，肾虚受之，腰膝枯细，骨节酸疼。"明·《普济方》云："消肾口干，眼涩阴痿，手足烦疼。"消渴为缠绵难愈之病，迁延日久，无论何种起病之因，都可损肾伤阴。消渴日久，肾精虚衰，精不生髓，骨失滋养，致骨骼脆弱无力，而痿弱不用，不能久立，发为骨痿，骨痿病机的根本在于肾精亏虚。肾主骨生髓，骨的生长发育，骨髓的充盈，这些都与肾中精气关系密切。"肾为先天之本""肾生骨髓""其充在骨"，骨的生长发育强劲衰弱与肾精盛衰关系密切，肾精充足则骨髓生化有源，骨骼得以滋养而强健有力；肾精亏虚则骨髓生化无源，骨骼失养而痿弱无力。《严氏济生方·消渴论治》云："消渴之疾，皆起于肾……肾水枯竭，心火燔炽，三焦猛烈，五脏干燥，由是消渴生焉。"认为消渴发生的原因为肾精亏损，真阴耗竭，阴虚燥热而致。《素问·五脏生成论》曰："肾者，水脏也，今水不胜火，则骨枯而髓虚，故足不任身，发为骨痿。"从中不难看出，消渴和骨痿在病机上有诸多相似之处，可见，肾精亏虚在消渴和骨痿的发生和发展中占主导地位。消渴与骨痿病机的一致性，导致了消渴与骨痿并发的必然性。

（2）脾肾阳虚证：《灵枢·本脏》云："脾脆则善病消瘅易伤。"《素问·奇病论》指出："此肥美之所发也，此人必数食甘美而多肥也，肥者令人内热，甘者令人中满，故其气上溢，转为消渴。"说明消渴病的发生与脾胃密切相关，脾主运化，将水谷化为精微物质吸收转输至全身，胃为水谷之海，主腐熟水谷，若饮食失调，脾失健运，水谷津液输布失常，或胃火充盛，消磨水谷，脾胃受燥热所伤，阴虚火旺，则口渴多饮，多食善饥，导致消渴发生。而骨骼的营养也主要来源于脾胃运化的水谷精微，脾旺则四肢强健。明·王纶《明医杂著·医论·丹溪治病不出乎气血痰郁》云："土旺于四时，善哉乎万物，人得土以养百骸，身失土以枯四肢。"元·张从正在《儒门事亲》中指出："胃为水谷之海，人之四季，以胃气为本，本固则精化，精化则髓充，髓充则足能履也。"脾胃为气机升降之枢纽，健运斡旋，交通上下，溉濡四旁，滋养五脏，通过维持气、血、精、液的相互转化以荣养润泽骨骼。《素问·六节藏象论》曰："血旺髓充则骨健筋强而步履轻捷。"《灵枢·本神》篇云："脾气虚则四肢不用。"若脾虚不能输布水谷精微，脾胃功能衰退，气化失司，枢机不利，血不化精，水谷精微不能濡养四肢百骸，则无以生髓养骨，骨骼缺乏濡养，形体日渐消瘦，而发为骨痿。李东垣《脾胃论》曰："脾病则下流乘肾，土克水则骨乏无力，令人骨髓空虚。"《辨证录·痿证门》云："胃气一生，而津液自润，自能灌注肾精，分养骨髓矣。"肾为先天之本，脾为后天之本，先天与后天，生理上相互资生、相互促进，病理上相互影响、互为因果。脾肾相关，四肢运动有赖于清阳之气，清阳之气则由水谷精气所化生，肾精需依赖脾精的滋养才能源源不断得以补充，若脾胃功能虚衰，健运失常，运化乏力，气血津液生化功能异常，则无以化生水谷精微充养骨髓，就会导致肾精不足而骨髓空虚，百骸痿废，而且脾肾虚弱日久，温煦推动功能降低，又会促使血液运行缓慢，引起瘀血，进一步干扰精微物质的输布和骨骼的营养，最终引起 DOP。因此补益脾肾应贯穿始终，以后天养先天，促进气血的化生，四肢百骸得以濡养，故骨与脾肾二脏关系密切。

（3）肝肾阴虚证：《素问·上古天真论》云："肝气衰则筋不能动。"《素问·痿论》指出："肝主身之筋膜。"《素问·五脏生成论》指出："肝受血而能视，足受血而能步，掌受血而能握，指受血而能摄。"《诸病源候论》云："肝主筋而藏血，肾主骨而生髓，虚老损血耗精，故伤筋骨也。"肝主筋，肾主骨，筋骨相连，筋病及骨，骨病及筋。而肝肾同源，肝藏血，肾藏精，精血同源，精血互生，血的生化有赖于肾中精气的气化，肾中精气的充盛亦有赖于血液的滋养，所以说精能生血，血能化精。筋膜有赖于肝血的濡养，若肝之气血不足，筋膜失养，则表现为筋骨不健、运动不利、屈伸不能等症。若肝藏血功能失调，或肝血衰少，筋病及骨，又可致精亏，精血虚则不能营养筋骨四末，官窍筋脉失养，脆弱不健，而致骨质疏松。可见，情志抑郁或暴怒伤肝，气血生化不足不能濡养筋骨，影响于肾，则肾精亏损，肾亏则髓空，骨骼虚损不得充养，久而成痿。肝血充盈，肢体筋脉才能得到充分濡养，肾精充足，肢体骨骼强壮有力，故应肝肾同治。

（4）阴阳两虚证：是 DOP 后期最常见的证型。消渴病患者，阴虚燥热为本，阴虚日久，"无阴则阳无以化"，继而累及阳气生化不足，或者阳气无所依附而耗散。在消渴病阴虚的病机上，形成以阴虚为主的阴阳两虚病机。热伤气阴是消渴病的基本病机，阴虚又以肾阴虚为主，精血同源、肝肾同源，肾阴虚则肝血不足，不能濡养筋骨，肾精不充，骨髓失养而易患 DOP。正如《理虚元鉴·理虚二统》所云："阴虚久者阳亦虚，终是阴虚为本。"肾阳为诸阳之本，阳虚又以肾阳虚为主。《素问·生气通天论》云："阳气者，若天与日……精则养神，柔则养筋。"肾阳不足，筋骨失养，骨质脆弱，阴虚日久伤阳，最终导致阴阳两虚，发为本病。如因阴虚之体，劳欲过度所致，则阴精更耗，肾阴亏损，久之阴损及阳，可见气阴两伤或阴阳俱虚，骨枯而髓减，发生骨痿。

2. 标实证

（1）气滞血瘀证

《临证指南医案·三消》指出："心境愁郁，内火自燃，乃消证大病。"长期过度的精神刺激，郁怒伤肝，肝气郁结，营谋强思等，致郁久化火，木火刑金，火热内燔，肺燥津亏愈加严重而致消渴。肝失疏泄，气机郁滞，血液运行不畅，瘀血内生，久则血滞脉络，筋骨失养而发生骨质疏松。现代医家发现，DOP 患者多有急躁易怒、肝气不舒等表现。若肝失疏泄，气机不调，气血壅塞，致骨失所养，发为 DOP。清代唐宗海《血证论·发渴》指出："瘀血在里则口渴，所以然者，血与气本不相离，因有瘀血，故气不得通，不能载水上升，是以发渴，名曰血渴，瘀血去则不渴矣。"强调血瘀也是消渴病发生的重要因素。血瘀在里日久为消渴，在四肢日久则发为骨痿。而古代医家认为消渴病阴虚燥热，津液大量耗损，不仅入脉之津液不足，甚至脉内津液外渗。津液是血液的组成部分，二者关系密切，津液耗损，血脉空虚，津枯血燥，血液运行缓慢，血滞脉络，血脉流涩，发生血瘀，瘀阻经络，经络不通则出现疼痛、功能障碍，而血瘀又可致气血运行障碍，营养物质不能濡养脏腑，引起脾肾俱虚致骨骼失养，则骨骼脆弱无力，骨体枯槁，而加重骨痿的症状。这也符合中医学关于"久病入络、久病必瘀"的观点。故认为 DOP 病机是以"虚"为本、以"瘀"为标，"虚"当责之于肾、脾、胃等脏腑，"瘀"乃气血紊乱、脉络瘀滞所致。"气行则血行"，肝失条达，气机阻滞不畅，不能推动血液运行，血液瘀滞，"痛则不通，不通则痛"，故 DOP 患者常有疼痛表现。再者，消渴病久，阳气虚弱，鼓动无力，血行亦减缓，瘀阻脉络；脾气虚统摄无力，

血不归经，停聚为瘀；脾气亏虚，气血无以化生，气虚而致瘀；或因阳虚生内寒，寒则血凝，也将导致瘀阻脉络，发生血瘀。不论肾阴虚还是肾阳虚，都能发生因虚致瘀的病理改变，并随虚损程度和病程的进展而进行性加重。因虚致瘀、因瘀致虚，互为因果，形成恶性循环，病情缠绵难愈。血瘀既是一种病理产物，同时又是并发症产生的重要因素。

（2）痰湿困阻证

糖尿病患者，阴虚燥热为本，肾阴不足，虚火灼津，则痰饮水湿内生，日久停滞，易于阻滞气机，脏腑功能升降失常，络脉受阻，不能濡养四肢百骸，则易导致DOP；糖尿病患者，嗜食肥甘厚味，饮食失宜，耗伤脾气，脾气阻滞不运，津液停聚，水谷精微不能正常输布转化，均可聚湿生痰，痰湿壅滞，骨骼失养，易发生骨痿。《金匮要略》云："夫尊荣人，骨弱肌肤盛，重因疲劳汗出，卧不时动摇，加被微风，遂得之。"又云："风湿相搏，一身尽疼痛。"又云："伤寒八九日，风湿相搏，身体疼烦。"居住环境欠佳，起居调摄不慎，人体正气不足，腠理疏松，卫外不固，若此时恰逢风寒湿邪杂至，乘虚侵袭人体，停滞于肌肉筋骨关节，气血不畅，津液不得随经运行，则停聚而为痰邪、热邪或湿热之邪，热盛炼液为痰，进一步累及肝脾肾三脏受损，正气损伤，外邪得以深入，侵袭骨骸，与瘀血痰浊相合，闭阻筋骨肌肉，致使筋骨失养，逐渐出现关节疼痛、变形等症状，形成顽症。

总之，DOP 病位在骨与关节，发病与肾、脾、肝密切相关，中医基本病机是以肝脾肾亏虚为病之本，尤以肾虚髓空为关键，血瘀、痰湿为病之标。因为消渴病久治不愈，阴虚燥热，耗气伤阴，日久成瘀成痰，久病必虚，肾阴不足，骨髓空虚，加之瘀血阻络，骨骼失于濡养而成骨痿，

为本虚标实之虚实夹杂之证。本虚常见肾精亏虚证、脾肾阳虚证、肝肾阴虚证、阴阳两虚证；标实常见气滞血瘀证、痰湿困阻证。

（二）西医对 DOP 发病机制的认识

目前学术界对 DOP 的发生发展的确切机理认识欠清，1 型糖尿病患者容易骨量减低、合并骨质疏松症已经得到医学界的公认，然而 2 型糖尿病与骨质疏松症的关系，虽然国内外都有大量的关于两者相关性的研究，但至今仍未有统一结论，不过糖尿病是骨质疏松症的独立影响因素这一观点已被广泛认可。DOP 是由多种因素共同作用的结果，具体包括以下几个方面。

1. 高血糖

大量研究发现，长期高血糖通过不同的作用机制增强骨细胞活性，引起骨代谢紊乱。高血糖时大量葡萄糖从尿液排出，渗透性利尿作用将大量钙、磷、镁离子排出体外，而高尿糖又阻碍肾小管对离子的重吸收，使血清钙、磷、镁浓度降低，刺激甲状旁腺并诱发其功能亢进，甲状旁腺素（PTH）分泌增多，刺激破骨细胞，促进钙磷动员，致骨钙溶解释放入血，引起广泛的骨吸收脱钙，骨密度（BMD）水平下降，使骨吸收作用增强，从而引起骨质疏松症。

长期高血糖还可引起体内多种物质的自由氨基与葡萄糖的醛基或酮基发生糖基化反应，形成过多的糖基化终末代谢产物 AGEs，AGEs 作用于多种细胞表面的 AGEs 受体，促进单核－巨噬细胞产生白细胞介素-1（IL-1）、白细胞介素-6（IL-6）、肿瘤坏死因子 α 等细胞因子，促进破骨细胞前体向成熟的破骨细胞转化，并提高破骨细胞活性；同时，糖基化终末产物在骨胶原蛋白上堆积，使成骨细胞对骨胶原蛋白的黏附能力下降，影响骨盐沉积，从而改变了成骨细胞的功能及其分化和增殖，促使糖尿病患者骨吸收加速、骨脆性增加。

高葡萄糖可以刺激成骨细胞增殖，但抑制对钙的摄取，可能与糖尿病时骨结构改变有关。

2. 胰岛素不足和（或）敏感性下降

国外已有研究证实高胰岛素水平下的胰岛素抵抗（IR）能够增加骨的强度，减少骨折的发生。糖尿病患者大多存在不同程度胰岛素不足和（或）敏感性下降，其诱发骨质疏松症的机制有以下几点。

胰岛素不足和（或）敏感性下降，可影响维生素 D 的代谢，影响肾 1-α 羟化酶的活性，同时维生素 D 的缺乏可引起体内 $1,25-(OH)_2D_3$ 的生成及活性降低，导致肠道钙吸收减少，从而引起继发性甲状旁腺功能亢进，破骨细胞活性增加。

胰岛素具有抑制腺苷酸环化酶活性和环磷酸腺苷（cAMP）合成的作用，当胰岛素相对不足，可引起腺苷酸环化酶活性增高，cAMP 合成增多，而其促进骨吸收作用，使骨氨基酸减少，骨盐沉积减少。

胰岛素可通过成骨细胞表面存在的胰岛素受体刺激成骨细胞核苷的合成，从而促进成骨细胞内氨基酸的蓄积、骨胶原的合成，分泌骨基质，来发挥成骨作用，胰岛素缺乏时成骨细胞摄取氨基酸及刺激骨胶原生成的作用减弱，骨蛋白分解增加，发生骨盐沉着障碍。

胰岛素可以抑制高血糖对骨髓源基质细胞衍生的成骨细胞分化和增殖的毒性作用，当胰岛素缺乏时，抑制了成骨细胞合成骨钙素。且胰岛素具有刺激肠钙吸收及直接促进肾小管的重吸收作用，胰岛素不足，肾小管对钙磷重吸收明显下降。

3. 性激素的影响

男性体内主要的性腺雄激素是睾酮，男性骨密度与其血中睾酮水平呈正相关，睾酮缺乏是男性骨质疏松症的重要原因之一，青春期时雄激素促进骨骼生长和骨矿物质沉积，成年后雄激素通过刺激成骨细胞增殖和发育来促进骨骼生长，对维持骨量、提高骨密度、减慢骨丢失和维持骨稳态方面起重要作用。体内雄激素水平下降引起骨吸收增多、骨形成减少，骨代谢处于负平衡状态，导致骨密度降低，诱发骨质疏松症。老年男性糖尿病患者由于增龄引起体内生理性雄激素水平降低，骨代谢障碍，骨质量下降，进而发展为骨质疏松症。

雌激素是胰岛素的刺激剂，能刺激胰岛素的分泌，但在胰岛素相对不足的情况下，雌激素又作为胰岛素的拮抗剂，加重了原来存在的糖代谢紊乱。雌激素对骨代谢的作用主要是抑制骨吸收，通过与成骨细胞上的受体结合，而间接调控成骨细胞功能。同时，雌激素缺乏可导致维生素 D 不足或缺乏，骨吸收增强，骨丢失严重。

4. 糖尿病慢性并发症的影响

糖尿病并发的各种急、慢性并发症对骨质疏松症具有重要影响。

糖尿病使肾脏功能受到不同程度的影响，容易导致维生素 D 羟化及钙、磷、镁吸收障碍，PTH、$1,25-(OH)_2D_3$ 等敏感性下降，也是 DOP 发生的一个重要原因。

糖尿病患者神经病变和微血管病变会影响局部组织的血供和神经营养，使骨转换加快，加重骨量丢失，导致 DOP 的发生。

糖尿病时镁缺乏及低镁血症可以影响：①胰岛素敏感性下降；②血 PTH 继发性升高；③ $1,25-(OH)_2D_3$ 合成及羟化障碍；④加重糖尿病微血管等并发症，而这些都会引发或加重 DOP 的发病。

糖尿病患者免疫功能紊乱，易发生全身或局部的慢性感染，甚至发生骨髓炎、局部骨坏死等，会加重骨质吸收，也参与 DOP 的发生与发展。

5. 糖尿病病程

关于糖尿病病程对骨质疏松症的影响，医学界尚存在分歧。一部分学者指出 N-MID 是 N 端中段骨钙素，相关分析，N-MID 与糖尿病病程呈负相关，提示随着糖尿病病程的延长，成骨细胞的活性下降，尤其是患病 5~10 年以上的患者，骨质疏松症罹患率显著增加。而另一部分学者认为糖尿病患者破骨细胞活性比非糖尿病患者强，且破骨细胞活性随血糖升高而增加，而与糖尿病病程无关。可以确定的是，无论病程长短，控制血糖均可减缓患者骨量的丢失。

二、临床表现

病史：DOP 发病缓慢，多发生在病程 5~10 年的 DM 患者。DM 患者出现骨矿代谢紊乱时，轻者一般无自觉症状，随着骨矿代谢紊乱的进展及慢性神经、血管等并发症的产生，DOP 的症状也日益明显和严重。

症状：患者可有腰背酸痛或周身酸痛，持重物时疼痛加重或活动受限，严重时翻身、坐起及行走有困难。

体征：身高缩短、驼背是最重要的临床体征。

并发症：骨折是最常见的并发症。其特点是在扭转身体、持重物、跌坐等日常活动中，没有较大外力作用的情况下可发生骨折。骨折发生的部位比较固定，好发部位为胸腰段椎体、桡骨远端、股骨上段、踝关节等。

三、实验室及其他辅助检查

（一）影像学检查

骨密度（BMD）测量是目前诊断骨质疏松、预测骨质疏松型骨折及监测自然病程或药物干预疗效的最佳定量指标。方法有许多种，主要分为定性、半定性和定量测量三大类，其中定性及定量不能作为早期诊断及观察 BMD 的指标。BMD 研究均以定量检查为基础。定性检查用于初步判断有无骨质疏松，半定量以分级或分度判断其骨质疏松程度。定量检查可以反映出长度、面积或容积单位内骨矿含量。分别以线密度（g/cm）、面密度（g/cm²）及真实密度（g/cm²）来表示。目前主要有光密度测量法、单光子测量法（SPA）、定量 CT（QCT）、双能 X 线测量法（DEXA）、超声波（USA）等，可根据条件选用于骨质疏松的骨量诊断。

1. 双能 X 线吸收法

这是目前公认的最佳检测方法，是国际学术界公认的诊断骨质疏松的金指标。多部位检测有助于提高骨质疏松的检出率。常用的推荐测量部位是腰椎 1~4 和股骨颈。世界卫生组织（WHO）推荐的基于 DXA 测定值的骨质疏松症诊断标准：骨密度值低于同性别、同种族健康成人的骨峰值不足 1 个标准差属正常；降低 1~2.5 个标准差为骨量低下（骨量减少）；降低程度等于或大于 2.5 个标准差为骨质疏松；骨密度降低的程度符合骨质疏松的诊断标准，同时伴有一处或多处骨折时为严重骨质疏松。现在也通常用 T 值表示，即 T 值 ≥ −1.0 为正常，−2.5 ＜ T 值 ＜ −1.0 为骨量减少，T 值 ≤ −2.5 为骨质疏松。由于黄种人峰值骨量低于白种人等原因，本研究根据中国人群的实际情况采用中国老年学学会骨质疏松委员会（OCCGS）建议的 −2.0SD 或者骨量下降 25% 作为诊断标准。在 DXA 的临床使用过程中，应注意诊断标准的适用范围和局限性。DXA 检查常规测量腰椎和髋关节两个部位。

2. 定量超声（QCT）

这是在 CT 的基础上发展起来的一种测定骨量的技术，其主要原理是利用超声对所测物质的密度及组织结构的特征表现来评价骨质量。QCT 主要用于椎体骨量的测定，多选择第 1~3 腰椎进行测量，但同样对其他部位的骨关节进行测量。定量 CT 除了精确度和准确度较高外，其最大优点是将小梁骨和皮质骨分开进行测量。

3. X 线摄片

可直接观察骨组织的形态结构，是进行各种骨折定位和定性诊断的一种较好的方法。但 X 线摄片对诊断骨质疏松症常受一些物理变量影响，同时受操作者的技术水平和经验影响也较大，使诊断错误发生率较高。即使是条件很好的 X 线片，骨量丢失低于 20%~40%，才能被测出，故对早期 DOP 的诊断意义不大。但作为最基本的检查方法，作为其他检查方法的补充仍为广大学者所应用。

（二）实验室检查

骨代谢是一个旧骨不断被吸收，新骨不断形成，周而复始的循环过程，又被称为骨的再建。骨再建的速率称为骨转换率或更新率。测定血、尿的矿物质及某些生化指标有助于判断骨代谢状态及骨更新率的快慢，对于骨质疏松症的鉴别诊断有重要意义。其生化指标的检查具有快速、灵敏及在短期内观察骨代谢动态变化的特点。根据鉴别诊断、病情监测、药物选择及疗效观察的需要，通常有条件的选择骨代谢和骨转换的指标（包括骨形成和骨吸收指标）。临床上常见的指标有血清碱性磷酸酶、骨钙素、血浆抗酒石酸盐酸性磷酸酶、睾酮、雌二醇、血尿钙磷镁、降钙素、骨形态发生蛋白、骨保护素等。

1. 血清碱性磷酸酶（AKP）

血清碱性磷酸酶主要存在于骨母细胞上，在肝脏和小肠也有，骨质疏松可以使成骨细胞内所含高浓度的碱性磷酸酶释放入血，引起血清碱性磷酸酶活力增高，碱性磷酸酶升高水平与骨质疏松呈平行关系，骨质疏松加剧，其值升高明显，因此糖尿病患者血清碱性磷酸酶显著升高。

2. 骨钙素（BGP）

BGP是成骨细胞合成和分泌的非胶原蛋白，其血循环水平反映骨形成及骨转换的敏感指标，在高转换状态下，血骨钙素水平增高，糖尿病患者成骨细胞的功能和活性以及骨转化降低，因而合成和分泌骨钙素的能力降低，骨钙素降低。

3. 血浆抗酒石酸盐酸性磷酸酶（TRAP）

主要由破骨细胞释放，是反映破骨细胞活性和骨吸收状态的敏感指标，糖尿病合并骨质疏松症患者TRAP降低。

4. 睾酮

主要作用在于可以促进骨基质蛋白和胶原形成，保证骨矿化物质在骨内沉积。血清睾酮与骨生成指标BGP及吸收指标DPD进行相关分析显示，血清睾酮水平与BGP呈正相关，与DPD呈负相关。老年男性随增龄骨合成逐渐减少而骨分解增加，这种变化与雄激素的逐渐变化密切相关。

5. 雌二醇

雌激素对于维持骨吸收与骨形成的平衡具有极其重要的作用。雌激素通过破骨细胞和成骨和成骨细胞受体，限制骨转换，抑制骨吸收，提高骨密度，从而对骨代谢产生直接的调节作用。另一方面，雌激素还通过骨代谢调节因子、PHT等的影响，对骨量平衡产生间接调节作用。

6. 血、尿骨矿成分的检测

（1）血清总钙（Ca）：正常值2.1~2.75mmol/L（8.5~11mg/dl）。血钙的增加能促进钙在肠道内的吸收和骨吸收的减少。

（2）血清无机磷（P）：血磷下降能刺激破骨细胞增加和活性，促进骨吸收，使成骨细胞胶原合成速率降低，限制了骨矿化的速度。骨折患者血磷可显著高于无骨

折者。

（3）血清镁（Mg）：镁是体内重要矿物质，人体50%的镁存在于骨组织，低镁可影响维生素D活性。肠道对镁的吸收随着年龄增长而减少。

（4）尿钙、磷、镁的测定：是研究骨代谢的重要参数，通常测定包括24h尿钙、磷、镁，空腹24h尿钙、磷、镁及每克肌酐排出的尿钙、磷比值。该项检查受体饮食、季节、日照、药物、疾病等影响因素较多，需严格限定条件再进行测定。

7. 其他实验室检查

（1）降钙素（PCT）：降钙素的主要靶器官为骨组织，主要作用是调节血液中钙离子和磷离子的浓度，从而对骨代谢有一定的调节作用。有研究证明，降钙素能抑制破骨细胞活动，减弱溶骨过程，增强成骨过程，使骨组织释放的钙磷减少，钙磷沉积增加，因而血钙与血磷含量下降。

（2）骨形态发生蛋白（BMP）：作为公认的骨诱导因子，是骨发育和修复的关键调节剂。

（3）骨保护素（OPG）：不仅抑制破骨细胞生成，还抑制破骨细胞的骨吸收功能，从而对骨代谢有一定的调节作用。

（4）血清I型前胶后羧基端前肽（PICP）：是成骨细胞合成胶原时的中间产物，是反映成骨细胞活动状态的敏感指标。PICP与骨形成呈正相关。

（5）尿羟脯氨酸（HOP）：是反映骨吸收及形成更新的指标，受饮食影响较大，收集24h尿之前，应进素食2~3天。

（6）尿羟赖氨酸糖苷（HOLG）：是反映骨吸收的指标，较HOP更灵敏，糖尿病合并骨质疏松症患者HOLG可能升高。

（7）尿中胶原吡啶交联（PYr）或I型胶原交联N末端肽（NTX）：是反映骨吸收和骨转移的指标，较HOP更为特异和灵敏，方法简便、快速。

四、诊断与鉴别诊断

（一）中医的辨病要点和辨证要点

在此主要参照中华中医药学会糖尿病分会 2016 年制定的《糖尿病合并骨质疏松中医诊疗标准》以及赵进喜教授主编的《内分泌代谢病中西医诊治》相关内容，DOP 的病位主要在骨与关节，病性为本虚标实。其病机以肾虚为本，标实则多为血瘀。临床及基础研究显示，DOP 的发病与肾虚密切相关。肾虚日久，久则成瘀，影响了气血运行，在"虚"的基础上出现了标实——血瘀气滞证、痰浊困阻证、肾虚血瘀为 DOP 常见证型。脾虚、肝虚在发病和疾病的发展过程中起了重要作用。

（二）西医诊断要点

凡糖尿病患者有骨痛症状与肌肉乏力明显者，以骨密度测量减少为基本依据。或有其他临床表现与实验室检查发现的都能考虑糖尿病合并骨质疏松的存在。

参照世界卫生组织（WHO）推荐的基于 DXA 测定值的骨质疏松症诊断标准：

T 值 ≥ −1.0　　　　　正常
−2.5 ＜ T 值 ＜ −1.0　　骨量减少
T 值 ≤ −2.5　　　　　骨质疏松
T 值 ≤ −2.5 伴有
一处或多处骨折　　　严重骨质疏松

由于黄种人峰值骨量低于白种人等原因，本研究根据中国人群的实际情况采用中国老年学学会骨质疏松委员会（OCCGS）建议的 −2.0SD 或者骨量下降 25% 作为诊断标准。

注： T 值用于表示绝经后妇女和大于 50 岁男性的骨密度水平。对于儿童、绝经前妇女及小于 50 岁的男性，其骨密度水平建议用 Z 值表示，Z=（测定值同龄 − 同龄人骨密度均值）/ 同龄人骨密度标准差。

（三）鉴别诊断

DOP 临床上应与骨性关节炎、骨软化病、老年性骨质疏松、甲状腺功能亢进性骨质疏松、类风湿关节炎等相鉴别。

（1）骨性关节炎：骨性关节炎的病理特征是关节软骨发生进行性退化性改变。其受累关节主要是负重关节，以下肢膝、髋关节多见，也有脊柱的关节突间关节和手指远侧指间关节等。其临床表现有关节疼痛、僵硬、肿胀、关节活动受限、肌肉萎缩、关节畸形等。

（2）骨软化病：骨软化病主要是由于维生素 D 及其活性代谢产物缺乏引起钙磷代谢紊乱、骨基质缺乏钙盐沉着而导致骨骼发生病变的疾病。病变发生在婴幼儿期可导致佝偻病，发生在成年人则导致骨软化病。骨软化病多见于女性。早期临床表现有疼痛、肌肉无力。随着病情的发展，腰腿痛逐渐变为持续性，并且可以发展到全身性剧烈疼痛，尤以大腿、胸壁、骨盆最明显。患者行走困难，可出现多处骨骼畸形，有时轻微损伤即可导致病理性骨折。

（3）老年性骨质疏松症：老年性骨质疏松症最常见的症状以腰背痛多见，疼痛沿脊柱向两侧扩散，仰卧或坐位时疼痛减轻，直立后伸或久立、久坐时疼痛加剧，弯腰、肌肉运动、咳嗽、大便用力时加重。身高缩短、驼背是老年骨质疏松症重要临床表现，多在疼痛后出现。随着年龄增长，骨质疏松加重，驼背曲度加大，致使膝关节挛缩显著。骨折是老年骨质疏松症最常见和最严重的并发症，在老年前期以桡骨远端骨折多见，老年期以后以腰椎和股骨上端骨折多见。老年性骨质疏松导致胸廓畸形，可使肺活量和最大换气量显著减少。

（4）青少年骨质疏松症：青少年骨质疏松症是发生于 8~12 岁少年时期的骨质疏松和骨量减少，该病并不常见。主要表现为背部、髋部和足部疼痛和行走困难，也有发生骨折，驼背畸形，身高缩短，长骨畸形或跛行，但一般都是可逆的。

（5）女性绝经后骨质疏松症：女性绝经后骨质疏松症是由于女性从围绝经期开始，卵巢衰萎，体内雌激素急剧减少，引起骨代谢出现明显负平衡，骨吸收的速度高于骨形成而引起的骨质疏松。其特征是全身性骨量低下，骨微结构破坏，骨强度下降，导致骨脆性增加，易于发生骨折。

（6）甲状腺功能亢进性骨质疏松症：甲状腺功能亢进性骨质疏松以腰腿痛、头痛、全身痛及周身无力与酸软症状明显，患者症状较一般甲状腺功能亢进更明显，少数患者可有骨畸形与病理性骨折，临床上少数患者还可有肝掌、肌萎缩、白癜风、色素沉着、指甲凹与甲床分离等症状与体征。

（7）皮质类固醇性骨质疏松症：皮质类固醇性骨质疏松有皮质醇增多症的表现，如有满月脸、水牛背，而四肢相对瘦弱，呈向心性肥胖；糖耐量异常等。骨质疏松其病变主要累及中轴骨，即发生在椎骨、骨盆和肋骨。表现为骨痛，初期多为活动后疼痛，后逐渐发展成不活动时亦痛；骨折以脊椎骨压缩性骨折和肋骨骨折常见，活动受限。儿童患病可影响生长发育，少数患者还可发生股骨头无菌性坏死与关节病变。

（8）类风湿关节炎：类风湿关节炎是一种以关节滑膜炎为特征的慢性全身自身免疫性疾病。确诊为类风湿关节炎需具备以下4条或4条以上标准。①晨僵至少1小时（≥6周）。②3个或3个以上关节肿（≥6周）。③腕、掌指关节或近端指间关节肿（≥6周）。④对称性关节肿（≥6周）。⑤皮下结节。⑥X光片改变。⑦类风湿因子（RF）阳性（滴度＞1：3.2）。

（9）风湿性关节炎：风湿性关节炎的特点是起病一般急骤，有咽痛、发热和白细胞增高；以四肢大关节受累多见，为游走性关节肿痛，关节症状消失后多无永久性损害；血清抗链球菌溶血素 "O"、抗链球菌酶为阳性，而 RF 阴性；水杨酸制剂疗效迅速显著。

五、中医治疗

（一）治疗原则

糖尿病合并骨质疏松症的中医基本病机是以肾脾亏虚为病之本，尤以肾虚髓空为关键，血瘀、痰浊为病之标，其病位在骨与关节、与肝相关，为本虚标实之虚实夹杂之证。参照 2016 年中华中医药学会糖尿病分会制定的《糖尿病合并骨质疏松中医诊疗标准》治疗原则以及赵进喜教授主编的《内分泌代谢病中西医诊治》相关内容，治疗 DOP 应在基础治疗基础上，以扶正祛邪为原则，注重补肾、健脾、养血、益精、生髓等固本之法，兼施散寒除湿、行气活血、祛瘀止痛等祛邪之法，标本兼顾。从肾入手是治疗本病的关键，活血化瘀发挥重要作用。

（二）内治法

1. 本虚证

（1）肾虚髓亏证

临床表现：神疲乏力，腰背部疼痛有定处，膝胫酸痛软弱，头晕耳鸣，记忆力减退，头脑空痛，性功能下降等。舌淡或淡胖，苔白，脉沉弱。

治法：补肾填精。

方药：右归丸（《景岳全书》）、六味地黄丸（《小儿药证直诀》）、虎潜丸（《丹溪心法》）加减。

参考处方：熟地、山药、山茱萸、枸杞、鹿角胶、菟丝子、杜仲、当归、肉桂、制附子。

临床应用：此方适用于DOP肾虚髓亏的患者。"骨枯而髓减，发为骨痿"。阴虚火旺、心肾不交、心悸失眠者，可配合黄连阿胶汤；阴虚火旺、骨蒸潮热、盗汗遗精者，可配合大补阴丸；神疲乏力者，加黄芪、山药、黄精益气；耳聋足痿者，加紫河车填补精血；男子遗精、尿频者加菟丝子、金樱子、五味子益肾固涩。

中成药：强骨胶囊、骨疏康颗粒、苁归益肾胶囊等。

专家经验方推介：黄芪六味汤加味（裴瑞霞经验方），组成：熟地黄、山药、山萸肉、牡丹皮、茯苓、泽泻、黄芪、知母、麦冬、五味子、杜仲、川牛膝。裴瑞霞教授认为消渴久病及肾，损及肝脏，肝肾功能受损，不能濡养筋骨而致骨质疏松。六味地黄汤三补三泻，补中有泻，寓泻于补；黄芪使气血生化有源，增强气化，推动血液流动；知母、麦冬滋阴泻火，养阴生津，亦可治阴虚内热之消渴证；牛膝除湿痹痿，益阴补髓；杜仲，补益肝肾，强筋壮骨；五味子酸温，敛肺滋肾，体现相辅相成，金水相生之意。

（2）肝肾亏损证

临床应用：神疲乏力，腰背部疼痛，膝胫酸痛软弱，眩晕耳鸣，健忘，头脑空痛，性功能下降。舌红或淡，苔薄，脉沉细或数。

治法：滋补肝肾。

方药：壮骨丸方（《丹溪心法》）加减。

参考处方：龟甲、黄柏、知母、熟地、白芍、锁阳、陈皮、虎骨（用狗骨或牛骨代）、干姜。

临床应用：此方适用于肝肾亏虚，精血不足的DOP患者。厥阴肝血不足者，比较容易表现为这种证候。兼阴津不足，血行不畅，血脉流涩者，应在补益肝肾的基础上，活血化瘀、通络止痛，可加用丹参、鸡血藤等；肾虚耳聋足痿甚加紫河车；男子遗精、尿频加菟丝子、芡实。

中成药：仙灵骨葆胶囊、壮骨丸等。

专家经验方推介：陈硕教授认为2型糖尿病合并骨质疏松症治疗的关键应从补肾滋肝入手，又宜以补肾壮骨为治之要。自拟补肾壮骨汤，药物组成：熟地黄、骨碎补、淫羊藿、菟丝子、肉苁蓉、杜仲、枸杞、山药、怀牛膝、蛇床子、黄精、山茱萸、焦三仙、天花粉组成。其中熟地黄、山茱萸具有填补真阴，益肾壮骨之功，怀山药、枸杞、菟丝子、黄精、天花粉同用能够益气养阴，生津止渴；骨碎补、当归、桑寄生、田三七活血通络、散瘀止痛；怀牛膝、淫羊藿补肾壮骨，诸药配伍可奏补肾壮骨、活血通络之效。

（3）脾肾阳虚证

临床表现：神疲乏力，肢倦懒动，腹胀，大便时溏，膝胫酸痛软弱，头晕耳鸣；舌质胖大，苔白，脉沉细。

治法：健脾温肾，强筋健骨。

方药：补中益气汤合金匮肾气丸加减。

参考处方：杜仲12g，补骨脂12g，胡桃仁15g，鹿角胶（烊化）6g，黄芪30g，山药15g，丹参12g，煅龙骨、煅牡蛎各30g。

临床应用：此方治疗脾肾阳虚的DOP患者。脾肾阳虚，不易推动血液运行，日久成瘀，疼痛日甚者，加川乌、桃仁、红花；肢体麻木者，可加五加皮、木瓜。兼有寒痰凝滞，痹阻肌肉、血脉，可加用阳和汤加减。

中成药：骨疏灵胶囊、骨疏康颗粒等。

专家经验方推介：郑有鑫认为对于老脾肾阳虚的老年骨质疏松症的患者可通过温补脾阳增进食欲，增加水谷精微的吸收，同时补肾延缓先天之本的消耗。通过健脾和补肾在一定程度达到了先后天双补的效果。健脾益肾通督汤：鹿角胶10g，龟甲胶10g，巴戟天10g，菟丝子10g，女贞子

10g，墨旱莲10g，熟地15g，炒白芍15g，当归10g，川芎10g，党参15g，炒白术15g，茯苓10g，炙甘草6g，炒杜仲15g，补骨脂15g，桂枝10g，葛根15g。经临床观察，证明健脾益肾通督汤治疗脾肾阳虚型老年性骨质疏松症可以改善患者临床症状，提高骨密度，提高患者身体平衡能力。

（4）阴阳两虚证

临床表现：五心烦热，口干咽燥，畏寒肢凉，全身乏力，腰背部疼痛，痛有定处，或倦怠，腹胀，大便时溏，或形体消瘦，或肌肉松软。舌淡少津，脉细弱。

治法：滋阴补阳。

方药：龟鹿二仙膏（《成方切用》）合二仙汤（《中医方剂临床手册》）加减。

参考处方：鹿角、龟甲、太子参、枸杞、仙茅、淫羊藿、巴戟天、当归、黄柏、知母。

临床应用：该方为滋阴助阳，阳中求阴之方。研究发现：淫羊藿、巴戟天等药物，有较好的促进骨形成的作用。侧重于阳虚、畏寒而脉迟者，方可用右归丸加减；关节疼痛拘急加木瓜、鸡血藤，严重者加地龙、蜈蚣等虫类药。

中成药：苁归益肾胶囊等。

专家经验方推介：方朝晖教授认为，脾肾阳虚，精微物质运化吸收乏力，必精亏髓空，而百骸疾废。同时消渴病日久，阴津不足，血脉流涩形成瘀血。因此采用温阳益气活血之中药制剂骨疏灵治疗糖尿病合并骨质疏松症。方药组成：淫羊藿、川牛膝、黄芪、牡蛎、桑寄生、当归、补骨脂。方中淫羊藿、补骨脂、桑寄生补肾助阳益精；牛膝、当归活血补肝，填精益髓；黄芪补气升阳，固护脾胃后天之本，气血旺盛，益后天而养先；牡蛎咸能引诸药同归肾经，以达强肾壮骨之功，性寒又可佐制淫羊藿、黄芪等药的温燥之虞。诸药合用，共成补肾益精、健脾益气、坚骨强筋、活血通络之功。

2. 标实证

（1）气滞血瘀证

临床表现：腰背疼痛，乏力，或肌肉关节刺痛，固定不移，活动不利，运动牵强；或身体沉重，胸胁疼痛；或关节肌肤紫暗、肿胀。舌质紫暗，苔白，脉细。

治法：理气活血，通络止痛。

方药：身痛逐瘀汤（《医林改错》）加减。

参考处方：秦艽、川芎、桃仁、红花、甘草、羌活、没药、当归、五灵脂、香附、牛膝、地龙。

临床应用：该方为理气活血通络之方。气滞重者，可加用柴胡疏肝散加减；气滞兼有血虚者，可加用逍遥丸加减；络瘀阻滞不通者，可加用鸡血藤、丝瓜络等；疼痛以上肢为主者，加桑枝、姜黄；下肢为甚者，加独活、防己以通络止痛；久病关节变形、痛剧者，加全蝎、蜈蚣以通络活血。

中成药：消渴属气虚血瘀证可加用芪归糖痛宁颗粒，气阴两虚夹瘀证可加用丹蛭降糖胶囊等。

专家方推介：李跃华教授认为肾虚是DOP发生的基础，脾虚是DOP发生的促进因素，瘀血是骨质疏松发生的病理产物，又是DOP发生的重要病理因素；在治疗上采用劲骨坚系列方，对于脾肾两虚兼有血瘀型患者，常应用补肾壮骨，健脾活血化瘀，颈骨坚3号（杜仲15g，骨碎补10g，川牛膝15g，怀牛膝15g，细辛3g，白术12g，川芎15g，当归15g）。在临证中，李跃华教授常用鹿角胶、盐龟甲等药物补肾壮骨。李跃华教授在上方的基础上，常常依据患者不同的临床表现加减治疗。腰背、肢体疼痛明显，恶寒者，加用制川乌、草乌各6g，细辛3g，温经通脉，散寒止痛；纳差、便溏、乏力、腰膝酸软等脾气亏虚症状明显者，加用黄芪30g、党参30g、白术12g等加强益气健脾之力；五更泄者，合用四神丸，补肾健脾止泻；腹胀、脘痞者，加用砂仁10g，木香10g行气和胃消胀。

（2）痰湿困阻证

临床表现：骨痛多汗，筋骨痿软甚至肌肉萎缩，驼背，脘腹胀满，不思饮食，肢体沉重，倦怠嗜卧，或有大便溏泄，舌淡，苔厚腻，脉缓。

治法：化湿运脾，行气和胃，兼以通络。

方药：平胃散合四君子汤加减。

参考处方：苍术、厚朴、陈皮、党参、白术、茯苓、甘草、葛根、丹参、鸡血藤、地龙、全蝎。

临床应用：此方治疗痰湿困阻，脾虚不得运化精微，聚而成痰浊的患者。痰浊上泛，下元虚衰者，可加用地黄饮子加减；兼有湿热下注证者，可加用二妙散加减；若侧重于痰饮者，可加用僵蚕等；兼肢体沉重、倦怠嗜卧较重者，加砂仁、豆蔻。

中成药：骨疏康颗粒。

（三）其他特色疗法

参考方朝晖等人在中医药临床杂志发表的《消渴病合并骨病（糖尿病合并骨质疏松症）中医诊疗方案》，此谨对糖尿病合并骨质疏松症中成药治疗以及针灸治疗等，总结如下。

1. 中药注射剂治疗

根据病情可辨证选用活血化瘀、改善血液循环的丹参注射液、血塞通等制剂和改善骨代谢的骨瓜、鹿瓜多肽制剂等。

2. 针灸治疗

需要在血糖控制较好，而且无皮肤过敏、溃疡、水肿等的情况下使用针灸理疗，谨防针灸后感染。针灸治疗以补肾健脾，温阳通脉为治疗原则；常用经脉是膀胱经、胃经、督脉；常用穴位是肾经、脾经及表里经穴位；以缓解疼痛为目的取穴，多以疼痛好发部位局部取穴，配合循

经取穴；治疗方法多样化，有针刺、艾灸、耳针等。

（1）针刺法：肾俞、脾俞、足三里、关元、太白、太溪、阿是穴。功用：健脾益肾。手法：平补平泻法，阳虚和血瘀者用温法。每日1次，10~15天为1个疗程。

（2）艾灸法：补肾温阳通络中药制成药条，用艾绒隔药灸，取穴大椎、足三里、肾俞、脾俞、命门、神阙、中脘、关元、阿是穴。每次选3~4穴，每穴5壮，每日1次，10次为1个疗程。

（3）耳针法：取耳穴子宫、肾、内分泌、卵巢、脾，采用埋针法，留针2天，两耳交替治疗，30天为1个疗程。

（四）饮食治疗

（1）适当增加钙的摄入：老年人应每日达到1000~1200mg。富含钙的食品有奶制品、豆制品、部分海产品、蔬菜、水果等。骨质疏松防治的关键是摄入足量的钙和促进食物中钙质的吸收。

（2）维持食物正常的钙磷比值：当比值小于1∶2时，会使骨骼中的钙溶解和脱出增加，因此建议保持1∶1或2∶1的水平。

（3）补充维生素D和维生素A：维生素D促进钙的吸收，有利于钙的骨化，除了适量补充维生素D外，还应多晒太阳；维生素A参与骨有机质胶原和黏多糖的合成，老年人每日应摄取的维生素A800μg，维生素A的来源包括蛋黄、动物肝脏、黄红色蔬菜以及水果。

（五）运动疗法

我国传统健身方法太极拳、八段锦等可增加髋部及腰椎骨密度，增强肌肉力量，改善韧带及肌肉、肌腱的柔韧性，提高本体感觉，加强平衡能力，降低跌倒风险。

六、中西医协同治疗

第一步预防：对糖尿病患者及时进行骨质疏松症的筛查，及时干预与预防，及时改变生活方式，包括饮食治疗、运动、戒烟、戒酒、同时服用中药，有利于延缓DOP的进展。

第二步控制血糖与胰岛素：血糖水平越高，骨密度越低，血糖控制不佳的老年2型糖尿病患者更易发生骨质疏松；胰岛素是糖尿病合并骨质疏松症首选治疗，可增加骨量，预防骨丢失。

第三步应用抗骨吸收药物及促进骨形成药物：根据2017年《原发性骨质疏松症诊疗指南》，骨健康基本补充剂为钙剂与维生素D。抗骨质疏松症药物有：双膦酸盐类，降钙素类，绝经激素治疗，选择性雌激素受体调节剂，甲状旁腺素类似物；锶盐，活性维生素D及其类似物，维生素K类，RANKL抑制剂。

为预防骨质疏松症的发生发展，应养成良好的生活习惯，戒烟限酒。同时，避免摄入过量的浓茶、咖啡以及含碳酸饮料，以减少骨钙的溶出。多在阳光下活动，适量的日光照射可促进体内活性维生素 D_3 形成，预防骨质疏松。

合理选用降糖药，积极控制血糖，对患者进行糖尿病教育，密切监测血糖，合理用药的同时，可根据情况定期监测骨密度，做到早发现、早治疗。

七、疗效判定标准

症状改善：按疼痛程度分为4级，即：无法忍受（Ⅰ级，3分）；可以忍受（Ⅱ级，2分）；感到疼痛（Ⅲ级，1分）；无疼痛（Ⅳ级，0分）。

表 5-10-1　骨质疏松治疗前后疗效评价标准

	显效	有效	无效
临床症状	下降2分以上	下降1分	无改变
骨密度（T值）	上升，有显著性差异	不变或上升，无显著性差异	下降
骨代谢生化指标	改变，有显著性差异	有改变，无显著性差异	无改变

八、经验传承

（一）国医大师吕仁和教授

吕仁和教授基于《内经》理论，结合临床实际，提出了糖尿及其并发症分期辨证思路和糖尿病并发症发病"微型癥瘕形成"学说，并针对病和症状，总结出"六对论治"经验。"六对论治"经验。包括对病分期辨证论治、对病辨证论治、对病论治、对症论治、对症辨证论治、对症辨病辨证论治，可理解为辨证论治的六种具体形式，很有实际意义。①对病分期辨证论治：糖尿病及其并发症为慢性病程，病情复杂，在病程的各阶段病理机转和证候表现差异很大。所以，分期辨证非常必要。②对病辨证论治：疾病虽然存在一个基本病机，但临床上常可表现为若干种证候，故而要对病进行辨证论治。③对病论治：即针对糖尿病基本病机阴虚燥热用药，或促进胰岛素分泌，或改善胰岛素利用，减轻胰岛素拮抗，旨在解决糖尿病高血糖基本病生理改变。④对症论治：即针对某一症状用药，如口干渴用天花粉、石膏、知母；多食用生地黄、黄连；大便干结用大黄、番泻叶；腰腿痛用续断、桑寄生、狗脊、木瓜等。⑤对症辨证论治：即针对某一症状，分辨证候用药。⑥对症辨病辨证论治：一种症状的产生，可由数种疾病引起，一种疾病又可表现为数种证候，故而对症须与辨病、辨证相结合。临床治疗糖尿病合并骨质疏松症，对病肝肾亏虚与血瘀病机，治疗重视补益肝肾，尤其重视从奇经八脉入手，认为调补奇经有利于补肾，临床常用脊瓜汤加味，相关应用狗脊、木瓜、续断、桑寄生、杜仲、牛膝、丹皮、丹参、赤芍、白芍、桃仁、红花、鸡血藤、刺猬皮、蜈蚣等。观察发现可以明显改善糖尿病合并骨质疏松症临床症状，延缓病情进展。

（二）赵进喜教授

赵进喜教授临床治疗糖尿病合并骨质疏松症，重视谨守病机，特别注重整体调节与综合治疗，强调中医内治与外治相结合，药物治疗与食疗、运动疗法、针灸、推拿、气功等非药物疗法相结合。临床和药理实验研究发现：人参、玄参、葛根、桑白皮、蚕丝、生地、瓜蒌、天花粉、枸杞、地骨皮、麦冬、天冬、玉竹、黄精、黄连、黄柏、苍术、白术、山药、山茱萸、何首乌、玉米须、茯苓、泽泻、黄芪、知母、木瓜、乌梅、苦瓜、夏枯草、鬼箭羽等，对糖尿病及其并发症具有不同程度的治疗作用。而中药食疗、八段锦、太极拳、气功锻炼等，同样是很有特色的传统疗法。针灸、推拿等，有扶正祛邪、疏通气血、调节内分泌、调节免疫、改善微循环等作用，对糖尿病血管神经并发症有一定治疗作用。赵进喜教授认为：糖尿病合并骨质疏松与消渴病继发的痿证尤其是"骨痿"相关，治疗应遵从《内经》"独取阳明"的精神，重视调补脾胃。包括补阳明之气，养阳明之阴，清阳明之热，除阳明之湿。而基于中医学"肾主骨"理论，"骨痿"治疗更当重视补肾，包括补肾通督治法。肝肾亏损者，当治宜补益肝肾，滋阴清热，方可用虎潜丸加减。阴阳俱虚者，当治以调补阴阳，方可用地黄饮子加减。同时常可配合补阳还五汤益气活血通络，或随方加入乌梢蛇、白花蛇、蜈蚣、全蝎、水蛭等搜风通络的药物。临床上，师河北邯郸名医韩志和主任医师骨质增生验方（续断、寄生、芍药、甘草、白芷等）与吕仁和教授脊瓜汤（狗脊、杜仲、续断、寄生、木瓜、牛膝等）方义，应用壮骨柔筋汤治疗骨质疏松以及骨质增生症，屡取佳效。处方组成：川续断、桑寄生各12~15g，杜仲12g，白芍15~30g，甘草6g，威灵仙9~12g，白芷6g。临床应用：兼颈项不舒加葛根15~25g，肩背痛加姜黄12~15g，心悸、心胸闷痛加丹参15~25g，降香9~12g，上肢麻木加桑枝15~30g，下肢掣痛加川怀牛膝、木瓜各15g，鸡血藤25~30g。腰痛剧烈，牵掣下肢者，阳虚寒凝病机突出，可用炙麻黄、桂枝、炮附子、白术、羌活、独活、南星、全蝎、当归、乳香、没药以及炙马钱子等，温经散寒、解痉止痛。若腰痛偏于一侧，或牵掣一侧疼痛，大便不稀，舌苔白厚，脉实者，是寒实凝滞，更可用大黄附子汤加味。但一旦腰痛症状好转，则又当重点补肾强腰，不能专事攻伐。曾治张某某，老年男性，腰腿痛伴胃脘胀满，舌苔边有浊沫，脉弦细，治以滋补肝肾、疏肝理气、舒筋活络，投以四逆散配合壮骨柔筋汤，治疗月余，不仅腰腿疼痛消失，腹胀痛亦愈。

九、典型案例

（一）南征教授医案

张某，男，49岁。于2006年9月23日来诊。患2型糖尿病7年，间断服用二甲双胍、消渴丸，病情控制欠佳。近1年来腰背及双下肢酸痛，入夜为甚，行走无力，不能远行。纳呆腹胀，肢体倦怠，大便溏泻，舌质紫暗，有瘀斑，苔白，脉细弱。测空腹血糖 9.1mmol/L。骨密度检查提示：腰椎、股骨颈骨密度小于同性别峰值 2.5 个标准差。

中医诊断：消渴病骨痿，辨证为脾肾阳虚夹瘀证。

西医诊断：糖尿病合并骨质疏松症。

处方：补中益气汤合身痛逐瘀汤加减。补骨脂 10g，淫羊藿 10g，桑寄生 10g，黄芪 30g，党参 15g，当归 12g，白术 10g，陈皮 10g，葛根 30g，丹参 30g，鸡血藤 30g，苍术 15g，桃仁 10g，赤芍 10g，川芎 10g，地龙 10g，牛膝 10g，乳香、没药各 6g。水煎服，日 1 剂。嘱其继服原降糖药物配合饮食控制。

15 日后再诊，诸症减轻，效不更方。3 个月后症状消失，复查空腹血糖 6.7mmol/L。骨密度检查提示：腰椎、股骨颈骨密度小于同性别峰值 2.0 个标准差。嘱其改服补中益气丸及活络效灵丹，长期服用。

按：《素问·生气通天论》云："是故谨和五味，骨正筋柔……如是则骨气以精，谨道法，长有天命。"说明饮食五味影响骨的生长，且与脾胃功能关系密切。消渴为缠绵难愈之病，迁延日久，脾胃受燥热所伤，脾虚不能转输水谷精微，四肢百骸失于濡养，且肾精依赖脾胃运化水谷之精的滋养才能源源不断地得以补充，若脾失运化，后天之精不足，肾精乏源，骨骼失养，则骨骼脆弱无力，必致骨痿的发生。治疗当重视益气养血、补肾培元、活血通络，《临证指南医案》指出："络中气血，寒热虚实，稍有留邪，皆能致痛。"故针对 DOP 患者不仅以通络为主，更应兼以补肾、健脾、祛瘀为法，使络通脉荣，邪祛脏安。方中淫羊藿、补骨脂、桑寄生补肾助阳益精坚骨强筋；《本草纲目》云淫羊藿具有"益精气、坚筋骨、实腰膝、强心力"

之功效。黄芪、党参、白术补气升阳，固护脾胃后天之本，壮气血生化之源，养五脏六腑之气，精血互生，气血旺盛，益后天而养先天，而使肾精充足；当归、牛膝活血补肝，填精益髓，使髓充骨坚；葛根、丹参、鸡血藤、桃仁、赤芍、川芎、地龙活血祛瘀通络，乳香、没药活血化瘀止痛，《饮片新参》载："鸡血藤去瘀血，生新血，流利经脉。"即藤类药物生长绵延缠绕，相互交错，犹如络脉走形，取类比象，可使络脉通畅调达，气血津液充分滋养。陈皮、苍术理气燥湿，瘀血不祛，痰湿易生，兼以理气燥湿之品，通利经络。诸药合用，共成补肾益精、健脾益气、坚骨强筋、活血通络之功。众多实验和临床研究已经证实温阳益气活血中药，如淫羊藿、黄芪等对骨骼生长均有双向调节作用，即直接抑制破骨细胞，同时又促进成骨细胞生长，使骨钙化形成增加。

（二）岳美中教授医案

杨某，女，55 岁。于 1973 年 11 月 17 日入院。主诉：7、8 年来，每于饭后腹痛，曾以"胃下垂"治疗，效果不佳，至 1972 年，因腹痛加重，伴有恶心、呕吐，在某县医院诊为"结核性腹膜炎、肠粘连"。住院期间出现头面四肢浮肿，经用抗结核药治疗 2 个月余，病情好转出院，腹痛、恶心呕吐减轻，但仍有浮肿，又间断服用双氢克尿噻八九个月，浮肿消退，直至目前，每遇着凉，及吃饭不适时仍有腹痛肠鸣，大便稀薄，一般情况下二便尚调，睡眠尚可，纳少。1972 年 11 月，因感冒发热，全身疼痛，经用青、链霉素等药后热退，但仍全身疼痛，两胁、腰部、两肩关节周围、两上臂及大腿痛重，活动时尤甚，走路需用拐杖，畏寒，天气变化时疼痛加重。至 1973 年 10 月开始，疼痛逐渐加重，活动困难。曾服大活络丹 40 丸及其他止痛药物，效果均不显，于医院住院治疗。既往无其他病史，患者自幼生长于农村，未去过外地。检查：强迫体位，变换体位时困难，身体消瘦，营养欠佳。两侧第11、12肋骨压痛明显，舌苔薄，脉细，余无阳性体征。化验检查：肝功能正常，血磷 0.52mmol/L，血钙 4~5mmol/L，碱性磷酸酶 35.5 单位（正常 5~12 单位），尿酸 71.4mmol/L，尿钙 1.275~1.75mmol/24h，血沉 18mm/h，尿常规（-），大便常规（-）。血常规：血红蛋白 12g/L，红细胞 4.6×10^{12}/L，白细胞 90×10^9/L，中性粒细胞 72%，淋巴细胞 25%，嗜酸性粒细胞 2%。X线摄影：胸、腰椎普遍骨质疏松。消化道钡剂造影显示：小肠不全梗阻、肠粘连。心电图：大致正常。诊断为：骨质疏松、肠粘连。治疗上除补充钙剂、维生素D外，先后给予补气养血、舒筋活络、活血化瘀等药剂。如活络丹、桑寄生、细辛、杜仲、牛膝、党参、云苓、白芍、当归、川楝子、延胡索、防风以及十全大补汤等。服用至12月18日上述症状无明显改变，改由岳老治疗，当时主症为全身活动则痛，两胁痛甚，腰及两腿痛，尿黄，大便少，纳差，舌苔薄白，脉细弦。认为肾主骨，治疗应着眼于肾，发病起源于外感，亦应虑及。治骨痛用独活、细辛，独活走里，细辛温肾，补骨脂加核桃肉、杜仲，名"青娥丸"，能补骨髓。

处方：独活 6g，细辛 3g，熟地 30g，山茱萸 12g，菟丝子 12g，川续断 6g，杜仲 12g，川牛膝 12g，补骨脂 9g，鹿角霜 9g，核桃仁（咀嚼）2 枚。7 剂。

二诊：12月25日。患者自12月20日开始感到身上轻快，疼痛减轻，两胁及两腿疼痛均较前减轻，效不更方，停用西药，至12月27日，上肢活动较前灵活，自己能穿衣、梳头，腰已不痛，第11、12肋骨压痛明显减轻，下肢每于初下地走路时疼痛，活动后即减轻，已两天不服止痛片，不服芨莒剂，腹已不痛，但于吃水果时有些肠鸣，嘱出院后将原方再服一段时间，以巩固疗效。

按： 本例为骨质疏松症，中医辨证，深合《素问·长刺节论》所论："病在骨，骨重不可举，骨髓酸痛，寒气至，名曰骨痹。"骨痹成因，一则为冬令感受风寒湿三气，一则为"八正之虚风，八风伤人"，内舍于骨节、腰脊节、腠理之间，为深痹也。其病机则为"虚邪之入于身也深，寒与热相搏，久留而内著，寒盛其热，则骨痛肉枯"。本例患者素有胃下垂、腹痛肠鸣，大便稀薄等症，本为虚寒之体，初冬感寒发热，应视为少阴表证，而以麻黄附子甘草汤微发汗。因失治而内传，在经为少阴，在脏为肾，肾之合为骨，全身凡肩、臂、腰、腿无处不痛，系内传之邪，从肾之合而为病，大活络丹系祛皮脉筋肉间寒邪之方，故无效验。根据肾骨相生关系，取助阳补肾专方青娥丸，加菟丝子、熟地、山茱萸，兼补肾阴，以增其生骨之能力；更加鹿角霜，与骨同类相求以助之；再加独活、细辛以温经，川续断、牛膝以止痛。虽曰标本兼顾，而主旨仍在于滋填。肾阳日壮，肾精日充，骨自坚强，其痛自止。此时西药钙剂等亦助骨质再生，与中药殊途同归，终使大病向愈。因出院时未做X线摄影以观察骨质变化，故尚不能据此以分析中西医结合治骨质疏松的疗效，但对骨痹治疗，则可肯定补肾温经为其大法。此例虽非糖尿病合并骨质疏松症，若论治法则颇能启发临床思维。

（三）刘柏龄教授医案

杨某，男，57岁。初诊：2000年8月2日。主诉：腰部疼痛1个月，近2天加重。现病史：1个月前无明显诱因，自觉腰部疼痛，休息后为缓解，近2天疼痛加重，时常头晕耳鸣，失眠多梦，盗汗，五心烦热。故来就诊。体格检查：第3、4腰椎上、棘旁压痛，叩击痛。腰椎侧位片显示：腰椎骨质密度降低，第三腰椎椎体边缘呈唇样变。舌红少苔，脉细数。

诊断：骨质疏松，骨痿（肝肾阴虚）。

辨证：肝肾阴虚，气血不畅，筋骨失养，不通则痛。

治法：补肾壮骨，滋阴柔肝，行气止痛。

内服方药：熟地50g，鸡血藤25g，鹿角霜20g，杜仲15g，补骨脂15g，龙骨25g，牡蛎50g，乳香15g，没药15g，甘草10g，白术15g，茯苓30g，黄精15g，知母10g，黄柏10g，当归20g，磁石20g，地龙10g，女贞子15g。10剂水煎服，1剂日2次，口服，嘱患者多食含钙食物，多晒太阳。

二诊：2008年8月12日，患者自述不适症状减轻，身体偶感酸痛。舌淡，苔薄，脉数。患者阴虚渐复，嘱原方继续服用1个月。

随诊，经治疗后症状基本消失，X线片对照显示：脊柱骨密度增加。随诊1年后未见复发。

按语：该病例患者肝肾阴虚症状明显，虽外候表现为腰痛，好似腰扭伤，但辨其实质为肝肾因素，气血不畅，筋骨失养，不通则痛，治疗以补肝肾阴为主，配以健脾行气补血。此例虽也不是典型糖尿病合并骨质疏松症，但观其用药，补肝肾、行气血，独居巧思，值得师法。

十、现代研究进展

杨肖红等将184例DOP患者随机分为2组，对照组90例予生物合成人胰岛素注射液、碳酸钙D_3片治疗；治疗组94例在对照组治疗基础上加淫羊藿颗粒。结果：治疗组疼痛缓解时间较对照组显著缩短（$P < 0.01$），骨保护素、骨密度显著提高（$P < 0.05$），说明淫羊藿可抑制骨吸收，提高骨保护素及骨密度，缓解疼痛。

张胜昌等研究红景天苷处理过的DOP大鼠，发现红景天苷可以提高胰岛素分泌和敏感性，加强血浆瘦素（LP）骨代谢的外周正性作用和通过加强血-脑屏障作用来抑制LP对骨代谢的中枢负性影响，从而对DOP起治疗作用。陶怡等研究熟地黄及其不同中药配伍对糖尿病大鼠骨代谢的影响，结果发现单味熟地黄、熟地黄+淫羊藿能显著增加糖尿病大鼠胫骨的骨密度，提高骨钙、磷含量，疗效最佳。苗波等观察丹参对DOP大鼠骨密度及骨代谢指标的影响，结果发现，经丹参治疗后症状有所缓解，骨密度增高，各项指标改善，丹参对糖尿病大鼠早期的骨质疏松症有一定的抑制作用。朱晓峰等发现骨碎补总黄酮（TFDF）可以通过提高细胞外调节蛋白激酶（ERK1/2）和p38丝裂原活化蛋白激酶（p38MAPK）的磷酸化来提高高糖环境下成骨细胞（OB）的分化和矿化能力，从作用机制入手证明了TFDF是治疗DOP的有效药物。李永华等认为高血糖状态下，破骨细胞与成骨细胞活性平衡被打破，导致DOP的发生，而葛根素的治疗能够恢复上述平衡，从而维持骨的生物学质量和正常骨量，故葛根素对骨质疏松症的进程起到一定的延缓作用。

中药复方临床与实验研究方面，黄明炜将200例DOP患者随机分为2组，对照组100例予碳酸钙D_3片+骨化三醇软胶囊口服，治疗组100例在对照组治疗基础上加补肾益骨方（药物组成：淫羊藿30g，熟地黄30g，枸杞20g，骨碎补20g，补骨脂20g，肉苁蓉20g，黄芪15g，红花10g）。结果：治疗组临床疗效、中医证候评分、骨密度（BMD）、骨钙素（BGP）、尿脱氧吡啶啉（DPD）与尿Cr比值均优于对照组。许建国等测量DOP大鼠的血糖及骨密度后，将符合诊断标准的30只DOP大鼠随机分为中药组、阳性药物组与模型组，分别予补肾健脾活血汤（药物组成：熟地黄、杜仲、生黄芪、枸杞、鹿角胶、丹参、知母、川牛膝）、碳酸钙D₃片+阿法骨化醇软胶囊、0.9%氯化钠注射液灌胃。结果：中药组可明显降低大鼠血糖、碱性磷酸酶、血磷水平，改善胰岛素抵抗，并可明显增加骨密度，故补肾健脾活血汤对DOP大鼠有明显的治疗作用。王芳等通过动物实验发现黄芪散（药物组成：葛根、黄芪、桑白皮）能显著提高糖尿病大鼠股骨所承受的外力，胫骨骨小梁宽度、骨小梁数目、骨小梁面积百分数均有增加趋势，提示黄芪散能显著改善糖尿病模型大鼠股骨和胫骨质量，有预防骨质疏松症发生的作用。

十一、临证提要

DOP证候特点是本虚标实，脏腑功能虚损，与气滞、血瘀、痰浊相互作用，病变涉及全身多个脏腑，与五脏六腑、经络气血、筋骨关节、四肢百骸密切相关。其治则应以补肾通络为主，兼以调补肝脾，平衡阴阳，并根据气滞、血瘀、痰湿分别采用疏肝解郁、活血化瘀、化痰除湿等法，以标本同治。病到后期，阴损及阳，阳损及阴，而致阴阳两虚，在疾病后期我们应扶正祛邪兼顾，重视改善腰背疼痛、提高生活质量。

对于糖尿病患者，血糖水平越高，骨密度越低。胰岛素作为糖尿病合并骨质疏松症首选治疗，可增加骨量，预防骨丢失。在糖尿病早期应及时使用胰岛素治疗，合理控制血糖水平，并积极有效控制基础疾病，预防DOP的形成。患者一旦发生骨折，应及时积极抢救，请骨科协助治疗，评估病情。

DOP是覆盖全人群的退行性病变，其发病率逐年升高，而糖尿病的发生发展加速了骨质疏松症的进展，高血糖状态严重影响了骨骼形成平衡。对于DOP的预防应从发病之初积极筛查与预防。

DOP病程是一个不断进展的过程，DOP的防治上分未病先防和既病防变两个阶段。具体分为两方面：一是要严格控制好血糖，及时筛查骨密度，预防疾病的发生；二是发病之后早期诊断和早期治疗，积极控制疾病的发展或加重，进行综合干预，预防因糖尿病合并骨质疏松症所致骨折等严重影响患者生活质量的并发症。糖尿病合并骨质疏松症已发生骨折的患者，应高度重视再发生骨折的风险，并严格控制血糖，避免次生并发症的出现。

DOP的预防调护，饮食方面，应注意低盐、低脂饮食，适当增加钙、镁、锌等微量元素的摄入和其他营养物质。生活护理，可适当增加晒太阳和体育锻炼的时间。老年人防摔跤、防碰撞。避免嗜烟、酗酒和慎用影响骨代谢的药物等。并注意保持心情舒畅。

另外，应该注意的是，某些糖尿病患者常用的药物可能与骨代谢和骨折风险有关。如噻唑烷二酮类药物，可能增加骨折风险，有待于进一步研究。

参考文献

[1] 唐建明. 中医药治疗糖尿病合并骨质疏松的思路及方法 [J]. 湖南中医杂志, 2012, 28（4）: 122-123.

[2] Hadjidakis DJ, Raptis AE, Sfakianakis M, et al. Bone min eral density of both genders In Type 1 diabetes according to bone composition. J Diabetes Complications 2006; 20（5）: 302-307.

[3] Strotmeyer ES, Cauley JA, Orchard TJ, et al. Middle-aged premenopausal women with type 1 diabetes have lower bone mineral density and calcaneal quantitative ultrasound than nondiabetic women.Diabetes

Care 2006; 29（2）: 306-311.

［4］Schwartz AV.Diabetes mellitus: dose it affect bone? ［J］. Calcif Tissue Int, 2003, 73: 515-519.

［5］Sahing, Polatg, Bagis S, et a1. Study of axial bone mineral density in postmenopausal women with diffuse idiopathic skeletal hyperostosis related to type 2 diabetes mellitus ［J］. Womens Health, 2002, 11（9）: 801-804.

［6］Balint E, Szabo P, Marshall CF, et al. glucose-induced inhibition of in vitro bone mineralization ［J］. Bone, 2001, 28（1）: 21-28.

［7］A.H.Holmberg, P. M. Nilsson, J-A. Nilsson, et al. The Association between Hyperglycemia and Fracture Risk in Middle Age. A Prospective, Population-Based Study of 22 444 Men and 10 902 Women ［J］. The Journal of Clinical Endocrinology & Metabolism, 2008, 93（3）: 815-822.

［8］王晶. 糖尿病并发骨质疏松 ［J］. 临床荟萃, 1996, 12（1）: 5.

［9］Paldanius PM, Ivaska KK, Hovi P. The effect of oralglucosetolerance test on serum osteocalcin and bone turnover markers in young adults ［J］. Calcif Tissue Int, 2012, 90: 90-95.

［10］冯玉欣, 逄力男, 董现虎. 糖尿病与骨质疏松症的研究进展 ［J］. 国外医学内分泌分册. 1999, 19（3）: 132.

［11］Gopalakrishnan V, Vignesh RC, Arunakaran J, et al. Effects of glucose and its modulation by insulin and estradiol on BMSC differentiation into osteoblastic lineages ［J］. Biochem Cell Bio, 2006, 84（1）: 93-101.

［12］代洪宾, 张伟滨. 雄激素、雌激素与男性骨质疏松症 ［J］. 国际骨科学杂志. 2009, 30（2）: 121-123.

［13］陈名道. 男性糖尿病患者血浆性激素的变化及临床意义的初步探讨 ［J］. 中华内科杂志, 1982, 21: 67.

［14］崔庆华. 绝经期非胰岛素依赖型糖尿病患者血清性激素的改变 ［J］. 云南医药, 1998, 19（4）: 249.

［15］高志红, 杨素清, 尹潍. 镁缺乏与内分泌代谢性骨病的研究进展 ［J］. 国外医学内分泌分册, 1997, 17（4）: 197.

［16］龙德云, 华荣国, 陈明安, 等. 糖尿病性骨病 ［J］. 中外医用放射技术, 1977, 4: 68.

［17］李兆楠, 裴瑞霞. 六味地黄汤加味治疗2型糖尿病合并骨质疏松症60例 ［J］. 陕西中医, 2015, 36（9）: 1174-1175.

［18］陈硕, 张丹琦. 自拟补肾壮骨汤对2型糖尿病合并骨质疏松症的临床观察 ［J］. 中医药信息, 2016, 33（4）: 110-112.

［19］郑有鑫, 郑金贤, 胡万云, 等. 健脾益肾通督汤对脾肾阳虚型老年性骨质疏松症患者骨密度及平衡功能的影响 ［J］. 中国医药导报, 2017, 14（25）: 115-118.

［20］舒仪琼, 方朝晖, 鲍陶陶, 温阳益气活血法治疗糖尿病合并骨质疏松症临床观察 ［J］. 中国中医急症, 2010, 19（1）: 49-50.

［21］汪振杰, 张金多, 李跃华. 李跃华治疗骨质疏松症经验 ［J］.吉林中医药, 2012, 32（4）341-343.

［22］李真, 魏玉玲糖尿病合并骨质疏松症从痰瘀论治 ［J］. 中医药学报, 2008, 36（1）: 42-43

［23］熊辉, 骨伤病 名家医案·妙方解析 ［M］. 北京: 北京军医, 2007: 268.

［24］黄丹奇, 赵文海. 刘柏龄医案集 ［M］北京: 科学出版社, 2017: 152-153.

［25］杨肖红, 张昆. 淫羊藿对糖尿病合并骨质疏松患者骨保护素水平的影响 ［J］. 山东医药, 2010, 50（49）: 66-67.

［26］张胜昌, 王淑秋, 赵爽. 红景天苷对糖尿病并发骨质疏松大鼠瘦素表达的影响 ［J］. 中国病理生理杂志, 2009,

25（4）：787-788.

［27］陶怡，沈涛，马晖. 熟地黄及其不同配伍药对治疗糖尿病大鼠骨质疏松的药效比较［J］. 中国实验方剂学杂志，2012，18（8）：249-251.

［28］苗波，王建波，朱杨，等. 丹参对糖尿病大鼠牙槽骨骨代谢及骨量变化影响的实验研究［J］. 中国中药杂志，2012，37（11）：1659-1662.

［29］朱晓峰，王廷春，张荣华，等. 骨碎补总黄酮对高糖作用下成骨细胞分化及 ERK1/2 和 p38 蛋白激酶表达的影响［J］. 中药材，2012，35（3）：424-429.

［30］李永华，潘寒松，梁一民. 葛根素注射液治疗糖尿病合并骨质疏松的实验

研究［J］. 中华中医药学刊，2012，30（4）：848-850，插3.

［31］黄明炜，廖勇敢，李晓雯，等. 补肾益骨方治疗2型糖尿病合并骨质疏松症疗效观察［J］. 现代中西医结合杂志，2014，23（13）：1397-1398.

［32］许建国，梁娜，陈泽涛. 补肾健脾活血汤对2型糖尿病合并骨质疏松大鼠骨代谢影响研究［J］. 山西中医，2015，31（5）：48-49，58.

［33］王芳，高英，李卫民，等. 黄芪散对糖尿病大鼠股骨和胫骨的作用研究［J］. 中国骨质疏松杂志，2016，22（3）：278-282，287.

（南征　何泽　霍英洁　于天竺　崔琪）

第十节　糖尿病皮肤病变

糖尿病合并手足癣

糖尿病患者手掌和指间皮肤发生癣菌感染，称为糖尿病手癣；若皮肤癣菌感染发生于足跖部或趾间，称为足癣。手癣发病部位为指间、手掌、掌侧平滑皮肤；足癣发病部位为足趾间、足趾、足跟、足侧缘的皮肤。手足癣可相互传染，以足癣传成手癣较多。

糖尿病手癣属于中医"鹅掌风"范畴，《外科正宗》云："鹅掌风由足阳明胃经火热、血燥、外受寒凉所凝，致皮枯槁……初起紫斑白点，久则皮肤枯厚，破裂不已。"足癣属于中医"脚湿气"范畴，以脚丫糜烂瘙痒而有特殊臭味得名。若皮损处感染邪毒，足趾掀红肿痛，起泡糜烂渗液而臭者称"臭田螺""田螺疮"。手足癣是皮肤癣菌侵犯皮肤角质层引起的常见、多发性皮肤病，在感染性皮肤病中占据首位，在糖尿病患者，皮肤组织含糖量较高，从

而更有利于各种细菌、真菌的生长繁殖，使患者易发生手足癣病，且治愈后的复发率较高。

一、病因病机

（一）中医对糖尿病合并手足癣病因病机的认识

糖尿病手癣多因感受风毒、湿毒，凝聚皮肤，甚则气血不畅，皮肤失养，或由足癣之湿毒染发。糖尿病足癣为内蕴湿热，湿热下注，或因久居湿地染毒而致。风毒侵袭人体，郁于肌肤，气血运行不畅，肌肤失养，化而为燥，可致皮肤角化脱屑，甚则枯槁干裂。湿毒蕴于肌肤，可致起疱破溃，甚则糜烂而有臭味。湿为阴邪，其性趋下，湿热之邪下注于脚，影响气血，损害皮肤，故足癣以足部糜烂瘙痒为特点。

若论糖尿病合并手足癣的中医病机，

为外感风湿热之毒，蕴积肌肤，病久血瘀风燥，气血不能荣润肌肤，皮肤失养，肥厚燥烈而为鹅掌风，内则肝胃二经湿热下注，湿郁为毒，热而化虫为病，或感受热湿毒而成。初病多实，久则虚实夹杂。我国城市多见，农村少见，南方气候潮湿，发病率高，北方较南方相对为少。本病夏季高发。

（二）西医对糖尿病合并手足癣发病机制的认识

手足癣病以红色毛癣菌、须癣毛癣菌和絮状表皮癣菌感染为多见。糖尿病患者皮肤角质丰富，为感染提供了条件。此外，糖尿病患者皮肤组织含糖量增高，且皮肤表面皮脂的屏障作用遭到破坏，抗菌能力下降，致使皮肤对真菌形成易感性。真菌侵入机体内易被巨噬细胞吞噬，但糖尿病患者巨噬细胞或中性粒细胞的过氧化杀菌活力下降，造成被吞噬细菌在巨噬细胞内继续增生，刺激组织角质增生并不断遭受癣菌分解破坏，以致皮肤癣病难以治愈。

在本病的致病菌中红色毛癣菌占50%以上。本病的主要传播途径为接触传染，用手抓搔患癣部位或与患者共用鞋袜、手套、浴巾、脚盆等是主要传播途径。由于手足部特定的解剖及生理学特点，使其成为浅部真菌病的好发部位：①真菌是嗜角质的，而手足部角质层最厚，因此最好发；②手足部多汗，一方面提供潮湿的环境，有利于真菌的生长，另一方面大量出汗还可使局部呈中性或偏碱，利于真菌的生长和侵入；③手足部无皮脂腺，因而无游离脂肪酸形成，不能抑制真菌生长；④手足部易受摩擦和易受外伤，利于真菌的侵入。以上因素使手足部的感染机会增加。

二、临床表现

糖尿病手癣和足癣的临床表现基本相似，但手癣多局限于一侧，足癣多为双侧。可将手、足癣的临床表现分为三型。

（一）水疱鳞屑型

好发于指（趾）间、掌心、足跖及足侧。皮损初起为散在或群集的水疱，疱液清，可融合成多房性大疱。疱液干涸后可见脱屑，瘙痒明显。

皮损初起为针尖大小的深在水疱，疱液清，壁厚而发亮，不易破溃，水疱散在或集群，可融合成多房性大疱，撕去疱壁露出蜂窝状基底及鲜红的糜烂面。瘙痒明显。水疱经数天后干涸，呈现领圈状或片状脱屑，皮损可不断向周围蔓延，病情稳定时以脱屑为主。

（二）角化过度型

好发于足跟及掌趾部。皮肤角化过度、粗糙、脱屑、干裂、出血。一般无瘙痒，有皲裂时疼痛。

（三）浸渍糜烂型

好发于指（趾）缝，尤以第3~4和4~5指（趾）间多见。表现为皮肤浸渍发白，搔抓后，表皮脱落露出潮红糜烂面。可伴瘙痒，继发细菌感染时有恶臭味。

本病常以一种类型为主或几种类型同时存在，亦可从一型转向另一型，如夏季表现为水疱鳞屑型，冬季则表现为角化过度型。

三、实验室及其他辅助检查

（一）真菌直接镜检

取损害边缘鳞屑或水疱壁用10%氢氧化钾作载浮液制片，显微镜下可见有分隔和分支的透明菌丝或关节孢子即为阳性。

（二）真菌培养

诊断或治疗困难的病例需作真菌培养。培养的阳性率略高于直接镜检，且明确致病菌种有利于选择药物和预防复发。皮肤癣菌快速鉴别培养基（DTM）可在较短时间内利用培养基颜色改变来区分是否为皮肤癣菌感染，值得推广。手足癣（特别是鳞屑角化型者）的真菌学检查阳性率较低，真菌直接镜检的阳性率为39%~66%，真菌培养的阳性率为39%~70%。真菌镜检结合真菌培养的阳性率显著高于单一的镜检或培养。

四、诊断与鉴别诊断

（一）中医的辨病要点和辨证要点

在此主要采纳2012年国家中医药管理局《中华人民共和国中医药行业标准·中医证候诊断标准》"消渴病"的诊断标准、《中西医结合外科学》（2002年版）以及石岩教授主编的《中西医结合糖尿病学》相关内容。

鹅掌风相当于西医的手癣。男女老幼均可染病，以成年人多见。多数单侧发病，也可染及双手。以掌心或指缝水疱或掌部皮肤角化脱屑、水疱为皮损特点。水疱散在或簇集，不断蔓延，瘙痒难忍。水疱破后干枯，叠起白皮，中心向愈，四周继发疱疹。并可延及手背、腕部，若反复发作，可致手掌皮肤肥厚，枯槁干裂，疼痛，屈伸不利，宛如鹅掌。病情迁延，反复发作，每于夏天起水疱，病情加剧，在冬天则枯裂疼痛加重。

脚湿气相当于西医的足癣。多见于成人，儿童少见。发病季节性明显，夏秋病重，冬春病减。脚湿气以皮下水疱、趾间浸渍糜烂、渗流滋水、角化过度、脱屑等为特征。

（二）西医诊断要点

手癣常由足癣传染而来，多为单侧，亦可累及双手。临床特征为初起掌心或指缝水疱，或掌部皮肤角化脱屑、水疱。水疱多透明，散在或密集，水疱干涸后脱屑，范围日渐扩大，延及手背、腕部。自觉瘙痒。若侵及指甲，可使甲板增厚、翘起，前缘如虫蚀状混浊，残缺不齐，称为灰指甲。易反复发作，冬季干裂疼痛，夏季间发水疱。

足癣主要发于趾缝，也可见于足底。以皮下水疱、浸渍糜烂、渗流滋水，角化过度、脱屑瘙痒为特征。分为水疱型、糜烂型、脱屑型，但常以1~2种损害为主。①水疱型：多发于足弓及趾的两侧，为成群或分散的深在性皮下小水疱，疱壁厚，内容清澈，不易破裂。自觉瘙痒。数日后干燥脱屑或融合成多房性水疱，撕去疱壁可见蜂窝状基底及鲜红糜烂面。②糜烂型：发于趾缝间，尤以3、4趾间多见。表现为趾间潮湿，皮肤浸渍发白。撕去白皮后，基底呈鲜红色。常因剧痒而搓至皮烂疼痛、渗流血水，易继发感染。③脱屑型：多发于趾间、足跟两侧及足底。表现为角化过度，干燥、粗糙、脱屑、皲裂。常由水疱型发展而来，冬季皲裂疼痛，夏季间发水疱，自觉瘙痒，老年患者居多。

（三）鉴别诊断

（1）与湿疹鉴别：若发于手部，则多为对称性，真菌检查阴性。此病一般双侧同时发病，皮损呈多形性，界限不清，甲板一般无改变，真菌学检查阴性，激素外用治疗有效，而手足癣则会加重。

（2）与掌跖脓疱病鉴别：成批发生的水疱或脓疱，对称性分布于掌跖，尤以手掌鱼际及足弓部位为多发，少见于趾间，病情反复难愈，真菌检查阴性。双侧对称发病者多见，有时可掌趾同时发病，皮损表现为红斑之上的小脓疱，自觉瘙痒，还可伴疼痛，但无发热等细菌感染的全身症状。真菌学检查阴性。

五、中医治疗

（一）治疗原则

本病以祛除湿毒，杀虫润肤止痒为主。常以外用药物治疗，病情较重，瘙痒渗出时可采用内服药治疗。

（二）辨证论治

本病以祛除湿毒，杀虫润肤止痒为主。常以外用药物治疗，病情较重，瘙痒渗出时可采用内服药治疗。

1. 湿热蕴毒证

临床表现：手掌皮肤出现增厚、脱皮、瘙痒、裂痕、流水等表现，舌红苔薄黄或黄腻，脉滑数。

治法：清热燥湿，疏风止痒。

方药：内服经验方（《治疗鹅掌风一得》）加减。

参考处方：①苦参20g，白鲜皮15g，白蒺藜、地丁各10g，蒲公英15g，黄柏10g，乌梢蛇20g，当归10g，赤芍12g，丹皮10g。外用醋泡方（《朱仁康临床经验集》）加减。

②荆芥、防风、红花、地骨皮、白矾各18g，皂角、大枫子各30g。上药用米醋1500ml，放盆中泡3~5天后备用。用法：每日晚上将手浸泡半小时，每剂药可连用2周。

临床应用：湿热毒邪蕴积肌表，伤血耗气，影响气血运行，病久血瘀风燥，肌肤失养，而出现手掌皮肤出现增厚、脱皮、瘙痒、裂痕、流水等表现。舌红苔薄黄或黄腻，脉滑数。均为湿热毒邪内盛之象。内服经验方中苦参、黄柏清热燥湿；白鲜皮清热燥湿祛风；白蒺藜祛风止痒；紫花地丁、蒲公英清热解毒凉血；当归、赤芍、丹皮活血养血；乌梢蛇搜风通络。诸药合用，可达清热燥湿，疏风止痒之功。醋泡方中皂角、大枫子祛风杀虫，燥湿止痒；白矾解毒消肿，收湿敛疮；地骨皮滋阴润燥；红花活血化瘀；荆芥、防风祛风止痒。尤其值得一提的是醋泡法，酸性收敛、润燥，并能软化溶解角质层，以促进药效。另据西医学研究，癣菌在酸性环境中的生长明显受抑制，而碱性环境则有利于癣菌繁殖。

中成药：紫椒癣酊等。

专家推介：赵炳南教授经验方——润肤丸：桃仁、红花、熟地、独活、防风、防己各30g，粉丹皮、川芎、全归各45g，羌活、生地、白鲜皮各60g。制法共为细末，水泛为丸如绿豆大。

2. 血虚风燥证

临床表现：皮肤干燥，少汗，脱屑，甚则干裂、出血，伴有头晕、心悸、面色无华，舌淡苔白，脉弦细。

治法：养血润燥，消风止痒。

方药：当归饮子（《证治准绳》）加减。

参考处方：当归、白芍各30g，生地黄、白蒺藜、荆芥各30g，何首乌、黄芪、炙甘草各15g。

临床应用：血虚不能濡养肌肤，则化燥成风，燥者，干也，故见皮肤干燥，少汗，脱屑，甚则干裂、出血。血虚不能上荣头面则见头晕、面色无华。心主血脉，血不养心，则见心悸。舌淡苔白，脉弦细。均为血虚之象。该方养血活血，祛风止痒。白蒺藜、荆芥祛风止痒；白芍、生地滋阴清热养血；当归活血祛风；何首乌益肾添精，滋阴养血；黄芪益气固表，祛风；甘草润燥。全方于辛散祛风之中配伍补气养血之药，重在养血益气而祛风。

中成药：大枫子油等。

专家推介：朱仁康教授经验——若有水疱鳞屑，以王不留行、白矾水煎后泡双足，每次15分钟，每日泡2~3次，连泡10~20天；若有浸渍糜烂，以六一散研为细末，撒布在脚趾缝中。

（三）外治法

（1）手癣外洗方：苦参50g，椒目20g，土槿皮30g，蛇床子15g，蝉蜕10g，白矾10g，食醋适量。用法：除食醋外，其药物先浸泡30分钟，煎1小时，去渣后，加入食醋，待药液温后泡手30分钟，日2~3次，手干后，用紫皮大蒜切成断面，涂抹患处，每剂用4天，7天为1疗程。

（2）足癣外洗方：荆芥、防风、红花、五加皮、地骨皮、大枫子、白矾各12g，皂角15g，米醋1000ml。用法：上药加米醋，浸泡24小时，然后用药液浸泡患足，每日1次，每次30分钟，每剂可连续使用5天，浸泡后均用清水洗净患足。

六、中西医协同治疗

（一）积极治疗糖尿病

对于糖尿病合并手足癣病的治疗，首要的一条在于控制血糖与脂代谢紊乱，以维护皮肤表面皮脂的屏障作用和巨噬细胞过氧化杀菌活力，预防皮肤病变的发生。

有些手足癣只有在血糖得到控制时方可消失。

（二）外用药物治疗

（1）水疱鳞屑型：用2%咪康唑或复方间苯二酚搽剂涂擦患处。

（2）角化过度型：用5%水杨酸软膏或复方苯甲酸软膏涂擦患处。

（3）浸渍糜烂型：用醋酸铅、硼酸溶液等湿敷，渗出不多时再给予粉剂（如枯矾粉、咪康唑粉等），皮损干燥后再外用霜剂、水剂。

（三）内服药物治疗

糖尿病合并手足癣，如果顽固不愈，严重影响生活质量者，可口服伊曲康唑。继发细菌感染者，还针对性选用抗生素。

七、疗效判定标准

（一）皮损与症状评分标准

对皮损的面积、形态、颜色及分布范围和自觉症状进行评分，对皮损的典型部位作用药前后近距离摄照（治疗组前后摄照者不得少于所观察病例数的1/3）。皮损情况：包括面积、红斑、丘疹、角化、皲裂、脱屑等；自觉症状：包括瘙痒、疼痛等。皮损情况和自觉症状的轻重均采用记分评分法：重度3分，中度2分，轻度1分，无为0分。具体如表5-11-1。

表5-11-1　皮损与症状评分标准

项目	3分	2分	1分	0分
皮损面积	> 5cm²	3~5cm²	< 3cm²	无
红斑	颜色鲜红	介于二者之间	颜色淡红	无
丘疹	丘疹密集	介于二者之间	丘疹散在	无
角化	角化明显	介于二者之间	角化轻微	无
皲裂	皲裂分布广泛	介于二者之间	基本无皲裂	无
脱屑	大量脱屑	中量脱屑	少许脱屑	无

续表

项目	3分	2分	1分	0分
瘙痒	剧烈瘙痒，影响日常生活	明显瘙痒，须搔抓和抚摸	轻微瘙痒，阵发性，可自行缓解	无任何瘙痒
疼痛	剧烈疼痛，影响日常生活	明显疼痛，须搔抓和抚摸	轻微疼痛，阵发性，可自行缓解	无任何疼痛

病情轻重分级标准：总积分＜8分为轻，总积分9~17分为中，总积分18~24为重。

（二）疗效评价标准

参考《中药新药治疗手足癣的临床研究指导原则、疗效判定标准》制订。

①临床基本痊愈：症状总积分减少90%及以上，真菌直接镜检阴性；②显效：症状总积分减少60%~89%，真菌镜检阴性或有少量破碎变形孢子和菌丝；③有效：症状总积分减少率在30%~59%，真菌镜检有少量菌丝和孢子；④无效：与治疗前相比，各方面均无进步，症状总积分减少率＜30%。症状总积分减少率＝（治疗前总积分 – 治疗后总积分）/ 治疗前总积分 × 100%。

真菌直接显微镜检查：在取材处先用75%的酒精消毒，以钝刀片刮取皮损处的皮屑，放置于无菌载玻片上，滴加15%KOH溶液一滴，加盖玻片，在酒精灯火焰上微微加热，勿使沸腾，然后轻压盖玻片，用滤纸吸去过多的KOH溶液，将载玻片置于光学显微镜下观察，先用低倍物镜，再用高倍物镜，在较暗的光线下观察，找到菌丝或孢子者即为阳性。

真菌学疗效：转阴 – 真菌镜检（–），未转阴 – 真菌镜检（＋）。

八、经验传承

（一）朱仁康教授

手癣：醋泡方外用，每日浸泡半小时，2周为一疗程。如手部角化明显，可配合外擦药膏如红油膏，每日1~2次。醋泡方组成：荆芥、防风、地骨皮、红花、皂角、大枫子、明矾。上药用米醋放盆中泡3~5天备用。红油膏：红信、棉籽油、黄蜡。先将红信捣成细粒，与棉籽油同放入大铜锅内，熬至红信呈枯黄色，冷后取出药渣，再加温放入黄蜡熔化，调至冷成膏。

足癣：①水疱型：王不留行、明矾。水煎后泡双足，每次泡15分钟，每日泡2~3次，连泡10~20天。②糜烂型：六一散，枯矾。研为细末，撒布在脚趾缝内。或用五倍子、海螵蛸各等份，研为极细末，撒布患足。③角化型：醋泡方外用，每日泡半小时。角化皲裂严重时，可外用红油膏。亦可用上述水疱型浸泡方，均有效。

（二）陈家礼教授

陈家礼教授指出鹅掌风病性缠绵，从病机分析，日久脾虚失运，气血乏源，营血不能畅达四末，四肢失其滋养；或湿邪逗留化热，血虚风燥，肌肤失荣，或病痛致心火内炽，阴虚血燥，表现出皮损干燥粗糙、肥厚角化等。所以陈老治疗鹅掌风反复发作，病程缠绵者，从心脾而治，扶正祛邪，常用清心、健脾、化湿、养血、祛风方法，以参苓白术散、归脾汤加减，用药清和，助脾胃运化，顾护胃精，不过用香燥、辛热、寒凉之品。

九、典型案例

石岩教授医案

例1 张某，男，36岁。初诊时间：2003年7月23日。患者双侧手足皮肤瘙痒、糜烂、起水疱反复发作5年，加重2个月。查体：双手指间、双足趾间皮肤糜烂滋水、浸渍发白，掌心、足底可见多处成片粟米大小水疱，基底潮红，指（趾）间散发臭味、流黄水，曾用硝酸咪康唑、联苯苄唑乳膏、复方唑康唑等外用药物治疗，但疗效不佳，故求诊于我院。查空腹血糖7.6mmol/L，餐后2小时血糖8.9mmol/L。

西医诊断：糖尿病合并手足癣（水疱合并糜烂型）。

中医：鹅掌风、脚湿气。

辨证：湿热壅盛证。

立法：清热解毒，燥湿杀虫止痒。

处方：苦参30g，侧柏叶30g，白矾15g，皂矾15g，儿茶10g，米醋250g，苍术15g，黄柏15g，茯苓皮15g，浸泡液泡手足后再外搽硝酸咪康唑。3日后复诊，手足部患处瘙痒明显减轻，臭味消失，糜烂处、水疱处明显好转。嘱其继续治疗1周后，指（趾）间糜烂处均痊愈，皮肤恢复正常，掌心、足底的粟米样水疱消失，自觉已无任何症状，随访1年，未见复发。

按： 本案证属湿热湿热壅盛型，治宜清热解毒，燥湿杀虫止痒。湿热蕴于皮肤，耗伤气血，影响气血运行，肌肤失养，湿郁为毒，热而化虫，故成本病。苦参、黄柏清热燥湿；苍术燥湿健脾；白矾、皂矾外用杀虫解毒止痒；诸药合用，使得热毒得清，湿邪得除，瘙痒得止。

例2 李某，女，56岁。初诊时间：2005年4月2日。患者两足趾间流水，瘙痒半月余。刻下症：患足癣4年多，常涂癣药水，时好时犯，病势逐重，查两足第三、四趾间潮湿糜烂，左重于右，有臭味。镜检真菌（＋），空腹血糖7.8mmol/L，餐后2小时血糖9.8mmol/L。

西医诊断：糖尿病合并足癣（糜烂型）。

中医：脚湿气。

辨证：湿热壅盛证

立法：清热燥湿，解毒杀虫止痒。

处方：①内服药用：黄柏15g，地丁、银花各30g，苍术15g，牛膝12g，木通6g，苦参、白鲜皮各30g，萹蓄10g，草薢15g。水煎服。

②四皮汤浸洗：苦楝皮、白鲜皮各60g，石榴皮50g，土槿皮、苦参各60g，黄精、雄黄各30g，黄柏50g，藿香30g。水煎滤去渣后加醋500ml，每日洗净脚后，用药液浸泡30分钟，每日1~2次。

③浸洗后掺足粉：枯矾30g，小檗碱1g，炉甘石粉100g，冰片、硼砂各10g。共研细末，外擦趾间，每日1~2次。治疗45天告愈。观察2年未发。

按： 本案证属湿热湿热壅盛型，治宜清热燥湿，解毒杀虫止痒。消渴日久，燥热内盛，脾气亦虚。脾虚则运化水湿不利，水液内停，聚而成湿。湿与热结，化为湿热，循肝经下注，阻于肌肤，故见足趾糜烂而臭。内服，外用皆为清热解毒，燥湿杀虫之品，并配收湿敛疮之炉甘石、硼砂等。内外合治，共奏清热燥湿、解毒杀虫止痒之功。

例3 李某某，男，55岁。初诊时间：2007年10月7日。患者双脚足趾脱皮发痒年余，经检真菌（＋）。曾用癣药水治疗，效果不佳，求诊于余。查空腹血糖8.2mmol/L，餐后2小时血糖9.5mmol/L。

西医诊断：糖尿病合并足癣（脱屑型）。

中医诊断：脚湿气。

中医辨证：湿热壅盛证。

立法：清热燥湿，解毒杀虫止痒。内外兼治。

处方：①内服润燥解毒止痒剂：黄柏15g，苍术12g，茯苓皮15g，苦参30g，牛膝12g，白鲜皮30g，蛇床子10g，藿香15g，甘草、苦楝皮各6g。每日1剂，水煎分服。连服2个月。

②外用四皮汤浸洗：苦楝皮、白鲜皮各60g，石榴皮50g，土槿皮、苦参各60g，黄精、雄黄各30g，黄柏50g，藿香30g。水煎滤去渣后加醋500ml，每日洗净脚后，用药液浸泡30分钟，每日1~2次。

③浸洗后掺足粉：枯矾30g，小檗碱1g，炉甘石粉100g，冰片、硼酸各10g。共研细末，外搽趾间，每日1~2次。水疱吸收，脱屑已止，镜下真菌（－），病痊愈。随访2年未复发。

按：本案证属湿热湿热壅盛型，治宜清热燥湿、解毒杀虫止痒。消渴日久，燥热内盛，脾气亦虚。脾虚则运化水湿不利，水液内停，聚而成湿。湿与热结，化为湿热，循肝经下注，阻于肌肤，故见足趾糜烂而臭。内服、外用皆为清热解毒，燥湿杀虫之品，并配收湿敛疮之炉甘石、硼砂等。内外合治，共奏清热燥湿，解毒杀虫止痒之功。

十、现代研究进展

中医外法治疗手足癣有多种剂型，古代以醋剂、酊剂、汤剂和散剂等为主，用法多为在手或足患处浸泡或涂抹，用药疗程一般为7~14天。随着中医药的发展，目前手足癣外用剂型还增加了乳膏剂、贴剂等，均有良好的疗效。

蔡希等运用复方荆参溶液（大枫子、花椒、五加皮、地骨皮、苦参、大黄、土荆皮、醋等）治疗手足癣59例，每日浸泡1次，每次30~60分钟，10天为1疗程，2个疗程后，痊愈率为30.5%，好转率

为64.4%，与硝酸咪康唑治疗效果无明显差异。向延卫等报道采用复方透骨草溶液（透骨草、花椒、明矾、皂荚、木鳖子、米醋）治疗角化过度型足癣72例。患者将患处浸泡于药液中，每日1次，每次1~2小时，14天后，23例痊愈，40例显效，9例进步，痊愈率为31.9%，有效率达87.5%，真菌清除率为58%。经比较，复方透骨草溶液的痊愈率和有效率均略高于特比萘芬软膏。郭效东运用土黄洗剂（黄柏、土荆皮、黄精、空心草、苦参、百部、蛇床子、蒺藜、冰片）治疗手足癣30例，每日早、晚各1次，连续用药3周后，22例治愈，其疗效与硝酸咪康唑软膏的疗效无明显差异。钱方等采用二大归芷膏（当归、白及、紫草、大枫子、大黄、白芷、地榆、甘草）治疗角化型手足癣86例，均匀涂抹于皮损区，每日2次，经28天治疗，41例患者痊愈，皮疹完全消退，痒感消失，真菌镜检和培养均为阴性；42例显效，皮疹面积降低60%以上，痒感明显减轻；3例好转，皮疹面积降低20%~60%，痒感减轻；总有效率为96.51%。经比较，二大归芷膏疗效显著优于特比萘药软膏（有效率为83.72%）。

手足癣的致病真菌多为癣菌或白色念珠菌，现代对常用单味中药研究后发现，大多数具有明显的抗菌和杀菌作用。王玲等对蛇床子醇提物和水提物进行药敏比较试验的结果表明，在0.005~2.5g/L蛇床子醇提物对红色毛癣菌、须癣毛癣菌、石膏样小孢子菌、犬小孢子菌和絮状表皮癣菌5种皮肤癣菌的抑菌和杀菌作用明显强于水提物，其最小抑菌浓度（MIC）和最小杀菌浓度（MFC）的均值为0.04g/L，0.156g/L。扫描电镜观察到，当0.313g/L蛇床子醇提液作用于红毛标准株8小时时，可见真菌部分菌丝及分生孢子表面皱缩、断裂、结构完整性被破坏；作用24小时真菌分生孢

子大部分消失，菌丝破坏，遗留菌丝体碎片。吴长龙等报道苦参醇提物对石膏小孢子菌和须毛毛癣菌均有明显的抑菌和杀菌作用，其 MIC 值均为 0.781g/L，MFC 值分别为 1.563g/L 和 3.125g/L。邱莹等报道白鲜皮水煎剂对红色毛癣菌、石膏样毛癣菌及白色念珠菌的 MIC 分别为 10%、10%、＞20%；明矾水煎剂对上述 3 种真菌的 MIC 分别为 2.5%、1.25%、2.5%，提示 2 种水煎剂对 3 种真菌均有一定抑菌作用。廖颖等报道土荆芥挥发油对絮状表皮癣菌和红色毛癣菌具有明显的抑制效应和杀菌能力，MIC 和 MBC 分别为 1g/L、4g/L。上述抑制或杀灭致病真菌作用的研究结果揭示了中药治疗手足癣最基本和重要的药理学基础。此外，中药冰片在皮肤科应用中可作为一种有效的透皮促进剂，促进其他药物的吸收。

中医学对本病的辨证治疗具有很大优势，尤其是外治法更有独到的疗效。现阶段对于糖尿病合并手足癣的研究并不是很深入，只是停留在一般的疗效观察和几种治疗药物的研究上。对于本病的研究并没有一个权威的、大型的、多中心、大样本、完全随机设计的临床试验，这对本病的深入研究造成了一定的障碍，需要我们进一步的努力。

十一、临证提要

《手癣和足癣的诊疗指南》指出：手足癣是最常见的浅部真菌病，全球平均的患病率约 15%，致病菌以毛癣菌为主，其中最常见的是红色毛癣菌和须癣毛癣菌。足癣有一定的家族易感性，尤其是所谓的"两足一手"型手足癣。皮肤癣菌可以在人与人，动物与人，污染物与人之间传播。共用鞋袜，赤足在公共浴室、健身房、游泳池等公共设施上行走等密切接触病原菌的情况下易被感染。手足多汗者患病率较高。环境因素在发病中也起一定作用，湿热地区和高温季节是皮肤癣菌感染高发的诱因。

手足癣是由真菌感染引起的，一般表现为皮肤脱皮、水疱、开裂伴瘙痒 3 种类型。糖尿病患者内分泌代谢紊乱，免疫功能低下，极易发生真菌感染，成为足癣的高发人群。血糖控制不达标，抗真菌治疗时间明显延长。所以，糖尿病合并手足癣的防治，首先就是要控制好血糖。

糖尿病合并手足癣，属于中医学消渴病继发的鹅掌风、脚湿气范畴，多水湿浸渍、外染湿毒、蕴积生虫而成。湿、热、虫、毒为本病的基本致病因素，所以治疗以清热利湿、解毒杀虫为主。但应该指出的是，中医治疗糖尿病合并手足癣，不仅要重视内服药物，外治法也常是取效关键。中医药内治与外治相结合，可以明显提高临床疗效。

参考文献

［1］吴广侠，王昌林，宋连华，等. 酮康唑涂膜剂治疗手足癣 89 例疗效观察［J］. 中国真菌学杂志，2006，1（4）：231-232.

［2］付英华，孙忠辉，褚美琴，等. 健康宣教干预社区老年糖尿病并发手足癣患者效果观察［J］. 上海医药，2015（16）：42-43.

［3］蔡希，傅燕华，刘静，等. 复方荆参溶液治疗手足癣的临床研究［J］. 辽宁中医杂志，2012（6）：1069-1070.

［4］向延卫，李苏，杨连娟，等. 复方透骨草溶液治疗角化过度型足癣临床观察［J］. 湖南中医药大学学报，2015，35（7）：38-39.

［5］郭效东. 土黄洗剂治疗手足癣的临床及实验研究［J］. 中华高血压杂志，2015，23（3）：840-841.

［6］钱方，叶秋华. 二大归芷膏治疗角化型

手足癣临床及实验研究［J］. 湖南中医药大学学报，2008，28（1）：41-43.

［7］王玲，吕雪莲，孙令，等. 黄连等6味中药提取物对皮肤癣菌的抗真菌活性研究［J］. 中国皮肤性病学杂志，2008，22（8）：498-500.

［8］吴长龙，魏琴，殷中琼，等. 四种中药乙醇提取物对常见皮肤癣菌的体外抗菌活性［J］. 中国兽医科学，2010（11）：1189-1193.

［9］邱莹，于腾. 20种中药及其复方抗真菌实验研究［J］. 济宁医学院学报，2007，30（3）：237-238.

［10］廖颖，杨丹，李元，等. 入侵杂草土荆芥挥发油抗皮肤真菌活性的初步研究［J］. 西南农业学报，2010，23（3）：863-865.

［11］姜建昌，曹雷，姚瑜洁，等. 冰片的临床应用研究概况［J］. 现代中西医结合杂志，2013，22（2）：221-223.

［12］中国中西医结合学会皮肤性病专业委员会. 手癣和足癣的诊疗指南［J］. 中国真菌学杂志，2012，7（2）：109-110.

［13］杨秀敏，王毓新. 糖尿病与真菌感染［J］. 中华现代皮肤科学杂志，2005（1）：34-36.

（石　岩）

糖尿病合并皮肤瘙痒症

糖尿病合并皮肤瘙痒症（Diabetic Skin Pruritus，DSP）是指糖尿病患者无原发性皮肤损害，而以皮肤瘙痒为主要临床表现的皮肤病，严重者可出现抓痕、血痂、皮肤肥厚和苔藓样变。本病可以泛发全身，也可以局限某些部位，最常见的如肛门、外阴等。全身性瘙痒最初局限于一处，继而逐渐扩大至身体大部或全身。DSP的发病率为7%~43%，为非糖尿病患者的2.7倍。DSP属于中医学"消渴病"继发的"风瘙痒""痒风""血风疮""疮癣""痤

痹"等。本病若不经适当治疗会严重影响患者的生活质量，若治疗及时，一般预后良好。

一、病因病机

（一）中医对DSP病因病机的认识

DSP的病因多由乎风、湿、热。根据性质的不同，可将风分为外风及内风，外风可伴见湿、热，即风湿、风热；内风又有阴虚生风、血虚生风及血瘀生风三种形式。

很多皮肤病都与风邪有着密切的联系。风邪分为外风和内风两种。外风是指自然界的外感风邪。内风是指人体内由于脏腑功能失调所产生的类似于风邪致病的病理状态的一种病因。风邪可以单独直接致病，也可以与他邪合而致病。当人体腠理不密、卫气不固时，风邪乘虚入侵，阻于皮肤，邪毒结聚，内不得疏通，外不得表解，使营卫不和，气血运行失常，肌肤失于濡养，则可致皮肤病。其病变多具有发生迅速，骤起骤消，游走不定，泛发全身或多发头面，皮肤干燥、瘙痒等特点。由于热病、久病等原因耗伤阴液、营血，或者血瘀脉络，正所谓"瘀血不去，新血不生"，导致津枯血少，失润化燥，肌肤失于濡养，经脉气血失于调和，于是燥而生风，出现皮肤瘙痒。所以内风有阴虚生风、血虚生风及血瘀生风三种形式。

湿邪以外湿居多，但有时外湿与内湿相合致病。外湿多由气候潮湿，或涉水淋雨，居处潮湿等外在湿邪侵袭人体所致。内湿则是由于脾失健运，水湿停聚所形成的病理状态。湿邪侵入肌肤，郁结不散，与气血相搏，与风邪相合，可致皮肤瘙痒，且顽固不愈。因湿性黏滞，不易清除，故而导致瘙痒症多顽固不愈，常年不去。

热为阳邪，热为火之渐，热微则痒。外感热邪，或脏腑实热，蕴郁肌肤，不得

外泄，熏蒸肌表，且多与风、湿相合，多致瘙痒。

综论糖尿病合并皮肤瘙痒症的中医病机，在老年患者，多是由于血虚风燥，肌肤失养或脾虚湿蕴，外受风邪所致，冬季高发；在青壮年患者，则多见血热生风，夏季高发。

禀赋不耐，血热内蕴，外感之邪侵袭，则易血热生风，因而致痒；久病体弱，气血亏虚，风邪乘虚外袭，血虚易生风，肌肤失养，而致本病；饮食不节，过食辛辣、油腻、酒类，损伤脾胃，湿热内生，化热生风，内不得疏泄，外不得透达，郁于皮肤腠理而发本病。

冬季寒冷，气候干燥，人体腠理闭塞，内在的湿热邪毒郁于肌肤，不得宣泄，且寒风易袭，而致本病冬季高发。青壮年气血旺盛，气有余便是火，火热内生，蕴积于血，加上夏季天气炎热，内外相合，血热生风，导致青壮年夏季高发。

观察发现：本病初期以实证为主，久多为虚、为瘀。初起多为风邪或风、湿、热邪杂至侵袭肌表，虽有正虚为内因，但仍以邪实为主。腠理不密，卫气不固，邪气乘虚入侵，阻于皮肤，邪毒结聚，内不得疏通，外不得表解，使营卫不和，气血运行失常，肌肤失于濡养。久病邪气不得外达，正不胜邪，导致邪气进一步损伤正气，伤及阴血，阻滞脉络，血行不畅，最后导致多虚、为瘀。

（二）西医对 DSP 发病机制的认识

糖尿病合并皮肤瘙痒症其病因及发病机制复杂，多与自主神经功能减低、皮肤内葡萄糖含量增高、乳酸增加以及微血管和周围神经病变有关。糖尿病患者血糖的急剧升高引起血浆及组织液渗透压发生变化，从而刺激神经末梢兴奋，产生痒感；皮肤角质层水分含量降低导致皮肤干燥，皮肤表层下的高渗状态也使表层细胞发生脱水，加剧皮肤干燥，皮肤生物电活动较弱，易诱发瘙痒。西医学研究表明，糖尿病患者不仅血糖高，而且血脂、血液黏稠度、血浆黏稠度、血小板黏附性等均高，易产生栓塞或血管内皮增厚，影响到皮肤的血供，从而皮肤微血管受累而产生病变，导致瘙痒。也有专家认为，糖尿病患者的皮肤组织内含糖量较生理状态下显著增高，易于细菌繁殖，加之患者的抗体能力降低和血液中中性粒细胞杀菌力降低，易造成皮肤瘙痒。此外，糖尿病患者皮肤缺血缺氧、细胞代谢功能异常及排汗异常均可作为糖尿病合并皮肤瘙痒症的病理因素。

二、临床表现

（一）症状

糖尿病患者自觉皮肤瘙痒，呈发作性，无原发性皮肤损害。

一般无原发性皮损出现，瘙痒为本病特征性表现。全身性瘙痒症患者的瘙痒可开始即为全身性，或最初限于一处，继而扩展至全身，或痒无定处，常为阵发性或夜间为重；局限性瘙痒症表现为局部阵发性巨痒，好发于女阴、阴囊、肛周、小腿和头皮部位。情绪波动、温度变化、衣服摩擦等刺激可引起瘙痒发作或加重。

（二）体征

瘙痒较严重时可见皮肤抓痕、血痂、皮肤肥厚、苔藓样变、色素沉着等。

搔抓可引起继发性皮损，后者包括条状抓痕、表皮剥蚀、血痂、色素沉着或减退，日久可呈湿疹样变和苔藓样变，还可继发各种皮肤感染如毛囊炎、疖、淋巴结炎等。此外尚可表现为烧灼、虫爬等感觉。

冬季常由气候干燥引起，在使用肥皂洗

浴后或脱衣睡觉时瘙痒加剧，尤见于小腿胫前。少数患者夏季发生，秋季自愈，病因不明。也有接触水后引起或加重瘙痒者。

三、诊断与鉴别诊断

（一）中医的辨病要点和辨证要点

本书主要采纳 2012 年国家中医药管理局《中华人民共和国中医药行业标准·中医证候诊断标准》"消渴病"的诊断标准、2011 年中华中医药学会糖尿病分会《糖尿病合并皮肤病中医诊疗标准》以及石岩教授主编的《中西医结合糖尿病学》相关内容。

瘙痒为本病的主要症状，瘙痒为阵发性，白天轻，夜间重，亦因饮酒、情绪变化、受热、搔抓、摩擦后发作或加重。无原发性皮损，由于连续反复搔抓，可引起抓痕、表皮剥脱和血痂，日久皮肤可出现肥厚、苔藓样变、色素沉着以及湿疹样变。

患者常因瘙痒而致失眠或夜寐不安，白天精神不振，甚至影响食欲。

发生在秋末及冬季，因气温骤冷所诱发者常因瘙痒而致失眠或夜寐不安，称冬季风瘙痒，一般春暖可愈；发于夏季，由温热所诱发者，称夏季风瘙痒，入冬则轻。

（二）西医诊断要点

一般无原发性皮肤损害，瘙痒为本病特征性表现，可有烧灼、蚁行感等。全身性瘙痒症往往表现为痒无定处，瘙痒程度不尽相同，常为阵发性且夜间为重；局限性瘙痒症表现为局部阵发性剧痒，好发于外阴、肛周、小腿和头皮。饮酒、情绪波动、温度变化、衣服被褥摩擦，甚至某些暗示等可引起瘙痒发作或加重。搔抓可引起继发性皮损，表现为条状抓痕、血痂、色素沉着或减退，甚至湿疹样变和苔藓样变，还可继发各种皮肤感染如毛囊炎、疖、

淋巴管炎、淋巴结炎等。

另外，还有特殊类型的全身性瘙痒症，此归纳如下。

（1）老年性瘙痒症：多因皮脂腺功能减退，皮脂分泌减少、皮肤干燥和退行性萎缩或过度洗烫等因素诱发，可发生在四肢及躯干。

（2）冬季瘙痒症：由寒冷诱发，多发生于秋末及冬季气温急剧变化时，由寒冷室外骤入室内或在夜间脱衣睡觉时加重，常伴皮肤干燥。

（3）夏季瘙痒症：常于夏季发生，高热、潮湿时明显，出汗常使瘙痒加剧。

（三）鉴别诊断

（1）糖尿病合并皮肤瘙痒症与单纯性瘙痒症、疥疮、虫咬性皮炎、荨麻疹等鉴别

DSP 表现为全身性皮肤瘙痒者，需与单纯性瘙痒症、疥疮、虫咬性皮炎、荨麻疹等鉴别。

①疥疮：疥疮虽然患者常有奇痒，但是好发于皮肤薄嫩和皱褶处，如手指侧、指缝、腕肘关节屈侧、腹股沟、大腿内侧等。皮疹主要为红色小丘疹、丘疱疹、小水疱。隧道为疥疮的特异性皮疹，长约 0.5cm，弯曲，微隆起，呈淡黄色或皮色，末端有一个灰白色或微红的小点。实验室检查时，刮取皮损部位，阳性标本可找到疥螨或椭圆形、淡黄色的薄壳虫卵。

②虫咬性皮炎：虫咬性皮炎皮损为丘疹样风团，上有针尖大小的瘀点、丘疹或水疱，呈散在性分布。皮损部位可有灼热红肿或疼痛。由于搔抓而水疱破裂，引起糜烂，有的可继发感染。

③荨麻疹：荨麻疹先出现皮肤瘙痒，随之出现皮肤红色或苍白色风团，风团大小不等，形状不一，数目不定，突然发作，常于 24 小时内消退，不留痕迹，反复发

作，此起彼伏，发无定处。可累及呼吸道、胃肠道及心血管系统。

（2）糖尿病合并皮肤瘙痒症与局部真菌、滴虫等感染及过敏性皮肤病鉴别

DSP表现为局限性皮肤瘙痒者，需与局部真菌、滴虫等感染及过敏性皮肤病如接触性皮炎和湿疹等鉴别。

①滴虫性阴道炎：女性外阴、阴道、会阴及大腿内侧可有灼痛及瘙痒感，阴道出现大量稀薄有臭味的黄白或黄绿色分泌物，呈泡沫状外观。也可有尿道炎、膀胱炎的表现。实验室检查方法有悬滴检查法、涂片染色法、培养法，以检出滴虫为确诊依据。

②接触性皮炎：接触性皮炎有明显的接触史，均有一定的潜伏期。皮损边界清楚，多局限于接触部位，形态与接触物大抵一致。皮疹为红斑、水疱、糜烂等，一个时期内以某一种皮损为主。自觉瘙痒，烧灼感，重者疼痛。病因去除和恰当处理后可在1~2周内痊愈。

③湿疹：湿疹皮损对称性分布，多形损害，剧烈瘙痒，有湿润倾向，反复发作，易成慢性。急性湿疹以丘疱疹为主，有渗出倾向；慢性湿疹以苔藓样变为主，易反复发作。可发生于耳部、头部、面部、乳房、手部、阴囊、小腿内侧等多个部位。

四、中医治疗

（一）治疗原则

皮肤瘙痒症多由外风、内风和瘀血引起，治宜消风活血为主。所谓外风是指六淫之风邪，内风是指阴液、营血亏虚，不能濡养肌肤，化燥成风。另有瘀血阻滞，不能化生新血，亦可导致肌肤失养，从而成风。故其治疗应从内风、外风、瘀血着手，采用消风活血为主。

（二）辨证论治

1.风热久郁证

临床表现：周身皮肤瘙痒剧烈，病情缠绵，皮肤肥厚呈苔藓样变，舌红苔薄黄，脉弦细。

治法：解表清热，搜风止痒。

方药：乌蛇祛风汤加减（《朱仁康临床经验集》）。

参考处方：乌蛇10g，蝉蜕6g，荆芥10g，防风10g，白芷10g，羌活10g，黄连8g，黄芩10g，银花10g，连翘10g，生甘草6g。每日1剂，水煎服。

临床应用：风热侵袭肌表，卫外不固，正气不足，无力抗邪外出，风热之邪遂郁于肌表而不能外宣。风性善行而数变，风动则痒，热郁于肌肤，火性躁动，更加重痒感，所以周身皮肤瘙痒剧烈。风热久郁不能外达，风阻血行，热入血分，气血运行不畅，聚于局部，所以病情缠绵，皮肤肥厚呈苔藓样变。舌红苔薄黄，脉弦细均为风热内郁之象。所以治宜解表清热，搜风止痒。方中乌蛇、蝉蜕搜剔风邪；荆芥、防风、羌活、白芷祛风止痒；黄连、黄芩清热燥湿；银花、连翘、甘草清热败毒。用于风热之邪内郁日久，未经发泄，皮肤巨痒，使风热之邪复从表而出。

中成药：防风通圣颗粒、肤痒颗粒等。

专家经验方推介：（朱仁康教授经验方），组成：乌蛇10g，蝉蜕6g，荆芥10g，防风10g，白芷10g，羌活10g，黄连8g，黄芩10g，银花10g，连翘10g，生甘草6g。乌蛇祛风汤是广安门医院已故朱仁康老中医的经验用方，原书中该方主治慢性荨麻疹、皮肤瘙痒症、泛发性神经性皮炎、扁平苔藓、结节性痒疹等属于风热侵袭所致者。

2.血热生风证

临床表现：皮肤焮红瘙痒，剧者搔破

后可有血痕，受热痒增，遇冷痒减，伴有口干、心烦，夏季高发，舌红苔薄黄，脉滑数。

治法：凉血清热，消风止痒。

方药：止痒息风汤（《朱仁康临床经验集》）加减。

参考处方：丹参30g，煅龙骨、煅牡蛎各20g，生地黄、白蒺藜各12g，玄参15g，当归6g，甘草3g。每日1剂，水煎服。

临床应用：热蕴于血，血分热盛，热邪动血，迫血妄行，血热生风，故有皮肤焮红瘙痒，剧者搔破后可有血痕，受热痒增，遇冷痒减。火热内蕴，耗伤津液，则见口干；上扰于心，则见心烦。热为阳邪，得热则增，故夏季高发。舌红苔薄黄，脉滑数，均为热蕴于血，血热生风之象。根据病机可用凉血清热，消风止痒之法。方中生地、玄参滋阴润燥；当归、丹参养血润燥；白鲜皮清热燥湿祛风；煅龙骨、煅牡蛎、白蒺藜息风止痒；甘草润燥。适用于血热风燥，皮肤干燥发痒者。

中成药：皮肤病血毒丸等。

专家经验方推介：（朱仁康教授经验方），组成：丹参30g，煅龙骨、煅牡蛎各20g，生地黄、白蒺藜各12g，玄参15g，当归6g，甘草3g。止痒息风汤是广安门医院已故朱仁康老中医的经验用方，原书中该方主治皮肤瘙痒症、阴囊瘙痒症、女阴瘙痒症等证属血热生风者。

3. 阴虚血燥证

临床表现：皮肤干燥、瘙痒、抓痕、血痕满布，舌红，苔薄或少，脉弦细。

治法：养血润燥，消风止痒。

方药：当归饮子（《证治准绳》）加减。

参考处方：当归9g，川芎6g，生地黄9g，白芍6g，荆芥6g，防风6g，黄芪12g，白蒺藜9g，何首乌9g，甘草3g，红花6g，黄连5g。每日1剂，水煎服。

临床应用：消渴患者阴虚为本，燥热为标。且两者往往互为因果，燥热甚则阴愈虚，阴愈虚则燥热愈甚。阴虚则不能濡养肌肤，燥热内结，耗伤阴血，更致阴血愈虚，久之则生风致痒。肌肤失于濡润则见干燥；燥而生风，则见瘙痒；舌红苔薄或少，脉弦细均为阴虚血燥之象。根据病机，治法当选用养血润燥，消风止痒。该方养血活血，祛风止痒。治疗血虚有热，风邪外袭之皮肤疮疥，或肿或痒，或发赤疹瘙痒。白蒺藜、荆芥祛风止痒；白芍、生地滋阴清热养血；当归活血祛风；何首乌益肾填精，滋阴养血；黄芪益气固表，祛风；甘草润燥。全方于辛散祛风之中配伍补气养血之药，重在养血益气而祛风。

中成药：润燥止痒胶囊、乌蛇止痒丸。

专家推介：（赵炳南教授经验方）养血润肤饮，组成：生地20g，熟地20g，当归15g，黄芪30g，天冬15g，麦冬15g，桃仁15g，红花15g，天花粉15g，黄芩10g，升麻15g。

4. 下焦湿热证

临床表现：皮肤瘙痒，好发于下身，舌红苔白腻或薄黄腻，脉弦滑。

治法：清热祛湿，消风止痒。

方药：龙胆泻肝汤（《兰室秘藏》）加减。

参考处方：龙胆草、柴胡、栀子、黄芩、大黄各10g，车前子、菊花、枸杞、生地、赤芍、当归各15g，木通、甘草各6g。每日1剂，水煎服。

临床应用：湿为阴邪，其性趋下，易袭阴位。湿热之邪阻于肌肤，气血不得宣畅，邪气不能外达，故见皮肤瘙痒，好发于下身。热蕴于内则见舌红；湿热邪气内蕴，上蒸于舌可见苔腻，湿邪偏重可见白腻苔，热邪偏重则见黄腻苔。脉弦滑为湿热内蕴之象。根据病机，治法当选清热祛湿，消风止痒。该方泻肝胆实火，清下焦湿热。用于肝胆实火上炎证，肝经湿热下注证。方中龙胆草上泻肝胆实火，下清下焦湿热；黄芩、栀子，入肝胆三焦经，泻火解毒、燥湿清热；泽泻、木通、车前子清热利湿，导湿热从水道排出；然肝为藏血之脏，肝经有热，本易耗伤阴血，方用苦寒燥湿，能再耗其阴，故用生地、当归滋阴养血以顾肝体，使邪去而不伤正，肝性喜条达而恶抑郁，湿热内郁则肝气不舒，且苦寒渗利，也能抑其条达，故用柴胡疏畅肝胆气机以顾肝用。诸药配伍，共奏清热祛湿，消风止痒之功。

中成药：龙胆泻肝丸、二妙丸、四妙丸、金蝉止痒胶囊。

专家推介：（赵炳南教授经验方）全虫方，组成：全蝎15g，皂刺15g，猪牙皂角15g，刺蒺藜15g，槐花15g，威灵仙15g，苦参15g，白鲜皮15g，黄柏10g。

5. 瘀血阻滞证

临床表现：瘙痒剧烈，抓破后乌血流溢，皮疹呈暗红色，散布全身，或凝聚结块，或融合成片，舌质暗，苔薄，脉细涩。

治法：活血化瘀，消风止痒。

方药：桃红四物汤（《医宗金鉴》）加减。

参考处方：熟地15g，当归15g，白芍10g，川芎8g，桃仁9g，红花6g。每日1剂，水煎服。

临床应用：风、湿、热邪外袭郁于肌表，阻碍气血运行；或阴血亏虚，燥热内盛，脉络不利，均可导致气血运行不畅而成瘀血。瘀血阻于局部皮肤，新血不生，肌肤失于濡润，化燥生风，故可见瘙痒剧烈。因是瘀血所致，所以抓破后乌血流溢，皮疹呈暗红色，散布全身，或凝聚结块，或融合成片。舌质暗，苔薄，脉细涩均是瘀血阻络之象。根据病机，治法当选活血化瘀，消风止痒。该方活血养血恰合瘀血生风之病机。当归活血养血，赤芍活血通经；川芎活血祛风；桃仁、红花活血化瘀；三棱、莪术破血行气。以上之药正合《医方集解》所说"治风先治血，血行风自灭"之意。荆芥、蝉蜕、白蒺藜去除外风；甘草润燥。整方相合，活血祛风，疏散外风，符合活血化瘀，消风止痒的治法。

中成药：桃红四物丸等。

专家推介：（苟文伊教授经验方）滋阴活血汤，组成：生地、熟地、麦冬、天冬、玉竹、石斛、知母各15g，丹参30g，黄芪30g，当归15g，赤芍18g，莪术15g，川芎15g，地肤子15g，白蒺藜18g，皂角刺15g。

（三）针灸疗法

对外阴瘙痒者，可取会阴、双侧血海、肝俞，用异丙嗪做穴位封闭。

（四）外治法

（1）苦参酒：苦参、百部、野菊花、凤眼草、樟脑。将前四种药装入大口瓶内，加入75%酒精（或白酒）5000ml泡7天后去渣，加樟脑溶化后备用。用毛笔刷外涂。

（2）外阴瘙痒洗方：女性二阴瘙痒，外用苦参、蛇床子、石榴皮、明矾。水煎，熏洗患处。

五、中西医协同治疗

目前尚无理想的治疗办法，西医主要有控制血糖（治疗原发病）和抗组胺、抗过敏、镇静安神、糖皮质激素外用（对症处理）等治疗，虽能减轻或缓解部分患者的症状，但效果不理想，且易于复发。

（一）积极治疗糖尿病

对糖尿病合并皮肤瘙痒症的治疗，首要的一条在于控制血糖与脂代谢紊乱，以维护全身血管神经及结缔组织健康，预防皮肤病变的发生。有些皮肤瘙痒只有在血糖得到控制时方可消失。

（二）口服抗组胺药物及镇静催眠药

抗组胺药主要取其中枢镇静作用来止痒，常用药物如安太乐、氯苯那敏、去氯羟嗪、赛庚嗪。亦可用新一代抗组胺药，如开瑞坦、特非那丁、阿司咪唑，基本上服药后无嗜睡作用，不妨碍工作。可选用其中一种交替使用，或两者合用。镇静催眠药有助于改善因瘙痒、睡眠差引起的焦虑情绪，阻断瘙痒和搔抓之间的恶性循环，常用者如地西泮等。另外，也可服用维生素 C、钙剂等。

（三）其他

对于瘙痒广泛或剧烈者，可采用普鲁卡因静脉封闭或钙剂静脉注射。发生于更年期或老年性瘙痒症患者，还可酌情使用性激素。男性可肌内注射丙酸睾酮 25mg，每周 2 次；女性可口服丙烯雌酚，每日 0.5~1.0mg。另外，皮肤干燥者：选用维生素 E、维生素 A 等。继发皮肤感染者，则应先控制感染，选用抗生素治疗。

六、疗效判定标准

（一）瘙痒总评分方法

参照《中国临床皮肤病学》相关内容对患者瘙痒程度、面积、发作频率及持续时间进行量化积分。

1. 瘙痒程度

0 分：无瘙痒。

1 分：轻度瘙痒。

2 分：中度瘙痒，不影响日常生活。

3 分：明显瘙痒，能忍受。

4 分：重度瘙痒，难以忍受。

2. 瘙痒面积

0 分：0。

1 分：<体表面积 25%。

2 分：占体表面积 26%~50%。

3 分：占体表面积 51%~75%。

4 分：>体表面积 76%。

3. 瘙痒频率

0 分：0。

1 分：< 3 次 / 日。

2 分：4~6 次 / 日。

3 分：7~10 次 / 日。

4 分：> 10 次 / 日。

4. 持续时间

0 分：0。

1 分：< 2 分钟。

2 分：3~5 分钟。

3 分：6~10 分钟。

4 分：> 10 分钟。

注：瘙痒面积按烧伤九区法估计。头部、颈部各占 3%，双上臂占 7%，双前臂占 6%，双手占 5%，躯干前面、躯干后面各占 13%，会阴占 1%，双臀占 5%，双大腿占 21%，双小腿占 13%，双足占 7%。

（二）皮损总评分方法

1. 干燥

0 分：不干燥。

1 分：轻度干燥，无不适。

2 分：中度干燥，有紧绷感。

3 分：明显干燥，明显紧绷感，并见皮肤有细微皲裂痕。

4 分：极度干燥，有明显皲裂痕，伴轻度疼痛。

2. 鳞屑

0 分：无鳞屑。

1 分：抓后见白色糠状细屑。

2 分：细薄鳞屑。

3 分：小片状鳞屑。

4 分：明显脱屑。

3. 抓痕、血痂

0 分：无抓痕、血痂。

1 分：局部少量细线状抓痕。

2 分：抓痕、血痂<体表面积 1/3。

3 分：抓痕、血痂占体表面积 1/3~2/3。

4 分：抓痕、血痂＞体表面积 2/3。

4. 丘疹和苔藓化

0 分：无痘疹和苔藓化。

1 分：散在细小丘疹。

2 分：散在针头至绿豆大丘疹，＜体表面积 1/3。

3 分：针头至豆大丘疹，占体表面积 1/3~2/3。

4 分：皮疹超过体表面积 2/3，多数融合苔藓化。

（三）中医证候积分方法

参照《中药新药治疗糖尿病临床研究指导原则》（2002 年版）制定。

1. 主症

①倦怠乏力

0 分：无。

1 分：不耐劳力。

2 分：可坚持轻体力劳动。

3 分：勉强支持日常活动。

②口渴喜饮

0 分：无。

1 分：饮水量稍增。

2 分：饮水量较以往增加半倍以上。

3 分：饮水量较以往增加 1 倍以上。

2. 次症

①多食易饥

0 分：无。

1 分：饥饿感明显。

2 分：餐前饥饿难以忍耐。

3 分：饥饿难忍，易伴低血糖反应。

②气短懒言

0 分：无。

1 分：劳累后气短。

2 分：一般活动后即气短。

3 分：懒言，不活动也气短。

③手足心热

0 分：无。

1 分：手足心热。

2 分：手心出汗。

3 分：手足握凉物方舒。

④心烦

0 分：无。

1 分：偶尔发生。

2 分：烦躁不宁。

3 分：烦躁不宁，难入寐。

⑤失眠

0 分：无。

1 分：少寐易醒。

2 分：难入寐，易醒。

3 分：彻夜难眠。

⑥心悸

0 分：无。

1 分：偶尔发生。

2 分：常发生，持续时间短。

3 分：常发生，持续时间长

⑦多汗

0 分：无。

1 分：活动后汗多。

2 分：不活动也易出汗。

3 分：平素汗湿衣被。

⑧小便频多

0 分：无。

1 分：尿量 2~2.5L/d。

2 分：尿量 2.5~3L/d。

3 分：尿量＞ 3L/d。

⑨大便干燥

0 分：无。

1 分：排便硬而费力。

2 分：大便硬结，2~3 天一行。

3 分：大便硬结，3 天以上一行。

舌脉不计分。

七、经验传承

（一）朱仁康教授

朱仁康教授认为本病的治疗必须内外结合，内服汤剂辨证论治，外用膏散、洗剂直达患处。朱老根据临床经验将本病大致分为以下几型论治。

（1）血热型：由于心经有火，血热生风。症见皮肤瘙痒而红，搔破呈条状血痕，受热易痒，或有口干心烦。多为夏季发病。脉弦滑带数，舌绛或舌尖红，苔薄黄。治宜凉血清热，消风止痒。以止痒息风汤加减。方药：生地20g，丹皮15g，赤芍15g，丹参20g，玄参15g，白鲜皮15g，煅龙骨25g，煅牡蛎25g，白蒺藜15g，生甘草10g。

（2）血虚型：多见于老年瘙痒症，秋冬易患。由于气血两虚，血不养肤，肝风内生，风盛则痒。症见皮肤干燥，瘙痒血痕遍布，面色无华或见头晕、心慌、失眠。脉弦细，舌淡，苔净。治宜养血润燥，消风止痒。方用当归饮子或养血润肤饮加减。当归饮子：生地20g，熟地20g，何首乌15g，当归15g，白芍20g，荆芥15g，白蒺藜15g，黄芪30g，麻仁15g，麦冬15g，甘草10g。养血润肤饮：生地20g，熟地20g，天冬15g，麦冬15g，天花粉20g，当归15g，黄芪30g，升麻15g，黄芩10g，桃仁15g，红花15g。失眠加酸枣仁、茯苓、合欢皮。

（3）风湿型：由于湿热内蕴，外受于风。症见皮肤瘙痒，搔后起水疱、丘疹或流水等湿疹样改变。脉弦滑，舌苔白腻或薄黄腻。治宜祛风胜湿，清热止痒。以局方消风散加减。方药：荆芥15g，防风20g，羌活15g，蝉蜕15g，陈皮15g，茯苓皮15g，白芷15g，枳壳15g，银花15g，甘草10g。

（4）风盛型：由于风邪郁久，化热化燥。症见周身皮肤瘙痒，经年累月，皮肤肥厚苔藓化，顽固不愈。脉弦细，舌红苔薄黄。治宜搜风清热。以乌蛇祛风汤治之。方药：乌蛇15g，蝉蜕15g，荆芥15g，防风20g，羌活15g，白芷15g，黄连15g，黄芩15g，银花15g，连翘15g，甘草10g。

外治法：周身皮肤瘙痒，忌用热水及肥皂洗澡，瘙痒发作时。可外擦苦参酒或九华粉洗剂、三石水。①苦参酒：苦参310g，百部90g，野菊花90g，凤眼草90g，樟脑125g。将前四种药装入大口瓶内，加入75%酒精（或白酒）5000ml泡7天后去渣，加樟脑溶化后备用。②九华粉洗剂：朱砂18g，川贝母18g，龙骨120g，月石90g，滑石620g，冰片18g。以上各药研细末，研合。用九华粉、甘油蒸馏水，配成洗剂。③三石水：炉甘石90g，滑石90g，赤石脂90g，冰片9g，甘油150ml。以上各药，研成细粉，加入蒸馏水中，最后加入甘油，配成药水。而针对皮肤干燥发痒，可外用润肌膏：香油、奶酥油、当归、紫草、黄蜡。将药浸入油内，2天后，文火熬焦去渣，加入黄蜡熔化搅至冷成膏。针对阴囊瘙痒（肾囊风），可内服滋阴除湿汤（生地20g，玄参15g，当归15g，丹参20g，茯苓15g，泽泻15g，白鲜皮15g，蛇床子10g）加煅龙骨、煅牡蛎，外用豨莶草、苦参、地肤子、白鲜皮，水煎洗患处，每次15分钟，每日1~2次。功用：滋阴养血，除湿止痒。另外，针对女性外阴或肛门瘙痒，可取用苦参、蛇床子、石榴皮、明矾，水煎洗患处。每日1~2次。若肛门如有蛲虫者，可配合百部煎汤灌肠。

（二）赵炳南教授

赵炳南教授认为，瘙痒多由风、湿、热、虫而诱发，也有血虚所引起者。属于风盛者，常表现为走窜无定，遍身作痒；属于湿盛者，常表现为浸淫四窜，流津淋漓，糜烂结痂；属于热盛者，皮肤瘾疹，焮红灼热；属于湿热生虫者，皮损界限明显，痒感如虫行，而且容易传染；属于血虚者，皮肤干燥，变厚而作痒。发于上部者多兼风邪，发于下部者多兼湿邪。皮疹鲜红表浅，泛发全身者，属于阳证、表证；

皮疹色暗淡较深者，多属于阴证、里证。对于本病的治疗可有以下几个法则。

（1）散风止痒法：适用于风盛所引起的瘙痒。若病程短，皮疹鲜红，病在表者，首先用荆防方；若病程稍长，开始入里，则用麻黄方；经久缠绵不愈者，可用秦艽丸方或全虫方。

①荆防方：荆芥穗15g，防风20g，僵蚕15g，金银花15g，牛蒡子10g，丹皮15g，紫背浮萍15g，干生地20g，薄荷15g，黄芩10g，蝉蜕15g，生甘草10g。

②麻黄方：麻黄15g，杏仁10g，干姜皮10g，浮萍15g，白鲜皮15g，陈皮15g，丹皮15g，白僵蚕15g，丹参20g。

③秦艽丸：秦艽15g，苦参15g，大黄10g，黄芪30g，防风20g，漏芦15g，黄连15g，乌蛇肉15g。

④全虫方：全蝎15g，皂刺15g，猪牙皂角15g，刺蒺藜15g，槐花15g，威灵仙15g，苦参15g，白鲜皮15g，黄柏10g。

（2）清热止痒：适用于毒热盛而兼有皮肤瘙痒者。治疗时应以清热治本为主，重用清热解毒药即可止痒，而不需要单纯止痒。但是应当分辨为虚热还是实热。属于虚热者，则养血安神兼清虚热即可止痒；属于实热者，则重用清热解毒，佐以凉血泻肝。常用的药物如犀角、生玳瑁、生地、丹皮、胆草等；常用的方剂如龙胆泻肝汤，犀角地黄汤等。

（3）养血润肤止痒：适用于慢性瘙痒性皮肤病，属于血虚、血燥者，常用的方剂如养血润肤饮：生地20g，熟地20g，当归15g，黄芪30g，天冬15g，麦冬15g，桃仁15g，红花15g，天花粉15g，黄芩10g，升麻15g。

（4）除湿止痒法：适用于脾失健运，蕴湿不化，或外感湿邪而致者，常用的方剂如除湿胃苓汤等。

（5）杀虫止痒法：适用于虫疾作痒者，除辨证内服汤方外，外用药多用百部、雄黄、轻粉等杀虫以止痒。

（三）吕靖中教授

吕靖中教授从医近50年，主张融汇中西，病证结合，临床擅长于应用古方治疗对糖尿病皮肤瘙痒症，常用以下四法。

（1）解肌祛风，调和营卫：善用桂枝汤治疗老年糖尿病及糖尿病日久导致的皮肤瘙痒。常见全身痒，如虫行感。因老年患者多气血亏虚，营卫失调，肌肤失濡。糖尿病日久，气血更虚，故皮肤干痒比较多见。桂枝汤加当归、黄芪以益气生血、调和营卫、解肌祛风。一般用量：桂枝、白芍、当归各9g，黄芪15g，生姜3片，大枣6枚，炙甘草12g，水煎服，日1剂。

（2）养血活血，祛风通络：常用四物汤。糖尿病病久多见肝肾阴血不足，血虚失养，病程往往较长，反复发作，皮色淡，皮肤干燥脱屑、变厚。血虚多滞，血涩经脉，可见肢体麻木，身痒，甚则疼痛，夜间尤甚。吕靖中教授多治以养血活血，祛风通络法，方用四物汤加味。药用：炒当归、白芍、鸡血藤、丹参各15g，川芎、熟地、生地各12g；兼肢体麻木，疼痛者可加川牛膝12g，桂枝12g。

（3）补气通脉解毒法：常用助阳止痒汤。吕靖中教授认为糖尿病阴虚燥热固多，日久阳虚者也不少。若见四肢发凉，肢体麻木，困倦尤甚，查舌质暗、苔白，脉沉涩。证多属阳气不足，瘀血阻络，毒邪内蕴。治以补气通络，解毒祛瘀，吕老常用助阳止痒汤加味。药用：黄芪30g，桃仁、红花、皂刺各15g，赤芍、当归各9g，玄参12g，连翘、金银花各20g，水煎服。若兼气阴虚，可加太子参、生地、北沙参。

（4）清热渗湿，杀虫止痒：多用萆薢渗湿汤。糖尿病，外阴瘙痒多见。女性糖尿病患者，肥胖者最易发病，并且属湿热者居多。对此吕靖中教授首先考虑有无感染，并及时检验，对症辨证治疗，临证针对体倦乏力，胸闷不适，腰酸困重，阴部瘙痒，时重时轻，夏季加重，带下量多，舌苔多黄腻，脉数，湿热下注所致者，治以清热渗湿汤加味。药用：萆薢15g，苡仁20g，赤茯苓、黄柏、丹皮、通草、滑石各12g，鹤虱12g，泽泻、白鲜皮各10g。对局部细菌感染者阴道瘙痒，可配合清热解毒燥湿中药煎汤熏洗，自拟经验方，药用：黄柏、土茯苓各15g，苦参10g，蒲公英30g，紫花地丁20g，水煎外洗。每日1~2次。并嘱穿着宽松透气吸湿的内裤，保持外阴清洁。同时，还强调辨病辨证，同等重要。

八、典型案例

（一）苟文伊教授医案

王某，男，62岁。初诊时间：2003年12月10日。患糖尿病史10年，出现皮肤瘙痒1个月，伴皮肤干燥，遍布抓痕，以夜间痒甚，舌暗红苔少脉细。查空腹血糖7.6mmol/L，餐后2小时血糖8.9mmol/L，BP 130/65mmHg。坚持皮下注射诺和灵30R 16U、12U早晚饭前。

西医诊断：糖尿病合并皮肤瘙痒症。

中医诊断：消渴合并风瘙痒。

辨证：阴虚血燥，血瘀生风。

立法：滋阴润燥，活血化瘀，祛风止痒。

处方：调整降糖方案，诺和灵30R 16单位，14单位，早晚饭前皮下注射，口服特非那定片每次60mg，每日2次，服用7天。煎服中药滋阴活血汤：生地、熟地、麦冬、天冬、玉竹、石斛、知母各15g，丹参30g，黄芪30g，当归15g，赤芍18g，莪术15g，川芎15g，地肤子15g，白蒺藜18g，皂角刺15g，7剂。

药后皮肤瘙痒明显好转，复查空腹血糖6.1mmol/L，餐后2小时血糖8.0mmol/L。未再使用抗组胺药，继服上方10剂后皮肤瘙痒完全消失。

按： 本案是一个很好的中西结合治疗糖尿病合并皮肤瘙痒症的案例。首先控制血糖，服用西药特非那定片，肌内注射胰岛素，将血糖控制在正常范围内，这样有利于瘙痒症的缓解和治愈。同时进行中医辨证，给予中医方药进行治疗。消渴病10年必然阴虚燥热严重，阴虚津液不足，血液亏虚，致血液运行不畅可致血瘀；燥热内盛，灼伤阴血，煎灼津液，亦可导致血瘀。阴血不足，肌肤失养，化燥生风；血瘀脉络，新血不生，亦可生风，故皮肤干燥，遍布抓痕，以夜间痒甚。舌暗红，苔少，脉细均为阴血亏虚，血瘀脉络之象。方中生地、熟地、麦冬、天冬、玉竹、石斛皆为滋阴之品，共奏滋阴润燥之效。丹参、当归、赤芍、莪术、川芎等活血化瘀药物合用，使气血循环畅达，肌肤得以濡润，皮肤瘙痒得以减轻。正合"治风先治血，血行风自灭"之意。"血为气之母，气为血之帅"。黄芪配当归补气生血，气旺血生，可养血润燥而止痒，地肤子、白蒺藜清热祛风，止痒效优。诸药共用，渐起滋阴润燥、活血化瘀、止痒之良效。

（二）杨耀兰教授医案

孟某，女，54岁，工人。初诊时间：1982年4月16日。患者因口渴多饮，外阴奇痒，痛苦难忍就诊，症见尿频量多，体倦乏力，舌质淡暗，苔黄腻，脉沉弦。查血糖、尿糖诊为糖尿病。

西医诊断：糖尿病合并瘙痒症。

中医诊断：消渴合并风瘙痒。

辨证：气阴两伤兼肝经湿热。

立法：益气养阴兼清肝胆湿热。

处方：黄芪、玄参、丹参各30g，山

药、苍术、葛根各25g，生地、熟地各15g，龙胆草10g，山栀子、知母、黄柏各15g。水煎服。

二诊：4月26日。服上药6剂，阴痒消失，余症好转，尿糖由疗前（+++）降至（+），又服上方6剂，尿糖、酮体皆为阴性，改服六味地黄丸以善其后。

按：本例糖尿病皮肤瘙痒患者主要表现为外阴局部瘙痒，中医辨证为气阴两虚，肝经湿热，治宜益气养阴，兼清湿热。消渴日久燥热内盛，脾气亏虚。脾虚则运化水湿不利，水液内停，聚而成湿。湿与热结，化为湿热，循肝经下注，故见外阴奇痒。阴津亏虚，故见口渴多饮；脾气亏虚故见体倦乏力；湿热内蕴，故见苔黄腻。方中黄芪、山药、玄参、生熟地、知母、葛根益气养阴，清热生津；龙胆草、山栀、黄柏、苍术清泄肝胆湿热。诸药合用，使气阴得复，湿热清除，故阴痒自止。

九、现代研究进展

目前对于糖尿病合并皮肤瘙痒症的临床研究都还只是停留在单方或辨证的临床疗效观察阶段，并没有进行完全随机对照设计、多中心、大样本的临床试验。在此通过文献谨总结归纳如下。

首先良好的控制血糖，将血糖控制在正常范围内。同时使用中药方剂治疗，既有专方论治，也有辨证论治，都取得了较好的效果。

临床观察既有分组对照观察疗效，又有单纯性使用中药汤剂治疗观察疗效者。分组对照既有与不使用中药治疗组对照，也有与西药治疗组对照。庄疆赢在两组均予口服降糖药或注射胰岛素加强基础疾病的治疗，达到预定降糖目标，并加强饮食及运动等综合治疗措施，调畅情志，并嘱患者在整个治疗期间戒除烟酒等不良嗜好，作息规律，忌食辛辣发物的情况下，以当归饮子加味为主方内服，联合自制药浴洗剂外洗瘙痒处，对治疗组进行干预。对照组使用氯雷他定片，每次10mg，1次/天；外涂复方醋酸地塞米松软膏，2次/天。治疗组总有效率为89.4%，对照组总有效率为71.0%，两组总有效率比较有显著差异（$P < 0.05$）。龚磊在所有患者均采用常规治疗药物控制血糖稳定2周的基础上，对照组患者给予氯雷他定，每次10mg，每日1次，同时在瘙痒处外涂复方醋酸地塞米松霜，每天2次，治疗组拟滋阴活血、凉血祛风方剂，每剂水煎2次，早晚各服1次，同时选用养血润燥、燥湿祛风中药组成的外洗方洗搽患处，每日2次。2组患者均以4周为1个疗程。治疗组的临床疗效（93.3%）优于对照组（70.0%），两组临床疗效比较有显著差异（$P < 0.05$）。白德琴等对两组患者均给予常规治疗，要求患者注意休息，指导患者健康饮食及运动，根据患者血糖水平选择胰岛素或降糖药物治疗的情况下，对照组患者口服美喹他嗪，观察组患者在对照组治疗的基础上，口服当归苦参丸，配合薄荷酚甘油洗剂，治疗30天。观察组总有效率为98.0%，对照组总有效率为84.3%，两组总有效率比较有显著差异（$P < 0.05$）。张增建在均给予两组患者相同的糖尿病教育及采用忌食辛辣刺激性食物等自我调护措施的情况下，对照组采用西医常规治疗，给予口服降糖药或注射胰岛素调控血糖，口服抗组胺药物及镇静催眠药、维生素C、钙剂等治疗，治疗组在上述基础上加用加味小陷胸汤中药汤剂，两组均治疗2周后评价疗效。治疗组总有效率（87.7%）明显高于对照组（67.2%），两组总有效率比较有显著差异（$P < 0.05$）。

单纯的临床疗效观察，各报告都有各自的特色，针对病机提出了不同的治疗方法。针对血热生风，风动血燥，肌肤失养，使用止痒息风汤以凉血清热、消风止痒；针对脾气亏虚、阴火上攻，使用补脾益气、升阳散火，方用升阳散火汤加减；针对血瘀兼湿热浊毒，使用清心止痒汤以益气养血、宁心安神、祛湿解毒；上半身痒加羌活、白附子、杭菊花；下半身痒加炒杜仲、桑寄生、独活、川牛膝；全身泛发加防风、浮萍；淫痒流水者，去当归，加地肤子、茵陈、冬瓜皮；季节性刺痒难忍加赤芍、丹皮、皂刺；痒如虫行者，加鸡血藤、当归；顽固性瘙痒者加乌梢蛇、全蝎、蜈蚣；夜间痒甚者，加酸枣仁、磁石、生龙牡；遇热痒甚者，加蝉蜕、银花；遇风寒痒发作者，加防风、荆芥、桂枝。滋阴活血，祛风止痒，方用滋阴活血方：生地、熟地、麦冬、天冬、石斛、玉竹、丹皮、赤芍、当归、川芎、黄芪、地肤子、白蒺藜。自拟祛风止痒方外洗：艾叶、苍术、蒲公英、蛇床子、地肤子、土茯苓、苦参、生麻黄、薄荷、大青叶、冰片、枯矾。

糖尿病合并皮肤瘙痒症是糖尿病常见的皮肤并发症，西医学对此病的发病机制尚未明确，也没有很好的药物进行治疗。中医学很早就对此病有所认识，并且疗效显著。但是到目前为止对于本病的研究并没有一个权威、大型的多中心、大样本、完全随机设计的临床试验，这对本病的深入研究造成了一定的障碍，需要我们进一步的努力。

十、临证提要

分析糖尿病并发皮肤瘙痒症的相关因素，可为糖尿病合并皮肤瘙痒症防治提供依据。皮肤瘙痒症是糖尿病常见皮肤并发症之一，尤其女性外阴瘙痒、老年人顽固性全身瘙痒常常为糖尿病的首发症状。糖尿病合并皮肤瘙痒症可全身性或局限性发作，患者无原发性皮损，瘙痒是主要的临床表现，严重者可累及全身，给患者带来沉重心理负担，严重影响工作和生活质量。糖尿病并发皮肤瘙痒症发病机制尚未明确，其中皮肤干燥是发病的重要原因。糖尿病患者长期处于高血糖及渗透性利尿状态，导致皮肤含水量下降；同时，糖尿病患者外周神经损伤，会导致汗液排出异常及皮肤角质层含水量减少。皮肤干燥使其保湿功能降低，屏障功能破坏，瘙痒阈值降低，增加了发生瘙痒症的概率。另外，糖尿病神经损伤也是发生皮肤瘙痒症的重要原因。跟腱反射消失及跖趾麻木是不明原因躯干瘙痒发生的独立危险因素，并推断不明原因的躯干瘙痒，可能是糖尿病神经损伤的临床表现。除交感神经损伤会使皮肤排出汗液功能下降外，感觉 C 神经纤维损伤导致的不规则异常放电，也可能是皮肤瘙痒症发生的原因。糖尿病患者脂类代谢紊乱，微循环调节机制受损，结构和功能亦受损，导致皮肤微循环障碍，加重皮肤干燥。杨进清等认为，控制血脂水平对减少糖尿病皮肤并发症有益。

当代医家治疗糖尿病合并皮肤瘙痒症的一般用药规律。DSP 的病理因素较多，其一为血糖升高引起血浆及组织液渗透压改变而刺激神经末梢产生瘙痒；其二为皮肤角质层水分含量降低导致皮肤干燥而诱发瘙痒；其三为皮肤缺血缺氧、代谢异常及排汗异常等造成。中医治疗 DSP 的最常用药物分别是生地黄、当归、牡丹皮、白蒺藜、防风、白鲜皮、蝉蜕、白芍、茯苓、丹参；药物功效以滋阴清热、养血活血、祛风除湿止痒比例最多。性味以甘寒、苦寒为主，甘平、甘温次之，兼有辛平、辛温；药物归经以肝、心经最多，肺、脾经次之，兼有其他经。近年来，中医对治疗糖尿病合并皮肤瘙痒症的研究，无论从理论上还是从临床上都有巨大的发展。亓鲁光认为糖尿病合并皮肤瘙痒症早期较急，表现多为热毒壅盛，湿热浸淫；中晚期或年老体弱患者多为气虚血瘀，表现为肺脾气虚、肝风内动、血虚肝旺、气阴两虚，为虚证或虚实夹杂证。在治疗上则分阶段论治，初期热毒壅盛，治以五味消毒饮加减；湿热浸淫，治以四妙散加减。中晚期肺脾气虚，以玉屏风散加减；血虚肝旺，以地黄饮子加减；肝风内动，以天麻钩藤饮加减；气阴两虚证，以生脉散加减。张丽辉等认为肝可调节肺、脾、胃、肾等脏腑的气机升降，对精津的生化和封藏发挥正常生理功能；肝还可调节精神情志，若肝气郁结，久郁化火，耗伤津液，消渴变生，消渴日久，肝气亏虚，气血阴阳失调，累及肌肤，导致肌肤失养，干燥、脱屑、瘙痒不止，因而提出从"肝"论治，认为肝肾阴虚，气滞、血瘀、风燥是糖尿病皮肤瘙痒的基本病机。吴沛田认为糖尿病合并皮肤瘙痒症是正气不足，风湿热毒浸淫，或脾失健运，营血不足，湿毒滞留，瘀血内阻，血虚风燥，肌肤失养而发，并结合个人临床经验提出除湿止痒、祛风止痒、搜风止痒、养阴止痒等五法。戴广法根据脾者，万物之母，肺者，气之母，脾胃一虚，土不生金，肺气亦虚，而提出"培土生金法"。

参考文献

[1] 方朝晖. 中西医结合治疗糖尿病学 [M]. 北京：学苑出版社，2011：290.

[2] 王汝心，杨祝辉. 养阴活血祛风方联合中药外洗治疗急性糖尿病合并皮肤瘙痒症40例 [J]. 河南中医，2015，35（6）：1369-1371.

[3] 谢文皎，郭太品，杨凌，等. 糖尿病合并皮肤瘙痒症中医辨证论治浅析 [J]. 中医临床研究，2012，04（7）：65-66.

[4] 黄帅立，林志鑫，刘政. 中医治疗糖尿病合并皮肤瘙痒症用药规律 [J]. 吉林中医药，2014，34（7）：732-734.

[5] 中华医学会糖尿病学分会. 中国2型糖尿病防治指南（2013年版）[S]. 中国医学前沿杂志：电子版，2015（3）：26-89.

[6] 吴贻军，胡曾凡. 柴胡桂枝干姜汤合桂枝茯苓丸治疗糖尿病合并皮肤瘙痒症临床疗效观察 [J]. 亚太传统医药，2017，13（21）：146-147.

[7] 徐国正，王艳辉，王辉. 消风散加减治疗糖尿病合并皮肤瘙痒症临床观察 [J]. 中医学报，2017，32（7）：1184-1186.

[8] 林玺，陈子睿，吴邦泰. 主症兼症结合辨证治疗糖尿病合并皮肤瘙痒症疗效观察 [J]. 新中医，2016（4）：175-179.

[9] 孙大伟，王凡，陈海鹏，等. 基于阴虚质与湿热质从脾论治糖尿病合并皮肤瘙痒症验案两则 [J]. 世界中西医结合杂志，2016，11（7）：889-891.

[10] 庄疆赢，黄娟，吴华堂. 当归饮子联合药浴洗剂治疗糖尿病合并皮肤瘙痒症38例临床观察 [J]. 湖南中医杂志，2017，33（4）：15-16.

[11] 龚磊. 中药内服外洗治疗糖尿病皮肤瘙痒30例临床效果观察 [J]. 基层医学论坛，2016，20（7）：954-955.

[12] 白德琴，甘延平，白德品. 中西药结合治疗糖尿病性皮肤瘙痒症临床研究 [J]. 内科，2017，12（4）：545-546.

[13] 张增建. 加味小陷胸汤治疗糖尿病合并皮肤瘙痒症疗效观察 [J]. 光明中医，2016，31（3）：361-362.

[14] 傅晓辉. 止痒息风汤加减联合氯雷他定片治疗血热生风型糖尿病皮肤瘙痒疗效观察 [J]. 现代中西医结合杂志，2017，26（5）：546-547.

[15] 潘秋，李硕，潘满立，等. 从"阴火"论治脾虚型糖尿病性皮肤瘙痒症 [J]. 吉林中医药，2017，37（10）：979-982.

[16] 曹柏龙，崔赵丽，苗桂珍，等. 运用

孙光荣瘀热湿毒理论治疗糖尿病合并皮肤瘙痒症［J］. 长春中医药大学学报，2015，31（5）：993-995.

［17］张金明，陈晓明. 消风润燥汤治疗糖尿病性皮肤瘙痒症 20 例［J］. 时珍国医国药，2006，17（11）：2277.

［18］苟文伊. 滋阴活血方为主治疗糖尿病合并皮肤瘙痒症［J］. 四川中医，2006，24（8）：79.

［19］毛叶，毛果，解发良. 祛风止痒方治疗糖尿病瘙痒症 60 例临床观察［J］. 湖南中医杂志，2015，31（5）：50-51.

［20］浦洁，张国龙，朱圣伟，等. 糖尿病合并皮肤病发病情况调查及相关危险因素分析［J］. 中国全科医学，2011，14（26）：2959-2962.

［21］浦洁，张国龙，杨挺，等. 住院糖尿病患者 963 例并发瘙痒症的临床分析［J］. 临床皮肤科杂志，2013，42（4）：221-222.

［22］杨进清，黄敬. 江津地区老年 2 型糖尿病患者皮肤病发病情况及相关因素分析［J］. 老年医学与保健，2013，19（3）：146-148.

［23］中华中医药学会. 糖尿病合并皮肤病中医防治指南［J］. 中国中医药现代远程教育，2011，09（22）：123-124.

［24］刘仟. 散风滋阴止痒方治疗糖尿病性皮肤瘙痒症 60 例［J］. 长春中医药大学学报，2009，25（6）：910.

［25］刘佩，邓婧靓，亓鲁光. 亓鲁光治疗糖尿病合并皮肤瘙痒症经验撷要［J］. 山西中医，2010，26（11）：10-11.

［26］张丽辉，鲍国红，苏致国. 糖尿病合并皮肤瘙痒症从肝论治［J］. 光明中医，2013，28（9）：1772-1774.

［27］吴沛田. 糖尿病合并皮肤瘙痒症中医治疗五法［J］. 糖尿病天地：文摘刊，2012（8）：53.

［28］戴广法. 培土生金法治疗 2 型糖尿病合并皮肤瘙痒症临床观察［J］. 山西中医，2007，23（4）：23-24.

（石岩　田晓君　杨宇峰）

第六章 糖尿病相关病症

第一节 糖尿病合并高血压

糖尿病和高血压常常合并存在，对心血管系统有极强的危害性。1型糖尿病多在并发肾脏病变后出现高血压，2型糖尿病往往合并原发性高血压。高血压可以在2型糖尿病发病之前、同时或之后出现。世界卫生组织（WHO）将糖尿病与高血压列为终生难治性疾病。近年的流行病学研究发现，发达国家的糖尿病患者有30%~50%合并高血压，我国约有55.4%的糖尿病患者合并高血压。近年来研究发现，胰岛素抵抗（IR）是导致2型糖尿病和高血压病的共同病理生理基础。多数学者认为，糖尿病引起的胰岛素抵抗可引起继发性高胰岛素血症，高胰岛素血症使肾脏对水钠的重吸收增强，交感神经系统活性亢进，动脉弹性减退，血压升高。针对糖尿病合并高血压患者，根据心血管危险性评估进行积极的干预和治疗，对预防糖尿病大血管和微血管并发症，预防心血管事件的发生和提高生存质量，延长患者寿命具有十分重要的意义。

糖尿病属于中医学"消渴病"范畴。高血压根据其主症表现，多属于中医学"眩晕""头痛"等病证范畴。因高血压表现为肝阳上亢者比较多见，所以也有学者主张称之为"肝阳眩晕""肝阳头痛"。近些年西医学主要通过控制血压、控制血糖等方式治疗糖尿病合并高血压，但是降糖药和降压药实际应用中，尚存在诸多问题，或不良反应。而中西医结合治疗糖尿病合并高血压可以明显提高疗效，同时还可减轻药物的不良反应。因此，中西医结合治疗该类疾病是一个新的突破口。中医药可以根据患者的不同体质、不同证候特点提供不同的个体化治疗方案。因此，中医药在治疗糖尿病及高血压方面有着不可替代的优势。

一、病因病机

（一）中医学对糖尿病合并高血压病因病机的认识

糖尿病合并高血压的病因与体质因素、饮食不节、情志失调、年高劳倦、外感邪毒、药石所伤等密切相关，与肝、脾、胃、肾等脏腑功能失调有关。

（1）体质方面：素体肝阳亢盛或阴虚阳亢的消渴病患者易发生眩晕、头痛病。

（2）饮食方面：消渴病患者素体胃肠热盛，或过食醇酒辛辣油腻之品，内生湿热痰火，热伤气阴，阴虚阳亢，虚阳上扰，发生眩晕、头痛。

（3）情志方面：情志不遂，肝气郁结，肝阳上亢或五志过极化火，灼伤阴液，阴虚阳亢。

（4）年龄方面：年老体弱，肾阴不足，

易发生热伤气阴而出现消渴病。若病情进展，阴虚阳亢，虚阳上扰，则出现眩晕、头痛病。

（5）其他因素：外感风热、温热、湿热邪毒侵袭，或药石燥热耗伤阴液，也可导致消渴病合并眩晕病、头痛病。

至若糖尿病合并高血压的病机，与肝、脾、胃、心、肾等脏腑功能失调有关。各种因素导致的内热耗伤气阴是贯穿糖尿病始终的基本病机，而高血压则以肝阳上亢或肝火上炎为核心病机。糖尿病合并高血压初期可表现为脾胃湿热、胃肠结热、痰火中阻、肝经郁热、肝阳上亢等实证，久病则多兼阴虚、气阴两虚，甚至可表现为阴阳两虚，虚阳浮越。其病情严重者，肝阳暴涨，风火相煽，或肝风痰浊上扰，则可发生神昏痉厥之变。久病血瘀，络脉瘀阻，在气虚、阴虚，甚至阴阳俱虚的基础上，痰湿、湿热、痰热阻滞气机，机体络脉形成"微型癥瘕"，则可出现胸痹心痛、中风偏瘫、水肿、关格、痿痹、脱疽、视瞻昏渺等多种变症。证候多虚实夹杂，虚证可表现为阴虚、气阴两虚、阴阳俱虚，实证可表现为肝阳上亢、肝火上炎、痰火瘀阻，甚至风痰上扰、风火暴涨等。

（二）西医对糖尿病合并高血压发病机制的认识

糖尿病合并高血压发病病因复杂。

（1）遗传因素：父母都患有高血压的糖尿病患者容易患高血压。

（2）发育情况：出生时的低体重是高血压与糖尿病的共同危险因素。

（3）高血糖：高血糖促进糖在肾脏近曲小管的重吸收，同时伴有钠离子的重吸收，体内钠离子含量增加，细胞外液增多。另外，高血糖还促进蛋白质的非酶糖化，其最终产物与巨噬细胞上的特异受体结合引起肿瘤坏死因子和白介素-1的合成与分泌，后者可使血管平滑肌细胞增殖，使管腔狭窄、收缩性增强而导致血压升高。

（4）胰岛素抵抗及高胰岛素血症：空腹或糖负荷后的血浆胰岛素水平与收缩压水平呈正相关。高胰岛素血症通过促进肾小管重吸收与增强交感神经活性，刺激小动脉平滑肌增生，调节钙离子转运，使细胞内钙离子浓度升高等途径使血压升高。胰岛素抵抗所致的高胰岛素血症可以引起肾脏对钠的重吸收增强，出现水钠潴留；降低血管平滑肌细胞膜上 Na^+-K^+-ATP 酶对胰岛素的敏感性，血管平滑肌细胞内钠潴留，兴奋性增高，对升压物质的敏感性增强；降低血管平滑肌细胞膜上的 $Ca^{2+}-Mg^{2+}-ATP$ 酶活性，细胞内钙离子潴留，收缩性增高，对升压物质的敏感性增强；增加交感神经活性，儿茶酚胺释放增多；通过胰岛素样生长因子-1（IGF-1）刺激血管平滑肌细胞增殖、管壁增厚、阻力增加。另外，胰岛素抵抗时，NO、EDHF 等舒张血管物质的生成受阻，使内皮细胞的血管运动调控功能失衡，促使血管收缩、血压升高。

（5）肥胖：肥胖与葡萄糖耐量、高血压呈强相关。肥胖增加胰岛素抵抗和相关代谢综合征发生率，增加心血管并发症风险。

（6）内皮功能异常：糖尿病患者内皮功能受损与许多机制有关，包括 NO 生成酶减少。生理情况下，NO 可拮抗血管收缩。因此糖尿病患者 NO 生成减少导致血管收缩，血压升高。

（7）钙：高血压病患者钙摄取量与血压呈负相关。另外，血钙可增加尿钠的排泄，对抗高钠所致的尿钾排泄，因此高钙摄入能抵抗高钠的危害，有利于控制血压。糖尿病患者由于控制饮食，出现渗透性利尿使钙随尿液丢失增多，使该病患者普遍存在钙的摄入、吸收、动用不足及丢失过多的现象。钙在胰岛素分泌过程中发挥着重要作用，当血钙水平降低时会导致胰岛素分泌不足。

（8）醛固酮水平：血浆醛固酮水平升高与代谢综合征有独立的关联关系，而醛固酮升高可能是胰岛素抵抗和顽固性高血压的又一重要机制。

二、临床表现

（一）症状

糖尿病合并高血压，包括糖尿病和高血压两组临床表现。临床上以糖尿病特异性的表现合并头晕、头痛、心烦易怒等症状为典型表现。但2型糖尿病、高血压轻症或正在接受降糖、降压治疗的患者，则上述症状常不典型。

（1）糖尿病症状：糖尿病可表现为典型症状如多饮、多食、多尿、消瘦等；也可表现为非典型症状，如乏力、易疲劳、视物模糊、皮肤瘙痒等。

（2）高血压症状：早期多无特殊症状，有时可有头晕、头痛、耳鸣、眼花、失眠、颜面潮红等，症状与患者血压水平未必一致。体检时听到主动脉瓣听诊区第二心音亢进，可闻及第四心音。但高血压病日久，可发生并发症。若血压持续升高，可出现心、脑、肾、眼底等靶器官受损的表现。心功能受损时，可出现夜间阵发性呼吸困难和（或）活动后气短，心脏浊音界向左下方扩大。高血压脑病一般出现于严重高血压患者，临床可表现为头痛、呕吐、意识障碍等。高血压患者肾脏受累时，可出现尿蛋白阳性，肾功能异常等。

（3）糖尿病合并高血压的特有表现：常见如下。①肾素活性正常或低肾素活性型高血压：糖尿病未出现肾功能受损时血浆肾素活性多数正常，少数（20%~30%）患者为低肾素活性，仅极少数患者肾素活性增高。此类患者肾素活性高低分布情况与原发性高血压患者类似。糖尿病肾病患者尿蛋白排泄量超过2g/24h者，血浆肾素活性和血浆醛固酮均见明显降低。糖尿病肾病患者的低肾素、低血管紧张素Ⅱ及低醛固酮的特点，可解释糖尿病肾病患者为什么恶性高血压极为罕见，易见血钾增高，有时可达到危及生命程度的现象。②卧位高血压伴直立性低血压：糖尿病患者有时可发生直立性低血压，有自主神经病变的患者更易发生。卧位血压正常或升高者均可伴有直立性低血压。维持直立时的正常血压，需要压力感受器反射激活各种血管活性激素、血容量与心输出量等因素对血压调节的协调作用。这些机制可互相代偿，任何某一种机制障碍都不足以引起直立性低血压。糖尿病患者可能同时发生几种机制障碍，例如：压力感受器反应迟钝，肾素－血管紧张素－醛固酮系统活性降低导致对血管的刺激作用低于正常，尿蛋白丢失过多引起低蛋白血症导致血容量减少，糖尿病心脏病变使心肌收缩力减弱。上述机制中，若同时几种机制出现障碍而彼此无法有效代偿时便可发生直立性低血压。

（二）体征

凡糖尿病患者收缩压＞130mmHg和（或）舒张压＞80mmHg者，为可疑高血压，应多次测量血压。如多次检测血压＞140/90mmHg，则可以确诊高血压。

三、实验室检查与其他检查

可根据条件，给予必要的实验室检查，如血常规、尿常规、血糖、糖化血红蛋白、电解质、血浆肾素、血管紧张素、醛固酮的测定、血及尿中17-羟皮质类固醇、17-酮皮质类固醇的测定等。

（一）血糖检测

包括空腹和餐后2小时血糖，以及糖化血红蛋白。现行的糖尿病诊断标准是1999年由美国糖尿病协会（ADA）和世界卫生组织（WHO）重新审议和定义的。2003 年 11 月美国 ADA 糖尿病诊断分型专家委员会提出空腹血糖受损（IFG）诊断下限标准分割点下调（从 6.1mmol/L 下调为 5.6mmol/L）而诊断上限标准不变（7.0mmol/L）。

（二）血压、动态血压监测

现行高血压的诊断标准是根据 2003 年 5 月公布的美国预防检测、评估与治疗全国委员会第七次报告（JNC7）以及同年 6 月欧洲高血压协会 – 欧洲心脏协会公布的高血压指南（EHU）ATP Ⅲ 的修订。

1. 偶测血压

在没有任何准备的情况下测得的血压称为偶测血压。在门诊取坐位或卧位休息 10~15 分钟测得的血压值也属于偶测血压，又称诊所血压。

由于人体血压存在波动性，偶测血压仅捕捉到某一短暂时刻的血压，难以反映受试者的较长一段时间血压水平。在美国曾对 12371 名居民进行高血压普查，据初次偶测血压普查结果，有 20% 居民被检测到高血压。然而，当随访并多次重复测量血压后，高血压人数减少了 54%，被确认为高血压的患者人数最终为总居民人数的 9%，另 11% 的人群被认为是不稳定型高血压或临界高血压。因此，如果根据单次偶测血压值决定高血压患病率，可能有一定的误差，从而作出过多诊断和不必要的治疗。但是，事实上在诊疗单位用标准血压计测量血压是多年来诊断高血压和观察疗效的主要方式。许多流行病学研究资料的统计及许多临床研究资料中观察的血压指标均为偶测血压值。所以，用偶测血压的方法诊断高血压病仍将是大多数医疗单位的主要手段。

2. 动态血压监测

目前临床上应用的非创伤性 24 小时动态血压监测有半自动和全自动两种类型。半自动型血压检测仪需要患者开动，全自动型可自行运转。美国、英国、日本等均有新设计的可靠的 ABPM 记录仪可供临床使用。我国也已研制成功了 ABPM 记录系统。

ABPM 的正常范围和高血压的诊断标准：ABPM 可得到 48~192 个数据，常用的参数包括 24 小时平均血压、日间平均血压、夜间平均血压、每小时平均血压、频率趋势图、血压升高超过正常所占比例及一定时间内血压升高的总和等。Staessen 等对 23 个正常血压者的 ABPM 结果进行汇总分析后指出，正常血压者 24 小时血压平均值为 118/72mmHg，白昼血压平均值 123/76mmHg。如以超过 2 个标准差作为异常，则当 24 小时血压平均值＞ 139/87mmHg，白昼血压平均值＞ 146/91mmHg 时认为存在高血压。张维忠等 1992 年报道国人 ABPM 的正常参照组，他们对 40 例正常血压者 ABPM 资料分析后提出，ABPM 参数正常参照值上限为 24 小时血压平均值＜ 125/80mmHg，白昼血压平均值＜ 130/85mmHg，夜间血压平均值＜ 115/70mmHg，血压负荷值（即监测过程中收缩压＞ 140mmHg 或舒张压＞ 90mmHg 的次数百分比）＜ 10%。

表 6-1-1　2004 年中国高血压防治指南关于血压水平的定义和分类

类别	收缩压	舒张压
正常血压	＜ 120	＜ 80
正常高值	120~139	80~89
高血压	≥ 140	≥ 90
1 级高血压（轻度）	140~159	90~99
2 级高血压（中度）	160~179	100~109
3 级高血压（重度）	≥ 180	≥ 110
单纯收缩期高血压	≥ 140	＜ 90

· 若患者的收缩压与舒张压分属不同级别时，则以较高的分级为准。

· 单纯收缩期高血压也可按照收缩压水平分为 1、2、3 级。

· 将血压 120~139/80~89mmHg 列为正常高值是根据我国流行病学数据分析的结果，血压处在此范围内者，应认真改变生活方式，及早预防，以免发展为高血压。

（三）血脂检查

包括总胆固醇、甘油三酯、高密度脂蛋白－胆固醇、低密度脂蛋白－胆固醇等。

（四）心电图及动态心电图检查

1. M型超声心动图

大多数糖尿病患者左室腔大小正常，糖尿病合并高血压者可有左心室肥厚。

2. 脉冲波多普勒超声心动图

二维超声心动图难以评价左心室舒张功能，M型超声心动图也有局限性，而多普勒超声心动图评价心室舒张功能日益受到重视，多普勒超声心动图可准确测出舒张早期快速充盈相出现的 E 峰；舒张晚期心房收缩相出现的 A 峰。此检查对鉴别早期糖尿病心肌病有很大帮助。

（五）其他检查

1. 眼底检查

直视眼底镜检查，可窥见视网膜小血管状况，对判断高血压的分期、预后有较高的价值。方法分为眼底动脉 Ⅰ 级硬化即视网膜小动脉变细，反光增强；Ⅱ 级硬化即视网膜小动脉呈铜丝样、银丝样变化，动静脉呈交叉压迹；Ⅲ 级硬化即视网膜有棉絮状渗出、火焰样出血。

2. X线胸部摄片

十分简便的影像资料，可了解主动脉弓有无突出、扭曲、钙化等状况，对了解大动脉硬化程度不无裨益。同时，还有利于判断左心室是否扩大。心胸比例 > 50% 者，可为高血压性心脏病提供有力诊断依据。

四、诊断与鉴别诊断

（一）诊断标准

1. 糖尿病诊断标准

目前采用国际上通用的 WHO 糖尿病

专家委员会（1999）提出的诊断和分类标准。要点如下。

①糖尿病诊断是基于空腹（FPG）、任意时间或 OGTT 中 2 小时血糖值（2hPG）。空腹指至少 8 小时内无任何热量摄入；任意时间指一日内任何时间，无论上一次进餐时间及食物摄入量。糖尿病症状指多尿、烦渴多饮和难以解释的体重减轻。FPG 3.9~6.0mmol/L 为正常；6.1~6.9mmol/L 为空腹血糖受损（IFG）；≥ 7.0mmol/L 应考虑糖尿病。OGTT 2hPG < 7.7mmol/L 为正常糖耐量；≥ 7.8~11.1mmol/L 为糖耐量减低（IGT）；≥ 11.1mmol/L 应考虑糖尿病。

②糖尿病的临床诊断推荐采用葡萄糖氧化酶法测定静脉血浆葡萄糖。

③对于无糖尿病症状、仅一次血糖值达到糖尿病诊断标准者，必须通过另一天复查核实而确定诊断；如复查结果未达到糖尿病诊断标准，应定期复查。IFG 或 IGT 的诊断应根据 3 个月内 2 次 OGTT 结果，用其平均值来判断。严重疾病或应激情况下，可发生应激性高血糖；但这种代谢紊乱常为暂时性和自限性，因此在应激时，不能据此时血糖诊断糖尿病，必须在应激消除后复查才能明确其糖代谢状况。

④儿童糖尿病诊断标准与成人相同。

⑤妊娠糖尿病（GDM）：强调对具有高危因素的孕妇（个人史、肥胖、尿糖阳性或有糖尿病家族史者），孕期首次产前检查时，使用普通糖尿病诊断标准筛查孕前未诊断的 T2DM，如达到糖尿病诊断标准即可判断孕前就患有糖尿病。如初次检查结果正常，则在孕 24~28 周行 75gOGTT，筛查有无 GDM。GDM 的诊断定义为达到或超过下列至少一项指标：FPG ≥ 5.1mmol/L，1hPG ≥ 10.0mmol/L 和（或）2hPG ≥ 8.5mmol/L。

2. 高血压诊断标准

高血压的诊断主要根据诊室测量的

血压值，采用经核准的水银柱或电子血压计，测量安静休息坐位时上臂肱动脉部位血压，一般需非同日 3 次测量血压，收缩压 ≥ 140mmHg 和（或）舒张压 ≥ 90mmHg 可诊断高血压。患者既往有高血压病史，目前正在使用降压药物，血压虽然低于 140/90mmHg，也可诊断为高血压。

（二）鉴别诊断

糖尿病合并自主神经功能紊乱时常引起患者血压波动，所以应注意测量不同体位的血压。如果由于情绪波动或劳累等因素导致血压一时性地超过正常范围，但其后多次重复测量血压处于正常范围者，不作为糖尿病合并高血压处理。而糖尿病合并高血压患者因体位变动而突然出现血压降低，甚至降低至正常范围以下，则常是糖尿病自主神经病变体位性低血压。此时应重复测量血压，或改变体位测量血压。若血压仍高过正常值者，则不能排除糖尿病合并高血压病诊断。

糖尿病合并高血压病患者需排除其他引起高血压的原因，具体包括以下多种疾病。

1. 肾性高血压

包括肾实质性病变，如急性肾小球肾炎、慢性肾炎、肾盂肾炎、狼疮肾炎、放射性肾炎、遗传性肾炎、多囊肾、肾盂积水、肾素分泌性肿瘤等。肾血管性病变，如肾动脉纤维肌性发育不良、肾动脉粥样硬化、肾动脉栓塞、多发性大动脉炎引起的肾动脉狭窄等。肾外伤引起的高血压，如肾周围血肿、肾动脉血栓、肾动脉夹层血肿。

2. 内分泌性高血压

包括甲状腺功能改变，如甲状腺功能亢进可引起高血压。肾上腺病变，如嗜铬细胞瘤、原发性醛固酮增多症、肾上腺腺瘤或增生、先天性肾上腺增生、类糖皮质激素反应性醛固酮增多症，可见高血压。甲状旁腺病变，如甲状旁腺功能亢进可引起高血压。脑垂体病变，如肢端肥大症也可影响血压。

3. 神经性高血压

脑肿瘤、脑炎、延髓型脊髓灰质炎、家族性自主神经功能异常、肾上腺外嗜铬细胞瘤等。

4. 血流机械性高血压

动静脉瘘、主动脉瓣关闭不全、主动脉缩窄。

5. 外源性高血压

包括中毒，如铅中毒。药物，如交感胺类、单胺氧化酶抑制剂与麻黄素或酪胺类药合用、避孕药、大剂量类固醇激素。食物，如摄入大量甘草。医源性因素，如边缘性肾功能不全时容量过多均可引起高血压。

另外，还有妊娠毒血症以及如红细胞增多症、烫伤、类癌症群等，也可能表现为高血压。

至于中医病证鉴别诊断方面，肝阳眩晕应与中风病相鉴别：中风病以突然昏仆、不省人事，伴口舌歪斜，半身不遂为主要表现；或不经昏仆，仅以半身不遂，口舌歪斜，语言不利，半身麻木为主要表现。眩晕之站立不稳，甚至倒地，但绝对无不省人事，半身不遂，口舌歪斜，语言不利等表现。但中年之后反复发作眩晕者，当防衍变成中风之证。

五、中医治疗

（一）中医辨证论治

1. 肝阳上亢证

临床表现：头晕目眩，头胀头痛，颜面潮红，烘热汗出，性急易怒，咽干口渴，心烦失眠，多梦，舌红，舌苔薄黄，脉弦大而长。

治法：平肝潜阳。

方药：天麻钩藤饮加减。

临床应用：阴虚阳亢，症见头晕眼花，头痛面赤，性急易怒，咽干口渴，五心烦热，腰膝酸软，失眠多梦，舌红，舌苔薄黄或苔少，脉弦细者，治当滋阴潜阳，可用镇肝熄风汤加减。若兼气阴两虚，症见头晕头痛，咽干口燥，倦怠乏力，气短懒言，五心烦热，心悸失眠，尿赤便秘，舌红少津，苔薄或花剥，脉细数无力，或沉细者，治当益气养阴、平肝潜阳，可合生脉散、玉液汤、参芪地黄汤等方加减。

2. 肝火上炎证

临床表现：头晕头痛，咽干口苦，面红目赤，心烦失眠，性急易怒，心胸烦热，胸胁胀痛，小便黄赤，大便偏干，舌红，舌苔薄黄，脉弦数。

治法：清肝泻火。

方药：龙胆泻肝汤加减。

临床应用：肝经郁热初期，气郁证突出，症见头晕，咽干，口苦，心烦抑郁，胸胁苦满，善太息，嗳气，舌苔薄白有沫，脉弦者，治当疏肝解郁，可合四逆散、逍遥散加减。肝胃郁热，或肝火亢盛、胃肠结热，症见头晕头痛，咽干，口苦，心烦抑郁，胸胁苦满，消谷善饥，大便干结，渴喜冷饮，口干口臭，畏热喜凉，小便黄赤，舌红苔黄厚起沫，脉弦滑数者，治当解郁泻热，凉肝清胃，可用大柴胡汤合升降散加减。

3. 痰火上扰证

临床表现：头晕头痛，形体肥胖，心胸烦闷，失眠多梦，头晕，肢体困重，舌红，舌苔黄腻，脉弦滑数。

治法：清热化痰。

方药：小柴胡汤合温胆汤加减。

临床应用：痰热中阻，兼脾胃湿热，症见头晕头痛，口苦，口腻，胸脘腹胀，或食后饱满，头身困重，腰腿酸困，四肢倦怠，小便黄赤，大便不爽，妇女带下量多，色黄有味，舌红苔黄腻，脉滑数者，治当清热祛湿，健脾调中，可合四逆散、平胃散加黄芩、黄连等。痰热阻滞气机，兼血脉瘀阻，症见心胸烦闷不舒，胸闷胸痛，痛彻肩背，失眠多梦，头晕，肢体困重，舌暗红，舌苔黄腻，脉滑数者，治当清热化痰、宽胸理气、活血化瘀，可用小陷胸汤和丹参饮加减。

4. 风阳暴张证

临床表现：头晕目眩，头痛头胀，面红目赤，口干口臭，或恶心欲吐，胸脘痞闷，神昏痉厥，肢体抽动，舌红苔黄，脉弦大而长，或脉弦滑。

治法：平肝清热、息风潜阳。

方药：羚角钩藤汤加减。

临床应用：肝阳暴涨，风火相煽重症，临床表现为头晕目眩，面红目赤，头痛头胀，口干口臭，胸脘痞闷，腹胀满，大便干结，舌红苔黄厚，脉弦滑有力者，治当平肝息风，清热通腑，可合升降散或用星蒌承气汤（验方）加减。神昏痉厥，肢体抽动者，治当息风解痉、清心开窍，可用羚角钩藤汤加减，并送服安宫牛黄丸等。

5. 风痰上扰证

临床表现：头晕目眩，视物旋转，如坐舟船，头痛头胀，头沉头重，或恶心欲吐，胸脘痞闷，舌苔腻，脉弦滑。

治法：平肝潜阳，息风化痰。

方药：半夏白术天麻汤加减。

临床表现：肝风夹痰火内扰，症见头晕目眩，头痛头胀，面红目赤，或恶心欲吐，胸脘痞闷，舌质红，舌苔黄腻，脉弦滑者，治当息风清热化痰，可用温胆汤加黄连、黄芩、胆南星、鲜竹沥等。风痰瘀血闭阻，症见头晕目眩，头痛头沉，或恶心欲吐，胸脘痞闷，肢体瘫软，舌质紫暗苔腻，脉弦滑者，治当息风化痰，活血通络，可合补阳还五汤加减。

6. 阴阳俱虚证

临床表现：头晕头痛，颜面虚浮，或颧红如妆，神疲倦怠，或躁扰不宁，心悸失眠，咽干口燥，腰膝酸冷，汗出肢冷，或手足心热而手足背寒，大便不调，时干时稀，小便清长，夜尿频多，或尿少浮肿，舌苔胖大，舌淡苔黄或舌红苔水滑，脉沉细无力，或脉浮大按之不实。

治法：滋阴助阳，镇摄浮阳。

方药：肾气丸合磁朱丸加减。

临床表现：若久病及肾，阴损及阳，阴阳两虚，症见性欲淡漠，男子阳痿，腰膝酸冷，夜尿频多者，治当补肾助阳，方药可用二仙汤（验方）、右归丸加减。阳虚重症，元阳欲脱，临床表现为头晕目眩，神昏，躁扰不宁，四肢厥冷，冷汗淋漓，脉沉微者，治当益气回阳救逆，方药可用参附龙牡汤加山茱萸等。

（二）其他特色疗法

1. 中成药

（1）天麻钩藤颗粒：用于肝阳上亢等所引起的头痛、眩晕、耳鸣等。用法用量：开水冲服，10克/次，3次/日；或遵医嘱。功效：平肝息风，清热安神。用于治疗肝阳上亢型高血压等所引起的头痛、眩晕、耳鸣、眼花、震颤、失眠。

（2）牛黄降压丸：用于心肝火旺，痰热壅盛所致的头晕目眩、头痛失眠等。用法用量：口服，小蜜丸一次20~40丸，一日2次；大蜜丸一次1~2丸，一日1次。本药可清心化痰，镇静降压。

（3）眩晕宁冲剂：用于痰湿中阻，肝肾不足引起的头昏头晕等。用法用量：开水冲服。一次8g，一日3~4次。本药具有健脾利湿、益肝补肾之功。用于痰湿中阻、肝肾不足引起的头昏、头晕。

（4）安宫牛黄丸或安脑丸：用于热病邪入心包所致的高热惊厥、神昏谵语等。

（5）安宫牛黄丸：清热解毒，镇惊开窍。用于热病，邪入心包，高热惊厥，神昏谵语；中风昏迷及脑炎、脑膜炎、中毒性脑病、脑出血、败血症见上述证候者。用法用量：口服，一次1丸，一日1次；小儿3岁以内一次1/4丸，4~6岁一次1/2丸，一日1次；或遵医嘱。

（6）安脑丸：清热解毒，醒脑安神，豁痰开窍，镇惊息风。用于高热神昏，烦躁谵语，抽搐痉厥，中风窍闭，头晕眩晕。亦用于高血压及一切急性炎症伴高热不退，神志昏迷等。用法用量：口服，一次1~2丸，一日2次，或遵医嘱，小儿酌减。

2. 针灸疗法

针刺法：主穴可选用百会、曲池、太冲、太溪，毫针针刺百会、曲池、太冲用泻法，针刺太溪用补法。头晕甚者，配风池，耳鸣配翳风，心悸失眠配神门。或针刺照海、复溜、三阴交用补法；针刺太冲、行间用泻法。兼有睡眠不安者，刺神门、心俞。

3. 推拿按摩疗法

每晚可按摩双足涌泉穴、太冲穴等。

4. 外治法

中医外治法包括中药外敷、足浴疗法等。吴茱萸、川芎粉外敷神阙，吴茱萸、川芎、牛膝外敷足部，蔓荆子、吴茱萸、菊花等制成药垫外贴足心涌泉穴，对高血压均有一定的治疗作用。有用怀牛膝、川芎、天麻等浴足降压者，皆有一定疗效。但应注意中药外用的皮肤刺激作用，以避免皮肤起疱，继发感染。

5. 茶饮疗法

（1）苦丁茶：适用于糖尿病合并高血压中医辨证属于肝火上炎或肝胃郁热的患者。

（2）杞菊饮：适用于糖尿病合并高血压中医辨证属于阴虚肝旺的患者。

6. 药枕

处方：菊花60g，槐花60g，金银花

30g，凌霄花 30g，粉丹皮 15g，川芎 15g，杜衡 15g，白芷 6g，白薇 30g，柏子仁 15g，秦艽 15g，当归 15g，荷叶 60g，做成粗末，纳入布囊，以之为枕，外以帷囊重裹，欲枕时，脱去帷囊使芬芳清香气味，直沁心脾，贯督入脑而达清升浊降之目的。

六、中西医协同治疗

（一）非药物治疗

非药物治疗是指对行为和生活方式的优化，应当成为糖尿病合并高血压治疗的基础和晨起血压升高的干预措施。在血压处于 130~139/80~89mmHg 水平时，一般主张采取非药物干预至多 3 个月。一般 3 个月无效则开始药物治疗。非药物干预如下。

（1）戒烟：日常门诊应当力荐所有患者戒烟，给予合理咨询，必要时进行药物戒烟。

（2）减重：超重 10% 以上者至少减肥 5kg。

（3）节制饮酒：男性每天乙醇摄入应 ≤ 20~30g，女性 ≤ 10~20g。

（4）限制钠盐：每日氯化钠 ≤ 6g。

（5）优化饮食结构：多吃水果和蔬菜，减少脂肪摄入。没有明确的证据证明其他的措施如补充微量营养素，添加钙、镁、纤维素或鱼油有效。

（6）加强体力活动：如快步行走或游泳，每周 5 次，每次 30 分钟。

（7）缓解心理压力：保持乐观心态。

如上述治疗无效则应及时开始药物治疗。

（二）药物治疗

1.糖尿病合并高血压的治疗目的和目标

糖尿病合并高血压的治疗目的是减少糖尿病大血管和微血管并发症的发生，保护易受高血压损伤的靶器官，减少致死、致残率，提高患者生活质量，延长寿命。

糖尿病患者血压控制目标是 130/80mmHg 以下。老年人应该控制在 140/90mmHg 以下。糖尿病患者血压＞ 130/80mmHg 就应该开始干预。若 24h 尿蛋白＞ 1g 则血压应该控制在 125/75mmHg 以下。药物治疗 24h 内谷峰比应 ≥ 50%。服药过程中应注意密切检测血压，以确保控制达标。

2.药物治疗原则

①主张小剂量单药治疗，如无效采取联合用药，一般不主张超常规加量。

②在控制达标的同时，兼顾靶器官保护和对并发症的益处。

③避免药物副作用，如对靶器官、代谢的不良影响。

3.具体药物选择

（1）血管紧张素转化酶抑制剂（ACEI）：目前临床仍多坚持将 ACEI 作为糖尿病合并高血压治疗的首选药物。该类药不仅能安全有效降低血压，还能较其他药物更好地减少尿蛋白，进而阻止和延缓终末期肾病的发生，同时可降低心血管事件发生率；其对糖、脂代谢无不利影响，并可改善机体对胰岛素敏感性，减轻胰岛素抵抗。ACEI 对正肾素型高血压或低肾素型高血压都有效，且无代谢副作用，甚至可降低高胰岛素血症。ACEI 除能够有效降压外，对糖尿病慢性并发症还有防治作用。但在临床治疗中，少数易引起干咳的不良反应。

①卡托普利，口服起效迅速，作用维持 6~8 小时，增加剂量可延长作用时间，但不增加降压效应。每日用量 75~150mg。

②依那普利，作用强而持久，口服后吸收迅速，每日用量 10~40mg。

③贝那普利，是强效、长效 ACEI 类降压药，吸收迅速，但生物利用率低，每日用量 10~40mg，充血性心衰者每日剂量 2.5~20mg。

④培哚普利，作用产生较慢，口服后吸收迅速，生物利用度 65%~95%，每日 4~16mg。临床上常用的还有福辛普利（每日 10~40mg，咳嗽等不良反应较少）、雷米普利（每日 2.5~10mg，对糖尿病有一定预防作用）、赖诺普利（每日 5~20mg）等。

（2）血管紧张素Ⅱ受体拮抗剂（ARB）：ARB 与 ACEI 类药物在疗效及对血糖影响方面类似，但比前者有如下优点：①无刺激性干咳；②疗效不受患者的血管紧张素转换酶（ACE）基因多态性的影响；③从根本上阻断了血管紧张素的缩血管作用，不受 ACEI 催化 Ang Ⅱ 生成的影响；④某些 ARB 类药物还可促进尿酸排泄。该类药物不良反应与 ACEI 类似，同样禁用于孕妇。常用药物如下。

氯沙坦：不仅可降低血压，改善心功能，还能防治高血压并发的血管壁增厚和心肌肥厚，尤其是有明显的肾脏保护作用，还可增加尿酸排出，减少醛固酮和肾上腺素分泌。每日 50~150mg，一般维持量每日 50mg，剂量增加，抗高血压作用不再增加。

缬沙坦：对 AT1 有高度选择性，可竞争性拮抗而无任何激动作用，具有良好的降压作用，对心收缩功能及心率无明显影响，在血压正常时不产生降压作用。服药后 2 小时开始产生降压效果，作用可持续 24 小时，连续用药后 2~4 周血压下降达最大效应。每日用量 80~160mg。

厄贝沙坦：对 AT_1 受体产生不可逆的或非竞争性抑制，可减轻 Ang Ⅱ 的缩血管和促增生作用，对心率的影响很小。口服后 4~6 小时达血药峰值，$t_{1/2}$ 11~15 小时，每日 150~300mg。

（3）β- 肾上腺素能受体拮抗剂：该类药物通过抑制心血管 β- 肾上腺素能受体，降低心率及心排血量来降低血压，适合于高血压合并冠心病的患者。但该类药可加重胰岛素抵抗，掩盖低血糖症状并延长低血糖恢复，升高甘油三酯、降低 HDL-C，有报道该类药物可增加糖尿病的危险性 6 倍，与噻嗪类利尿剂合用增加 15 倍，故一般不作为糖尿病患者降压的首选药物。但 β- 肾上腺素能受体拮抗剂的以上副作用为剂量依赖性和主要由 β_2 受体所介导，所以可以通过减少剂量、选用高度 β_1 受体选择性的药物以及与其他降压药联合使用来减少副作用，特别适用于预防糖尿病合并冠心病患者的心肌梗死。应注意该类药物禁用于哮喘、反应性气道疾病、Ⅱ度或Ⅲ度心脏传导阻滞等。

卡维地洛：具有 α 受体阻滞作用的 β 受体阻滞药，在阻滞 β 受体的同时阻断 α_1 受体，可以舒张外周血管，增加骨骼肌血流，促进骨骼肌对葡萄糖的利用，提高胰岛素敏感性，有利于血糖控制和代谢，推荐剂量：从 3.125~6.125mg 开始，每日 2 次，逐渐增加剂量，至心率降至 60 次 / 分或血压降至正常为止，最大剂量为 25mg，每日 2 次。

（4）钙通道阻滞药（CCB）：目前 CCB 常作为糖尿病合并高血压患者的二线药，特别是与 ACEI、ARB 联合应用效果更佳。该类药物降压疗效肯定，对糖、脂代谢无不良影响，短效 CCB 可引起血压明显波动和交感神经反射性兴奋，从而加重靶器官损害和恶化胰岛素抵抗，大剂量时还可能引起急性冠脉事件及脑卒中发生，故目前推荐选择长效 CCB。目前常用的 CCB 主要包括非二氢吡啶类和二氢吡啶类，前者如地尔硫卓缓释剂，推荐剂量 90~180mg/d，盐酸维拉帕米缓释胶囊 180mg/d，后者如非洛地平，推荐剂量 2.5~10mg/d，硝苯地平缓释剂 20mg，每日 2 次。但应注意该类药物可引起直立性低血压，尤其老年人、病程长及有自主神经病变者应慎用；该类药物不宜与 β- 肾上腺素能受体拮抗剂及地高辛联合使用，否则有传导阻滞及心脏骤停的危险；此外，CCB一般不用于妊娠及哺乳期妇女。

（5）利尿剂：利尿剂特别是广泛使用的噻嗪类利尿剂，是被报道最多的对糖代谢具有不良影响的降压药。其主要不良影响为可引起低血钾，升高血糖、胆固醇、甘油三酯及血尿酸水平。噻嗪类利尿剂具有抑制胰岛素分泌，降低周围组织胰岛素敏感性，增加肝糖生成并刺激胰高血糖素分泌的作用，对糖尿病患者血糖控制产生不利影响。利尿剂诱发的低血钾被认为是促使糖代谢异常的重要因素，目前认为，利尿剂不宜作为糖尿病患者首选降压药，尤其不适用于代谢综合征或有糖尿病患病危险的人群，如糖耐量异常等。利尿剂主要用于糖尿病合并高容量性高血压、水钠潴留、水肿等，心功能不全者慎重应用，一般在ACEI、ARB和（或）CCB联合应用基础上，加用小剂量噻嗪类利尿剂。对糖尿病合并心力衰竭、严重水肿者可适当选择间断静脉注射速效利尿剂如吲达帕胺等，同时应定期检测电解质、血糖、尿酸等。目前常用的利尿剂有氢氯噻嗪和吲达帕胺等。噻嗪类利尿剂一般推荐小剂量、联合使用，每天用量不超过50mg。在血糖波动较大、伴明显高尿酸血症和血脂紊乱时不宜使用。吲达帕胺具有利尿及钙离子拮抗剂的复合作用，是一种新的强效、长效利尿剂，对血管平滑肌有较高的选择性，对血管平滑肌的作用大于利尿作用，但不致引起直立性低血压、潮红和心动过速。可有效减轻左心室肥厚，对糖代谢及脂代谢无明显不良影响。口服后2~3小时起效，该药脂溶性大，不同于其他利尿药，仅少量从尿中排出，每日2.5~5mg。

药物的联合应用：联合用药可以减少单药加大剂量带来的副作用，利用协同作用增强疗效，相互之间抵消副作用，对靶器官有综合保护作用，在二、三级预防中联合用药常常是必然趋势。目前被推荐的联合用药方案如下。

① 血管紧张素转化酶抑制剂（ACEI）或血管紧张素Ⅱ受体拮抗剂（ARB）与利尿剂。

② 钙离子通道阻滞剂（CCB）与β-肾上腺素能受体拮抗剂。

③ ACEI与CCB。

④ 利尿剂与β-肾上腺素能受体拮抗剂。

七、疗效判定标准

糖尿病合并高血压病的疗效判定标准参照《中药新药临床研究指导原则》（2002年）。

（一）糖尿病疗效判定标准

包括疾病疗效判定标准、主要指标疗效（即降糖疗效）评价和证候疗效判定标准。

1.疾病疗效判定标准

显效：中医临床症状、体征明显改善，证候积分减少≥70%；空腹血糖及餐后2小时血糖降至正常范围，或空腹血糖及餐后2小时血糖下降超过治疗前的40%，糖化血红蛋白值下降至6.2%以下，或下降超过治疗前的30%。

有效：中医临床症状、体征均有好转，证候积分减少≥30%；空腹血糖及餐后2小时血糖下降超过治疗前的20%，但未达到显效标准，糖化血红蛋白值下降超过治疗前的10%，但未达到显效标准。

无效：空腹血糖及餐后2小时血糖无下降，或下降未达到有效标准，糖化血红蛋白值无下降，或下降未达到有效标准。

2.主要检测指标（血糖）疗效判定标准

显效：空腹血糖及餐后2小时血糖降至正常范围；或空腹血糖及餐后2小时血糖下降超过治疗前的40%，糖化血红蛋白值降至正常，或下降超过治疗前的30%。

有效：空腹血糖及餐后2小时血糖下降超过治疗前的20%，但未达到显效标准，糖化血红蛋白值下降超过治疗前的10%，但未达到显效标准。

无效：中医临床症状、体征均无明显改善，甚或加重，证候积分减少不足30%；空腹血糖及餐后2小时血糖无下降，或下降未达到有效标准，糖化血红蛋白值无下降，或下降未达到有效标准。

注：空腹血糖、餐后2小时血糖应分别进行疗效评估。

3.证候疗效判定标准

临床痊愈：中医临床症状、体征消失或基本消失，证候积分减少≥90%。

显效：中医临床症状、体征明显改善，证候积分减少≥70%。

有效：中医临床症状、体征均有好转，证候积分减少≥30%。

无效：中医临床症状、体征均无明显改善，甚或加重，证候积分减少不足30%。

注：计算公式（尼莫地平法）：[（治疗前积分－治疗后积分）÷治疗前积分]×100%。

（二）高血压疗效判定标准

1.血压疗效判定标准

显效：①舒张压下降10mmHg以上，并达到正常范围；②舒张压虽未降至正常但已下降20 mmHg或以上。

有效：①舒张压下降不及10mmHg，但已达到正常范围；②舒张压较治疗前下降10~19mmHg，但未达到正常范围；③收缩压较治疗前下降30mmHg以上。须具备其中一项。

无效：未达到以上标准者。

2.证候疗效判定标准

显效：临床症状、体征明显改善，证候积分减少≥70%。

有效：临床症状、体征有好转，证候积分减少≥30%。

无效：临床症状、体征无明显改善，甚或加重，证候积分减少不足30%。

八、经验传承

（一）丁学屏教授

丁学屏教授认为糖尿病合并高血压，病情复杂，有虚有实，更可夹痰、夹瘀，且多变证，所以临床上一定要明辨标本主客、虚实盛衰以及是否存在兼夹证等。

1.辨标本主客

需知眩晕、消渴，何者在先，何者在后，始发先病者，属本、属主；继而续病者，属标、属客。如眩晕在先，后病消渴者，则眩晕为本为主，消渴为标、为客。盖有厥阴少阳，风火相煽，上凌清窍，而为眩晕，津液消亡，遂病消渴。此与郑钦安持"消证生于厥阴风木主气，盖以厥阴下水而上火，风火相煽而生消渴诸病"立论者，如出一辙。反之，如先病消渴后病眩晕者，则消渴为本、为主，眩晕为标、为客。盖消起始，伤及肺胃津液，久治不愈，必耗肝肾精血，营阴既亏，厥阴化风，上凌清空，则为眩晕。

2.察虚实、盛衰

《内经》有"毋实实，遗人祸殃，毋虚虚，绝人长命"之训，故尔明察虚实盛衰，为医者之首务。厥阴风木，少阳相火，风火相煽，磅礴清灵，头目眩晕；膏腴醇酒，积湿蕴热，湿郁成痰，热郁化火，痰火炽盛，风从火出，风痰上扰，清窍蒙蔽，头晕且痛，均系有余实证，宜清泄，宜疏化，宜平肝，宜息风。消证日久，精血既亏，阳化内风，上冒巅顶，眩晕耳鸣；消渴大病，年经月累，阴损及阳，虚阳上浮，均为不足虚证，须滋养须息风，须填补，须敛摄。虚实盛衰，反若冰炭，不可不察。

3. 明蕴伏、兼夹

得病之初，容颜清瘦，形体瘦削者，每多肝胆伏火，病多变幻，面色肥白，形体臃肿者，脾胃素蕴痰湿，证势淹缠。病有治之霍然者，其里无根，病有治之久不易应手者，必有兼夹夹杂其间，或脉络瘀阻，舌质胖大，苔浊腻多涎，脉现滑象。须予辛芳滑利之品，始可建功。此二者，尤盗贼之有窠巢，势难一举全歼耳。

另外，糖尿病作为一种跨学科、多系统损害之代谢综合病症，合并高血压，更增加其靶器官的损害及心血管意外的危险因子，使病情更加复杂。面对此等头绪纷繁复杂的症情，唯有采取复方多用的治疗法则，始能标本兼顾，从容应对，而收事半功倍之效。而中西医学是两个完全不同的理论体系，在不同的历史背景中形成，中医重气，西医重形，只有取彼之长，补我之短，使各尽其能，尽情发挥，尽管中药单独使用，在某些情况下降糖、降压即使疗效较差，但与降糖、降压药物合并使用，经过数月之后，往往可以缓缓取效，并能够减少降糖、降压药的剂量和种类。如此中西医互补，则有利于发挥我国医学中西医结合的优势。

（二）南征教授

治疗糖尿病伴发高血压病，经验方——眩晕息风安汤。方药组成：天麻10g，钩藤（后下）40g，龙骨（先煎）50g，牡蛎（先煎）50g，牛膝10g，杜仲10g，桑寄生10g，生地15g，黄芩10g，薄荷（后下）10g，菊花10g，莱菔子10g，车前子（单包）10g，茯苓15g，泽泻5g，甘草5g。功用：平肝潜阳、清热息风、清头明目。适应证：头晕、头痛，目昏，失眠，多梦，面赤，心烦，口苦，舌红苔黄，脉弦。方中天麻，平抑肝阳。《本草汇言》："主头风，头痛，头晕虚眩。"钩藤，平肝息风又能清热。《本草纲目》："平肝风。"上二药共为君，奏平肝息风清热之功。方中龙骨，入心肝二经，镇心定惊。《本草纲目》："益肾镇惊。"牡蛎，性寒质重，镇惊益阴。《本草汇言》："气薄味厚，阴也降也。"上二药同为介类，质重而降，功善潜阳，助君药增强平肝潜阳之效，并有安神之力，共为臣药。生地，《本草逢原》："凉血滋阴。"桑寄生，《本经》曰："主腰痛，小儿背强，痈肿，安胎，充肌肤，坚发、齿，长须眉。"杜仲，《药性论》曰："治肾冷臀腰痛，腰痛者虚而身强直风也，腰不利加而用之。"以上三味药，补肝肾强筋骨，治疗肝肾不足之眩晕，头胀等。莱菔子，降气开郁。《本草纲目》曰"下气"；黄芩，《本草纲目》"味苦泄下，体轻上升"，上二药合用，清气分之热，开气分之郁，使热清郁自去，郁解热可除。薄荷，轻扬升浮，清利头目。《本草纲目》"辛能发散，浮能清利，专于消风散热"。菊花，《药性本草》："治头目风热，风眩倒地。"上二药合用，共同清利头目，治肝火上扰头目，清窍失聪之头目眩晕，专利眩晕目疾。牛膝，入肝经血分，活血通经，能引血下行。《本草备要》"善走而不善守""性下行"。折其肝阳亢逆之势，并使血气并走于下。泽泻，利水渗湿，《本草纲目》："利水而泄下。"车前子，利水清热，《本经》："利水道小便。"茯苓，利水渗湿，《本草衍义》："行水之功多。"上三药合用，是通调水道，引邪从小便而出，配合牛膝活血利水，有利于平降肝阳。以上十一味药共为佐药。甘草，调和诸药，为使药。上方合用，有抑有扬，有散有清，有升有降，配伍得当，共奏平肝潜阳，清热息风，清头明目之功。临床应用：若目暗昏花者，可加青葙子、决明子；若痰浊中阻者，可加姜半夏、白术；肝肾阴虚者，可加枸杞；若烦热者，可加知母、黄柏；若肢麻震颤者，可加羚羊角粉冲服。同时，可配合镇眩泡足安方。药物组成：炮附子5g，吴茱萸10g，车前子10g，莱菔子10g，青葙子10g，透骨草10g，怀牛膝10g。功用：引火归原，平肝理气，活血通络。主治肝阳上亢，热盛化风，则见头晕，头胀，头疼，耳鸣等诸多肝阳上亢上扰清窍之症状。方中吴茱萸味辛、苦，热，有小毒，归肝、脾、胃、肾经，散寒止痛、助阳止泻。《纲目》谓之"厥阴痰涎头痛"。炮附子味辛、甘，大热，有毒，归心、肾、脾经，回阳救逆、补火助阳、散寒止痛。《汤液本草》谓之"入手少阳三焦、命门之剂，浮中沉，无所不至，味辛大热，为阳中之阳"。以上二药，引火归原，散寒止痛，共为君药。车前子味甘，微寒，归肝、肾、肺、小肠经，利尿通淋、渗湿、清肝明目。《药性论》谓之："能去风毒，肝中风热，毒风冲眼目，赤痛障翳，脑痛泪出，去心胸烦热。"莱菔子味辛、甘，平，归肺、脾、胃经，降气，《纲目》："莱菔子之功，长于利气。"青葙子味甘、微苦，性微寒，入肝经，清肝明目。《本经逢原》："青葙子，治风热目疾，与决明子功同。其治风瘙身痒，皮肤中热，以能散厥阴经中血脉之风热也。"以上三药，疏肝理气，祛风除湿，泻相火而保真阴，共为臣药。透骨草味辛、苦，温，有小毒，归肝、肾经，祛风除湿、舒筋活络、活血止痛、解毒化疹。《本草纲目》曰："治筋骨一切风湿疼痛挛缩。"为佐药。怀牛膝味苦、酸，平，归肝、肾经，引火下行，《本草经疏》："牛膝，走而能补，性善下行，故入肝肾。"引火下行，直折亢阳，为使药，可用于肝阳上亢之高血压。

（三）赵进喜教授

临床观察发现：糖尿病合并高血压，多见于素体厥阴肝旺等体质类型的人，同时，其发病又与饮食不节、情志失宜、年高体弱等多种病因密切相关，病位涉及肝、脾胃、心、肾多个脏腑，有虚有实，所以必须进行认真辨证，以明确病机，制定针对性的治疗方案。

1. 应重视分辨患者的体质状况

观察发现糖尿病合并高血压患者，多见于素体厥阴肝旺、阴虚肝旺和阳虚虚阳亢奋体质之人，也可见于素体少阳气郁、郁热或痰郁体质之人，还可见于阳明胃热、少阴肾虚、太阴脾虚体质之人。不同体质之人，对不同致病因素的易感性不同，发病后临床表现各有特点，进一步发展发生并发症的危险性也不同。所以，了解患者的体质状况，往往是准确辨证的基础。其经验方清降糖宁方，药用：黄芩、珍珠粉等组成，主要适合于厥阴肝旺体质之人，头晕目眩，烦热易怒，脉弦者；而清解糖宁方由柴胡、黄芩等组成，则主要适用于少阳气郁化热症见口苦、咽干、目眩者。

2. 应重视明确病变的脏腑定位

糖尿病合并高血压患者，发病与肝、脾、胃、心、肾等脏腑功能失调均有关系，但其中与肝的关系最为密切。临床上应注意明确肝经自病为主，还是兼及脾胃或兼及心肾。应时刻重视谨守病机，必须紧紧抓住糖尿病与高血压的基本病机。有鉴于内热伤阴耗气是贯穿糖尿病病程始终的基本病机，而高血压病位中心在肝，多表现为肝阳上亢、肝火上炎等。所以临床必须重视清热养阴益气和平肝、镇肝、敛肝、柔肝、凉肝治法。

3. 应重视明辨证候的标本虚实

糖尿病合并高血压患者，证候有虚有实，但临床观察发现，更多虚实夹杂者。其中，标实证以肝阳上亢、肝火上炎、痰火上扰最为多见，但肝气郁结、血脉瘀滞、脾胃湿热、胃肠结热等证，也时有所见。其重症患者，甚至可表现为肝阳暴涨、风火相煽、风痰扰动等急证。本虚证以肾阴虚、脾气虚、肝脾肾气阴两虚最为多见，但也可表现为肾阳虚、心肾阳虚，或阴阳俱虚者。高年久病，阴阳俱虚患者，虚阳浮越重症，甚至可表现为心肾元阳欲脱之危证。治疗应注意处理好治本与治标的关系，肝阳上亢者，当平肝潜阳，可用天麻钩藤汤加减。阴虚阳亢者，治当滋阴潜阳，方药可配合镇肝熄风汤。兼气阴两虚，治当益气养阴，平肝潜阳，方药可配合生脉散、玉液汤等方。肝火上炎者，当清肝泻火，可用龙胆泻肝汤加减。肝经郁热为主，治当疏肝解郁，方药可用四逆散、逍遥散加减；肝胃郁热，或肝火盛兼胃肠结热治当解郁泻热、凉肝清胃，方药可用大柴胡汤合升降散加减。痰火上扰者，当清热化痰，可用小柴胡汤合温胆汤化裁。兼脾胃湿热，治当清热祛湿、健脾调中，方药可用葛根芩连汤合平胃散加减。如痰热阻滞气机，血脉瘀阻，伴发冠心病胸痹心痛，则当清热化痰、宽胸理气、活血化瘀，更可用小陷胸汤合丹参饮加减。

4. 应重视明确糖尿病、高血压病本病与其继发病症

糖尿病、高血压病均有久病致虚、久病入络的机转。所以，糖尿病合并高血压的患者，日久久病致虚，可导致阴虚、气虚、气阴两虚以致阴阳俱虚，另一方面，痰湿、湿热、痰热阻滞气血，更可成血瘀。久病络脉血瘀，进而则可使胸痹心痛、中风偏瘫、水肿关格、痿痹脱疽、视瞻昏渺等多种变证。对于糖尿病合并高血压上述诸多变证，在重视虚的基础上，还应高度重视其络脉瘀结病机。如痰热阻滞气机，血脉瘀阻，伴发冠心病胸痹心痛，则治当清热化痰、宽胸理气、活血化瘀，更可用小陷胸汤合丹参饮加减。如高血压脑病，风阳暴涨重症，治当平肝清热、息风潜阳，可用羚角钩藤汤合升降散，或用星蒌承气

汤加减，甚至可送服安宫牛黄丸等；风痰上扰者，则治当平肝潜阳、息风化痰，可用半夏白术天麻汤加减，伴肢体半身麻木者，更当活血通络，可配合补阳还五汤加减。至于老年或久病患者，表现为阴阳俱虚、虚阳浮越者，则治当滋阴助阳、镇摄浮阳，方药可用肾气丸合磁朱丸加减。重症甚至可选用参附龙牡汤加大剂量山茱萸等敛阳固脱。赵进喜教授经验方——潜阳归元汤，处方：生熟地各12g，山茱萸25g，山药12g，泽泻9g，茯苓9g，丹皮9g，炮附子6g（久煎），肉桂6g，黄连9g，磁石25g（先煎），生龙牡各25g（先煎），人参9g（另煎兑），麦冬12g，五味子9g，川牛膝、怀牛膝各15g。急煎1剂，温服或鼻饲。临床治疗厥阴阳虚肝旺体质，久病阴阳俱虚，虚阳浮越证，表现为头晕目眩，颜面潮红，心烦失眠，畏寒肢冷，神疲，腰腿酸冷，夜尿频多，阳痿，或阴囊湿冷，舌淡胖舌苔黄，脉沉细或弦大无力者，有确效。

九、典型案例

（一）丁学屏教授医案

王某某，女，59岁。8年前自觉口干而发现糖尿病，FPG 15.0mmol/L，曾服消渴丸、中药等，FPG控制在6.0mmol/L。后予消渴丸治疗，查FPG 9.2mmol/L。2002年2月发现高血压，血压达180/100mmHg。3月8日来院门诊。诉：头时昏眩，足趾麻木，大便艰难。舌嫩红，苔薄，脉弦缓。此燥热既久，耗精伤血，厥阳化风，上冒巅顶，旁走四肢。

治拟：清热润燥，滋液息风。

处方：桑叶9g，桑白皮30g，川黄连3g，地骨皮30g，天花粉30g，知母9g，制何首乌15g，牡丹皮9g，夏枯草12g，桑寄生30g，怀牛膝12g，明天麻6g，珍珠母

30g（先煎），苍龙齿 15g（先煎）。14 剂。口服二甲双胍 250mg，1 日 3 次；培哚普利 4mg，1 日 1 次。

二诊：3 月 22 日。FPG 7.1mmol/L 傍晚血压 160/88mmHg，头尚昏眩。舌嫩红，边有齿痕，苔薄，脉尚弦缓。方病相应，稍稍出入即可。

处方：上方去牡丹皮，加槐花 30g，车前子 30g，汉防己 30g。口服二甲双胍 250mg，1 日 3 次；培哚普利 4mg，1 日 1 次；灵异胶囊 2 粒，1 日 3 次；VitB$_6$20mg，1 日 3 次。

三诊：4 月 5 日。FPG 7.1mmol/L，寐不安寐，小便艰难，形神力乏。舌嫩红，苔净，脉尚弦。此燥热未除，精血未充，阳未潜藏。续以清热润燥，育阴潜阳之治。

处方：桑叶 9g，牡丹皮 9g，夏枯草 12g，川黄连 3g，槐花 30g，玄参 15g，枸杞 30g，女贞子 30g，柏子仁 12g，炒酸枣仁 12g，桑寄生 30g，怀牛膝 12g，车前子 15g，生地 12g，珍珠母 30g，生石决明 15g。14 剂。二甲双胍 250mg，1 日 3 次，西拉普利 2.5mg，1 日 1 次。

四诊：4 月 19 日。寐寐较安，血压已趋平稳，FPG 8.1mmol/L，2hPG 8.6mmol/L，唯腑气间行。舌嫩红，边有齿痕，苔薄，脉小弦。方已中的，毋庸更长。4 月 5 日原方加天花粉 30g。14 剂。

五诊：5 月 7 日。血压已趋平稳，寐寐较安，腑气间日而行。舌淡红，苔薄黄，脉已趋缓细。方合机宜，稍事消息即可。4 月 5 日方去生地，加茯苓 30g，远志 6g，天花粉 30g。

随访至今，病情稳定。

按：肾主水，肝主木，水能涵木。如果肾阴虚，水不涵木，就会表现为肝阳上亢。治疗应该以滋肾阴、平肝潜阳，此即滋水涵木之法。此例即阴虚阳亢之证，所以丁学屏教授治以清热润燥、滋液息风之方而获效。

（二）南征教授医案

刘某，男，30 岁，2012 年 12 月 15 日初诊。主诉：眩晕 1 年，加重 1 周。现症：头目眩晕，视物模糊，痰多，汗出，面色苍白，目赤，耳鸣轰响，失眠多梦，1 周前生气后更加重。舌质暗红苔黄少津，脉弦滑有力。测血压为 170/100mmHg，心电图示：ST 段下移（心肌劳损）。肝、肾功：无异常改变。血脂正常。

诊断：眩晕（肝阳上亢）。

治法：平肝潜阳，清热息风。

处方：眩晕息风汤方加减。水牛角（先煎）50g，天麻 10g，钩藤 40g，龙骨 50g，牡蛎 50g，生地 10g，夏枯草 10g，莱菔子 20g，黄芩 10g，薄荷 10g，菊花 10g，牛膝 10g，杜仲 10g，寄生 30g，青葙子 10g，决明子 10g。7 剂，每剂取汁 400ml，每次 100ml，日 2 次温服。另投羚羊角粉 2g，用汤药送服。另用中成药予安宫牛黄丸（1 粒，3 次/日，口服）、血府逐瘀胶囊（4 粒，3 次/日，口服）。同时给予浴足方：炮附子 5g，牛膝 10g，青葙子 10g，吴茱萸 10g，透骨草 10g，车前子 10g，莱菔子 10g 7 剂，每剂水煎取汁 3000ml，日 1 次浴足。嘱患者戒烟酒，调整情志，低盐低脂饮食，劳逸结合。

二诊：头目眩晕，视物模糊，耳鸣轰响等症状明显好转，舌质红隐青苔黄，脉弦细。测血压为 150/95mmHg。予上方 7 剂水煎服。余内外用药照用。

三诊：症状明显好转，身边红苔薄白，脉弦而数。BP 145/95mmHg，效不更方，予上方 7 剂。水煎服。停用安宫牛黄丸。

四诊：患者状态良好，无明显不适。舌红苔薄白，脉弦细。BP 130/85mmHg。予上方 7 剂。水煎服。心电图示：大致正常。肝、肾功：无异常改变。血脂正常。嘱患者坚持"一则八法"，饮食宜清淡，注意休息，防过劳，制大怒，愉心情，按时服药，有变化随诊。随访至今无复发。

按：高血压常是由肝阳上亢，热盛热盛化风所致，而表现为头晕、头胀、头疼、耳鸣等症。治疗当平肝潜阳、息风，同时可配合引火归原、活血通络等药。此例即肝阳上亢所致，所以南征教授应用眩晕息风汤经验方加味，更配合足浴方外治以引火归原，而取得了较好疗效。配合饮食等，即综合调治之意。

（三）赵进喜教授医案

刘某，男，59岁，住北京市昌平区。2009年2月20日初诊。患者体型肥胖，近期发现2型糖尿病、高血压，查：糖化血红蛋白11.1%，尿糖（++++），尿酮体（+），尿蛋白（+），胰岛素分泌实验显示：胰岛素分泌严重受损，西医给予诺和灵30R，早晚餐前16单位皮下注射；阿卡波糖片，每日1片，每日3次，餐间嚼服。为求更好疗效，求治于中医。自述乏力、口渴、脚痛、肢体麻木、大便偏干，舌略红，苔黄腻，脉沉。考虑内热伤耗气阴，兼清内火，给予清补糖宁胶囊，每次5粒，每日3次，空腹服用。

处方：生黄芪30g，生地黄25g，玄参25g，葛根25g，丹参25g，黄芩9g，夏枯草15g，地骨皮30g，桑白皮30g，桑枝25g，川怀牛膝各15g，木瓜15g，白芍30g，赤芍30g，甘草6g。每日1剂，水煎服。

二诊（2009年3月21日）：症状消失，血糖控制良好，停用阿卡波糖片，胰岛素减量至早晚餐前各10单位，血压正常，停用降压药，中药处方加鬼针草15g，翻白草25g，每日1剂，水煎服。清补汤宁胶囊继用。

三诊（2009年4月12日）：餐前、餐后血糖均正常，胰岛素仅在早餐前注射6单位，有时脚麻，上方加鬼箭羽15g，鸡血藤25g，生薏米25g，仙鹤草25g，每日1剂，水煎服。清补汤宁胶囊继用。

四诊（2009年5月12日）：停用胰岛素，血糖控制良好。复查胰岛素分泌实验，胰岛素分泌功能明显改善，嘱继续服用清补汤宁胶囊，间断服用中药汤剂。

五诊（2010年4月11日）：无麻木，视物模糊减轻，复查空腹血糖6.53mmol/L，餐后2小时血糖7.9mmol/L，糖化血红蛋白5.4%，舌尖略红，脉沉。继续给予清补汤宁胶囊，嘱用决明子泡水代茶饮。血糖持续稳定。

按：糖尿病治疗应该重视热伤气阴病机，高血压以肝阳上亢、肝火上炎常见，所以从肝论治，应该重视清肝、凉肝、平肝、柔肝、敛肝诸法。此例为糖尿病合并高血压、冠心病患者，因糖尿病酮症，接受胰岛素治疗，存在蛋白尿，应为酮症引发的暂时性肾损害。西医应用胰岛素加葡萄糖苷酶抑制剂治疗，使血糖得到了良好控制，而中药辨证论治加清补糖宁胶囊针对糖尿病热伤气阴病机用药，则与胰岛素产生了协同作用。随方加用黄芩、夏枯草、鬼针草等，可以清肝泻火，有利于控制血压。结果经积极治疗不仅使患者临床症状得到改善，而且使胰岛素分泌功能改善，胰岛素抵抗减轻，最终停用胰岛素，仍然能使血糖保持在正常水平。中药在其中所起的作用不能低估。

十、现代研究进展

糖尿病患者的高血压研究（HDS）发现，糖尿病合并高血压的患者，较非糖尿病且血压正常者，心血管意外发生的危险性高出约4倍。同时，糖尿病与高血压病并存将显著增加各靶器官的损害，易发生心肌梗死、脑卒中、截肢、糖尿病肾病和糖尿病视网膜病变等。据统计，在需要透析的糖尿病患者中，约有85%患有高血压。而且，糖尿病患者的病死率与高血压和（或）蛋白尿呈线性关系，当 OGTT2h 血糖每升高 1mmol/L，发生高血压的危险性将增加 1 倍。T2DM 患者高血压发生率随着尿蛋白的增加而升高，在英国 UKPDS 流行病学研究中，平均收缩压下降 10mmHg，就会使糖尿病有关的并发症发生率下降 12%，与糖尿病的相关死亡率降低 15%，心肌梗死发生率降低 11%，微血管并发症降低 13%。该试验发现，积极的降压治疗比单纯治疗糖尿病获益更大。UKPDS 和 HOT 试验均证明：将患者血压目标值降到更低时，能改善其预后，特别能防治卒中。流行病学分析显示，血压 ≥ 120/80mmHg，与糖尿病患者心血管意外发生率升高呈正相关。目前主张将 DM 患者血压控制在 ≤ 130/80mmHg，如果 DM 患者出现蛋白尿，高于 1g/d 以及肾功能减退者，血压应控制在 ≤ 120/75mmHg。在 HOT 研究中，在舒张压降至 70~90mmHg 范围内，未见到丁型曲线，故血压降低没有阈值。我国的"收缩期高血压试验"也证明，积极控制血压可使 DM 患者病死率及心血管事件降低 50%~60% 以上。INSIGHT 研究发现：高血压合并 2 型糖尿病的患者，若要达到目标血压，几乎 100% 需要联合治疗。荟萃分析提示，积极控制高血压合并糖尿病的血压，平均需要二三种降压药物。

实验研究进展方面，付汉菁等应用 99mTC-DPPA 肾动态显像，测定 216 例 T2DM 患者的 GFR，根据尿蛋白排泄率将糖尿病肾病（DN）分为四期，比较各期 GFR 改变以及多项临床指标对其影响。结果：随着 DN 的进展，各期 GFR 依次降低，尿蛋白排泄率逐渐上升，二者呈显著负相关（r=-0.5070，$P < 0.01$）。在任何一期 DN 患者中，有高血压病史者的 GFR 均比同期无高血压病史者明显下降（$P < 0.05$）；多元逐步回归分析显示：年龄、动脉收缩压分别与 GFR 呈独立负相关（回归系数分别为 -0.56、-0.28，$P < 0.01$）。表明：严格控制血压对保护糖尿病患者的肾功能有利。张玉金等对单纯高血压患者中医辨证分型与胰岛素抵抗的关系进行了研究，将患者按中医辨证分型分为痰湿壅盛型、肝阳上亢型、肝肾阴虚型和阴阳两虚型。检测空腹及餐后 2h 血糖、胰岛素和 C- 肽，并设立正常对照组作胰岛素抵抗的比较。结果：各组空腹血糖与正常组比较无显著性差异（$P > 0.05$）；而餐后 2h 血糖、空腹及餐后 2h 胰岛素及 C- 肽的检测，痰湿壅盛型和肝阳上亢型与正常组比较均明显升高（$P < 0.01$）；肝肾阴虚型和阴阳两虚型与正常组比较无显著性升高（$P > 0.05$）。表明胰岛素抵抗是高血压痰湿壅盛型和肝阳上亢型的病理基础之一。

在中药作用及其机制研究方面，有学者从槟榔种子中分离到的 Areca Ⅱ-5-c 物质体外实验具有明显抑制 ACE 活性，对自发性高血压大鼠有降压作用，且有量效关系，该化合物对血管紧张素Ⅰ和Ⅱ的升压反应也产生明显量效抑制作用。最近研究表明，川牛膝对血管紧张素Ⅱ受体有显著阻滞作用。珠儿参总苷提取物 70~80mg/kg，给麻醉大鼠静脉注射，有明显的降压作用，此作用与扩张血管，降低外周阻力有关，使氯化钙引起主动脉收缩的量效曲线平行右移，提示其扩张血管作用，可能与拮抗钙离子有关。能明显降低沙土鼠缺血再灌注后的卒中指数及死亡率。

应该指出的是，糖尿病合并高血压作为代谢综合征的重要内容，其难点在于代谢综合征，而代谢综合征则是当今医学研究的热点。2000 年关于胰岛素抵抗与中医辨证分型的相关研究，发现阴虚燥热兼气阴两虚型和湿热内蕴兼气阴两虚的胰岛素抵抗最为明显，可惜未作中药干预研究。中药复方针对阴虚热盛兼气阴两虚和湿热内蕴兼气阴两虚型作系统地观察，历经三年五载，极有可能为胰岛素抵抗这一难点取得成果。目前，国际社会公认糖尿病合并高血压增加了靶器官的损害，增加了心血管事件的危险因子。因而这一病症的治疗重点，是将血压控制在130/80mmHg以下，但要达到这个目标，就经常需要联合用药。荟萃分析提示积极控制高血压合并糖尿病患者的血压，平均需要二三种降压药物。我们不妨以此为切入点，开展单独西药联合用药组与中药复方加西药联合用药的对比研究，长期观察3~5年，观察中药复方加西药联合用药组，是否可逐步减少西药联合用量的剂量或种类。如这一研究获得成功，无疑是中西医结合治疗优势的亮点，也是中西医结合临床研究的重要途径。

十一、临证提要

糖尿病合并高血压，心脑血管病变与微血管并发症发生的危险性就会明显提高，所以必须给予充分重视。中医治疗糖尿病合并高血压，首先应该重视核心病机。即针对糖尿病热伤气阴病机，重视清热养阴益气等法。针对高血压病阳亢风动病机，重视从肝论治，包括平肝、清肝、降肝、敛肝等法。

其次，针对糖尿病合并高血压的患者，应该强调在明辨体质的基础上，辨证选方。如肝阳上亢证，宜平肝潜阳，可用天麻钩藤饮、镇肝熄风汤、建瓴汤加减。肝火上炎证，宜清肝泻火，方药可用龙胆泻肝汤、大柴胡汤合升降散加减。痰火上扰证，治当清热化痰，方可用小柴胡汤合温胆汤、小陷胸汤和丹参饮加减。风阳暴涨证，治当平肝清热、息风潜阳，方可用羚角钩藤汤加减。风痰上扰证，治当平肝潜阳、息风化痰，方可用半夏白术天麻汤加减。阴阳俱虚证，治当滋阴助阳，敛肝息风，方

药可用肾气丸合磁朱丸、地黄饮子加减。

另外，糖尿病合并高血压，针灸按摩等特色疗法也很有价值。如苦丁茶、杞菊饮、夏桑菊凉茶等，用之得宜，常有疗效。其他，如中药外治法足浴，配合足部按摩如搓涌泉等，可引火下行，引气血下行，也常有辅助治疗作用。

参考文献

［1］葛均波，徐永健. 内科学，第八版，［M］. 北京：人民卫生出版社，2014.

［2］中华人民共和国中医药行业标准·中医证候诊断标准.［S］. 2012.

［3］田德禄. 中医内科学.［M］. 中国中医药出版社. 2012.

［4］郑筱萸. 中药新药临床研究指导原则.［S］. 中国医药科技出版社. 2002.

［5］杨中华. 糖尿病合并高血压药物治疗的合理应用分析及不良反应研究［J］. 首都食品与医药，2019，26（17）：73.

［6］S.Stoica, R.Pleava, C. Hudrea, L.gaita, D. gaita. Arterial Hypertension Management In Diabetic High Risk Patients［J］. Atherosclerosis, 2019, 287.

［7］柴成太. 糖尿病合并高血压患者不同血压水平与心血管事件的相关性研究［J］. 实用糖尿病杂志，2019，15（04）：19-20.

［8］胡柯洋，张怀亮. 中西医对糖尿病合并高血压的认识［J］. 中医研究，2019，32（08）：9~11.

［9］王维波，李振卿，王继美，等. 2型糖尿病合并高血压、血脂异常住院患者的药学科普干预研究［J］. 中国药师，2019，22（08）：1464-1467.

［10］黄建芳，王富海，曾彩贤，等. 药学干预对糖尿病合并高血压患者的药学干预及临床治疗评价［J］. 北方药学，2019，16（08）：156-157、174.

［11］蒋丽娜. 超声评价颈、股动脉病变与2型糖尿病合并高血压的相关性［J］. 系

统医学，2019，4（14）：109-111.

[12] 程欣，钱敏伟，邹晓鸣，等．叶山东.
2 型糖尿病合并高血压患者的临床特
点 [J]．中国临床保健杂志，2019，22
（04）：530-533.

[13] 刘劲，孙少敏，刘秋英，等．厄贝沙
坦与硝苯地平联合治疗社区糖尿病并
高血压的效果研究 [J]．糖尿病新世
界，2019，22（13）：185-186.

（赵进喜　南赫）

第二节　糖尿病合并血脂异常

糖尿病合并血脂异常主要是指在高血糖的同时，伴有血浆甘油三酯（TG）增高和高密度脂蛋白胆固醇（HDL-C）降低，或伴有低密度脂蛋白胆固醇（LDL-C）增高，或伴有胰岛素抵抗的一种状态。第十二届全国营养科学大会公布的数据显示，中国有血脂异常患者 1.6 亿。在 2001 年美国糖尿病学会（American Diabetes Association，ADA）年会上，"糖脂病"（Diabetes Mellipitus）的概念被提出，脂代谢异常是 2 型糖尿病及其并发症的原发病理改变的观点逐渐得到认可。糖代谢紊乱多伴有脂代谢紊乱。这与 2 型糖尿病多伴发中心性肥胖及其病理生理机制即胰岛素分泌缺乏或胰岛素抵抗（Insulin Resistance，IR）有关。目前已明确糖尿病合并脂代谢异常患者发生冠心病、高血压、心肌梗死、脑卒中等心脑血管并发症的发病率较非糖尿病患者群高 3 倍以上。然而在调整血脂紊乱方面研究显示，即使给予最佳剂量他汀类药物治疗，仍有 77% 心血管事件不能预防。

糖尿病与血脂异常症在古代医籍中，可参考中医学"痰证""瘀证""肥满"等病证。《素问·奇病论》指出："此肥美之所发也，此人必数食甘美而多肥也，肥者令人内热，甘者令人中满，故其气上溢，转为消渴。"《临证指南医案·湿》云："多因膏粱酒醴，必患湿热。"另外，在中医学古代典籍中还有"脂""膏"等论述，与西医学的"血脂异常"密切相关。

一、病因病机

（一）中医对糖尿病合并血脂异常病因病机的认识

1. 病因

禀赋异常、体质因素、过食肥甘、情志失调、久坐少动等为糖尿病发生的病因，同时也是糖尿病合并血脂异常的诱发因素。禀赋异常为内因，饮食情志为外因，内外因结合而致消渴病。

（1）体质因素

《灵枢·五变》云："五脏皆柔弱者，善病消瘅。"禀赋不足，脏腑功能失调，水气不运，清浊不分，津液不能正常敷布，内见痰湿中阻，不能上承津液，外见口渴，消渴由此而生。可见先天禀赋之本不足，脏腑功能衰弱，是引起糖脂异常的重要因素。

（2）饮食不节

《丹溪心法·消渴》曰："酒面无节，酷嗜炙煿……于是炎火上熏，脏腑生热，燥热炽盛，津液干焦，渴饮水浆而不能自禁。"可见嗜食肥甘厚味，可聚湿化痰，蕴结化火，灼伤津液，而发为本病。肥甘厚味困遏脾胃，脾胃不能运化，故发本病。

（3）情志失调

《灵枢·五变》曰："怒则气上逆，胸中蓄积，血气逆流……转而为热，热则消肌肤，转为消瘅。"指出怒气伤肝，气血逆乱，肝气郁而化火，转为消渴。情志失调、心境忧愁、暴怒过乐可使肝不能疏泄，气机不能调达，肝木克脾，水谷精微运化失常，痰热内生，久之伤津耗液，痰瘀互结于体内而发病。

（4）劳欲过度

《备急千金要方·消渴》云："凡人生放恣纵者，盛壮之时，不自慎惜，快情纵欲，极意房中，稍至年长，肾气虚竭……此皆由房事不节之所致也。"肾阴不足，虚火内生，烧灼津液，痰瘀结于中焦，发为本病。肾阳虚弱，水中无火，气化失常，津液无力上运，寒湿困遏中焦，发为本病。

2. 病机

糖尿病的基本病机为热伤气阴，传统认为是津亏热盛，阴虚是本，燥热是标。燥热炼液成痰，痰浊内聚流入血脉导致脂膏形成。津亏血燥，运行缓慢，气虚推血无力，而成瘀阻脉络之证。本病涉及多个脏腑，其病情复杂多变，在疾病的病理演变过程中，不仅能影响到气血津液生成与运行布散，可由虚致实，由实致虚，其病性往往虚实夹杂。本病病机为本虚标实，因虚致实，虚实夹杂。脾肾亏虚，痰瘀内阻为其基本病机，以肝脾肾虚为本，痰湿、内热、瘀血为标。

（1）痰湿

《素问·奇病论》曰："此肥美之所发也，此人必数食甘美而多肥也。肥者令人内热，甘者令人中满，故其气上溢转为消渴。"指出过食肥甘厚腻，蕴生痰湿，日久化热，邪热伤阴，燥热内生，发为消渴。肥甘厚味易生痰湿，肥人多脂，肥人多痰湿，痰湿困遏中焦，郁而化热，热灼津液，

气阴两虚，故可致糖尿病合并血脂异常。有研究表明血脂增高和脂蛋白异常与中医中的"痰"有关，而血脂和脂蛋白的异常常并发血液流变学异常。

（2）内热

《丹溪心法·消渴》曰："酒面无节，酷嗜炙……于是炎火上，脏腑生热，燥热炽盛，津液干焦，渴饮水浆而不能自禁。"痰浊瘀血，郁久化热，内热伤阴耗气，则可见气阴亏虚，故见糖尿病合并血脂异常。

（3）血瘀

《灵枢·五变》曰："血气逆留，膲皮充肌，血脉不行，转而为热，热则消肌肤，故为消瘅。"明确提出血瘀可致消渴的理论。《景岳全书》曰："津液和合为膏，以填补骨空之中，则为脑为髓，为精为血。"痰浊内生，气血不行，而致血脂异常。

（二）西医对糖尿病合并血脂异常发病机制的认识

在胰岛素抵抗和胰岛素缺乏时，脂蛋白脂酶（LPL）合成的量及活性都降低，加之糖化使 LDL 受体功能减退，导致富含 TG 颗粒的极低密度脂蛋白（VLDL）水解速度减慢，清除时间延长，血 TG 和 VLDL 水平升高。肝脏代谢脂质的能力受损，脂肪组织的分解代谢增强，大量的游离脂肪酸（FFA）进入肝脏，原料增多，使肝脏合成并释放大量 VLDL 及胆固醇酯。肝脏中间密度脂蛋白（IDL）合成 HDL 减少，而肝脂酶（HL）活性增强，降解和清除 HDL 加快，使血浆 HDL 的水平下降。

二、临床表现

糖尿病合并血脂异常，一般无典型的"三多一少"症状，患者往往表现为体胖懒动、倦怠乏力、口渴不多饮、纳食多、胸闷脘痞，或有头晕、头痛、舌体胖、舌质

暗或暗淡、苔白、脉濡细或滑。合并高血压可见腰酸腿软、倦怠乏力、头晕耳鸣等症状；合并冠心病可出现胸闷憋气、心悸、动则气喘等症状。本病早期无明显体征或仅见形体丰腴；之后可逐渐出现血糖或（和）血压升高，体质指数升高等。

三、实验室及其他辅助检查

（一）糖尿病相关检查

监测空腹和餐后 2 小时血糖、糖化血红蛋白，了解糖尿病控制情况。

（二）血脂相关检查

血清总胆固醇（TC）、甘油三酯（TG）、高密度脂蛋白胆固醇（HDL-C）、低密度脂蛋白胆固醇（LDL-C）等，以及血尿酸情况。

（三）血流变相关检查

检测血液流变学，以了解血液黏滞度情况。

（四）其他特殊检查

行心脏、双下肢及颈动脉等多普勒超声检查，了解心脏结构及功能，以及大血管病变如下肢动脉供血状况和阻塞部位；行腹部超声，了解因为脂肪代谢紊乱而对肝的形态学改变。

四、诊断与鉴别诊断

（一）西医诊断依据

有糖尿病病史。参照中国血脂异常防治建议对血脂水平的分类。血清 TC：5.23~5.69mmol/L（201~219mg/dl）边缘升高，5.72mmol/L（220mg/dl）以上者升高；血清 LDL-C：3.15~3.61mmol/L（121~139mg/dl）边缘升高，3.64mmol/L（140mg/dl）以上者升高；血清 HDL-C：0.91mmol/L（35mg/dl）以下者减低；血清 TG：1.70mmol/L（150mg/dl）以上者升高。

（二）鉴别诊断

首先，应与其他继发因素或合并因素所致脂质代谢异常鉴别。常见的继发因素包括甲状腺功能减退症、肾病综合征、慢性肾功能衰竭、阻塞性肝病和药物（如大剂量噻嗪类利尿剂、β 受体拮抗剂、糖皮质激素）等。

当然，也应该与原发性脂质代谢异常鉴别。由于先天遗传因素或后天的饮食习惯、生活方式及某些环境因素等引起的脂质代谢异常属原发性，如普通型高 TG 血症、家族性高胆固醇血症等。

五、中医治疗

（一）中医治疗原则

本病为本虚标实之证，本虚以脾肾不足为主；标实以痰湿、内热、瘀血多见。虚实错杂是其证候特征。辨证当首重阴阳，分清虚实标本。其治疗以扶正固本，化痰祛瘀为总则。扶正固本重在脾肾，以恢复其气化功能为宗旨；化痰祛瘀则要重视邪有去路。

（二）辨证论治

1.气滞痰凝证

临床表现：胸胁脘腹胀闷，肌肤肿硬，情绪抑郁，口黏腻，头晕，失眠，或心前区隐痛，纳呆或恶心，或肢麻疼痛，舌体胖大或有齿痕，有瘀斑，苔厚腻或白腻，脉沉涩或弦滑。

治法：疏肝理气，健脾化痰。

方药：柴胡疏肝散（《景岳全书》）合二陈汤（《太平惠民和剂局方》）加减。

参考处方：柴胡、香附、川芎、白芍、延胡索、枳壳、半夏、陈皮、茯苓、甘草。

临床应用：若患者口干口臭，大便干

结，火热明显者，加栀子、大黄；肢体顽麻或痛，舌质紫暗，或有瘀斑，血瘀明显者，加桃仁、红花。

中成药：荷丹片，用于高脂血症属气滞痰凝夹瘀证候者。

2.脾虚湿困证

临床表现：体倦乏力，口干不欲饮，或形体肥胖，胸闷气短，心前区隐痛，或呕恶脘满，肢麻沉重，眩晕，舌淡胖，苔白滑或白腻，脉濡或弦滑。

治法：健脾化湿。

方药：六君子汤（《校注妇人良方》）加减。

参考处方：山药、苍术、薏苡仁、砂仁、广木香、人参、白术、茯苓、甘草、陈皮、半夏。

临床应用：若患者胸闷心悸加瓜蒌皮、薤白；胃纳欠佳，不欲食，脘腹胀满加山楂、麦芽、神曲。

中成药：血脂康胶囊，用于脾虚湿困的气短、乏力等。

3.湿热内蕴证

临床表现：头身沉重，头重如裹，胀痛胸闷，腹胀，脘痞呕恶，尿黄，大便干结或便溏不爽，舌红，苔黄腻，脉濡数或滑数。

治法：清热利湿。

方药：王氏连朴饮（《随息居重订霍乱论》）加减。

参考处方：黄连、厚朴、半夏、石菖蒲、芦根、栀子、滑石、鲜荷叶、薏苡仁、陈皮、甘草。

临床应用：若患者口渴烦躁，口干口臭，舌苔厚黄腻，加龙胆草；倦怠乏力，不欲食，加用茯苓、党参、白术；食后饱胀，加用广木香、香附；胁肋胀痛甚，加用郁金、枳壳。

中成药：月见草油胶丸，用于湿热内蕴证，可防治动脉硬化、降低血脂等。

4.肝肾阴虚证

临床表现：眩晕耳鸣，肢体麻木，口咽干燥，五心烦热，腰膝酸软，健忘不寐，盗汗，舌红少苔，脉细数。

治法：滋补肝肾。

方药：滋水清肝饮（《医宗己任编》）加减。

参考处方：熟地黄、当归、白芍、酸枣仁、山茱萸、茯苓、山药、柴胡、栀子、丹皮、泽泻。

临床应用：若患者下肢无力加杜仲、牛膝；口干烦热加黄柏、知母。

5.脾肾阳虚证

临床表现：头晕乏力，畏冷肢凉，精神萎靡，面色㿠白，腰膝酸软，面部浮肿，脘腹胀闷，食欲不振，大便溏薄，舌淡苔薄白，脉沉细。

治法：补肾助阳，温中健脾。

方药：附子汤（《伤寒论》）合理中汤（《伤寒论》）加减。

参考处方：炮附片、白芍、茯苓、白术、人参、干姜、白术、炙甘草。

加减：双下肢水肿加桂枝、益母草。

中成药：绞股蓝总苷片，用于高脂血症，见于脾肾阳虚引起的心悸气短、胸闷肢麻等。

（三）饮食疗法

改善膳食结构，少吃动物脂肪及内脏、甜食及淀粉类食物，限制脂肪摄入，尤其是饱和脂肪酸的摄入。增加膳食纤维含量，多食蔬菜、水果以及鱼类。食疗可多吃山药、山楂、绿豆等；可以菊花、决明子、枸杞、山楂等药物泡水代茶饮，以期达到降脂作用；戒烟、限酒及控制食盐的摄入。

（四）其他特色疗法

1.体针

主穴：足三里、脾俞、三阴交、胰俞、胃俞及中脘穴；配穴：多饮、烦渴口干加肺俞、少商、金津、玉液、承浆、阳池以清热保津；多食易饥、便结，泻中脘、胃俞、大横、内庭、丰隆以清胃泻火；多尿、腰痛、耳鸣、心烦、潮热盗汗加关元、太溪、然谷、照海、肾俞、太冲以滋阴益肾；神倦乏力、少气懒言、肢体困重加天枢、气海、阴陵泉以健脾利湿。

2. 耳针

治疗耳穴取内分泌、胰、胆、脾、交感。针尖进入皮下与耳软骨之间，用捻转平补平泻手法，两侧耳穴交替使用。

3. 穴位注射

取脾俞、膈俞、胰俞、肾俞、三阴交，双侧腧穴交替使用。予当归注射液缓缓注入。

4. 推拿疗法

用一指禅推法、肘推法、滚法等疏经活络，激发经气；直推法、捏法（分捏督脉与任脉）、旋推法、拿法等泻阴经，补阳经；摩法、擦法、叠转法、抖腹法等消脂、排脂。

六、中西医协同治疗

（一）非药物治疗

主要包括合理饮食、减轻体重、适量运动和戒烟、限酒等。

（二）降糖药物治疗

血糖升高是糖尿病患者血脂异常的关键因素，严格控制血糖有利于纠正血脂异常。

（三）调脂药物治疗

主要有他汀类药物、胆酸结合树脂、烟酸和烟酸衍生物、纤维酸衍生物等。

①他汀类药物：可降低 LDL-C 和 TC，并有一定程度的降低 TG 作用。

②胆酸结合树脂：可降低 LDL-C 和 TC。

③烟酸和烟酸衍生物：可降低 TG、LDL-C 和 Lp（α），同时升高 LDL-C，也可将小 LDL 转变为正常大小 LDL。

④纤维酸衍生物：可降低 TG 和升高 HDL-C，并在一定程度上降低 LDL-C。

七、疗效评价

单纯就血脂异常而言，早期可能无任何症状表现，但随着病程的延长，可逐渐出现某些症状。其中，相关度最高的中医症状为形体肥胖，倦怠乏力，急躁易怒，口干，健忘，眩晕等。因此，血脂异常症，包括糖尿病伴发的血脂异常症，疗效评价还是应该着眼于西医学血脂相关具体指标如总胆固醇、甘油三酯、高密度脂蛋白–胆固醇、低密度脂蛋白–胆固醇等指标的改善。当然，也可以以具体学者相关指标达标率作为指标。同时，可结合中医证候评价等。原国家卫生部新药临床试验指导原则血脂异常疗效评定标准，主张分显效、有效、无效、恶化，四个等级评价疗效。

①显效：总胆固醇降低等于或大于 20%，甘油三酯降低等于或大于 40%，高密度脂蛋白–胆固醇升高等于或大于 20%，低密度脂蛋白–胆固醇降低等于或大于 20%。

②有效：总胆固醇降低大于 10%，小于 19%，甘油三酯降低大于 20%，小于 39%，高密度脂蛋白–胆固醇升高大于 10%、小于 19%，低密度脂蛋白–胆固醇降低大于 10%、小于 19%。

③总胆固醇降低、甘油三酯降低、高密度脂蛋白–胆固醇升高、低密度脂蛋白–胆固醇降低，未达到有效标准。

④恶化：总胆固醇升高等于或大于 10%，甘油三酯升高等于或大于 20%，高密度脂蛋白–胆固醇降低等于或大于 10%，低密度脂蛋白–胆固醇升高等于或大于 10%。

八、经验传承

（一）于世家教授

根据 2 型糖尿病合并血脂异常的证候表现及舌脉等征象，将其分为痰浊阻滞型、脾虚湿滞型、气滞血瘀型，治疗应以痰、浊、湿、瘀为要点。对于痰浊阻滞型，方用温胆汤加减。并可加用祛痰降浊药，如瓜蒌、薤白等。对于脾虚湿滞型，方用平胃散加白术并加减。苍术、泽泻为必用之品。对于气滞血瘀型，方用血府逐瘀汤加减，可加用山楂、丹参、金樱子等药。

（二）仝小林院士

仝小林院士认为"膏"本是人体正常的组成成分，过食肥甘厚味，导致土壅，脾运不及，导致脾不能完全转化精微物质，精微外泄，入于血脉，膏滞壅塞，气滞血瘀，浊邪泛溢全身，日久浊毒损伤脏腑经络，而致变证百出。治疗以消膏降脂为原则，针对病机，综合治疗。以肝胃郁热证为主，治以开郁清热法，方用大柴胡汤加减；瘀热互结证为主，治以清热活血法，方用加味三黄汤加减；脾虚痰湿证为主，治以健脾利湿法，方用六君子汤加减。

九、典型案例

（一）南征教授医案

施某，女，61 岁，退休教师，1995 年 6 月 15 日初诊。主诉：口干、口渴 6 年，加重伴双下肢麻木疼痛 1 周。现症：6 年前患者在某医院确诊为 2 型糖尿病，以往常服格列本脲、格列齐特等。现症见口渴多饮，消瘦易饥，神疲乏力，腰膝酸软，手足心热，烦躁，双下肢麻木疼痛，大便干，夜尿次数增多，舌质隐青，苔薄黄，脉弦涩。查空腹血糖 14.20mmol/L，餐后 2h 血糖 17.00mmol/L，尿糖（4+），血压 140/85mmHg，血脂：TC 6.20mmol/L，TG 1.80mmol/L。该患者以口渴多饮、消瘦易饥为主症，属于消渴典型的肺胃热盛证，此证日久不除，"壮火食气""阳胜则阴病"，加之气虚不能行血，阴虚则血脉干涸，故出现复杂的阴虚燥热兼气虚血瘀之证。因此综合将清热益气，养阴生津，活血化瘀融为一方而治。

治法：滋阴清热，活血通络。

处置：予消渴一号（生地 15g，知母 15g，葛根 20g，地骨皮 20g，玉竹 20g，黄连 10g，枸杞 30g，黄芪 50g，黄精 50g，佩兰 10g，厚朴 10g，丹参 10g）去黄芪，加西洋参 5g，三棱 10g，莪术 5g，五味子 10g，肉桂 5g，牛膝 15g，豨莶草 20g，土鳖虫 5g，水蛭 5g，生姜 10g，甘草 5g，水煎服，日 1 剂。

二诊：服药 10 剂后复诊，三多症状明显减轻，下肢麻木疼痛消失，查尿糖（++）。效不更方，上方 10 剂，再见患者时，患者三多症状消失，手足心热，烦躁症状大减，前方去土鳖虫、水蛭，加黄芪 15g，白术 15g，又服 10 剂。

三诊：40 剂后，患者诸症悉除，复查空腹血糖 5.90mmol/L，尿糖（－），餐后 2h 血糖 8.20mmol/L，24h 尿糖定量为 6.5g，血脂：TC 4.90mmol/L，TG 1.25mmol/L，判为显效。效不更方，上方继服 15 剂，并以六味地黄丸善后。随访至今，未复发。

按：此例为糖尿病、高脂血症，继发糖尿病周围神经病变，偏于阴虚内热，兼有络脉血瘀，所以初诊用消渴一号方去黄芪，养阴清热的知母和生地黄用量各为 50g，取知母"主消渴热中"（《神农本草经》），"具虚实两清之功"（《医学衷中参西录》）和生地"益阴血上品"（《本草疏经》），"滋阴退阳"（《本草逢原》），量大力宏，性专效捷。患者双下肢麻木疼痛，为消渴合并血痹，属糖尿病周围神经病变，在辨证基础上加入搜剔经络之虫类药土鳖虫、水蛭，破血行滞之三棱、莪术，祛风湿、通络止痛之豨莶草，引药下行之牛膝，药到病除，为治疗血痹常用配伍。

（二）赵进喜教授医案

刘某某，男，43岁。初诊：2000年1月3日。主因疲乏无力，头晕、咽干、体重减轻，时腹胀满，伴小便不适感来诊。患者身高170cm体重76kg，性喜抑郁，10月17日查空腹血糖6.58mmol/L，餐后2小时血糖9.8mmol/L，总胆固醇5.82mmol/L，低密度脂蛋白4.09mmol/L，甘油三酯、高密度脂蛋白在正常范围，谷丙转氨酶43U/L，尿糖（+），B超示脂肪肝。查舌暗红，苔薄腻，脉右沉，左略弦。

西医诊断：糖耐量低减，高脂血症，脂肪肝。

中医辨证：阴虚肝旺，湿热郁结。

治法：滋肾疏肝，清热利湿。

处方：方用四逆散合滋肾通关丸加味。柴胡9g，赤白芍各15g，枳壳9g，甘草6g，知母9g，黄柏9g，肉桂1.5g，土茯苓30g，白花蛇舌草9g，石斛12g，竹叶1g，马鞭草12g，刘寄奴12g，生薏苡仁30g，败酱草12g，并嘱其控制饮食、适当运动，保持心情舒畅。

二诊：2001年2月6日。仍述疲乏，舌暗红，苔有沫，脉沉。改方：柴胡9g，赤白芍各25g，枳壳9g，甘草6g，生地15g，黄连9g，葛根25g，丹参15g，仙鹤草30g，鬼箭羽15g，地骨皮25g，荔枝核15g，决明子15g，焦山楂12g，枸杞15g。

三诊：2001年2月19日。诸症减轻，但仍有疲乏，腹泻2~3次/日，复查餐后2小时血糖7.2mmol/L，尿检（-），舌暗红，苔有沫，脉沉。原方减决明子，加苍白术各15g，山药15g，茯苓12g，五味子9g。

四诊：2000年3月7日。自述有饥饿感，复查空腹血糖5.8mmol/L，餐后2小时血糖5.2mmol/L。2001年4月24日复查空腹血糖6.5mmol/L，糖化血红蛋白6.05%，转氨酶正常，遂改用加味逍遥丸合赵慈航糖宁散。坚持服药至2001年8月7日，复查餐后2小时血糖5.1mmol/L，病情持续平稳。后多次复查血糖，均正常。

按： 此例代谢综合征以胰岛素抵抗为发病基础，此例即代谢综合征患者，存在胰岛素抵抗，糖耐量受损，属于糖尿病前期患者，伴有脂肪肝肝功能异常，体质属于少阳气郁体质，所以给予四逆散加滋肾以及清利湿热中药治疗，使胰岛素抵抗缓缓得以改善，最终取得较好的疗效，不仅血糖恢复正常，肝功能指标转正常。提示中医药减轻代谢综合征胰岛素抵抗确有优势。

十、现代研究进展

随着科技的发展，社会的进步，疾病谱发生了很大的改变。代谢综合征作为非传染性慢性疾病的发病率越来越高。对于糖尿病合并血脂异常的中药治疗，包括了复方和单药治疗。梁嘉朗等用附子理中丸治疗老年2型糖尿病高脂血症脾阳虚型患者，发现胰岛素抵抗得到明显改善。赵翠芳对肝胆湿热、湿浊中阻的2型糖尿病合并高脂血症患者用大柴胡汤治疗，发现患者的血糖、血脂水平均明显降低。单留峰等自拟安糖消脂方（黄芪、牡蛎、大黄、丹参、枸杞、葛根、麦冬、花粉、玄参、黄连、五味子）治疗糖尿病合并血脂异常患者，可有效提高总体疗效，降低餐后2小时血糖，改善甘油三酯，降低不良反应。

对于单味药治疗，侯亚莉等发现汉黄芩素可通过上调小鼠AKT的表达和活化，上调GLUT-4的表达，促进骨骼肌利用葡萄糖，来达到降糖的目的。赵宏宇等发现虎杖提取物可以降低2型糖尿病大鼠的空腹血糖，总胆固醇和低密度脂蛋白，升高高密度脂蛋白，改善胰岛素抵抗。孙秋等发现玉米须提取物可以改善小鼠糖尿病足模型血糖、血脂、血流变，且改善效果与剂量成正比。杨新波等用枸杞多糖给高血糖模型小鼠灌胃，发现枸杞多糖可以降低小鼠的血糖。姜清茹等研究表明枸杞多糖可以降低高脂血症大鼠的甘油三酯、胆固醇及低密度脂蛋白水平，调节大鼠的脂质代谢。早期赵素容等用地黄的有效成分梓醇给糖尿病小鼠灌胃，发现其可以降低糖尿病小鼠血糖水平，改善血脂水平；后有人发现梓醇的降糖作用与促进肝糖原合成有关。现代研究发现西药调脂时存在不同程度的不良反应，严重不良反应的风险呈现剂量依赖性关系，寻找安全有效的降脂药物对预防糖尿病患者心脑血管事件及慢性并发症的发生发展有重要的临床意义。中医以其独特的优势逐渐被大众所重视。在糖尿病合并脂代谢紊乱患者的治疗上，药物治疗效果是肯定的，但是非药物综合干预措施可以减少药物用量，提高药物临床疗效，应同样重视应用及推广。

十一、临证提要

糖尿病与血脂异常症是姐妹病，其发病有所谓"共同土壤学说"，肥胖与胰岛素抵抗常是其共同的发病基础。二者并见，则心脑血管并发症危险性就会显著增加。所以应倡导防治结合，分期辨证，寓防于治，未发病时，"未病先防"，已经发病者，则当早诊断、早治疗，"既病防变"。

其次，应该强调谨守病机，审因论治。中医治病，自古就强调"谨守病机"。糖尿病的核心病机是热伤气阴，而血脂异常症的核心病机是痰湿、血瘀等，进一步可成为心脑血管并发症的发病基础。所以，针对糖尿病应该强调清热益气养阴。而针对血脂异常症应该重视调补脾肾、化痰除湿、活血化瘀，可随证选用荷叶、海藻、牡蛎、决明子、姜黄、红曲等药物。

同时，还应该重视辨体质。太阴脾虚体质者，多痰湿、湿热，常可用二陈汤、温胆汤、白金丸、平胃散、葛根芩连汤等；阳明胃热体质者，多湿热、结热，常可用大黄黄连泻心汤、升降散等；少阳气郁体质者，多见气郁、郁热、痰火，常可用小柴胡汤、丹栀逍遥散、柴胡陷胸汤等；少阴肾虚者，多见痰湿、水湿，常可用温胆汤、五苓散、白术泽泻汤等。尤其是糖尿病伴见血脂异常症缺少典型症状者，辨体质常常具有更重要的临床价值。

当然，饮食调护，尤其是低热量饮食、低脂饮食，也是最基础的治疗措施。如果不能养成健康的生活方式，不能节制饮食，适当多运动，起居有常，即使"神医""神药"，也依然是难以取得良好疗效。

参考文献

[1] 梁嘉朗，石天俊，易玺，等. 附子理中丸辅助治疗老年2型糖尿病高脂血症临床观察[J]. 实用糖尿病杂志，2015，11（02）：45-47.

[2] 赵翠芳，李卉，程璐，等. 清肝降浊化湿法治疗2型糖尿病伴高脂血症的疗效观察[J]. 世界中医药，2016，11（02）：253-255.

[3] 单留峰，郭丽芳. 安糖消脂方治疗糖尿病合并血脂异常临床研究[J]. 中医学报，2016，31（04）：502-505.

[4] 侯亚莉，周文. 汉黄芩对高脂喂养加剂量STZ诱导的2型糖尿病小鼠空腹血糖的影响[J]. 广东医学，2016，37（17）：2569-2572.

[5] 赵宏宇，王玉，刘新宇，等. 虎杖提取物对2型糖尿病大鼠血糖及血脂的影响[J]. 中药材，2016，39（07）：1648-1651.

[6] 孙秋，王海英，张铁林，等. 玉米须提取物对糖尿病足小鼠模型血糖、血脂及

血液流变学的影响［J］. 中医药学报，2016，44（04）：25-28.

［7］杨新波，黄正明，曹文斌，等. 枸杞多糖对正常小鼠及四氧嘧啶致高血糖小鼠血糖的影响［J］. 人民中医药专刊，1998，1（1）：11-13.

［8］姜清茹，姚成立，李桂忠. 枸杞多糖对高脂血症大鼠血脂及主动脉氧化应激的影响［J］. 宁夏医学杂志，2010，32（6）：504-506.

［9］赵素容，卢充伟，陈金龙，等. 地黄梓醇降糖作用的实验研究［J］. 时珍国医国药，2009，20（1）：172-172.

［10］Huang WJ, Nius Hs, Lin MH.Antihyperglycemic effect of catalpol in streptozotocin-induced diabetic rats［J］. Journal of Natural Products, 2010, 73（6）：1170-1172.

（陆灏）

第三节　糖尿病合并高尿酸血症

糖尿病合并高尿酸血症（Diabetes Mellitus with Hyperuricemia，DMH）是糖尿病患者较为常见的并发症之一。尿酸是嘌呤代谢的产物，糖尿病患者易导致尿酸代谢紊乱，形成高尿酸血症（hyperuricemia，HUA），同时高尿酸血症可加重糖尿病患者的代谢紊乱，是糖尿病发生发展的独立危险因素。5%~12% 的高尿酸血症患者最终发展为痛风（gout）。在高尿酸血症的早期，无明显临床症状，起病隐匿，一旦出现痛风症状，治疗效果较单纯糖尿病差，临床症状痛苦，用药经济负担加重。

在中医古籍中，除了有消渴病记载以外，对"痛风"也早有论及。梁代陶弘景《名医别录·上品》曰："独活，微温，无毒。主治诸贼风，百节痛风无久新者。"这是痛风最早的文献记载。元·朱丹溪《格致余论》设痛风专篇，曰："痛风者，大率因血受热已自沸腾，其后或涉水或立湿地……寒凉外搏，热血得寒，污浊凝滞，所以作痛，夜则痛甚，行于阴也，治法以辛热之剂，流散寒湿，开发腠理，其血得行，与气相合，其病自安。"《丹溪心法》曰："痛风者，四肢百节走痛，方书谓

之白虎历节证是也""遍身骨节疼痛，昼静夜剧，如虎噬之状，名曰白虎历节风。"《普济本事方》云："麝香丸，治白虎历节诸风疼痛，游走无定，状如虫啮，昼静夜剧，及一切手足不测疼痛……如绿豆大，每服七丸，甚者十丸。夜卧令膈空，温酒下，微出冷汗一身，便瘥。予得此方，凡是历节及不测疼痛，一二服便瘥。"从其所述"痛风"临床特点看很类似于西医学高尿酸血症所致的痛风性关节炎。而明代虞抟《医学正传》又称痛风即古之"痛痹"，《证治要诀》曰："遍身骨节疼痛，昼静夜剧，如虎之噬，名白虎历节风。并宜加减地仙丹，或青龙丹、乳香丸等。"《医门法律》曰："痛风一名白虎历节风，实即痛痹也……独千金犀角汤一方，深有合于经意，特表之为例。"

一、病因病机

（一）中医对糖尿病合并高尿酸血症病因病机的认识

中医学对于糖尿病合并高尿酸血症痛风的病因病机，认为有多方面因素参与，主因在于禀赋不足，肝脾肾亏虚，与先天、

体质、七情、饮食、酗酒、外感、外伤、环境、劳倦等有关。肝肾亏虚，脾失健运为本，风寒湿热、痰浊、瘀血闭阻络脉为标。此病属本虚标实之证。初期病在肢体、关节经脉，继而损筋骨，伤脏腑。

（1）体质因素：以肝脾肾素虚，包括气虚、阴虚、阳虚、阴阳俱虚者，最易发病。阳明胃热体质，少阳气郁体质，厥阴阴虚体质也易发生消渴痛风。

（2）饮食失节：过食辛辣炙煿，肥甘厚味，嗜烟好酒，损伤脾胃，水谷精微不归正化，导致痰湿内生。或平素脾胃虚弱，脾失健运，升降无权，水谷精微凝聚成痰，或痰湿内蕴，郁久化热，痰热、湿热凝滞血脉，痰瘀互结，气机失调，津液输布障碍，复生痰湿，留注血脉则损及血脉脏腑，留注皮肤关节则致关节肿胀、麻木、疼痛。

（3）情志失调：情志不遂，七情郁结，导致少阳气郁，厥阴肝旺，克伐脾土，津液升降失常郁于中焦，或见气滞血瘀，气郁痰阻，痰郁化热等。

（4）感受外邪：寒温失节，冷热失宜，天气变化，素体脾胃虚弱，痰湿内蕴，感寒受冷，痰湿留注全身，感寒则经脉拘急不束，两阴合邪，重伤阳气。

（5）久病体虚：久病脏腑亏损，脾胃功能失调，气血津液生化不足，运化乏力，致中焦脾土壅滞不通，精微化浊，流注全身。

（6）烦劳过度：思虑过度，房劳过甚，劳伤心脾，损及肝肾，虚火内生，炼液成痰，痰湿化热，浊气内生，留注脏腑血脉，皮肤关节，随气而至。另外，久病致瘀也是重要的发病基础，消渴日久，气阴耗伤，阴损及阳，阴阳两虚，生血不足，血运无力，凝结成瘀，留滞血脉之内，导致脏腑亏虚，气血阴阳失衡，遂致消渴痛风发病。

总之，消渴痛风的病因病机，是消渴日久不愈，肝脾肾功能更加亏虚，病情加重所致。肾为先天之本，藏元阴寓元阳，司气化而主水，肝藏血、主筋，罢极之本。肝肾亏虚，精血不足，筋骨经脉失养，脾失健运，痰浊内生。若外感风寒湿热之邪、再遇七情不遂、饮食不节、酗酒、起居不当、外伤、劳倦等，痰浊瘀毒流注关节、筋骨，导致关节、肌肉红肿热痛、麻木重着，久病入络，痰浊瘀毒闭阻筋骨，关节肿大、畸形、僵硬、硬结节（痛风石），并发五脏六腑之疾，如肝肾功能衰竭等重危之证。

（二）西医对糖尿病合并高尿酸血症发病机制的认识

目前对糖尿病合并高尿酸血症及痛风的具体发病原因尚不明确，主要有以下观点。

（1）高血糖：高血糖水平影响肾小管重吸收功能，导致尿酸增多，同时血尿酸增多影响血糖代谢。

（2）胰岛素抵抗：IR为代谢综合征（MS）的中心环节，而T2DM、肥胖症、高尿酸血症、血脂异常均为其主要组分，以上疾病为MS的独立危险因素。其增加了近段肾小管尿钠的排泄，竞争性地抑制了尿酸的排泄，血尿酸升高。

（3）遗传因素：两者均为多基因环境易感病，具有家族遗传性。

（4）年龄因素：老年DM患者，由于肾功能减退，肾小球滤过功能及远端肾小管分泌功能下降，更易导致老年糖尿病患者的血尿酸水平升高。

（5）高胰岛素血症：促进近曲小管 Na^+ –H^+ 交换，激活尿酸盐转运，使钠的重吸收增加，进而尿酸重吸收增加，血尿酸升高。

（6）糖尿病肾病变：DM患者肾小球滤过率下降，导致尿酸清除率下降，排泄障碍。

（7）饮食因素：多食少动，饮食结构

及生活方式的改变，高糖高盐高嘌呤饮食，而尿酸排泄途径并未增加。其相关机制可能与DM发病时黄嘌呤氧化酶活性增加、高龄、糖尿病肾病、高血压所致肾小球动脉硬化、糖酵解受阻、高胰岛素血症及影响尿酸排泄药物的应用有关。如：在DM病程中，血尿酸可直接沉积于动脉壁上诱发MS，损伤小动脉壁，使高血糖、高尿酸及高血压同时叠加产生作用，而相互作用也可使肾微血管动脉硬化，使肾血流减少，局部产生乳酸堆积，与尿酸竞争排泄，血尿酸进一步上升。在血尿酸上升的过程中还有氧化应激、内皮损伤、慢性低度炎症反应等多种机制参与。

二、临床表现

（一）糖尿病合并高尿酸血症

临床表现可与单纯糖尿病表现相似，主要为多饮、多尿、多食、体重减轻、波动性或持续性的血尿酸升高。无症状性的血尿酸增高可持续十几年或几十年，随年龄增长，发生痛风性关节炎及痛风性肾病的患病率增加。至出现明显尿酸盐沉积、肾功能不全症状时，病情重、进展快、病死率显著增加。

（二）糖尿病合并痛风性关节炎

持续性高尿酸血症在发病诱因下，导致单钠尿酸沉积于骨关节、皮下、肾脏等部位，引发急慢性炎症及组织损伤。急性发作时常呈突然起病、午夜或清晨关节呈撕裂样、咬噬样、刀割样剧痛，常首发于第一跖趾关节，或踝、膝等关节多累及单侧，数小时内表现出红、肿、热、痛及功能障碍，24小时内发展至高峰。中青年男性多见，持续数天至数周可完全自然缓解，若不控制血尿酸水平，致反复发作则受累关节逐渐增多，症状持续时间延长，两次关节炎发作间歇期缩短。未经治疗的患者

首发症状20年后约70%可出现痛风石，常出现于第一跖趾、耳郭、前臂伸面、指关节、肘关节等部位。痛风石可小如芝麻，大如鸡蛋或更大，受挤压后可破溃或形成瘘管，有白色豆腐渣样排出物。关节内大量痛风石在关节腔或组织沉积，最终可引起组织和结构的破坏。当尿酸盐沉积于肾脏形成结石时，较大者可引发肾绞痛、血尿、肾积水、泌尿系感染等。尿酸结晶于集合管、肾盂肾盏、输尿管后，使尿液阻塞、肾脏浓缩功能下降，少数可以发生急性肾功能不全。

三、实验室及其他辅助检查

（一）血糖的测定

1. 血糖测定与OGTT

血糖升高是诊断糖尿病的主要依据，反映了瞬时血糖状态。诊断糖尿病时必须用静脉血浆测血糖。当血糖高于正常范围而又未达到诊断标准时进行OGTT。成人口服75g无水葡萄糖溶于250~300ml的水，10分钟内饮用完，于0.5、1.0、1.5、2小时后测定静脉血浆葡萄糖。儿童服糖量按每公斤体重1.75g计算，总量不超过75g。

2. 糖化血红蛋白和糖化血清蛋白测定

正常人糖化血红蛋白占血红蛋白总量的3%~6%，血糖控制不良者糖化血红蛋白升高，且与血糖升高的程度和持续时间有关。糖化血红蛋白反映患者8~12周的平均血糖水平，但不能反映血糖波动情况，更不能了解是否有过低血糖。血清蛋白正常值为1.7~2.8mmol/L，反映机体2~3周平均血糖水平，血清蛋白形成的量与血糖浓度和持续时间相关。

3. 动态血糖监测（CGM）系统

葡萄糖感应器是监测皮下组织间液的葡萄糖浓度而反映血糖水平的新型血糖监测技术，包括回顾式动态血糖监测和实时

动态血糖监测。提供连续、全面、全天血糖信息，了解血糖波动的趋势，常用于健康人群的糖尿病筛查、评估糖尿病患者血糖波动水平。

（二）血尿酸测定

正常男性为 148.8~380.8μmol/L（2.5~6.4mg/dl），女性为 95.2~297.5μmol/L（1.6~5.0mg/dl），女性绝经后接近男性。

（三）尿尿酸测定

限制嘌呤饮食 5 天后，每日尿酸排出量超过 600mg。

（四）关节液或痛风石内容物检查

急性期关节滑囊液偏振光显微镜下可见双折光的针形尿酸钠晶体，具有确诊价值。

（五）X 线检查

急性关节炎期见非特异性软组织肿胀，慢性期或反复发作后可见软骨缘损伤、关节面不规则，特异性改变为穿凿样、虫蚀样圆形或椭圆形的骨质透亮缺损。

（六）关节 B 超检查

关节腔内可见典型的"暴雪征"和"双轨征"，具有诊断价值。关节内点状强回声及强回声团伴声影是痛风石常见表现。

（七）CT 与 MRI 检查

特异性区分组织与关节周围尿酸盐结晶，具有诊断价值。

四、诊断与鉴别诊断

（一）中医的辨病要点和辨证要点

本书采用 2012 年国家中医药管理局《中华人民共和国中医药行业标准中医证候诊断标准》中"消渴病""痛风"的诊断标准。凡消渴病患者合并高尿酸血症或痛风发作即可诊断为消渴痛风。辨证分为热毒血瘀证，湿热瘀毒证，气阴两虚夹瘀毒证，脾肾亏虚痰浊瘀毒证，肝肾亏虚痰瘀痹阻证。

（二）西医诊断要点

糖尿病合并高尿酸血症痛风的诊断标准参考 1999 年世界卫生组织（WHO）糖尿病专业委员会提出的糖尿病诊断标准、2005 年中华医学会糖尿病学分会制定的《中国糖尿病防治指南标准》等相关诊断标准制定。

1. 糖尿病合并高尿酸血症

糖尿病患者有下列异常指标即可诊断：通常饮食状态下，2 次采集非同日的空腹血，以尿酸氧化酶法测定血尿酸值，男性高于 420μmol/L，女性高于 360μmol/L，即可诊断。

2. 糖尿病合并痛风性关节炎

病程较长，血尿酸水平居高不下，排除其他因素引起的关节炎后，有如下表现即可诊断：急性期关节滑囊液偏振光显微镜下可见双折光的针形尿酸钠晶体，具有确诊价值。X 线检查急性关节炎期见非特异性软组织肿胀，慢性期或反复发作后可见软骨缘损伤、关节面不规则，特异性改变为穿凿样、虫蚀样圆形或椭圆形的骨质透亮缺损。关节 B 超检查，关节腔内可见典型的"暴雪征"和"双轨征"。关节内点状强回声及强回声团伴声影是痛风石常见表现。CT 与 MRI 检查，特异性区分组织与关节周围尿酸盐结晶。

3. 痛风性肾病

主要包括慢性尿酸盐肾病、急性尿酸性肾病和尿酸性肾石病。可见肾功能的改变、尿中有尿酸结晶等。

五、中医治疗

（一）治疗原则

中医治疗糖尿病合并高尿酸血症，首先要辨别虚实，分清标本。该病以气血阴阳虚损为本，痰浊、瘀血、湿热、浊毒为标。针对本病病机表现为本虚标实，虚实夹杂，发作期以标实为主，无症状期以本虚为主的特点。其治则为虚则补之、实则泻之、不盛不虚以经取之。虚证当以益气养阴为主，兼顾热、痰、瘀、毒的不同，分别采取清热解毒、祛湿化浊、清热化痰、活血化瘀、解毒通络、蠲痹止痛等标本同治的原则。病至后期，虚中有实，病情复杂，宜标本兼顾，攻补兼施。一旦出现急性发作先兆，血尿酸水平居高不下，必须尽早给予益气养阴、活血止痛之品。

（二）辨证论治

1. 热毒血瘀证

临床表现：指趾、足趾关节红肿热痛、活动受限，夜间加重，遇冷则宁，面红目赤，烦躁不安，口干喜冷饮，舌红或有瘀点，苔少或黄，脉弦数或细涩。

治法：清热解毒，凉血活血。

方药：四妙勇安汤加味（《验方新编》）。

参考处方：金银花 20g，玄参 20g，当归 20g，甘草 15g，生地 20g，白芍 20g，知母 10g，虎杖 15g。每日 1 剂，水煎服。

临床应用：该方为四妙勇安汤加味方，基础方清热解毒，活血止痛，加以生地、白芍、知母、虎杖组成。生地、知母助以清热凉血，滋阴抑火；白芍以养血敛阴，与甘草合用能够酸甘化阴，理气止痛；虎杖以清热解毒，散瘀止痛。综合全方，清热解毒为主，活血止痛为辅，适合血分热毒壅盛，消渴足趾部溃烂，属阳疽者。若

血瘀较重者，可加丹参、桃仁、鸡血藤；若兼有湿气盛者，方可用甘露消毒丹加减，药可加泽泻、炒白术、薏苡仁、玉米须等；若兼有气滞者，方可用丹栀逍遥散，药可加川楝子、郁金等。

中成药：银花痛风颗粒等。

专家经验方推介：湿热瘀血痹阻方（黄振鸣教授经验方），组成：羚羊骨 15g（先煎），水牛角 30g（先煎），地骨皮 30g，生石膏 30g，老桑枝 24g，白茅根 18g，薏苡仁 30g，茯苓皮 30g，威灵仙 15g，蜈蚣 3 条，红花 9g，大黄 15g（后下），水煎服，每日 1 剂。

2. 湿热瘀毒证

临床表现：局部关节红肿疼痛，口渴喜冷饮或喜热饮，但饮水不多，脘闷纳少，肢体困重无力，便溏尿黄，舌质红，苔黄腻或者厚腻，脉濡数。

治法：清热利湿，消肿止痛。

方药：加味黄芩滑石汤（《温病条辨》）。

参考处方：黄芩 10g，滑石 10g，茯苓皮 10g，猪苓 10g，大腹皮 6g，白蔻仁 6g，通草 3g，丹参 6g，虎杖 6g。每日 1 剂，水煎服。

临床应用：该方以黄芩滑石汤为基础方，意在清利湿热，消肿止痛，在此基础上加入丹参、虎杖。丹参活血通络、祛瘀止痛；虎杖既能清利湿热，又能化瘀止痛。若湿重于热者，不喜饮，舌苔白腻，方可用三仁汤；若湿热并重者，身热肢酸，尿赤，舌苔白腻或微黄，方可用甘露消毒丹。

中成药：甘露消毒丹胶囊，清热祛湿颗粒。

专家经验方推介：痛风冲剂一号（国医大师路志正教授经验方），组成：黄柏、生薏苡仁、丹参、虎杖、青风藤、益母草、防己、川牛膝、豨莶草、秦艽、威灵仙等。每次 9g，日 2~3 次，饭后开水冲服。

3. 气阴两虚夹瘀毒证

临床表现：口渴多饮，神疲乏力，腰膝酸软，五心烦热，盗汗，双下肢麻木、疼痛，大便干结，舌质绛，少苔，脉沉细数。

治法：益气养阴，解毒化瘀。

方药：清营汤（《温病条辨》）合增液汤（《温病条辨》）加减。

参考处方：生地20g，玄参10g，麦冬10g，人参10g，黄连5g，丹参10g，银花10g，连翘10g，甘草5g。每日1剂，水煎服。

临床应用：该方适用于消渴病日久兼有湿热痹阻者。久病不愈，耗伤营阴，阴伤及气，气血运行不畅，瘀毒瘀堵脉络，方选清营汤，取其养阴解毒之性，并用增液汤滋养营阴，加人参助以补气、生津。

中成药：消渴安胶囊、生脉饮等。

专家经验方推介：消渴痛风安汤（南征教授经验方），组成：山慈菇10g，猫爪草10g，秦皮10g，秦艽10g，蜂房5g，全蝎5g，地龙10g，土茯苓60g，人参10g，枸杞20g，车前子10g，生地15g，知母15g，黄连10g，玉竹15g，地骨皮20g，丹参10g，黄芪50g，甘草5g。发热加大青叶、板蓝根、鱼腥草；肿痛甚加蜈蚣、延胡索、核桃仁；下肢痛甚加怀牛膝、木瓜、穿山龙、威灵仙、豨莶草；寒甚加小茴香、肉桂；湿重加防己、木瓜；有痛风石加海金沙、金钱草、鸡内金、胆南星；关节疼痛甚加鸡血藤、威灵仙、延胡索、桃仁、红花。

4. 脾肾亏虚，痰浊瘀毒证

临床表现：多饮、多食、恣意肥甘厚味，形体肥胖，气短、乏力，足趾关节肿大，偶有疼痛，大便稀溏，舌体胖大边有齿痕，苔白腻，脉沉滑。

治法：补肾健脾，祛湿泻浊。

方药：参苓白术散（《太平惠民和剂局方》）合草薢分清饮（《医学心悟》）加减。

参考处方：薏苡仁15g，砂仁10g，白扁豆15g，茯苓30g，人参15g，白术30g，山药30g，泽泻20g，草薢10g，石菖蒲5g，车前子10g，丹参10g。每日1剂，水煎服。

临床应用：该方为参苓白术散合草薢分清饮加减而成。健脾祛湿补肾与化浊祛瘀药同用，加入淡渗利湿药，适用于形体肥胖，恣意肥甘厚味之人。若痰多可用瓜蒌、陈皮、半夏；气短，疲乏严重者可用黄芪、党参；若少阳肝郁体质，方可合用逍遥散，药可加香附、佛手、柴胡等，疏肝解郁。

中成药：参苓白术散、草薢分清丸。

专家经验方推介：黄芩泽泻汤（张有涛主任医师经验方），组成：酒大黄10g，土茯苓30g，泽泻20g，石菖蒲20g，草薢20g，桃仁10g，红花10g，黄芪15g，党参15g，白术20g，薏苡仁30g，地龙20g，川牛膝15g，没药15g，鸡血藤30g，生甘草10g，威灵仙20g。气虚、脾虚乏力者黄芪加至30g，党参加至30g；脾胃虚寒、恶生冷者加制附子10g，炮姜10g，大枣20g；阳虚、畏寒肢冷者加制附子15g，肉桂10g。

5. 肝肾亏虚，痰瘀痹阻证

临床表现：关节疼痛，反复发作，日久不愈，时轻时重，甚或关节强直畸形，屈伸不利，皮下硬结，或溃破成瘘管，腰膝酸软，头晕耳鸣，神疲乏力，脉沉细弦无力。

治法：滋补肝肾，活血通络，涤痰蠲痹。

方药：独活寄生汤、桃红饮合二陈汤加减。

参考处方：桃仁10g，红花10g，独活15g，桑寄生20g，杜仲15g，牛膝12g，细辛3g，秦艽12g，陈皮10g，茯苓15g，肉桂 5g，防风 12g，川芎 15g，党参 20g，当归 12g，白芍 15g，熟地 15g，甘草 6g。每日 1 剂，水煎服。

临床应用：痛甚者，加制川乌 9g，乌梢蛇 10g，地龙 10g 等助搜风通络，活血止痛之功；偏寒冷痛者，加附子 6g，干姜 6g 之类温经散寒通络；腰膝酸软，加续断 10g，鹿角霜 10g 等补肝肾；关节重着，屈伸不利，加薏苡仁 30g，鸡血藤 15g，络石藤 15g 祛湿通络蠲痹。

中成药：舒筋活血片，雷公藤提取物（丁甲片）等。

专家经验方推介：泄浊化瘀汤（国医大师朱良春教授经验方），组成：土茯苓 45g，萆薢 15g，威灵仙 30g，桃仁 10g，红花 10g，泽兰 10g，生薏苡仁 30g，当归 10g，车前子 10g，泽泻 10g，水煎服，每日 1 剂。

（三）其他特色疗法

1. 针灸疗法

针刺疗法依据"盛则泻之、虚则补之、热则疾之、寒则留之、陷下则灸之"的基本原则，采取分期分证施治。①糖尿病合并高尿酸血症：主穴取脾俞、肾俞、大肠俞、三阴交、足三里、上巨虚、曲泉、关元、中脘、曲池、合谷、复溜、太冲、三阴交。功用：健脾益肾、祛湿化浊。手法：平补平泻手法，得气后留针 30 分钟，阳虚及瘀重者采用温灸，6 次为一疗程，休息 2 日进行下一疗程。②糖尿病合并痛风性关节炎：主穴取足三里、阴陵泉、三阴交。配穴取肘关节肿痛加曲池、合谷；脾虚痰凝加隐白、大都、太白、丰隆、太溪；湿热内蕴加内庭、陷谷、行间、太冲等。功用：活血祛瘀化痰、健脾益肾泄浊。可采用艾条灸、艾炷灸、隔物灸（百合冰片药饼）等，或接电针，或采用刺络放血疗法，选用阿是穴，具有活血祛瘀、通络止痛作用，尤宜痛风急性发作期。③糖尿病合并痛风石：确定患者痛风石部位，根据痛风石的生长部位，选择适当的麻醉方法刮匙刮除痛风石。

2. 养生功法

糖尿病合并高尿酸血症患者一般为动静结合，以静功为主，动功一般选择八段锦，静功选择放松功。同时结合高尿酸血症健康教育和选用低嘌呤食物饮食控制等中医养生法，但初学练功须注意以下几个方面：首先练习八段锦时需平心静气练习，在上午的阳光之下练习健身气功尤佳。八段锦练习要长期坚持，可分 3 个阶段：第一阶段"求其形似"，这是入门，必不可少；第二阶段"锻炼筋骨"，要求每个姿势必须做到位；第三阶段"疏通气血"，使气血运行周身，这一阶段是最主要的。

六、中西医协同治疗

糖尿病患者发生高尿酸血症、痛风性关节炎、痛风石、痛风性肾疾病等的处理，与非糖尿病患者并无差异，但应注意临床用药对糖尿病的影响。糖尿病患者应谨防发生高血压、代谢综合征等。由于其病程长，变化缓慢，常发生大血管病变、急性关节炎等急性并发症，所以必须予以重视，常须积极处理，给予中西医协同治疗措施。西医治疗具体参考 2013 年中华医学会内分泌学分会 2013 年高尿酸血症和痛风治疗的中国专家共识。

（一）高尿酸血症的治疗

高尿酸血症治疗目的在于降低血尿酸水平，预防尿酸盐沉积，减少脏器损伤。一级预防为限制酒及高嘌呤饮食，增加饮水、坚持运动和控制体重等。内科常用药物为排尿酸药物、抑制尿酸生成药、碱性药物等。

1. 排尿酸药

苯溴马隆，25~100mg/d，口服，每日1次，早餐后服用。严重肾功能损害者（肾小球滤过率低于20ml/min）及患有严重肾结石的患者禁用。治疗期间需大量饮水以增加尿量，不得少于1500~2000ml。丙磺舒，初始剂量一次0.25g，每日2次，1周后可增至1次0.5g，1日2次。服用时应保持摄入足量水分，每天2500ml左右。尿酸氧化酶，催化尿酸氧化为更易溶解的尿囊素，降低血尿酸水平。如：拉布立酶、聚乙二醇化重组尿酸氧化酶、培戈洛酶等。

2. 抑制尿酸生成药

别嘌呤醇，初始剂量每次50mg，每日2~3次。小剂量起始可以减少早期治疗开始时的烧灼感，也可以规避严重的别嘌呤醇相关的超敏反应。2~3周后增至每日200~400mg分2~3次服用。Ccr < 60ml/分钟，应减量，推荐剂量为50~100mg/d，Ccr < 15ml/min禁用。需要多饮水，碱化尿液。非布司他，起始剂量为40mg，每日1次。2周后，血尿酸水平不降可增至80mg，每日1次。

3. 碱性药物

当尿pH值6.0以下时，需碱化尿液。尿pH值6.2~6.9有利于尿酸盐结晶溶解和从尿液排出，但尿pH > 7.0易形成草酸钙及其他类结石。碱化尿液过程中要检测尿pH。碳酸氢钠，每次1g，每日3次，易引起嗳气和继发性胃酸分泌增加，长期大量服用可引起碱血症，并因钠负荷增加诱发充血性心力衰竭和水肿。

（二）痛风性关节炎的治疗

急性发作时，绝对卧床、抬高患肢、尽早给予秋水仙碱。

（1）秋水仙碱：起始负荷剂量为1.0mg口服，1h后追加0.5mg，12h后按照0.5mg，1~3次/天。最大剂量6~8mg/d。

（2）非甾体类抗炎药：吲哚美辛，初始剂量75~100mg，随后每次50mg，6~8小时1次。罗非昔布，25mg/d，症状缓解后减量，5~7天后停用。

（3）糖皮质激素：用于严重急性痛风发作伴有较重全身症状，秋水仙碱、NSAIDs治疗无效或使用受限的患者以及肾功能不全患者。全身给药时，口服泼尼松0.5mg/（kg·d），连续用药5~10天停药，或0.5mg/（kg·d）用药2~5天后逐渐减量，总疗程7~10天。

发作间期和慢性期时，维持血尿酸正常水平。

（三）痛风性肾病的治疗

主要包括慢性尿酸盐肾病、急性尿酸性肾病和尿酸性肾石病。治疗包括严格低嘌呤饮食治疗，降尿酸药物及非药物治疗等。

中医药针对高尿酸血症、痛风性关节炎、痛风石、痛风性肾病治疗有不错的效果，健脾泄浊、解毒化瘀为其基本治法，可长期服用能纠正体质偏颇的食疗如薏苡仁、芡实、山药等，常用药物有薏苡仁、土茯苓、草薢、虎杖等。土茯苓、虎杖、姜黄能抑制黄嘌呤氧化酶的活性，降低血尿酸水平；草薢、栀子、车前子等可调控尿酸盐转运蛋白的表达，减少尿酸的重吸收，促进尿酸排泄。痛风急性期方选四妙散或当归拈痛汤，常用药物有黄柏、苍术、车前子、茵陈、羌活、蚕沙等。痛风慢性期方选上中下通用痛风方，常用药物有威灵仙、天南星、羌活、桂枝等。痛风性肾病，湿热者方选八正汤或草薢化毒汤，常用药物如车前草、萹蓄、蒲公英、木瓜、秦艽等。结石者方选石韦散，常用药物如石韦、滑石、海金沙等。虚证多用温脾汤合济生肾气丸，常用药物如黄芪、党参、杜仲、狗脊、川续断、附片等；阴虚多用左归丸或六味地黄丸，常用药物如熟地、黄精、枸杞、山萸肉等。

七、疗效评价标准

（一）疗效综合判定标准

参照国家原卫生部《中药新药临床研究指导原则》糖尿病与高尿酸血症的疗效判定标准而拟定。

显效：中医临床症状、体征明显改善，关节功能基本恢复，能参加正常工作和劳动，空腹血糖及餐后2小时血糖下降至正常范围；或空腹血糖及餐后2小时血糖值下降超过治疗前的40%，糖化血红蛋白值下降至正常，或下降超过治疗前的30%；血尿酸值明显降低（＜416μmol/L）。

有效：中医临床症状、体征均有好转，关节功能明显进步，生活能够自理，空腹血糖及餐后2小时血糖下降超过治疗前的20%，但未达到显效标准，糖化血红蛋白值下降超过治疗前的10%，但未达到显效标准；血尿酸有一定程度的降低。

无效：中医临床症状、体征均无明显改善，甚或加重。空腹血糖及餐后2小时血糖无下降，或下降未达到有效标准，糖化血红蛋白值无下降，或下降未达到有效标准；血尿酸值无下降，或下降未达到有效标准。

（二）疗效评价方法

糖尿病疗伴发高尿酸血症的疗效评价，尤其是高尿酸血症疗效评价，目前国际上常有终末血尿酸达标率作为主要观察指标，一般要求血尿酸≤360μmol/L（6mg/dl）为治疗达标。也有以血尿酸降低水平与痛风发作次数作为疗效评价指标等。而痛风发作期红肿热痛症状，是相对主观的患者的痛苦感受，所以，引入视觉模拟评分法也就是一般说的疼痛标尺法，用以评价痛风病急性期疗效，能够更好地反映干预措施改善痛风红肿热痛症状的有效性，所以应该引起重视。

至于中医证候疗效的判定标准，依然可以应用治疗前后症状积分的变化进行。

①显效：中医临床症状、体征明显改善，证候积分减少≥70%。

②有效：中医临床症状、体征均有好转，证候积分减少≥30%。

③无效：中医临床症状、体征均无明显改善，甚或加重，证候积分减少不足30%。

八、经验传承

（一）吕仁和教授

吕仁和教授主张将痛风性肾病分期辨证论治，痛风性肾病可分为高尿酸血症期、肾功能代偿期、肾功能失代偿期及尿毒症期。其中高尿酸血症期中医辨证论治分肝郁气滞证，拟疏肝解郁，药用柴胡、白芍、枳实、丹皮、山栀、当归、白术、厚朴、茯苓、熟大黄、茵陈；阴虚肝旺证，拟养阴柔肝、行气泄浊，药用生地、玄参、白芍、赤芍、麦冬、枳壳、枳实、女贞子、牛膝、茵陈、夏枯草、地龙；痰湿困脾证，拟燥湿化痰、运脾利湿，药用陈皮、半夏、苍术、白术、茯苓、猪苓、枳壳、枳实、槟榔、生薏苡仁、藿香、佩兰、生山药；气阴两虚、湿热下注证，拟益气养阴、清利湿热，药用黄芪、太子参、黄精、麦冬、知母、女贞子、墨旱莲、苍术、黄柏、生薏苡仁、牛膝。

（二）南征教授

南征教授首先提出"消渴痛风"这一病名，并指出消渴痛风是消渴合并嘌呤代谢紊乱和尿酸排泄障碍所致血尿酸增高，甚者出现痛风石的一类疾病。南征教授认为，消渴痛风的发生，是因饮食不节（洁），起居无常，风寒湿等非时之气侵入机体，留滞于关节，内舍于脏腑而致病。消渴日久不愈，风寒湿热、痰瘀湿浊互结成毒，其中痰瘀浊毒，久病入络，毒损脉络，络脉闭阻，肢体麻木，拇趾为甚，损伤筋骨，关节变形，日久病重则痰凝结核成块，伴有痛风石，发为消渴痛风。南征教授基于临床实践，提出消渴痛风"痰瘀浊毒，损伤脉络"病机学说。认为消渴日久，伤及脏腑，脾肾两虚，升降无权，气化失常，加之饮食、情志、体质因素等影响，痰瘀浊毒内生，毒损脉络，外损筋脉皮肤，内伤脏腑血脉，加之久病体虚，痰瘀互结，损及气血脏腑，使浊毒聚集内伏，加重病情。而内伏浊毒因饮食、情志、外邪等影响，外至筋脉皮肤，内至脏腑关节，进一步加重病情。强调毒损脉络是消渴痛风的重要病机，清热利湿，蠲痹止痛，解毒通络法是治疗早期消渴痛风的主要途径，依据毒损脉络的致病特点，辨证论治，以益气养阴（扶正固本为基础）、泄浊化毒（伏其所主，先其所因之法）、化瘀通络（畅通气血，防病变之道）之法，应用于消渴痛风，达到标本兼治，促进病情康复。素体脾胃虚损，肝肾亏虚，加之消渴病日久，失治或治不得法，痰、热、瘀、毒等各种病邪不能化解，一方面直接损伤五脏六腑，另一方面病久则传化，毒邪内伏，夹瘀、夹痰，内则影响脏腑血脉，外则影响经脉关节而形成恶性循环。所以临床上应辨明痰湿、湿浊、湿热、痰瘀、浊毒等。

南征教授认为糖尿病合并高尿酸血症系消渴日久，痰瘀浊毒，损伤脉络，以损伤皮肤、血脉、关节、脏腑、经络为特点，故自拟消渴痛风安汤，药有人参10g，枸杞20g，猫爪草10g，山慈菇10g，蜂房5g，全蝎5g，地龙10g，土茯苓60g，秦艽

10g，秦皮10g，车前子10g，甘草5g。水煎取汁400ml，日4次分服。功用：解毒通络、蠲痹止痛、清热利湿。主治消渴痛风，加减：发热加大青叶、板蓝根、鱼腥草；肿痛甚加蜈蚣、延胡索、核桃仁；下肢痛甚加怀牛膝、木瓜、穿山龙、威灵仙、豨莶草；寒甚加小茴香、肉桂；湿重加防己、木瓜；有痛风石加海金沙、金钱草、鸡内金、胆南星；关节疼痛甚加鸡血藤、威灵仙、延胡索、桃仁、红花。另还有外用浴足方：防风10g，苦参15g，土茯苓100g，伸筋草15g，苏木15g，木瓜15g，百部10g，威灵仙15g，透骨草15g，金银花20g，制附子15g，大黄10g，水煎浴足。

（三）赵进喜教授

赵进喜教授论痛风病，认为将其归在痹证不合适，痛风多过嗜醇酒厚味，湿热内生，壅郁气血所致，实不同于一般"风寒湿三气杂至，合而为痹"的痹证。认为其发病与体质因素及过食肥甘厚味、煎炸醇酒，脾胃受伤，运化失常，痰湿、湿热内生，久则阻滞经络气血之运行，或加之外受风寒，寒性凝涩，或居处潮湿，湿性黏滞，或外伤损伤气血，内外合邪，导致气血经络运行受阻相关。因湿性下注，故以脚部关节多发。湿性黏滞，故本病留恋不去，易于复发，病久伤及肝肾，致筋骨失养，关节废用。湿热日久煎熬尿液，砂石内生成石淋。病久损伤肾元，致肾元虚损之肾劳，以致关格之变。所以，痛风的治疗与寻常痹证重视祛风散寒除湿不同，或应重视清热利湿，或应重视泄浊解毒，关键在前后分消湿热浊邪。临床上我们常用四妙丸、芍药甘草汤加虎杖、金钱草，土茯苓、草薢，秦艽、秦皮，威灵仙、白芷，忍冬藤、鸡血藤，川怀牛膝、木瓜等治疗痛风急性发作，就是基于痛风病内伤湿热致病说，配合大黄粉、黄连粉、黄柏

粉、冰片等，用醋、蜂蜜，或水调和，局部湿敷，常有佳效。临床证候学研究发现：痛风病多于太阴、阳明、少阳者。太阴体质者，素体脾虚，容易内生湿热；阳明体质者，多体质壮实，肌肉丰满，食欲亢进，消化功能好，能吃能睡，工作效率高，过嗜甘肥，或煎炸炙煿之物，可湿热蕴结实证；少阳体质者，多性情忧郁，发病表现为胸胁苦满、抑郁心烦、口苦咽干等。

而痛风病分期辨证论治，一般可分为急性发作期、缓解期与并发症三部分进行辨证论治。急性发作期，湿热痹阻者，当治以祛风通痹，清热利湿，方用宣痹汤、四妙丸加减。夹有风寒，湿热痹阻者，当治以祛风散寒，清热除湿，方用当归拈痛汤、上中下通用通风方加减。缓解期，湿浊痰瘀，肝肾亏虚者，当治以化湿祛瘀，滋补肝肾，方用身痛逐瘀汤、独活寄生汤加减。湿热留恋，脾肾不足者，当治以清热利湿，健脾补肾，方用四妙丸、五子衍宗丸加减。并发症，表现为期湿热下注，尿石阻结者，当治以清热利湿，化石散结，方用四逆散、三金二石汤加减。湿热内伤，肾元虚损者，治以清热化湿，化浊和胃，补肾培元，方用四妙丸、升降散、五子衍宗丸加减。

临床具体辨证用药，首先要结合体质辨证用药。太阴体质者应注意健脾和胃，阳明体质者则应通便泻热，少阳体质者应治以疏肝理气。其次，高尿酸血症总以湿为基础，多因过食肥甘，阴冷湿热天气下诱发，多症见局部关节红肿疼痛，口中黏腻，胸脘痞闷，头昏困重，肢体沉重，大便黏腻不爽，选用薏苡仁、虎杖、金钱草、茯苓等利湿之品。再次，考虑到本病各期的病机不同，治疗侧重点也有所不同，发作期以邪实为主，治法侧重于祛风通痹、清热利湿、化痰除湿、活血除湿等祛邪之法为主；缓解期虚实夹杂，祛瘀化湿的同

时注重补益肝脾肾；并发症期在浊毒内停的同时多伴有元气亏虚，在化浊和胃，化石散结的同时注重培补肾元。另外，根据临床症状，随证选用相应方药，也很重要。如大便不爽者，可加熟大黄消滞通便；嗜酒诱发者，可加葛花、枳椇子、焦山楂醒酒化滞；风寒湿痹，关节冷痛者，可加威灵仙、白芷、独活甚至制川乌、制草乌、细辛、桂枝祛风散寒、温经止痛；腰膝酸痛、腿脚抽筋者，加杜仲、川续断、寄生、狗脊、木瓜、赤白芍、甘草等，以补肾壮骨，缓急解痉；久病瘀血，肌肤甲错者，可加莪术、三七粉、土鳖虫活血化瘀。痛风性肾病，肾元虚衰，浊毒内蕴者，常可用当归补血汤、升降散合方，益气养血、泄浊排毒。

九、典型案例

（一）南征教授医案

例1 王某，男，46岁。反复发作右足跖趾关节肿痛10年。既往糖尿病病史10年，应用诺和灵30R，早20U、晚10U餐前30分钟皮下注射控制血糖，空腹血糖控制在8~10mmol/L。刻下：右足跖趾关节红肿疼痛，夜间尤甚，低热，恶风，口苦，头痛，腰酸乏力，眠差，小便黄，大便黏滞不爽，舌质红，苔黄腻，脉弦滑。BP 130/80mmHg。身体质量指数（BMI）：28.5kg/m²。血常规、尿常规、肝功正常；空腹血糖8.5mmol/L，血尿酸510μmol/L；足部X线未见痛风石。

诊断：消渴痛风（热毒滞络）。

处方：①解毒通络，清热利湿。方用自拟消渴痛风安汤：猫爪草10g，山慈菇10g，蜂房5g，全蝎5g，地龙10g，土茯苓60g，人参10g，枸杞20g，秦艽10g，秦皮10g，车前子10g（包煎），茯苓15g，泽泻5g，薏苡仁30g，甘草5g，14剂，日1剂，

水煎取汁 400ml，每次 100ml，分 4 次三餐后及睡前 20 分钟口服。

②碳酸氢钠片，5 片，日 3 次，口服。

③外治法：防风 10g，金银花 20g，威灵仙 20g，伸筋草 10g，透骨草 10g，土茯苓 60g，苏木 10g，木瓜 15g，水煎取汁 2000~3000ml，睡前浴足。嘱其严守"一则八法"，严格控制饮食，以低嘌呤饮食为主，严格控制血糖。

二诊：足跗趾关节肿痛减轻，发热、恶风改善，腰酸乏力缓解，饮食、睡眠可，小便黄，大便可，空腹血糖 7.8mmol/L，舌质红，苔黄微腻，脉弦滑。

调整内服方如下：猫爪草 10g，山慈菇 10g，秦艽 10g，秦皮 10g，车前子 10g（包煎），茯苓 15g，泽泻 5g，薏苡仁 30g，甘草 5g。续进 10 剂，服法同前。继以外洗中药浴足。

三诊：足跗趾关节肿痛明显缓解，诸症皆消，舌质红，苔薄白，脉弦滑。复查血尿酸 375μmol/L，空腹血糖 6.8mmol/L。上方为面，炒香封存，每次 3g，日 3 次，口服，嘱继续遵守"一则八法"，严格控制饮食，以低嘌呤饮食为主，严格控制血糖。1 个月复查，随访至今，情况良好，照常上班。

按：患者中年男性，血糖控制欠佳，以足跗趾关节肿痛为主诉就诊，血尿酸升高，明确中医诊断为消渴痛风。患者平素饮食不节，形体肥胖，素体痰湿内蕴，外感邪毒，入里化热，痰湿日久化热，致热毒壅滞经络，络脉血行不畅，发为本病。热毒滞络，痰瘀互结，则见跗趾关节红肿疼痛；风热束表，则见恶风、发热、头痛；痰湿化热，则见口苦、大便黏滞；舌质红、苔黄腻、脉弦滑皆为湿热内蕴、热毒滞络之象。在该病的发作期，南征教授提出解毒通络止痛、清热祛湿的治疗大法，应用自拟消渴痛风安汤，收效颇佳。方中山慈

菇、猫爪草共为君药，山慈菇消痰散结，《本草新编》曰："山慈菇正消痰之药，治痰而怪病自除也。"猫爪草清热利湿解毒。虫类药物蜂房、全蝎、地龙，以搜络止痛、清热除痹，四味共为臣药。秦艽祛风除湿、蠲痹止痛；土茯苓清热解毒除湿、通利关节；车前子清热利湿、通利小便，使浊毒从小便而去；人参补气生津、防辛苦之味伤阴；枸杞滋补肝肾，上五味共为佐药。甘草调和诸药，为使药。全方共奏解毒通络、清热利湿之功，使邪去而不伤正。虫类药物的应用，体现了中医"搜风治络"的原则。南征教授运用内外兼顾、标本兼治之法，治疗消渴痛风，临床疗效明显。

例 2 赵某，女，52 岁，干部。2001 年 11 月 13 日初诊。5 年前单位体检中查空腹血糖 8.3mmol/L，诊断为 2 型糖尿病，后间断服用消渴丸、格列齐特等。饮食控制不严格，近 1 个月口干渴多饮加重，两目干涩，视物模糊，神疲乏力，腰膝酸软，多汗，夜间尤甚，双下肢麻木不适，大便干结，小便频，夜尿 2~3 次，睡眠差，舌质绛，苔少，脉沉细数。查空腹血糖 12.3mmol/L，尿糖（++），果糖胺 34mmol/L，血尿酸 480μmol/L，尿素氮 148mmol/L，肌酐 190μmol/L。

中医诊断：消渴（气阴两虚兼瘀毒）。

治法：益气养阴，解毒化瘀。

处方：生地黄 20g，知母 20g，黄连 10g，金银花 10g，人参 10g，丹参 10g，益母草 10g，枸杞 30g，青蒿 10g，地骨皮 15g，秦艽 10g，土茯苓 100g，车前子 10g（包煎），甘草 5g，5 剂，日 1 剂，水煎服。嘱其严守"一则八法"，严格控制饮食，以低嘌呤饮食为主，严格控制血糖。

二诊：主诉症状明显减轻，但仍感眠不佳，查舌质红，苔薄白，脉沉细，查空腹血糖 10.2mmol/L，故以上方加酸枣仁 20g，柏子仁 20g，夜交藤 20g，6 剂，水煎服。

三诊：自诉睡眠好，无不适感，查空腹血糖 6.8mmol/L，尿糖阴性，血尿酸 294μmol/L，尿素氮 69mmol/L，肌酐 104μmol/L。

处方：生地黄 10g，知母 10g，玉竹 10g，榛花 10g，丹参 20g，黄芪 50g，秦艽 10g，车前子 10g，金银花 20g，益母草 10g，黄连 10g，甘草 5g，10 剂研面，每次服 3g，日 3 次，温水冲服。嘱继续遵守"一则八法"，严格控制饮食，以低嘌呤饮食为主，严格控制血糖，定期复查。随访至今，未见复发。

按：本病因消渴日久，痰浊瘀血，浊毒内生，滞留血脉，脉络不畅而致。治以益气养阴、解毒通络、除湿化浊。方中以生地黄、知母、黄连为主药共奏滋阴润燥、清热泻火，以治病求本，配以清热解毒、除湿化浊，用土茯苓、秦艽、车前子，使本虚得补，邪实得泻，又以丹参、益母草活血化瘀、养阴通络，甘草调和诸药，并随症加减，同时根据本病特点，限制高嘌呤食物摄入，坚持综合治疗，达邪去正安之目的。

（二）仝小林院士医案

例 1 患者，男，40 岁。2009 年 12 月 14 日初诊。患者 17 年前因多饮、多尿发现血糖升高，确诊为 2 型糖尿病，10 年前开始间断服药治疗，血糖控制在空腹血糖 8~9mmol/L，餐后 2 小时血糖 15~16mmol/L，发现血压、尿酸升高 2 年余，现服药物控制。刻下症见：全身乏力，晨起明显，头晕，背部沉重，活动后缓解。双下肢及面部水肿，双手时觉麻、胀、凉。听力下降，夜间偶有耳内轰鸣，双目视力模糊，眼干涩，易流泪。精神差，嗜睡，小便少，大便无明显异常。患者舌苔黄腻略厚，脉沉滑。身高 181cm，体重 98kg。患者嗜食烟酒 20 余年，现仍吸烟，已戒酒，其父亲、弟弟均

患有 DM。检查：糖化血红蛋白 10%，尿酸 924.5μmol/L，TG 3.0mmol/L，TC 6.88mmol/L，HDL-C 1.5mmol/L，LDL-C 4.38mmol/L，24h 尿蛋白 3.2g/24h，Cr、BUN 正常。

西医诊断：2 型糖尿病，糖尿病肾病四期，糖尿病周围神经病变，糖尿病视网膜病变，高血压 3 级（极高危），高脂血症，高尿酸血症。

中医诊断：膏浊。辨证为浊热内蕴，气瘀阻滞。

治法：清热泄浊，行滞通络。

处方：酒大黄 6g，黄连 45g，三七 15g，黄芪 90g，芡实 30g，金樱子 30g，水蛭粉 3g（分冲），葛根 45g，知母 45g，红参 6g，生姜 5 大片。水煎服，每日 1 剂。嘱患者戒烟，控制体重，清淡饮食。

二诊：2010 年 04 月 21 日。患者服药后下肢肿较前减轻，自觉双腿有发紧感，时有疼痛，双手偶发胀，腰酸痛，畏寒，无汗。小便量正常，夜尿 1~2 次，食欲可，睡眠一般，多梦。舌苔黄腻，脉沉。检查：尿酸（UA）571.6μmol/L，甘油三酯（TG）6.23mmol/L，血清总胆固醇（TC）6.2mmol/L，高密度脂蛋白（HDL-C）1.4mmol/L，低密度脂蛋白（LDL-C）3.31mmol/L，24h 尿蛋白 2.2g/24h。眼底检查：中度非增殖型糖尿病病变。

调整处方为：黄连 30g，清半夏 15g，瓜蒌仁 30g，苏叶 9g，生山楂 30g，酒大黄 15g，水蛭粉 3g（分冲），威灵仙 30g，云苓 60g，黄芪 45g，红曲 15g，炒杜仲 60g，淫羊藿 30g。水煎服，每日 1 剂。

三诊：2010 年 11 月 03 日。患者乏力较前减轻，晨起眼肿，纳差，偶有头晕，大便干，2~3 日/次，小便可。舌苔黄腻，脉沉滑。检查：尿酸（UA）475.9μmol/L，甘油三酯（TG）4.39mmol/L，血清总胆固醇（TC）5.85mmol/L，低密度脂蛋白（LDL-C）3.55mmol/L，24h 尿蛋白定量 3.12g/24h。

处方：黄芪60g，酒大黄9g，水蛭粉3g（分冲），红曲15g，威灵仙30g，炒杜仲60g，淫羊藿30g，当归15g，蜈蚣4条。水煎服，每日1剂。

四诊：2011年06月20日。患者双下肢水肿较前减轻，食欲、大小便可，睡眠可。舌苔黄腻，脉沉滑。检查：糖化血红蛋白（HbA1C）7.5%，尿酸550.0μmol/L，甘油三酯（TG）2.6mmol/L，血清总胆固醇（TC）5.72mmol/L，高密度脂蛋白（HDL-C）1.13mmol/L，低密度脂蛋白（LDL-C）3.45mmol/L，24h尿蛋白0.28g/24h。

处方：黄连30g，清半夏15g，瓜蒌仁30g，云苓60g，酒大黄9g，红曲6g，水蛭粉3g（分冲），黄芪45g，金樱子30g，芡实30g，韭菜子15g，威灵仙30g。嘱坚持服药巩固疗效，随诊病情平稳，实验室检查指标未出现波动。

按：高尿酸血症在急性发作期可表现为关节剧烈疼痛，或伴肿胀、发红，或伴有尿酸性结石病变，故常常将此归于"痹症""白虎历节""石淋"等范畴，现代检测手段发展运用的普及，以及人们生活饮食习惯的改变，很多患者的典型临床表现不明甚至只有在偶然检测得知指标远超出正常范围，本案即属于此类型，因此我们不应将其归类于"痹证""历节"，患者同时可见中心性肥胖，糖耐量异常，血脂代谢紊乱，心血管损害等代谢异常情况，仝小林院士将此类患者列为"膏浊"之范畴，膏，即膏脂。《灵枢·卫气失常》描述"膏人"为"䐃肉不坚，皮缓者……膏者其肉淖，而粗理者身寒，细理者身热……膏者，多气而皮纵缓，故能纵腹垂腴"。膏脂积于腹部，不同于均一性肥胖的"脂人"与肌肉之肥的"肉人"，易导致土壅气滞 脾胃不运。"浊"乃精微异常沉积于血，《灵枢·血络论》云："此肥人也……广肩腋，项肉薄，厚皮而黑色，唇

临临然，其血黑以浊，其气涩以迟。"膏人中满，影响后天之源，脾胃壅滞，运化不及，气血运行不利，即血液流通不畅，血中精微（血糖、尿蛋白、尿酸）积聚过多形成浊。所谓膏入血为浊，中满故生积聚也。患者过食肥甘，嗜烟好酒，体型中心性肥胖，内属"膏人"体质，初诊各项指标显著异常，积"浊"明显。仝小林院士首选大黄黄连泻心汤加减，大黄泻热和胃、荡涤陈浊，大剂量黄连清中焦胃热，顽疾必用重剂方可去之，现代药理还表明，黄连中的生物碱具有协同降糖作用，二药共奏清热降浊之效。黄芪"直入中土而行三焦，故能内补中气"，大剂量使用行气散满，畅中调气，改善脾土之壅滞。《本草纲目》记载葛根具"清热、降火、排毒"，西医学研究，葛根中的异黄酮类化合物葛根素对高血压、高脂血症、高血糖和心脑血管疾病有一定疗效，于此合黄连寓葛根芩连汤之意，去胃肠之湿热。水蛭破瘀血不伤新血，与大黄配伍可祛瘀通经散结。《本草纲目拾遗》云："人参补气第一，三七补血第一，味同而功亦等，故称人参三七，为中药中之最珍贵者。"红参温润，三七行瘀，合黄芪气运血通，气行血行，则"浊"不沉积，精微得行。患者有大量蛋白尿漏出，已进入糖尿病肾病临床期，故加用水陆二仙丹固肾涩精，减少蛋白尿，减缓肾病进展。复诊患者尿酸由924.5μmol/L降至571.6μmol/L，药证相符，舌苔黄腻明显，在初诊处方基础上采用清热化痰、补脾益肾、祛瘀通络之法，用小陷胸汤，继大剂量黄连清热泻火，半夏辛温，涤痰化饮，与苦寒之黄连配伍去性存用，栝楼甘寒清润，清化热痰，理气宽胸，散结润下，共奏分消痰热、宽胸散结之功。此诊诉有腰酸痛，双下肢发紧感，易水陆二仙丹为炒杜仲、淫羊藿，意为重于补肾治本，体现"急则治标、

缓则治本"的思想。患者脂浊顽固，故用红曲、山楂，加大化浊祛浊之力。加用威灵仙巩固血尿酸水平，现代药理学研究显示，威灵仙有降低血尿酸之效，仝小林院士针对患者高尿酸血症善用威灵仙，以治其标。三诊尿酸浊、脂浊改善明显，患者诉有纳差，偶有头晕，大便干，于此调整用药加用当归，配伍黄芪意当归补血汤，患者虽湿热膏浊体质，但久病必积损而虚，治疗顾护气血，以资化源，二则当归亦可润肠通便。加用蜈蚣活血通络、攻毒散结、补虚强体。四诊患者症状明显改善，各项检查指标良好，故守方继进，清热化浊，通络行滞，标本兼顾。仝小林院士主张将尿酸浊与脂浊、蛋白浊、糖浊等归为"膏浊"范畴，针对"膏浊"病机治以祛浊为主，综合改善患者积滞于内、中满内生的病理状态，进而降低各项指标。

例2 王某，男，48岁，干部。2007年05月03日初诊。患者发现血糖升高1年就诊。近1年予瑞格列奈片1.0mg，每日3次口服，疗效欠佳。既往有高血压病病史10年，予卡托普利片25mg，每日3次口服，硝苯地平缓释片10mg，每日2次口服，BP 232~144/100~90mmHg间。刻下症：周身乏力，头晕，头重如裹，记忆力减退，睡眠可，口苦，纳差，小便可，大便略干，1~2天一行。理化检查示：尿酸466μmol/L，肌酐83μmol/L，尿素氮5.7mmol/L，胆固醇6.57mmol/L，24h尿蛋白定量1200mg/24h。尿常规示：尿糖、酮体（+），尿红细胞（+），尿蛋白（++）。查体：血压150/100mmHg，形体肥胖以腹部为著，倦怠，神疲，精神不振，舌质黯红，舌底络脉迂曲色黯，苔薄黄，脉沉细弦。予中药口服。

处方：瓜蒌45g，清半夏15g，生山楂45g，神曲9g，黄连45g，干姜9g，知母30g，黄芩30g，生大黄15g，水蛭9g，人参

10g，茯苓60g。每日1剂，水煎分早晚2次口服。大黄用量依大便情况调整，并指导改变生活方式，西药治疗暂继续原方案。

二诊：上方随症加减治疗1个月后复查，体质量下降约5kg，感周身轻松，精力充沛，记忆力改善，食纳可，大便调，每日1~2次，无明显乏力、气短、口苦等，并自行停用瑞格列奈片，降压药继续应用，查空腹血糖5.4mmol/L，血压138/100mmHg，复查24h尿蛋白定量500mg/24h，舌质红，苔薄白，脉沉细。上方调整黄连用量至25g，加芡实30g，怀山药30g，金樱子30g。

随访6个月，体质量控制无反弹，糖化血红蛋白监测控制在5%左右，血压波动在128~138/90~100mmHg间，血脂各项指标正常，血尿酸正常，24h尿蛋白定量500mg/24h以下，患者无明显头痛、乏力等不适主诉，自觉体力充沛，一般状况良好。

按： 本例患者体态肥胖，古有人云"肥人多痰多湿，且多气虚"，乃是中焦脾胃功能失常，运化不健，影响水谷精微的传输，精微物质进入体内，不能为机体所利用，多余的膏脂蓄积体内而为痰浊，痰浊壅塞而致肥胖。平素嗜食肥甘厚味，肥者令人内热，甘者令人中满，贪逸少动，起居无常，加之情志不遂，致人体气机升降失于调达，脏腑功能失常。脾胃健运失司，肝胆疏泄失职，而气血津液运行障碍，痰湿瘀血等浊毒内生，郁久不解而化热，并与之相互胶结。故病初以邪实为主，中满和内热为病机核心，随病情进一步深入而耗气伤阴成虚实夹杂之证。本例治以清热化痰、活血祛瘀为法，以小陷胸汤合抵当汤加减。方中黄连、半夏、瓜蒌为小陷胸汤，黄连清中焦之火，瓜蒌配半夏寒温并用，润燥相宜，共收清热化痰、宽胸散结之功；同时应用黄芩清上焦之火，大黄清下焦之火，与黄连相伍即以三黄泻心汤直泻心肝之火；黄连配干姜，辛开苦降，

以干姜顾护后天，防黄连苦寒败胃之弊；水蛭祛瘀而不伤正，与大黄配伍，宗《伤寒论》抵当汤之意相辅相成，破瘀通经散结；生山楂散瘀祛痰，消食化积，神曲甘温色赤，入营而破血活血和血，生山楂、神曲合用消积化浊，减肥降脂；本病辨证以邪实为主，但邪实则正气必虚，故以人参养阴生津益气，祛邪且兼顾本元，有似白虎加人参汤的方义，并可防寒凉之品伤及中焦阳气。前后用药30多剂，随症调整大黄、黄连等苦寒之品用量，患者感神清气爽，且血糖、血脂、尿酸等各项生化指标正常。仝小林院士临证强调病证结合及从病效、证效、药效、量效入手达到治疗目的。第一强调病效、证效，即辨清病证，对证遣方用药"必伏其所主，而先其所因"，本病初以邪实为主，痰热互结，故以黄连、黄芩、大黄、瓜蒌清其内热，开其郁结而稍佐以人参补益后天；第二强调药效、量效，特别体现在关键性药物的剂量，如重用黄连、黄芩以清上、中焦郁热，稍佐以干姜而达辛开苦降，大黄用生品取其清热泻下之功，且最初用量稍大，苦寒直折，待热象减退则逐渐调整剂量，而防苦寒败及中阳。现代药理学研究证实，黄连具降压扩张血管的作用，同时对血糖的控制有一定的帮助；瓜蒌可增加冠脉血流量，抗血小板聚集，提高组织耐缺氧能力；水蛭为破血、祛瘀、通经药，主要成分水蛭素能降低全血黏度和血浆黏度，具有抗血栓、抗组织细胞凋亡，对组织缺血缺氧有保护作用，并降血脂，对防止动脉粥样硬化有一定价值；山楂具有降血脂、降血压疗效。

（三）朴春丽教授医案

于某，男，24岁。2014年09月30日初诊。主诉为多饮、多食、多尿1周余。形体肥胖，嗜食醇酒厚味，口苦心烦，乏力，睡眠欠佳，大便尚可，夜尿1~3次，每日饮水量达3000ml。舌质暗紫、苔白腻，脉沉弦。BP：120/90 mmHg。BMI：30.2kg/m²。化验：葡萄糖19.85mmol/L，糖化血红蛋白12.5%，尿酸564μmol/L，甘油三酯11.2mmol/L，总胆固醇6.83mmol/L，尿常规：酮体（++），隐血（+），蛋白（++），葡萄糖（+++）。

西医诊断：糖尿病，代谢综合征。
中医诊断：消渴病，肥胖。
中医辨证：气滞痰阻证。

处方：苍术20g，黄连45g，黄芩35g，葛根60g，知母30g，酒大黄10g，佩兰25g，干姜9g，柴胡10g，土茯苓90g，白茅根30g，白僵蚕30g，泽兰30g，天花粉35g，威灵仙20g，玉米须30g，山栀子15g，制红曲6g，泽泻30g，制何首乌25g，7剂水煎服。

2014年10月07日复诊：药后体重明显减轻，多饮、多食症状明显减轻，体力回增，口苦心烦症状消失，夜尿1~2次，舌质淡红、苔薄白，脉沉细。BP：120/90mmHg。BMI：27.8kg/m²。化验：葡萄糖10.65mmol/L，糖化血红蛋白10.4%，尿酸520μmol/L，甘油三酯2.67mmol/L，总胆固醇4.92mmol/L，尿常规：正常。守9月30日方加枳椇子15g，枸杞20g，五味子15g，15剂水煎服。患者遵上方，自行再服15剂。

2014年11月3日复诊：药后多饮、多食、多尿症状消失，体力恢复正常，睡眠好，二便正常。舌质淡红，苔薄白，脉沉细。BP 120/80mmHg。BMI 26.9kg/m²。化验：葡萄糖5.40mmol/L，糖化血红蛋白8.6%，尿酸457μmol/L，甘油三酯2.45mmol/L，总胆固醇3.90mmol/L，尿常规（−）。

处方：制红曲6g，枳椇子15g，枸杞20g，五味子15g，黄柏25g，苍术20g，威灵仙25g，诃子15g，萆薢30g，黄连35g，黄芩30g，葛根60g，佩兰20g，泽兰20g，天花粉35g，玉米须30g，干姜5g，黄芪40g，丹参20g，山药20g，土茯苓90g，15剂水煎服。随访1年未见复发。

按： 本例患者为青年男性，平素嗜食肥甘厚味，肥者令人内热，甘者令人中满，饮食不节，伤及脾胃，水谷精微运化不及，酿生痰浊，阻碍气血生化运行，热、痰、瘀、毒、虚错杂为病。变为本虚标实之症。兼湿浊者，症见肢体沉重、腹胀、便溏，可加苍术、薏苡仁；兼食郁者，证见嗳腐吞酸，食后饱胀，可加木香、香附；兼血瘀者，症见肢体疼痛有瘀斑，可加桃仁、红花、丹参；兼脾肾阳虚者，可加附子、干姜。在诊疗过程中，结合应用降压作用的茯苓、泽泻；降糖作用的黄连、大黄；降脂作用的制红曲、山楂；降尿酸作用的土茯苓、草薢等中药，不仅降低了西药药量、减轻西药的不良反应，而且从体质入手，重视个体差异。

十、现代研究进展

糖尿病合并高尿酸血症的临床特征与证候学方面，广州中医药大学陈秀芝等曾通过 50 例 2 型糖尿病合并高尿酸血症与 2 型糖尿病对比分析，经统计学方法处理后发现：2 型糖尿病合并高尿酸血症与单纯 2 型糖尿病比较，在年龄、病程、辨证分型等方面都存在差异。临床治疗方面，张有涛、秦泗关等则重视脾肾两虚、痰瘀内阻、浊毒内伏的重要病机，临床观察自拟黄芩泽泻汤（酒大黄 10g，土茯苓 30g，泽泻 20g，石菖蒲 20g，草薢 20g，桃仁 10g，红花 10g，黄芪 15g，党参 15g，白术 20g，薏苡仁 30g，地龙 20g，川牛膝 15g，没药 15g，鸡血藤 30g，生甘草 10g，威灵仙 20g）。治疗 2 型糖尿病合并高尿酸血症 30 例，对照组采用常规西医治疗，共治疗 4 周。结果发现：治疗后两组间 UA 相比差异有统计学意义（$P < 0.05$），中药组 TC 治疗后较治疗前明显降低，差异有统计学意义（$P < 0.05$）。提示在 2 型糖尿病合并高尿酸血症的治疗方面。中医药治疗有独特的优势。

周建扬、翁思颖等还针对清热利湿、舒筋通络的泄浊饮，开展动物实验观察。结果显示：泄浊饮可显著降低大鼠血尿酸、血半胱氨酸蛋白酶抑制蛋白 C 水平，对大鼠肾功能具有一定保护作用，改善高尿酸对肾脏的损伤。吴素云通过动物实验观察中药痛风方〔苍术 15g，牛膝 10g，黄柏 15g，薏苡仁 30g，川草薢 30g，毛冬青 30g，黑老虎 10g，猫须草 30g，荆芥穗 10g（后下），徐长卿 15g，车前草 30g〕。对高尿酸血症小鼠 SLC2A9、SLC22A12 的影响，同时对 OXD 及血尿酸水平进行观察。结果显示，治疗组对 OXD 活性及血尿酸水平降低有显著差异。SLC2A9、SLC22A12 等基因与血尿酸水平及痛风的发作关联性较高。显微镜下形态，治疗组肾小球和肾小管处细胞形态正常，核膜完整，染色质结构正常，基质密度均匀，肾间质未见明显炎症细胞及纤维增生；对照组肾小球脏层上皮、近端及远端肾小管处细胞增生，甚至出现管型细胞，间质间可见单核细胞浸润，有炎症细胞及纤维增生。同时治疗较对照组 SLC2A9、SLC22A12 表达水平下降。提示高尿酸水平可直接损害小鼠肾组织，使肾细胞受到损伤，而中药通过减少 SLC2A9、SLC22A12 基因的表达从而起到减少肾脏对尿酸的重吸收，促进尿酸排泄的作用。

殷圆等通过对 50 例 2 型糖尿病合并痛风患者的临床观察研究发现，中西医结合治疗 2 型糖尿病合并痛风的临床疗效明显优于单用西药。田谧等研究发现，针刺配合中药外敷法治疗糖尿病合并痛风性关节炎，具有健脾理气和胃、利水燥湿化痰、活血化瘀通络止痛的作用，还可有效改善血液循环及血液流变学、降脂、降糖、降尿酸、提高机体免疫功能，疗效较好。

综上所述，中西医综合在治疗糖尿病合并痛风及高尿酸血症方面，较单纯西药疗效好，具有明显的优势。糖尿病患者应该积极控制饮食，合理运动，稳定血糖，以尽可能地减少或延缓并发症的发生。

十一、临证提要

糖尿病合并高尿酸血症的证候特点是本虚标实，虚实夹杂。临证时一定重视辨明标本虚实，通常而言，急性发作期以标实为主，缓解期多以本虚为主的特点，其治疗原则为急则治其标，缓则治其本，泄其有余，补其不足。临床治疗时常发现，辨证时一组本虚证与一种甚至多种标实证同时存在。虚证治以滋阴、益气、补血、温阳、益气养阴、滋阴壮阳或气血阴阳并补为主，可根据兼见气滞、血瘀、湿热、痰湿、痰热、寒凝、浊毒等标实证的不同，分别采用行气解郁、活血化瘀、化湿祛痰、清化热痰、温阳散寒、散浊化毒等治法，标本同治。病变过程中以气阴两虚湿热内蕴、气阴两虚痰瘀互结及浊毒内伏最为常见，所以常用利湿化浊、活血祛痰、清热化湿等治法。病至后期，虚中有实，病情交错复杂，治以标本兼顾，攻补兼施。一旦发生痰瘀结于筋脉关节之症状，如疼痛剧烈、痛风石破溃等，必须尽早处理，急着治其标。

糖尿病合并高尿酸血症为临床的常见病、多发病，临床的辨证思维繁多，各具特色。在辨病基础上辨证求因，审因论治，治病必求于本。专病专方专药与辨证施治相结合，体现中医临床特点中辨病与辨证相结合的重要性。"脏腑辨证"是中医辨证理论体系的重要体现，标本虚实体现着发病过程中正邪发展变化。虽然临床上辨证方法多种多样，辨证思路复杂多变，但是治疗目标相同，运用时可以相互借鉴，互通互化，发挥多种临床辨证思维的特长，拓宽诊疗途径，提高疗效。

糖尿病合并高尿酸血症的病程是一个不断进展的过程，其防治应该重视中医"治未病"的重要理念，强调未病先防、既病防变、愈后防复。①未病先防：糖尿病患者首先应严格控制血糖，定期复查，同时戒烟限酒、控制饮食，避免劳欲过度、寒温失调，养成良好生活习惯，调养精神、和于术数、清心寡欲，避免五劳过甚、七情过极。有利于阴阳气血平衡运行，减少气血阴阳及脏腑亏损，减少气滞、血瘀、痰阻、浊毒的产生。此外在辨证的基础上可适当选用丹参、三七、茯苓、红景天、玉米须等药食两用的药物，阻断消渴痛风的发病过程。②已病防变：糖尿病患者一旦并发高尿酸血症，更应重视生活方式的改变，密切监视血糖、血压、血脂、血尿酸等，定期复查肝肾功能及心电图。必要时可结合关节 CT、MRI、血管造影等检查。避免情绪激动、过劳纵欲、饱食饮酒、寒温失节、高嘌呤饮食等诱发因素。同时，尽早进行中西医综合治疗，防止痛风性关节炎、痛风石及痛风性肾病的出现。当出现痛风石及痛风性关节炎者，必须警惕病情进一步进展，必须合理用药，坚持用药。③愈后防复：当高尿酸血症治疗达标后，应继续戒烟限酒、改善生活方式、避免劳欲过度，防止血尿酸再次升高。痛风性关节炎、痛风石等临床缓解后，应坚持治疗，防止反复。

参考文献

[1] 郭正端. 2 型糖尿病合并痛风与相关指标的分析 [J]. 临床医药实践，2010，19（14）：902-903.

[2] 马磊. 2 型糖尿病患者高尿酸血症与代谢综合征的相关性 [J]. 山东医药. 2011，51（29）：68-69.

[3] 朱敏，俞茂华，史虹莉，等. 2 型糖尿病合并高尿酸血症的相关因素分析

［J］．复旦学报（医学版）.2004，（01）：71-73．

［4］中华医学会内分泌学分会．高尿酸血症和痛风治疗的中国专家共识［J］．中华内分泌代谢杂志．2013，29（11）：913-920．

［5］李强，郭琳．动态血糖监测的准确性与临床应用［J］．中国实用内科杂志．2016，36（10）：833-837．

［6］倪青，孟祥．高尿酸血症和痛风中医认识与治疗［J］．北京中医药．2016，35（06）：529~535．

［7］中华医学会内分泌学分会．高尿酸血症和痛风治疗的中国专家共识［J］．中华内分泌代谢杂志．2013，29（11）：913-920．

［8］中华医学会风湿病学分会．2016中国痛风诊疗指南［J］．中华内科杂志．2016，55（11）：892-899．

［9］韩笑，朴春丽，南征．南征教授诊治消渴痛风经验探讨［J］．国医论坛．2015，30（02）：31-32．

［10］于清华，南征．二降汤加减治疗糖尿病合并高尿酸血症30例［J］．吉林中医药．2003，23（09）：16~17．

［11］南红梅，柳燕，高林花，等．南征教授治疗难治性消渴并症经验［J］．长春中医药大学学报．2009，25（02）：166-168．

［12］田佳星，刘文科．仝小林教授治疗代谢综合征伴高尿酸血症验案［J］．四川中医．2012，30（08）：119-120．

［13］赵林颖，王玉丽．仝小林教授治疗代谢综合征经验［J］．河北中医．2009，31（05）：645-646．

［14］崔蕙镜，徐鹏，朴春丽．朴春丽教授治疗代谢综合征经验［J］．中国中医药现代远程教育．2016，14（01）：63-65．

［15］陈秀芝．2型糖尿病并高尿酸血症中医证候分布研究［D］．广州中医药大学，2010．

［16］张有涛，秦泗关，吴晓青，等．自拟黄芩泽泻汤治疗2型糖尿病合并高尿酸血症30例［J］．环球中医药．2012，5（11）：854-855．

［17］杨江成，周建扬，郝宗艳，等．泄浊饮对2型糖尿病伴高尿酸血症SD大鼠半胱氨酸蛋白酶抑制蛋白C的影响［J］．中华中医药学刊．2013，09（31）：1909-1911．

［18］吴素云．痛风方对高尿酸血症小鼠SLC2A9、SLC22A12的影响及疗效观察［D］．广州中医药大学，2015．

［19］殷圆，刘维超，李国晖等．中西医结合治疗2型糖尿病合并痛风的临床疗效观察［J］．云南中医中药杂志．2015，11（36）：24-25．

［20］田谧，张睿．针刺配合中药外敷法治疗糖尿病合并痛风性关节炎的机理探讨［J］．中西医结合心血管病电子杂志．2015，16（3）：32-33．

（南征 米佳）

第四节 糖尿病与甲状腺疾病

糖尿病与甲状腺疾病是内分泌代谢系统中最常见的两类疾病。多由基因易感性、自身免疫异常等原因的影响而发病，二者关系密切。一方面，DM的代谢紊乱引起下丘脑-垂体-甲状腺轴异常，从而导致甲状腺自身功能出现异常：其中最容易发生的是甲状腺功能减退症；血糖控制不佳亦可以引起甲状腺功能亢进症状加重，严重者可诱发甲状腺危象；此外，DM 患者甲状腺结节的发生率也高于正常人群；DM 同时也是甲状腺癌的高危因素。另一方面，甲状腺激素同样参与了 DM 疾病的发生发展过程，并影响 DM 的预后：甲亢会引起碳水化合物代谢紊乱，导致糖耐量降低，严重者可发展为 DM，甲亢合并 DM 常因血糖难以控制从而出现糖尿病酮症酸中毒、高渗性昏迷等急危重症；甲减会使血糖降低，胰岛素抵抗增加，使血糖更难控制，并且会加重代谢紊乱，升高血脂，增加心血管事件，可加重糖尿病并发症；甲状腺自身抗体可以加快糖尿病患者发展为甲减或亚临床甲减的进程，且甲状腺自身免疫异常又是糖尿病患者 β 细胞功能、胰岛素抵抗、糖耐量及代谢控制水平重要的危险因素。因此，关注糖尿病患者中甲状腺功能和甲状腺疾患患者群中糖代谢情况，有利于整体控制病情，改善患者预后。

糖尿病患者甲状腺疾病的发生率明显高于普通人群。国外研究显示，糖尿病患者甲状腺功能异常的发生率为 12.5%~51.6%，是非糖尿病患者的 2~3 倍尤以亚临床甲状腺功能减退为主。而甲状腺疾病的患者中糖尿病的患病率也明显偏高，国内资料显示，2 型糖尿病患者中甲状腺功能异常的总患病率为 28%，而糖尿病合并亚临床功能减退的患病率 9.7%。目前，国内外关于糖尿病患者合并甲状腺疾病的发生情况报道不一，这可能与研究对象的环境、性别、年龄以及不同甲状腺疾病的遗传背景等有关，有待于进一步探讨。应该指出的是，甲状腺疾病本身就很复杂，临床常见的甲状腺疾病主要包括甲状腺功能亢进症、甲状腺功能减退症、桥本甲状腺炎、甲状腺结节等。本章即重点论述糖尿病与上述各甲状腺疾病的相关性以及诊疗方法。

糖尿病与甲状腺功能亢进症

甲状腺功能亢进症（Hyperthyroidism）简称甲亢，是由于甲状腺腺体本身功能亢进，合成和分泌甲状腺激素增加，导致血循环中甲状腺激素过多，引起以神经、循环、消化等系统兴奋性增高和代谢亢进为主要表现的一组临床综合征。根据其不同病因可分为甲状腺性甲亢、垂体性甲亢、罕见甲状腺毒症、仅有甲亢表现而甲状腺本身无功能增高者。据统计，本病的患病率：欧洲为 0.5%~0.8%，美国为 1.3%，中国为 3.7%，男女比率为 1:4，各年龄均可发病，但以中青年发病者最多。甲亢是一种难治性、顽固性内分泌疾病，临床上多以高代谢证候群为主要表现，可伴有甲状腺肿、突眼等，长期治疗效果不好或反复复发时，可合并全身多系统严重损伤，包括：心血管损伤、肝脏损伤、肾小管性酸中毒、运动系统损伤等。糖尿病是冠心病发病的重要危险因素，常并发急性冠脉综合征、心律失常、心衰等；甲亢时，机体儿茶酚胺释放增加，心肌细胞收缩增强，能量消耗较大，心电图呈不稳状态；因此，两者同时存在时，心血管疾病的发病率明显升高。糖尿病与甲亢联合发病常导致血糖难以控制，从而出现糖尿病酮症酸中毒、高渗性昏迷等。反之，血糖控制不佳亦可以引起甲亢症状加重，严重者可诱发甲状腺危象。

糖尿病与甲亢有着共同的遗传免疫学基础，可同时起病，也可先后发病，临床上以甲亢合并糖尿病多见。国外有文献报道：甲亢在糖尿病患者群中的发病率高于总人群发病率，成人 2 型糖尿病患者中发病率为 4.4%。另一文献称：2 型糖尿病分析中，甲亢在糖尿病女性患者中发病率为 2%，男性为 1.1%，在 1 型糖尿病患者中发病率更高。2006 年国内两组数据显示：在临床上，甲亢合并糖尿病多见，发生率为3.2%，而糖尿病合并甲亢仅占1.1%。

糖尿病属于中医学"消渴病"范畴，甲亢属于中医学"瘿气"范畴，与"三消"之"中消"也有关系。根据其临床表现，还可以"心悸""汗证"等为主证，严重者可出现"厥脱"危候。

一、病因病机

（一）中医病因

糖尿病属于中医学"消渴病"范畴。甲亢属于中医学"瘿病"之"瘿气"的范畴。甲亢以颈前瘿肿、眼突、焦躁失眠、心慌心悸、畏热多汗、活动气短、消谷善饥为主要临床表现。中医学认为，甲亢的发生多与体质因素、情志失调、饮食偏嗜、水土失宜、外感热邪等有关，其中以情志失调为主。

1. 体质因素

素体少阳气郁、厥阴肝旺、少阴阴虚之人，气郁痰阻，易于化火伤阴，致阴虚内热或气阴两虚。

2. 情志失调

忧思忿郁日久或猝然暴怒，致肝气失于条达，气机郁滞，津液不能正常输布，聚而成痰，痰气交阻，壅结颈前，形成甲亢。

3. 饮食偏嗜、水土失宜

饮食偏嗜或久居高山地区、水土失宜，脾胃功能受影响，脾失健运，不能运化水湿，聚而生痰，气血运行不畅，导致气滞、痰凝、血瘀于颈前而发生甲亢。

4. 外感热邪

正气内虚，外感时热毒邪，热邪炽盛，煎熬津液，灼津成痰，痰气交阻，气滞血瘀，从而导致气滞痰阻血瘀，气、火、痰、瘀搏结于颈前，发为甲亢，日久则易化热伤阴，致阴虚内热或气阴两虚。

（二）中医病机

甲亢的病机可概括为：情志不遂，肝郁气滞，气郁化火，或外感热邪，耗气伤阴，久则导致阴虚火旺或气阴两虚。其病理因素为：气、火、痰、瘀。"气"即气滞，多因情志抑郁不遂、气机不畅、肝气不舒所致。"火"包括肝火、胃火以及病程后期之阴虚火旺。"痰"即痰浊，一方面由于肝气不舒，疏泄失职，致脾虚运化不利，凝聚成痰；一方面由于肝郁化火，劫伤津液，炼津为痰。"瘀"即血瘀，多由气机郁滞，行血不畅或肝胃火旺，灼伤阴血所致。气、火、痰、瘀，相互搏结，壅于颈前，则成甲亢。本病初起多为实证，以气滞、肝火为主，久病多虚实夹杂，责之于阴虚火旺或气阴两虚，无论病程新久，皆可兼夹痰浊、血瘀。

高天舒教授基于临床，提出"相火妄动"是甲亢发病的重要环节。"相火论"由朱丹溪传承刘河间的学术思想首先提出，所谓"天主生动，故恒于动。人有此生，亦恒于动，其所以恒于动，皆相火之为也"。其所论相火，有常与变之两重性。正常情况下，相火寄位于肝肾，以肝肾精血为物质基础，裨补造化，以为生生不息，是脏腑功能活动正常之根本。相反，在异常情况下，相火妄动，失其常即为贼，成为疾病发生、病机逆转甚至死亡之主要原因。高天舒教授认为相火与肝之关系密切，又与胆、三焦、心包等关系密切，彼此之间相互制约，以期于恒。甲亢的主要病机为素体阴虚，后天肝火偏盛，郁而化火，相火妄动，耗气伤津，炼津为痰，痰气互结。其病机关键为：相火妄动，痰气互结。在辨证方面，高天舒教授在肝郁火旺证和气阴两虚证的基础上，提出新的学术观点：甲亢始于肝气郁结，其后由"气、火、痰、血"四郁主导病程进展，故临证以"滋阴降火散结"为治疗大法，注重滋补肝肾之阴，平相火妄动，恢复其常。

林兰教授首次提出甲状腺为"奇恒之腑"的藏象说和"助肝疏泄，助肾生阳"的功用说。《素问·五脏别论》："所谓五脏者，藏精气而不泻也，故满而不实；六腑者传化物而不藏，故实而不满也。"甲状腺既有五脏之形实又有六腑敷布气机之虚，似脏似腑，奇经贯通，没有表里配对关系。在病因病机方面，林兰教授提出甲亢多由情志内伤所致。患者长期情志不畅，所愿不遂，久郁不解，或突受精神刺激，肝气郁滞，津凝成痰，痰气交阻，久则血循不畅，气、痰、瘀壅结颈前而成瘿肿；气郁日久化火，肝火炽盛，而见急躁易怒、面赤怕热、口苦目赤等，热盛风动肝阳上亢，则见手抖、头晕等；母病及子，心肝火盛，见心悸、怔忡、烦躁；肝火及胃，则肝胃火炽，而见消谷善饥，肝旺犯脾而致便溏频数；火盛伤阴耗气，遂成气阴两虚而见气短、乏力；阴虚火旺而见消瘦口干多饮甚至阴虚风动而见头晕手抖。火热伤气耗饮，加之大汗，气随液脱，而出气脱阳微。同时，气滞、气虚、火旺均可导致瘀血痰浊的生成，助纣为虐，瘿肿不散。本病初起多实，病久则由实转虚而虚实夹杂，实为郁、热、痰、瘀，虚为气虚、阴虚。故治疗当采用疏肝理气、清热泻火、滋阴益气、息风消瘿之法。

赵进喜教授认为瘿病的形成以气滞痰结为基本病机，日久可引起血瘀，常为气、痰、瘀三者合而为病。情志失调，肝气郁结，常是瘿病发病的始因。气滞日久，津液聚而为痰，气郁痰结。气行则血行，气滞则血瘀。气滞痰结日久，必然导致血瘀形成。气滞痰结血瘀，即可表现为颈前瘿肿。而瘿气，常表现为热证，尤其以肝火多见，可表现为心肝火旺，或表现为肝胃火旺。也可表现为郁热、痰火、瘀热、风

热、热毒等。少阳气郁体质，情志失调，肝气郁结，肝郁化火；厥阴肝旺体质，恼怒可以生肝火；用心烦劳，"气有余便是火"，可以生心火；饮食失宜，可以生胃火，所以瘿病患者表现为心肝火旺或肝胃火旺。更因痰结血瘀也可化火，所以也可表现为痰火、瘀热等。至于外感风热所致者，则更常表现为热毒壅郁之证。瘿病病程日久，常见阴虚、气阴两虚甚至阴阳俱虚。以火热为阳邪，容易伤阴，所以"瘿气"常见阴虚，或阴虚火旺之证。火热之邪，为"壮火"，"壮火食气"，不但可以伤阴，也可以耗气，所以"瘿气"也常见气阴两虚证。

总之，本病病位在肝，与心、肾、脾、胃密切相关。肝为风木之脏，内寄相火，体阴而用阳，以血为本，以气为用。本病初起，多因长期忧思郁结，气机不畅，肝气不舒，疏泄失职，横逆犯脾则脾运失职，津液不化，凝聚成痰，痰气交阻于颈前，留而不去，即成瘿肿；肝气郁滞，气不行血，血运迟缓，瘀血与痰浊相互搏结，则瘿肿坚硬，甚至出现结节。肝气郁滞，久而化火，肝阳上亢则见急躁易怒、口苦面赤；阳亢化风，肝风内动，则见手部震颤；"壮火食气"，火旺则耗气伤阴，母病及子，肝火最易截耗心阴，故见心慌心悸、畏热多汗、活动气短、失眠多梦等症。肝火内郁日久，灼伤胃阴，胃热炽盛则消谷善饥；日久移于胆府，又可形成"食㑊"。

糖尿病属于中医学"消渴病"范畴。糖尿病与甲亢，发病与情志刺激密切相关。临床常具有肝气郁结、肝郁化火、肝阴不足、肝阳上亢或肝郁脾虚等共同的病机。同时，在疾病过程中二者均可形成瘀血、痰浊的病理产物，致使痰瘀互结是糖尿病和甲亢共同的病理基础。而且这类患者中素体阴虚者较多，因情志怫郁，过食温燥，

或感受热邪而致阴虚火旺或阴虚内热。虚火、内热皆可耗气伤阴，日久则成气阴两虚甚至阴阳俱虚之证。

（三）西医有关发病机制的认识

西医学认为引起甲亢的病因，包括弥漫性毒性甲状腺肿（Graves病）、结节性毒性甲状腺肿、甲状腺自主高功能腺瘤等，其中85%左右是Graves病引起的。

Graves病是器官特异性自身免疫病，其主要特征是血清中存在针对甲状腺细胞TSH受体的特异性自身抗体TRAb。TRAb有两种类型，即TSH受体刺激性抗体（TSAb）和TSH受体刺激阻断性抗体（TSBAb）。TSAb与TSH受体结合，激活腺苷酸环化酶信号系统，导致甲状腺细胞增生和甲状腺激素合成、分泌增加，从而引起甲亢。

糖尿病和甲亢均有明显的家族聚集性，有共同的遗传、免疫学基础，两种疾病会互相影响，互相加重病情。甲亢最常见的类型为Grave病，与1型糖尿病同属自身免疫性疾病，两者遗传免疫学基础相似。在免疫学及遗传缺陷的基础上，受环境、饮食、感染、情绪等因素影响，机体的免疫平衡被破坏，产生免疫重叠现象。

目前，对于糖尿病合并甲亢的发病机制研究主要侧重于甲亢对糖尿病的影响，主要表现在以下几个方面。①甲亢时，机体内源性儿茶酚胺作用增强，导致糖原分解增加，血糖升高。②甲亢时，机体甲状腺激素分泌增加，肠道葡萄糖吸收增加，肝糖分解及糖异生增多，外周组织普通糖利用减少，从而导致血糖升高。③甲亢时，机体内胰岛素拮抗激素分泌增多或者敏感性增强，胰岛素受体后缺陷等原因而导致胰岛素抵抗。④甲亢并发低钾血症时，造成胰岛细胞变性，胰岛素分泌不足，从而引起高血糖。⑤甲亢时，机体处于高代谢状态，使胰岛素分解加速，机体对胰岛素的需要量增加，从而导致糖尿病病情恶化；而糖尿病患者葡萄糖的利用减少，机体产生能量出现障碍，使甲亢的消耗症状也更趋明显。

二、临床表现

糖尿病合并甲亢除了可表现为糖尿病常见的症状以外，还常具有甲亢的临床表现。

1. 症状

易激动、烦躁失眠、心悸、乏力、怕热、多汗、消瘦、食欲亢进、大便次数增多或腹泻，女性月经稀少。可伴发周期性瘫痪（亚洲的青壮年男性多见）和近端肌肉进行性无力、萎缩，后者称为甲亢性肌病，以肩胛带和骨盆带肌群受累为主。Graves病有1%伴发重症肌无力。少数老年患者高代谢的症状不典型，相反表现为乏力、心悸、厌食、抑郁、嗜睡、体重明显减少，称之"淡漠型甲亢"（apathetic hyperthyroidism）。

2. 体征

Graves病大多数患者有程度不等的甲状腺肿大。甲状腺肿为弥漫性，质地中等（病史较久或食用含碘食物较多者可坚韧），无压痛。甲状腺上下极可以触及震颤，闻及血管杂音。也有少数的病例甲状腺不肿大；结节性甲状腺肿伴甲亢可触及结节性肿大的甲状腺；甲状腺自主性高功能腺瘤可扪及孤立结节。心血管系统表现有心率增快、心脏扩大、心律失常、心房颤动、脉压增大等。少数病例下肢胫骨前皮肤可见黏液性水肿。

甲亢的眼部表现分为两类：一类为单纯性突眼，病因与甲状腺毒症所致的交感神经兴奋性增高有关；另一类为浸润性突眼，也称为Graves眼病，近年来称为Graves眶病（Graves Orbitopathy），病因与眶周组织的自身免疫炎症反应有关。单纯性突眼包括下述表现。①轻度突眼：突眼度不超过 18mm；②Stellwag 征：瞬目减少，双目炯炯发亮；③上睑挛缩，睑裂增宽；④Von Graefe 征：双眼向下看时，由于上眼睑不能随眼球下落，出现白色巩膜；⑤Joffroy 征：眼球向上看时，前额皮肤不能皱起；⑥Mobius 征：双眼看近物时，眼球辐辏不良。

Graves 眼病 CAS 评分：目前通用的国际 GD 眼病分级标准由美国甲状腺协会（ATA）制定。在此介绍评分标准如下。

①疼痛，眼球或球后的压迫感。②企图上下侧方注视时的疼痛。③眼睑发红。④结膜弥漫发红。⑤球结膜水肿。⑥泪阜肿胀。⑦眼睑水肿。⑧近 1~3 个月眼球突出 2mm或以上。⑨近 1~3 个月视力下降。⑩近 1~3个月眼球活动减弱 5 度或以上。CAS 评分每项临床表现为 1 分，临床活动性分值为各项表现之和。CAS 分值 4 分或以上为活动性指标。此标准根据眼病的严重程度划分为 0~6级，在 2~6 级的每一级里又再分成 0、a、b、c 不同等级。其中 0~1 级为非浸润性突眼，2~6 级为浸润性突眼。

三、实验室及其他辅助检查

糖尿病合并甲状腺功能亢进，除了糖尿病相关检查以外，甲状腺功能亢进相关检查项目包括多个方面。

（一）基础代谢率（BMR）

基础代谢率（%）=（脉率+脉压差）-111。正常范围为 -10~+15%，约 95% 患者高于正常值，其增高程度与病情轻重呈正相关：临床上 BMR+15~+30% 为轻度，+31~+60% 为中度，> +61% 为重度，但也有个别病例有功能亢进而无 BMR 增高。

（二）甲状腺功能测试

（1）促甲状腺激素（TSH）：血清 TSH浓度是反映甲状腺功能最敏感的指标。目前血清 TSH 测定技术已经进入第三代和第四代，即敏感 TSH（sTSH）。sTSH 成为筛查甲亢的第一线指标，甲亢时 TSH < 0.1mU/L。

（2）血清游离甲状腺素（FT_4）、游离三碘甲腺原氨酸（FT_3）：游离甲状腺激素是实现该激素生物效应的主要部分。尽管 FT_4 仅占 T_4 的 0.025%，FT_3 仅占 T_3 的0.35%，但是它们与甲状腺激素的生物效应密切相关，所以是诊断临床甲亢的主要指标。

（3）血清总甲状腺素（TT_4）：TT_4 指标稳定性、重复性好，是诊断甲亢的主要指标之一。T_4 全部由甲状腺产生，每天80~100μg，血清中 99.96% 的 T_4 以与蛋白结合的形式存在，其中 80%~90% 与甲状腺激素结合球蛋白（TBG）结合，也就是 TT_4测定的部分。但是血清 TBG 与激素结合力的变化会影响测定结果。

（4）血清总三碘甲腺原氨酸（TT_3）：20% 的血清 T_3 由甲状腺产生，80% 的 T_3在外周组织由转换 T_4 而来。大多数甲亢时TT_3 和 TT_4 同时升高。

（三）甲状腺自身抗体测定

TSH 受体抗体（TRAb）又称 TB II，是鉴别甲亢病因、诊断 GD 的重要指标之一。新诊断的 GD 患者 75%~96% 有 TRAb阳性。TRAb 中包括刺激性（TSAb）和抑制性（TSBAb）两种。与 TRAb 相比，TSAb 不仅能与 TSH 受体结合，而且还可产生对甲状腺细胞的刺激作用。85%~100%新诊断的 GD 患者 TSAb 阳性，其活性平均为 200%~300%。

四、诊断与鉴别诊断

（一）中医辨病要点和辨证要点

在此重点介绍甲亢的辨证要点。甲亢的辨证要点，主要参考陈如泉、左新河所著《甲状腺疾病中医学术源流与研究》、左新河所著《甲状腺功能亢进症》、王旭所著《难治性内分泌代谢病辨治与验案》等，将甲亢分为肝气郁结证、肝火旺盛证、痰结血瘀证、阴虚火旺证和气阴两虚证。

肝气郁结证：两胁胀痛，口干口苦，舌质红，苔薄腻，脉弦或细。

肝火旺盛证：颈部肿大，头昏目眩，肢体震颤，舌质红，苔薄黄，脉弦数。

痰结血瘀证：颈前肿大，按之坚硬或有结节，肿块经久未消，舌质暗，苔薄白或白腻，脉弦或涩。

阴虚火旺证：颈前肿大，震颤明显，咽干口燥，五心烦热，消谷善饥，面目赤，烘热升火，舌红少苔，脉细数。

气阴两虚证：颈前肿大不明显，神疲乏力，气促多汗，口干咽燥，五心烦热，形体消瘦，震颤，舌红，苔薄白，舌边有齿痕，脉细或虚数。

（二）西医诊断要点

1. 甲亢的诊断

参考中华内分泌学会 2007 年《中国甲状腺疾病诊治指南——甲状腺功能亢进症》

①临床高代谢的症状和体征；②甲状腺体征：甲状腺肿和（或）甲状腺结节。少数病例无甲状腺体征；③血清激素：TT_4、FT_4、TT_3、FT_3 增高，TSH 降低（一般 < 0.1mIU/L）。T_3 型甲亢时仅有 TT_3、FT_3 升高。甲亢的诊断思路见图 6-4-1。

2. Graves 病的诊断标准

①临床甲亢症状和体征；②甲状腺弥漫性肿大（触诊和 B 超证实），少数病例可以无甲状腺肿大；③血清 TSH 浓度降低，甲状腺激素浓度升高；④眼球突出和其他浸润性眼征；⑤胫前黏液性水肿；⑥ TRAb 或 TSAb 阳性。

以上标准中，①～③项为诊断必备条件，④～⑥项为诊断辅助条件。临床也存在 Graves 病引起的亚临床甲亢。

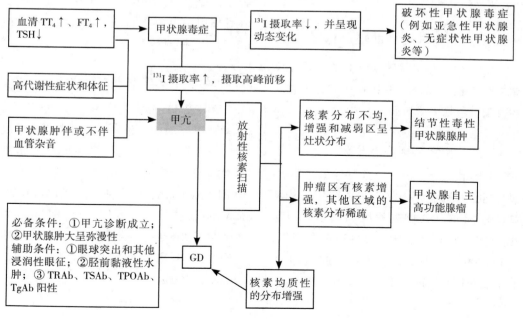

图 6-4-1　甲亢的诊断思路

高功能腺瘤或多结节性甲状腺肿伴甲亢除临床有甲亢表现外，触诊甲状腺有单结节或多结节。甲状腺核素静态显像有显著特征，有功能的结节呈"热"结节，周围和对侧甲状腺组织受抑制或者不显像。

3. 鉴别诊断

（1）亚急性甲状腺炎：患者常有发热、颈部疼痛，为自限性，早期血中 TT_3、TT_4 水平升高，^{131}I 摄取率明显降低（即血清甲状腺激素升高与 ^{131}I 摄取率减低的分离现象），在甲状腺毒症期过后可有一过性甲状腺功能减退症，然后甲状腺功能恢复正常。

（2）安静型甲状腺炎：是自身免疫性甲状腺炎的一个亚型，大部分患者要经历一个由甲状腺毒症至甲减的过程，然后甲状腺功能恢复正常，甲状腺肿大不伴疼痛。

（3）破坏性甲状腺毒症（例如亚急性甲状腺炎、安静型甲状腺炎）以及碘甲亢和伪甲亢（外源性甲状腺激素摄入过多所致甲亢）：有甲状腺毒症表现而 ^{131}I 摄取率降低。

（4）外源甲状腺激素引起的甲状腺毒症：Tg 水平很低或测不出。

五、中医治疗

（一）治疗原则

甲亢以气滞、痰凝、血瘀壅结于颈前为基本病理基础，其治疗应以理气化痰、消瘿散结为基本原则，针对阴虚肝旺、气阴两虚证，则应该滋阴泻火平肝，或兼以益气养阴。其辨证应分初、中、末三期，初期以肝失疏泄，肝气郁滞为主；中期气郁化火，可见肝火内盛，气滞又可以导致痰凝血瘀；后期则出现气、血、阴、阳虚损而呈虚实夹杂，见阴虚火旺或气阴两虚。疾病的初、中期应以疏肝理气、活血化痰、清肝泻火、软坚散结为主；后期则应重视扶正，在清热除烦、软坚散结基础上，还应重视滋水涵木、益气养阴等。

（二）辨证论治

1. 肝气郁结证

临床表现：多由情志因素引起，甲状腺不肿或微肿，烦躁易怒或情志消沉，两胁胀痛，口干口苦，舌质红，苔薄腻，脉弦或细。

治法：疏肝理气。

方药：柴胡疏肝散（《景岳全书》）。

参考处方：柴胡 6g，陈皮 6g，川芎 9g，香附 9g，芍药 9g，枳壳 9g，甘草 3g。

临床应用：若咽部不适者，可加牛蒡子、桔梗；胸闷气短者，可加瓜蒌、枳壳；震颤明显者，可加桑枝、僵蚕；眩晕者，加黄芩、天麻、远志；血压高者，加玄参、珍珠母、夏枯草。

专家经验方推介（林兰教授经验方）：柴胡 15g，枳实 9g，芍药 12g，陈皮 15g，当归 12g，黄药子 12g，天花粉 15g，大黄 6g，龙骨 30g。

2. 肝火旺盛证

临床表现：烦躁易怒，汗出，口干口苦，多食易饥，眼突，颈部肿大，头昏目眩，肢体震颤，舌质红，苔薄黄，脉弦数。

治法：清心泻火，养胃生津。

方药：栀子清肝汤（《外科正宗》）。

参考处方：牛蒡子 3g，柴胡 3g，川芎 3g，白芍 3g，石膏 3g，当归 3g，山栀 3g，丹皮 3g，黄芩 1.5g，黄连 1.5g，甘草 1.5g。

临床应用：消谷善饥明显者，可加玉竹；多梦心烦者，加夜交藤、牡蛎、莲子芯；大便干燥者，加大黄、郁李仁；震颤明显者，可加石决明、天麻、钩藤；烦躁易怒者，加龙胆草、青黛、夏枯草。

专家经验方推介（吕仁和教授经验方）：栀子 9g，丹皮 12g，柴胡 12g，黄芩 9g，白芍 15g，当归 12g，川芎 15g，牛蒡子 9g，茯苓 12g，连翘 12g，玄参 12g，象贝母 12g，菊花 9g，夏枯草 15g，生薏苡仁

25g，甘草 6g。

3. 痰结血瘀证

临床表现：颈前喉结两旁结块肿大，按之坚硬或有结节，肿块经久未消，胸闷，纳差，舌质暗，苔薄白或白腻，脉弦或涩。

治法：理气活血，化痰消瘿。

方药：海藻玉壶汤（《外科正宗》）。

参考处方：海藻 30g，昆布 15g，贝母 15g，半夏 10g，青皮 6g，陈皮 10g，当归 15g，川芎 10g，连翘 10g，甘草 6g。

临床应用：胸闷不舒者，加郁金、香附、枳壳；郁久化火而见烦热者，加夏枯草、丹皮、玄参、栀子；纳差，便溏者，加白术、茯苓、山药；结块硬或有结节者，加黄药子、三棱、莪术、僵蚕等。

专家经验方推介（林兰教授经验方）：海藻 12g，昆布 12g，海带 12g，浙贝 12g，半夏 10g，青皮 12g，陈皮 12g，当归 12g，川芎 12g，独活 6g，连翘 15g，生甘草 12g。

4. 阴虚火旺证

临床表现：颈前肿大，眼突，震颤明显，咽干口燥，五心烦热，烦躁易怒，消谷善饥，面目赤，烘热升火，畏热多汗，便溏，舌红少苔，脉细数。

治法：滋阴降火，宁心柔肝。

方药：天王补心丹（《世医得效方》）。

参考处方：酸枣仁 12g，柏子仁 10g，当归 10g，天冬 9g，麦冬 10g，生地 15g，人参 10g，丹参 9g，玄参 10g，云苓 12g，五味子 8g，远志肉 9g，桔梗 8g。

临床应用：手颤严重者，可加钩藤、白芍、白蒺藜；大便稀次数增多者，可加炒白术、薏苡仁、莲子；肾虚阴亏而见耳鸣、腰膝酸软者，加龟甲、牛膝、女贞子、桑寄生。

专家经验方推介（吕仁和教授经验方）：生地 15g，玄参 12g，天冬 12g，麦冬 12g，当归 12g，五味子 9g，柏子仁 12g，远志 12g，酸枣仁 12g，沙参 12g，茯苓

12g，丹参 15g，连翘 12g，象贝母 12g，夏枯草 15g，生龙骨 25g（先煎），生牡蛎 25g（先煎）。

5. 气阴两虚证

临床表现：颈前肿大不明显，神疲乏力，气促多汗，口干咽燥，五心烦热，心悸失眠，善忘，形体消瘦，震颤，纳谷不化，大便溏薄，舌红，苔薄白，舌边有齿痕，脉细或虚数。

治法：益气养阴，消瘰散结。

方药：当归六黄汤（《兰室秘藏》）。

参考处方：当归、生地、熟地、黄芩、黄连、黄柏各 6g，黄芪 15~30g。

临床应用：闭经者，加益母草；水肿者，加茯苓、大腹皮；肝旺脾虚，食少便溏者，当去生地，加用白术、苍术、山药、莲子、芡实、金樱子等。

专家经验方推介（吕仁和教授经验方）：生黄芪 15g，夏枯草 15g，生地 12g，熟地 12g，黄连 9g，五味子 9g，连翘 12g，沙参 15g，黄芩 9g，丹参 15g，浮小麦 30g，黄柏 9g，生牡蛎 25g（先煎），当归 10g，山慈菇 15g，炙甘草 9g。

消瘿安汤方（南征教授经验方）：天竺黄 10g，黄药子 10g，山慈姑 10g，猫爪草 10g，生牡蛎 50g，玄参 15g，金银花 20g，大青叶 10g，香附 30g，柴胡 10g，夏枯草 10g，鸡内金 30g，当归 20g，白芍 20g，黄芪 50g，功劳叶 10g，地骨皮 10g，青蒿 10g，甘草 5g。功用：消瘿散结，化痰解毒，益气养阴。适用于瘿病临床表现为颈前结块肿大，质软不痛，颈部觉胀，或喜太息，胸闷，心烦，少寐，心悸，汗出，舌质红，脉弦细。若肝郁化火者，可加丹皮、栀子；若阴虚火旺者，可加用知母、黄柏；若不寐者，加酸枣仁、夜交藤；若便干者，加大黄、芒硝。

（三）其他特色疗法

1. 专方验方

（1）玉液汤：葛根30g，生黄芪30g，生山药30g，花粉15g，知母12g，五味子6g，生鸡内金6g。

（2）四逆散加味：柴胡10g，枳实10g，白芍12g，甘草6g，白头翁30~45g，丹参30g，黄药子10~30g，生牡蛎（先煎）20~30g。

（3）百合地黄鳖甲汤：百合30g，生地30g，生牡蛎30g，炙鳖甲10g，玄参10g，浙贝母10g，绿萼梅10g，麦冬15g，丹参15g，杭白芍15g，夏枯草15g，甘草6g。

（4）滋阴降火方：党参15g，黄芪20g，茯苓12g，五味子10g，生地15g，龟甲20g，鳖甲15g，夏枯草10g，白芍10g，玉竹15g，知母12g。

（5）柴胡龙牡汤：柴胡10g，黄芩15g，法半夏15g，生龙骨30g，生牡蛎30g，生石膏30g，生铁落15g，葛根20g，钩藤15g，僵蚕10g，朱砂3g，甘草5g。

2. 针灸疗法

（1）毫针刺法：主穴选取内关、风池、中脘、太渊、合谷、神门、太溪、太冲、关元。配穴：肝俞、肾俞、水突、足三里、三阴交、内庭。手法：迎随补泻法，顺经气输注方向依次进针，留针15~20分钟，每日1次，7天一疗程。

（2）灸法：取大杼、大椎、风门、风池、风府、肺俞、身柱等，结合病情选取配穴，分为两组，交替使用，可用麦粒灸（每穴7壮）、火针（点灸穴位1~2次）、艾条灸（每穴5~7壮）等。

六、中西医协同治疗

糖尿病合并甲状腺功能亢进症，一经诊断应立即治疗甲亢，此时，在治疗糖尿病的同时尽快有效地控制甲状腺功能亢进症是治疗的关键。当拮抗胰岛素水平的甲状腺激素水平得到控制，甲状腺功能亢进症症状缓解后，糖代谢也能随之得到改善；血糖得到平稳控制后，可以预防酮症酸中毒等并发症的发生，有助于患者病情的恢复，提高患者的生活质量。治疗时主张将甲状腺功能亢进症的治疗放在首位。

在治疗甲状腺功能亢进症时，可采取中西医协同治疗方法，灵活运用西医学技术手段和传统医学辨证论治方法。根据西医学技术手段的相应适应证选择最佳的西医治疗手段，结合中医的"审因论治""辨证施治"的思维，针对患者自身情况选方用药，同时，现代的一些学者对治疗瘿病效果良好的中药饮片中碘含量的研究，也为临床治疗提供了新思路。

（一）富碘中药治疗

富碘中药治疗甲状腺功能亢进症历史悠久，早在晋代医家葛洪就使用海藻、昆布等富碘中药治疗瘿病，取得了很好的疗效。唐代孙思邈《备急千金要方》"五瘿丸"、宋代陈无择《三因极一病证方论》"破结散"、明代陈实功《外科正宗》"海藻玉壶汤"、清代顾世澄《疡医大全》"四海舒郁丸"均为应用富碘中药的代表方剂。

现阶段临床应用富碘中药存在一定的分歧：一些学者认为，甲状腺摄取大量的碘，会增加甲亢复发率，所以临床应摒弃含碘中药。然而随着实验研究与临床研究的进展，合理使用含碘中药再次成为临床治疗的新思路。高天舒教授等通过实验对比发现，与去碘中药复方相比，富碘中药复方海藻玉壶汤可明显降低甲状腺肿大大鼠血清TT_3、TT_4水平，且富碘中药在复方中的使用未造成对碘缺乏机体甲状腺损伤，且消瘿散结作用明显好于碘酸钾。裴艳秋研究表明，不同含碘量中药治疗甲状腺功能亢进症模型大鼠，均有明显的抑制甲状腺功能的作用，其中含碘量低的中药疗效尤佳，但含碘量高的中药并未引起甲亢的加重。吴秀美等研究表明，运用中药复方治疗甲状腺功能亢进症，含碘较多的方剂虽能抑制甲状腺素的合成，但会引起甲状腺细胞过度凋亡，弊多利少；完全不含碘的方剂效果又较差；而小剂量含碘中药复方既具有碘的药理学作用，对甲状腺细胞具有保护作用，又符合药物配伍协同作用而提高疗效，因此在甲状腺功能亢进症的临床治疗中以应用小剂量含碘中药复方为佳。

综上所述，临床上应用含碘中药治疗甲状腺功能亢进症，既不能忽视大剂量含碘中药对甲状腺的损伤，也不能无视其疗效，因噎废食，完全摒弃，应当注重辨病与辨证相结合，根据病情合理应用。

（二）西医治疗

1. 抗甲状腺药物（Anti-thyroid Drugs，ATD）

主要药物包括甲巯咪唑（MMI）、丙硫氧嘧啶（PTU）。ATD 治疗 Graves 病的缓解率 30%~70% 不等，平均 50%。适用于病情轻、甲状腺轻中度肿大的甲状腺功能亢进症患者。年龄在 20 岁以下、妊娠甲状腺功能亢进症、年老体弱或合并严重心、肝、肾疾病不能耐受手术者均宜采用药物治疗。近年来提倡 MMI 小量服用法，即 MMI 15~30mg/d，治疗效果与 40mg/d 相同。治疗中应当监测甲状腺激素的水平；但是不能用 TSH 作为治疗目标。

甲状腺功能亢进症与糖尿病合并时，其药物选择与一般甲状腺功能亢进症患者基本相同，但服药剂量相应加大，疗程适当延长 1~2 倍，且治疗过程中应注意观察有无药物不良反应。

2. ^{131}I 治疗

^{131}I 治疗甲亢已有 60 多年的历史，现已是美国和西方国家治疗成人甲亢的首选疗法。

适应证：①成人 Graves 甲状腺功能亢进症伴甲状腺肿大 II 度以上；②ATD 治疗失败或过敏；③甲状腺功能亢进症手术后复发；④甲状腺功能亢进症性心脏病或甲亢伴其他病因的心脏病；⑤甲状腺功能亢进症合并白细胞和（或）血小板减少或全血细胞减少；⑥老年甲状腺功能亢进症；⑦甲亢合并糖尿病；⑧毒性多结节性甲状腺肿；⑨自主功能性甲状腺结节合并甲状腺功能亢进症。

相对适应证：①青少年和儿童甲亢，用 ATD 治疗失败、拒绝手术或有手术禁忌证；②甲亢合并肝、肾等脏器功能损害；③浸润性突眼：对轻度和稳定期的中、重度浸润性突眼可单用 ^{131}I 治疗甲状腺功能亢进症，对进展期患者，可在 ^{131}I 治疗前后加用泼尼松。禁忌证：妊娠和哺乳期妇女。

放射性碘治疗能迅速有效地控制甲亢症状，治疗过程简单方便，一般 3~4 个月甲状腺功能即可恢复至正常水平，但远期甲减的发生率较高，应严格掌握适应证。鉴于甲状腺毒症对血糖控制可能产生严重不良影响，有专家认为，对糖尿病合并甲状腺功能亢进症患者应选择放射性碘治疗进行根治。

3. 手术疗法

手术治疗的治愈率 95% 左右。复发率 0.6%~9.8%。手术治疗的适应证为：①中、重度甲亢长期药物治疗无效或效果不佳；②停药后复发，甲状腺较大；③结节性甲状腺肿伴甲亢；④对周围脏器有压迫或胸骨后甲状腺肿；⑤疑似与甲状腺癌并存者；⑥儿童甲亢用抗甲状腺药物治疗效果差者；⑦妊娠期甲亢药物控制不佳者，可以在妊娠中期（第 13~24 周）进行手术治疗。手术术式现在主张一侧行甲状腺全切，另一侧次全切，保留 4~6g 甲状腺组织，也可行双侧甲状腺次全切除，每侧保留 2~3g 甲状腺组织。

糖尿病合并甲状腺功能亢进症患者手术切口易感染、愈合慢，同时手术会增加诱发甲状腺危象的风险，因此应当慎重选择。对怀疑甲状腺癌变或结节性甲状腺肿大者可考虑手术治疗，但是手术必须在甲亢症状得到控制、血糖在正常范围内的基础上进行。

4. 碘剂

碘剂的主要作用是抑制甲状腺激素从甲状腺释放。适应证：①甲状腺次全切除的准备；②甲状腺危象；③严重的甲状腺毒症心脏病；④甲亢患者接受急诊外科手术。碘剂通常与 ATD 同时给予。

（三）辅助治疗

1. 饮食治疗

糖尿病与甲亢均属于慢性消耗性疾病，在饮食方面应注意合理地给予蛋白质、高维生素饮食，提供适当热量，注意低脂、低盐饮食，总热量的摄入以能维持标准体重为宜，碳水化合物不宜控制过严。

2. 运动治疗

甲亢合并糖尿病患者运动要适量，其运动量较单纯糖尿病患者应相应减少，防止消耗过多能量，加重甲亢并且甲亢患者易情绪波动，应注意休息，保持稳定的情绪和良好的精神状态。

七、疗效判定标准

（一）评价标准

1. 疾病疗效判定标准

根据《中药新药临床研究指导原则》（第二版）标准拟定。

临床控制：症状消失，体重恢复到发病前状态，脉率正常，心律整齐，甲状腺区震颤及血管杂音消失，甲状腺肿减轻 I

度以上，突眼征下降 I 级以上，相关的理化检查恢复正常。

显效：主要症状消失，体重接近发病前状态，脉率正常，心律改善，甲状腺区震颤及血管杂音消失，甲状腺肿减轻 I 度，突眼征下降 I 级，相关的理化检查恢复正常。

有效：症状好转，体重增加，脉率减慢，甲状腺区震颤及血管杂音消失，相关的理化检查指标有所改善。

无效：症状、体征、相关的理化检查均无改善。

2. 证候疗效判定标准

根据《中药新药临床研究指导原则》（第二版）标准拟定。

临床痊愈：中医临床症状、体征消失或基本消失，证候积分减少 ≥ 95%。

显效：中医临床症状、体征明显改善，证候积分减少 ≥ 70%。

有效：中医临床症状、体征均有好转，证候积分减少 ≥ 30%。

无效：中医临床症状、体征无明显改善，甚或加重，证候积分减少不足 30%。

注：计算公式（尼莫地平法）：[（治疗前积分 - 治疗后积分）÷ 治疗前积分] × 100%。

3. 甲状腺肿大疗效判定标准

参照 1992 年全国甲状腺疾病研讨会制定的标准拟定。

痊愈：颈前肿块全部消失，无并发症，B 超检查双侧甲状腺未见占位病变。

显效：肿块明显缩小，B 超检查甲状腺或肿块较服药前缩小 50% 以上，临床症状减轻，无并发症。

有效：肿块缩小，B 超检查甲状腺或肿块较服药前缩小 30% 以上，临床症状减轻，无并发症。

无效：治疗 3 个月肿块无变化或继续增大，临床症状存在，B 超检查无明显变化或逐渐增大。

4. 突眼疗效判定标准

临床痊愈：眼部自觉症状消失，眼球突出度 < 16mm，或较前减少 3mm 以上者。

显效：眼部自觉症状消失，突眼度减少 2~3mm 者。

有效：眼部自觉症状好转，突眼度减少 1~2mm 者。

无效：眼部自觉症状稍有或无好转，突眼度减 < 1mm 或不变者。

（二）评价方法

甲亢疗效评价，应该在明确疾病类型基础上，采用症状疗效评价与实验室理化指标相结合的方法。必要时引入终点事件评价和生存质量评价相结合的方法，逐步建立甲亢疗效分期综合评价方案，有利于科学评价中医药防治甲亢的临床疗效，揭示中医药防治甲亢的临床优势。

八、经验传承

（一）高天舒教授

高天舒教授认为本病始于肝气郁结，气、火、痰、血四郁主导病情进展，病机关键是相火内动，痰气互结，久病入络，痰瘀阻络；临证从肝入手，分阶段采取疏肝理气开郁、柔肝降火开郁、平肝豁痰开郁、清肝活血开郁之具体治法，以平相火之妄动，恢复其常。除上述诸法之外，高天舒教授还提出，临证之时，应根据兼夹病症之异同，按需配伍诸如补益、清热解毒、安神之品，且上述从肝论治之法，彼此之间并非完全孤立，临证应根据具体病情，分清主次，配合运用。高天舒教授在甲亢的临床治疗中以百合、知母、生地、夏枯草、牡蛎、鳖甲、柴胡、玄参、浙贝母、当归为核心用药，用药特点体现在药性以寒凉为主，药味以苦、甘、辛为主，

主归肝经，其次为肺、胃、肾、脾经，以清热药、补虚药、化痰止咳平喘药为基本组成，体现其"滋阴降火散结"的治疗主张。

（二）黄仲模教授

黄仲模教授治疗甲亢，主张分期辨证，并且在注重疏肝解郁、理气化痰、活血祛瘀的同时，不忘滋阴养血和补益元气，注重从先天和后天之本入手，补肾阴，健脾气，滋水涵木，培土荣木，使人身之气机圆和，一气周流，从而调整机体的脏腑功能，恢复机体各个系统的正常功能。黄仲模教授在治疗甲亢方面关注重视患者不同阶段的不同证候特点，辨证论治，分期治疗。他把甲亢分为早、中、晚期。

1. 早期

早期又可分为胃热、气滞两个证型。

（1）胃热炽盛型：临床症状为多食易饥，口渴喜饮，舌红苔黄或少津，脉洪大数或细数。治宜泻热和胃，方用白虎加人参汤加减。

（2）肝气郁滞型：临床症状为叹息、失眠多梦、心烦，两胁痛或腹痛，舌红苔薄黄或黄，脉弦细，以左关为甚。治宜疏肝清热，行气化郁。常用柴胡疏肝散或四逆散作为基础方。

2. 中期

中期以血瘀痰阻为主，分为血脉瘀阻型和痰浊阻滞型。

（1）血脉瘀阻型：临床症见面颊灰暗淡，舌质紫暗或有瘀斑、月经淋漓不畅或夹有血块，脉涩或结代。治宜活血化瘀，消肿散结。方选消瘰丸合桃红四物汤或瓜蒌薤白白酒汤合桂枝茯苓丸加减。

（2）痰浊阻滞型：临床症见不寐纳差，心胸易觉堵滞，痰多、有时易见头昏脑胀，天旋地转，舌淡苔白厚腻、脉滑数。治宜化痰祛浊，方用消瘰丸合瓜蒌薤白半夏汤

加减。

3. 晚期

晚期以本虚为主，根据其临床表现可以分为气阴两虚型、心脾两虚型和心肝血虚型。

（1）气阴两虚型：除了甲状腺肿大外，临床上常可见到以下症状：精神倦怠乏力，心慌，眠不安，舌淡苔薄白，脉细或重按无力。治宜益气养阴，常用方剂为生脉散合安神定志丸加减或炙甘草汤合桂枝甘草龙骨牡蛎汤加减。

（2）心脾两虚型：临床可见甲状腺肿大或不大，常伴面色无华，腹胀腹满，心悸怔忡，失眠多梦，食少便溏，或见崩漏、便血，舌淡，脉细弱，以左寸和右关为甚。治宜补养肝血，健运脾气。方用归脾汤。若临床多表现为脾虚证候，治宜健脾益气，方选补中益气汤加减。若临床多表现为心血不足的证候，治宜补养心血，选补心丹或养心汤加减。

（3）心肝血虚型：症见心悸不寐，多梦健忘，两胁隐痛，妇女月经量少或闭经，爪甲色淡白，舌淡苔薄白，脉细或脉弱，沉取无力。治宜养心安神，补益心肝，方用酸枣仁汤合当归芍药散加减。黄仰模教授用方重在以病为纲，辨证施治，灵活变通。他倡导中西结合治疗甲亢，衷中参西，方可取长补短，提高临床疗效。

（三）赵进喜教授

赵进喜教授治疗重视调肝，提出辨体质、辨病、辨证"三位一体"诊疗模式，少阳气郁者常用柴胡汤类方、厥阴肝旺体质者常用镇肝息风汤、三甲散等方，少阴阴虚常用当归六黄汤、生脉散、五参汤加减。赵进喜教授临床常用经验方——加味当归六黄汤，处方组成：黄芪15~30g，当归9~12g，生熟地各9~12g，黄芩6~9g，黄连6~12g，黄柏6~12g，连翘9~15g，浙

贝母9~12g，夏枯草12~15g，煅龙牡各30g，浮小麦30g。功效：滋阴泻火，益气固表。原用治疗阴虚火旺所致的盗汗，临床表现为烦热盗汗，面赤心烦，口干唇燥，大便干结，小便黄赤，舌红苔黄，脉细数者。兼有心悸、气短者，可配合生脉散；手指震颤者，可加龟甲、石决明、珍珠母等；脾虚大便稀者，减少当归、生熟地用量，加炒苍白术、莲子等；心烦失眠，舌苔腻而黄者，可加陈皮、清半夏、茯苓、甘草、酸枣仁等。另外，赵进喜教授针对心悸突出者，临床还常用经验方——加味五参汤治疗。处方组成：太子参12~30g，麦冬9~12g，五味子6~9g，党参9~12g，玄参12~15g，沙参12~15g，丹参15~30g，苦参9~15g，黄连6~12g，连翘12~15g，浙贝母9~12g，夏枯草12~15g，生龙牡各15~30g，甘草6g。此方益气养阴，养心复脉，适合于"瘿气"属气阴两虚证，尤其是以心悸为主症者。如夹有痰热，胸闷心悸，心烦失眠，舌红，舌苔黄腻，脉滑数者，可配合黄连温胆汤、小陷胸汤加减；宗气下陷，胸闷气短，心悸，动则尤甚，脉短，甚或参伍不调者，可配合升陷汤加味；久病血瘀，心胸闷痛，心悸不宁，舌暗，脉三五不调者，可加用桃仁、红花、姜黄、甘松等。

九、典型案例

（一）黄仰模教授医案

患者，男，46岁，半年前诊断为甲亢，长期服用卡比马唑不见好转，经介绍找黄教授诊治。主诉：心烦失眠，口干不欲饮，纳差，大便干，心悸，时常胸闷，痛如针刺、拒按，舌质紫暗有瘀斑，舌苔白厚腻，两脉稍涩，左关略弦，检查甲状腺明显肿大，两眼稍突，甲状腺各项指标均异常。

西医诊断：甲状腺功能亢进症。

中医诊断：瘿病，证属痰结血瘀。

治法：行气化痰，活血化瘀，养阴清热。

处方：桂枝10g，茯苓15g，牡丹皮15g，赤芍15g，桃仁15g，橘红10g，法半夏10g，龙骨25g，牡蛎25g，玄参15g，浙贝母15g，猫爪草15g，甘草6g。

服药10剂后，甲状腺稍有减少，服药期间，心悸未曾发作，胸闷症状减轻，舌质紫暗明显减轻，脉弦，复查甲状腺功能明显好转，TSH：0.06μIU/ml，T_3、T_4略高，于原方中略作加减，失眠加茯神、栀子，便秘加麻子仁、郁李仁，续服20剂，余症皆消，惟甲状腺肿大稍有轻微。

按：痰结血瘀型，重在舌脉，若他证不明显而舌脉中有血瘀之象，应舍证从舌脉，当从行气化痰，活血化瘀，养阴清热入手。黄教授认为该型可与桂枝茯苓丸合黄连温胆汤加浙贝母、法半夏，此等加减于临床应用中，屡有疗效，甲状腺肿大者配合消瘰丸治疗。该患者平素有胸闷刺痛之感，舌脉都反映了患者是一个血瘀之体，大便干、失眠心烦乃阴血亏虚之证候，苔白厚腻，故脾湿失运，且瘿病之治疗，阴虚火旺长期存在，故用桂枝茯苓丸加减合养阴清热消肿散结药物并用。"气为血之帅，血为气之母"气行则血行，方中桂枝茯苓丸五味药行气活血，养血化瘀，瘀散而不耗气伤阴，浙贝母、牡蛎、猫爪草三者乃消肿散结之良药，于甲亢而言，此三者乃消甲状腺肿大的要药，临床研究其皆有不同程度治疗甲亢的作用。龙骨、玄参集中体现了黄仰模教授阴虚火旺长期存在，养阴清热宜长期伴随的治疗思想。整方行气兼活血，活血不留邪，除血分之郁热，养心安神，肝气畅达，心血通行，组方之严谨，可见一斑。

（二）梁苹茂教授医案

王某，女，46岁，2009年6月8日初诊。患者甲亢病史4年，曾服用西药甲巯咪唑及中成药间断治疗。现患者症见乏力消瘦，气短懒言，纳呆，大便溏薄，每日3次，腰膝酸软，五心烦热，口干，口渴，舌淡红少苔，脉细。

中医辨证：气阴两虚。

治法：益气养阴。

处方：生黄芪30g，党参15g，白术25g，山药25g，麦冬25g，五味子20g，柴胡20g，白芍10g，牛膝20g，桑寄生20g，沙参10g，石斛15g，玉竹15g，地骨皮15g。7剂。

二诊：患者腰膝酸软、五心烦热、纳呆、大便溏薄等症状大减，惟乏力、气短懒言仍甚。酌加益气药剂量（生黄芪50g，党参30g），7剂。

三诊：患者气虚症状明显改善，前方继服14剂，上述诸症大减。

按：若患者发现甲亢后未予重视，失治误治，或自身禀赋不足，素体阴虚，阴虚内热，壮火食气，则可致气阴两虚。方中生黄芪、党参、白术、山药健脾补气，麦冬、石斛、玉竹滋养阴液，五味子、沙参益气生津，牛膝、桑寄生滋养肝肾之阴，阴虚生内热，故加地骨皮以清虚热。因病由肝郁所致，故加柴胡、白芍疏肝解郁。在此型甲亢中，大多数患者的气虚症状重于阴虚症状，治宜重用补气，大剂量使用生黄芪、党参等补益中气的药物，可以收到较好疗效。

十、现代研究进展

现阶段对于糖尿病与甲亢并发症的临床和实验研究还不完备，因此本节我们主要从甲亢的病因病机和中医学内外治疗方面的研究进展进行阐述。针对其病因病机，现代研究更加注重"痰结""血瘀"等病理产物在甲亢的病机演变和疾病转归中的影响。在中医内科治疗方面，主张分型论治，并提出了许多验方效方，临床疗效良好。在外治法方面，重视针灸、穴位埋线等疗法在治疗过程中的配合使用，尤其是穴位埋线的提出，体现了中医外治法在甲亢治疗中的新优势。

病因病机方面，现代医家蔡炳勤教授认为：瘿病为有形之邪，临床可见颈前肿物，或无不适，或伴局部肿痛，而有形之邪总归于"痰结"，痰的形成多与肝郁相关，所谓"无郁不成痰，无痰不成块"，所以"痰结"是甲状腺疾病的总病机。张娥认为人眼与肝脏具有密切关系，突眼说明肝火过旺加上痰火内结所导致。廖世煌等研究表明，在甲亢早期，由于情绪上巨大波动，导致气滞血瘀，此时的临床表现虽然还不明显，但是随着病情逐渐加重肝火不断累积，瘀血逐渐侵害眼部，从而形成突眼。因此肝火旺盛、脾气虚弱、瘀血阻滞导致甲亢突眼。冯秋苑参照伤寒论六经辨证，采用"二纲六目"分型对甲亢进行证候分布特点进行研究，发现甲亢患者以虚为主，病理性质为虚实夹杂，虚证以三阴阳虚寒湿为主，实证以少阳失疏，胆火内郁为主，湿、痰、瘀为其主要病理产物，为临床诊治提供新思路。

治疗方面，李鸣镝总结林兰教授的理论，对患者进行系统的中医辨证分型研究：气滞痰凝者治以疏肝理气、化痰散结，方用四逆散合化痰、软坚散结之品；阴虚阳亢者治以滋阴潜阳、化痰散结，拟用甲亢方加减；阴虚动风者治以滋阴补肾、息风止痉，方用地黄饮子加减；气阴两虚者治以益气养阴、宁心安神，方用天王补心丹加减。周婵媛总结高天舒教授诊治甲亢思想研究显示，高天舒教授认为临床上甲亢以肝火旺盛、痰气互结型最为多见，治

宜清肝泻火、散结消瘿，拟用清瘿散结汤（夏枯草30g，浙贝母25g，柴胡10g，郁金15g，莪术10g，法半夏12g，紫苏子20g，鳖甲30g）加减，效果显著。魏军平等实验证明甲亢中存在甲状腺细胞凋亡异常的情况，可从细胞凋亡角度探讨中药的作用机制，并在此基础上取得了可喜的成果。

此外，中医外治法在甲亢治疗中的应用也备受关注，包括穴位埋线、针灸等。张娟等在研究中针对甲亢伴情绪障碍患者，选取肾俞、肝俞、足三里、三阴交等穴位，在利多卡因局麻下进行穴位埋线，结果显示，穴位埋线疗法与丙硫氧嘧啶片联合应用有效率明显高于单纯西药对照组，表明穴位埋线疗法联合丙硫氧嘧啶片治疗不仅可控制甲亢临床症状及预防甲亢复发，而且能改善甲亢患者的抑郁、焦虑情绪。夏勇等取内关、间使、足三里、三阴交、太冲、风池等穴，配合口服甲巯咪唑10mg/d和优甲乐25μg/d，研究表明针药组在高代谢综合征、神经肌肉、消化系统等多方面疗效均优于单纯西药组。

十一、临证提要

糖尿病合并甲状腺功能亢进症的临床治疗，应广开思路，不能拘泥于患者的临床表象。这是由于当糖尿病与甲状腺功能亢进症同时发生时，大部分患者的临床表现并不典型，而是以其中一种疾病的表现为主，另一种疾病常常容易被漏诊。尤其临床上经常将糖尿病合并甲亢时发生的心动过速、出汗异常、大便次数增多等表现归咎于糖尿病自主神经病变而漏诊。因此，对于甲亢患者经正规治疗后，多食易饥、消瘦乏力等症状无好转，甚至加重者，需及时检查糖耐量试验协助诊断是否合并糖尿病，此时要注意的是，甲亢合并糖尿病时，血糖基础值较高，故糖耐量标准应适当提高200~400mg/L。同理，对于糖尿病

患者，若病情突然恶化，或出现无法解释的心悸、怕热、多汗、情绪易激动、焦虑和失眠等，或发生酮症酸中毒或心衰时，都应及时检查甲功明确是否合并甲状腺功能亢进症。同时要注意二者合并时，甲亢可以诱发糖尿病酮症酸中毒，糖尿病控制不良亦会引发甲状腺危象，需要严格预防这些临床危急重症的发生。

中医辨证施治方面，由于甲亢的主要病机为素体阴虚，后天肝火偏盛，郁而化火，相火妄动，耗气伤津，炼津为痰，痰气互结，故临证时当以"滋阴降火散结"为治疗大法。甲亢病位总属于肝，故治疗当从肝入手，分阶段采取疏肝理气开郁、柔肝降火开郁、平肝豁痰开郁、清肝活血开郁等具体治法，重视患者不同阶段的不同证候特点，辨证论治，分期治疗，分清主次，配合运用。同时注重滋补肝肾之阴，以平相火之妄动，恢复其常。此外，由于患者具体病情不同，还应根据兼夹病症之异同，按需配伍诸如补益、清热解毒、安神之品。在注重疏肝解郁、理气化痰、活血祛瘀的同时，不忘滋阴养血和补益元气，注重从先天和后天之本入手，补肾阴，健脾气，滋水涵木，培土荣木，使人身之气机圆和，一气周流，从而调整机体的脏腑功能，恢复机体各个系统的正常功能。

西医治疗方面，糖尿病合并甲状腺功能亢进症需要联合降糖药与抗甲状腺药物治疗，且需要增大药物剂量，延长治疗时间。此时要考虑药理学相互影响，同时注意饮食、运动的合理调整，改善患者的高代谢症状和糖代谢异常。二者合并时，要优先考虑甲亢的治疗，甲亢控制后，根据患者病情适当调节口服降糖药或胰岛素的剂量，对于血糖控制不佳者，要尽早选用胰岛素，以防止酮症酸中毒和甲状腺危象的发生。

综上所述，在临床实践过程中，应当密切关注患者病情发展，明确诊断，并且根据患者的具体需求，采取中西结合手段进行治疗，衷中参西，取长补短，提高临床疗效。

参考文献

［1］中华医学会内分泌学分会《中国甲状腺疾病诊治指南》编写组. 中国甲状腺疾病诊治指南——甲状腺功能亢进症［J］. 中华内科杂志，2007，46（10）：876-882.

［2］Garmendia Madariaga A, Santos Palacios S, guillén-Grima F, et. The Incidence and Prevalence of Thyroid Dysfunction in Europe: A Meta-Analysis［J］. The Journal of Clinical Endocrinology & Metabolism, 2014, 99（3）: 923-931.

［3］Hollowell JG, Staehling NW, Flanders WD, et. Serum TSH, T（4）, and thyroid antibodies in the United States population（1988 to 1994）: National Health and Nutrition Examination Survey（NHANES Ⅲ）［J］. Journal of Clinical Endocrinology and Metabolism, 2002, 87（2）: 489-499.

［4］Shan Z, Chen L, Lian X, et. Lodine and Prevalence of Thyroid Disorders After Introduction of Mandatory Universal Salt lodization for 16 Years in China: A Cross-Sectional Study in 10 Cities. 2016, 26（8）: 1125-1130.

［5］金剑，吴飞华. 临床药物治疗学［M］. 上海交通大学出版社，2015：249.

［6］Metab A, Najaa A, Ahm ad H. Risk factors for thyroid dysfunction among type2 diabetic patients in a highly diabete smell itus prevalent society［J］. Int J Endocrinol, 2013: 417-920.

［7］Maser RE, Lenhard MJ, DecherneygS. Cardiovascular autonomic neuropathy: the clinical significance of its determination［J］. Endocrinologist, 2000, 10（5）:

27-33.

［8］张木勋，吴亚群．甲状腺疾病诊疗学［M］．中国医药科技出版社，2006：223.

［9］王圣祥，朱向华．糖尿病及其并发症防治手册［M］．科学技术文献出版社，2006：242.

［10］赵书媛．基于数据挖掘探析高天舒教授治疗甲状腺功能亢进症用药规律［D］．辽宁：辽宁中医药大学，2016.

［11］任志雄，李光善，黄达，等．林兰谈甲状腺功能亢进症的中医诊治［J］．中国中医基础医学杂志，2013，19（6）：651-652.

［12］Mizokami T，Yamauchi A，Sato Y，et. Simultaneous occurrence of type 1 diabetes mellitus and graves' disease: a report of two cases and a review of the literature［J］. Intern Med，2013，52（22）：2537-2543.

［13］黄勤．碘摄入量增加后甲状腺疾病发生率的变化［J］．中华流行病学志，2001，6（22）：455-457.

［14］高天舒，崔鹏，李红梅，等．海藻玉壶汤对碘缺乏致甲状腺肿大鼠甲状腺功能和形态的影响［J］．中国中医基础医学杂志，2008，14（2）：113-116.

［15］裴艳秋．不同含碘量中药治疗甲亢作用机理研究［J］．中国卫生标准管理．2015，6（6）：74-75.

［16］吴秀美，梁毅，孙勤国．含碘中药对甲亢大鼠细胞凋亡基因bcl-2及bax表达的影响［J］．中医药学刊，2005，23（9）：1600-1601.

［17］Wu P. Thyroid disease and diabetes［J］. Clinical Diabetes，2000，18（1）：38-39.

［18］温俊茂，许纪超，孔祥瑞，等．名老中医黄仰模教授辨治甲亢经验之探讨［J］．时珍国医国药．2016，27（10）：2521-2523.

［19］黄梦哲．梁苹茂辨治甲状腺功能亢进症医案四则［J］．四川中医，2010，28（12）：3.

［20］林鸿国，黄学阳．蔡炳勤教授治疗甲状腺疾病经验介绍［J］．新中医，2011，43（12）：157-158.

［21］张娥．甲亢突眼临床治疗和护理的研究进展［J］．当代医学，2015，21（19）：7-8.

［22］廖世煌，吕秀群．中医药治疗甲亢突眼的研究进展［J］．辽宁中医杂志，2014，4（10）：351-352.

［23］冯秋苑．甲亢的中医证候分布特点及其相关性研究［D］．广州：广州中医药大学，2016.

［24］李鸣镝．林兰辨治甲状腺功能亢进症经验［J］．中国中医基础医学杂志，2011，17（2）：183-184.

［25］周婵媛，高天舒．高天舒效应散结汤治疗甲状腺功能亢进症［J］．实用中医内科杂志，2014，28（2）：7-8.

［26］魏军平，刘恒亮，张璨．中医药促进甲亢细胞凋亡的研究进展［J］．世界中西医结合杂志，2011，6（12）：1085-1088.

［27］张娟，文重远，余敏．丙硫氧嘧啶片联合穴位埋线疗法治疗伴情绪障碍甲亢患者的疗效分析［J］．湖北中医药大学学报，2014，14（4）：52-53.

［28］夏勇，舒适，李艺，等．针药并用治疗甲亢突眼症临床观察［J］．上海针灸杂志，2010，29（8）：498-500.

［29］Vondra K，Vrbikova J，Dvorakova K. Thyroid stand diseases in adult, patients with diabetes mellitus E［J］. minerva Endocrinol，2005，30：217-236.

［30］陆卫良，凌丽燕，丁美群，等．824例糖尿病患者甲状腺功能分析［J］．中国高等医学教育，2014，5：131-132.

（高天舒）

糖尿病与甲状腺功能减退症

甲状腺功能减退症（Hypothyroidism）简称甲减，是由各种原因导致的低甲状腺激素血症或甲状腺激素抵抗而引起的全身性低代谢综合征，其病理特征是黏多糖在组织和皮肤堆积，表现为黏液性水肿。

甲减根据病变发生的部位分为以下几种。原发性甲状腺功能减退症（primary hypothyroidism）：由于甲状腺腺体本身病变引起的甲减，此类甲减占全部甲减的95%以上。中枢性甲状腺功能减退症（central hypothyroidism）或继发性甲状腺功能减退症（secondary hypothyroidism）：由于下丘脑和（或）垂体病变引起的促甲状腺激素释放激素（TRH）或者促甲状腺素（TSH）产生和分泌减少所致的甲状腺功能减退症，其中由下丘脑病变引起 TRH 缺乏的甲状腺功能减退症称为三发性甲减（tertiary hypothyroidism）。甲状腺激素抵抗综合征（resistance to thyroid hormones）：由于甲状腺激素在外周组织实现生物效应障碍引起的甲减。根据甲状腺功能减低的程度分为：临床甲减（overt hypothyroidism）和亚临床甲减（subclinical hypothyroidism，简称亚甲减）。前者临床上具有不同程度的症状和体征，血清甲状腺激素水平降低；后者临床上无明显症状和体征，实验室检查提示血清甲状腺激素（TT_3、TT_4、FT_3、FT_4）正常而 TSH 升高。根据病变的原因分为：药物性甲减、手术后甲减、^{131}I 治疗后甲减、特发性甲减、垂体或下丘脑肿瘤手术后甲减等。

国外报告的临床甲减患病率为0.8%~1.0%，发病率为3.5/1000；我国学者报告的临床甲减患病率是1.0%，发病率为2.9/1000。2010年中国十城市流行病学调查显示，我国成人亚临床甲减患病率为16.7%。国际报道亚临床甲减患病率为5%~10%，女性较男性多见，随年龄增加患病率上升。

国外流行病学研究发现，糖尿病患者群中甲状腺功能异常的发生率明显增高，为12.5%~51.6%，是非糖尿病患者的2~3倍，其中合并亚临床甲减者最为多见。国外一项对1型糖尿病患者的研究发现，甲减患病率为14%。我国的亚甲减的发病率在2.0%~17.0%之间。不同国家或地区的亚甲减在糖尿病患者群中的患病率不一致，通常在9.5%~12%之间，可能受不同国家或地区甲功异常的诊断标准、研究对象、年龄及性别等因素的差异性影响。

甲减病程较长，常可导致心、肾、脑等多系统多脏器损害，重者可引起黏液性水肿，更为严重者可引起黏液性水肿昏迷、心肾功能衰竭等严重并发症。亚临床甲减的主要危害是：血脂代谢异常及其导致的动脉粥样硬化；发展为临床甲减；妊娠期亚临床甲减影响后代的智力。合并甲减的糖尿病患者血脂水平、血液流变学水平以及冠心病、糖尿病肾病、糖尿病周围神经病变发生率均较2型糖尿病患者显著较高。

甲减的中医病名，根据其主要表现为脏腑不足、气血亏虚、元气匮乏，但归属于中医学"虚劳"范畴。近有因甲减属于甲状腺疾病范畴，即中医学"瘿病"范畴，多表现虚劳亏损之证候，故当代学者主张称之为"瘿劳"病。由甲状腺功能亢进症行甲状腺次全切除术或放射性碘治疗后引起者，当属"虚损"范畴。而症状以失眠多梦、记忆力减退、思维迟钝为主者，或以眼睑、颜面、四肢浮肿为主者，或以心悸为主者，亦可参照"不寐""肤胀""水肿""心悸"等病证进行辨证论治。

一、病因病机

（一）中医有关甲状腺功能减退症病因病机的认识

明·汪绮石在《理虚元鉴·虚证有六因》指出："虚证有六因，有先天之因，有后天之因，有痘疹及病后之因，有外感之因，有境遇之因，有医药之因。"对引起虚劳的病因做了较为完全的归纳。说明多种因素作用于人体，引起脏腑亏损，气血阴阳虚衰，久虚不复，均可成为虚劳。

（1）先天不足，禀赋薄弱：因父母体弱多病，孕育不足，胎中失养，或后天喂养失当，水谷精气不充，均可导致先天禀赋不足。肾为先天之本，主骨生髓。禀赋薄弱，则肾精亏虚，致五脏形体失养，脑髓失充，可见形体发育迟缓，智力发育障碍，严重者可出现"五迟""五软"的表现。

（2）情志内伤，劳倦过度：长期情志不畅，肝气郁结，疏泄失司，木旺乘土，脾失健运，脾为后天之本，主肌肉四肢，脾气虚弱，气血生化乏源，肌肉无以充养。《素问·阴阳应象大论》指出："怒伤肝""喜伤心""思伤脾""忧伤肺""恐伤肾"。《诊家四要》云："曲运神机则劳心，尽心谋虑则劳肝，意外过思则劳脾，遇事而忧则劳肺，色欲过度则劳肾。"《素问·宣明五气》提出："五劳所伤，久视伤血，久卧伤气，久坐伤肉，久立伤骨，久行伤筋"，均可损伤脏腑功能，导致五脏功能虚衰。另外，起居无常，房事不节，恣情纵欲，耗散真阴，也可引起虚劳。

（3）饮食不节，脾失健运：暴饮暴食，饥饱失常，食有偏嗜及水土失宜，或外感邪气，耗伤中气，损伤脾胃，不能化生水谷精微，气血乏源，则脏腑经络失于濡养，日久形成虚劳。《素问·生气通天论》指出："阴之所生，本在五味；阴之五宫，伤在五味。"西医学已证明缺碘或碘过多均可致甲减。

（4）久病伤肾，肾气衰微：久病伤肾，或素体虚弱，致肾精亏损，肾气虚衰，肾阳不足，致形体失温，脑髓失充，见神疲短气，畏寒肢冷，腰膝酸软，智能下降等。肾阳不足可致心阳亏虚，可见心慌心悸，胸闷气短。病久渐至阳气衰竭而见昏迷、

嗜睡等危重情况。甲减在老年人群中患病率较高，主要责之年老体衰，肾中精气、命门之火不足，最终导致肾阴阳俱虚。

（5）放射或手术及药物损伤等：手术损伤如甲状腺手术或放射性碘治疗后，伤及正气，损伤气血，导致脏腑功能不足，尤其脾肾功能不足。药用化学品（如碘剂、硫脲嘧啶、过氯酸盐等）或药物使用过量及环境毒邪等也可导致脏腑受损，脾肾亏虚，久虚不复成劳。

甲减的病机，中医学认为主要是由于心脾肾阳虚所致。初期多表现为脾阳不足，脾为后天之本，脾气不足，则化源匮乏，脏腑及肌肉失于充养，可致面色苍白，皮肤干燥，手足麻木；脾阳虚，则水谷不化，可见纳呆腹胀，体乏无力。日久不解或反复感邪，则脾病及肾，肾为先天之本，肾阳亏虚，命门火衰，则形寒肢冷，阳痿不孕；肾主骨生髓，脑为髓海，肾虚精血不能上承，髓海空虚，则健忘脱发，表情呆滞，反应迟钝；脾肾阳虚，则无以温化水湿，泛溢肌肤，则面浮肢肿，还可兼痰浊、瘀血的病理改变，而这些病理产物又可加剧气机不畅，二者互为因果。脾肾阳虚，可累及心阳，此乃"肾命不能蒸运，心阳鼓动无权"，可见心悸气短，心动过缓，心音低钝，脉迟缓，心脏增大，心包积液等。肾阳虚日久，阳损及阴，正气大衰，可见肾阴阳俱虚之证候。

曲竹秋教授根据甲减患者临床表现以及舌象脉象等改变均为一派肾阳不足之象，认为甲减的主要病机是肾阳虚。肾为先天之本，内寓元阳真火，人之五脏阳气均依赖于肾中元阳得以生发。肾中元阳衰微，阳气不运，气化失司，以致水湿、痰浊、瘀血等阴邪留滞。肾阳虚衰，可致其他脏腑阳气虚弱。肾阳不足，命门火衰，火不生土，不能温煦脾阳，或肾虚水泛，土不制水反为水侮，脾阳受伤，导致脾肾

两虚；肾阳虚衰，不能温煦心阳，阴寒内盛，血行瘀滞，水湿内停导致心肾阳虚。日久肾阳极度亏损，阳损及阴可致肾阴阳两虚。

林兰教授提出"甲状腺为奇恒之腑，助肝疏泄，助肾生阳"之说。林兰教授对现代甲状腺的中医功能有新的认识：一是助肝疏泄，调畅气机；二是升发阳气和推动阳气运行。甲状腺既有五脏之形实，又有六腑传化之机。甲状腺功能减退症是由于助肾生阳功能不足，导致肾阳不足，从而导致脾阳、心阳亏虚，并可发展为阴阳两虚，最终至阳气衰竭。

高天舒教授将甲减分为肝郁、脾虚、肾虚三期辨治。①肝郁及脾，相当于甲减初期。病因乃情志不遂，郁怒伤肝；或生活工作压力大，思虑过度，或用脑过度，劳倦所伤。此时实验室检查完全符合甲减诊断，但临床表现极少见肾、脾、心阳不足证候。所以高天舒教授认为，甲减发病之初即存在"肝气郁结"，肝郁及脾是甲减发病初期的重要病机。②脾阳虚弱，气血不足，相当于甲减中期。忧思太过，劳神过度，劳则气耗，损伤脾气，脾气虚日久致脾阳虚，而甲减患者因饮食失宜损伤脾胃者少见。此外药物影响或甲状腺手术失当等，也可致脾气虚衰。高天舒教授指出，脾为后天之本，具有消化、吸收和转输水谷精微的生理功能，"内伤脾胃，百病由生"此期临床表现以脾阳虚及气血亏虚为主。脾阳以肾阳为根本，脾虚日久可累及肾阳，如不及时治疗，极易发展为脾肾阳虚证。③肾阳虚衰、水湿内停，相当于甲减后期。脾阳虚日久可累及肾阳，或久病失养，或甲减失治误致，损伤肾之精气，可出现脾肾阳虚；肾阳虚衰，不能温煦心阳，而致阴寒内盛，水湿内停，甚则水气凌心，心肾阳虚；肾阳不足，命门火衰，日久阳损及阴导致肾阴阳两亏。高天舒教

授指出，甲减发展至此期，多由脏腑功能衰退，气血生化不足所致。

总之，关于甲减的病机虽有诸多论述，但各位医家均认为甲减的"本虚"与"标实"相互影响、共同发挥作用。甲减多为慢性起病，多由先天禀赋不足，肾精亏虚，胞胎失养，五脏失于温煦或后天积劳内伤，阳气受损，久病失调，加之饮食不节、过服寒凉之物，情志不遂，金刃刀伤，气血亏损等所致。病机以气虚及阳虚为本，气滞、痰浊、水湿、瘀血为标，脾肾虚损贯穿始终，亦与肝、心两脏相关。肾阴阳两虚多见于甲状腺功能减退症后期，正气大亏，阴阳两伤是病理变化的最后转归，在其病机演化过程中，最终导致肾气败绝，阴阳离决之危候。

而糖尿病合并甲状腺功能减退症，即"消渴病"与"瘿劳"并病。两者均可由先天禀赋不足、饮食不节、情志失调、劳倦内伤等所致。消渴病日久，可导致甲状腺功能减退症发生。一是因为热伤气阴是消渴病基本病机特点，由于阴阳互根，若病程日久，阴损及阳，可导致阴阳俱虚，可表现为肾阳虚及脾阳虚；而甲减的发生主要是由于脾阳不足，肾气亏虚。二是因为消渴病是一种病及多个脏腑的疾病，气血运行失常，热伤气阴，阴虚内热，久病入络，可导致血行不畅、血脉瘀滞；而甲减是以气虚及阳虚为本，气滞、痰浊、水湿、瘀血为标，瘀血等病理产物又可加剧气机不畅，二者互为因果。甲减日久，也可导致消渴病发生。一是因为甲减归属于中医"虚劳"之范畴，虚劳以脏腑亏虚，气血阴阳虚衰，久虚不复成劳为主要病机，其中偏于阴虚者更易发生消渴病。二是因为甲减病程日久，精血生化不足，或者误用温燥之品，耗伤阴血，而消渴病的病机也是热伤气阴，常见阴虚、气阴两虚甚至阴阳俱虚。三是甲减病久，可产生瘀血等病理

产物，现代研究认为瘀血是贯穿糖尿病发病始终的重要病机。

（二）西医有关发病机制的认识

1. 糖尿病对甲状腺激素的影响

糖尿病可从多种途径影响甲状腺功能，具体如下。

（1）糖尿病时机体处于高分解代谢状态，可影响甲状腺滤泡细胞的能量利用，致碘泵功能障碍，甲状腺摄碘能力降低，使碘的有机化受到影响，同时甲状腺对促甲状腺激素（TSH）的反应性减低，导致甲状腺激素的合成减少。

（2）高血糖时胰岛素绝对或相对不足可使外周组织 5'- 脱碘酶的活性下降，代谢紊乱亦可减少肝脏对 5'- 脱碘酶合成分泌的影响，导致 T_4 向 T_3 转化减少，出现甲状腺激素水平及活性降低，TSH 水平升高，使糖尿病患者发生甲减。

（3）糖尿病患者由于代谢紊乱、酸碱平衡失调、组织缺氧等各种原因可直接或间接影响下丘脑 - 垂体 - 甲状腺轴的功能。

（4）机体在严重应激状态下，皮质醇抑制 TSH 释放激素分泌、也抑制 TSH 对其刺激的反应性，使甲状腺激素的生成减少，故糖尿病病程长且有代谢紊乱的患者易发生甲减。

（5）糖尿病是一种炎症性疾病，患者体内炎性反应因子，如肿瘤坏死因子（TNF）、IL-1、IL-6 等水平明显升高。炎性因子亦会影响甲状腺激素的合成及释放。TNF 可直接阻断 TSH 对人甲状腺细胞的转运功能。IL-6 可阻断 TSH 的释放及抑制甲状腺过氧化物酶 mRNA 的合成，使 T3 产生减少。

（6）成人甲减最常见病因是 AITD，而 AITD 以甲状腺 T 细胞浸润及相关抗体（TPOAb 和甲状腺球蛋白抗体）阳性为特征。T1DM 患者甲状腺相关抗体阳性率较非糖尿病患者高，提示 T1DM 与甲减在免疫学机制上有一定关系。

（7）另外，在遗传学机制上，T1DM 与甲减有一定的重叠现象，可能与细胞毒性 T 淋巴细胞相关抗原 4、人白细胞抗原（HLA）、蛋白酪氨酸酶非受体型 22 等的基因多态性密切相关。

2. 甲减对糖代谢的影响

甲减被认为是胰岛素抵抗的危险因素。多数临床研究和动物实验的结果显示，甲减状态下，肠道对葡萄糖吸收减少，同时由于肾上腺素能活性下降导致肝脏和肌肉糖原分解和糖异生减少，基础胰岛素分泌增加，外周组织对葡萄糖的利用下降，对胰岛素的敏感性下降，加重胰岛素抵抗。但也有少数研究显示，甲减与胰岛素敏感性并无明显相关性。

有关亚临床甲减对葡萄糖代谢的研究数据较少，研究结果也不一致。大多数研究结果显示亚临床甲减状态下胰岛素敏感性下降，HOMA-IR 上升而 QUICKI 指数下降，提示存在胰岛素抵抗。而少数研究则显示与正常对照相比，亚临床甲减患者的胰岛素敏感性并没有明显统计差异，但存在空腹的高胰岛素血症。

2 型糖尿病的发病机制，最主要的因素就是骨骼肌、脂肪和肝脏的胰岛素抵抗，以及葡萄糖诱导的胰岛 β 细胞胰岛素分泌功能缺陷。病程的早期，患者存在胰岛素抵抗和高胰岛素血症，但无高血糖症；随着病程的发展，患者的代偿机制逐渐衰退，最终发生 2 型糖尿病，进而形成严重的并发症。综合上述，甲减包括亚临床甲减可通过加重胰岛素抵抗导致 2 型糖尿病的发生。

而当严重甲减时，还可能会导致低血糖的发生。这主要是由于甲状腺激素缺乏，组织代谢产生的酶不足或者酶活性下降，导致体内碳水化合物的吸收缓慢，肝糖输出、糖异生及葡萄糖的利用均减少，还会导致机体对胰岛素的敏感性降低，最终导致低血糖的发生。

3. 甲减对糖尿病大血管并发症的影响

（1）心血管疾病：心血管疾病是T2DM最主要的大血管并发症，糖尿病患者发生心血管疾病的危险性是非糖尿病患者的2~4倍，合并甲减时心血管疾病风险可进一步增加。心血管系统是甲状腺激素作用的主要靶点，甲状腺功能异常可显著影响脂蛋白代谢、高敏C-反应蛋白（CRP）、同型半胱氨酸（tHcy）、凝血纤溶系统以及IR等心血管疾病风险因素，从而增加心血管疾病发生风险。其可能机制为：甲减可诱导脂代谢紊乱（LDL-C、TG水平显著升高，HDL-C水平显著降低）、加重凝血纤溶系统紊乱、损伤内皮功能、增加超敏CRP和Hcy水平等促进DM患者动脉粥样硬化形成，从而导致心血管疾病的发生。亚临床甲减患者因长期轻微的甲状腺激素相对减少影响心脏的收缩和舒张功能，同时还可以通过抑制心肌细胞肌浆网的钙泵活性直接损伤左心室舒张及收缩功能。甲减患者存在不同程度的胰岛素抵抗，导致纤溶酶原激活物抑制剂增加，影响纤维蛋白降解，促进血栓形成等，从而增加缺血性心脏病的患病风险。甲状腺自身免疫对心血管系统可能有一定作用。有研究证明，甲状腺过氧化物酶抗体阳性与冠状动脉痉挛增加有关。

（2）糖尿病足：糖尿病足是T2DM主要的大血管并发症之一，基本病理机制是下肢血管病变、周围神经病变和感染，导致组织坏死、溃疡和坏疽。甲减促进或加重T2DM患者糖尿病足的发生机制可能为：TSH水平升高可导致血脂紊乱、高凝血状态、血流动力学异常以及内皮功能损伤，从而导致下肢血管动脉粥样硬化产生，对下肢血供产生一定影响。甲状腺患者会引起周围神经病，但其发生机制尚不清楚。

4. 甲减对糖尿病微血管并发症的影响

（1）糖尿病肾病：目前认为，甲状腺激素可以促进肾脏生长发育以及维持肾脏功能，甲状腺素不足可引起心输出量减少、外周阻力增加和肾内血管收缩，使肾脏有效循环血量减少，导致肾小球滤过率及肌酐清除率降低1/3左右。甲减促进糖尿病肾病的发展可能是由于甲减与自身免疫机制密切相关，肾脏疾病的发生发展与多种抗甲状腺自身抗体以及抗原的影响相关。甲减可反射性兴奋交感神经，使得儿茶酚胺分泌增加，肾血流量及有效肾血流量下降。甲减引起血脂异常以及机体清除自由基能力下降，导致肾脏损伤。

（2）糖尿病视网膜病变：其机制可能是由于甲减患者Hcy水平升高，Hcy诱导过氧化氢的产生，自由基活性增加，直接损伤内皮功能；还可增加血小板聚合能力，并促进平滑肌细胞增生。亚临床甲减导致毛细血管及毛细血管前微动脉的基底膜增厚，同时患者CRP水平升高，加重患者内皮细胞功能紊乱，从而导致糖尿病患者视网膜病变风险增加。

（3）糖尿病神经病变：目前对于甲减是否增加糖尿病神经病变的发生风险尚缺乏相关研究报道。甲减可加重T2DM患者血脂谱的紊乱程度，引发氧化应激，可能与糖尿病神经病变的发生、发展有关。

二、临床表现

糖尿病合并甲减通常发病隐匿，进展缓慢，病程较长，临床表现复杂且无特异性，容易造成误诊和漏诊。同时甲状腺功能减退可促进糖尿病及其并发症的发生及发展。

症状主要表现以代谢率减低和交感神经兴奋性下降为主，病情轻的早期患者可以没有特异症状。典型患者畏寒、乏力、手足肿胀感、嗜睡、记忆力减退、少汗、关节疼痛、体重增加、便秘、女性月经紊乱或者月经过多、不孕。

典型患者可有表情呆滞、反应迟钝、声音嘶哑、听力障碍，面色苍白、颜面和（或）眼睑水肿、唇厚舌大常有齿痕、皮肤干燥、粗糙、脱皮屑、皮肤温度低、水肿、手脚掌皮肤可呈姜黄色，毛发稀疏干燥，跟腱反射时间延长，脉率缓慢。少数病例出现胫前黏液性水肿。本病累及心脏可以出现心包积液和心力衰竭。重症患者可以发生黏液性水肿昏迷。

三、实验室及其他辅助检查

包括一般实验室检查、甲状腺功能检查、甲状腺B超检查等。

（一）一般实验检查

1. 血红蛋白和红细胞

由于TH不足，影响促红细胞生成素的合成，骨髓造血功能减低，可致轻、中度正常细胞性正常色素性贫血；由于月经量增多导致失血和铁缺乏，可致小细胞低色素性贫血；少数由于胃酸减少，缺乏内因子和维生素B_{12}或叶酸，可导致大细胞性贫血。

2. 生化指标

血清TG、LDL-C增高，HDL-C降低，同型半胱氨酸增高，血清CK、LDH增高。

3. 其他

跟腱反射恢复时间延长；基础代谢率降低，常在30%~45%以下；尿17-酮类固醇、17-羟皮质类固醇降低；糖耐量试验呈扁平曲线，胰岛素反应延迟。

（二）甲状腺功能检查

1. 血清TSH、TT_4和FT_4

血清TSH和总T_4（TT_4）、游离T_4（FT_4）是诊断甲减的第一线指标。原发性甲减血清TSH增高，TT_4和FT_4均降低。TSH增高以及TT_4和FT_4降低的水平与病情程度相关。血清总T_3（TT_3）、游离T_3（FT_3）早期正常，晚期减低。因主要来源于外周组织T_4的转换，所以不作为诊断原发性甲减的必备指标。亚临床甲减仅有TSH增高，而TT_4和FT_4正常。

2. 甲状腺过氧化物酶抗体（TPOAb）、甲状腺球蛋白抗体（TgAb）

两者是确定原发性甲减病因的重要指标和诊断自身免疫甲状腺炎（包括桥本甲状腺炎、萎缩性甲状腺炎）的主要指标。一般认为，TPOAb的意义较为肯定。日本学者经甲状腺细针穿刺细胞学检查证实，TPOAb阳性者的甲状腺均有淋巴细胞浸润。如果TPOAb阳性伴血清TSH水平增高，说明甲状腺细胞已经发生损伤。我国学者经过对甲状腺抗体阳性、甲状腺功能正常的个体随访5年发现，当初访时TPOAb > 50ml和TgAb > 40IU/ml，临床甲减和亚临床甲减的发生率明显增加。

（三）动态试验

1. TRH兴奋试验

原发性甲减时血清T_4降低，TSH基础值升高，对TRH的刺激反应增强。继发性甲减者的反应不一致，若病变在垂体，多无反应；若病变在下丘脑，则多呈延迟反应。

2. 过氯酸钾排泌试验

此实验适用于诊断酪氨酸碘化受阻的某些甲状腺疾病。阳性者主要可见于TPO缺陷所致甲减与Pendred综合征。

（四）心电图检查

心电图示低电压，窦性心动过缓，T波低平或倒置，偶有P-R间期延长（A-V传导阻滞）及QRS波时限增加。有时可出现房室分离节律、Q-T间期延长等异常。

（五）影像学检查

头颅平片、CT、磁共振或脑室造影有助于鉴别垂体肿瘤、下丘脑或其他引起甲状腺功能减退症的颅内肿瘤。甲状腺核素扫描检查是发现和诊断甲状腺疾病的最佳方法；先天性一叶甲状腺缺如患者的甲状腺因代偿而现象增强。

（六）脑电图检查

轻度甲减患者即可有中枢神经系统的功能改变。35%的患者有脑电图改变，以弥散性背景性电波活动为常见。甲减患者的睡眠异常主要表现在慢波的减少，发生黏液性水肿型昏迷时可出现三相波，经替代治疗后可恢复正常。

（七）B超检查

有利于了解引发甲状腺功能减退的原因，包括慢性甲状腺炎等。

四、诊断与鉴别诊断

（一）中医的辨病要点和辨证要点

参考蔡永敏等所著《现代中西医临床内分泌病学》、高天舒所著《实用中西医甲状腺病学》、赵进喜所著《内分泌代谢病中西医诊治》等，将甲减分为中气不足、气血两虚证、肾阳虚衰证、脾肾阳虚证、心肾阳虚证以及肾阴阳两虚证。初期多为中气不足，气血两虚证，表现为面色苍白，皮肤干燥，手足麻木，纳呆腹胀，体乏无力。日久不解，则脾病及肾，多为肾阳虚衰证、脾肾阳虚证，肾阳虚衰则形寒肢冷，阳痿不孕，健忘脱发，表情呆滞，反应迟钝；脾肾阳虚，无以温化水湿，则面浮肢肿，还可兼见痰浊、瘀血的病理改变。累及心阳，则为心肾阳虚证，可见心悸气短，心动过缓，心音低钝，脉迟缓，心脏增大，

心包积液等。肾阳虚日久，阳损及阴，正气大衰，可见肾阴阳俱虚之证候。

（二）西医诊断要点

1. 甲减的诊断

（1）原发性甲减的诊断：血清TSH增高，FT_4减低，原发性甲减即可以成立。如血清TSH正常，FT_4减低，考虑为垂体性甲减或下丘脑性甲减，需做TRH兴奋试验来区分。TRH兴奋试验静脉注射TRH，血清TSH不增高者提示为垂体性甲减；延迟增高者为下丘脑性甲减；血清在增高的基值上进一步增高，提示原发性甲减。

根据2007年中华医学会内分泌学分会《中国甲状腺疾病诊治指南》编写组制定的《甲状腺疾病诊治指南——甲状腺功能减退症》以及2017年中华医学会内分泌学分会制定的《成人甲状腺功能减退症诊治指南》，甲减的诊断思路见图6-4-2。

（2）亚临床甲减的诊断：对于亚临床甲减，由于一般不具有特异的临床症状和体征，故主要依赖实验室诊断，所以首先要排除其他原因引起的血清TSH增高。①TSH测定干扰：被检者存在抗TSH自身抗体可以引起血清TSH测定值假性增高；②低T_3综合征的恢复期：血清TSH可以增高至5~20mIU/L；机制可能是机体对应激的一种调整；③20%的中枢性甲减患者表现为轻度TSH增高（5~10mIU/L）；④肾功能不全：10.5%的终末期肾病患者有TSH增高，可能与TSH清除减慢、过量碘摄入、结合于蛋白的甲状腺激素丢失有关；⑤糖皮质激素缺乏可以导致轻度TSH增高；⑥生理适应：暴露于寒冷9个月，血清TSH升高30%~50%。

（三）鉴别诊断

1. 低T_3综合征

低T_3综合征又称为甲状腺功能正常的

病态综合征（ESS），指非甲状腺疾病原因引起的伴有低 T_3 综合征。常见病因有严重全身性疾病、创伤、心理应激等，反映了机体内分泌系统对疾病的适应性改变。主要表现在血清 TT_3、FT_3 水平降低，血清 rT_3 增高，血清 T_4、TSH 正常，病情危重时也可出现 T_4 水平降低。ESS 发生的机制：① 5'- 脱碘酶活性抑制，在外周组织中 T_4 向 T_3 转换减少；② T_4 的内环脱碘酶被激活，T_4 转换为 rT_3 增加，故血清 T_3 降低，血清 rT_3 增高。

2. 贫血

有 25%~30% 的甲减患者有贫血，结合甲减特有的症状、体征及实验室检查特点，与其他原因导致的贫血应不难鉴别。

3. 浆膜腔积液

甲减发生浆膜腔积液的原因是淋巴回流缓慢、毛细血管通透性增加、淋巴细胞分泌高亲水性的黏蛋白和黏多糖，引起腹水、心包积液、胸腔积液和关节腔积液，应注意与其他原因引起的浆膜腔积液相鉴别。

4. 特发性水肿

甲减患者的成纤维细胞分泌透明质酸和黏多糖，具有亲水性，阻塞淋巴管，引起黏液性水肿，多表现为非凹陷性水肿。特发性水肿（idiopathic edema）多数表现为凹陷性水肿，其确切的发病原因尚不十分明确，可能为水盐代谢紊乱导致细胞外液在皮下间隙有异常增多。常见于育龄期女

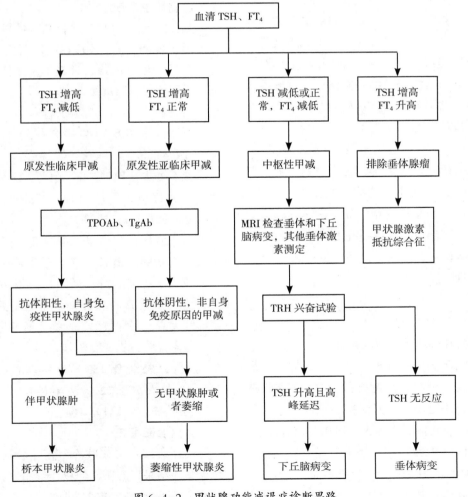

图 6-4-2　甲状腺功能减退症诊断思路

性，水肿多为轻中度，往往呈周期性、自限性特点。患者常有自主神经功能失调，可有程度不同的神经过敏、情绪不安、多汗、潮热等表现，常于精神创伤、环境变更后起病。

5. 垂体瘤

原发性甲减病程较长者，TRH 分泌增加可以导致高泌乳素血症、溢乳，垂体 TSH 细胞增生肥大致蝶鞍增大，应注意与垂体泌乳素瘤相鉴别，可行垂体 MRI 进一步明确。

五、中医治疗

（一）治疗原则

对于甲减的治疗应始终不忘"补气、温阳、养精"三大法则，兼湿者利之，兼瘀者化之。补气温肾为先：甲减表现为一派脾气虚或肾阳虚之征。因此，补脾气、温肾阳为治疗甲减的基本法则，宜先后天同治。滋阴养精固本：精血互生，阴阳相生，精不利为水，阳不化气亦为水，发为水肿；甲减皮肤苍白多屑，毛发枯稀脱落，表情呆痴，反应迟钝，智力减退，皆为髓海空虚，精血不足之象。精足则水自消、血自旺，髓足智自增，故宜滋阴养精以固本。不忘活血利水：痰湿内停，瘀血内阻，当加入活血、利水、化痰之品，如二陈汤、丹参饮之属。

（二）辨证论治

1. 中气不足，气血两虚证

临床表现：神疲乏力，少气懒言，反应迟钝，健忘，面色萎黄，纳呆，便溏或便秘，手足不温，月经减少或闭经，或月经过多，舌淡，舌体大，质嫩，边有齿痕，苔薄白，脉细弱。

治法：补中益气，健脾养血。

方药：补中益气汤（《脾胃论》）合八珍汤（《正体类要》）。

参考处方：黄芪 15g，人参（党参）30g，白术 30g，甘草 30g，当归 30g，茯苓 30g，熟地 30g，川芎 30g，白芍 30g，陈皮 6g，升麻 6g，柴胡 12g，生姜 9 片。

临床应用：该方适用于中气不足，气血两虚证患者。若肢冷明显者，加淫羊藿、巴戟天；脘腹胀满者，加砂仁、厚朴；月经减少者可适当多用熟地及当归。月经过多者可加三七粉、蒲黄炭等。如合并有胁胀、颈前不适可合用四逆散。

专家经验方推介（高天舒经验方）：炙黄芪 30~50g，红参 6g，甘草 10g，升麻 5g，柴胡 5g，苍术 10g，茯苓 10g，陈皮 10g，炒白术 20g，当归 10g。

2. 肾阳虚衰证

临床表现：形寒肢冷，精神萎靡，动作迟缓，表情淡漠，反应迟钝，面色苍白，毛发稀疏，性欲减退，月经不调，体温偏低，舌淡体胖，脉沉缓无力。

治法：填精补肾，温助肾阳。

方药：右归丸（《景岳全书》）合斑龙丸（《医学正传》）。

参考处方：熟地 24g，山药 12g，山茱萸 9g，当归 9g，菟丝子 12g，肉桂 6g，枸杞 12g，附子 12g，杜仲 12g。

临床应用：阳虚畏寒明显者，肉桂易桂枝；性功能减退者，可加巴戟天、阳起石；兼有水肿者，可加泽泻、茯苓；大便秘结者，加肉苁蓉、黄精，生地易熟地；颈前肿大者，可加鳖甲、牡蛎、浙贝母。

专家经验方推介（陈如泉经验方）：淫羊藿 15g，补骨脂 15g，肉苁蓉 15g，益智仁 12g，女贞子 12g，法半夏 12g，黄芪 24g，石菖蒲 10g，甘草 10g。

3. 脾肾阳虚证

临床表现：形寒肢冷，腰膝酸软，面色无华，纳呆，腹胀，便秘，健忘，脱发，颜面及下肢水肿，皮肤粗糙，男子阳痿，女子月经不调，舌质淡，舌体大，苔薄白或薄腻，脉沉迟无力。

治法：补中益气，温阳补肾。

方药：补中益气汤（《脾胃论》）合真武汤（《伤寒论》）。

参考处方：黄芪15g，人参15g，白术10g，甘草15g，当归10g，陈皮6g，升麻6g，柴胡12g，生姜9g，大枣6g，茯苓9g，赤芍9g，生附子（炮，去皮，破八片）9g。

临床应用：恶心厌食明显者，加砂仁、白豆蔻、神曲、麦芽；颜面及四肢肿胀较重者，加车前子、泽兰、益母草等，或合用真武汤、五苓散。如伴有胸闷心悸气短，动则加重，下肢肿甚，小便短少者，为水饮凌心，可用真武汤和生脉散加减。如伴见颈前肿大，质地坚韧，皮肤粗糙，甚则脱屑者，为瘀血痹阻，新血不生，肌肤失养，可合桃红四物汤、血府逐瘀汤或合用大黄䗪虫丸。

专家经验方推介（曲竹秋经验方）：党参15g，白术10g，干姜6g，甘草10g，厚朴10g，淫羊藿10g，肉豆蔻10g，补骨脂10g，益智仁10g，苍术10g，菟丝子10g。方中仙茅、淫羊藿、补骨脂补肾壮阳，干姜、肉豆蔻温中止泻，党参补气健脾，苍术健脾燥湿，厚朴理气燥湿，益智仁补肾固精、温脾止泻，甘草和中补土。全方补肾益气、健脾止泻、温补命门之火以复脾之运化。

4. 心肾阳虚证

临床表现：形寒肢冷，心悸，面色苍白，动作迟缓，胸闷胸痛，舌淡暗，少苔，脉沉迟微弱，或结代。

治法：温补心肾，益心复脉。

方药：金匮肾气丸（《金匮要略》）合复脉汤（《温病条辨》）。

参考处方：附子6g，肉桂4g，生地24g，熟地15g，山茱萸15g，茯苓15g，泽泻10g，丹皮10g，甘草12g，桂枝10g，

人参10g，生姜9g，麦冬10g，麻仁9g。

临床应用：该方适用于甲状腺功能减退症属心肾阳虚证。心动过缓者，加麻黄、细辛；头昏乏力甚者，加升麻、柴胡；水邪上泛者，加茯苓、泽泻、干姜、车前子。

专家经验方推介（徐德凤经验方）：桂枝、甘草、制附片各12g，肉桂4g，熟地25g，山茱萸12g，山药、茯苓各25g，泽泻、猪苓各12g。

5. 肾阴阳两虚证

临床表现：畏寒喜卧，腰膝酸冷，小便清长或遗尿，口干咽燥，但喜热饮，眩晕耳鸣，男子阳痿，女子不孕，带下量多，舌质淡红，舌体胖大，苔中部色白，脉沉细，尺脉尤弱。

治法：温肾滋阴，调补阴阳。

方药：金匮肾气丸（《金匮要略》）。

参考处方：黄芪15g，熟地15g，山茱萸10g，山药10g，丹皮10g，泽泻10g，茯苓10g，肉桂6g，枸杞15g，女贞子12g，淫羊藿15g，仙茅9g。

临床应用：阳虚明显者加附子、肉桂；阴虚明显者加黄精、生地黄、生脉散等。

专家经验方推介（曲竹秋经验方）：熟地15g，山萸肉10g，山药10g，丹皮10g，泽泻10g，茯苓10g，附子10g，肉桂10g，枸杞10g，女贞子10g，龟甲15g，鳖甲15g。

（三）其他特色疗法

1. 针刺疗法

（1）体针针刺法：本病以肾脏虚损为其根本，主要累及脾、心、肝三脏，血瘀、痰湿是其病标。取穴：主穴取气海、脾俞、肾俞、心俞、足三里。畏寒、肢冷、乏力加灸大椎、命门、身柱；水肿、尿少加针刺关元、阴陵泉，灸关元、神阙；腹胀、便秘加天枢、上巨虚、大肠俞；反应迟钝、智力低下加百会、四神聪、太溪；心律不

齐、心动过缓加内关、神门；肌肉关节疼痛加合谷、阳陵泉、太冲、曲池；月经不调加三阴交、血海；性功能障碍加大敦、秩边、环跳；食欲减退加公孙、内关、中脘；郁闷、心烦加曲泽、膻中、肝俞；病久阴阳两虚者，加行间、太溪。取穴均为双侧，毫针补法为主。

（2）针刺人迎穴：针刺人迎穴，每周3次。手法选用迎随补泻和《神应经》中论述的"三飞一进"的补法，按下列方法操作：进针至人迎穴部位后，静候5秒钟；用指甲轻弹针柄3次；以喉头为中心，往喉头方向向上、向内搓针三下（名为飞）；再把针推进0.5~1cm，将针向喉头方向拨一下（此为一进）。治疗本病需要得气，即患者甲状腺要有明显胀感。同时，注意针刺部位，不能用呼吸补泻法，负责会因喉头上下起伏，导致刺破血管而形成血肿。此法可有效缓解临床症状。

2.艾灸疗法

（1）艾条灸大椎穴：准备艾灸条，将其一端用火点燃，待烟去尽，将燃烧端由远至近靠向大椎穴，直到患者感到热度适宜（一般距离皮肤1.5~3cm），固定在这一部位，来回轻轻摆动艾灸条（需充分暴露皮肤，并注意防止明火烫伤），每天1次，每次灸15~20分钟（局部皮肤发红），15~30天为一疗程，共治疗2个疗程，中间可休息数天。

（2）隔药粉艾炷灸：选用脾俞、肾俞、命门3穴，用二味温补肾阳的中药研粉，将药粉铺在穴位上，厚度为1cm左右，然后将直径约5cm的空心胶木圈放在药粉上，以大艾炷（艾炷底直径约为4cm）在药粉上施灸，温度以患者舒适为宜，或自感有热气向肚腹内传导为度。每周灸治3次，每次灸3穴，每穴灸3~5壮，4个月为一疗程。

3.耳针疗法

取神门、交感、肾上腺、皮质醇下、内分泌、肾，均取双侧。以上穴位可分为两组，交替使用，留针30分钟，每隔10分钟运针1次。

六、中西医协同治疗

目前，糖尿病合并甲减的发病率有着持续上升的趋势，但对于其发生机制、治疗方面尚缺乏统一标准，现多一经诊断两病兼治。

（一）甲减的治疗

原发性甲减的治疗目标是甲减的症状和体征消失，TSH、TT_4、FT_4值维持在正常范围。左甲状腺素钠（$L-T_4$）是本病的主要替代治疗药物。一般需要终身替代，也有桥本甲状腺炎所致甲减自发缓解的报道。

1. $L-T_4$

$L-T_4$是治疗甲状腺功能减退的主要替代药物。长期应用经验证明$L-T_4$具有疗效可靠、不良反应小、依从性好、肠道吸收好、血清半衰期长、治疗成本低等优点。甲状腺功能减退的患者缺乏内源性甲状腺激素。正常人甲状腺每天大约分泌85μg的T_4。T_3大约80%（约26μg）由外周的T_4转换而来，仅有20%（约6.5μg）来自于甲状腺直接分泌。目前普遍认为，尽管T_4是甲状腺分泌的主要激素，甲状腺激素作用于外组织主要为T_3与其核受体结合。$L-T_4$治疗甲状腺功能减退症的基本原理是利用外源的甲状腺素（T_4）在外周组织转换为活性代谢产物T_3。

$L-T_4$与其他药物的服用间隔应当在4小时以上，因为有些药物和食物会影响T_4的吸收和代谢，如肠道吸收不良及氢氧化铝、碳酸钙、考来烯胺、硫糖铝、硫酸亚铁、食物纤维添加剂等均可影响小肠对

L-T$_4$ 的吸收；苯巴比妥、苯妥英钠、卡马西平、利福平、异烟肼、洛伐他汀、胺碘酮、舍曲林、氯喹等药物可以加速 L-T$_4$ 的清除。甲减患者同时服用这些药物时，需要增加 L-T$_4$ 用量。

2. L-T$_3$

L-T$_4$ 治疗必须经历 T$_4$ 向 T$_3$ 转化的过程，L-T$_3$ 治疗的理论优势就在于可以避免这一过程，直接使有活性的激素发挥其作用。然而，单独 L-T$_3$ 治疗的缺陷在于缺少了底物 T$_4$，循环和组织中 T$_3$ 的水平完全依赖于外源激素的替代治疗。目前并没有足够的证据证明 L-T$_3$ 治疗优于 L-T$_4$ 治疗，由于 L-T$_3$ 用药剂量和用药时间需要有严格的依从性，若用药过量或药量不足，会增加心脏和骨骼的不良反应风险。目前没有 L-T$_3$ 单药治疗长期效果（尤其是骨代谢和整体安全性评价）的资料。此外，与 L-T$_4$ 治疗相比，L-T$_3$ 治疗的剂量较难掌握，因此 L-T$_3$ 治疗时需要更频繁地监测。所以不推荐 L-T$_3$ 单药治疗甲减。

3. 甲状腺片

甲状腺片是将猪甲状腺在去除结缔组织及脂肪组织后经纯化、干燥并制成的粉状产品。甲状腺片中 T$_4$ 与 T$_3$ 比率显著低于人体甲状腺分泌的比率，并且 T$_3$ 含量不稳定。T$_3$ 相对过剩将导致提供超生理剂量的 T$_3$。此外，由于 T$_3$ 半衰期较短，给药后出现短暂峰值并且一天内 T$_3$ 水平会发生波动。目前缺乏关于甲状腺片片应用的长期对照研究结果。因此，不推荐作为甲减的首选替代药物。

4. L-T$_4$ 和 L-T$_3$ 的联合应用

目前还没有充分的证据证明 L-T$_4$ 和 L-T$_3$ 联合疗法比单一药物疗法具有优越性。因此，不推荐常规使用 L-T$_4$/L-T$_3$ 联合用药治疗甲减。

5. 治疗监测指标

补充甲状腺激素，重新建立下丘脑 - 垂体 - 甲状腺轴的平衡一般需要 4~6 周的时间，所以治疗初期，每间隔 4~6 周测定血清 TSH 及 FT$_4$。根据 TSH 及 FT$_4$ 水平调整 L-T$_4$ 剂量，直至达到治疗目标。治疗达标后，至少需要每 6~12 个月复查 1 次上述指标。

（二）亚临床甲减的治疗

重度亚临床甲减（TSH ≥ 10mIU/L）患者，建议给予 L-T$_4$ 替代治疗；治疗的目标和方法与临床甲减一致。为避免 L-T$_4$ 过量导致心律失常和骨质疏松，替代治疗中要定期监测血清 TSH。轻度亚临床甲减（TSH < 10mIU/L）患者，如果伴有甲减症状、TPOAb 阳性、血脂异常或动脉粥样硬化性疾病，应予 L-T$_4$ 治疗，不伴有上述情况的患者，定期监测 TSH 的变化。70 岁以上的老年亚临床甲减患者的治疗目前存在争议。老年重度亚临床甲减患者推荐给予治疗，而老年轻度亚临床甲减患者，由于缺乏大规模的多中心前瞻性研究，其临床获益存在不确定性，因此建议密切随访观察，治疗应谨慎选择。

（三）黏液性水肿昏迷及治疗

黏液性水肿昏迷是一种罕见的危及生命的重症，多见于老年患者，通常由并发疾病所诱发。临床表现为嗜睡、精神异常，木僵甚至昏迷，皮肤苍白、低体温、心动过缓、呼吸衰竭和心力衰竭等。本病预后差，病死率达到 20%。

治疗包括：①去除或治疗诱因：感染诱因占 35%。②补充甲状腺激素：开始应当给予静脉注射甲状腺激素替代治疗。先静脉注射 L-T$_4$200~400μg 作为负荷剂量，继之每天静脉注射 L-T$_4$ 1.6μg/kg，直至患者的临床表现改善后，可改为口服给药或者其他肠道给药。如果没有 L-T$_4$ 注射剂，可将 L-T$_4$ 片剂磨碎后胃管鼻饲。鉴于黏液性水肿昏迷患者甲状腺素转换为三碘甲腺原氨酸可能会减少，所以除了给予 L-T$_4$ 之外，有条件时还要静脉注射 L-T$_3$。但避免 L-T$_3$ 剂量过高，因为治疗中高 T$_3$ 血症与致死性相关。可以予 L-T$_3$ 5~20μg 负荷剂量静脉注射，随后维持剂量为每 8 小时静脉注射 2.5~10μg，对于年幼或老年患者以及有冠脉疾病或心律失常病史的患者则采用较低的剂量。治疗可以持续到患者明显恢复（例如，患者恢复意识和临床指标改善）。③保温：避免使用电热毯，因其可以导致血管扩张，血容量不足。④补充糖皮质激素：静脉滴注氢化可的松每天 200~400mg。⑤对症治疗：伴发呼吸衰竭、低血压和贫血采取相应的抢救治疗措施。⑥其他支持疗法。

七、疗效判定标准

（一）甲减疗效判定

标准临床疗效标准根据《中药新药临床研究指导原则（试行）》及文献拟定。

临床控制：症状基本消除，治疗后血清 FT$_3$、FT$_4$、TSH 恢复正常。

有效：症状明显改善，血清 FT$_3$、FT$_4$、TSH 有不同程度好转，但未达正常水平。

无效：症状未改善，血清 FT$_3$、FT$_4$、TSH 含量无明显变化。

（二）证候疗效判定标准

根据《中药新药临床研究指导原则》标准拟定。

临床痊愈：中医临床症状、体征消失或基本消失，证候积分减少 ≥ 95%。

显效：中医临床症状、体征明显改善，证候积分减少 ≥ 70%。

有效：中医临床症状、体征均有好转，证候积分减少 ≥ 30%。

无效：中医临床症状、体征均无明显改善，甚或加重，证候积分减少不足 30%。

注：计算公式（尼莫地平法）：[（治疗前积分－治疗后积分）÷治疗前积分]×100%。

八、经验传承

（一）祝谌予教授

祝谌予教授认为甲状腺功能减退症从临床症状辨证，应属中医阳气虚衰之证。而阳气虚衰到一定程度，阳损及阴，造成阴阳俱虚。从甲减的成因到临床表现，具有阳气虚衰到阴阳俱虚的特征。祝谌予教授根据其多年临床治疗此症的经验，主张分为阳气虚型、阴阳俱虚型、血瘀型三型。阳气虚：治宜补中益气，健脾温阳，多用补中益气汤加减治疗。若畏寒兼有便秘，则加肉苁蓉 60g，增加当归用量至 30g；浮肿甚者可以配用五苓散或真武汤。阴阳俱虚型：治宜阴阳双补，多用肾气丸为主方进行甲减。如嗜睡加石菖蒲、远志；水肿加猪苓汤；头发稀疏加何首乌；皮肤干燥加牡丹皮、地骨皮、桑白皮、黑芝麻等。血瘀型：此型在临床上可见到血瘀征象，如舌下瘀点、唇发绀、肢麻等。治宜益气活血，多用木香、当归、益母草、白芍、川芎等或选用王清任的血府逐瘀汤化裁。

（二）林兰教授

现代对甲状腺的中医功能应有新的认识：一是助肝疏泄，调畅气机；二是升发阳气和推动阳气运行。甲状腺既有五脏之形实，又有六腑传化之机。认为肝失疏泄、肾阳不足是甲状腺功能减退症的病机本质。据此林兰教授将该病分为五个证型，即肾阳不足、脾肾阳虚、心肾阳虚、阴阳两虚、阳气衰竭。①肾阳不足型：治宜温阳散寒，方以金匮肾气丸加减（桂枝、炮附子、山药、山茱萸、熟地黄、泽泻、牡丹皮、茯苓黄芪、太子参）。②脾肾阳虚型：

治宜温补脾肾，方以真武汤合温脾汤加减（炮附子、茯苓、生姜、白术、白芍、桂枝、干姜、人参、泽泻、肉苁蓉）。③心肾阳虚型：治宜温补心肾、化气行水，方以四逆汤合桂枝甘草龙骨牡蛎汤加减（熟附子、干姜、葶苈子、炙甘草、桂枝、白术、茯苓、泽泻、人参、龙骨、牡蛎）。④阴阳两虚型：治宜温肾回阳、滋阴活血，方以四逆汤合右归饮加减（附子、干姜、甘草、人参、茯苓、白术、桂枝、麦冬、白芍、山药、熟地、山茱萸、桃仁、红花、当归）。⑤阳气衰竭型：治宜回阳救逆，方以回阳救逆汤加减（附子、干姜、肉桂、白术、茯苓、陈皮、半夏、人参、五味子、甘草）。同时强调治疗时应先补阳，以澄本清源，阳气得复，方可进一步针对兼证施治。如兼气血亏虚，则补其气血；兼见痰湿血瘀，则化痰利湿，活血祛瘀。阳气复、血行畅、水湿祛后，再可疏通气机，恢复其助肝疏泄之机。

（三）曲竹秋教授

根据甲减患者临床表现以及舌象、脉象等改变均为一派肾阳不足之象，认为甲减的主要病机是肾阳虚。肾阳是人体诸阳之本，五脏之阳皆取助于肾阳，才能发挥正常功能活动，根据病情发展及临床表现的不同，曲竹秋教授将该病分为肾阳虚、脾肾阳虚、心肾阳虚、阴阳两虚四型进行辨证论治。①肾阳虚型：治宜温肾助阳，方用右归丸加减。②脾肾阳虚型：治宜温肾健脾，方用附子理中汤合二仙汤加减。③心肾阳虚型：治宜温补心肾，利水消肿，方用真武汤合苓桂术甘汤加减。④阴阳两虚型：治宜温肾滋阴，调补阴阳，方用金匮肾气丸加味。曲竹秋教授在辨治甲状腺功能减退症时，强调了肾阳虚是其根本，因此治疗上要以温肾助阳为主，使阳得阴助而生化无穷。

（四）高天舒教授

甲减可分为肝郁、脾虚、肾虚三期辨治。①肝郁及脾型，相当于甲减初期：治宜疏肝解郁，方用逍遥散加减。脾虚明显者，合用参苓白术散加减；兼胸胁胀痛者，加合欢皮、郁金；兼颈前肿大者，加陈皮、夏枯草、牡蛎等。②脾阳虚弱，气血不足型，相当于甲减中期：治宜温阳健脾，补气生血，方用补中益气汤加味。如心血不足者，加远志、茯神、熟地黄、龙眼肉；气血亏虚者合八珍汤加减。高天舒教授还配伍活血（川芎、牡丹皮、王不留行）、化痰（川贝母、陈皮）、祛湿（苍术、泽泻、薏苡仁）、消瘿（三棱、夏枯草、牡蛎）等药。因脾阳根于肾阳，可少佐肉桂、仙茅、杜仲、菟丝子等温肾助阳之品。③肾阳虚衰、水湿内停型，相当于甲减后期：治宜温肾助阳，方用金匮肾气丸加减。脾肾阳虚者宜温肾健脾，通阳利水，方用金匮肾气丸合防己黄芪汤、五皮饮加减。心肾阳虚者治温通心阳，补肾益气，方用金匮肾气丸合苓桂术甘汤加减。另外，高天舒教授根据张介宾"善补阳者，必于阴中求阳"之说，多选用阴阳两补之肉苁蓉、黄精、枸杞等。在温补肾阳为主的组方中，配伍滋补肾阳之品，以防温燥伤阴。

九、典型案例

（一）张琪教授医案

刘某，男，53岁。1998年3月25日初诊。全身肿胀（黏液性水肿）半年余，周身沉重难支，有僵硬感，神疲倦怠，乏力自汗，嗜睡，头眩晕，手足厥冷，面浮，舌苔白厚，质紫黯，脉沉。经北京某医院诊断为"甲状腺功能减退症"，历经中西药治疗，疗效不佳，经人介绍，求治于张教授，诊断为"阴水"，辨证为脾肾阳虚运化功能减弱，水湿蕴蓄，血运瘀阻。

治法：温补脾肾之阳气，以化水湿，辅以活血化瘀，改善气血之运化。

处方：方用真武汤、附子汤为主。附子 15g，红参 15g，云苓 20g，白术 20g，白芍 20g，赤芍 20g，桃仁 20g，红花 15g，丹参 20g，益母草 20g，丹皮 15g，麦冬 15g，五味子 15g。

服药 7 剂，浮肿明显减退，周身僵硬感转为疏松濡软，精神大好，眩晕嗜睡，四肢厥冷均明显减轻，病情大有转机。予上方加防己 20g，防风 15g，车前子 15g。再服 7 剂，浮肿全消，全身轻松有力，已无僵硬感，四肢转温，嘱其继服若干剂以善后，又继续服药 15 剂已痊愈，远期疗效巩固。

按：张琪教授发现甲状腺功能低下患者，一般以全身肿胀，精神萎靡，肢体酸痛，倦怠嗜睡，心悸气短，畏寒纳呆，手足厥冷，舌润，脉沉弱或沉迟为主症。中医辨证多为脾肾阳衰，治疗一般以补肾为主，效果满意。生理研究发现，肾阳虚患者，T_4、TSH 水平明显降低，而温肾助阳药可以促进甲状腺合成、分泌甲状腺素，稳定调节血液中 T_3 的含量。

（二）陈如泉教授医案

朱某，女，22 岁。体检发现 TSH 增高，未见明显不适。舌淡红、苔薄白，脉沉弦。查：甲状腺对称肿大Ⅰ度，质稍韧，血管杂音阴性，无压痛。FT_3：2.64pg/ml（1.8~4.8pg/ml），FT_4：0.77ng/ml（0.7~199ng/ml），TSH：45.467μIU/ml（0.3~5.0μIU/ml），TGA > 500U/ml（0~80U/ml），TMA > 1300U/ml（0~60U/ml）。

中医诊断：瘿病。

西医诊断：桥本甲状腺炎合并亚临床功能减退。

处方：温肾方。淫羊藿 15g，补骨脂 15g，肉苁蓉 15g，益智仁 12g，女贞子 12g，法半夏 12g，黄芪 24g，石菖蒲 10g，炙甘草 10g。

治疗 2 个月后，查 FT_3：3.65pg/ml（1.8~4.8pg/ml），FT_4：1.65ng/ml（0.7~199ng/ml），TSH 为 3.264μIU/ml（0.3~5.0μIU/ml）。为巩固疗效，嘱坚持服用温肾方隔日 1 剂，随访至今未见复发。

按：亚临床甲状腺功能减退是原发性甲状腺功能减退症高危人群。临床上甲减多为阳虚证，亚临床甲减虽无典型临床表现，部分患者仅表现轻度怕冷，故其本不外乎"阳虚"。中医认为，肾为五脏之本，生病之源泉，主藏精。故凡阴阳之病变，当责于具水火之肾。辨证治疗上，陈教授提出从阳虚论治亚临床甲减的观点。常以温肾方为基本方。现有研究表明肾阳虚大鼠血清中甲状腺激素 T_3、rT_3、T_4 及 TSH 浓度较之正常大鼠有明显变化，而补肾壮阳中药能恢复肾阳虚大鼠血清 T_3、rT_3、T_4 及 TSH 水平。

（三）魏军平教授医案

孙某某，女，58 岁，2014 年 10 月 21 日初诊：主诉"浑身乏力、多汗、嗜睡 2 个月余"。患者于 2014 年 8 月 7 日因乏力就诊于外院，查甲状腺功能及抗体 TSH 7.52μIU/ml（正常值 0.27~4.2μIU/ml），TgAb 626.0U/ml（正常值 < 115 U/ml），TPOAb 460.3U/ml（正常值 < 34 U/ml）。后于某中医院汤药调理并物理治疗 1 个月余。2014 年 9 月 16 日于外院复查甲状腺功能及抗体 TSH 8.09μIU/ml（正常值 0.27~4.2μIU/ml），TgAb 532.2U/ml（正常值 < 115U/ml），TPOAb 383.3U/ml（正常值 < 115U/ml），不适症状未见明显改善。症见浑身乏力、口干、性情急躁、烘热汗出湿冷、眠欠安，尿频、夜尿尤多，偶便溏稀，每日 1 行，舌边尖红有齿痕、苔白厚、脉沉。查体甲状腺Ⅰ度肿大、质韧、无压痛。

西医诊断：桥本病伴亚临床甲减。

中医诊断：肉瘿，证属胃阴不足、脾气虚弱型。

治法：气阴双补。

处方：北沙参12g，麦冬12g，白术20g，佩兰20g，太子参15g，醋五味子9g，炒苍术20g，厚朴6g，茯苓20g，白扁豆6g，浮小麦30g，首乌藤15g，炒酸枣仁30g。14剂水煎服，每日1剂，分2次服。

二诊：2014年11月4日。时乏力、口干急躁、烘热汗出好转，饭前胃胀，大便每日1~2行、不成形，夜尿2次，舌暗红苔薄白，脉弦细。2014年10月29日于我院复查甲状腺功能及其抗体，TSH 6.039μIU/ml（正常值0.55~4.78），TgAb > 500U/ml（正常值0~60U/ml），TPOAb > 1300U/ml（正常值0~85U/ml）。

处方：前方基础上加干姜9g，香橼皮10g，玫瑰花10g，柴胡6g，14剂水煎服，每日1剂，分2次服。

三诊：2014年11月18日。诸不适只余烦躁、体力差，大便成形每日一行，夜尿1次，舌暗红苔薄白、脉细。

处方：10月21日方去太子参加党参15g，炙甘草6g，14剂水煎服，每日1剂，分2次服。后又按上方服药1个月，于2015年2月2日复查甲功及抗体，TSH 6.2805μIU/ml（正常值0.55~4.78μIU/ml），TgAb 122.52U/ml（正常值0~60U/ml），TPOAb > 1000U/ml（正常值0~85U/ml）。除偶尔乏力外无明显不适。

按：此病例初诊为病症初期气机郁滞向化热伤阴的第二期发展之中，且有向第三期脾肾阳虚发展之势。魏军平教授从脾胃论治并注意固护阳气，滋肺肾之阴的同时大力化湿，防止湿邪阻遏阳气。方中北沙参、太子参、麦冬补肺胃之阴，用白术、苍术、白扁豆健脾化湿，佩兰、茯苓从上下两焦化湿，厚朴行气。《本经逢原》论浮小麦"能敛盗汗，取其散皮腠之热也"。

五味子、浮小麦使阳气补而不壅塞、湿气散而不伤阴。又加首乌藤和酸枣仁以为佐使入心，补心以安神。由此形与神悉皆得养，鼓舞正气的修复功能。二诊中湿气得化、阳气渐复，因诉胃胀且脉有弦象给予干姜进一步补胃阳，香橼皮、玫瑰花、柴胡性皆燥且行肝经，逆疾病发展之势疏肝理气。三诊湿热已清，肺胃之阴得养，阳气渐复，但仍有乏力烦躁。张锡纯《医学衷中参西录》有西洋参"不若党参具有生发之力"，甘草"性微温，其味至甘，得土气最全"，故去微苦之西洋参而用党参，温补气力而助阳之生发，甘草与脾同气相求，两药合用健脾益气。三诊治疗后患者症状明显改善，良好控制病情向第三阶段脾肾阳虚发展。

（四）曲竹秋教授医案

李某，女，50岁，1997年9月初诊。患者近2个月来无明显诱因，出现全身乏力，怕凉，嗜睡，纳减腹胀，汗少，记忆力减退，颜面及四肢肿胀，夜尿频，大便溏2次/日，舌淡胖苔白，脉沉细缓，查TSH 32.26μIU/ml，T_3 1.12nmol/L，T_4 43.16nmol/L，诊为甲减，辨证为脾肾阳虚证，单用温肾健脾中药治疗。拟鹿角胶10g，山萸肉12g，山药12g，枸杞15g，附子10g，干姜10g，白术10g，肉豆蔻10g，补骨脂10g，党参15g，厚朴10g，益智仁10g，甘草10g为主方加减治疗3个月，畏寒怕冷、嗜睡、纳差、颜面四肢肿胀明显好转，复查sTSH 14.37μIU/ml，T_3 1.45nmol/L，T_4 97.3nmol/L，原方继服3个月，阳虚之证已除，精神复振，化验大致正常，治之奏效。

按：曲竹秋教授在辨治甲状腺功能减退症时，强调了肾阳虚是其根本。由于肾中元阳衰微，阳气不运，气化失司，开合不利，以致水湿、痰浊、瘀血等阴邪留滞，出现面色晦暗，精神萎顿，甚则神志昏蒙，眩晕，尿少或尿闭，全身浮肿等浊阴上逆之证。肾为先天之本，中寓元阳真火，人身五脏诸阳皆赖肾中元阳以生发。肾阳虚衰，可导致其他脏腑阳气衰弱。肾阳不足，命门火衰，火不生土，不能温煦脾阳，或肾虚水泛，土不制水而反为所侮，脾阳受伤，而出现脾肾两虚；肾阳虚衰，不能温煦心阳，而致阴寒内盛，血行瘀滞，水湿停留则会形成心肾阳虚。肾阳不足，命门火衰，日久则肾阳极度亏损，阳损及阴导致肾之阴阳两虚。因此治疗上，要以温肾助阳为主，并循"阳中求阴，阴中求阳"的治则，使阳得阴助而生化无穷，还需视其临床表现的不同，灵活运用，因证施治。

十、现代研究进展

现阶段对于糖尿病与甲减并发症的临床和实验研究还不完备。在此我们主要从中医治疗甲减、甲减并发症以及亚临床甲减并发症等方面的研究进展进行阐述。具体如下。

中医治疗甲减方面，强调首当温补脾肾阳气。张淼淼等在左甲状腺素钠片治疗甲减的基础上加用益气温阳消瘿煎剂（主要组成：黄芪、人参、巴戟天、补骨脂、桂枝、干姜等），显著改善患者症状体征和甲功水平。在观察芪桂汤对甲减大鼠治疗作用的研究中，侯凤艳证实益气温阳补肾法可以显著降低甲减大鼠 TSH 水平，升高其 FT_3、FT_4 等，同时可以降低血 TRH，升高下丘脑 TRH 及垂体 TSH 含量。钱秋海教授认为甲减的证型变化从痰凝气滞逐渐发展为阴虚证，渐至阴损及阳，温补脾阳的方法改善甲减患者怕冷、乏力等不良症状。王春勇以柴胡桂枝干姜汤治疗甲减皮肤肿胀、周身疲劳、乏力等症，效果良好。此外，瘀血是多种疾病常见的病理产物，同时也是导致多种病变的关键因素，所以治

疗也应重视活血化瘀，邓仲麒等通过观察水蛭颗粒联合优甲乐对桥本甲减的疗效，发现活血化瘀药物水蛭对于改善桥本甲减患者症状、指标，尤其是甲状腺球蛋白抗体和甲状腺过氧化物酶抗体具有明显优势。

中医治疗甲减并发症方面，高天舒教授等做了较深入的研究：甲减的心肌损害方面：补中益气法明显提高碘缺乏致甲减大鼠 TT_3、TT_4 水平，同时补中益气法在甲减心肌损伤的修复中起重要作用，其机制与其提高心肌 α-MHCmRNA 的表达、降低 β-MHCmRNA 的表达有关。甲减引起心肌细胞凋亡增多，Fas、FasL、Caspase-3 表达升高，而补中益气汤可明显降低心肌细胞凋亡指数，下调 Fas、FasL 及 Caspase-3 的表达，说明补中益气汤对甲减的心肌损害有干预保护作用。甲减肾损害方面：碘缺乏致甲减肾损害病理改变表现为肾小球系膜增生，毛细血管扩张，毛细血管床减少。肾脏 VEGF 在甲减肾损害的不同病程中表达不同，早期升高，后期下降，VEGF 升高对甲减肾损害具有保护作用。补中益气汤对甲减肾损害的肾功能、形态恢复较好其机制是促进肾脏 VEGF 分泌。$L-T_4$ 治疗对甲功的改善较好但未能逆转甲减肾损害的肾功能异常。关于亚临床甲减致认知功能损伤方面，国内外研究证明，SCH 可引起轻度认知功能损伤（MCI），被认为是痴呆的一种危险因素，这种认知功能的损伤在儿童、青年、老年人群中均可发生。高天舒教授基于《内外伤辨惑论》补中益气汤和《医学心悟》消瘰丸，研制了补脾化痰解毒方（黄芪、红参、当归、莪术、法半夏、浙贝母、生牡蛎、鳖甲）。经临床研究显示，该方能显著改善中青年患者亚临床甲减致认知功能损伤的临床症状、降低 TSH 水平，调整血脂状况，总有效率为80.00%。

中医治疗亚甲减及并发症方面，陆源

源等从 T 细胞因子 IL-10、IL-2、IL-2R 的角度观察了健脾疏肝和络方对桥本甲状腺炎合并亚临床甲减的影响。研究发现本方疗效显著，对甲状腺轴有调节作用，推测可能与 IL-10 水平的上升有关。尹鑫等对自拟健脾补肾养血安胎汤联合左甲状腺素钠片治疗孕早期先兆流产合并亚临床甲减疗效观察。提示益气健脾、补肾温阳、养血安胎中药联合优甲乐治疗临床疗效显著，有助于调节 TSH 水平，改善妊娠激素水平，进而提高继续妊娠率，且用药安全性较高。

总之，在甲减的中医治疗方面，现代研究强调温补脾肾阳气与活血化瘀的重要性；在甲减并发症的治疗方面，现代研究发现补中益气汤可明显改善甲减致心肌及肾脏损伤；在亚甲减及并发症方面，也体现了中医中药在治疗上的明显优势。

十一、临证提要

甲减的辨证与治疗：阳虚为甲减发病的主要病机，本虚标实为甲减发病的综合病机，气虚、气郁是甲减初期的重要病机。本虚为主，病位在脾肾，涉及心、肝多等脏。甲减在阳虚基础上产生瘀血、痰浊、水湿等病理产物，瘀血、痰浊、水湿又会进一步加重阴阳失衡，从而导致甲减证候上的虚实夹杂。甲减病程较长，疾病慢性进展过程中临床表现复杂多样，变症丛生，辨证纷繁，故始终没有统一的辨证分型和疗效评判标准。治法：①调和阴阳为立法之根本，中医的治疗观即是"谨察阴阳之所在而调之"，甲减以阳虚为主要病机，阳气虚损贯穿甲减病程的始终，因此扶阳为甲减治疗的根本。②温肾健脾为治疗之大法，甲减病机以脾肾阳虚为主，温肾健脾法应贯穿于甲减治疗过程中。③化痰祛瘀为增效之途径，甲减病程日久，因虚致实，则瘀血、痰浊、水湿夹杂为患。治疗中宜

兼顾化痰祛瘀。④心理调摄为愈病之需要，情志因素在甲减发生发展中起着不可低估的作用，注重对甲减患者的心理调摄有助于疾病的治疗。

甲减的治疗要点：首先应认识到早期治疗的重要性。目前亚临床甲减的患病率日益增加，应早期干预防止其向临床甲减发展。对临床甲减患者，应早期干预控制其病情进展。其次，要重视用药的规范性。甲减病程较长，病情呈慢性进展，故应指导患者规范长期用药。第三，应处理好本虚与标实的关系。甲减之本虚证型，主要为肾阳不足，或兼脾阳不足，或兼心阳不足，或兼肾气亏虚，或兼脾气不足。甲减之标实证型主要为肝郁气滞、瘀血内停、痰湿阻滞等。治疗上须分清主次，灵活用药。另外，还要处理好中西医结合的关系。中医辨证治疗配合小剂量甲状腺激素治疗效果好于单纯用西药或单纯用中药，且避免了仅用甲状腺激素替代治疗所致的实验室指标与临床症状改善不同步的现象。如何在小剂量甲状腺激素替代治疗基础上，更好地发挥中医药优势治疗甲减是我们今后努力的方向。

糖尿病患者应加强甲状腺功能的监测。甲状腺激素的缺乏在一定程度上，可加重糖代谢紊乱，加之糖尿病合并甲减通常起病隐匿，进展缓慢，临床表现复杂且无特异性，故易造成误诊漏诊，临床上需及时筛查。对 2 型糖尿病患者，特别是近期血糖出现波动或者控制不稳定时，还应监测患者甲状腺功能，尤其是老年患者。因为老年性甲减的临床表现如乏力、反应迟钝、记忆力减退、淡漠等与老年性痴呆的表现极为相似，外加患者感知功能障碍，在临床上往往容易被忽视，从而加重患者病情。通过补充甲状腺激素可在一定程度上纠正糖代谢紊乱，减少降糖药物的使用。

同时，甲减治疗过程中，应该根据甲

状腺素水平及血糖水平调整剂量。糖尿病合并甲减临床口服甲状腺素片治疗，并应根据甲状腺素水平调整剂量。老人或合并有心脏病者易从小剂量开始，逐渐加量。糖尿病合并甲减患者中胰岛素用量应减少，是因为糖尿病合并甲减后，由于甲状腺素的缺乏，一方面使组织代谢所必需的酶产生不足或使其活性下降，导致碳水化合物的代谢缓慢，使机体对糖的吸收再生减少；再者可致机体对胰岛素的降解速度下降，对胰岛素的敏感性加强，容易引起低血糖，故应减少胰岛素用量。

目前国内外对于糖尿病合并甲减的临床和实验研究较少，尚未明确两者相互作用的机制。临床观察特别是远期疗效的观察及药物不良反应的研究远远不够，中医临床证型研究目前未见报道，应用中药对糖尿病合并甲减辨证治疗方面的研究也是空白。将两病结合起来，把下丘脑－垂体－甲状腺内分泌轴作为一个整体的相关研究更少。所以在未来有望通过更多的动物实验和临床试验为预防治疗糖尿病合并甲减提供依据。

参考文献

［1］Shan Z, Chen L, Lian X, et al. Iodine Status and Prevalence of Thyroid Disorders After Introduction of Mandatory Universal Salt Iodization for 16 Years in China: A Cross-Sectional Study in 10 Cities［J］. Thyroid, 2016, 26（8）: 1125-1130.

［2］Hollowell JG, Staehling NW, Flanders WD, et al.Serum TSH, T_4, and thyroid antibodies in the United States population（1988 to1994）: National Health and Nutrition Examination Survey（NHANES Ⅲ）［J］. J Clin Endocrinol Metab, 2002, 87（2）: 489-499.

［3］CanarisgJ, Manowitz NR, Mayorg, et al.The Colorado thyroid disease prevalence study［J］. Arch Intern Med, 2000, 160（4）: 526-534.

［4］Vondra K, Vrbikova J, Dvorakova K. Thyroidgland diseases in adult patients with diabetes mellitus［J］. min erva Endocrinol, 2005, 30（4）: 217-236.

［5］Roldan MB, Alonso M, Barrio R. Thyroid autoimmunity in children and adolescents with type 1 diabetes mellitus［J］. Diabetes Nutr Metab, 1999, 12（1）: 27-31.

［6］中华医学会内分泌学分会. 成人甲状腺功能减退症诊治指南［J］. 中华内分泌代谢杂志. 2017, 33（2）: 167-180.

［7］卢秀鸾. 曲竹秋教授辨证论治甲状腺功能减退症［J］. 天津中医学院学报, 2000, 19（2）: 5-6.

［8］任志雄, 李光善, 倪青. 林兰论治甲状腺功能减退症经验［J］. 上海中医药杂志, 2013, 47（4）: 19-20.

［9］李静, 高天舒. 高天舒教授治疗原发性甲状腺功能减退症经验介绍［J］. 新中医. 2007, 39（11）: 8-9.

［10］朱丹, 陈国芳, 刘超, 等. 糖尿病患者合并甲状腺功能异常的机制及其影响. 国际内分泌代谢杂志［J］, 2016, 36（3）: 206-208.

［11］潘长玉, 尹士男. 胰岛素抵抗——2型糖尿病发病机制的重要因素. 中华内分泌代谢杂志［J］, 2000, 16（1）: 56-57.

［12］郑茂, 叶山东. 甲状腺激素导致糖代谢异常机制的研究进展［J］. 临床与病理杂志, 2015, 35（2）: 314-318.

［13］彭静, 刘煜, 曹真真. 亚临床甲状腺功能减退症对糖尿病血管并发症的影响［J］. 国际内分泌代谢杂志, 2017, 37（1）: 23-26.

［14］Dessein PH, Joffe BI, Stanwix AE. Subclinical hypothyroidism is associated with insulin resistance in rheumatoi d arthritis［J］. Thyroid, 2004, 14（6）:

443-446.

[15] Lee SW, Cho KI, Kim HS, et al. The impact of subclinical hypothyroidism or thyroid autoimmunity on coronary vasospasm in patients without associated cardiovascular risk factors [J]. Korean Circ J, 2015, 45 (2): 125-130.

[16] 许静, 田秀标, 房辉, 等. 甲状腺激素减少对大鼠肾脏解耦联蛋白-2表达的影响 [J]. 中国危重病急救医学, 2010, 22 (12): 729-732.

[17] 中华医学会内分泌学分会《中国甲状腺疾病诊治指南》编写组. 甲状腺疾病诊治指南——甲状腺功能减退症 [J]. 2007, 46 (11): 967-971.

[18] 王奕, 刘喜明. 中医药治疗甲状腺机能减退症浅探 [J]. 中医杂志, 2004, 45 (12): 950.

[19] 华素芬. 甲状腺功能减退的中医药膳疗法 [J]. 湖北中医杂志, 2007, 29 (2): 43-44.

[20] 祝谌予, 丁光迪, 顾兆农, 等. 甲状腺机能减退证辨治 [J]. 中医药研究, 1989, (4): 2-3.

[21] 李静, 高天舒. 高天舒教授治疗原发性甲状腺功能减退症经验介绍 [J]. 新中医, 2007, 39 (11): 8-9.

[22] 孙元莹, 吴深涛, 姜德友等. 张琪教授治疗甲状腺病经验 [J]. 中华中医药学刊, 2007, 25 (1): 23-25.

[23] 杨瑞霞, 陈如泉. 陈如泉辨治亚临床甲状腺功能减退的经验 [J]. 湖北中医杂志, 2011, 37 (11): 18-19.

[24] 韩煦, 魏军平. 魏军平治疗桥本氏病合并亚甲减临证举隅 [J]. 中国中医基础医学杂志, 2015, 10 (21): 1311-1312.

[25] 张晓斌, 司廷林. 冯建华教授治疗甲状腺功能减退症的经验 [J]. 光明中医, 2011, 26 (11): 2206-2208.

[26] 张淼森, 邹耀武, 崔庆, 等. 益气温阳消瘿煎剂联合左甲状腺素钠片治疗原发性甲状腺功能减退的疗效观察 [J]. 中国药房, 2013; 24 (27): 2567-2568.

[27] 侯凤艳. 益气温阳补肾法对甲减大鼠TRH、TSH水平的影响 [D]. 黑龙江省中医研究院, 2012: 23-40.

[28] 冯晚, 钱秋海. 钱秋海治疗甲状腺功能减退症经验撷菁 [J] 辽宁中医杂志, 2013 (11): 2208-2209.

[29] 王春勇. 柴胡桂枝干姜汤证临证探析 [J]. 河北中医药学报, 2008, 23 (4): 9-10.

[30] 邓仲麒. 水蛭颗粒联合优甲乐治疗桥本甲减的疗效观察 [D]. 山东中医药大学, 2012: 6-8.

[31] 高天舒, 尹慧丝. 补中益气法对甲减大鼠心肌 α-MHC 和 β-MHCmRNA 表达的影响 [J]. 中国中医基础医学杂志, 2012, 18 (12): 1340-1352.

[32] 高天舒, 韩晓晴, 尹慧丝. 补中益气汤对甲状腺功能减退大鼠心肌细胞凋亡及 Fas, FasL 和 Caspase-3 蛋白表达的影响 [J]. 中国实验方剂学杂志, 2012, 18 (10): 236-240.

[33] 张靖, 高天舒, 范秋灵. 碘缺乏致甲状腺功能减退症大鼠肾脏损害的病理特点分析 [J]. 中华内分泌代谢杂志, 2012, 28 (11): 922-926.

[34] 陈巍, 高天舒. 健脾化痰活血方对中青年亚临床甲减致认知功能损伤患者疗效观察 [J]. 辽宁中医杂志, 2017, 44 (6): 1219-1221.

[35] 陆源源, 代君等. 健脾疏肝和络方对桥本甲状腺炎合并亚临床甲状腺功能减退症患者T细胞因子IL-10、IL-2、IL-2R的影响. [J] 中医学报. 2017, 229 (32): 1036-1039.

[36] 尹鑫, 刘文, 梁登辉, 等. 自拟健脾补肾养血安胎汤联合左甲状腺素钠片治疗孕早期先兆流产合并亚临床甲状腺功能减退症疗效观察. [J] 现代中西医结合杂志. 2017, 26 (17): 1900-1902.

[37] 雷永华，李红，徐蓉娟. 糖尿病与甲状腺功能减退相关关系的研究进展[J]. 实用医学杂志，2011，27（16）：2894-2896.

（高天舒）

糖尿病与甲状腺结节

甲状腺结节（thyroid nodule）是各种原因导致甲状腺内出现一个或多个组织结构异常的团块。甲状腺结节分为良性甲状腺结节和恶性甲状腺结节。良性甲状腺结节包括：良性腺瘤、局灶性甲状腺炎、多结节性甲状腺肿、甲状腺舌管囊肿、单叶甲状腺发育不全导致对侧叶增生，手术后或 ^{131}I 治疗后甲状腺残余组织的瘢痕和增生等。恶性甲状腺结节包括：增生性甲状腺肿、毒性结节性甲状腺肿、肿瘤性结节、囊性结节、炎症性结节等。触诊发现一般人群甲状腺结节的患病率为 3%~7%；而高清晰超声检查发现甲状腺结节的患病率达 20%~70%。在老年人和女性中较为多见。一项前瞻性研究结果显示 46% 通过超声检出的甲状腺结节（直径＞1cm）在体检中没有被发现。甲状腺结节的发病率受检查手段、被检人群的性别、年龄、碘摄入量、放射线照射等环境因素的影响。甲状腺结节多为良性，恶性结节仅占甲状腺结节的 5% 左右。甲状腺结节诊治的关键是鉴别良、恶性。

有研究显示，胰岛素抵抗患者的甲状腺结节患病率更高糖尿病患者中 95% 为 2 型糖尿病患者。研究结果显示，T2DM 患者发生甲状腺结节的概率为 64.57%，其中男女患者的发病率分别为 31.86% 与 68.14%；老年人群与非老年人群的发病率分别为 77.58% 与 22.42%。

根据甲状腺结节的主要临床表现，当归属于中医学"瘿病"之"瘿瘤"范畴。

一、病因病机

（一）甲状腺结节的中医病因病机

1. 病因

瘿病是指由于情志内伤，饮食、水土失宜，以致气滞、痰凝、血瘀壅结颈前所引起的、以颈前下方喉结两旁结块肿大为主要临床特征的一类疾病。关于甲状腺结节的发病原因，分析历代文献记载，本病的发生，主要与情志内伤、饮食及水土失宜以及禀赋体质因素有关。

（1）禀赋体质因素：甲状腺结节女性患病率高于男性，《圣济总录·瘿瘤门》首次提出"妇人多有之"。女性遇有情志内伤、饮食等因素时，易引起肝郁气滞、痰凝血瘀等病理变化，故易患瘿病，这与妇女的特殊体质有密切关系。另外，素体阴虚之人，因痰气郁而化火伤阴，病程易反复缠绵。

（2）情志所伤：肝主疏泄，可以调畅气机，气机条畅则脏腑功能协调，气血津液输布正常。若长期情志不畅，忿郁恼怒，则肝失条达，气机郁滞，津液不能正常循行输布，凝结为痰。痰气壅于颈前，结而成块，则为瘿病。而其消长变化也与情志有密切的关系，如痰气凝滞日久，可致血行不畅而产生瘀血，瘿肿会较硬或有结节。正如《济生方·瘿瘤论治》所说："夫瘿瘤者，多由喜怒不节，忧思过度，而成斯疾焉。"

（3）饮食及水土失宜：《诸病源候论·瘿候》指出："瘿者，由忧恚气结所生，亦由饮沙水，沙随气入于脉，搏颈下而成之。"从论述中可以看出瘿病发病与饮食不节，或水土失宜有关。饮食摄入不足或恣食肥甘厚味，或居于高地水土失宜，饮食中含"沙毒""冷气"等，致使脾胃受损，运化失常，水湿不得运化，痰湿中生，阻碍气血运行，痰、气、血结于颈前，则发为瘿病。因此，"诸山水黑土中出泉流者，不可久居，常食令人作瘿病"。其他如若感受六淫之邪，尤其是暑热之邪，往往会诱发或加重病情。

2. 病机

甲状腺结节的病机，当代中医多认为是因长期忧思恼怒，肝气不舒，气机郁滞，或素体气虚，不能运化水湿，聚湿成痰，凝于颈前；气郁痰凝日久，血液运行障碍，可出现血瘀，或火热灼伤脉络，迫血妄行，离经之血瘀于脉外；由于饮食水土失宜，影响脾胃功能，脾失健运，运化水湿失职，聚而成痰。气血运行不畅，郁而化火；素体阴虚，或火热伤阴，可致阴虚火旺。强调气滞、痰凝、血瘀是其基本病理变化。历代医家对本病病机的认识，重视气滞、血瘀、痰凝三种病理变化，指出气郁、血瘀、痰滞三者互结而致病。明代陈实功《外科正宗·瘿瘤论》云："夫人生瘿瘤之症，非阴阳正气结肿乃五脏瘀血、浊气、痰滞所成。"情志内伤、饮食水土失宜，首先导致气机失调，气滞则津液不布，凝聚成痰，或脾失健运，痰湿内生，痰气壅结于颈前而为瘿。气滞痰凝日久，则血行失常，血脉瘀阻，终致气滞、痰浊、血瘀交互为患。重视肝郁不舒、脾失健运是其核心病机。由情志因素而致病者，肝脏首当其冲，肝郁不舒为其核心病机。由饮食所伤而致病者，脾脏首当其冲，脾失健运为其核心病机。肝郁不疏，脾失健运，气机不畅，经血瘀滞，痰凝结于颈部而成块。病久又可累及心、肾等五脏六腑，出现五脏六腑功能失常。认为气虚、阴虚是其发病之本。本病发病之内在因素，多为人体正气虚弱。正气不足，病邪外袭，乘虚而入，结聚于脏腑经络，导致气滞、痰凝、血瘀等病理变化，酿成瘿瘤之病。阴虚之体，虚火灼液生痰，痰凝血瘀，痰血交阻于颈而致瘿。总之，甲状腺结节病位在颈前喉结两旁，与肝脾有密切关系。以肝气郁结、气血瘀滞、痰湿凝结为主要病机，多为实证。总观其病理产物不外乎"气、瘀、痰、火"四端。

当代医家曲竹秋教授认为甲状腺结节与肝失疏泄有关，肝气郁结，横逆犯脾，痰湿内聚，气机不畅，血脉不行，血滞为瘀，气、痰、瘀互结，循经上移，凝结颈部为结节。唐汉钧教授认为目前临床常见的甲状腺结节肿多属于中医瘿病、瘿瘤、瘿痈的范畴，其病因除与饮食水土失宜、情志不疏，脾失健运，瘀血痰浊互结等因素有关外，认为现代社会的生活、工作、环境等因素对甲状腺结节形成的影响也应该越来越得到重视。随着社会的进步，人们生活工作的节奏越来越快，持续的生活压力、工作透支引起人们体内环境紊乱，免疫平衡失调，脾肾不足，脾胃失于健运，肝气郁滞，进而形成气滞、血瘀、痰浊等病理产物，结于颈前形成结节。

糖尿病属中医"消渴病"范畴，甲状腺结节属中医"瘿病"之"瘿瘤"范畴。二者皆可由先天禀赋相关的体质因素，加之后天情志不遂、饮食失调等致病因素引起。消渴日久阴阳俱虚，而气虚、阴虚为瘿病发病之本；二是由于气虚不能帅血而行、阳虚而寒凝血滞、阴虚火旺煎灼津液，均可导致瘀血痰浊的形成，而瘀血痰浊为瘿病的病理基础。故消渴日久可致瘿病。瘿瘤可出现气滞、痰凝、血瘀等病理改变，故血脉运行不畅，瘀血诸症出现。消渴病的病理因素多有痰浊、瘀血，瘀血在消渴病及其并发症发病中的地位尤为重要，心血管病变、神经病变、眼底病变等消渴病并发症都与瘀血息息相关，所以消渴病与瘿病常可以互相影响。

（二）西医对甲状腺结节发病机制的认识

肥胖、胰岛素抵抗患者的甲状腺结节患病率更高，胰岛素/胰岛素样生长因子-1信号转导通路参与了促甲状腺激素介导的甲状腺细胞增殖，而肥胖时的瘦素增加通过下丘脑的促甲状腺激素释放激素调节垂体分泌促甲状腺激素，进而影响甲状腺细胞生长和分化，同时慢性炎性因子也促进了甲状腺结节的产生，故2型糖尿病、肥胖患者乃至代谢综合征患者甲状腺结节的患病率较高。这种胰岛素作为生长因子刺激细胞周期进程，促进细胞增殖，导致甲状腺结节形成的病理机制也可增加糖代谢异常患者患多种癌症的风险，其中包括甲状腺癌。但是否增加了甲状腺结节的恶性风险尚不明确。甲状腺疾病对糖代谢的影响主要与甲状腺功能状态有关，甲状腺激素能通过调节胰岛素分泌状态，促进糖原分解，促进肠道对葡萄糖的吸收，及外周组织对葡萄糖的摄取，以维持糖稳态。当循环中甲状腺激素水平高于正常时，会促进肠蠕动、葡萄糖吸收、肝糖输出和糖异生增加，同时会加重胰岛素抵抗，导致血糖升高。

二、临床表现

绝大多数甲状腺结节患者没有临床症状，常常是通过体检或自身触摸或影像学检查发现。当结节压迫周围组织时，可出现相应的临床表现，如声音嘶哑、憋气、吞咽困难等。合并甲状腺功能亢进症（甲亢）时，可出现甲亢相应的临床表现，如心悸、多汗、手抖等。详细的病史采集和全面的体格检查对于评估甲状腺结节性质很重要。病史采集的要点是患者的年龄、性别、有无头颈部放射线检查和治疗史、结节的大小及变化和增长的速度、有无局部症状、有无甲亢或甲状腺功能减退症（甲减）的症状，有无甲状腺肿瘤、甲状腺髓样癌或多发性内分泌腺瘤病2型（MEN2型）、家族性多发性息肉病、Cowden病和Gardner综合征等家族性疾病史等。体格检查的重点是结节的数目、大小、质地、活动度、有无压痛、有无颈部淋巴结肿大等。提示甲状腺恶性结节临床证据包括：①有颈部放射线治疗史；②有甲状腺髓样癌或MEN2型家族史；③年龄小于20岁或大于70岁；④男性；⑤结节增长迅速，且直径超过2cm；⑥伴持续性声音嘶哑、发音困难、吞咽困难和呼吸困难；⑦结节质地硬、形状不规则、固定；⑧伴颈部淋巴结肿大。

三、实验室及其他辅助检查

1. 血清促甲状腺素（TSH）和甲状腺激素

所有甲状腺结节患者均应进行血清TSH和甲状腺激素水平测定。甲状腺恶性肿瘤患者绝大多数甲状腺功能正常。如果血清TSH减低，甲状腺激素增高，提示为高功能结节。此类结节绝大多数为良性。

2. 甲状腺自身抗体

血清甲状腺过氧化物酶抗体（TPOAb）和甲状腺球蛋白抗体（TgAb）水平是检测桥本甲状腺炎的金指标之一，特别是血清TSH水平增高者。85%以上桥本甲状腺炎患者，血清抗甲状腺抗体水平升高；但是少数桥本甲状腺炎可合并甲状腺乳头状癌或甲状腺淋巴瘤。

3. 甲状腺球蛋白（Tg）水平测定

血清Tg对鉴别结节的性质没有帮助。

4. 血清降钙素水平的测定

血清降钙素水平明显升高提示甲状腺结节为髓样癌。有甲状腺髓样癌家族史或多发性内分泌腺瘤病家族史者，应检测基础或刺激状态下血清降钙素水平。

5. 甲状腺超声检查

高清晰甲状腺超声检查是评价甲状腺结节最敏感的方法。它不仅可用于结节性质的判别，也可用于超声引导下甲状腺细针穿刺细胞学（FNAC）检查。检查报告应包括结节的位置、形态、大小、数目、结节边缘状态、内部结构、回声形式、血流状况和颈部淋巴结情况。

提示结节恶性病变的特征有：①微小钙化；②结节边缘不规则；③结节内血流紊乱；三者提示恶性病变的特异性高，均达80%以上，但敏感性较低，在29.0%~77.5%不等。因此，单独一项特征不足以诊断恶性病变；但是如果同时存在两种以上特征时，或低回声结节中合并上述一项特征时，诊断恶性病变的敏感性就提高到87%~93%。低回声结节侵犯到甲状腺包膜外或甲状腺周围的肌肉中或颈部淋巴结肿大，伴淋巴结门结构消失、囊性变，或淋巴结内出现微小钙化，血流信号紊乱时提示结节为恶性。值得注意的是，目前研究结果显示，结节的良、恶性与结节的大小无关，直径小于1.0cm的结节中，恶性并不少见；与结节是否可触及无关；与结节单发或多发无关；与结节是否合并囊性变无关。

6. 甲状腺核素显像

甲状腺核素显像的特点是能够评价结节的功能。依据结节对放射性核素摄取能力将结节分为"热结节""温结节"和"冷结节"。"热结节"占结节的10%，"冷结节"占结节的80%。值得注意的是，当结节囊性变或甲状腺囊肿者行甲状腺核素显像也表现为"冷结节"。此时，结合甲状腺超声检查有助诊断。"热结节"中99%为良性的，恶性者极为罕见。"冷结节"中恶性率为5%~8%。因此，如果甲状腺核素显像为"热结节"者，几乎可判断为良性；而通过"冷结节"来判断甲状腺结节的良、恶性帮助不大。

7. MRI和CT检查

MRI或CT对帮助发现甲状腺结节、判断结节的性质不如甲状腺超声检查敏感，且价格昂贵。故不推荐常规使用。但对评估甲状腺结节和周围组织的关系，特别是发现胸骨后甲状腺肿有诊断价值。

8. FNAC检查

细针穿刺细胞学检查（FNAC）是鉴别结节良、恶性最可靠、最有价值的诊断方法。文献报道其敏感性达83%，特异性达92%，准确性达95%。怀疑结节恶性变者均应进行FNAC检查。术前FNAC检查有助于术前明确癌症的细胞学类型，确定正确的手术方案。值得注意的是，FNAC检查不能区分甲状腺滤泡状癌和滤泡细胞腺瘤。FNAC的关键在于穿刺取材和阅片。检查前须停用阿司匹林和其他影响凝血的药物数天。一般采用22~25号针头，10~20ml注射器。穿刺时应尽可能避免损伤。建议至少在结节的不同部位进针两次以减少取样误差。抽出囊液时，要记录量、颜色、是否存在血液以及抽吸后是否还有包块；若抽吸后还有残留包块，需要再次穿刺以确保在实质性部分取样。抽吸后要局部加压10~15分钟。送检时应附带临床资料，包括结节的大小、位置、质地等。FNAC涂片的质量要求：在2个不同的涂片上，至少含6组以上质量好的滤泡细胞群，每群至少有10~20个细胞。

FNAC结果：①良性病变（占70%）；②恶性病变（占5%~10%）；③疑似恶性病变；④因为标本取材不满意而不能诊断（占检查结果的5%~15%）。常由于操作者经验不足、抽吸物太少、肿物太小或存在囊性病变，需重复操作，最好在超声检查指导下进行。超声检查指导下FNAC的指征：触诊不满意的小结节；对囊性和实体性的混合性结节，为确保在实质性部分取样。

四、诊断与鉴别诊断

（一）中医的辨病要点和辨证要点

依据蔡永敏等主编的《现代中西医临床内分泌病学》，将本病分为气郁痰凝和痰瘀内结两个证型。瘿病以颈部肿大，或软或硬，痛或不痛，大小不一为基本临床特征。可由消渴后期阴阳俱虚及瘀血阻滞而致。气滞者颈部两侧或一侧漫肿，边缘不甚清楚，肤色如常，按之软，不痛，或有轻度胀感，常伴有胸闷，胁痛或胀，易怒，舌苔白或腻，脉弦；血瘀者颈前瘿肿较大，质地稍硬，发胀或按之轻度疼痛，皮色不变或赤络显露，呼吸不畅，或吞咽有障碍感觉，胸闷，胁痛，易怒，舌质暗，脉沉涩。气阴两虚颈部前肿，也可不甚肿大，心烦不眠。自汗盗汗、腰膝酸软、短气等，或男子梦遗滑精，女子月经不调，舌红少苔，脉细数无力。

（二）西医诊断要点

甲状腺结节诊断可参考葛均波、徐永健主编的第8版《内科学》，鉴别诊断可参考蔡永敏等主编《现代中西医临床内分泌病学》。

甲状腺结节的诊断主要依靠甲状腺超声。触诊发现的甲状腺结节也需通过甲状腺超声证实。进一步需结合病史、临床表现和辅助检查对结节的良恶性进行评估。

甲状腺结节的诊断思路见图6-4-3。

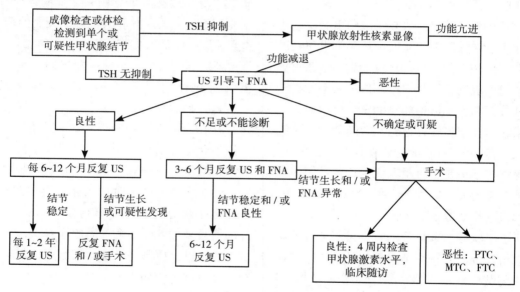

图6-4-3　甲状腺结节诊断思路

（三）鉴别诊断

1.甲状腺腺瘤

甲状腺腺瘤与甲状腺结节中的单发结节在临床上彼此混淆，较难鉴别。但甲状腺腺瘤经过数年或更长时间，仍保持单发，而甲状腺结节则多由单发结节经过一段时间后，变为多个结节。在病理上，腺瘤有完整包膜，周围组织正常，分界明显，而甲状腺结节多无完整包膜。

2.甲状腺癌

甲状腺结节出现以下情况提示有癌变可能：有头、颈部的放射治疗史。甲状腺结节增大较快，形态不规则，质地较硬且固定。伴有质硬的颈淋巴结肿大。有周围组织受累现象，如声带麻痹所致的声音嘶哑，颈交感神经麻痹综合征，呼吸困难和吞咽困难等。⑤血清降钙素升高。血清组胺酶升高。经足量甲状腺干制剂治疗 2~4 个月，结节无明显缩小，反见增大。此外，甲状腺癌多见于年龄较大者，男性多见，单个结节癌变可能性比多个结节大，钙化的结节发生癌变的可能性则很小。

五、中医治疗

（一）治疗原则

对于甲状腺结节的治疗，应以理气化痰、消瘿散结为基本治则。瘿肿质地较硬者，应配合活血化瘀。久郁伤阴而表现为阴虚火旺者，则参以滋阴降火之法。

（二）辨证论治

1. 气郁痰凝

临床表现：颈前喉结两旁结块肿大，质软不痛，颈部觉胀，胸闷，喜太息，或兼胸胁窜痛，病情常随情志波动，苔薄白，脉弦。

治法：疏肝理气，化痰散结。

方药：四海舒郁丸（《疡医大全》）。

参考处方：木香 12g，陈皮、海蛤粉各 9g，海带、海藻、昆布、海螵蛸各 60g。

临床应用：四海舒郁丸以木香、陈皮疏肝理气，海藻、海带、昆布、海蛤壳、海螵蛸软坚散结。胁痛者，加柴胡、枳壳各 12g；声音嘶哑者，加木蝴蝶、射干各 12g。

专家经验方推介：欧阳可均自拟海藻消瘿汤，组成：海藻 20g，昆布 20g，生牡蛎 15g，海浮石 15g，黄药子 15g，夏枯草 15g，当归 10g，三棱 10g，莪术 10g，木香 6g，随症加减。心悸失眠加酸枣仁、柏子仁、珍珠母；气虚者加党参、黄芪；血虚者加熟地、首乌；气滞者加青皮、枳壳；食欲减退者加鸡内金、焦山楂；合并甲亢、白细胞减少者加生黄芪、鸡血藤、丹参、枸杞等。

2. 痰瘀内结

临床表现：颈部可触及甲状腺结节，质硬，颈前作胀不适，面色灰暗，消瘦，口渴欲饮，舌质红，边有瘀点，脉弦。

治法：活血化瘀，化痰散结。

方药：海藻玉壶汤（《外科正宗》）。

参考处方：海藻 30g，昆布 15g，贝母 15g，半夏 10g，青皮 6g，陈皮 10g，当归 15g，川芎 10g，连翘 10g，甘草 6g。

临床应用：海藻玉壶汤以海藻、昆布软坚散结，陈皮、青皮理气，川芎、当归活血，半夏、连翘、浙贝母化痰散结。烦热、舌红、苔黄、脉数者，加夏枯草 10g，玄参、丹皮各 12g；结块硬者，加黄药子 10g，三棱、莪术、半枝莲各 12g，丹参 30g；胸闷不舒者，加郁金、香附、枳壳各 12g。

专家经验方推介：谢远明教授经验方，组成：昆布 15g，黄药子 15g，海藻 15g，土贝母 12g，乌梢蛇 10g，重楼 30g，生牡蛎 30g，忍冬藤 30g，应用时随症加减。

（三）其他特色疗法

1. 针灸疗法

曲池穴常规消毒，取 6 寸针将针以 45°角快速刺入皮肤，沿皮下透刺至臂，留针 1 小时，每 15 分钟刮针柄 1 次（约 20 下），以患者自觉两臂发热为度。隔日一次，10 次为一个疗程，疗程间休息 2 周。

针刺定喘穴，隔日 1 次。亦可局部围针直刺。还可用左手将肿块提起，用粗毫针（26~28 号）快速刺入结节中心，迅速出针，注意不要刺伤动脉，每日 1 次，7 次为 1 疗程。对于皮肤松弛的结节，可配合在颈部、肩胛部、前颈部均匀行皮针叩刺。

一般可采用局部取穴和邻近及远距离取穴的方法，隔日治疗 1 次。局部取穴：皮肤常规消毒后，以左手拇指、食指固定肿物，在结节周边将针刺入皮下，然后针尖向内斜，一直刺到结节的基底部，根据结节的大小，共刺 6~8 针。另外在结节正中将 1 枚针直刺到结节的基底部。得气后轮流捻转、提插，共 20 分钟，然后出针。注意勿刺伤喉返神经。邻近及远距离取穴：取天柱、大杼、内关、曲骨穴，针刺得气后即出针。功效：疏肝解郁，通经活络，化痰散结。

2. 中药外敷

化瘤汤：青皮、海藻、山慈菇、浙贝母、三棱、莪术、煅牡蛎、白花蛇舌草为主，加局部外敷化瘤膏（方药组成：冰片、法半夏、煅牡蛎、莪术）。

软坚散：肉桂、干姜、威灵仙、麻黄，与适量米醋调成糊状，热敷喉结两旁结块，20 次为一个疗程。

六、中西医协同治疗

（一）糖尿病的治疗

二甲双胍为糖尿病治疗的一线用药。有研究报道，二甲双胍可以显著缩小良性甲状腺结节，并且对于恶性甲状腺结节亦有抑制作用。二甲双胍对甲状腺结节影响可能的机制包括 TSH 水平的降低、AMPK/mTOR 通路的激活、胰岛素 /IGF-1 信号通路的参与等。

（二）甲状腺结节的治疗

参考中华医学会内分泌学分会《中国甲状腺疾病诊治指南》编写组集体编写的《中国甲状腺疾病诊治指南——甲状腺结节》以及中华医学会内分泌学分会、中华医学会普通外科学分会、中国抗癌协会头颈肿瘤专业委员会编写的《甲状腺结节和分化型甲状腺癌诊治指南》。

1. 恶性甲状腺结节的治疗

绝大多数甲状腺的恶性肿瘤需首选手术治疗。甲状腺癌的手术选择包括甲状腺叶切除术、近全甲状腺切除术（切除大部分可见的甲状腺组织，仅保留少量附着在喉返神经进入环甲肌周围的组织）和甲状腺全切术（切除所有可见的甲状腺组织）。保留病变侧后部甲状腺组织（＞ 1g）的次全切除术不适于治疗甲状腺癌。如存在下列情况，建议行甲状腺近全或全切除术：①肿瘤直径＞ 1cm；②肿瘤对侧存在甲状腺结节；③有局部或远端转移；④患者有头颈部放疗史；⑤患者一级亲属有分化型甲状腺癌病史。年龄较大（＞ 45 岁）的患者复发率较高，建议采用上述术式。因无法确诊而切除甲状腺叶或行非诊断性活检后被确诊为恶性病变时，应行甲状腺全切术。对甲状腺多发癌患者应行甲状腺全切术，以确保彻底切除病灶，并为 ^{131}I 放疗做好准备。甲状腺未分化癌由于恶性度极高，诊断时即已有远处转移存在，单纯手术难以达到治疗目的，故应选用综合治疗。甲状腺淋巴瘤对化疗和放疗敏感，故一旦确诊，应采用化疗或放疗。

2. 良性甲状腺结节的治疗

绝大多数甲状腺良性结节患者不需要治疗，需每 6~12 个月随诊 1 次。必要时可作甲状腺超声检查和重复甲状腺 FNAC 检查。少数患者需要治疗。目前的治疗方法有以下几种。

（1）左甲状腺素（L–T$_4$）抑制治疗：L–T$_4$ 治疗的目的是使已有的结节缩小；但研究发现 L–T$_4$ 治疗患者中，只有 20% 的甲状腺结节较前缩小，同时发现缩小的甲状腺结节停药后可以重新变大。同时，由于长期 L–T$_4$ 治疗可导致多种不良反应，如绝经后妇女骨密度显著降低、心房颤动发生的危险性明显增加。因此，目前认为 L–T$_4$ 治疗只适用于少数甲状腺良性结节患者，不推荐广泛使用，特别不适于血清 TSH 水平 ＜ 1.0mIU/L、年龄大于 60 岁的男性患者、绝经后妇女及合并心血管疾病患者。如果 L-T₄ 治疗 3~6 个月后甲状腺结节不缩小，或结节反而增大者，需要重新进行 FNAC 检查。

（2）手术治疗：甲状腺结节患者出现局部压迫症状，或伴有甲亢，或出现结节进行性增大或 FNAC 检查提示可疑癌变时，可行外科手术治疗。

（3）超声引导下经皮酒精注射（PEI）治疗：PEI 是一种微创性治疗甲状腺结节的方法。主要用于治疗甲状腺囊肿或结节合并囊性变。本方法复发率较高。大的或多发囊肿可能需要多次治疗方能取得较好效果。对单发、实性结节不推荐使用。特别要注意的是，在 PEI 治疗前，一定要先做 FNAC 检查，排除恶性变的可能后才能实施。

（4）放射性 ^{131}I 治疗：放射性 ^{131}I 治疗的目的是除去功能自主性结节，恢复正常的甲状腺功能状态，有效性高达 80%~90%。少数患者治疗后可发生甲减，极少数患者治疗后发生 Graves 病。^{131}I 治疗用于自主性高功能腺瘤、毒性结节性甲状腺肿且甲状腺体积小于 100ml 者或不适宜手术治疗或手术治疗复发者。本方法不适于有巨大的甲状腺结节患者，妊娠和哺乳期妇女禁用。

3. 可疑恶性和诊断不明的甲状腺结节的治疗

甲状腺囊性或实性结节，经 FNAC 检查不能明确诊断者，应重复 FNAC 检查，这样可使其中的 30%~50% 患者明确诊断。如果重复 FNAC 检查仍不能确诊，尤其是结节较大、固定者，需要手术治疗。

4. 儿童和妊娠时甲状腺结节的治疗

妊娠期间发现的甲状腺结节与非妊娠期间甲状腺结节的处理相同；但妊娠期间禁止甲状腺核素显像检查和放射性 ^{131}I 治疗。FNAC 检查可在妊娠期间进行，也可推迟在产后进行。如果结节为恶性，在妊娠

的 3~6 个月做手术较为安全，否则，应在产后择期进行。儿童甲状腺结节相对少见，恶性率高于成年人，癌肿占 15%。因此，对儿童甲状腺结节患者同样应行 FNAC 检查。当细胞学检查提示结节为恶性病变或可疑恶性病变时，应采取手术治疗。

（三）重视治疗甲状腺结节对糖尿病的影响

治疗甲状腺结节时，应注意对甲状腺激素水平的影响，前文中提到甲状腺激素水平高于正常时可使血糖升高。且也有研究者提出当甲状腺激素缺乏时，会使血糖降低。具体机制为：当甲状腺激素缺乏时，胃肠道对葡萄糖吸收、肝糖分解、糖异生以及葡萄糖利用等均减少，同样会引起糖代谢异常，主要表现为血糖偏低或易发生低血糖。所以治疗甲状腺结节时应随时监测血糖，以调整治疗糖尿病的用药。

七、疗效判定标准

（一）评价标准

1. 中医证候疗效标准

参照《中药新药临床研究指导原则（试行）》制定。

临床痊愈：中医临床症状、体征消失或基本消失，证候积分减少 ≥ 90%；

显效：中医临床症状、体征明显改善，证候积分减少 ≥ 70%；

有效：中医临床症状、体征均有好转，证候积分减少 ≥ 30%；

无效：中医临床症状、体征无明显改善，甚或加重，证候积分减少 < 30%。

2. 结节体积疗效标准

依据《甲状腺与甲状旁腺超声影像学》制定。

临床痊愈：结节消失；

显效：结节体积缩小 50%；

有效：结节体积缩小 30%~49%；

无效：结节体积缩小 30% 以下。

（二）评价方法

疗效评价主要是依据局部甲状腺结节的情况及有关检查指标进行。首先应该分清结节为良性或恶性，其次应当辨明其属何种疾病所致。良性结节还是恶性结节，甲状腺炎还是甲状腺腺瘤，疗效评价标准当然应该有别。

八、经验传承

（一）林兰教授

林兰教授认为气机失调是甲状腺疾病的病理基础。气的主要生理功能为：推动、温煦、防御、固摄、气化，当气机失调，出现气的运行阻滞，或运行逆乱，或升降失调，出入不利则可引起脏腑功能紊乱，变生多种疾病。气可行津、行血，气机失调或不足则津凝成痰，血脉瘀阻，痰凝血瘀则形成癥瘕积聚，结于甲状腺部位则导致甲状腺肿大、结节或癌症。西医学所指的甲状腺疾病虽然可以再细分为各种不同种类的疾病，但运用中医学整体观念从宏观角度对该类疾病探索出其共同的病因病机，在治疗中谨守病机，辨证用药，能起到执简驭繁的作用。林兰教授善用以下四法治疗该类疾病。

（1）疏肝法：以疏肝理气药物使气机条达，气血调和。适用于甲状腺疾病以肝气郁滞为主者，症见精神抑郁或焦虑，善太息，胸胁胀满，月经不调，舌红、苔白，脉弦滑。方剂一般选用柴胡疏肝散加减，常用药如川楝子、枳壳、芍药、柴胡、陈皮、香附、郁金、甘草等。若见颈部肿块软如棉，按之有囊性感，局部不热，是木旺乘脾土而造成脾不健运，水湿痰浊内生，气郁痰结之证，可加半夏、浙贝母、瓜蒌

等以理气化痰。若见颈部肿块坚硬，高低不平，或肿块表面青筋盘曲，或伴有刺痛，是肝气郁结日久致血瘀，可选用桃仁、红花、当归、川芎、三棱、莪术等以理气活血化瘀。

（2）清肝法：以疏利、清热泻火之药物使营卫通达，郁火泄越。适用于甲状腺疾病以肝郁化火之证为主者。症见烦躁易怒，多汗，不寐，面红目赤，口干苦，大便干，小便赤，舌红、苔黄，脉弦数。方用丹栀逍遥散加减，常用药如丹皮、栀子、柴胡、白芍、黄芩等。若见突发颈前肿大疼痛，咽喉疼痛，局部或全身发热，舌质红、苔黄，脉弦数，多是外感浊毒与肝火、痰瘀互结，可加夏枯草、金银花、连翘、牛蒡子等清热解毒。

（3）柔肝法：以益肾养阴之药物滋水涵木。适用于甲状腺疾病以阴虚火旺之证为主者。

（4）补肝法：用温阳补气之品，肝脾肾同补。适用于甲状腺疾病患者素体脾肾阳虚或久病耗气伤阳者。症见颈前肿大、质硬，畏寒，记忆力减退，反应迟钝，表情呆滞，精神抑郁，颜面浮肿，手足肿胀，舌淡、苔薄白，脉沉细。常用四逆散合右归丸加减，药如柴胡、白芍、半夏、山慈菇、山茱萸、菟丝子、肉桂、附子、紫河车等。另外，根据"无阴则阳无以生"的原理，在温阳为主的组方中酌配滋补肾阴之品，防温燥伤阴之弊，如用女贞子、墨旱莲、生地黄、知母滋补肝肾之阴。若患者素体阳气不振，寒凝血瘀而成瘿者，可加用香附、当归、桃仁、红花、赤芍、益母草等温经活血化瘀。

（二）高天舒教授

高天舒教授认为治疗甲状腺结节，不单单要化痰散结，更要注意益气养阴，"邪之所凑，其气必虚"。甲状腺结节不仅属于

瘿病，还属于广义的"积"的范畴，《经》云："风雨寒热不得虚，邪不能独伤人……是故虚邪之中人也，留而不去，传舍于肠胃之外，膜原之间，留着于脉，稽留而不去，息而成积。"虽新病以实证为常见，但久病由实致虚，可见气虚、阴虚等虚候，而且瘿病往往临床症状不典型，不易被患者发现和重视，临床所治疗的瘿病，要以迁延不愈的虚证更为多见，而非初期实证的阶段。治疗上，高天舒教授认为在传统理气化痰、消瘿散结的基础上，更要注意益气养阴，特别注重补益脾气，一方面脾为生痰之源，"治痰不理脾胃，非其治也"（《医宗必读·痰饮》），脾健则痰去，有利于消除瘿瘤。另一方面，李东垣云"内伤脾胃，百病由生"，而且，瘿病起因多在肝，正所谓"见肝之病，知肝传脾，当先实脾"。吴谦在《医宗金鉴》曰："脾主肌肉，郁结伤脾，肌肉浅薄，土气不行，逆于肉里，致生肉瘿。"很多患者经过治疗，甲状腺肿和结节明显缩小，对于小于1cm的结节可完全消失，对于伴有甲状腺功能异常的患者，治疗后可调节甲状腺激素水平。

（三）陈熠教授

陈熠教授认为瘿病是气、痰、瘀结聚而成，但其起因均在于郁，治疗可参考使用以下八法。

（1）软坚解郁：一般用于甲状腺结节，表面光滑能随吞咽上下移动，无疼痛和压痛，但按之较硬者。用解郁汤去甘草，加昆布、海藻、牡蛎、炙鳖甲、夏枯草、玄参、海浮石等软坚散结之品。解郁汤以逍遥散为解郁之主方，加越鞠丸中香附一味，故临床以柴胡、香附、白芍、白术、茯苓、当归、甘草为基本方，取名解郁汤。

（2）化痰解郁：一般用于结节质软不痛，胸闷或有喉间梗死感，痰多，一般无全身症状，苔薄腻，脉弦滑。用解郁汤加制川朴、制半夏、青皮、陈皮、苏梗、全瓜蒌、象贝母、夏枯草、山慈菇等化痰散结之品。临床因痰与湿常交缠在一起，故以化痰燥湿同用。

（3）活血解郁：一般用于肿块按之较硬或有结节，时有胸闷，舌质紫暗或有瘀斑，脉弦或带涩。用解郁汤加三棱、莪术、川芎、丹参、山慈菇、守宫、夏枯草等化瘀散结之品。

（4）利湿解郁：一般用于肿块质软不痛，神疲乏力，胸脘痞闷，大便溏薄，一日数行，舌苔白腻，脉濡或弦。用解郁汤加制川朴、防风、党参（或人参）、陈皮、薏苡仁、贝母、夏枯草、海浮石。

（5）清热解郁：一般用于颈前肿块按之质地中等，急躁易怒，面部烘热，口干且苦，舌质红，苔薄黄，脉弦数。用解郁汤加龙胆草、栀子、丹皮、夏枯草、黄药子、玄参、贝母、赤芍、海浮石等清肝胆之火。

（6）宁心解郁：一般用于颈前肿块按之质地中等，心慌心悸，夜寐不实，面色无华，舌淡苔少，脉结代或虚数。用解郁汤加麦冬、炒枣仁、制远志、石菖蒲、生地、人参以宁心安神。心悸、气促是甲状腺疾病常见症状之一，如伴胸闷可加全瓜蒌、薤白、制半夏、丹参、桂枝等温通心阳之品。

（7）益气解郁：一般用于颈前肿块按之质地中等，懒言短气，神疲乏力，纳谷不馨，舌质淡而胖，脉迟弱。用解郁汤加党参、黄芪、青皮、陈皮、制半夏、夏枯草、山慈菇等益气行气，散结解郁。

（8）滋阴解郁：一般用于腰膝酸软，眩晕，耳鸣，口渴喜饮，急躁易怒，甚者手足震颤，舌红，脉弦细数。用解郁汤加生熟地黄、山药、丹皮、南北沙参、玄参、夏枯草、炙鳖甲、生牡蛎、海浮石等滋阴软坚散结之品。

九、典型案例

(一) 高天舒教授医案

贾某，女，61岁，2011年3月29日一诊。主诉：发现甲状腺结节1年，既往子宫肌瘤10年，于当地某医院检查，甲状腺彩超示甲状腺左叶大小为6.0cm×2.6cm，内可见一3.8cm×2.0cm囊实性结节，甲状腺右叶为6.7cm×2.1cm，内可见多个结节，最大者为1.9cm×1.2cm。甲状腺峡部厚0.5cm，甲状腺内血流丰富。化验示：甲状腺功能TSH 0.169μIU/ml，FT₃4.63pmol/L，FT₄14.56pmol/L。时症见：面白少华，头晕，心悸，气短，疲乏无力，腰酸，活动后加重，平素惧怕冷食。查：血压140/80mmHg，心率70次/分钟，舌淡胖大，苔白腻，脉弱。

西医诊断：甲状腺结节，亚临床甲亢。

中医诊断：瘿病（气阴两虚，痰气互结）。

治法：益气养阴，化痰散结。

处方：太子参30g，黄芪50g，麦冬15g，五味子10g，柴胡10g，夏枯草30g，郁金15g，生牡蛎30g，法半夏12g，陈皮15g，莪术10g，高良姜5g。7剂，水煎服100ml，日3次口服。

二诊：患者不适症状稍有缓解，自觉口干，皮肤干，舌红，苔薄黄，脉沉细无力。在原方基础上加天花粉10g，高良姜减至3g。14剂。煎服方法同前。

三诊：患者心悸，头晕症状消失，怕冷症状减轻，舌淡苔薄黄，脉沉。复查甲状腺彩超，示甲状腺左叶为3.6cm×2.3cm，其内有大小为2.1cm×1.5cm囊实性结节。右叶3.1mm×2.4mm，有多个结节，最大结节为0.6cm×0.6cm，狭部0.3cm。甲状腺功能：TSH 0.414μIU/ml，FT₃3.75pmol/L，FT₄12.88pmol/L。患者后又续服1个月。

按：《内经》"正气存内，邪不可干"，

面白少华为气虚推动无力，清阳不升，重者头晕；心气不足，鼓动乏力故心悸；宗气亏虚则气短；元气亏虚，形神失养，则神疲乏力；动辄耗气，故活动后加重；气虚失于温煦，则怕冷；气虚血行乏力故脉弱，舌胖大。久病多虚。故治疗以大剂量黄芪、太子参补一身之气，配以麦冬和五味子宗生脉散之意以养阴。半夏燥湿化痰，陈皮行气，柴胡疏肝解郁，夏枯草散结消肿，并合用牡蛎、莪术软坚散结。佐以少许高良姜温中，并防止药物寒凉。患者服药后口干，遂减良姜量加天花粉清热泻火、生津止渴。诸药合用，补气不化火，滋阴不伤阳，寒温并用，共奏益气养阴、化痰散结之功，大大改善患者的临床症状，且使甲状腺结节不同程度缩小或消失，甲状腺功能恢复正常。

(二) 曾德环教授医案

林某，男，46岁，建筑工程技术人员。初诊：患者20天前突然发现右颈部一鸭蛋大肿块，即到当地某医院做同位素扫描，诊断为甲状腺右叶肿块凉结节。诊见患者右颈部一4cm×5cm肿块，可随吞咽上下移动，表面光滑。患者平素怕热，口干口苦，烦躁易怒，唇红而赤，痰多色黄，舌红苔黄腻，脉弦滑数。

西医诊断：甲状腺结节（凉结节）。

中医诊断：瘿瘤，证属肝郁气滞，痰火郁结。

治法：疏肝解郁，清热化痰，软坚散结。

处方：柴胡12g，白芍、郁金、浙贝母、夏枯草、三棱、莪术、昆布、海藻各15g，风栗壳30g，紫草20g。7剂，每日1剂，水煎2次，午晚分服。

二诊：自觉口干口苦，烦躁易怒等肝郁火盛之症好转，肿块变软。药已见效，上方续进14剂。每日1剂，煎法同上。

三诊：肿块已缩小2/3，肝郁火盛亦平。上方加减续进。

处方：柴胡10g，白芍、沙参、三棱、莪术、桑白皮各15g，龟甲、鳖甲各20g，丹参30g，甘草6g，7剂，煎服法同上。

四诊：肿块完全消失。继以益气养阴，清热化痰之品善后。随访至今无复发。

按：此患者为肝郁气滞、痰火郁结之证候，故治疗用柴胡、白芍疏肝解郁，白芍又兼养肝柔肝，以缓肝急；三棱、莪术行气活血，破结力宏；龟甲、鳖甲养阴软坚散结效著；风栗壳、浙贝母化痰散结力专。以上诸药为基础方，专为肝郁气滞痰结而设。患者兼有肝郁火盛，故加昆布、海藻、紫草等清肝泻火活血。

（三）程益春教授医案

张某，女，52岁，2002年7月25日就诊，以"颈部粗肿5年，加重6个月"就诊。5年前，出现颈部肿胀感，并逐渐加重，伴呼吸不畅，于某医院就诊，B超提示，双侧甲状腺多发性结节。查T_3、T_4正常。遂于该院行甲状腺结节切除术。术后颈部肿胀感消失，3年后，病情复发，由于无明显症状，患者未治疗。就诊前6个月病情逐渐加重，再次出现呼吸不畅，颈部压迫感，并于左前臂、双下肢发现多个皮下结节。B超提示：左侧甲状腺多发性结节，右侧甲状腺单发结节。就诊时，患者心烦少眠易怒，纳呆，自汗乏力，口干口渴，大便干燥。舌质暗红，剥脱苔，脉弦细涩。

中医辨证：气阴两虚，血瘀阻络。

处方：黄芪、牡蛎各30g，鸡内金、红花、当归各12g，鳖甲、连翘、山栀子、夏枯草、莪术、川芎、玄参各9g，连服30剂。

再就诊时，呼吸不畅消失，颈部压迫感减轻，左前臂皮下结节消失，双下肢皮下结节减小。上方去川芎、红花，可加水蛭6g，白芥子9g，继服30剂。

三诊：诸症消失，双下肢皮下结节亦减少。B超提示：左侧甲状腺多发结节，右侧结节消失。

按：程益春教授认为本病属本虚标实，在标本同治的同时注意散结消肿，并提出了以下几种治疗方法。①化痰散结：常采用浙贝、海藻、昆布等药物。②活血散结：常采用川芎、红花、莪术等药物。③解毒散结：常采用连翘、山栀子、夏枯草、白花蛇舌草、猫眼草等药物。④养阴散结：常采用鳖甲、牡蛎等药物。⑤益气散结：常采用黄芪和鸡内金配伍。

十、现代研究进展

现阶段对于糖尿病与甲状腺结节并发症的临床和实验研究还不完备，因此本节我们主要对甲状腺结节的研究进展进行阐述，主要包括含碘中药甲瘤丸对甲状腺激素的抑制作用，针刺治疗对甲状腺结节的作用机制，激光光凝治疗，以及中医治疗思路。具体如下。

含碘中药甲瘤丸对甲状腺激素的抑制作用：陈宝兴等根据实验发现，用中药甲瘤丸（昆布、夏枯草、丹参、牡蛎、当归、珍珠母）喂以大鼠，不论正常还是实验性甲状腺肿动物，其甲状腺重量都有明显下降，在光镜及电镜下甲状腺的结果都有明显改变，血清甲状腺素（T_4）也明显减少。实验证明中药甲瘤丸对甲状腺组织形态确有影响，并能调节甲状腺激素的分泌，初步解释了临床应用该要治疗甲状腺良性结节的作用机制。

针刺治疗对甲状腺结节的作用机制研究如下。①甲状腺囊性结节的针疗取效机制：有人认为针刺治疗甲状腺良性结节取得疗效，是因为所治病例多属甲状腺囊肿性结节，待囊肿被刺破后，囊内液体溢出被吸收，因而肿块消失。但据郭效宗等所观察的65例病例分析发现，针刺对细胞增殖没有形成囊肿的甲状腺腺瘤性结节和结节性甲状腺肿，也同样有较好疗效。这表明上述说法尚缺普遍性，有待于继续临床验证和实验研究加以阐明。②针刺对甲状腺结节的局部代谢和血液血环的改善：为探讨针刺治疗对本病的作用机理，张栋等采用红外热像测试方法对34例患者进行针刺前后的对比观察，结果针刺后，以甲状腺病变部位为中心的皮肤温度明显提高，红外辐射增强，说明针刺具有明显的升温作用，而温度的升高与局部血液循环的加强有关，从而加速了局部组织的新陈代谢，这种反应有利于肿块的萎缩和吸收。因而认为针刺后温度升高所提示的血液循环和局部代谢的改善，可能是对良性甲状腺腺瘤和甲状腺结节治疗作用的机制之一。

激光光凝治疗（ILP）：ILP是近年来在国外开展的一种新型的甲状腺结节的治疗方法。研究表明，该方法可以使良性孤立性实质性甲状腺冷结节缩小。由于激光的光学性质，此方法定位准确，治疗范围可操控性强，弥补了经皮乙醇注射疗法的不足，对于实质性结节效果更佳。因此，该疗法在甲状腺结节治疗中的应用前景，如何发挥更好的作用，有待进一步研究和探讨。

中医治疗本病的思路如下。陈如泉教授认为本病正虚为本，其病机特点系气滞为先，痰瘀互结。甲状腺结节的诊断关键在于良性与恶性的鉴别。陈如泉教授将辨证与辨病相结合，确立了疏肝解郁、健脾化痰、活血化瘀、益气养阴、清热解毒、温肾助阳、软坚散结、滋阴降火八大治法；善用药对，喜用虫类药物。常用十大散结药对：蜣螂虫、土鳖虫、蜈蚣、橘叶、郁金、鬼箭羽、猫爪草、龙葵、白花蛇舌草、瞿麦、泽兰、王不留行子、急性子、三棱、莪术、天葵子、土贝母、山慈菇、白芥子、浙贝母、连翘。曲竹秋教授认为甲状腺结节与肝失疏泄有关，肝气郁结，横逆犯脾，痰湿内聚，气机不畅，血脉不行，血滞为瘀，气、痰、瘀互结，循经上移，凝结颈部为结节。应从肝论治，在疏肝理气、化痰散结的同时加用桃仁、红花等活血化瘀之品。唐汉钧教授认为甲状腺良性结节的治疗应以疏肝理气化痰软坚为基础，但在具体的治疗过程中又需辨证辨病相结合，例如对于甲状腺腺瘤、囊肿、结节性甲状腺肿等无明显自觉症状的患者，应以理气化痰、软坚消瘿法治之；对于围绝经期伴月经不调的甲状腺肿块或青春期甲状腺肿应配以疏肝理气、调摄冲任之法。唐汉钧教授治疗甲状腺疾病时始终贯彻重视脾胃的学术思想，强调在治疗上重视扶助正气在甲状腺结节治疗中的重要性。

总之，中医药治疗甲状腺结节临床疗效不错，其中实验证明含碘中药以及针刺治疗疗效很好。而激光光凝治疗的应用前景有待进一步研究和探讨。

十一、临证提要

甲状腺结节多由饮食及水土失宜，情志失调导致，或素体气虚导致脾胃运化功能失常。情志不畅则肝气郁结，木郁克土，脾气自虚。脾虚则水液运行失常，日久聚而成痰，痰阻气机，气滞又引起血瘀，日久痰瘀焦灼，结于颈前而成结节。脾胃为气血生化之源，后天之本，当脾胃虚弱，正气不足，邪毒内生，从而易患甲状腺癌。或因正气不足而加重甲状腺结节病情，甚至发生癌变倾向。脾胃在甲状腺疾病的发生中占有重要地位，在治疗中应重视顾护脾胃。

甲状腺结节是由多种因素形成的。由甲状腺肿至甲状腺结节是一个动态过程，长期的甲状腺肿最终都会形成甲状腺结节。所以在治疗甲状腺疾病过程中，特别是在有甲状腺肿大的情况下，通过辨证论治。

尽早运用中药进行干预，预防甲状腺结节的形成。

古代医家多采用含碘丰富的方药，如海藻丸、昆布丸、海藻玉壶丹等治疗瘿瘤。这与当时多地域碘缺乏有关。我国自1996年开始实行全民食盐碘化法规以后，现在基本消除了碘缺乏病。而且有的地方还存在碘过量的问题。所以现在治疗甲状腺结节不可完全循古方。我国地域辽阔，各地的环境、条件、生活习惯不同。致病因素不同，而所有的甲状腺疾病都可能以结节的形式存在，很难一方一法来治疗甲状腺结节，所以在辨证施治的过程中，一定要详查病因。精辨病机，谨守因时、因地、因人制宜的治疗原则。

降血糖药物当中，二甲双胍作为治疗糖尿病的一线用药，可以显著缩小良性甲状腺结节，并且对于恶性甲状腺结节亦有抑制作用。所以在治疗糖尿病合并甲状腺结节时可参考使用。且在治疗甲状腺结节时，应注意对甲状腺激素水平的影响，甲状腺激素会导致血糖的升高或降低，所以治疗甲状腺结节时应随时监测血糖，以调整治疗糖尿病的用药。而L-T$_4$使已有的甲状腺结节缩小的有效率不高，而且停药后已缩小的结节可重新变大。同时，长期使用L-T$_4$治疗可导致多种不良反应，所以目前认为L-T$_4$治疗只适用于少数甲状腺良性结节患者，不推荐广泛使用。

另外，还应该指出，需要谨慎应用有毒药物。如中药黄药子具有消瘿散结、凉血降火之功效，治疗痰结血瘀证和肝火旺盛证，可以应用，但黄药子有小毒，长期服用对肝脏损害较大，所以必须慎用，用量一般不宜超过10g。

参考文献

[1] 高天舒. 实用中西医甲状腺病学[M].
沈阳：辽宁科学技术出版社，2013：155-163.

[2] 中华医学会内分泌学分会《中国甲状腺疾病诊治指南》编写组. 中国甲状腺疾病诊治指南——甲状腺结节[J]. 中华内科杂志，2008，47(10)：867-868.

[3] 于晓会，单忠艳. 甲状腺结节病因学与流行病学再认识[J]. 中国实用外科杂志，2010，30(10)：840-842.

[4] Ogilvie JB, Piatigovsk EJ, Clark OH. Current status of fine needle aspiration for thyroid nodules[J]. Adv Surg, 2006, 40: 223-238.

[5] Gharib H, Papiui E, Pasehke R, et al. American Association of Clinical Endocrinologists, Associazione Medici Endocrinology, and European Thyroid association medical guidelines for clinical practice for the diagnosis and management of thyroid nodules[J]. Endocr Pract, 2010, 16(Suppl1): 1-43.

[6] Ayturk S, Gursoy A, Kut A, et al. Metabolic syndrome and its components are associated with increased thyroid volume and nodule prevalence in a mild-to-moderate iodine-deficient area[J]. Eur J Endocrinol, 2009, 161(4): 599-605.

[7] Rezzonico J, Rezzonico M, Pusiol E, etal. Introducing the thyroid gland as another victim of the insulin resistance syndrome[J]. Thyroid, 2008, 18(4): 461-464.

[8] WangCX. The correlation between type 2 diabetes mellitus and thyroid nodules[J]. Medical Innovation of China, 2012, 9(36): 7-8.

[9] 冯晨，相怡静，王霞娟，等. 探讨2型糖尿病（T2DM）与甲状腺结节之间的相关性[J]. 糖尿病新世界，2016，19(23)：102-103.

[10] 支颖川. 从肝脾论治甲状腺结节[J]. 环球中医药，2015，8(2)：184-186

[11] 卢秀鸾. 曲竹秋教授治疗瘿病的临床经验[J]. 天津中医，2000，17(1)：3.

[12] 肖秀丽,唐汉钧.唐汉钧教授治疗甲状腺结节经验撷菁[J].天津中医药,2009,26(3):180-181.

[13] 赵志玥,刘波玲,张亚军.消渴(糖尿病)病因病机古文献探析[J].内蒙古医科大学,2014,(31):126-128.

[14] Mohan S, Baylink DJ, Pettis JL.Insulin-like growth factor(IGF)-binding proteins in serum-do they have additional roles besides modulating the endocrine IGF action?[J].J Clin Endocrinol Metab, 1996, 81(11):3817-3820.

[15] Wellen KE, HotamisligilgS.Inflammation, stress and diabetes[J].J Clin Invest, 2005, 115(5):1111-1119.

[16] Ghanim H, Aljada A, Daoud N, et al.Role of inflammatory mediators in the suppression of insulin receptor phosphorylation in circulating mononuelear cells of obese subjects[J].Diabetologia, 2007, 50(2):278-285.

[17] 庞雅平,申晶,贾贺堂.甲状腺恶性结节相关危险因素分析[J].解放军医药杂志,2015,07(27),67-69.

[18] 黄湘琴,张鸿爱,黄勤.高龄老年糖尿病合并甲状腺结节相关性因素分析[J].第二军医大学学报,2015,36(2):221-225.

[19] 中华医学会内分泌学分会《中国甲状腺疾病诊治指南》编写组.中国甲状腺疾病诊治指南——甲状腺疾病的实验室及辅助检查[J].中华内科杂志,2007,46(8):697-702.

[20] 蔡永敏,曹金梅,徐学功.现代中西医临床内分泌病学[M].北京:中国中医药出版社,2001:266-272.

[21] 葛均波,徐永健.内科学[M].北京:人民卫生出版社,2013:699-700.

[22] 封伟,吴敏.吴敏治疗甲状腺结节临床经验[J].中国中医基础医学杂志,2015,21(10):1309-1310.

[23] 谭超,刘海霞,苏本利.二甲双胍对甲状腺结节影响的研究进展[J].医学与哲学,2015,36(2B):60-63.

[24] 中华医学会内分泌学分会,中华医学会普通外科学分会,中国抗癌协会头颈肿瘤专业委员会,等.甲状腺结节和分化型甲状腺癌诊治指南[J].中国肿瘤临床,2012,39(17):1249-1272.

[25] 曾洁,郑敏,邢丽婧.扶正疏肝中药复方干预甲状腺结节临床研究[J].中国中医药信息杂志,2013,20(2):21-23.

[26] 郑亚琳,黄达,林兰.林兰教授治疗甲状腺疾病经验介绍[J].新中医,2013,45(9):175-176.

[27] 孙鑫,高天舒.益气健脾法治疗甲状腺结节[J].辽宁中医药大学学报,2012,14(4):221-222.

[28] 陈熠.解郁八法治疗甲状腺腺瘤[J].浙江中医杂志,1997(9):413-414.

[29] 曾德环.甲状腺凉冷结节的中医治疗[J].新中医,1998,30(6):28-30.

[30] 马金鹏,程益春.程益春教授治疗甲状腺肿结节肿瘤经验选萃[J].中医药学刊,2004,22(6):988-989.

[31] 曲竹秋.中西医结合内分泌疾病诊断与治疗[M].北京:中国医药科技出版社,1999:49-53.

[32] 方朝晖.中西医结合内分泌代谢疾病诊治学[M].北京:中国中医药出版社,2013:231-235.

[33] 赵勇,徐文华,陈继东,等.陈如泉教授治疗甲状腺结节的临床经验[J].世界中西医结合杂志,2014,9(1):20-36.

[34] 刘玲,余江毅.甲状腺结节的中医治疗优势[J].辽宁中医药大学学报,2011,13(1):136-138.

[35] 王旭.难治性内分泌代谢病辨治与验案[M].北京:科学技术文献出版社,2011:135-140.

［36］吴勉华，王新月．中医内科学［M］北京：中国中医药出版社，2012：296~301．

（高天舒）

糖尿病与桥本甲状腺炎

桥本甲状腺炎（Hashimoto Thyroiditis，简称 HT）是常见的自身免疫性甲状腺疾病（AITD），又称慢性淋巴细胞性甲状腺炎。最早由日本学者桥本（Hashimoto）于1912 年首先报道，本病以甲状腺肿和甲状腺自身抗体增高为特征。国外报道患病率为 1%~2%，发病率男性 0.8/1000，女性 3.5/1000，我国有学者报告患病率约为 1.6%，发病率为 6.9/1000，多见于30~50 岁女性，女性患者是男性患者的15~20 倍。瑞士学者研究发现，平均年龄10 岁的 T1DM 患者中 TPOAb 和 TgAb 的阳性率均较高，分别为 38% 和 33%。美国有报道 T1DM 患者中 AITD 发生率为（15%~30%），桥本甲状腺炎患者 T1DM 的发生率为 1.17%，发病年龄平均为 34岁。国内有报道 2 型糖尿病患者中高浓度（＞500μg/ml）的甲状腺过氧化物酶（TPO）阳性率 29.17%，另外研究显示糖尿病患者合并甲状腺疾病较高，以自身免疫性甲状腺炎最多见（16.1%），其次为亚临床甲减（9.7%）。HT 是甲状腺肿伴甲减的常见原因，有些甲状腺肿大明显的 HT 患者有呼吸、吞咽困难，声音嘶哑等压迫症状影响日常生活；TPO 阳性的妊娠女性若不及时纠正甲状腺功能易导致胎儿神经发育异常；另外本病也有可能发生癌变。随着生活节奏加快，工作压力增加和饮食结构的改变，HT 的发病呈逐年上升趋势。且糖尿病患者与 HT 共患病的报道也日益增加。

糖尿病（DM）可以损害甲状腺功能，多表现为甲减或亚临床甲减，甲状腺自身抗体能加重这种损害。有研究报道 DM 患者中 TPO 阳性的 T1DM 患者发展成甲减的概率是 TPO 阴性患者的 17.91 倍。而 HT又能加重胰岛 β 细胞损伤，增加胰岛素抵抗，降低糖耐量。美国糖尿病学会指出，糖尿病初诊患者应常规筛查甲状腺功能及甲状腺相关抗体，且甲状腺功能正常者也应定期（1~2 年）复查 TSH。因此在 DM患者中筛查 HT 是很有必要的。但由于有关 DM 与 HT 共患病尚无系统资料，在此主要论述 HT。

桥本甲状腺炎，应该属于中医学"瘿病"范畴。而"瘿病·瘿气"相当于桥本甲状腺炎合并甲状腺功能亢进，"瘿病·虚劳"为桥本甲状腺炎合并甲状腺功能减退。中医学中，糖尿病、甲状腺疾病分别属于"消渴病""瘿病"范畴，两者在病因、病机以及中医辨证论治中都有"痰""瘀"等因素，可见有一定相关性。赵进喜教授认为称桥本甲状腺炎为"瘿风"比较合适。

一、病因病机

（一）中医对桥本甲状腺炎病因病机的认识

1. 病因

桥本甲状腺炎的病因，包括体质因素、水土失宜、情志失调等。

（1）体质因素："肾受五脏六腑之精而藏之"，先天肾气不足肾气虚损，影响后天脾的运化功能，水湿不化，湿聚成痰，痰瘀互结颈前为瘿。女子多用血以肝为先天，经、带、胎、产、乳数脱其血故肝血亏虚，肝气失于条达，气不行而津停，故津聚成痰，气郁痰结，故女性患病率高。观察发现：少阳气郁体质，尤其常见气郁痰阻证等。

（2）水土失宜：《诸病源候论·瘿候》云："诸山水黑土中出泉流者，不宜长居，常食，令人作瘿病"；《杂病源流犀烛·瘿瘤》也指出："西北方依山居涧之民，食溪谷之水，受冷毒之气，其间妇女，往往生结囊如瘿。"

（3）饮食起居失常：饮食不当，嗜欲偏食，而导致脾虚失运，气血生化乏源，脏腑失于濡养。脾虚运化水液失常，聚湿成痰。长期起居失常，如长期深夜工作，常易导致形气损伤。

（4）情志内伤：《诸病源候论·瘿候》云："瘿者，忧恚气结而生。"《济生方·瘿瘤论治》曰："夫瘿瘤者，多由喜怒不节，忧思过度而成斯焉。大抵人之气血，循环一身，常欲无滞留之患，调摄失宜气凝血滞，为瘿为瘤。"

2. 病机

桥本甲状腺炎发病既有体质因素，又有后天水土失宜等因素。饮食失宜，脾失健运，一则影响气血化生，二则不能运化水湿，聚湿生痰；遇情志不畅，肝气郁结，气滞血瘀发为本病。本病为慢性病变过程，早期临床症状不典型，仅有甲状腺肿大或咽部不适感，或见易怒、心慌、失眠等症状；病程日久，甲状腺组织破坏严重，导致甲减时，一方面气滞、痰凝郁结日久，血行不畅，形成痰结血瘀之候；另一方面，肝郁及脾，脾失健运，气血生化乏源，日久及肾，引起肾之阴阳不足，脾肾俱伤致虚实错杂而见乏力、记忆力减退、反应迟钝、水肿等症状。

程益春教授认为本病多起于情志内伤，加之温邪侵袭，邪正相搏，导致气血失和，阴阳失调，肝失调达，肝郁气滞，郁而化火，肝经气血失调，肝郁脾虚，津液输布失常，凝聚成痰，气滞、痰凝、血瘀壅结颈前而为瘿。病久则因实致虚，出现脾肾阳虚之证。本病虚实夹杂，病机多属正虚邪恋，病变部位为任脉所主、督脉所系。肝肾经脉经过之处，故涉及肝脾肾等多个

脏器的功能紊乱。唐汉钧教授认为本病病机一为操劳过度，或饮食不当、饮食偏嗜，或情志不畅、忧思郁怒，致脾虚肝郁，痰湿内生，与体内瘀血浊气互结而成；二是外感风温之邪，与体内痰湿互结，蕴于颈部而成。本病的核心病机是脾虚肝郁，风温外袭，气滞痰凝。

总之，桥本甲状腺发病与肝、脾、肾三脏关系密切。其主要病理变化是气滞、痰凝、血瘀，因痰瘀互结循肝经上行结于颈前而致此病。先天肾精不足，后天脾胃失养为发病内因，情志刺激，外感邪毒是本病的诱发因素。病初属实多见气滞痰凝，病久转虚多见脾肾阳虚，终成虚实夹杂之证。

糖尿病与桥本甲状腺炎共患病的病机尚无明确定论。二者共患病的情况中以二者同时患病及在糖尿病基础上患 HT 居多。现代研究发现各个证型的 2 型糖尿病患者中，阴阳两虚型甲状腺功能减退症发病率最高，其中自身免疫性甲状腺炎是主要原因；阴虚热盛型 TPO 抗体率最高。故高天舒教授认为糖尿病合并桥本甲状腺炎可能与禀赋有关，病机或为阴虚内热，阴损及阳，阴阳两虚。

HT 与 DM 共患病的基础是素体阴虚之人，加之长期过度情志刺激，常伤肝损脾。HT 的发生发展与肝脾关系密切，糖尿病的发生发展也与脾有关。

DM 对 HT 发病的影响：糖尿病早期多为阴虚内热，易受情志影响，而致肝郁气滞，气不行津，壅结颈前为瘿，气郁化火再次消灼津液又可见阴虚火旺；中期多见气阴两虚，此期脾气受损，脾失健运，痰湿内生，加重瘿肿，气血生化乏源，脏腑失于濡养；病程迁延日久一方面深入血络，血脉瘀滞，可使消渴生变，瘿病痰结血瘀；另一方面阴阳互根互用，阴虚日久，阴损及阳可见阴阳两虚，尤以脾肾阳虚多见。

HT 对 DM 的影响：糖尿病患者本有脾气不足，患 HT 后肝失疏泄，肝木乘脾土，则脾虚更甚，糖尿病病情加重；HT 发病过程的气、瘀、痰等又可促使消渴生变。

（二）西医对桥本甲状腺炎发病机制的认识

西医学关于糖尿病与 HT 共患病的具体原因尚不清楚，但主要有以下几种观点，现按共同发病基础、糖尿病对 HT 发病的影响、HT 对糖尿病发病的影响分述。

1. 共同发病基础

（1）共同基因变异：分子学研究表明，T1DM 和 AITD 常有共同的易感基因如白细胞相关抗原Ⅱ基因、IL-21 基因和细胞毒性 T 淋巴细胞相关抗原 -4 基因（CTLA-4）和蛋白酪氨酸磷酸酶非受体型（PN）基因。CTLA-4 基因多态性可能影响了对不同 T 细胞活化的抑制作用，发生了免疫系统自我耐受过程的调节紊乱。PTPN22 基因 C1858T 位点置换突变，潜在改变了 LYP 作为 T 细胞活性负调节剂的正常功能，导致 T 细胞活性增强，免疫稳态遭到破坏，从而诱发自身免疫性疾病。

（2）共同的免疫基础：T1DM 易合并 AITD 可能与糖尿病患者外周血中存在自身反应记忆 β 细胞的非特异性反应抗体（gADA）有关，也可能是引起两种自身免疫性疾病的各自抗体，由于遗传缺陷基础上机体遇到了某种应激反应而产生同源的启动因素；也可能是合并 AITD 免疫系统的多克隆抗体的活动，削弱 1 型糖尿病和甲状腺疾病的 T 淋巴细胞的监护功能。有学者报道，TPOAb 及 TgAb 同时阳性的患者较 TPOAb、TgAb 均阴性者，10 年内 gADA 阳性的发生率明显增高，说明甲状腺自身免疫异常可能损害胰岛 β 细胞而诱发或加重 DM。

2. 糖尿病对 HT 发病的影响

（1）高血糖糖基化产物堆积：糖尿病患者代谢紊乱导致机体大量的甲状腺组织糖基化终末产物大量堆积，与甲状腺组织上的相应受体结合，导致甲状腺成为高糖攻击的靶器官。有研究发现糖尿病大鼠甲状腺电镜下无一例为正常。甲状腺组织滤泡上皮细胞微绒毛膜大量减少，细胞核变小、内陷，线粒体、溶酶体数目减少，功能低下。

（2）炎症因子：DM 是一种炎症性疾病，常常导致机体的炎性因子的大量释放，肿瘤坏死因子、IL-1、IL-6 等降低，导致 TSH 向甲状腺细胞的转运功能丧失，并抑制 TSH 的释放，对甲状腺内的过氧化物酶的合成具有抑制作用，使机体的 T_3 产生明显减低。

（3）糖尿病对下丘脑 - 甲状腺轴的影响：糖尿病患者由于胰岛素功能相对或者绝对不足，导致 5'- 脱碘酶的活性降低，进而甲状腺激素水平和活性明显降低，同样糖尿病代谢紊乱影响腺泡功能对能量的运用，导致碘泵功能障碍，同时甲状腺对 TSH 的反应性降低，故表现 T_3、T_4 水平降低，而 TSH 水平升高。

3. HT 对糖尿病发病的影响

甲状腺激素对糖尿病相关基因表达的影响：甲状腺激素通过影响基因表达增加胰岛素分泌，降低胰岛素抵抗。线粒体的表达和功能受损与胰岛素抵抗有关。有研究表明甲状腺激素可以增加线粒体数量，其机制可能是甲状腺激素通过增加 PGC-1 的表达来增加线粒体数量增强线粒体功能。还有研究表明，MAFA 结合胰岛素启动子，诱导的胰岛素表达。T3-TR 复合物通过与位于 MAFA 基因启动子上的 TH 应答元件直接结合诱导 MAFA 转录以增加胰岛素生成。

二、临床表现

糖尿病合并桥本甲状腺炎患者多为先有糖尿病症状，而后发生 HT。但 HT 起病隐匿，进展缓慢，早期的临床表现常不典型。甲状腺肿大呈弥漫性、分叶状或结节性肿大，质地大多韧硬，与周围组织无粘连。常有咽部不适或轻度咽下困难，有时有颈部压迫感。偶有局部疼痛与触痛。随病程延长，甲状腺组织破坏出现甲减。患者表现为怕冷、心动过缓、便秘甚至黏液性水肿等典型症状及体征。少数患者可以出现甲状腺相关眼病。HT 甲功正常期时对血糖影响不大，HT 患者出现亚临床甲减时会出现血糖下降，血脂增高。

三、实验室及其他辅助检查

（一）糖尿病的检查

（可参考相关章节。）

（二）桥本甲状腺炎相关检查

1. 甲状腺自身抗体

TgAb 和 TPOAb 滴度明显升高是本病的特征之一。尤其在出现甲减以前，抗体阳性是诊断本病的唯一依据。日本学者发现 TPOAb 的滴度与甲状腺淋巴细胞浸润的程度密切相关。TgAb 具有与 TPOAb 相同的意义，文献报道本病 TgAb 阳性率为80%，TPOAb 阳性率为97%。但年轻患者抗体阳性率较低。

2. 血清甲状腺激素和 TSH

根据甲状腺破坏的程度可以分为 3 期。早期仅有甲状腺自身抗体阳性，甲状腺功能正常；以后发展为亚临床甲减（游离 T_4正常，TSH 升高），最后表现为临床甲减（游离 T_4减低，TSH 升高）。部分患者可出现甲亢与甲减交替的病程。

3. 甲状腺核素扫描

核素扫表现为分布不规则的稀疏与浓集区，边界不清。甲状腺扫描可表现为温结节、冷结节或热结节，如遇冷结节其恶性可能性很大。但甲状腺核扫描并非诊断桥本甲状腺炎的重要检查项目。

4. 超声检查

甲状腺超声对本病的诊断可达 96%，峡部增厚，甲状腺回声弥漫性降低，内部有网格状、条索状强回声是本病的特征改变。甲状腺肿，回声不均，可伴多发性低回声区域或甲状腺结节。

5. 甲状腺细针穿刺细胞学检查（FNAC）

FNAC 并非常规检查方法，甲状腺自身抗体阳性时 FNAC 有助于诊断。对单个结节 FNAC 有助于排除甲状腺恶性肿瘤。若临床疑有本病，而检测抗体不高或阴性者，应做组织病理学检查。FNAC 对于本病诊断具有决定性作用，诊断率可达 90% 以上。FNAC 对 HT 的诊断标准：①滤泡上皮细胞多形性；②腺泡上皮细胞间有丰富的淋巴细胞和浆细胞的浸润；③可有嗜酸性滤泡细胞。

6. 甲状腺摄碘率

早期可以正常，甲状腺滤泡细胞破坏后降低。伴发 Graves 病可以增高。本项检查对诊断 HT 并没有实际意义。

7. 过氯酸钾释放试验

50%~70% 的 HT 患者为阳性，提示本病甲状腺存在碘有机化障碍。由于本试验具有较高的假阳性率，临床不推荐常规使用。

四、诊断与鉴别诊断

（一）中医的辨病要点和辨证要点

糖尿病的辨病要点和辨证要点前文已述，在此重点介绍桥本甲状腺炎的辨病要点和辨证要点。

HT 临床表现多种多样，主要有三种阶段表现：甲状腺功能亢进期、甲状腺功能正常期、甲状腺功能减低期。初期，甲状腺呈弥漫性、质地坚韧的、无痛性的轻度或中度肿大，发展缓慢，颈部局部压迫和全身症状不明显者，可单纯称为"瘿"；伴见急躁易怒，眼球外突，消瘦易饥者可以被称作"瘿病·瘿气"；以心慌、乏力为主要体现的可称为"瘿病·心悸"；伴见倦怠、乏力、畏寒、表情呆滞者可以称为"瘿病·虚劳"；伴发糖尿病者可以称为"瘿病·消渴"等等。在此我们主要依据林兰教授的观点将 HT 分为桥本甲功正常期、桥本甲亢期、桥本甲减期三期论述。

（二）西医诊断要点

HT 的诊断参考中华内分泌学会 2007 年制定的《甲状腺疾病诊治指南——慢性淋巴细胞性甲状腺炎》制定，鉴别诊断参考余学峰教授主编的《内分泌代谢疾病诊疗指南 2013 年》、白耀教授主编的《甲状腺病学基础与临床》、高天舒教授主编的《实用中西医甲状腺病学》等相关诊断标准制定。

凡是弥漫性甲状腺肿大，特别是伴峡部锥体叶肿大，不论甲状腺功能是否改变，均应怀疑 HT。如血清 TPOAb 和 TgAb 阳性，诊断即可成立。FNAC 检查有确诊价值。伴临床甲减或亚临床甲减进一步支持诊断。

（三）鉴别诊断

1. 结节性甲状腺肿

结节性甲状腺肿有地区流行病史，甲状腺功能正常，甲状腺自身抗体阴性或低滴度。FNAC 检查有助鉴别。HT 可见淋巴细胞浸润，少量的滤泡上皮细胞表现为 Harthle 细胞的形态；结节性甲状腺肿则为增生的滤泡上皮细胞，没有淋巴细胞浸润。

2. 甲状腺癌

甲状腺癌甲状腺明显肿大，结节质硬。但是分化型甲状腺癌多以结节首发，不伴甲状腺肿。甲状腺抗体检查为阴性，FNAC 检查结果为恶性病变。

3. 甲状腺淋巴瘤

HT 与甲状腺淋巴瘤的鉴别较为困难，其组织学所见与桥本甲状腺炎不易区分。但用免疫球蛋白基因重组方法检测淋巴瘤组织，见到绝大多数患者有免疫球蛋白基因重组，而桥本甲状腺炎未见基因重组。

4. Graves 病

Graves 病患者常伴有甲亢表现，如神经过敏、体重减轻等，常伴突眼征。胫前黏液水肿是 Graves 病的特征之一，但较少见。实验室检查 TT_4 与 FT_4 均增高，甲状腺摄碘率功能不能被抑制。Graves 病也可出现 TgAb 和 TPOAb 但滴度较低。

此外，AITD 与 T1DM 共患病还属于自身免疫性多内分泌腺综合征（APS）的常见亚型。此时需要排除艾迪生病。如果艾迪生病与 T1DM 同时存在，由于糖异生减少和胰岛素敏感性增加，常会出现低血糖。

五、中医治疗

（一）治疗原则

在此重点介绍 HT 的治疗，糖尿病的治疗可参见有关章节。

诊治桥本甲状腺炎，有些专家主张西医诊病结合中医辨证治疗，既重诊病，又须审证。基于此可在运用西医学手段结合患者症状、体征明确诊断后，结合辨证，确立病机和治法，扶正祛邪，标本兼顾。针对气滞、痰凝、血瘀的不同分别采用行气化痰祛瘀的治法。由于 HT 与肝脾肾关系密切，治疗时须从这三脏入手，立法当以调肝补脾益肾为主。对于 HT 的治疗，许芝银教授等提倡分期治疗，并将本病分为早、中、晚三期治疗，早期情志内伤、肝气郁结、郁热伤阴，治拟清热养阴，疏肝理气；中期经络阻滞、瘀痰互结，治拟行气化痰、活血化瘀；后期脾肾阳虚，治拟温阳散寒、软坚散结；高天舒教授认为本病的病变基础为脾气虚弱，痰瘀阻滞，主张从脾论治，以健脾益气中药为主治疗。本病的治疗观点众多也各具特色，在此我们主要参考林兰教授的观点将 HT 分为桥本甲功正常、桥本甲亢、桥本甲减三期，分属肝郁气滞，肾阴亏虚，脾肾阳虚三型治疗。

（二）辨证论治

1. 肝郁气滞，可见于桥本甲状腺炎甲状腺功能正常期

临床表现：颈前瘿肿，质地坚韧，无痛，可随吞咽活动。早期可无典型症状，或仅见精神抑郁，急躁易怒、畏热等，稍晚可见胸胁痞闷，多汗、心悸、倦怠乏力，苔薄黄，脉弦数。

治法：疏肝理气，祛瘀散结。

方药：四逆散加减（《伤寒论》）。

参考处方：柴胡 10g，白芍 10g，枳实 10g，甘草 6g，连翘 10g，夏枯草 15g，浙贝母 10g。

临床应用：若伴有胸脘痞闷者，加郁金、延胡索以疏肝理气；若烦躁失眠者，加生龙骨、生牡蛎、珍珠母；若心悸、心慌者加柏子仁、酸枣仁、五味子；若乏力多汗者，加太子参、黄芪。

专家经验方推介：（陈如泉经验方）：柴胡、郁金、瓜蒌皮、白芥子、桃红、三棱、莪术、土贝母等。本方适用于 HT 早期甲状腺肿大者。颈咽部不适，加桔梗、射干、牛蒡子，如有异物感，加半夏、厚朴、紫苏。

2. 肾阴亏虚，可见于桥本甲状腺炎甲亢期

临床表现：颈前瘿肿，质地坚韧，无痛。精神紧张、虚烦不寐，腰酸耳鸣，五心烦热，潮热盗汗，男子遗精、女子经少或闭经，或双目炯炯、双手震颤，心悸、心慌，舌红少津，脉细数或兼脉弦。

治法：滋补肾阴，软坚散结。

方药：六味地黄丸（《小儿药证直诀》）。

参考处方：生地 15g，熟地 15g，山萸肉 15g，茯苓 15g，泽泻 10g，丹皮 10g。

临床应用：若颈瘿肿大甚者加夏枯草、浙贝母软坚散结；若潮热盗汗者加知母、黄柏滋阴降火；若虚烦不寐者，加酸枣仁、柏子仁养心安神；若男子遗精者加桑螵蛸、覆盆子涩精固摄；若女子经少或经闭者加当归、桃仁、红花、益母草、香附、行气活血；若双手震颤者，加生龙骨、煅磁石平肝潜阳；心悸者，加太子参、麦冬、五味子补心气、益心阴。

专家经验方推介：生脉散加减（程益春经验方）：太子参、麦冬、五味子、黄芪、柴胡、夏枯草、连翘、浙贝母。方中太子参、麦冬、五味子益气养阴；黄芪益气健脾扶正；柴胡疏肝清热；夏枯草、连翘、浙贝母清热散结。全方治以益气养阴、扶正消瘿。随症加减：心悸汗多者常合用牡蛎散；手颤者加石决明、钩藤；能食善饥者加生石膏、知母；大便稀者加炒白术、炒山药；阴虚者加女贞子、制何首乌等。

3. 脾肾阳虚，可见于桥本甲状腺炎甲减期

临床表现：见颈前肿大，质韧而硬，面色苍白、乏力倦怠、形寒肢冷、颜面四肢浮肿，嗜睡健忘，头晕目眩，腰膝酸软，男子阳痿，或精少、精冷，女子月经过多经闭，带下清冷，舌质淡胖，苔白滑或腻，脉沉细或沉细弱等。

治法：温补脾肾。

方药：金匮肾气丸（《金匮要略》）。

参考处方：附子 6g，肉桂 4g，生地

15g, 熟地 15g, 山茱萸 15g, 茯苓 15g, 泽泻 10g, 丹皮 10g。

临床应用：若形寒肢冷、腰膝酸软者加菟丝子、桑寄生、杜仲以温补肾阳；若面浮肢肿者加大腹皮、车前子、桑白皮以利水消肿；若少气懒言、精神萎靡、乏力倦怠者加党参、黄芪以补益中气；若带下清冷者加苍术、厚朴、淫羊藿、仙茅以温肾壮阳、祛寒湿；若心悸者加瓜蒌、薤白、桂枝以温通心脉、宽胸散结；若有胸痛者加丹参、砂仁、檀香以活血化瘀。若便秘者加肉苁蓉。

专家经验推介（许芝银教授经验方）：炙麻黄、鹿角片、熟地黄、干姜、白芥子、肉桂、甘草、防己、丹参、仙茅、淫羊藿、海藻、夏枯草等。适用于全身乏力，精神萎靡，表情淡漠，少言懒语，动作迟缓，面色少华，畏寒肢冷，气短乏力，纳呆，腹部胀满，下肢呈非指凹性浮肿，腰膝酸痛，小便清长，舌体淡胖或有齿痕、苔薄白、脉沉细者。

（三）其他特色疗法

参考高天舒教授主编的《实用中西医甲状腺病学》，陈如泉、左新河主编的《甲状腺疾病中医学术源流与研究》将治疗 HT 的中成药，针灸，外治法，单方、验方，饮食疗法，五音疗法总结如下。

1. 中成药

临床上用于治疗 HT 的中成药品种繁多，在选用时应须以中医基础理论为指导，辨病与辨证相结合，恰当选取。

（1）调节免疫作用的中成药

金水宝胶囊：每次 3 粒，每日 3 次口服。

百令胶囊：每次 3~4 粒，每日 3 次口服。

雷公藤多苷片：按体重每 1kg 每日 1~1.5mg，每日 3 次餐后服。

火把花根片：每次 2 片，每日 3 次口服。

右归胶囊：每次 4 粒，每日 3 次口服。

白芍总苷胶囊：每次 2 粒，每日 2~3 次口服。

香菇多糖片：每日 15mg，每日 2 次口服。

（2）消瘿散结作用的中成药

夏枯草胶囊：每次 2 粒，每日 2 次。

通心络胶囊：每次 2 粒，每日 3 次，饭后服。

小金胶囊：每次 4 粒，每日 2 次口服。

2. 毫针刺法

毫针刺法既可依据"穴位所在，主治所在"局部选穴，又可根据"经络所过，主治所及""病在上者，以下取之"远端取穴，还可结合临床证型辨证取穴。

局部取穴：以甲状腺投影面积和邻近地区（双侧人迎、水突）为主，或在瘿肿周围围刺。

远端取穴：内关、阳陵泉、合谷。用 1.0~1.5 寸、直径 0.32mm 的不锈钢毫针，针刺手法以泻实为主，强刺激，每次留针 30 分钟，10 分钟行针一次，出针后按压针孔以防出血，每日 1 次。

辨证取穴：气郁化火者，合谷、曲池、阳陵泉、足三里、太冲，捻转手法；肾阳虚者，取大椎、肾俞、命门、膻中、中脘和关元穴，手法以补为主，可结合灸法。

3. 灸法

隔药饼灸：将附子、肉桂、五灵脂和乳香 4 味中药按 5：2：1：1 的比例，共研细末，用黄酒调制，制成直径 3cm、0.8cm 的圆饼，中间用针刺以数孔备用，置备重 2g 特制器械按压的大艾炷备用，取大椎、命门、膻中、中脘、关元、肾俞、足三里，并垫上纱布，上放置做好的药饼，行大艾炷 5 壮，以局部潮红为度。每日一次，30 天为一疗程，每疗程之间休息 2 天，6 疗程为宜。

4. 单方、验方

（1）软坚消瘿汤：柴胡、郁金、香附、青皮各 9g，瓜蒌皮 15g，山慈菇 12g，土贝母、三棱、白芥子各 9g，自然铜 15g，蜣螂虫 6g。每日 1 剂煎汁分 2 次服用，每次 200ml，治疗 16 周为一疗程。功效：理气化痰，活血消瘿。用于治疗慢性淋巴细胞性甲状腺炎。

（2）扶正清瘿方：柴胡、郁金、香附各 9g，八月札、地丁各 12g，黄芪 30g，茯苓 12g，板蓝根 30g，黄芩 9g，桃仁 12g，红枣 20g，生甘草 6g。加纯净水 500ml 浸泡 60 分钟，煎煮 30 分钟取汁 250ml，再加纯净水 300ml，煎煮 30 分钟，取汁 50ml，两煎相兑，为成人一日之总剂量分早晚服。功效：补益正气，消瘿散结。

5. 中药外敷

（1）愈瘿二号方外敷：夏枯草、三棱、莪术各 30g，半夏 20g，人工麝香 3g 等。取上述药材（除人工麝香）粉碎成细粉，过筛备用。取香油适量，加热，兑入蜂蜡及黄蜡，使其略稠，加入上述细粉及人工麝香搅拌均匀，即得。在双侧人迎穴局部外敷，每天 1 次，4 周为 1 疗程。

（2）青黛膏外敷：将凡士林加热熔化，放置，待凡士林冷至 50℃ 时，分次加入青黛细粉 30g，搅拌均匀，共制成 180g。在颈前甲状腺投射区域局部外敷青黛膏 18g（含青黛 3g），保持 30 分钟，15 分钟后清水洗净。每日 1 次，疗程 6 个月。

6. 饮食治疗

若出现甲状腺功能亢进表现时，参考甲亢予以饮食调养；若表现为甲减时，参考甲减予以饮食调养；宜进食补肾温阳之品。

7. 五音疗法

气郁痰阻证、痰结血瘀证、肝火旺盛者临床多表现为抑郁、易怒、乳房胀痛、口苦、痛经、舌边部溃疡、眼睛干涩、胆小、容易受惊吓。治疗以疏肝理气调节肝脏为主。选择的最佳曲目《胡笳十八拍》。最佳欣赏时间为 19:00~23:00。心肝阴虚的患者会出现失眠、心慌、心胸憋闷、胸痛、烦躁、易怒、舌尖部溃疡等。治疗以滋阴降火，调节心脏为主。选择的最佳曲目是《紫竹调》。最佳欣赏时间是 21:00~23:00。脾肾两虚者多见腹胀、便溏、肥胖、口唇溃疡，面黄，月经量少色淡，疲乏，胃或子宫下垂或面色黯，尿频，腰酸，性欲低，五更泻等。治疗以益肾健脾、调节脾肾为主。调节脾脏泽最佳曲目是《十面埋伏》。最佳欣赏时间：进餐时以及餐后一小时内。调节肾脏的最佳曲目是《梅花三弄》，最佳欣赏时间是 7:00~11:00。

六、中西医协同治疗

糖尿病与 HT 共患病者的治疗与普通患者无本质差别。但糖尿病并发 HT 的患者，由于 HT 后期出现临床甲减时会出现血糖降低，应调整胰岛素用量，以免出现低血糖。在甲状腺功能低下阶段，应仔细评估胰岛素剂量，推荐病初 3~4 周减量 20%~25%。用左甲状腺素替代治疗后，如果患者的甲状腺功能检查已正常，即可给予常规剂量的胰岛素。糖尿病的治疗请详见章节，在此我们主要介绍 HT 的治疗。

中医治疗需要结合具体临床表现辨证施治。西医治疗参照中华医学会内分泌分会 2007 年制定的《甲状腺疾病诊治指南——慢性淋巴细胞性甲状腺炎》、2014 年原卫生部合理用药专家委员会组织编写的《内分泌代谢疾病合理用药指南》、李启富主编的《内分泌疾病诊治流程》制定。

（1）随访：如果甲状腺功能正常，随访则是 HT 处理的主要措施。一般主张每半年到 1 年随访 1 次，主要检查甲状腺功能，必要时可行甲状腺超声检查。

（2）病因治疗：目前尚无针对病因的

治疗方法。提倡低碘饮食。文献报道左甲状腺素（L-T$_4$）可以使甲状腺抗体水平降低，但尚无证据说明其可以阻止本病病情的进展。

（3）甲减和亚临床甲减的治疗：L-T$_4$替代疗法。具体方法参见本书糖尿病与甲状腺功能减退部分。

（4）对伴甲亢者，可用普萘洛尔10mg，每日3次。部分桥本甲状腺炎患者在疾病早期可因炎症破坏而致甲状腺激素的释放增多而引起甲亢，此为症状性甲亢，通常为一过性，甲状腺激素的摄碘功能并不高，故不需要抗甲状腺药物治疗。伴有Graves病，甲状腺激素的摄碘功能高者，给予抗甲状腺药物治疗。

（5）甲状腺肿的治疗：甲状腺肿大显著、疼痛、有气管压迫，经内科治疗无效者，或伴有可疑恶性结节者可以考虑手术切除。术后往往发生甲减，需要甲状腺激素长期替代治疗。

（6）TPOAb阳性孕妇的处理：对于妊娠前已知TPOAb阳性的妇女，必须检查甲状腺功能，确认甲状腺功能正常后才可以怀孕；对于妊娠前TPOAb阳性伴临床甲减或者亚临床甲减的妇女，必须纠正甲状腺功能至正常才能怀孕；对于TPOAb阳性，甲状腺功能正常的孕妇，妊娠期间需定期复查甲状腺功能，一旦发生甲减或低T$_4$血症，应当立即给予L-T$_4$治疗，否则会导致对胎儿甲状腺激素供应不足，影响其神经发育。应当强调的是，由于妊娠的生理变化，妊娠期的甲状腺功能指标的参考值范围发生变化，需要采用妊娠期特异性的参考值范围。一般认为妊娠的血清TSH参考值范围是：妊娠1~3个月 0.3~2.5mIU/L；妊娠4~10个月 0.3~3.0mIU/L。

（7）其他治疗

糖皮质激素：可使肿大的甲状腺缩小，降低甲状腺自身抗体滴度。甲状腺肿大明显、疼痛者，可先予泼尼松龙5mg，3次/天，症状缓解后逐渐减量。但由于用药的副作用及复发等原因，一般不推荐使用。

曲安奈德局部注射：20mg，1周1次，8次为1疗程。

环孢素：大剂量的环孢素A（CaA）（360mg/kg）可预防甲减的发生，而小剂量（25~60mg/kg）却有潜在的降低血清T$_4$的作用。如果小剂量环孢霉素A与1,25-（OH)$_2^-$ VitD$_3$联合应用，则可有效抑制EAT的发生。

硒制剂：硒酵母联合左甲状腺素治疗可以改善甲状腺功能，降低抗体水平，但硒是否可作为AITD的常规治疗手段，目前尚无定论。且有研究表明硒缺乏引起的自由基损害可以降低胰岛合成和分泌胰岛素的功能。

IL-10、干扰素等生物制剂也有降低甲状腺自身抗体的作用。

七、疗效判定标准

（一）疾病疗效标准

临床疗效标准根据《中药新药临床研究指导原则（试行）》及文献拟定。

显效：中医临床症状基本消失，各类体征基本恢复正常，患者血清TSH水平、抗甲状腺自身抗体接近正常。

有效：中医临床症状明显好转，甲状腺肿大等相关体征较前有所减轻，TSH及抗甲状腺自身抗体水平较前有所好转。

无效：症状、体征无改善，血清TSH水平升高或下降，抗甲状腺自身抗体无改变或升高。

（二）中医证候疗效标准

中医证候疗效标准参考《中药新药临床研究指导原则（试行）》拟定。

临床痊愈：中医临床症状、体征消失或基本消失，减分率≥90%。

显效：中医临床症状、体征明显改善，减分率≥70%且<90%。

有效：中医临床症状、体征均有好转，减分率≥30%且<70%。

无效：中医临床症状、体征均无明显改善，甚或加重，减分率<30%。

减分率（%）=（治疗前积分－治疗后积分）÷治疗前积分×100%。

八、经验传承

（一）张琪教授

张琪教授认为：此病多与情志内伤以及体质因素、饮食水土失宜、劳累过度等因素有关。且此病多见于女性患者，又因"肾为先天之本""女性以肝为先天"的理论，故重视调补肝肾。对于肝肾阳虚，寒凝经脉的患者，常用淫羊藿、仙茅、杜仲、当归、巴戟天、附子、牛膝、肉苁蓉、桃仁、川芎、黄芪、太子参、益母草、甘草等药，以温补肾阳，温经散寒；对肝肾阴虚，肝郁血虚者常用生地黄、熟地黄、山萸肉、枸杞、女贞子、太子参、白芍、当归、夏枯草、龟甲、五味子、柏子仁、龙骨、牡蛎、海藻、青皮、柴胡等药，以滋阴疏肝解郁，养血安神散结。经过大量临床实践张琪教授发现，中医治疗甲状腺疾病，不同于西医单纯激素治疗，中医治疗不仅可以有效改善症状，而且能够双向调节体内激素水平，双向调解免疫反应。

（二）林兰教授

林兰教授提出桥本甲状腺炎的早期诊断，认为一旦出现下列检查一项异常即可诊断：①TPOAb阳性，②TgAb阳性，③FNAC检查提示甲状腺内淋巴细胞浸润。如果不符合上述确诊标准，但具备下列条件之一则需要疑为本病：①具有原发性甲减，且排除了其他病因；②无甲状腺功能异常，甚则无甲状腺肿，但自身抗体阳性；③确诊为甲状腺肿瘤，但同时甲状腺自身抗体阳性；④甲状腺超声检查提示低回声或回声不均。林兰教授结合自己五十载切身临床，提出了甲状腺为"奇恒之腑，助肝疏泄，助肾生阳"说。认为甲状腺主要功能主要表现在两个方面，一方面调畅气机，另一方面是升发阳气和推动阳气运行。依据甲状腺功能提出了桥本甲状腺炎主要特点是肝郁脾虚、脾肾阳虚，强调了其发病主要在肝肾，治疗针对其特点进行辨证论治，提出了疏肝理气，健脾化痰，通络消瘿和温补脾肾之阳，佐以通络消瘿之法，并根据患者具体情况进行加减施治。对于肝郁脾者，方用参苓白术散合四逆散加减，常用柴胡、白芍、枳实、太子参、茯苓、白术、黄药子、浙贝母、夏枯草、半夏、陈皮、海藻、海蛤壳、丹皮、赤芍、白僵蚕等药。脾肾阳虚者，用八味肾气丸合二仙汤加减，常用药物：桂枝、熟附子、山药、熟地黄、山萸肉、茯苓、丹皮、泽泻、黄芪、淫羊藿、仙茅、肉苁蓉、夏枯草、黄药子、浙贝母、海藻。

（三）唐汉钧教授

唐汉钧教授认为桥本甲状腺炎的发病与正气内虚、外邪侵袭关系紧密。正气内虚是桥本甲状腺炎发生的内在基础，风温之邪外侵是桥本病发病的外因。唐汉钧教授认为脾虚肝郁、风温外侵、气滞痰凝为本病的病机特点，脾虚肝郁为其本，气滞痰凝为其标。治疗以益气健脾、疏肝解郁治其本、扶其正，以清瘿化痰、软坚消肿治其标、祛其邪。在多年临床实践中以自拟扶正清瘿方配合西药治疗本病，常用药物生黄芪、党参、白术、茯苓、灵芝、淫羊藿、柴胡、黄芩、玄参、象贝母、夏枯草等，取得满意疗效。

（四）许芝银教授

许芝银教授认为本病病因主要与情志内伤或正气不足，加之外邪入侵等因素有关。初期病机为肝气郁结，气血失和，脏腑功能失调，导致气滞、痰凝、血瘀结于颈前而成瘿；本病中、后期，则以脾肾阳虚为主，病机属本虚标实。许芝银教授善于分期治疗，立足辨证施治。早期辨证为情志内伤，肝气郁结，郁热伤阴。治拟清热养阴，疏肝理气。方选柴胡清肝汤合四君子汤加减。药用：柴胡、黄芩、山栀子、丹皮、赤芍、当归、麦冬、黄芪、党参、白术、茯苓、生甘草等。中期辨证属经络阻滞，瘀痰互结，治拟行气化痰，活血化瘀。方选桃红四物汤合二陈汤加减。药用：桃仁、红花、当归、赤芍、川芎、三棱、莪术、法半夏、陈皮、木香、山慈菇、茯苓、甘草、麻黄、夏枯草、汉防己等。后期辨证为脾肾阳虚，治拟温阳散寒，软坚散结。方选阳和汤化裁。药用：炙麻黄、鹿角片、熟地黄、干姜、白芥子、肉桂、甘草、防己、丹参、仙茅、淫羊藿、海藻、夏枯草等。且重视情志致病，身体心理俱医，故治疗时当配合心理干预法。

（五）高天舒教授

高天舒教授认为本病的病变基础为脾气虚弱，痰瘀阻滞。脾失健运则水液代谢失常，水湿停聚而为痰，痰随气而无处不到，至于颈前则为瘿。脾为后天之本，气血化生之源，脾虚则气血生化乏源，气虚无力运血而致瘀，故痰瘀之所成皆因脾虚而致。故高天舒教授主张从脾论治，以健脾益气中药为主治疗。治疗方以补中益气汤为主，佐以消痰软坚散结中药治之，局部配合中药外敷。方以太子参、黄芪、白术、当归、陈皮、柴胡、炙甘草、生牡蛎、

夏枯草、制半夏等。局部选人迎穴以愈瘿二号方贴敷，药用夏枯草、三棱、莪术、半夏、人工麝香等。此外高天舒教授还提出辨体辨证治疗甲状腺功能正常桥本甲状腺炎，气郁质是 HT 甲功正常期主要的体质类型或主要的兼夹体质类型，肝郁气滞、肝郁脾虚、肝郁肾虚是常见证候类型。在临床治疗中，强调辨体与辨证的结合。当疾病临床表现不明显或者证候不突出的时候，可以辨体质论治为主，常治以疏肝理气，平其郁结，可用逍遥散、柴胡疏肝散、越鞠丸、半夏厚朴汤加减。当病证明显或急骤时，可以辨病辨证论治为主，兼顾其他。对于甲状腺功能正常 HT 伴女性月经紊乱者，强调其与肝、脾、肾的关系，其常因肝气郁滞、肾气虚衰、脾失健运而引起气血失调而出现月经紊乱，对此类患者的治疗以调理气血、疏肝、补肾及健脾为主。月经先期者，多为血热所致，常用犀角地黄汤和知柏地黄丸加减；月经后期者，多为阴精不足，先天不足加之后天摄身不慎共同导致，常用归芍地黄汤加减；月经先后不定期主要是肝郁与肾虚的兼夹病症，常用逍遥散和左归饮加减。

九、典型案例

（一）唐汉钧教授医案

例 1 李某，女，46 岁。因右颈部肿块 4 个月余，于 2002 年 3 月 15 日就诊。主诉右颈部肿块，伴乏力，少言欲睡，腹胀时或烦躁，咽干时痒，既往有慢性咽炎史。咽部淡红，右甲状腺 II 度肿大，舌质淡红，苔薄白，脉弦细。B 超示：右甲状腺肿大、结节。化验：TG（+）、TM（+），T_3、T_4、FT_3、FT_4 均正常，TSH 升高，TPOAb 升高。诊断：桥本甲状腺炎。中医辨证为气虚肝郁、痰浊凝滞。治以益气疏肝化痰散结为法。局部以冲和膏外敷，每

日1次。内服中药以自拟瘿二方加减。

处方：柴胡、郁金、浙贝母各9g，香附、海藻、玄参各12g，生黄芪、太子参各30g，白术、茯苓、山茱萸各15g，红枣20g，淫羊藿、姜半夏各10g，甘草6g。水煎每日1剂，分2次口服。

服药半个月后复诊，右颈部肿块缩小，精神好转，腹胀咽干不明显，舌质淡红、苔薄腻，脉弦细。继用上方去郁金、淫羊藿，加佩兰、荷叶各15g。其后继在上方基础上加减，服药2个月左右，右颈部肿块消失，各项化验指标均为正常。随访2个月未见复发。

按： 桥本甲状腺炎病理机制离不开气滞、血瘀、痰凝，自拟方中有柴胡、郁金、海藻、香附、浙贝、茯苓等行气解郁化痰之品。西医学认为，本病与咽喉部慢性感染及自身免疫有关，故方中又加生黄芪、太子参、白术等扶正之品，以增强免疫力。诸药合之既扶正又祛邪，既辨证，又辨病，病自愈。

例2 万某，女，40岁。因发现甲状腺肿大1个月，于2000年4月16日来诊。由于工作劳累，自觉颈部不适到医院检查，B超示双侧甲状腺肿大，光点增粗。查甲状腺素：T₃、T₄、FT₃、FT₄均正常，TSH稍低，甲状腺球蛋白抗体、甲状腺微粒体抗体均为阳性，穿刺见淋巴细胞浸润。经常感觉疲乏无力，咽部不适，容易感冒。查体：双侧甲状腺弥漫性肿大，表面高低不平，未触及明显的结节和肿块，咽部红肿。诊断：桥本甲状腺炎。辨证属于肝郁脾虚，气滞痰凝。予逍遥散合六君子汤加减。

处方：柴胡、郁金、香附、陈皮、姜半夏、象贝母各9g，生黄芪、太子参各30g，白术、茯苓、板蓝根15g，玄参、海藻、金银花各12g，生甘草6g。

二诊：服药后，咽部疼痛消失，颈部不适感好转。上方减陈皮、姜半夏，加绿

萼梅9g，地丁12g。

三诊：自觉颈部舒适，近来未发生感冒、咽痛，在上方基础上加淫羊藿12g，何首乌15g。治疗3个月，颈部无不适感觉，B超甲状腺稍肿大，未见明显结节。甲状腺功能均正常。TSH已恢复正常。

按： 桥本甲状腺炎，中医没有相应的名称，根据其部位归属于"瘿病"范畴，根据其临床表现辨证为肝郁脾虚，气滞痰凝，治疗中，用柴胡、郁金、香附、绿萼梅、婆婆丁疏肝理气，生黄芪、太子参、白术、茯苓、陈皮、姜半夏益气健脾化痰，象贝母、玄参、海藻化痰软坚散结，板蓝根、金银花清热解毒。本病治疗重在预防，预防感冒、咽喉肿痛。减少细菌、病毒侵入甲状腺的机会。

（二）程益春教授医案

甄某，女，42岁。甲状腺肿大4个月余，2010年10月12日初诊。症见颈前肿大，伴心悸，多汗，乏力，夜眠欠佳，舌质红、苔白少津、脉细数无力。查体：双侧甲状腺Ⅲ度大，质软，血管杂音（-），双眼辐辏不良，突眼征（-）。查甲状腺功能：FT₃ 13.5pmol/L、FT₄ 44.65pmol/L、TSH 0.006mIU/ml、TgAb＞1000IU/ml。彩超检查示：双侧甲状腺增大，血流速度增快。

西医诊断：慢性淋巴细胞性甲状腺炎（亚临床甲亢期）。

中医诊断：瘿瘤，辨证属于气阴两虚，郁热互结。

治法：益气养阴，软坚散结为主。

处方：太子参、炒枣仁各30g，麦冬、黄精、丹参、茯苓、女贞子各15g，川芎、五味子、当归、桑叶、连翘各10g，金银花20g，炒山药、夏枯草各12g。每日1剂，水煎服。

用药1周后心悸、乏力症状基本消失，3周后上述症状基本消失，但肿块未能全

消。遂改服生黄芪30g，金银花、夏枯草、当归、麦冬、淫羊藿各15g，鳖甲、浙贝母、全蝎、川芎各10g。每日1剂，水煎服，共服100余剂，颈前肿块明显减少，遂改为丸剂以巩固疗效。

按：本病为早期阴虚火旺阶段，多由肝气郁结，郁而化火，灼津为痰，痰瘀互结于颈部；气郁化火，火热伤阴，表现为郁热伤阴的症状，因此除局部表现为甲状腺肿大外，全身症状可有阴虚火旺的表现，如一过性甲状腺功能亢进症状，因此采用疏肝解郁，益气养阴，清热散结之法，其中生脉散益气养阴；金银花、连翘、桑叶、夏枯草清解郁热之邪，诸药合用，清补结合，益气生津，清热敛阴止汗；患者郁热得清，肝阴得养，气行郁解，结块可散。

十、现代研究进展

当前对糖尿病与桥本甲状腺炎共患病治疗的研究较少，在此我们主要简述HT中药治疗的研究进展。中医具有调节脏腑功能和机体免疫功能的优势，在HT的治疗中发挥了独特的作用。近年来HT临床研究的成果颇丰，实验研究稍逊一筹。由于篇幅限制不能详尽。仅能遴选部分研究以供读者参考。

实验研究方面，徐晓光等研究发现：雷公藤总苷使EAT大鼠PBMC中CXCR3表达明显下降而CCR4明显升高，CXCR3/CCR4比值下降，提示雷公藤总苷可能通过调整CXCR3、CCR4水平，调节EAT大鼠体内Th1/Th2平衡，抑制HT炎症。曹拥军的研究表明：穿山龙水溶性总皂苷能够降低IL-2，升高IL-4，阻止抗体继续增高，缓解甲状腺的炎症反应。可能的作用机制是通过调节免疫的途径，抑制Th1细胞功能的过度亢进，促使Th1向Th2漂移。张毅、张敏的研究证实了IL-10、IFN-γ的水平均与桥本甲状腺炎有关，且青黛通

过调节模型大鼠TgAb、TPOAb、IL-10及IFN-γ水平，从而改善桥本甲状腺炎。高天舒教授团队提出本病"脾虚痰瘀"的中医病机特点，创立临床经验方"益气化痰活血方"，具有健脾益气、化痰活血之功效，前期研究应用AIT易感NOD.H-2^{h4}小鼠作为研究对象，结果显示该方能有效减少甲状腺淋巴细胞炎性浸润，减轻AIT，其机制可能是通过调控相关炎症因子抑制白细胞介素-23、白细胞介素-17炎症轴，减轻炎症因子对甲状腺的损伤，进而发挥免疫抑制作用。

临床特征与证候学研究方面，高天舒教授团队对包含HT在内的甲状腺疾病体质学调查表明气郁质是主要的体质类型或主要的兼夹体质类型，主要表现为性格内向，忧郁不乐，易惊悸，失眠多梦，食欲不振，喜叹息，肋胀窜痛，面色多黄或青黄无光泽，脉弦。

临床治疗的研究，包括单味药、中成药、中药复方等多个方面。在单味药的研究上，曹拥军等研究发现穿山龙能够提高HT患者外周血Treg细胞，降低Th17细胞及IL-6的表达量，降低TPOAb、TgAb的滴度，以改善HT自身淋巴细胞对甲状腺细胞的破坏及预后。在中成药的研究上，章丽琼等研究发现：黄芪胶囊能降低桥本甲状腺炎患者TPOAb、TgAb的水平，改善甲状腺自身免疫反应。这可能与黄芪的补气之长的特点及其免疫调节的药理作用有关。薛磊等基于夏枯草胶囊、抗病毒、抗过敏、抗炎等作用且对特异性和非特异性免疫均有抑制作用的基础。应用优甲乐联合夏枯草胶囊治疗桥本甲状腺炎，研究发现优甲乐联合夏枯草胶囊可以明显降低患者Th17细胞水平及血清自身抗体浓度并改善甲状腺功能。在中药复方制剂的研究上，沈广礼用二仙汤加减方联合左甲状腺素联合治疗HT，结果发现TSH、FT$_3$、FT$_4$

以及 TPOAb、TgAb 水平均有明显改善，自身免疫反应明显改善。陈建立、王长友的研究显示消瘿方能够降低气阴两虚型桥本甲状腺炎患者的 TPOAb、TgAb 水平，抑制 CD195、CD30 阳性表达，调节 Th1/Th2 细胞功能，以平衡甲状腺局部紊乱的免疫状态。周绍荣、万华、刘晓鸫等观察到消瘿方能够明显降低 HT 患者的血清 TNF-α 及 TPOAb、TgAb 水平。可见消瘿方能够改善 HT 患者本虚兼局部气郁、痰凝、血瘀之病理基础，使患者甲状腺自身免疫紊乱所致的毒性损害得到改善。

总之，中药治疗 HT 临床疗良好，研究众多，不胜枚举。中药在防治 HT 的过程中发挥了多靶点、多途径的作用，起到了调节细胞因子的水平、Th1/Th2 及 Th17/Treg 细胞平衡的效果，但具体活性成分、干预时机和有效的治疗剂量，干预的免疫学机制尚待进一步深入研究。

十一、临证提要

本病在糖尿病患者中的发生率明显高于普通人群，糖尿病患者应定期检查甲功及甲状腺抗体。西医学治疗本病的手段十分有限，中医药治疗本病有一定的优势，可从患者的局部表现和全身症状着手调理。但本病病程较长，病情复杂，非一方一药所能统治，中药为主配合少量 L-T$_4$ 是治疗本病的有效手段。中医需要以辨证为核心，根据病情发展的不同阶段和证候表现正确治疗，同时结合西医的辨病手段，灵活运用同病异治，异病同治的方法。本病病初属实，病久由实转虚，尤以气虚阳虚为主。常见转归皆与肝、脾、肾三脏功能失调有关，治疗上也常从调肝补脾益肾入手。另外，艾灸、中药外敷也是治疗本病有效的手段。

本病证候多虚实夹杂，病机多属正虚邪恋。在运用西医学手段结合患者症状、体征明确诊断后，结合辨证，确立病机和治法，扶正祛邪，标本兼顾。早期多无明显的临床表现，或仅有甲状腺弥漫性肿大或肝郁不舒的情况，此期正气尚能耐受攻伐，治疗当以肝经病变为主，以疏肝行气、清热解毒为治疗大法；对于部分患者早期表现为甲状腺功能亢进者，根据其证候特点，治以益气养阴、扶正消瘿之法；中期病机多属肝郁脾虚，张介宾《景岳全书》指出："夫人之多痰，皆由中虚使然。"脾为后天之本，脾健则气血生化有源。故提出本病中期以健脾疏肝、化痰消瘿为治疗大法；本病后期常伴有甲状腺功能减低的情况病机特点以脾肾阳虚为本，局部痰瘀互结为标。《内经》云："益其不足，损其有余。"故本期以温补脾肾、软坚散结为主要治则。本病非一脏一腑单独发病，涉及肝、脾、肾多个脏器功能紊乱，临床症状复杂，诊治过程中应根据病情变化灵活辨证施治。切忌操之过急或一味求速效。柴胡、香附、郁金、黄芪、夏枯草、丹参、浙贝母、太子参、鳖甲、牡蛎、白芥子等为治疗本病常用，但仍需辨证施治才能取得良好的效果。治疗中当嘱患者尽量避免精神刺激，保持心情舒畅，预防外感，少食辛辣刺激食物，注意劳逸结合。经治疗后即使各项实验室指标恢复正常，亦需要坚持服药一段时间以巩固疗效，防止病情复发。

预防调护方面，本病轻症或早期病例经过治疗后，甲状腺可明显缩小或恢复正常大小，症状缓解，体征消失，甲状腺功能恢复正常，故预后良好。但本病有癌变可能，癌变率 5%~7%，因此须提高警惕。饮食调护方面，限制碘的摄入在安全范围（尿碘 100~200μg/L）内有助于甲状腺自身免疫破坏进展。同时，应该加强体育锻炼，增强体质和抗病能力；保持心情愉快，避免焦躁、抑郁等不良情绪的影响。

参考文献

[1] 葛均波，徐永健. 内科学第八版［M］. 北京：人民卫生出版社，2013：733.

[2] 中华内分泌学会. 中国甲状腺疾病诊治指南——慢性淋巴细胞甲状腺炎［J］. 中华内科学，1008，47（9）：785-786.

[3] 陈如泉，左新河. 甲状腺病中医学术源流与研究［M］. 北京：人民卫生出版社，2016：22.

[4] Lindberg B, Ericsson UB, Ljung R, Ivarsson SA. High prevalence of thyroid autoantibodies at diagnosis of insulin-dependent diabetes mellitus in Swedish children［J］. Lad Clin Med, 1997, 130（6）：585-9.

[5] Hansen MP, Matheis N, KahalygJ, et al. Type 1 diabetes and polyglandular autoimmune syndrome: A review［J］. World J Diabetes, 2015, 6（1）：67-79.

[6] Boelaert K, Newby PR, Simmonds MJ, et al.Prevalence and relative risk of other autoimmune diseases in subjects with autoimmune thyroid disease［J］. Am J Med, 2010, 123（2）：183. e1-9.

[7] 刘小溪，高天舒，王镁，等. 2型糖尿病患者甲状腺自身免疫抗体阳性率分析［J］. 临床荟萃，2011，26（5）：419-420.

[8] 陆卫良，凌丽燕，等. 824例糖尿病患者甲状腺功能分析［J］. 中国高等医学教育，2014，5：131-132.

[9] UmpierrezgE, Latif KA, Murphy MB, et al. Thyroid dysfunction in patients with type 1 diabetes: a longitudinal study［J］. Diabetes Care, 2003, 26（4）：1181-1185.

[10] 李品，高天舒. 桥本甲状腺炎中医病名考——桥本甲状腺炎中医病名辨析［J］. 辽宁中医药大学学报，2014，14（7）：203-204.

[11] 袁晓，倪海祥，魏佳平，等. 2型糖尿病中医证型与自身免疫性甲状腺疾病的关系研究.［J］浙江中医药大学学报，2014，38（2）：156-158.

[12] 周良军，孙丰雷. 程益春治疗桥本甲状腺炎经验［J］. 山东中医杂志，2011，30（7）：510-511.

[13] 吴雪卿，唐汉钧. 唐汉钧从脾论治甲状腺疾病之经验［J］. 江苏中医药，2016，48（8）：13-14.

[14] 邢捷，唐汉钧. 治疗桥本甲状腺炎经验撷英［J］. 上海中医药杂志，2015，49（9）：15-17.

[15] Wdutms TL, Lenschow DJ, Bakker CY, et al. CTLA-4 can function as a negtive regulator of T cell activation［J］. Immunity, 1994, 1：405-413.

[16] 王姿，于宏伟，闫胜利，等. 细胞毒性T淋巴细胞相关抗原4基因多态性与中国汉族人1型糖尿病、自身免疫性甲状腺病的相关性研究［J］. 中华内分泌杂志，2001，17（4）：228-230.

[17] Hermann K, Lipponen M, Kiviniemi T, et al.Lymphoid tyrosine phosphatase（LYP/PTPN22）Arg620T variant regulates insulin autoimmunity and progression to type 1 diabetes［J］. Diabetologia, 2006, 49（6）：1198-208.

[18] 孙红霞，关新林，曾因兰，等. 伴AITD的糖尿病患者GADA测定的临床意义［J］. 新疆医科大学学报，2012，25（4）：428.

[19] Maugendre D, Sonnet E, Derrien C, et al. Combined analysis of long term antibeta-cell humoral reactivity in type 1 diabetes with and without thyroid disease［J］. Diabetes Metab, 1999, 25（1）：28-33.

[20] 雷永富，李敏，宋爱华，等. 糖尿病患者甲状腺自身免疫的改变及意义［J］. 天津医药，2009，37（1）：21-23

[21] 刘志文，刘巧蕊，吴荔苕，等. 甲状腺功能正常2型糖尿病患者的机体甲状腺轴微紊乱情况研究［J］. 河北医

药, 2017, 39 (14): 2109-2112.

[22] 张宏, 白景文, 赵伟, 等. 糖尿病大鼠甲状腺组织的超微病理改变 [J]. 天津医药, 2006, 34 (2): 108-110.

[23] Weitzel JM, Radtke C, et al. Two thyroid hormone-mediated gene expression patterns in vivo identified by cDNA expression arrays in rat [J]. Nucleic Acids Res, 2001, 29 (24): 5148-5155.

[24] Petersen KF, Dufour S, et al. Impaired mitochondrial activity in the insulin-resistant offspring of patients with type 2 diabetes [J]. N Eng J Med, 2004, 350 (7): 664-671.

[25] Weitzel JM, IwenKA, Seitz HJ.Regulation of mitochondrial biogenesis by thyroid hormone[J]. Exp Physiol, 2003, 88 (1): 121-128.

[26] L ó pez-Noriega L, Cobo-Vuilleumier N, et al. Levothyroxine enhances glucose clearance and blunts the onset of experimental type 1 diabetes mellitus in mice [J]. Br J Pharmacol, 2017, 174 (21): 3795-3810.

[27] 徐朋波, 韩振, 玉春霞, 等. 桥本甲状腺炎患者血脂、血糖和血清胱抑素 C 水平的临床意义 [J]. 中国民康医学, 2007, 29 (5): 5-6.

[28] 林兰. 内分泌代谢并中西医结合研究——临床与基础 [M]. 北京: 军事医学科学出版社, 2010: 460-462.

[29] 余学峰. 内分泌代谢疾病诊疗指南 [M]. 北京: 科学出版社, 2013: 97-95.

[30] 白耀. 甲状腺病学基础与临床 [M]. 北京: 科学技术文献出版社, 2003: 308-317.

[31] 高天舒. 实用中西医甲状腺病学 [M]. 沈阳: 辽宁科学技术出版社, 2013: 89-114.

[32] 盂达理, 许芝银. 许芝银教授治疗自身免疫性甲状腺炎经验 [J]. 江苏中医

药, 2007, 39 (5): 18.

[33] 辛颖. 1 型糖尿病与自身免疫多腺体综合征 [J]. 中国实用儿科杂志, 2015, 30 (10): 740-744.

[34] 张毅, 张敏, 黄宁静. 外用青黛治疗桥本甲状腺炎疗效及其对甲状腺自身免疫性抗体的影响 [J]. 中国中医药信息杂志, 2014, 22 (11): 24-27.

[35] 卫生部合理用药专家委员会. 内分泌代谢疾病合理用药指南 [M]. 北京: 人民卫生出版社, 2014: 34-35.

[36] 李启富. 内分泌疾病诊治流程 [M]. 北京: 人民卫生出版社, 2014: 90-91.

[37] 吴树君. 曲安奈德局部注射治疗桥本甲状腺炎疗效观察 [J]. 中国伤残医学, 2014, 22 (8): 57-585.

[38] Chen W .Lin H, Wang M. Immune intervention effects on the induction of experimental autoimmune thyroiditis [J]. J Huazhong Univ Sci Technol Med Sci, 2002, 22 (4): 343.

[39] 张桂兰, 李广生. 硒缺乏对大鼠胰岛内分泌细胞功能的影响 [J]. 中华内分泌代谢杂志, 1995, 11 (1): 32-35.

[40] 孙元莹, 吴深涛, 姜德友, 等. 张琪教授治疗甲状腺病经验 [J]. 中华中医药学刊, 2007, 25 (1): 23-25.

[41] 任志雄, 李光善, 倪青. 林兰论治桥本甲状腺炎的学术思想 [J]. 辽宁中医杂志, 2013, 40 (4): 681-682.

[42] 王秋虹, 魏军平, 王师菡. 林兰教授中西医结合治疗桥本甲状腺炎经验撷菁 [J]. 环球中医药, 2015, 8 (3): 352-354.

[43] 王小龙, 高城翰, 高天舒. 辨体辨证治疗甲状腺功能正常桥本甲状腺炎 [J]. 环球中医药, 2015, 8 (11): 1387-1399.

[44] 李静, 高天舒. 益气消瘿方治疗桥本甲状腺炎 40 例疗效观察 [J]. 中国中医药杂志, 2007, 5 (4): 9-11.

[45] 徐晓光, 张红, 顾军. 雷公藤总苷对自身免疫性甲状腺炎大鼠模型外周血

CXCR3、CCR4基因表达的影响［J］. 中华皮肤科杂志，2010，43（11）：792-795.

［46］曹拥军，罗燕萍，徐作俊，等. 穿山龙水溶性总皂苷对实验性桥本甲状腺炎大鼠Th1/Th2型细胞因子表达的影响［J］. 江苏中医药，2016，38（2）：81-82.

［47］张毅，张敏. 青黛对实验性自身免疫甲状腺炎大鼠TgAb、TPOAb的影响［J］. 上海中医药杂志，2016，50（9）：77-80.

［48］杨潇，高天舒，曲金桥，等. 芪蛎消瘿汤对NOD.H-2h4小鼠甲状腺IL-23/IL-17轴的调控影响［J］. 中华中医药杂志，2014，29（5）：1347-1352.

［49］杨潇，高天舒，周喜玉，等. 益气化痰活血方对NOD.H-2h4小鼠甲状腺Th17细胞分化影响的研究［J］. 北京中医药大学学报，2014，37（4）：247-251.

［50］王雁. 甲状腺功能减退及亚临床甲状腺功能减退的中医体质类型调查［D］. 沈阳：辽宁中医药大学，2011.

［51］王森. 亚临床甲状腺功能亢进症患者的中医体质学调查［D］. 沈阳：辽宁中医药大学，2011.

［52］曹拥军，徐作俊，陈亚琴，等. 穿山龙对桥本甲状腺炎患者Th17/Treg型细胞因子表达的影响［J］. 中华中医药杂志，2016，31（8）：3294-3297.

［53］章丽琼，陆灏，徐佩英. 黄芪胶囊对桥本氏甲状腺炎患者自身免疫性抗体的影响［J］. 世界中医药，2016，11（7）：1279-1281.

［54］薛磊，苏冬月，庞妩燕. 优甲乐联合夏枯草胶囊对桥本甲状腺炎患者自身抗体及Th17细胞的影响［J］. 中国老年学杂志，2014，34（14）：4053-4054.

［55］沈广礼. 二仙汤加减方联合左甲状腺素治疗桥本甲状腺炎疗效及免疫功能的影响［J］. 环球中医药，2017，10（8）：874-876.

［56］陈建立，王长友，陈俊卯，等. 消瘿方对气阴两虚型桥本甲状腺炎患者甲状腺自身抗体水平的影响［J］. 现代中西医结合杂志，2016，25（33）：3703-3705.

［57］周绍荣，万华，刘晓鹅，等. 消瘿方对40例桥本甲状腺炎患者血清TNF-α的影响及其临床疗效观察［J］. 上海中医药大学学报，2016，30（4）：31-33.

（高天舒）

第五节　糖尿病合并多囊卵巢综合征

糖尿病（Diabetes Mellitus，DM）是一组由多种病因引起的以慢性高血糖为特征的代谢性疾病，是由于胰岛素分泌和（或）作用缺陷所引起。据国际糖尿病联盟统计：我国成年人糖尿病患病率约9.7%，全球糖尿病患者（2011年）约3.66亿。多囊卵巢综合征（Polycystic Ovary Syndrome，PCOS）是一组以月经失调、持续无排卵、不孕、多毛、肥胖、双侧卵巢呈多囊性增大等为临床表现，并以高雄激素血症和胰岛素抵抗为特征的一种育龄期高发的临床综合征。PCOS占育龄女性的5%~10%，最新研究高达20%，占妇科内分泌疾病的20%~60%。临床上，糖尿病合并多囊卵巢综合征较为多见，研究表明在确诊PCOS的女性中，30%~50%有糖耐量受损，6.6%~10%患有糖尿病。DM在中医学属于"消渴病"范畴，而PCOS根据其临床表现，现代中医学者将其归属"崩漏""闭经""月经过少""月经后期""不孕""癥瘕"等病证范畴。

一、病因病机

（一）中医病因

1. 禀赋不足

《素问·上古天真论》曰："女子二七，肾气盛，天癸至，任脉通，太冲脉盛，月事以时下。"肾精充足，天癸应时而至。若先天禀赋不足，肾虚则阴阳气血失衡，日久阴阳失调、气阴两虚、阴虚燥热发为消渴。肾精不足，气血失调，瘀阻胞宫，则致冲任失调、月经紊乱。《女科切要·调经门》云："肥白妇人，经闭而不通者，必是痰湿与脂膜壅塞之故也。"水湿内停，湿聚成痰，痰湿阻滞于络，气血瘀滞，胞脉胞络不通，故而产生闭经、不孕。痰湿郁久化火郁胃，胃火炽盛而多食易饥。

2. 饮食失节

《素问·经脉别论》曰："饮入于胃，游溢精气，上输于脾，脾气散精……水精四布，五经并行。"可见脾胃运化腐熟功能正常，则饮食水谷可化为精微水液而濡润、滋养机体。若过食肥甘厚味、辛辣之品，脾胃功能受损，运化失职，积热内蕴化火，伤津耗液，发为消渴。脾运化失健，气血生化乏源，血海不充，月经停闭。

3. 情志失调

《万氏女科》云："忧愁思虑，恼怒怨恨，气郁血滞而经不行。"女子以血为本，冲任二脉充盛，气血畅达，则月经按时而来或排卵顺畅。肝主疏泄，调畅气机，调和气血，经络通利，若情志不遂，则肝不疏，气机不畅，进而导致气血瘀滞，可使冲任、胞宫、胞脉阻滞不通，进而月经不调、闭经、不孕、癥瘕。瘀血内停，日久化火，煎熬津液，阴津亏损，燥热偏盛，发为消渴病。

（二）中医病机

DM合并PCOS的病机为脾肾两虚、痰瘀阻滞。《类经·藏象类》曰："脾主运化，胃司受纳，通主水谷。"《傅青主女科》曰："经水出诸肾""经本于肾"，肾为先天之本，脾为后天之本。肾阴不足，脾失健运，冲任失充，经血生化乏源，血海不胜，月事不行，胎孕不可；张景岳亦提出"五脏之病，虽俱能生痰，然无不由乎脾肾"，脾肾阳虚，气化不利，水湿不行，血运失畅，痰瘀内生，日久化热，煎熬阴液，进而致阴津亏损，燥热偏盛，发为本病。

方朝晖教授认为女子先天禀赋不足、多食肥甘厚味、脾运失健以致无以运化，而致气滞痰阻湿滞，病位在脾肾二脏。并指出，DM合并PCOS的主要病因病机为脾肾亏虚，气滞痰阻。王丽娜教授根据临床案例，总结出本病的病机为正虚邪实，认为脾虚、肾亏、肝郁为本病之根本；邪实为痰浊和血瘀，痰湿阻滞冲任二脉，进而阻塞胞宫，胞脉闭塞，气机不畅，气滞血停，致瘀血内阻，患者大多具有月经错乱、闭经或不孕、双侧卵巢多囊性改变兼见卵巢增大，形体肥胖等临床表现。郭丽春在施今墨经验方的实践下，总结出DM合并PCOS病机为肾虚、痰瘀。肾阴虚损，充养冲任失职，无以孕育胎儿；肾虚气化不利，水湿内停，血脉运行不畅，从而痰瘀内生。即，其以肾虚为本，以痰瘀为标。消渴病有三消——膈消、消中、肾消，均以阴虚为本，燥热为标，基本病机为阴津亏损、燥热偏胜，而燥热又常灼液成瘀，病久入络，血脉瘀滞。亓鲁光教授认为DM合并PCOS，其中患者肥胖者属于中医"脾病"范畴，病位在脾脏。脾气虚则脾失健运，机体升降失调，水谷精微输布失常，湿聚痰生以致肥胖。痰湿阻遏气机，表现为胸闷脘痞；复而困阻脾之运化，脾胃失司，升降失常，则见纳呆呕恶；津液输布无权则表现为腹部胀满、大便稀溏；也可因痰湿久郁体内，化热郁于胃腑，胃中火热炽盛，多食易饥。梁瑞宁认为PCOS伴胰岛素抵抗发病与肾、脾、肝有关，但主要责之于肾，阴液之本在于肾阴，且月经正常与否依赖于阴液，肾阴不足则精血亏虚、冲任不充，血海无法按时由满而溢，导致月经量少质稀、月经后期或不定期，甚或闭经、胎孕无能等；肾阴不足，内生虚热，痰湿从热而化易引起湿热兼杂，湿热阻滞经脉气血，加之肾虚易致瘀，内生瘀血，湿热瘀血阻滞冲任发为本病。故DM合并PCOS的病机以肾（阴）虚为本，湿热痰浊瘀血内阻冲任为标。

综上，中医认为本病的病因病机主要与肾、脾、肝三脏相关，主要病机为脾肾两虚、痰瘀阻滞。肾为先天之本，脾为后天之本，女子以肝为先天，肾、脾、肝三脏功能紊乱引起痰浊、水湿、瘀血病理产物的形成，并致使瘀血、痰饮、水湿有形实邪聚而不散，进而上述病理产物则反而致使肾、脾、肝三脏功能的进一步失调，如此反复恶性循环。

（三）西医对发病机制的认识

DM与PCOS的具体发病机制尚未弄清，现在仍是研究的热点，目前认为DM与PCOS的发生均与胰岛素抵抗（IR）具有密切的相关性。IR是指各种原因导致机体内正常水平的胰岛素对葡萄糖吸收和利用率下降的一种代谢状态，机体代偿性地分泌过多胰岛素，以维持体内相对正常的血糖水平。众所周知，胰岛素抵抗是2型糖尿病特性，现在认为可能是T2DM发病的起始因素，但是其机制尚未研究清楚，目前主要有脂质超载和炎症两种观点，在胰岛素抵抗情况下，如果胰岛β细胞代偿胰岛素抵抗能力不足，就会发展为T2DM。有研究人员应用微量渗析技术得出，在T1DM病患中，如果血糖控制能力较差，由于胰岛素能抑制脂肪和肌肉的脂解作用，引起机体外周胰岛素抵抗。PCOS受到环境和遗传的影响，此外，卵巢分泌异常、下丘脑－垂体－性腺轴功能失调及胰岛素抵抗等与PCOS的发生发展有较强相关性，但确切的发病机制有待研究。根据胰岛素调节糖类代谢的环节不同，可将胰岛素抵抗分为：胰岛素受体前水平IR、胰岛素受体水平IR及胰岛素受体后IR三个水平。胰岛素受体水平前异常包括由基因突变导致的胰岛素分泌异常及胰岛素分子结构异常两种，胰岛素受体水平后异常指胰岛素与受体结合后，信号向细胞内传导过程异常或参与传导的信号分子功能异常，导致一系列代谢异常的现象。

周美霞等研究发现，PCOS患者胰岛素受体丝氨酸磷酸化过度，酪氨酸激酶活性降低，导致胰岛素受体后信号传导系统异常、葡萄糖转运效率低。说明PCOS胰岛素抵抗机制与胰岛素受体介导的胰岛素信号转导异常有关，胰岛素信号转导途径任何一个环节出现异常均可导致IR。MOR等研究发现，PCOS胰岛素抵抗患者胰岛素受体酪氨酸磷酸化程度较PCOS无胰岛素抵抗患者低，提示PCOS胰岛素抵抗患者存在胰岛素受体自身磷酸化异常。朱雅男等发现，胰岛素受体基因突变与IR有关，该突变包括五种：抑制受体合成、削弱受体向膜转运、降低受体与胰岛素亲和力、抑制受体酪氨酸激酶活性及加速受体降解。研究人员给予PCOS患者吡格列酮治疗5个月后，经检测其胰岛素敏感性明显升高，血雌二醇水平显著增加，说明

PCOS 患者卵巢内阻断促卵泡激素作用的物质可能是高胰岛素，暗示颗粒细胞同样存在 IR。

二、临床表现

DM 合并 PCOS 患者典型表现为口渴多饮，多食易饥，多尿或兼尿有甜味，乏力；形体多毛，肥胖，月经不调，不孕，黑棘皮病。亦可伴有痤疮、脂溢性脱发，双侧卵巢增大；患病日久，则易出现中风瘫痪、雀目、疮疖痈疽等病症。

三、实验室及其他辅助检查

（一）糖代谢测定

（1）尿糖测定：患者尿糖阳性是诊断糖尿病的重要线索。

（2）血糖测定：血糖是诊断糖尿病的主要依据，同时可判断病情程度和血糖控制情况。

（3）口服糖耐量试验（OGTT）：当血糖高于正常范围而又未达到诊断糖尿病标准时，需进行 OGTT。OGTT 应在无任何热量摄入 8 小时后，在清晨，空腹进行，成人口服 75g 无水葡萄糖，溶于 250~300ml 水中，5~10 分钟内饮完，空腹及开始饮葡萄糖水后 2 小时测静脉血浆葡萄糖。儿童服糖量按每千克 1.75g 计算，总量小于 75g。

（4）糖化血红蛋白（GHbA1）和糖化血浆白蛋白测定：GHbA1 量与血糖浓度呈正相关，GHbA1 有 a、b、c 三种，以 GHbA1c（HbA1c）最为主要，正常人 HbA1c 占血红蛋白总量的 3%~6%，由于红细胞在血循环中的寿命约为 120 天，因此，一般情况下 HbA1c 反映患者近 8~12 周平均血糖水平；血浆蛋白（主要为白蛋白）可与葡萄糖发生非酶催化的糖化反应而形成果糖胺（FA），形成的量与血糖浓度和持续时间相关，正常值为 1.7~2.8mmol/L，由于白蛋白在血中半衰期为 19 天，故 FA 反映患者近 2~3 周内平均血糖水平，为糖尿病患者近期病情监测的指标。

（二）胰岛 β 细胞功能检查

1. 胰岛素释放试验

正常人空腹基础血浆胰岛素为 35~145pmol/L（5~20mU/L），口服 75g 无水葡萄糖（或 100g 标准面粉制作的馒头）后，血浆胰岛素在 30~60 分钟上升至高峰，峰值为基础值的 5~10 倍，3~4 小时恢复到基础水平，本试验反映基础和葡萄糖介导的胰岛素释放功能，胰岛素测定受血清中胰岛素抗体和外源性胰岛素干扰。

2. C- 肽释放试验

正常人空腹基础值不小于 400pmol/L，高峰时间同上，峰值为基础值的 5~6 倍，也反映基础和葡萄糖介导的胰岛素释放功能。C- 肽测定不受血清中胰岛素抗体和外源性胰岛素影响。

3. 其他

如静脉注射葡萄糖 – 胰岛素释放试验、高糖钳夹试验、胰高血糖素 –C– 肽刺激试验等。

（三）卵巢检查

1. 基础体温测定

对月经不规则或淋漓不断的患者，需行基础体温测定，多表现为单相型。

2. 内分泌测定

（1）血清 FSH、LH 测定：血清 FSH 偏低而 LH 升高，LH/FSH ≥ 2~3。

（2）血清睾酮、雄烯二酮：血清睾酮、雄烯二酮增高，提示过多的雄激素主要来源于卵巢。硫酸脱氢表雄酮是肾上腺产生，PCOS 时其浓度正常或轻度升高。

（3）尿 17- 酮类固醇：尿 17- 酮类固醇正常值或轻度升高，正常时提示雄激素主要来源于卵巢，升高时肾上腺功能亢进。

（4）雌二醇：雌二醇正常值或稍升高，其水平恒定不变，无排卵前后升高现象，雌酮（E_1）/雌二醇（E_2）> 1。

（5）血清催乳激素（PRL）：10%~30%患者轻度升高（100μg/L）。

（6）其他：腹部肥胖型患者，可检测空腹血糖、糖耐量试验、空腹胰岛素及葡萄糖负荷后血清胰岛素等。

3. B 型超声检查

可在短期内作出诊断。发现双卵巢均匀性增大，间质增厚，回声明显增强，可见多个大小不等的无回声区，连续监测不见主导卵泡发育及排卵迹象，声像图显示子宫小于正常。

4. 腹腔镜检查

从腹腔镜直接窥视到卵巢增大，包膜增厚，表面光滑，呈灰白色，有新生血管。且包膜下显露多个卵泡，但无排卵。取卵巢组织送病理检查，即可确诊。

5. 诊断性刮宫

于经前数日或月经来潮 6 小时内刮出的子宫内膜呈增殖期或增生过长，无分泌期变化。35 岁以上患者应常规诊断性刮宫。

四、诊断与鉴别诊断

（一）中医的辨病要点和辨证要点

DM 合并 PCOS 是由于脾肾两虚、痰瘀阻滞导致。本病主要病位在脾肾二脏，又涉及肝脏，并且与痰浊、水湿、瘀血、气滞密切相关，病性为本虚标实。偏重肾虚者：多表现为腰膝酸软或酸痛，或五心烦热，或畏寒肢冷，或肥胖多毛，或夜尿频多，混浊如脂膏，或尿甜；偏重肝郁气滞者：多表现为情志抑郁，善太息，胸胁、少腹胀痛，或乳房胀疼，肌肤甲错，痤疮、多毛；偏重脾虚者：食少便溏，腹胀，消瘦，神疲乏力，或带下量多；偏重痰湿者：口腻、形体肥胖、神疲倦怠、嗜睡懒言、胸脘痞闷，或痤疮、多毛；偏重血瘀者：有血块，或经行不畅，或腹内包块、小腹疼痛拒按、痛处不移。

（二）西医诊断要点

PCOS 诊断在现阶段推荐 2003 年欧洲人类生殖和胚胎学会与美国生殖医学学会的专家会议推荐的鹿特丹标准。

①稀发排卵或无排卵；②高雄激素血症的临床表现和（或）高雄激素血症；③卵巢多囊性改变：一侧或双侧卵巢中直径 2~9mm 的卵泡 ≥ 12 个，和（或）卵巢体积 ≥ 10ml；④上述 3 条中符合 2 条，并排除其他致雄激素水平升高的病因：先天性肾上腺皮质增生、库欣综合征、分泌雄激素的肿瘤等，以及其他引起排卵障碍的疾病如：高泌乳素血症、卵巢早衰和垂体或下丘脑性闭经，以及甲状腺功能异常。

其中，针对稀发排卵或无排卵的判断：①判断标准：初潮 2~3 年不能建立规律月经；闭经（停经时间超过 3 个以往月经周期或 ≥ 6 个月）；月经稀发，即周期 ≥ 35 天及每年 ≥ 3 个月不排卵者（WHO Ⅱ类无排卵）；②月经规律并不能作为判断有排卵的证据；③基础体温（BBT）、B 超监测排卵、月经后半期黄体酮测定等方法有助于判断是否有排卵。而雄激素水平升高的临床表现：痤疮（复发性痤疮，常位于额、双颊、鼻及下颌等部位）、多毛（上唇、下颌、乳晕周围、下腹正中线等部位出现粗硬毛发）。雄激素水平升高的生化指标：总睾酮、游离睾酮指数或游离睾酮高于实验室参考正常值。多囊卵巢（PCO）诊断标准：一侧或双侧卵巢中直径 2~9mm 的卵泡 ≥ 12 个，和（或）卵巢体积 ≥ 10ml。

2018 年中华医学会妇产科学会内分泌学组与指南专家组制定的多囊卵巢综合征指南，进一步对青春期、育龄期与绝经期诊断进行了区分。

青春期诊断必须同时符合以下三个指标：

①初潮后月经稀发，持续至少2年或闭经；

②高雄激素血症的临床表现和（或）高雄激素血症；

③超声下卵巢多囊性改变。同时，排除其他类似疾病。

育龄期以及围绝经期诊断标准：

疑似病例，必有月经稀发，或闭经，或不规则月经出现。另外，具备以下两项中至少一项。①高雄激素血症的临床表现和（或）高雄激素血症；②超声下卵巢多囊性改变。

确诊病例，具备上述疑似病例诊断要求，同时可以排除其他引起①②的疾病。

（三）鉴别诊断

1. DM 应与下列疾病进行鉴别

多种非糖尿病因素及疾病可引起血糖异常，须与原发性糖尿病相鉴别。

（1）肢端肥大症：因生长激素分泌过多，拮抗胰岛素作用引起糖代谢异常，表现出垂体性糖尿病症状，患者常出现糖耐量减低或并发糖尿病。

（2）甲状腺功能亢进症：甲状腺激素过多促使肝糖原分解增加，加速机体代谢。并且甲状腺素能提高人体对儿茶酚胺的敏感性，抑制胰岛素的分泌，加速机体对糖的吸收与代谢，加重了胰岛的负担，严重时或可诱发糖尿病。

（3）肝脏疾病：肝病患者糖代谢异常较多见，空腹血糖降低或正常，但葡萄糖耐量减低。这是因为肝脏储备糖原能力减弱，糖异生及胰岛功能降低。肝炎病毒累及胰岛β细胞而诱发的糖尿病，大都是可逆的。本病有肝炎病史，同时作血磷检查，可以鉴别肝病或糖尿病所致的糖耐量减低。

（4）慢性肾脏疾病：慢性肾脏疾病后期及尿毒症与一般消耗性疾病相似，可有轻度糖耐量减低。可能因本病引起电解质紊乱，细胞内缺钾，影响胰岛素释放，而致糖耐量异常。也可因肾小管对糖的重吸收功能障碍，而致肾性糖尿。

（5）肥胖症：肥胖者因体内肥大的脂肪细胞，使单位面积脂肪细胞膜上的胰岛素受体数目相对减少，对胰岛素的亲和力降低和不敏感，故对胰岛素的需要量增加。久之，导致胰岛β细胞功能下降，而致糖耐量减低。

（6）急性应激状态：当患者感染、外伤、手术、急性心肌梗死、脑血管病等应激情况下，易引起体内肾上腺皮质激素分泌增多，可引起一时性高血糖或糖耐量降低，待应激因素消除后，血糖可以恢复正常。若高血糖或糖耐量异常持续时间较久者，则应考虑为糖尿病。

（7）其他：药物亦可引起血糖异常，要注意与糖尿病鉴别。

2. PCOS 应与下列疾病进行鉴别

（1）肾上腺皮质综合征或肿瘤：患者有肥胖、多毛、月经紊乱等表现，B超检查见卵巢呈多囊性变化，但患者同时有肾上腺皮质功能紊乱的临床表现，17-酮类固醇、17-羟类固醇明显增高，对ACTH兴奋试验反应亢进，作过夜地塞米松抑制试验时抑制率 ≤ 0.70，肾上腺皮质肿瘤患者则对这两项试验反应均不明显。

（2）卵巢雄激素肿瘤：卵巢睾丸母细胞瘤、卵巢门细胞瘤等均可产生大量雄激素。多为单侧、实性肿瘤。B超、CT或MRI检查可协助定位。

（3）卵泡膜细胞增殖症：临床和内分泌征象与PCOS相似，本症患者比PCOS更肥胖，男性化性征更明显，睾酮水平也高于PCOS，可高达5.2~6.9mmol/L，而血清硫酸脱氢表雄酮正常，LH/FSH比值可正常，镜下见卵巢皮质黄素化的卵泡膜细胞群，皮质下无类似 PCOS 的多个小卵泡。

（4）高泌乳素血症：10%~30% 的 PCOS 患者血清泌乳素水平轻度升高，应与其他原因引起的高泌乳素血症相鉴别。如垂体腺瘤，甲状腺功能低下，服用药物引起的高泌乳素血症。常见的垂体微腺瘤高泌乳血症者虽然闭经、无排卵、泌乳素增高，但 FSH 和 LH 及雌激素均低下，MRI 有时可发现垂体微腺瘤。

五、中医治疗

（一）治疗原则

DM 合并 PCOS 是由于脾肾两虚、痰瘀阻滞导致。本病主要病位在脾肾二脏，又涉及肝脏，且与痰浊、水湿、瘀血、气滞有关，病性为本虚标实，虚实夹杂。治疗时须明辨虚实主次，先后缓急或攻补兼施等，如补肾、健脾、疏肝，兼活血祛瘀、化痰通络等。

（二）辨证论治

1. 肾虚类

（1）肾虚血瘀

临床表现：腰膝酸软或酸痛，或五心烦热，或畏寒肢冷，见小腹或少腹疼痛拒按，或腹内包块、刺痛拒按，月经后期或闭经，量或多或少、色黯伴血块，夜尿频多，舌瘀斑，脉沉或弦涩。

治法：补肾化瘀。

方药：右归丸合桃红四物汤加减。

参考处方：熟地 15g，山茱萸 12g，党参 12g，菟丝子 15g，枸杞 15g，当归 12g，川芎 12g，红花 12g，桃仁 12g，女贞子 12g，墨旱莲 15g，丹参 15g，赤芍 15g，甘草 6g。

临床应用：针对月经前期和月经期者，可酌加活血调经药，如川牛膝、益母草、白术、茯苓等。在月经中期可酌加平补阴阳之品，如狗脊、山药、党参、肉苁蓉、巴戟天等。而月经后期可酌加培补气血之品，如黄芪、阿胶等。

专家经验方推介：胡国华教授用补肾活血法，药物组成：紫丹参 30g，莪术 9g，泽兰叶 12g，山楂 12g，鸡血藤 18g，巴戟天 12g，决明子 12g，全当归 18g，白术 9g，益母草 20g，川牛膝 12g，桃红 9g，肉苁蓉 12g。适用于多囊卵巢综合征伴胰岛素抵抗，辨证属于肾虚血瘀者。

（2）肾虚痰瘀互结

临床表现：腰酸腿软，头晕耳鸣，形体肥胖多毛，胸闷泛恶，经行不畅、量或多或少，或色黯夹有血块，或闭经、久婚不孕，少腹疼痛拒按，舌有瘀斑瘀点或见苔白腻，脉弦涩或滑。

治法：补肾活血，化痰调经。

方药：右归丸合四物汤、菖蒲丸加减。

参考处方：熟地 15g，山茱萸 15g，淫羊藿 15g，菟丝子 15g，肉苁蓉 15g，苍术 12g，石菖蒲 12g，陈皮 9g，当归 12g，川芎 12g，丹参 15g，茯苓 12g，泽兰 12g，炙甘草 5g。

临床应用：若血瘀突出，少腹疼痛，月经推迟，色黑量少者，月经前期可加用皂角刺、路路通等活血调经。

专家经验方推介：孙维峰教授多囊调经汤，药物组成：丹皮 15g，苍术 15g，石菖蒲 15g，肉苁蓉 15g，山萸肉 15g，淫羊藿 15g，菟丝子 15g，泽兰 15g，甘草 5g。

岑怡教授促排汤：苍术 15g，菟丝子 10g，皂角刺 10g，淫羊藿 15g，丹参 15g，黄连 6g。药用淫羊藿、菟丝子等补肾填精；皂角刺、胆南星、苍术等化痰通经；莪术、丹参等活血化瘀，有促排卵作用。

（3）肾虚痰湿

临床表现：头晕目眩，胸脘痞闷，腰膝酸软，神疲倦怠，形体肥胖，毛发浓密，月经先后不定期、色淡量少，或淋沥不尽，带多色白，或闭经，甚者婚久不孕，尿多，或混浊如脂膏，或尿甜，舌淡苔白腻，脉弱或沉迟或滑。

治法：补肾化痰。

方药：右归丸合二陈汤加减。

参考处方：熟地15g，山茱萸15g，淫羊藿15g，菟丝子15g，黄芪15g，苍术12g，白术12g，陈皮9g，清半夏9g，石菖蒲12g，香附12g，当归12g，丹参15g，甘草6g。

临床应用：肥胖突出，血脂异常者，可酌加荷叶、红曲等。若血瘀突出，月经推迟，或经闭者，可以加用益母草、泽兰、赤芍、怀牛膝等。

专家经验方推介：林寒梅教授多囊1号方，药物组成：淫羊藿10g，菟丝子15g，苍术15g，白术10g，茯苓15g，黄芪15g，丹参15g，陈皮6g，半夏10g，当归10g，川芎10g，香附10g。本方补肾化痰，兼可活血化瘀，攻补兼备，疗效突出。中药可通过补肾化痰、调理冲任、调治脏腑，改善临床症状，调节内分泌。

李丽芸教授灵术颗粒：黄芪、当归、白术、陈皮、淫羊藿、仙茅、川芎、法半夏、胆南星、鸡血藤、茯苓等。全方补肾化痰为主，兼可健脾化湿、活血调经。

张玉芬教授调经一号方：当归9g，川芎6g，熟地15g，白芍15g，女贞子12g，墨旱莲12g，山茱萸10g，茯苓12g，瞿麦15g，泽泻15g，山药12g，白术12g，巴戟天12g，菟丝子12g。适用于治疗多囊卵巢综合征伴胰岛素抵抗合并继发性闭经者。

（4）脾肾阳虚，痰湿阻络

临床表现：腰酸腿软，性欲减退，小腹或身半以下常有冷感，夜尿频多，食少腹胀，神疲乏力，胸脘痞闷，便溏，月经后期、带多色白清稀，或闭经，甚婚久不孕，舌淡苔白腻，脉滑或脉沉迟。

治法：温肾健脾，燥湿化痰。

方药：右归丸合五子衍宗丸、六君子汤加减。

参考处方：熟地30g，山药15g，山茱萸15g，菟丝子15g，枸杞15g，淫羊藿15g，巴戟天12g，当归12g，白芍15g，川芎12g，茯苓15g，黄芪15g，党参12g，苍术15g，白术15g，陈皮12g，半夏9g，香附12g，丹参15g，川续断15g，怀牛膝15g。

临床应用：若肾阳虚突出，少腹冷痛，腰膝酸冷，四肢畏寒者，可酌加肉桂、仙茅、艾叶、小茴香、乌药等。若脾胃虚寒，脘腹胀满畏寒，纳呆，大便溏稀者，可酌加木香、砂仁、高良姜、炒吴茱萸等。

专家经验方推介：陈晶教授经验方，组成：熟地30g，山药15g，山茱萸15g，菟丝子20g，枸杞15g，淫羊藿15g，肉桂6g，当归20g，白芍15g，川芎10g，茯苓15g，苍术15g，陈皮15g，半夏10g，香附10g，鸡血藤20g，川续断15g，怀牛膝15g。全方温肾健脾，化痰通络，适用于治疗胰岛素抵抗型多囊卵巢综合征、继发性不孕等。

2. 脾虚类

（1）脾虚痰湿

临床表现：胸脘痞闷，口腻，头晕目眩，形体肥胖多毛，神疲倦怠，嗜睡懒言，食少便溏，带下量多色白质稀，月经先后不定期，舌淡苔白腻，脉滑或脉濡缓。

治法：燥湿化痰。

方药：苍附导痰汤加减。

参考处方：苍术15g，白术15g，陈皮10g，茯苓15g，香附15g，半夏10g，胆南星10g，泽泻15g，荷叶15g，薏苡仁30g，丹参15g，甘草6g。

临床应用：如果血瘀突出，痛经，月经色暗有血块者，可以配合桃红四物汤，或加用鬼箭羽、葛根、桃仁、红花、当归、川芎、赤芍等。若体形肥胖，鼾声如雷者，可加用石菖蒲、麻黄、熟地等。

（2）脾失健运，痰瘀阻滞

临床表现：神疲倦怠，嗜睡懒言，食少便溏、月经先后不定期、量或多或少或夹血块、少腹疼痛拒按，舌紫暗，脉弦涩或滑。

治法：健脾化痰，活血化瘀。

方药：平胃散合桃红四物汤加减。

参考处方：炒苍术15g，白术15g，车前子15g，姜半夏9g，陈皮9g，焦山楂15g，茯苓15g，香附12g，桃仁12g，红花12g，石菖蒲15g，川芎12g，丹参15g，甘草6g。

临床应用：若痰湿化热，腹满，大便不爽者，可酌加黄芩、黄连，或配合葛根芩连汤。若妇女白带多，外阴瘙痒者，可配合地肤子、苦参外洗，也可配合四妙丸方。

专家经验方推介：王丽娜教授经验方，药物组成：党参20g，白术15g，车前子9g，姜半夏6g，制大黄9g，焦山楂15g，茯苓15g，香附12g，木香12g，鸡血藤20g，石菖蒲15g。健脾治其本，活血祛痰治其标，标本兼顾，具有健脾化痰、活血化瘀功效。

（3）脾虚胃热

临床表现：肥胖，易饥多食，食后脘痞嗳气，神疲乏力，月经先期、量多，便溏或燥结，带多色白，舌质淡、苔白，脉濡缓。

治法：清胃健脾。

方药：黄连汤、半夏泻心汤加减。

参考处方：葛根30g，黄芩9g，黄连12g，清半夏9g，炒苍术15g，白术15g，茯苓12g，炒薏苡仁30g，肉桂6g，人参3g（另煎兑服），丹参30g，荷叶15g，蚕沙15g，甘草6g。

临证应用：如脾胃气滞，症见胃脘胀满、嗳气者，可酌加陈皮、枳实、大腹皮

等。若肾虚明显，伴见腰膝酸软、月经量少、脱发者，可酌加菟丝子、枸杞、石楠藤等。若肝胃郁热，症见口苦咽干、心烦易怒、大便干结者，可加柴胡、枳实、大黄等。

3. 肝郁类

（1）肝经郁火

临床表现：面部痤疮，两胁胀满不舒、灼热，或烦躁易怒，乳房胀痛，痤疮，多毛，月经不调、经量少或闭经，或周期紊乱，甚婚久不孕，或口苦口干，舌红苔黄，脉弦或弦数。

治法：清肝泻火。

方药：大柴胡汤、龙胆泻肝汤加减。

参考处方：龙胆草9g，柴胡12g，黄芩9g，当归12g，生地黄15g，牡丹皮15g，夏枯草20g，泽泻15g，车前子15g，陈皮12g，栀子12g，清半夏9g，茯苓15g，甘草6g。

临床应用：若兼血瘀者，可加葛根、丹参，即祝谌予教授活血对药。若肝火上炎，视物模糊、干涩者，可酌加桑叶、菊花、夏枯草、决明子等。若血糖控制不佳，手足心热，乏力体倦者，可酌加地骨皮、鬼箭羽、荔枝核、仙鹤草，即赵进喜教授治疗糖尿病常用药对。

专家经验方推介：陶莉莉教授经验方，加减龙胆泻肝汤：当归10g，生地黄15g，龙胆草15g，黄芩10g，牡丹皮15g，夏枯草20g，泽泻15g，车前子15g，柴胡10g，栀子15g，治疗3个月。月经来潮，即去龙胆草、栀子，更加枳壳15g，香附10g，益母草30g。经间期，则选加穿破石30g，丹参15g，浙贝母15g，路路通20g。

（2）肝郁气滞痰凝

临床表现：胸胁、乳房、少腹胀痛，或胸脘痞闷，情志抑郁、善太息，口中黏腻，倦怠嗜睡，肌肤甲错，痤疮，多毛，月经先后不定期、月经量多质稠，或淋漓

不断，舌红苔白或白腻，脉弦或滑。

治法：疏肝解郁，豁痰调冲。

方药：逍遥散合温胆汤加减。

参考处方：柴胡 9g，白芍 12g，当归 12g，川芎 12g，白术 15g，茯苓 15g，陈皮 9g，清半夏 9g，香附 12g，丹参 15g，益母草 15g，荔枝核 15g，甘草 6g。

专家经验方推介：韩百灵经验方，百灵调肝汤：当归 15g，白芍 15g，柴胡 10g，王不留 15g，皂角刺 10g，枳实 15g，合欢花 15g，瓜蒌 20g，川楝子 10g，川牛膝 15g，甘草 5g，适用于肝郁气滞所致的胸胁胀满窜痛，胸闷，善太息，烦躁易怒或情志抑郁，乳房胀痛，月经不调，痛经等。

另外，韩延华教授临床常用百灵调肝汤加减治疗多囊卵巢综合征伴胰岛素抵抗合并不孕症，药用当归、白芍、王不留行、香附、丹参、益母草、怀牛膝、黄连、姜半夏、杜仲各 2 袋，通草、枳壳、厚朴、白鲜皮、甘草各 1 袋（免煎颗粒），屡有佳效。

（三）其他特色疗法

1. 针药并用

针刺辨证取穴配合中药治疗：周建华等采用针药并用分型论治多囊卵巢综合征伴胰岛素抵抗。肾阳虚偏重者，取中极、肾俞穴，并口服桂附地黄汤（炮附子 3g，肉桂 3g，山药 10g，熟地黄 10g，山茱萸 10g，牡丹皮 15g，泽泻 15g，茯苓 15g）；痰湿偏重者，取足三里、脾俞穴，口服苍附导痰汤（香附 10g，苍术 10g，枳壳 10g，陈皮 10g，茯苓 15g，胆南星 10g，甘草 10g）；血瘀偏重者，取太冲、血海穴，口服血府逐瘀汤（当归 10g，生地黄 10g，桃仁 10g，红花 10g，枳壳 10g，川芎 10g，柴胡 6g，桔梗 5g，赤芍 10g，牛膝 10g，甘草 6g）。上述穴位按常规针刺，行平补平泻法，留针 20 分钟，隔日 1 次，共治疗 24 周。上述疗法可以明显降低患者的肥胖程度，从而缓解胰岛素抵抗。

2. 耳针配合中药治疗

耳针主穴：卵巢、内分泌、神门、下丘脑、脾、三焦。同时运用中药健脾化湿、疏肝活血之法，采用薏苡仁 20g，苍术 18g，柴胡 10g，白芍 10g，黄柏 10g，怀牛膝 15g，生地黄 12g，川芎 15g，枳实 10g，甘草 10g。研究表明，中药与耳针并用可起到显著减肥作用，增加胰岛素敏感性。

3. 埋线治疗

第一组穴：肝俞、肾俞、胃俞、期门、京门，此五穴位均取双侧再加中脘穴。第二组穴：章门、天枢、大肠俞、小肠俞、脾俞，此五穴位均取双侧再加关元穴。采用医用羊肠线植入穴位约 1cm，以患者自觉得气为度。前者适用于多囊卵巢综合征及其合并胰岛素抵抗非肥胖者，后者适合于肥胖患者。

4. 运动疗法

形体肥胖的患者通过增加体育锻炼，减轻体重，能够使血浆胰岛素水平明显下降，进而提高胰岛素的敏感性，并能改善自身的血脂状态，降低血浆雄激素水平，逐步使月经恢复正常，恢复正常排卵，增加患者妊娠率。

六、中西医协同治疗

（1）对于有生育需求患者，改善其生育功能，先采用达英 –35 和二甲双胍纠正内分泌紊乱将会提高促排卵药物的促排卵效果，肥胖患者可通过低热量饮食和耗能锻炼，降低体重，就能改变或减轻月经紊乱等症状并有利于不孕的症状，然后应用促排卵治疗药物，如氯米芬等，促进排卵，在必要情况下可以进行体外受精。

（2）纠正糖耐量异常，应用二甲双胍和二甲双胍、噻唑烷二酮类药物等胰岛素增敏剂来改善血糖状况，并可降低类固酮水平。

（3）对 DM 引起的严重并发症如酮症

酸中毒，轻度的酮症酸中毒患者应鼓励进食进水，用足量胰岛素，以利血糖的下降和酮体的消除；中度或重度酮症酸中毒应用小剂量胰岛素疗法，必要时纠正水、电解质及酸碱平衡。

七、疗效判定标准

在此重点介绍PCOS疗效评定标准。一般通过月经情况、排卵情况、雄激素水平、临床症状、体征等多方面综合评价，可分显效、有效、无效三个等级进行评定。

显效：恢复正常月经周期，能够正常排卵或受孕，高雄激素水平恢复正常，B超卵泡直径、数量、大小正常，临床症状、体征消失，体重下降。

有效：月经周期基本正常，可见月经量少，排卵基本正常，可能受孕，或仍未能受孕，B超卵泡基本正常，临床症状、体征明显减轻，体重无明显下降。

无效：月经周期错乱，无排卵，不能受孕，临床症状、体征不减轻，体重无改变。

总的来说，PCOS疗效评价，首先应该明确是青春期还是育龄妇女，因为不同年龄段临床特点与关注重点不一样。另外，应综合评价，既要重视临床症状、体征的改善，还要重视干预措施在改善BMI、降低雄激素、B超卵巢情况、降低OHSS发生率、提高受孕妊娠率等多方面指标。有学者研究达英-35联合二甲双胍治疗PCOS疗效，就重点观察了体重指数（BMI）、腰臀比（WHR）以及性激素雌二醇（E_2）、睾酮（T）、LH/FSH、HOMA指数的变化。

八、经验传承

（一）陈晶教授

陈晶教授认为PCOS的病位在肾、肝、脾三脏，病机为脾肾两虚，肝郁气滞，痰瘀阻络，本质为本虚标实。脾主运化，把水谷精微和津液吸收、转运至全身，濡润脏腑官窍。若脾虚则脾运失健，水谷精微输布失常，痰湿聚于体内，壅滞冲任、胞宫，就会出现月经后期、闭经、不孕。肝主疏泄，调畅全身气机，促进机体气血调和，通利经络；肝藏血，调节外周血量，肝血盛，则冲任充盈，妇人月事以时下。若肝气郁滞，气机不利，冲任不畅，血海不能如期满溢，月经后期而来；瘀阻冲任，血不得下，则见月经停闭；瘀血阻于内，血不归经而妄行，可见崩漏；瘀滞冲任，胞宫、胞脉阻滞不通则不孕。肾为先天之本，藏精气于内，精血同源，化精生血，若肾精不足，则精不化血，精血亏虚、冲任血虚，血海无法按时由满而溢，终致月经过少、月经后期、闭经甚则不孕等；肾中精气化生肾阴肾阳，推动、协调全身脏腑阴阳，肾阳为阳气之根，对脏腑起着温煦、生化的作用，肾阳虚损，可致脾土无以温煦，脾阳不振，则运化失职，水液输布失常，蓄留于体内，日久凝聚成痰。痰浊生成也与肾虚相关。在治疗上，陈晶教授认为应肝脾肾同调，补中有行，活血化痰通络，标本兼治，结合本证之肾虚、脾虚、肝郁、气滞、血瘀、痰阻等表现，虚证以肾气虚弱、冲任失养，血海不能按时满溢致病者多见，临床常见腰酸尿频等肾虚之象，故以巴戟天、肉苁蓉、杜仲、狗脊、菟丝子、枸杞等补肾之药为主，佐以当归、川芎、鸡血藤、白芍等养血调经，肾气充盛，则血海自然充盈而经至。若兼脾虚者多加党参、白术、山药、莲子肉、薏苡仁等，本证者由肝郁气滞、痰凝而致者，不可擅用催经攻瘀之药，需补中有攻、健中有化，攻补兼施，方能获良效。

（二）王秀云教授

王秀云教授认为PCOS的发病机制与

肾、肝、脾三脏功能失调有关。肾藏精，主生殖，肾虚则精亏血少；肾主水，肾虚则气化失常，水湿内停；且肾虚则元气不足，气虚血行无力亦可致瘀，脾主运化，脾虚则运化失常，聚湿成痰；肝主疏泄，肝气郁结则气血瘀滞。因此王秀云教授认为该病发病主要机制应责之于肾虚。肾主藏精，主骨生髓，亦主生殖，所藏之精即为生长发育和生殖的源泉。肾阳的主要功能有温煦、运动、兴奋、气化与生殖作用。若肾气不充，肾阳虚衰，则冲脉不盛，任脉不通，诸经之血不能汇集冲任而导致闭经；若肾虚则冲任虚衰不能摄精成孕而致不孕。临床辨证。常见以下三种。①肾虚型：症见月经迟至，经期延后，量少，闭经或崩漏；或婚久不孕；腰膝酸软，神疲乏力，头晕耳鸣，失眠多梦，健忘，脱发。临床以肾阳虚者多见，兼见畏寒肢冷，小便清长，夜尿频，舌质淡红，苔薄白，脉沉细。亦有肾阴虚者，兼见手足心热、颧红，便秘尿赤，舌红少苔，脉细数。②痰湿阻滞型：月经周期延迟，经量少，色淡质稀，渐至闭经；或婚后不孕；形体肥胖，胸闷泛恶，带下量多；或痤疮、多毛；舌质胖，边有齿痕，苔白腻，脉滑。③气滞血瘀型：月经周期延迟，经量少，色黯红，质稠或有血块，渐至闭经；或婚后不孕；精神抑郁或烦躁易怒，经前乳房胀痛，小腹胀满，胸胁胀痛，肌肤甲错，痤疮，多毛，舌质黯红或有瘀点，苔薄，脉沉涩或弦。用药方面：王秀云教授认为肾虚是本病发病的主要机制，临床中常以补肾填精为基本治法，以张景岳的归肾丸酌加补肾助阳之药为基础方，结合月经周期不同时期的生理特点，采用中药周期法，自拟调经方，该方以归肾丸为基础进行加减，具补肾益精，养血调经之功效，主要应用于肾虚证。处方：熟地20g，山茱萸15g，茯苓15g，枸杞15g，菟丝子20g，杜仲15g，

当归15g，巴戟天15g，淫羊藿15g，香附15g。对痰湿阻滞型，治以化痰除湿，补肾调经。方用基本方加二陈汤、苍术等，方中加经典之二陈汤恰中本病之病机。气滞血瘀型，治以行气活血化瘀，补肾调经。方用基本方加活血化瘀药，常用药物：柴胡、丹参、桃仁、红花、三棱、莪术、鸡血藤、泽兰、益母草、牛膝等。上述诸药可根据患者出现的不同临床症状随症加减，斟酌选用。临床用药注意：补阳与补阴相结合，使阴阳之间互为促进，更好地提高补阳的效果；重视补肾与整体脏腑观念的统一，补肾同时结合患者的具体情况，适当加入疏肝解郁或健脾益气药物，在治疗中重视机体功能的自身调节，如强调情志舒畅，适当控制饮食，加强体育锻炼；注重中西医结合及辨证辨病结合，治疗上必要时也要辅以西药治疗，如人工周期，降雄激素药物，促排卵药物，糖代谢异常或胰岛素抵抗者给予二甲双胍等。补肾中药被认为具有内分泌激素样作用，对女性性腺轴具有双向调节作用，补肾基础上加活血化瘀药物能够促进卵泡的发育，诱发排卵并促进黄体的形成。

而总结中药周期法治疗：①行经期活血通经，引血下行。常用之品有赤芍、泽兰、牛膝等，同时结合枳壳等理气药。②经后期滋阴补肾，益精养血。常用药物有熟地、山茱萸、山药、何首乌等。此时期在补阴的基石上适量加用补阳之品，常用药物有菟丝子、续断、杜仲、巴戟天等，治疗在于扶阳济阴，促进阴精增长。③排卵期以通络生新为主，排出精卵，迎接孕育。在此时期酌加活血通络药物的目的是促进卵子的排出，主要有丹参、路路通、王不留行等。④经前期应补肾助阳，补阳的同时也注意阴中求阳，正所谓"善补阳者，必于阴中求阳，则阳得阴助而生化无穷。"故此时应用仙茅、淫羊藿、鹿角霜着

重补阳，与原方中诸补阴药协同，使得阴阳既济，生化无穷。

（三）袁家麟教授

多囊卵巢综合征（PCOS）的病因病机以肾虚、脾虚痰湿、肝郁及血瘀为其纲要也，盖以少阴、厥阴、太阴三经不调，肾、肝、脾三脏失衡为本，然则，至要枢机唯恒有肾虚；痰湿、血瘀互结于胞宫脉络为其标外之象。故本病最主要病因为肾虚。袁家麟教授指出："肾气亏虚，真水内损，即肾的功能失调为本病病机之至要关键也。"肾中精气亏虚，可影响天癸的泌至与冲任的通盛，精血匮乏，可致闭经、不孕；肾阳不足，命门火衰，虚寒内生，气血、冲任、胞宫失于温煦，导致生殖功能下降，见性欲减退、月经失调，甚至宫寒不孕；肾阴亏损，精血不足，冲任胞宫失养，可致月经后期、月经量少、闭经、不孕。其次为脾虚。袁家麟教授认为，本病之因，二责在脾。五脏之病，虽俱能生痰，然无由乎脾肾，盖有"脾主湿，湿动则为痰；肾主水，水泛亦为痰，故痰之化无不在脾，而痰之本无不在肾"之说。是以先天肾阳之精气匮乏，命火鼓动失施，而后天之脾阳无以温煦，引起运化失职，水液输布失常，蓄留于体内，日久凝聚成痰。痰湿壅滞冲任、胞宫，日久胞络、胞脉凝注闭阻，则经水不畅，胎孕难凝；膏脂充溢，则形胖体重；痰湿气血互结，则癥积聚生，卵巢呈多囊性增大，枢机窒碍，则氤氲难允，月事调和失施。痰浊的形成主要由脾、肾功能失调所致，而肾虚是基本原因，因此可以说肾虚亦生痰。肝郁也是另一病因。袁家麟教授云：本病之因，三则在肝。本病之肝郁是因为肝气不及，为脾气反侮所致。细悉其原委，盖由五行生克之理可知，肾为水，肝为木，水生木，肾生肝，水为木之母，即肾为肝之母，肾虚即母虚，肝肾同源，肾虚不能滋养肝木，母虚及子则子亦虚，肝气不足，木不克土，被脾反侮，导致肝郁。另肝藏血，肾藏精，肝肾同源，精血互生，同为月事与胎孕提供物质基础。肝主疏泄，肾主闭藏，共同协调胞宫，使藏泻有序，经量如常。肝气郁滞常常导致肝之疏泄失常，导致月经失调或不孕。故而肾虚导致肝气郁滞，肝的疏泄功能失常是本病的另一重要病机。

根据《医学纲目》"调经之法，必先补肾"之理，提出本病治疗，若要恢复正常月经与胎孕，首先要恢复肾 – 天癸 – 冲任 – 胞宫轴的正常生理功能，而要恢复这个生殖轴的正常功能，补肾是关键，本病表现为本虚标实，肾虚是致病之本，涉及肾、肝、脾三脏，以瘀血、痰湿为标。故而根据标本虚实，袁家麟教授对于本病的治疗主张以补肾为基本原则，法以补肾健脾，疏肝解郁，活血祛瘀，化痰通络。采用自拟中药汤剂治疗本病，收效甚佳。大苍附汤（经验方）方药组成：苍术 15g，香附 25g，紫石英 25g，淫羊藿 25g，菟丝子 15g，熟地 15g，当归 15g，白芍 15g，茯苓 25g，陈皮 15g，姜半夏 15g，桃仁 10g，王不留行 25g，郁金 15g，川牛膝 15g，方中肝脾肾同补，温凉共用，补中有行，活血化痰，标本兼治，甚合本证之肾虚、肝郁气滞、气滞血瘀、脾虚痰阻、本虚标实的病机。

（四）韩百灵教授

韩百灵教授认为女性月经、胎孕、产育的特殊功能主要与肝、脾、肾密切相关，并于 20 世纪 80 年代初创立了"肝肾学说"，从理论上诠释了肝肾的生理功能，并以其理论指导临证，贯穿疾病诊治的全过程。韩老认为 PCOS 的发病机制复杂，但总不外乎虚、实两端，虚者多以肾虚脾虚为本，实者常见肝郁、血瘀、痰湿阻滞。

由于该病难以速愈，因此多出现虚实夹杂之证。临证主要根据患者的临床表现，结合体态、舌脉进行辨治。治疗上韩老多以滋水涵木、肝肾并治为大法。调和体内阴阳，使其达到阴阳平和。对于肾水不足，肝血亏少，精血匮乏，冲任亏损，胞宫干涸无血可下的闭经、不孕者，韩老以助水行舟之法喻之，常言"精满则自溢"。正如《医学正传》所言："月经全借肾水施化，肾水既乏，则经血日益干涸。"运用经验方育阴汤加减。对于痰湿壅盛体丰之人，症见面色晦暗，皮肤粗糙，痤疮屡起，治宜条达气机，宣通脉络，佐以化湿调经。韩老通常把本病分位肾虚肝郁型、肾虚痰湿型和肾虚血瘀型，用药多以补肾调肝为主，佐以燥湿化痰、活血调经。常用代表方剂有：育阴补血汤、益肾除湿汤及育阴止崩汤。

（五）胡国华教授

胡国华教授认为多囊卵巢综合征目前病因不明，病证不同，闭崩癥瘕表现不一，中医对本病治疗应重视三点。

（1）病证结合，以证为主：在长期的临床实践中发现其发病机制多为精血不足或邪气阻滞，血海不能按时满溢。病有虚实，须辨明虚实孰多孰少，虚证多由肾虚血亏所致，实证多有血瘀、肝郁、痰凝。临证多虚实兼夹，虚证治疗当以充养为主，补肾填精，养血柔肝，健脾益肾；实证治以活血通经，兼以疏肝行气化痰分而治之。

（2）分步调治，因人制宜：对于青春期或未婚育龄期女性多囊卵巢综合征患者，早诊早治先调经，促其月经周期的恢复；已婚育龄期女性，主要治疗应以调经促孕为主，使其能有正常排卵，助其早孕；对于已婚已产妇女，其多数是要求改善临床症状，例如，月经失调、多毛等，应依据患者的具体情况来针对性治疗。

（3）防治结合，以防为主：青春期少女及育龄期女性平时就应该注意体育锻炼，尤其肥胖者，坚持适度锻炼。避免膏粱厚味，体重减轻可以预防或减轻以后多囊卵巢综合征的发生；对于妊娠期妇女，也应该注意适当饮食，避免过度肥胖，导致以后发生多囊卵巢综合征的可能。

九、典型案例

（一）陈晶教授医案

王某，女，32岁。主诉：月经错后、量少4年，不孕2年。症见：倦怠乏力，腰膝酸软，月经错后，量少，色暗，伴小腹冷痛。查体：形体肥胖，舌质淡，舌体胖大有齿痕，苔白腻，脉沉涩。理化检查：空腹血糖6.9mmol/L，餐后2小时血糖10.8mmol/L，空腹胰岛素19.2mIU/L。B超示：双侧卵巢均见大小不等卵泡，数量12个以上。

西医诊断：胰岛素抵抗型多囊卵巢综合征、继发性不孕。

中医诊断：月经后期。

治法：温肾健脾，燥湿化痰。

处方：熟地30g，山药15g，山黄肉15g，菟丝子20g，枸杞15g，淫羊藿15g，肉桂6g，当归20g，白芍15g，川芎10g，茯苓15g，苍术15g，陈皮15g，半夏10g，香附10g，鸡血藤20g，川断15g，怀牛膝15g。

按：据四诊所见病由肾阳不足，命门火衰，火不生土，脾阳不运，痰湿内停，痰湿阻络，冲任不畅，胞脉阻滞所致。故该方以温补肾阳，填精益髓，燥湿健脾，化痰通络为治疗目的。

（二）方朝晖教授医案

患者，女，38岁。2014年8月23日初诊。主诉：闭经半年余。患者14岁月经初潮，月经稀发，色黯淡，偶有痛经，自2015年3月停经，至此次就诊月经未至。平素倦怠乏力，情绪烦躁，口渴引饮，多梦易醒，纳食可，大便正常，夜尿2~3次。舌红苔少，脉细涩。辅助检查：黄体生成素与尿促卵泡素之比大于3；B超提示：双侧多囊卵巢；糖耐量试验提示：糖耐量异常；空腹胰岛素和（或）空腹血糖检测提示IR。有糖尿病家族史。

西医诊断：多囊卵巢综合征，胰岛素抵抗。

中医诊断：闭经（气阴两虚夹瘀）。

治法：益气养阴，活血调经。

方药：太子参30g，党参20g，生地黄15g，牡丹皮15g，苍术15g，香附15g，菟丝子10g，白芍10g，山药10g，甘草5g。14剂水煎服。

剂后患者诉乏力、烦渴症状改善，去太子参、苍术，加用黄芪30g，当归10g，淫羊藿10g，山茱萸10g，女贞子10g，肉苁蓉10g，以加强补肾固元之功，促使月经正常来潮。继用14剂后，月经来潮，量中，无特殊不适。

按： 本案患者先天禀赋不足，气血亏虚而致月经稀发，同时因虚致瘀，故伴有痛经、色暗。久病耗伤阴阳，阴液内生乏源，而致口渴引饮，阴虚生热，热极生风，扰神则见情绪烦躁、多梦易醒。本方以益气养阴、活血调经为组方基础，强调攻补兼施，寓攻于补。以党参、太子参为君药，补气、生血、养阴，佐以生地黄、菟丝子以补先天；配以山药、苍术补脾，同时苍术兼有燥湿之性；配以香附行气化湿、理气活血，同时亦可疏肝；白芍养阴柔肝止痛、化生肝血，亦可达安神解郁之效。本方在补益之中，兼以驱邪，寓攻于补；注重活血而不耗血，选用香附、佛手等轻灵平和之品，行气活血同时亦可养肝生血。

（三）张良英教授医案

李某，女，已婚，29岁。2007年6月15日初诊。主诉：婚后6年未孕，配偶生殖功能正常，未避孕而未孕。症见：小腹胀痛，带下量多，自幼体胖，月经自17岁初潮开始就极不规律，周期长，3~6个月甚至更长时间来潮1次，量少色黯红夹小血块，每次用卫生巾不足半包，3天净。曾在某医院诊为"多囊卵巢综合征"，查睾酮值偏高，西医用"促排卵药"、人工周期治疗，停药后月经仍稀少。后做"双侧卵巢楔形切除"，术后月经仍不规律，未怀孕，就诊时见其形体肥，多毛，情绪忧郁，述胸闷乳胀，口内咸腻，"多囊卵巢综合征病史"。平素月经：带经3天，周期30~36天，量少色黯红夹小血块，每次用卫生巾不足半包，小腹胀痛，带下量多，末次月经5月24日，白带量多，妇科检查：宫体后位，略大，质地中，后壁2~3个结节，双附件无异常。腹部B超：子宫腺肌病3.2cm×2.8cm中强度光团，性激素六项示：FSH 5.3mIU/ml，LH 10.2mIU/ml，PRL 1.59ng/ml，E_2 67pg/ml，P 1.59ng/ml，T 130ng/dl，胰岛素测试提示胰岛素抵抗。

中医诊断：原发性不孕症。

西医诊断：多囊卵巢综合征，胰岛素抵抗。

辨证：痰阻血瘀，冲任阻滞。

治法：化痰除湿，补肾活血。

处方：助孕1号。党参10g，熟地15g，白术10g，菟丝子12g，覆盆子12g，补骨脂15g，续断15g，紫石英15g，当归12g，女贞子12g，制首乌15g，甘草6g，共4剂；继服苍附导痰汤：苍术9g，香附12g，胆南星12g，茯苓12g，陈皮9g，川芎9g，丹参12g，乌药9g，炒白术12g，红花12g，益母草15g，5剂。

煎服法：每剂药温水泡20分钟，煮开后20分钟，1剂4煎，日服2次，1剂服

2天。4剂，排卵期前服完。继服苍附导痰汤5剂，连服2个疗程。

二诊：2007年8月18日，服药后经来1次，色稍转红，胸闷减，余症如故上方去红花，加仙茅12g，淫羊藿12g。日1剂，连服3个月。

三诊：2007年11月30日，经来1次，量稍多，带下减少，舌脉如前。上方加巴戟天12g，续服半年。

四诊：2008年5月28日，月经2~3个月1次，经色转红，量增加，用纸大半包，乳胀减。性激素六项正常。B超：子宫及双侧卵巢未见异常。嘱上方不变续服。

五诊：2008年6月5日来诊，已怀孕2个月余，B超提示双胎。

（四）胡国华教授医案

侍某，女，18岁。初诊2011年11月2日。主诉：月经后期闭经2年。症见：平素月经规律，近两年出现月经后期，甚则闭经。末次月经2011年7月23日（服用黄体酮后来潮），前次月经2011年5月18日，现经水近3个月未潮，经行有腹痛，自述乳房较前变松变小。2011年5月国际妇幼医院查B超示双侧卵巢呈多囊性。检测内分泌六项示：LH 9.88IU/L，FSH 3.36IU/L，E_2 55.8pmol/L，T 1.30ng/ml，LH/FSH＞3，胰岛素31.84mU/L，诊断为PCOS伴胰岛素抵抗。形体肥胖，腰酸乏力，白带量少，纳可，便结，寐安。脉细涩，舌黯有瘀点，苔薄腻。

中医诊断：月经后期。

西医诊断：多囊卵巢综合征，胰岛素抵抗。

辨证：肾虚血瘀，冲任失调。

治法：补肾活血，调理冲任。

处方：紫丹参30g，全当归18g，鸡血藤18g，莪术、白术各9g，益母草20g，桃仁、红花各9g，泽兰叶12g，山楂12g，决明子12g，川牛膝12g，巴戟天12g，肉苁蓉12g，14剂。嘱其加强锻炼，控制饮食，减轻体重。

二诊：2011年11月16日，末次月经2011年11月10日，量较多，色黯，腹胀腰酸，余无明显不适。舌脉详前。治以补肾活血调经。

处方：全当归15g，生熟地各12g，赤白芍各9g，女贞子12g，桑葚12g，决明子12g，山楂12g，益母草12g，白茯苓12g，巴戟天12g，肉苁蓉12g，制香附12g，14剂。

三诊：2011年11月30日，末次月经2011年11月10日，时值中期，自述无要明显不适。舌脉详前。恐经水错后，拟养血活血调经之法。

处方：紫丹参15g，全当归12g，巴戟肉12g，肉苁蓉12g，赤白芍各9g，鸡血藤18g，莪术、白术各9g，益母草15g，桃红9g，泽兰叶12g，制香附12g，14剂。

四诊：2011年12月14日，基础体温单相，经水逾期未行，尚无先兆，脉弦涩，舌黯苔薄腻。治宗原法。处方：上方加川牛膝12g，生黄芪12g，14剂。

五诊：2012年1月11日，末次月经2012年1月10日，月经错后，并月而至，今为月经第2天，经量较多，无血块，轻微腹痛，脉弦涩，舌黯苔薄腻。时值经期，治以补肝益肾，活血调经。

处方：生黄芪12g，紫丹参12g，全当归12g，赤白芍各9g，鸡血藤18g，益母草9g，茜草10g，巴戟天12g，肉苁蓉12g，石菖蒲12g，石楠叶12g，广郁金12g，制香附12g，14剂。

六诊：2012年2月28日，月经逾期未至，自述无明显不适。形体肥胖，舌脉详前。

处方：紫丹参15g，全当归12g，赤白芍各9g，鸡血藤18g，莪术、白术各9g，益母草 15g，巴戟天 12g，肉苁蓉 12g，桃仁、红花各 9g，泽兰叶 12g，制香附 12g，14 剂。

患者前后共调理 9 个月，月经能并月来潮，量中，体重较前减轻 7.5kg，但仍偏胖，仍属少女肾气不足，冲任未充，痰湿交结，嘱其严格控制饮食，减轻体重。

（五）韩延华教授医案

郭某，女，33 岁。于 2012 年 6 月 5 日初诊。主诉：近日倦怠乏力，经期紊乱，喉中似有异物，经前乳房胀痛。症见：平素情急躁，已婚，因婚后 7 年未避孕未孕，13 岁月经初潮。末次月经 2012 年 5 月 10 日。查体：舌黯，苔白微腻，脉弦滑，黑棘皮病，身高 161cm，体重 77kg，腰围 97cm。妇科检查：无明显异常。B 超检查：子宫 36mm×24mm×28mm，内膜厚 5.7mm；双侧卵巢 12 个以上液性暗区，直径 3~6mm，性激素六项检测：FSH 5.63mIU/ml，LH 18.82mIU/ml，PRL 11.95ng/ml，E_2 69.06pg/ml，P 0.12ng/ml，T 78.47ng/dl，DHS 203.000μg/dl，AND 4.02ng/ml，SBG 16nmol/L，伴胰岛素抵抗。

中医诊断：不孕症，月经先后不定期。

西医诊断：多囊卵巢综合征，不孕症；胰岛素抵抗。

辨证：肝郁气结，痰阻气机。

治法：疏肝解郁，豁痰调冲。

处方：百灵调肝汤加减：当归、白芍、王不留行、香附、丹参、益母草、怀牛膝、黄连、姜半夏、杜仲各 2 袋，通草、枳壳、厚朴、白鲜皮、甘草各 1 袋（免煎颗粒）。10 剂，200ml 温开水冲服，早晚各 1 次分服。地塞米松 0.25mg/次，日 1 次口服，连服 15 天停药。

二诊：2012 年 6 月 16 日，末次月经 2012 年 6 月 3 日，自觉手足心热；喉中异物感减轻。舌略黯，苔白，脉弦滑。

处方：生地、当归、白芍、王不留行、香附、丹皮、怀牛膝、黄连、杜仲各 2 袋，通草、益母草、厚朴、姜半夏、白鲜皮、甘草各 1 袋。15 剂。

三诊：2012 年 7 月 12 日，末次月经 2012 年 7 月 6 日，带血 5 天，乳胀消失，黑棘皮病减轻，喉中无异物感，腰围减至 94cm。舌质正常，苔薄白，脉弦。

处方：生地、当归、白芍、王不留行、香附、丹皮、怀牛膝、黄连、杜仲各 2 袋，通草、益母草、甘草、紫河车各 1 袋。治疗 3 个月余，超声示早孕 8 周。

十、现代研究进展

DM 合并 PCOS 中心病位在脾肾，涉及肝，核心病机为脾肾两虚、痰瘀阻滞导致。所以治疗当重视健脾、补肾、疏肝，常用活血祛瘀、化痰通络治法。潘文等用补肾化瘀方治疗多囊卵巢综合征伴胰岛素抵抗，药物组成：川芎、墨旱莲、红花、桃仁、女贞子、山茱萸、丹参、菟丝子、赤芍、丹参、红花、川芎、桃仁行气活血化瘀，其中墨旱莲、山茱萸、女贞子、菟丝子平补肾阴肾阳。在月经前期和月经期酌加和营调经之品，如川牛膝、益母草、白术、茯苓、玄参等；月经中期酌加平补阴阳之品，如狗脊、山药、党参、肉苁蓉等，月经后期酌加培补气血之品，如党参、当归、熟地黄、生地黄、白芥子等。林寒梅等用重视补肾化痰治法，常用多囊 1 号方治疗多囊卵巢综合征患者胰岛素抵抗，药物组成：淫羊藿 10g，菟丝子 15g，苍术 15g，白术 10g，茯苓 15g，黄芪 15g，丹参 15g，陈皮 6g，半夏 10g，当归 10g，川芎 10g，香附 10g。观察发现：中药可通过补肾化痰、调理冲任、调治脏腑等使本病的临床症状改善，进而调节内分泌。郑小敏等重视健脾化痰治法，常用苍附导痰汤加减治疗痰湿型多囊卵巢综合征合并胰岛素抵抗，药物组成：苍术 10g，陈皮 10g，茯苓 15g，香附 15g，半夏 10g，胆南星 10g

等药物酌情加减。郑冬雪等更主张用半夏泻心汤加减治疗多囊卵巢综合征胰岛素抵抗，常配合淫羊藿、菟丝子、枸杞等，补肾温脾、清热和胃、化痰除湿。陶莉莉等用重视疏肝、清肝，习用加减龙胆泻肝汤治疗肝经郁火型多囊卵巢综合征患者合并胰岛素抵抗，也取得了较好疗效。

国医大师夏桂成教授通过结合卵巢周期变化用药，即中药周期疗法。通过调节肾－天癸－冲任－胞宫轴的平衡，从而改善卵巢功能。中药周期疗法主要是根据月经周期不同的生理以及病理特性进行分期论治，进行阶段性、序贯性用药。并将月经周期分四期论治：第一阶段（经后期或孕激素撤退出血后），应用滋补肾阴中药以促进卵泡生长发育，方用归芍地黄汤加减，夏桂成教授认为 PCOS 患者长期处于经后期阶段，治疗应重视经后期的调理，强调"静能生水"的重要性，经后初期补肾滋阴基础上加用宁心安神、收敛固涩药物；第二阶段（经间期），以补肾调经促排卵为主，用补肾促排卵汤酌加活血药物促使卵泡排出；第三阶段（经前期），以毓麟珠加减；第四阶段（孕激素撤退出血或行经期），应用五味调经汤加减。颇能启发临床思维。

PCOS 非药物治疗方面，当代学者更有通过耳穴压豆、穴位埋线治疗者。苏健等采用补肾化痰通络法加针刺治疗肥胖型多囊卵巢综合征。采用耳针与中药并用治疗多囊卵巢综合征合并胰岛素抵抗。陈蓉等用俞募配穴埋线合四缝挑治法治疗痰湿型多囊卵巢综合征及其合并胰岛素抵抗的患者，观察结果显示此法能有效改善肥胖型及非肥胖型 PCOS 患者的性激素及胰岛素水平，降低肥胖型患者的 BMI。陈霞等治疗多囊卵巢综合征患者胰岛素抵抗，应用穴位埋线治疗取穴天枢、中脘、梁门、气海、上巨虚，其中天枢为足阳明胃经俞

穴，可促使胸腹之气上下沟通，具健脾利湿、化痰降浊之功效，取之可行气活血、健运中焦；中脘位于任脉，为胃经之募穴，具有调节脾胃升降功能，可疏通气机、通利三焦、复脾胃健运之常以祛湿化痰；梁门属足阳明胃经，可调中气、和胃化积；气海为人体先天元气会聚处，具有疏导任脉、行滞止痛、培补元气的功效；上巨虚属足阳明胃经，为大肠经之下合穴，主治胃肠疾病。穴位埋线主要通过调理患者脾胃起到降脂、降低体重作用，进而改善胰岛素抵抗、降低 T 水平，最终可对患者的内分泌进行调节，以改善血脂代谢。

实验研究方面，尤昭玲教授常用补肾活血治法，药以紫石英、锁阳、覆盆子、菟丝子、山茱萸、地龙、三七、泽泻、泽兰等组成主方。通过建立恒河猴多囊卵巢（PCO）模型，采用原位杂交技术，观察补肾活血方对动物卵巢局部环氧化酶-1（COX-1mRNA）表达的影响。结果发现恒河猴 PCO 模型卵巢局部 COX-1mRNA 异常表达，中药补肾活血方可能通过降低 COX-1mRNA 的表达而达到改善 PCOS 无排卵的状况。

十一、临床提要

多囊卵巢综合征可贯穿女性一生，在患者一生的不同阶段，青春期、育龄期的临床表现不同，病机特点也有区别，所以应该根据患者的年龄段与治疗需求，采用合理的干预措施。青春期多以温肾益气化痰除湿为主，育龄期则补肾调冲、疏肝解郁为主。

其次，妇女月经周期疗法也应该给予充分重视。行经期治当活血通经，引血下行。经后期滋阴补肾，益精养血，滋阴为主，稍加补阳之药。排卵期以通络生新为主，排出精卵，迎接孕育。经前期则以应

肾助阳为主，当重视阴中求阳。月经久不来潮者，不可过用攻伐之药。

再次，应该重视明辨标本虚实。糖尿病合并多囊卵巢综合征，本虚可以见脾气虚、肾阴虚、肾阳虚、气阴两虚，或阴阳俱虚；标实可见气郁、郁热、痰湿、痰火、血瘀等，最常见痰湿、血瘀等。处理好治本与治标的关系，是取得良好疗效的关键。

而预防调护方面，应该重视生活方式干预，心身同治。《内经》云"五谷为养，五果为助，五畜为益，五菜为充"，强调饮食应做到合理搭配，控制总热量、少量多餐、高纤维饮食、饮食清淡。同时，应保持心情舒畅，避免不良情绪。"喜则气和志达，营卫通利"，精神愉悦，正气旺盛以战胜疾病。情志对身体康复，疾病转归非常重要。既病之后，则重视日常生活调理，规律作息，坚持每天服药，定时定量用药。

参考文献

［1］葛均波，徐永健. 内科学（第八版）［M］. 北京：人民卫生出版社，2015：733.

［2］宁光，周智广. 内分泌科学（第二版）［M］. 北京：人民卫生出版社，2016：249.

［3］陈子江，刘嘉茵. 多囊卵巢综合征基础与临床［M］. 北京：人民卫生出版社，2009：9.

［4］张文锦，赵进东，方朝晖. 方朝晖治疗多囊卵巢综合征胰岛素抵抗经验［J］. 安徽中医药大学学报，2012，36（3）：47-49.

［5］陈萍，王丽娜，张娥，等. 王丽娜教授治疗胰岛素抵抗型多囊卵巢综合征用药经验分析［J］. 中国社区医师，2016，32（28）：114，116.

［6］郭丽春，胡波. 施今墨验方加减治疗多囊卵巢综合征合并2型糖尿病的临床研究［J］. 河北中医，2008，30（2）：130-131.

［7］刁亚红，鄢慧妤，黄泳，等. 中西医结合治疗多囊卵巢综合征合并胰岛素抵抗肥胖患者临床疗效观察［J］. 中国中医基础医学杂志，2017，23（8）：1170-1173.

［8］刘桢，梁瑞宁，李佩双. 多囊卵巢综合征代谢异常特点及中医认识［J］. 中国中医基础医学杂志，2017，23（5）：654-656.

［9］Shi Yin, Feng Hui-jun, Liu Hui-rong.The pathogenesis of cystic ovarian syndrome and review of acupuncture and moxibustion treatment［J］. Journal of acupuncture clinical, 2008, 24（7）: 55-58.

［10］Visnova H, Ventruba P, Crha I, et al. Importance of sensitization of insulin receptors in the prevention of ovarian hyperstimulation syndrome［J］. Ceska Gynekol, 2003, 68（3）: 155-162.

［11］Mor E, Zograbyan A, Saadat P, et al. The insulin resistant subphenotype of polycystic ovary syndrome: clinical parameters and pathogenesis［J］. Am J Obstet Gyneco, 2004, 190（6）: 1654-1660.

［12］Zhu Ya-man, Wang Yong, Wu Xiao-ke. Polycystic ovary syndrome the molecular mechanism of insulin resistance［J］. Chinese journal of practical gynecology and obstetrics, 2005, 21（8）: 501-503.

［13］Glintborg D, Hermann AP, AndersenM, et al. Effect of pioglitazone on glucose metabolism and luteinizing hormone secretion in women with polycystic ovary syndrome［J］. Fertil Steril, 2006, 86（2）: 385-397.

［14］韩延华，胡国华. 妇科名家诊治多囊卵巢综合征临证经验［M］. 北京：人民文学出版社，2016.

［15］孙维峰，梁静，张娴娴，等. 补肾活血化痰法治疗多囊卵巢综合征胰岛素抵抗的临床研究［J］. 中华中医药学

刊, 2011, 29 (9): 2018-2020.

[16] 岑怡. 促排汤对多囊卵巢综合征胰岛素抵抗影响的临床研究 [J]. 新中医, 2013, 45 (5): 79-81.

[17] 林寒梅, 贺恒祯, 马平兰. 补肾化痰法对多囊卵巢综合征患者胰岛素抵抗的影响 [J]. 黑龙江中医药, 2013, 3: 50-52.

[18] 孟君, 黎小斌. 灵术颗粒治疗肾虚痰湿型多囊卵巢综合征胰岛素抵抗临床研究 [J]. 新中医, 2011, 43 (11): 41-43.

[19] 陶莉莉, 桑霞, 张玉珍, 等. 加减龙胆泻肝汤对肝经郁火型多囊卵巢综合征患者胰岛素抵抗的影响 [J]. 河北中医, 2007, 29 (2): 107-108, 111.

[20] 周建华, 王东建, 王治洁. 针药并用对多囊卵巢综合征患者胰岛素抵抗的影响 [J]. 上海针灸杂志, 2012, 31 (6): 380-382.

[21] 潘文, 王晓萍, 王贵霞. 补肾化瘀方对多囊卵巢综合征伴胰岛素抵抗患者内分泌环境的影响 [J]. 中国实验方剂学杂志, 2013, 19 (14): 295-297.

[22] 郑小敏, 华宙佳, 丁彩飞. 苍附导痰汤加减方对痰湿型多囊卵巢综合征合并胰岛素抵抗患者生殖内分泌及糖代谢的影响 [J]. 浙江中西医结合杂志, 2013, 23 (3): 216-217.

[23] 郑冬雪, 刘新敏, 赵一鸣. 半夏泻心汤加减治疗多囊卵巢综合征胰岛素抵抗 (脾虚胃热型) 的时效关系研究 [J]. 环球中医药, 2017, 10 (2): 220-224.

[24] 夏桂成. 实用中医妇科 [M]. 北京: 中国中医药出版社, 2009, 10: 248-249.

[25] 苏健, 李亚敏, 田李军, 等. 补肾化痰通络法加针刺治疗肥胖型多囊卵巢综合征的临床研究 [J]. 天津中医药, 2013, 30 (05): 274-276.

[26] 陈蓉, 王聪, 闫清雅. 俞募配穴埋线合四缝挑治治疗痰湿型多囊卵巢综合征疗效观察 [J]. 中国针灸, 2014, 34 (4): 355-358.

[27] 陈霞. 中西医联合治疗对多囊卵巢综合征患者胰岛素抵抗及排卵情况的干预效果 [J]. 新中医, 2016, 48 (5): 158-160.

[28] 尤昭玲, 付灵梅, 冯光荣, 等. 补肾活血方对恒河猴 PCO 模型卵巢 COX-1 mRNA 不打的影响 [J]. 湖南中医药大学学报, 2007, (1): 5-8.

(张 兰)